ENZYKLOPAEDIE DER KLINISCHEN MEDIZIN

HERAUSGEGEBEN VON

L. LANGSTEIN
BERLIN

C. VON NOORDEN
FRANKFURT A. M.

A. SCHITTENHELM
KIEL

ALLGEMEINER TEIL

HANDBUCH DER ERNÄHRUNGSLEHRE

BEARBEITET VON

C. VON NOORDEN   H. SALOMON   L. LANGSTEIN

ZWEITER BAND

SPEZIELLE DIÄTETIK DER KRANKHEITEN DES VERDAUUNGSAPPARATES

VON

C. VON NOORDEN
FRANKFURT A. M.

UND

H. SALOMON
BUENOS AIRES

ERSTER TEIL

MAGEN

Springer-Verlag Berlin Heidelberg GmbH

1929

HANDBUCH DER ERNÄHRUNGSLEHRE

ZWEITER BAND

SPEZIELLE DIÄTETIK DER KRANKHEITEN DES VERDAUUNGSAPPARATES

VON

CARL VON NOORDEN UND HUGO SALOMON

FRANKFURT A.M. BUENOS AIRES

ERSTER TEIL

MAGEN

Springer-Verlag Berlin Heidelberg GmbH

1929

ISBN 978-3-662-34278-7 ISBN 978-3-662-34549-8 (eBook)
DOI 10.1007/978-3-662-34549-8

Ursprünglich erschienen bei Julius Springer in Berlin 1929.

Vorwort.

Vor fast 10 Jahren erschien unter dem Titel „Allgemeine Diätetik“ der I. Teil unseres Gesamtwerkes „Handbuch der Ernährungslehre“. Nicht nur andere, sondern auch wir selbst warteten mit Ungeduld auf den Tag, wo das Erscheinen des II. Teiles „Spezielle Diätetik“ beginnen werde. Die inzwischen erfolgte Übersiedelung des einen von uns (H. SALOMON) nach Buenos Aires erschwerte die Gemeinsamkeit der Arbeit in weit höherem Maße, als wir erwartet hatten. Diese Gemeinsamkeit sollte aber ebenso, wie es beim I. Teile der Fall war, durchaus aufrechterhalten werden. Obwohl eine lange Zeit räumlicher Trennung dazwischen liegt, wurde es auf Grund des früheren vieljährigen Zusammenarbeitens durch fortlaufenden regen Gedankenaustausch dennoch möglich, die Einheitlichkeit der wissenschaftlichen und praktischen Auffassung und Beurteilung einerseits und der schriftstellerischen Ausarbeitung anderseits derartig zu wahren, daß der Leser kaum merken wird, daß an diesem Werke zwei Männer beteiligt sind, die sieben Jahre hindurch größtenteils, dann beinahe neun Jahre ausschließlich auf brieflichen Verkehr angewiesen waren. Nur die innige Verquickung unseres theoretischen und praktischen Arbeitens und unseres Erlebens in den vorausgegangenen 13 Jahren ermöglichte dies.

Nachdem in dem I. Teile des Werkes (Allgemeine Diätetik), wo schon vielfach auf Fragen der speziellen Diätetik der einzelnen Krankheitszustände übergegriffen wurde, so ziemlich die ganze einschlägige Literatur benützt und kritisch gesichtet worden war, bestand anfangs die Absicht, den wesentlich auf praktische Erfahrungen und Ratschläge hinzielenden II. Teil (spezielle Diätetik) viel kürzer zu fassen. Gerade beim Abschnitt „Magenkrankheiten“ erwies sich dies aber als unzweckmäßig, weil doch bei fast allen späteren Abschnitten auf Aufgaben und Leistungsfähigkeit des Magens zurückgegriffen werden muß, und weil unsere diätetischen Maßnahmen vielfach von sonst üblichem abweichen. Wir entschlossen uns nachträglich zu größerer Breite, um auf das hier Vorgebrachte später zurückverweisen zu können. Wir hatten auch manches hier unterzubringen, was im I. Teile zu kurz gekommen war, z. B. die Lehre von den Vitaminen und die Bedeutung der Rohkost. Man wird auch manche andere Fragen erörtert finden, die anscheinend dem Begriffe „Diätetik der Magenkrankheiten“ fern liegen, in Wirklichkeit aber doch damit eng zusammenhängen. Es fand eine weitgehende Umarbeitung des bereits fertiggestellten und auf Fahnen gedruckten Kapitels statt, was darin zum Ausdruck kommt, daß die Literaturnachweise durch „Ergänzungen“ vervollständigt wurden.

Das sorgfältig angelegte Namen- und Sachverzeichnis wurde durch Dr. KARL H. VON NOORDEN, leitendem Arzte des Allee-Kurhaus-Sanatoriums in Baden-Baden bearbeitet. Wir verdanken ihm auch wertvolle sachliche Mitarbeit, wozu er besonders befähigt war, nachdem er sechs Jahre lang als Mitarbeiter seines Vaters an der Frankfurter Privatklinik tätig gewesen ist.

In der Behandlung funktioneller und anatomischer Magenkrankheiten herrscht die Diätetik vor, seitdem es eine solche gibt. Es sei daran erinnert, daß C. VON NOORDEN schon sehr frühzeitig, d. h. noch als Assistent klinischer Anstalten, an dem Aufbau neuzeitlicher Diätbehandlung Magenkranker mit grundlegenden Arbeiten beteiligt war. Obwohl dieses Werk der Diätetik gewidmet ist, durften wir es doch nicht wagen, uns auf dieses Teilstück der Gesamttherapie zu beschränken. Um das Werk praktisch brauchbar zu machen, wurden die verschiedensten sonstigen Behandlungsmethoden zwar kurz, aber doch wohl ausreichend in die Darstellung mit einbezogen. Auch auf Fragen der allgemeinen Pathologie ward überall gebührend Rücksicht genommen.

Mit einer über andere den Magen betreffende Werke weit hinausgreifenden Ausführlichkeit wurden die neurogenen Dyspepsien und die Mithilfe seelischer Beeinflussung bei der Behandlung Magenkranker erörtert. Wie bedeutsames Gewicht wir von jeher, lange ehe über Psychotherapie im engeren Sinne des Wortes geredet und geschrieben wurde, auf diese Mithilfe legten, weiß jeder, der uns bei praktischer Arbeit gesehen hat. In Verbindung mit diätetischer Therapie verdankten wir dieser Verknüpfung seit jungen Jahren die schönsten Erfolge. Man wird dies berücksichtigen müssen, wenn man beim Lesen des Werkes vielleicht zu der Meinung kommt, die neuzeitliche zünftige Psychotherapie werde von uns unterwertet. Die Minderwertung bezieht sich aber nur auf deren Auswüchse. Wir wollen und müssen es zurückweisen, wenn der zünftige Psychotherapeut die psychotherapeutische Arbeit des Internisten als unvollkommen einschätzt. Nicht die psychotherapeutische Methodik sichert den Erfolg, sondern nur die Persönlichkeit des Arztes und das Vertrauen, das er sich erobert.

Wir erhoffen für dieses Buch die gleiche freundliche Aufnahme, die das Werk über „Allgemeine Diätetik“ fand.

Frankfurt am Main den 13. September 1929 Buenos Aires

CARL VON NOORDEN. HUGO SALOMON.

Inhaltsverzeichnis.

Krankheiten des Magens.

A. Einleitung.

Wer die Entwicklung der breiten Literatur über Diagnostik, Symptomatologie und Therapie der Magenkrankheiten miterlebte und gleichzeitig sich auf diesen Gebieten praktisch betätigte, wird vielleicht rückschauend zu dem unerfreulichen Urteil gelangen, daß nach den grundlegenden Arbeiten, welche mit der Einführung des Magenschlauches in Diagnostik und Therapie einsetzten und etwa vor 25—30 Jahren einen vorläufigen Abschluß fanden, keinerlei großzügige neue Ideen die interne Therapie der Magenkrankheiten befruchteten, und daß das seitdem geleistete zwar unsere diagnostischen und theoretischen Kenntnisse wesentlich förderte, in bezug auf Therapie aber nur kleinmeisterliche Epigonenarbeit war. Wenn wir Einzelheiten vernachlässigen, dürfte dieses Urteil berechtigt sein.

Abgesehen von akuten Magenkrankheiten (z. B. akutem Magenkatarrh, akuter Magenlähmung u. dgl.), vom Magengeschwür und von mechanischer Behinderung des Abschubs durch Pylorusstenose gibt es kaum eine Magenkrankheit, welche nach schematischen Vorschriften diätetisch behandelt werden kann und darf. Wie bequem wäre es, wenn wir der Superacidität mit bestimmten Kostmischungen, der Subacidität mit bestimmten anderen Kostformen, des Erfolges sicher, uns anschmiegen könnten. Man hat es versucht; wir fanden bei kurzer Durchsicht der Literatur mehr als 20 verschiedene Kostvorschläge gegen „Superacidität“, ein deutliches Zeichen, wie unmöglich die einheitliche Regelung dieser wichtigen diätetischen Frage ist. Wir sollen Kranke — jetzt nennt man es „Persönlichkeiten“ — nicht Krankheiten behandeln, ein altes triviales Wort, das man kaum zu wiederholen wagt. Aber für die diätetische Therapie der Magenkrankheiten hat es überragende Geltung. Denn hier spielt fast immer ein starker persönlicher Faktor mit hinein. Wir dürfen nicht ohne weiteres annehmen, daß eine Kost, die uns theoretisch sehr vernünftig erscheint und sich für den großen Durchschnitt gleichartiger Fälle auch tatsächlich bewährt, im Einzelfalle wirklich bekömmlich ist. Der Kranke sagt uns, er könne dies oder jenes nicht „vertragen“, ein unbestimmter und vieldeutiger Begriff, mit dem wir zwar widerwillig aber notgedrungen rechnen müssen. Wir kommen hierauf später zurück (über Bekömmlichkeit S. 108). Die Abstimmung des Nervensystems ist hierbei maßgebend; offenbar nicht nur die der Psyche, sondern auch die des neurosekretorischen und die des neuro-muskulären Apparates. Die Mitwirkung des Nervensystems bei allen subjektiven Beschwerden, bei objektiven Krankheitssymptomen, bei Durchführbarkeit und Erfolg aller therapeutischer Maßnahmen, insbesondere der diätetischen, tritt uns ja bei allen Magen- und Darmkrankheiten auf Schritt und Tritt entgegen. Sie bringt eine ungeheure Mannigfaltigkeit in die Krankheitsbilder. Sie verlangt eine von Fall zu Fall wechselnde, der Persönlichkeit angepaßte neue Gruppierung der Einzelvorschriften. Wer mit einer neuen Gruppierung in einigen Fällen gutes erreichte, ist nur allzu leicht versucht, sich für den Entdecker einer neuen „Methode“ zu halten. Das brachte viel unnötige Verwirrung in die Literatur. Zu allgemeiner Geltung können scharf umschriebene Vorschriften, die sich in Einzelfällen gut bewährten, nie gelangen, wenn es auch vollkommen richtig ist, daß gerade bei Behandlung der Magen- und Darmkrankheiten vieles, oft sogar alles von sorgfältiger Beachtung von Kleinigkeiten abhängt. Aber diese sind wandelbar und wandelbedürftig. Ihre Auswahl und die Art ihrer Anwendung hängen nicht nur von der Lage des einzelnen Krankheitsfalles ab, sondern auch von der Persönlichkeit des Arztes und von den zu Gebote stehenden äußeren Hilfsmitteln. Wie oft sieht man, daß ein und derselbe bis in Einzelheiten ausgebaute, nach Gramm und Stunde geordnete, einem fachärztlichen Lehrbuche oder gar einem der berüchtigten „Diätblocks" entnommene Kostplan, sagen wir z. B. die auf 30 Behandlungstage zugeschnittene Ulcuskur von H. Strauß[3] in der Hand des gedankenlosen Abschreibers nur Mißerfolge bringt, weil er die Kleinigkeiten sklavisch nachahmt und es nicht versteht, sie den Umständen gemäß zu modeln, ohne an dem Geist der Gesamtverordnung zu rütteln. Wie sehr man sich in diätetischer Behandlung der Magenkranken auch nach äußeren Verhältnissen richten muß und kann, lernten solche, die es bis dahin noch nicht wußten, während des Krieges. Angesichts der geringeren Auswahl an Nahrungsmitteln (namentlich Mangel an Milch und Butter!) war es gewiß schwerer als früher, Magenkranke sachgemäß zu behandeln; aber unmöglich war es zu keiner Zeit.

Von jeher und zum überwiegenden Teile ist die diätetische Therapie der Magenkrankheiten eine „symptomatische" gewesen. Man gebraucht dieses Wort jetzt nicht mehr gerne und sagt lieber „funktionelle Therapie". Das klingt wissenschaftlicher, kommt hier aber im wesentlichen auf gleiches hinaus. Ein Blick in alle neueren zusammenfassenden Schriften über Magenkrankheiten lehrt, daß sich teils offenkundig, teils versteckt, jedenfalls aber tatsächlich die Diätetik in allen wesentlichen Stücken den Funktionsstörungen des Magens und Darmes angepaßt und sich unabhängig von dem Krankheitsnamen gemacht hat. Wir begrüßen dies als einen Fortschritt, der sich ja auch auf anderen Gebieten — mutatis mutandis — vollzogen hat, z. B. in der Therapie der Kreislaufstörungen.

Die wesentlichen Funktionsstörungen, welche in dieser oder jener Form bei allen Magenkrankheiten wiederkehren, bald mehr, bald weniger therapeutische Berücksichtigung heischend, sind sekretorischer und motorischer Art. Sie in den Vordergrund diäto-therapeutischer Erörterungen zu stellen, ist voll berechtigt. Resorptive Störungen sind von geringem Belang; sie kommen praktisch nur als Begleiter schwerer Stauung des Mageninhalts in Betracht. Dagegen spielen Störungen der Sensibilität auch für die Diätetik eine wichtige Rolle. Der Aufbau therapeutischer Betrachtungen auf die Funktionsanomalien setzt voraus, daß man sich über Art und Schwere dieser Störungen unterrichtet hat (funktionelle Diagnostik). Diesen diagnostischen Teil der Arbeit können wir nicht ganz beiseite lassen.

Bei den praktischen Ärzten macht sich seit einiger Zeit eine rückläufige Welle geltend, der Art, daß die fachärztliche Untersuchung und Behandlung der Magenkrankheiten weniger hoch eingeschätzt wird als noch vor 1—2 Dezennien. Diese rückläufige Welle ist psychologisch verständlich, weil die Sondergruppe „Spezialärzte für Magenkranke" allzu üppig ins Kraut geschossen ist, und weil eine leider nicht ganz geringe Zahl derselben mit unberechtigter und schädlicher Einseitigkeit nur dem Magen und höchstens noch dem Darme Aufmerksamkeit widmet. J. Boas[2] nennt solche Irrwegler mit Recht „Lokalärzte"; ihre Arbeit sei „Lokalismus", nicht „Spezialismus". Von solchen unerfreulichen Auswüchsen wollen wir absehen. Objektiv wäre die rückläufige Welle berechtigt, wenn sich die in allgemeiner Praxis beschäftigten Haus- und Kassenärzte die Methoden der funktionellen Magendiagnostik voll und ganz zu eigen gemacht hätten. Das trifft aber nur bei einer kleinen Minderzahl zu. Die überwiegende Mehrzahl ist weiter davon entfernt als je. Es wird freilich oft eine gelegentliche Magenausheberung gemacht, und das Resultat der meist nicht vom Arzte selbst, sondern vom Apotheker oder von einem „diagnostischen Institute" ausgeführten Analyse wird dann den diäto-therapeutischen Maßnahmen zugrunde gelegt. Aber welch ergiebige Quelle schwerer Irrtümer kann das sein und ist es nur gar zu oft gewesen! Wir wissen doch ganz genau, daß nur unter ganz bestimmten, keineswegs allgemeingültigen, der Lage des Einzelfalles sich anschmiegenden Versuchsbedingungen die Magenheberung brauchbare Aufschlüsse gibt; und wir wissen ganz genau, daß — vielleicht abgesehen von Zuständen schwerer Stauung mit Supersekretion — trotz anscheinend gleicher Versuchsbedingungen die Resultate der Einzelausheberungen stark voneinander abweichen können.

Wie bedeutsame Irrtümer vorkommen, erhellt daraus, daß uns im Laufe der Jahre zahlreiche Fälle als „Achylia gastrica" oder „Anacidität" überwiesen wurden, die lange Zeit als solche behandelt waren, die aber in Wirklichkeit weit von diesem Krankheitsbilde abstanden. Die Diagnose hatte sich auf das Fehlen wirksamen Magensaftes nach Probefrühstück gestützt, aber es war zu spät ausgehebert worden. Genauere Prüfung ergab, daß bei frühzeitigerem Ausheben die Werte für Salzsäure teils etwas subacid, teils etwas superacid, im ganzen durchschnittlich normal waren, daß aber beim Abwarten der gewöhnlichen Zeit (45—60 Minuten nach Frühstück) der Magen in der Tat nur anaciden Schleim, Speichel und zurückgeschleuderten Duodenalinhalt enthielt; wir hatten es also mit beschleunigter Magenentleerung zu tun. Wenn aber die gleiche Probemahlzeit abends gegeben wurde, fand sich beträchtliche Superacidität mit verlängerter Verweildauer des Inhaltes. Mit anderen Worten, es reagierte der Magen in bezug auf Sekretion und Motilität nach der nächtlichen Ruhepause ganz anders als nach der wiederholten Belastung am Tage. Solcher nach Tageszeit und Inanspruchnahme sich richtender Wechsel der Befunde ist keineswegs selten. Meist findet man dann einen starken neurotischen Einschlag im Krankheitsbilde; aber auch bei Ulcus muß man darauf gefaßt sein. Das Vorkommen morgendlich sub- und anacider Befunde mit Übergang zu normo- und superaciden Befunden im Laufe späterer Tagesstunden ist aus der Literatur wohlbekannt (u. a. F. Kauders und O. Porges, J. Boas[1]), fand aber in der Praxis nicht die genügende Beachtung.

Natürlich gibt es Magenkrankheiten, wo der Charakter des Leidens von vornherein so klar liegt, daß aufklärende Funktionsprüfungen überflüssig sind. Dahin gehören die meisten akuten Magenkrankheiten, z. B. die ungemein häufige akute Gastritis bzw. Gastro-Enteritis und die akuten febrilen gastrischen Dyspepsien, ferner zahlreiche frische Fälle von Ulcus ventriculi. Bei allen chronischen Magenstörungen müssen wir es aber doch für höchst bedenklich erklären, auf erschöpfende Prüfung der Magenfunktionen und damit auf genaue Diagnose als Grundlage des therapeutischen Handelns zu verzichten. Es muß jedem Arzte, der nicht mit der frevelhaften Unverfrorenheit des Anfängers und des Charlatans auf Anhieb die Diagnose diktiert und bei ihr in kühnem Selbstvertrauen verharrt, doch stets ein unbehagliches Gefühl sein, daß sich hinter scheinbarem chronischem Magenkatarrh, hinter Superacidität, Achylie, nervöser Dyspepsie, Atonie, Gastroptose usw. doch ein anderes, vielleicht sehr ernstes Leiden des Magens, des Darmes oder entfernterer Organe versteckt. Wir verweisen auf die kleine Monographie C. von Noorden's[10] über „diagnostische und therapeutische Irrtümer bei Krankheiten der Verdauungsorgane". Selbst wenn der Name der Krankheit richtig gefunden ist, ist die Diagnose nicht erschöpft, sondern erst angebahnt. Wir möchten in dieser Hinsicht den denkenden Arzt auf das die Logik der ärztlichen Diagnostik behandelnde Buch von Rich. Koch verweisen. Die mit Recht unter einheitlichem Namen geführten Magenkrankheiten, z. B. der chronische Magenkatarrh und die nervöse Dyspepsie und andere chronische Leiden stellen je nach Gruppierung und Entwicklung der einzelnen funktionellen Störungen uns vor ganz verschiedene therapeutische Aufgaben.

Ein so hervorragender Kenner wie J. Boas[1] leitet sein Buch mit den Worten ein: „Die Diagnostik der Magenkrankheiten gehört zu den schwierigsten Abschnitten der klinischen Pathologie.“ Wir brauchen dies nicht wörtlich zu nehmen. Es gilt aber sicher, wenn wir unter Diagnose nicht nur den Namen der Krankheit verstehen, sondern die Gesamtheit des pathologischen Geschehens, welches im Einzelfalle außer dem Namen der Krankheit ihre Beziehungen zu anderen Organen und die Sonderart der Persönlichkeit umfaßt.

Weit über früher Geahntes hinaus ergaben klinische Beobachtung, therapeutische Erfahrung, wissenschaftliche Forschung im Laufe des letzten Dezennium so viele Zusammenhänge und Wechselwirkungen von Magen-Darmstörungen mit anderen pathologischen Zuständen und Geschehnissen somatischer und psychischer Art, daß nur von breitester Grundlage ärztlichen Wissens, Verstehens und Könnens aus die Vorgänge am Magen und Darm richtig gewertet können. Der „Magenspezialist“ in dem Sinne, wie J. Boas ihn mit dem Namen „Lokalist“ geißelte, und wie er mehr als zwei Jahrzehnte lang überwucherte, ist ein rechter Kümmerling geworden. Jeder gewissenhafte, gründliche, allgemein durchgebildete und klar denkende Facharzt für innere Medizin leistete besseres als jener. Seit etwa einem Jahrzehnt saugt zunehmenden Grades die Stammutter „innere Medizin“ die unrechtmäßig abgesonderte Spezialität wieder auf, ein sehr begrüßenswerter Entwicklungsgang. Das letztemal, als C. v. Noorden mit A. Kußmaul am Krankenbette zusammentraf — es war bei einer gemeinsamen Konsultation in Badenweiler, etwa 1900 —, sagte Kußmaul: „Ein Internist, der vom Magen nicht mindestens ebensoviel versteht wie der beste Spezialarzt für Magenkrankheiten, kann überhaupt kein guter Arzt sein“, ein für die damalige Zeit zweifellos vollberechtigtes Wort.

Literatur hierzu S. 89.

B. Allgemeines über Ätiologie, Symptomatologie und diätetische Therapie.

I. Mundverdauung.

Für das Gesundbleiben des Magens, noch mehr zur Schaffung günstigster Verhältnisse bei krankem Magen sind Zustand und Vorgänge in der Mundhöhle von großer Bedeutung.

1. Baktericide Eigenschaften des Speichels.

Die Mundhöhle ist Eintrittsstelle und Aufenthaltsort zahlreicher Mikroben. Sie treten mit Nahrungsmitteln, mit der Atmungsluft, beim Abwischen des Mundes mit beschmutzten Tüchern, beim Einführen der Finger ein. Der Speichel wirkt nicht eigentlich baktericid; eine gewisse keimlähmende Kraft scheint aber dem mucinreichen Sekret der gemischten Speicheldrüsen doch zuzukommen (J. Oehler), so daß gutes Durchspeicheln der Bissen immerhin die Infektionsgefahr durch keimbeladene Nahrung mindern könnte. Die Frage ist noch nicht erledigt; es sei auf ihre ausführliche Erörterung bei H. Herz verwiesen. Bekanntlich wies man baktericide Fernwirkung (Oligodynamische Wirkung) der Schwermetalle wie Gold, Silber, Kupfer u. a. nach (P. Saxl u. a.). Entgegen früherer Annahme scheint es sich dabei doch um eine stoffliche Wirkung zu handeln (A. Schnabel, K. v. Neergaard). Gerade das zum Füllen der Zähne und für Brücken benutzte Gold kommt wegen seiner Schwerlöslichkeit für solche am wenigsten in Betracht, und wir dürfen ihm in Übereinstimmung mit praktischen Erfahrungen keine baktericiden Fernwirkungen in der Mundhöhle zuerkennen.

2. Reinhalten der Mundhöhle.

In der Mundhöhle können Keime leicht hängen bleiben und dann zu Mikrobennestern auswachsen. Dazu bieten vor allem die Krypten der Tonsillen, die Räume zwischen den Zähnen, hohle Zähne und der Belag der Zunge mit übermäßig gewucherten und absterbenden Epithelien bequeme Gelegenheit. Auf den Zungenbelag, als Fixationsort kleinster faulender Speisereste und Mikroben verschiedenster Art und als ergiebigen Ausgangspunkt für das Verschleppen schädlicher Keime in den Magen weisen alle Magenärzte nachdrücklich hin. Der Einfluß der Magenkrankheiten auf das Aussehen der Zunge ist sehr viel geringer als man früher annahm; am ehesten läßt sich noch bei akuter Gastritis und bzw. Gastroenteritis und bei febriler Dyspepsie ein gewisser Parallelismus zwischen Magenstörung und Zungenbelag erkennen. Vor allem ist, alten Vorurteilen entgegen, immer aufs neue zu betonen, daß schwere Magenkrankheiten wie chronische Gastritis, Geschwüre, Krebs sehr häufig jeglichen abnormen Zungenbelag vermissen lassen (C. von Noorden[10]). Sehr oft entsteht starker, nicht wieder verschwindender Zungenbelag durch Atmen mit offenem Munde während des Schlafes (K. Hoffendahl), oft durch übermäßiges Tabakrauchen, noch leichter durch Tabakkauen, manchmal durch gewohnheitsmäßigen Genuß reizender Gewürze und Säuren (Stomatitis bzw. Glossitis superficialis chronica). Auch Zahnkaries und mangelhafte Speichelsekretion veranlassen Zungenbelag. Der Ausfall des Kauaktes (ungenügende Ernährung in Krankheiten, flüssig-breiige Kost) begünstigt gleichfalls seine Entstehung; doch reinigt sich bei solcher Ätiologie die Zunge alsbald nach Wiedereintritt normaler Ernährungs- und Kauverhältnisse. Bei Ausfall des Kauaktes staut sich manchmal das Sekret in den Ductus Stenoniani, und es entsteht doppelseitige Parotitis (N. Reichmann). Man tut daher gut, bei ausschließlich flüssig-breiiger Kost oder ausschließlich parenteraler Ernährung Material das nicht geschluckt werden soll, kauen zu lassen, selbst wenn es wieder ausgespuckt werden muß.

Wenn auch der unumstößliche Nachweis eines Zusammenhanges der in Verstecken der Mundhöhle lagernden Bakteriennester mit Krankheiten des Magens und Darms im Einzelfalle schwer zu erbringen ist — am ehesten noch bei schlechter Mundpflege und Soorentwicklung in fieberhaften Krankheiten — wird man doch auf Grund allgemein pathologischer Erfahrung stets größtes Gewicht auf das Reinhalten der Mundhöhle legen. Dies gehört schon beim Gesunden zur prophylaktischen Hygiene des Essens und Trinkens (Mundspülen und Zähneputzen nach den Mahlzeiten!). Kariöse Zähne müssen versorgt oder entfernt werden. Tonsillen, welche zum Anstauen von Sekret neigen, müssen schon wegen Gefahr verschiedenster Formen septischer Erkrankung entsprechend behandelt werden. Das regelmäßige Entfernen des Zungenbelags, teils durch kräftiges Mundspülen mit 3-prozentigem Wasserstoffsuperoxyd oder mit hellrosafarbener Mangansuperoxydlösung u. dgl., teils durch Abwischen mit feuchtem Tuche, teils durch Abstreichen mit dem Zungenkratzer ist dringend anzuraten. Dies alles ist um so wichtiger, je mehr man Ursache hat, die baktericide Kraft des Magens und des proximalen Darmes anzuzweifeln, also insbesondere bei An- und Subacidität, bei verlangsamter Magenentleerung, aber mit Rücksicht auf den Darm auch bei beschleunigter Magenentleerung.

3. Geschmack und Geruch.

Als Schutzsinne, welche die Aufnahme ungeeigneter Nahrung verhüten sollen, spielen Geruch und Geschmack beim Kulturmenschen nur eine ganz untergeordnete Rolle und auch beim Nichtkulturmenschen wahrscheinlich viel weniger als beim Tiere. Immerhin können Verlust oder Abartung dieser Sinne Ursache ernster Gefahren werden. Aus der Psychiatrie ist dies wohlbekannt; aber auch sonst kommt es vor.

Als Assistent der Riegelschen Klinik in Gießen nahm C. v. Noorden einen Mann mit schwerer akuter, cholerineartiger Gastroenteritis auf, an die sich nachher Polyneuritis anschloß. Nachforschungen ergaben, daß der Mann abends zuvor in der Wirtschaft eines benachbarten Dorfes mit Behagen reichliche Mengen eines Fleischgerichtes verzehrt hatte, das von allen übrigen Gästen wegen üblen Geruches und bitteren Geschmackes zurückgewiesen war. Dieser Mann, der sich übrigens als Tabiker entpuppte, litt — wie weitere Prüfung ergab — an völliger Anosmie und Ageusie. Er war der einzige unter den Gästen, der erkrankte. Die Polyneuritis war in diesem Falle kaum tabischen Ursprungs, da sie gemäß der alimentär-toxischen Form verlief und bald restlos abheilte.

Hohe natürliche Entwicklung und feine Schulung des edlen Geschmacksinnes, die leider oftmals als Merkmal unwürdiger Genußsucht hingestellt werden, sind uns willkommene Helfer in der Ernährungstherapie, insbesondere bei Krankheiten des Magens, des Darmes und bei Fieberzuständen. Sie ermöglichen es, den daniederliegenden Appetit zu reizen. Wir müssen uns des Wortes J. P. Pawlow's erinnern „Appetit ist Magensaft" (Bd. I. 233, 950). Bei Leuten, denen es gleichgültig ist, was sie essen, ist diese wichtige Aufgabe der Diätetik erschwert, bei ihnen sind nur Hungergefühl und Gewohnheit Triebfeder der Nahrungsaufnahme. Das Hungergefühl aber liegt bei jenen Krankheiten und bei vielen anderen pathologischen Zuständen schwer danieder. Verließen wir uns nur auf den Bedürfnistrieb, so würde der Kräfte- und Ernährungszustand stark gefährdet (S. 56, 57).

Neben Krankheiten der Nase (Einbuße an Riechkraft) und der Nervenapparate für Geruch und Geschmack (Fr. Kraus, C. von Noorden[1, 7, 10], A. Müller[2] u. a.) mindert auch der schon erwähnte Zungenbelag die Empfindlichkeit des Schmeckorgans. Bei Dauerbelag, z. B. manchmal bei starken Rauchern, ist dies in solchem Maße der Fall, daß einfach zubereitete Speisen ihnen überhaupt nicht mehr munden, und sie starke Gewürze wie Pfeffer, Paprika, Senf, Salz, Essig usw. in zunehmend größeren Mengen und stärkerer Konzentration genießen, um überhaupt einen Sinnenkitzel beim Essen sich zu verschaffen. Dies bleibt unter Umständen nicht ohne schädliche Folgen für den Magen und ist bei der ätiologischen Diätotherapie der Magenkatarrhe und der Hyperchlorhydrie mit in Betracht zu ziehen. Infolge übler Zersetzungen in den Verstecken zwischen epithelialen Zungenhärchen, in kariösen Zähnen, in tonsillären Buchten, in den Herden alveolärer Pyorrhoe, infolge des Abflusses zersetzten Sekretes aus Nase und deren Nebenhöhlen usw. wird der Geschmack aller Speisen oft so verändert und verekelt, daß die gesamte Nahrungszufuhr darunter leidet. Erfolgreiche Behandlung der Mund-, Rachen-, Nasen- und Nebenhöhlenkrankheiten beseitigt die störenden Geschmacks- und Geruchsempfindungen. Schwieriger beizukommen ist den auf chronischen Entzündungen oder Degeneration beruhenden Krankheiten der Geschmacksnerven (teils als isolierte Neuritis dieser Gebiete, teils als Teilstücke verbreiteter Neuritis sensibler Fasern vorkommend). A. Müller beschrieb einen Fall von Parageusie auf Grundlage chronischer Gefäßkrankheit (Nervenschädigung); das Übel verschwand unter Gebrauch von Diuretin. Die neuritisch bedingten Para- und Ageusien schwinden nicht sofort mit Heilung des Grundleidens, wahrscheinlich weil die toxogenen organischen Veränderungen des Geschmacksnervenapparates Zeit zum Ausheilen bedürfen. Häufig sind Parageusien bei Nierenkranken, bei Harnstauung (Blasenlähmung, Prostatitis) und anderen Formen der Urotoxämie. Auch bei chronischen Darmleiden, sowohl vom Durchfalls- wie vom Verstopfungscharakter und manchmal bei Infektionskrankheiten verschiedener Art (Tuberkulose, Sepsis) kommen sie vor; besonders oft bei Darmstenosen. Es handelt sich hier wohl immer um toxische Fernwirkung auf die Geschmacksnerven. Mit Heilung des Grundleidens pflegt die lästige und die Beköstigung erschwerende Parageusie abzuklingen. Es ist oft recht schwer, die Ursache der Parageusie zu erkennen (C. von Noorden[10]). Der Magen, der meist zunächst angeschuldigt wird, ist nur selten an ihrem Entstehen beteiligt.

Übelriechende Beschaffenheit der Mund- bzw. Atmungsluft hängt so überwiegend häufig von krankhaften Vorgängen in Mund, Nase, Rachen, Nebenhöhlen, Lunge ab, daß diagnostische Schlüsse auf Magen- und Darmzustände nur selten möglich sind. Nur bei Ileus und bei dyspankreatischer Steatorrhoe fehlt charakteristischer Foetor ex ore nie. Ebenso läßt sich acidotischer Diabetes und auch Urämie aus dem Geruch des Atems häufig diagnostizieren. Auch ein „Foetor hepaticus" bei toxischer Hepatitis parenchymatosa, der gegenüber anderen ikterischen Krankheitsformen differenzialdiagnostisch ins Gewicht fallen kann, kommt vor (H. Eppinger und P. Walzel, F. Umber). Eine seltene Form ist ausgesprochener, nicht jederzeit vorhandener, unverkennbarer Geruch nach niederen Fettsäuren (ohne begleitende Steatorrhoe); auch die Haut entwickelt dabei Fettsäuregeruch, der in den Kleidern haften bleibt.

In einem solchen Falle konnten wir stark erhöhten Gehalt des Kotes an niederen flüchtigen Fettsäuren nachweisen, während der Kot im übrigen normale Beschaffenheit und keinen verstärkten Gehalt an Fett und höheren Fettsäuren aufwies. Wahrscheinlich sind besondere bakterielle Vorgänge im Darm Quelle der Fettsäuren, die dann nach Eintritt in das Blut zum Teil durch Haut, Schleimhäute und Lunge abdunsten (C. v. Noorden[10]).

In allen Fällen, wo nicht obere Wege als Quelle üblen Mundgeruches in Frage kommen oder wo nicht Aufstoßen übelriechendes Gas unmittelbar aus Magen bzw. Darm an die Luft befördert, ist wohl immer die Atmungsluft Träger des Geruches und zwar infolge von Übertritt der Riechstoffe aus ihrem Quellgebiet in das Blut und weiterhin Abdunsten von dort durch die Lungen. In einem derartigen Falle fand H. Salomon das Blut so stark mit Indikan angereichert, wie es sonst nur bei Urämie vorkommt; ein Wahrzeichen der Stauung.

Foetor ex ore wird oft zu Anlaß dauernder Sorge und niederdrückender Verstimmung, des weiteren zu schwerer Appetitlosigkeit, deren Auswirkung auf den Ernährungszustand oft verschärft wird durch Furcht vor diesen oder jenen, meist sehr zahlreichen Nahrungsmitteln als vermeintlicher Quelle des Übels. Psychogene Funktionsstörungen des Magens und Darms schließen sich häufig an.

4. Das Einspeicheln der Bissen.

Das Einspeicheln der Bissen ist innig mit dem Kauakte verbunden und erhebt das sorgfältige Zerkauen über jede andere Art mechanischer Zerkleinerung der Bissen (über Zerkleinerung bzw. Kauen vgl. S. 9, 16). Die von den Speicheldrüsen gelieferte Speichelmenge — größtenteils den Parotisdrüsen entstammend — ist schon unter den Gesunden sehr verschieden groß. Unter pathologischen Verhältnissen kommen äußerst starke Abweichungen nach oben und unten vor (Supersekretion = Ptyalismus einerseits, Subsekretion anderseits). Beide sind von Übel. Von Unsauberkeit und von dem oft peinlichen Bedürfnis, den Speichel auszuspucken abgesehen, fördert starke Dauersekretion (Ptyalismus) zu große Mengen alkalischen Saftes in den Magen und schwächt dessen peptische Kraft; Subsekretion erschwert den Verzehr fester Speisen; dies begünstigt auch Unsauberkeit der Mundhöhle. Im übrigen richtet sich die Speichelmenge nach Art der Speisen und nach Ausgiebigkeit des Kauens. Recht wichtig ist schon der Verdünnungsstrom, wodurch scharf gewürzte, sehr saure, sehr salzige Nahrung und solche sehr hoher molekularer Konzentration in eine für die empfindlichere Speiseröhren- und Magenschleimhaut geeignetere Form gebracht wird (Schutzreflex). Gleiche Schutzdienste leistet die schleimige Beschaffenheit des Speichels. Die Verzuckerung der Stärke (Bildung von Dextrinen, Maltose und in kleineren Mengen auch Glykose) ist im Munde bei kurzem Aufenthalt der Bissen daselbst nur gering, bei gründlichem Kauen wegen der starken Kraft der Amylase (Ptyalin) aber recht bedeutend. Im Magen setzt sich die Wirkung des Ptyalins unter sehr günstigen Temperaturen- und Reaktionsverhältnissen noch längere Zeit fort. Denn die inneren Teile des im Magen sich häufenden Speiseklumpens werden erst allmählich, wenn die verflüssigten Außenschichten in das Duodenum übergeführt sind, von der ptyalinlähmenden Salzsäure erreicht. Das Ptyalin des gemischten Mundspeichels trägt also doch viel mehr zur Amylaceenverdauung und damit auch zum Auflockern einer amylaceenhaltigen Mahlzeit im Magen bei, als man früher annahm. Wie H. Herz bemerkt, hilft auch die aus dem kohlensauren Alkali des Speichels im Magen freiwerdende Kohlensäure beim Auflockern des Mageninhaltes (ähnlich wie CO_2-Entwicklung im Brotteig; Bd. I, S. 387 ff.).

Die Lebensfähigkeit des Ptyalins bleibt bei Salzsäurekonzentration unter 0,15% mindestens 3 Stunden lang erhalten (G. Pastore), bei Konzentration bis 0,07% ist seine Wirksamkeit noch recht lebhaft. Bei amylaceenreichen Mahlzeiten sind daher große Mengen des Mageninhaltes lange Zeit hindurch Salzsäurekonzentrationen ausgesetzt, die noch innerhalb der Aktionsbreite des Ptyalins liegen. Bei stark superacidem Chymus ist dies anders; da bleiben die Amylaceen, in größerer Menge verzehrt, mit unverändertem Aussehen und kaum angedaut lange im Magen liegen.

Die chemische Reaktion des Mundspeichels wird beherrscht durch das Verhältnis CO_2 zu NaOH. Je nach Art der erregenden Substanz schwankt die titrierbare Alkalität zwischen 0,087—0,235% NaOH. Der Mittelwert für pH im gemischten Speichel ist 6,63, die maximalen Schwankungen bei ein und derselben Person = pH 5,25—7,54. Der Kauakt vermehrt die H-Ionenkonzentration vorübergehend, größere Gaben $NaHCO_3$ verschieben sie umgekehrt proportional zu derjenigen des Urins. Titrierbare saure Reaktion des Mischspeichels kommt oftmals vor ohne wesentliche diagnostische und funktionelle Bedeutung (Literatur bei B. P. Babkin[2] im Handb. der Physiologie). Immerhin sei erwähnt, daß bei achylischen Zuständen des Magens der Speichel zu saurer Reaktion neigt (A. Faber).

Praktisch genommen ist vor allem bedeutsam, daß F. Riegel die sekretorischen und motorischen Verhältnisse des Magens nach gut durchgespeicheltem Probefrühstück viel günstiger fand als nach gleicher, mechanisch zerkleinerter, aber durch die Magensonde eingetrichterter Mahlzeit. Auch das Aussehen der durch Aushebern entnommenen Proben ist verschieden; das durchspeichelte Material ist viel lockerer. Schon das Einbringen von Speichel in den Magen — losgelöst vom Kauakte (s. unten) — dient als Lockreiz für Salzsäure, wie B. P. Babkin auf Grund der Tierversuche von A. P. Sokoloff und A. Frouin berichtet. Wenn die einfließenden Speichelmengen nicht zu groß sind, scheinen sie auch die motorische und fermentative Gesamtleistung des Magens zu fördern (E. Fricker). Nach H. Roger soll das Ptyalin nach Übertritt in das Duodenum wieder aktiviert werden und neben der Amylase des Pankreas wesentliches zur Verdauung der Stärke beitragen. Eine vortreffliche, noch heute in allen wichtigen Punkten gültige Darstellung über Wechselbeziehungen zwischen Speichel und Magenverdauung findet sich bei G. Sticker.

Der Wegfall des Durchspeichelns (Schlingen, Sondenernährung) verschlechtert bei Gesunden nicht erkennbar die Resorption der Kohlenhydrate, da die Diastase des Dünndarms stellvertretend den Mangel ausgleicht. Wo aber die Verweildauer des Genossenen im Magen und der Durchlauf durch den Dünndarm beschleunigt sind, ergibt die Kotanalyse sehr deutlich schlechtere Ausnutzung der Kohlenhydrate, wenn das Material nicht gut durchgespeichelt wird (L. Strauß).

Klinisch betrachtet hat von krankhaften Einstellungen der Speichelsekretion Speichelmangel am häufigsten nachteiligen Einfluß. Verschiedenste Krankheiten führen zu einer die Ernährung behindernden Trockenheit der Mundhöhle. Oft handelt es sich um infektiös-toxische Fernwirkungen auf die Speicheldrüsen. Im einzelnen dies hier auszuführen, ist unnötig; es sei nur an den trockenen Mund bei fieberhaften Infektionskrankheiten mit Trübung des Bewußtseins erinnert, ein überaus wichtiges Objekt der Krankenpflege.

Häufig ist Versiegen der Speichelsekretion ein Kunstprodukt, erzeugt durch Atropin. Es ist, mit Einschluß seiner Verwandten, eines der wirksamsten und segensreichsten Medikamente für Therapie der Magen- und Darmkrankheiten. Aber ihm eignen schon in arzneilicher Gabe allerhand, mehr lästige als bedenkliche Nebenwirkungen, deren Angriffspunkt und Stärke je nach persönlicher Reaktion verschieden sind. Manchmal ist der Einfluß auf die Speichelsekretion besonders stark und kann erfolgreicher Atropintherapie sehr hinderlich werden.

Auch von hormonalen Einflüssen innersekretorischer Drüsen scheint die Speichelsekretion abhängig zu sein (z. B. der gelegentliche, starke Speichelfluß bei schwangeren Frauen, sowie bei Greisen). Im allgemeinen ist über diese Korrelationen noch wenig bekannt (Literatur bei H. Füll).

Der sehr wechselnde Rhodangehalt des Speichels (auffallend stark bei Rauchern) scheint ohne wesentlichen Einfluß auf Wirksamkeit des Speichels und für sonstige Aufgaben der Verdauungsorgane zu sein (Literatur bei R. Rosemann[3]).

5. Zerkleinerung der Bissen. Der Kauakt.

Der Magen leistet keine mechanisch-zerkleinernde Arbeit; von Durchwalken und mechanischem Zertrümmern grober Brocken ist keine Rede (Ad. Schmidt[4]). Selbst das mechanische Durchmischen des Inhalts bleibt unvollkommen. Nur was von vornherein in flüssig-breiiger Form eintritt oder durch chemische Arbeit und den Zufluß von Magensekret verflüssigt oder mindestens stark gelockert worden ist, wird gründlich gemischt. Den Zeitpunkt, in welchem sich der größte Teil des Mageninhaltes in solchem Zustande befindet, bezeichnet man in der Diagnostik als „Höhe der Verdauung" (E. Fuld).

Das mechanische Zerkleinern überwies die Natur der Mundhöhle, insbesondere dem Gebiß. Beim Kauen wird der Bissen gründlich durchgespeichelt, und hieraus entspringen alle jene Vorteile, wovon oben die Rede war (Verdünnung, selbsttätige Mundspülung und Reinigung der Zunge, direkte und indirekte Einleitung der Amylaceenverdauung, günstige Vorbedingungen für das Lockern des Mageninhaltes). Von früher weit unterschätztem, erst durch J. P. Pawlow und seine Schule nachgewiesenem Belang ist der Einfluß des Kauens auf die Magensekretion. Das Zerkauen der Speisen wirkt als Saftlocker (Literatur bei B. P. Babkin[1]) und trägt dazu bei, daß dem im Magen anlangenden Bissen sofort wirksamer Magensaft zur Verfügung steht. Es verstärkt die „Sekretionsbereitschaft" des Magens. Der einfache mechanische Reiz, den die einfallenden Brocken auf die Magenschleimhaut ausüben, ist kein oder doch nur ein schwacher Säurelocker. Das vorbereitende Kauen beschleunigt also die Magenverdauung, was sich auch in Verkürzung der Aufenthaltsdauer kundgibt. Es scheint, daß unter Umständen schon der Kauakt selbst (Kauen geschmackloser oder geschmackarmer Stoffe) säurelockend wirkt. Dies setzt aber doch eine gewisse Überregbarkeit des neurosekretorischen Apparates voraus (J. Boas[1]: bei digestivem und permanentem Magensaftfluß) und wurde von K. Westphal und G. Katsch und neuerdings von L. v. Friedrich[2] benützt zum Erkennen von Hypertonie des Magenvagus und von Supersekretion bei Ulcus ventriculi et duodeni (S. 29). Vor allem aber verbreitet das Kauen die Geschmackstoffe in der Mundhöhle, und die von den Geschmacksnerven übertragenen Lustempfindungen erregen psychoreflektorisch die Magendrüsen (Scheinfütterungsversuche bei Tieren und Menschen!). Obwohl also das Kauen schmackhafter Speisen ein Saftlocker ist und es daher zunächst den Anschein hat, als ob bei Supersekretion gutes Durchkauen gar nicht zweckmäßig wäre, gewinnt die Sache doch ein anderes Aussehen, wenn man die Vorgänge im Magen als ganzes betrachtet. Der Einfluß des Kauaktes selbst erstreckt sich im wesentlichen auf die einleitenden Phasen der Magensekretion. Alles in allem ergießt aber der Magen, zumal der zu Superacidität und Supersekretion neigende Magen, doch auf schlecht gekautes Material mehr Saft, und trotz vorhandener Säure-Hochwerte kann die Gesamtleistung des Magens dabei durch Dysharmonie der Motilität geschädigt werden (O. Schloß, G. Skray).

Von den zahlreichen Untersuchungen über Einfluß des Kauens auf die Magensaftsekretion sei hier nur einiges hervorgehoben. Literatur darüber bei L. v. Friedrich[2] und bei B. P. Babkin[2].

M. Schreuer und A. Riegel wiesen unzweideutig nach, daß bei Genuß von Amylaceen der Ausfall des Kauaktes die Salzsäurewerte des Magens erniedrigt. Bei Genuß von Eiweißträgern (Fleisch, Ei) gleicht der normale und superacide Magen infolge des kräftigen säurelockenden Reizes der Kost den Ausfall des fördernden Kauaktes in der Regel aus; der subacide Magen ist dazu aber nicht imstande, so daß für ihn der Ausfall des Kauaktes eine wesentliche Minderung seiner Leistungsfähigkeit nach sich zieht.

In stärkerem Maße als M. Schreuer und A. Riegel und andere Vorgänger fanden J. Bauer und M. Schur neuerdings die vorbereitende Reaktion des Magens auf den Kauakt („Sekretionsbereitschaft") individuell sehr verschieden groß und bei manchen Personen überhaupt fehlend. Über den Zusammenhang äußern sie sich folgendermaßen: „Die Anregung der Magensaftsekretion erfolgt weder durch die mechanischen, noch durch die chemischen Reize während des Kauens direkt, sie erfolgt vielmehr ausschließlich durch die ausgiebige Erregung von Geschmacksempfindungen und durch Vermittlung des durch dieselben ausgelösten Gemeingefühles, des Appetites. Dieser von J. P. Pawlow im Tierversuch festgelegte Mechanismus gilt im vollen Umfange auch für den Menschen. Einer unmittelbar reflektorischen Erregung der Magensaftsekretion durch Geschmacks- und Geruchsreize (A. Bickel[1]) scheint, wenigstens im allgemeinen, keine Bedeutung zuzukommen."

Im Gegensatze hierzu gelangt L. v. Friedrich[2] in einer die ganze ältere und neuere Literatur berücksichtigenden Arbeit und wesentlich sich stützend auf Scheinfütterungskauversuche beim Menschen zu wesentlich anderer Deutung der Zusammenhänge. Aus seinen Schlüssen heben wir folgendes hervor: Der Kauakt selbst genügt, um Magensaftsekretion hervorzurufen. Die psychischen Einflüsse spielen keine entscheidende Rolle hierbei, die Zähne nur insofern, als sie beim Zermahlen behilflich sind und so zu besserer Chymifikation beitragen. Auf die Sekretionserregung des Magens haben sie keinen Einfluß. Bei Subacidität erhöht ausgiebiges Kauen die Menge des Magensaftes und auch seinen Gehalt an Säure und Fermenten. Bei Superaciditäts- und bei Supersekretionszuständen reagiert der Magen beim Kauakte kräftiger als beim Gesunden und Subaciden, indem er mehr und konzentrierteren Magensaft anlockt. Übertriebenes Kauen bringt keinerlei Nutzen. Bei Kau-Scheinmahlzeiten findet man reinen Magensaft im Magen, und es läßt sich so (bei scheinbarer Anacidität) feststellen, ob der Magen überhaupt noch verdauungstüchtigen Saft absondert. Unterschiedlicher Einfluß des Kauens schmeckender und nicht-schmeckender Stoffe auf die Magensaftsekretion besteht bei Gesunden nicht. Der Reflex auf die Magenschleimhaut ist ein verwickelter Vorgang. Den Subaciden solle man kauen lassen, um leistungsfähigeren Saft zu gewinnen. Dem Superaciden gebe man lieber breiige Kost, da Kauen den Magensaftfluß verstärke.

Es ergaben sich also verschiedene praktisch bedeutsame Gesichtspunkte. Für die Entscheidung der von J. Bauer und M. Schur in den Vordergrund gerückten theoretischen Frage, ob und inwieweit psycho-reflektorische Vorgänge hineinspielen, scheint uns aber die Arbeit L. v. Friedrich's weniger geeignet zu sein. Angesichts der von Fall zu Fall sehr verschiedenen Ausschläge, die sämtliche Untersucher sowohl bei Gesunden wie bei Kranken mit Sekretionsanomalien dieser und jener Art, sowohl bei Scheinfütterung mit geschmacklosen und geschmackreichen Stoffen wie auch bei Normalmahlzeiten erhielten, scheint nach Art einer persönlichen Gleichung die Auswirkung des Kauens auf die Sekretionsverhältnisse des Magens stark von der nervösen Reaktion mitbedingt zu sein. Dies kann auf verschiedener Erregbarkeit des peripherischen Sekretionsapparates (s. oben) beruhen, aber wohl sicher auch auf psychischer Reaktion. So ist es verständlich, daß selbst das Kauen geschmacklosen Materials bei manchen Personen psychoreflektorisch die Magendrüsen erregt, indem sich daran Geschmacksvorstellungen und -erinnerungen knüpfen (Autosuggestion, wirksam nach Art der hypnotischen Suggestion).

Von wesentlicher Bedeutung sind natürlich die Beziehungen mangelhaften Kauens zur Pathologie der Verdauung und der Ernährung.

Aus der sowohl für Zahnärzte wie für jeden praktischen Arzt wichtigen Arbeit von F. Schütz erfahren wir, daß schlechtes Gebiß und schlechtes Kauen das Trockengewicht der kleinsten Partikel und der filtrierbaren Masse eines schluckfertigen Bissens, im Vergleich mit einem gutverkauten gleichartigen Bissen, wesentlich verringert; die größeren und mittleren Partikel überwogen. Z. B. förderte schlechtes Kauen bei Zwieback etwa 20% weniger Trockensubstanz in das Filtrat als gutes Kauen. — Es wird ferner über Ausnützungsversuche berichtet, zunächst bei normalem Kauen mit gutem Gebiß; dann folgten bei ein und denselben Personen (Selbstversuche von Ärzten) Vergleichsperioden mit gleicher oder ähnlicher Kost, nachdem das Gebiß durch Prothesen, die das Kauen erschwerten, künstlich für die Dauer der Versuche wesentlich verschlechtert worden war. Für die Ausnützung von Brot allein ergab sich in beiden Perioden kein wesentlicher Unterschied (Trockensubstanz und Stickstoff des Kotes wurden bestimmt). Als aber neben Brot auch Fleisch, Kartoffeln und verschiedene Gemüse genommen wurden, ergab sich folgende Reihe:

Versuchsperson	Verlust durch Kot bei gutem Gebiß		Verlust durch Kot bei verschlechtertem Gebiß	
	Trockensubstanz	Stickstoff	Trockensubstanz	Stickstoff
Paulsen	5,77 %	13,43 %	9,9 %	28,6 %
Schütz, I. Versuch . .	5,77 %	13,7 %	8,8 %	22,65 %
Schütz, II. Versuch . .	6,5 %	15,5 %	8,4 %	20,7 %
Dimigen	7,4 %	16,7 %	8,6 %	20,0 %

Die Verschlechterung des Gebisses ließ also durchweg den Verlust an Trockensubstanz durch den Kot mäßig, den Verlust an Stickstoff beträchtlich ansteigen.

Gutes Kauen nimmt dem Magen Arbeit ab, indem es nicht nur die Sekretion günstig beeinflußt (sofortige Bereitschaft von Salzsäure, geringerer Aufwand an Gesamtsaft), sondern auch das Durchdringen des Chymus mit Magensaft erleichtert und beschleunigt.

Die Salzsäure lockert rasch und energisch die Zwischensubstanz der Zellverbände, sowohl das tierische Bindegewebe („Desmolyse") wie die pflanzliche, pektinreiche Intercellularsubstanz oder Zwischenlamelle („Amylorrhexis" nach H. Strauß[1], besser „Artorrhexis" nach J. Strasburger[1]). Dieser rein chemische Vorgang läßt die Brocken im Magen erweichen und zerfallen. Bei normaler Einstellung der Sekretion und Motilität wird nur das in solcher Weise genügend vorbereitete Material leicht und schnell ins Duodenum abgegeben, während grobstückig verharrende Brocken ungebührlich lange im Magen liegen bleiben. Die Verzögerung hängt zwar auch von der chemischen und physikalisch-morphologischen Struktur der Ingesta ab, die dem Eindringen und der lockernden und lösenden Eigenschaft der Pepsin-Salzsäure bald mehr, bald weniger Widerstand entgegensetzt. Bei gleichartigem Material und bei gleicher Verdauungskraft ist für die Geschwindigkeit der Magenarbeit aber vor allem die Größe der einfallenden Brocken maßgebend; O. Cohnheim fand z. B. die Verweildauer von Fleisch in groben Stücken erheblich größer als die von gleichen Mengen fein zerkleinerten Fleisches. Dies hängt damit zusammen, daß gröberes Material mehr Magensaft beansprucht; es gelangt mehr Salzsäure ins Duodenum, und dies verlängert die Verweildauer (duodeno-pylorischer Reflex); dem flüssigen Inhalte öffnet sich der Pylorus willig, festen Körpern leistet er erheblichen Widerstand. Weiterhin verdanken wir Ad. Schmidt[2] die Kenntnis, daß das ungenügende Eindringen der Salzsäure in grobe Brocken und die mangelhafte Einwirkung der Salzsäure auf tierisches und pflanzliches Zwischengewebe nicht nur den normalen Ablauf der Magenverdauung stört, sondern auch weiter abwärts auf den Darm einwirken kann. Rohes, ebenso geräuchertes und nicht nachträglich gekochtes Bindegewebe (z. B. in Schabefleisch, rohem Räucherschinken und -speck, ungekochten Wurstwaren u. dgl.) bedarf der Pepsinverdauung; Pankreas- und Darmfermente bieten keinen oder doch nur unvollkommenen Ersatz. Die Verschleppung des unverdauten Bindegewebes und der von ihm eingeschlossenen Fleischteilchen kann Darmdyspepsien vom Fäulnischarakter Vorschub leisten (Ad. Schmidt's „gastrogene Darmdyspepsie"). Ungenügende Verdauung pflanzlicher Zwischenlamellen begünstigt, namentlich beim Genuß vegetabiler Rohstoffe und mangelhaft gekochten und schlecht zerkleinerten Materials, das Verschleppen nicht verzuckerten Amylums in tiefere Darmabschnitte und damit das Entstehen der von Ad. Schmidt und J. Strasburger als „Gärungsdyspepsie des Darmes" geschilderten Krankheitszustände.

Es besteht kein Zweifel — viele Beispiele erhärten dies —, daß mit voller Leistungskraft ausgestatteter Magen und Darm schlecht zerkleinerte, grobstückige Kost tierischen und pflanzlichen Ursprungs nicht nur vorübergehend, sondern in immer neuer Folge ohne erkennbaren Nachteil bewältigen und vertragen kann, aber ebenso sicher belasten wir dadurch die eigentlichen Digestoren (Magen und Darm) mit einer Aufgabe, welche die Natur den Kauwerkzeugen zuwies, und welche ergänzend und vertretungsweise auch Nahrungsmitteltechnik und Küche übernommen haben. Schlechte Zerkleinerung bedeutet funktionelle Überlastung bestimmter Teile, unnötige Entlastung anderer, alles in allem, wie bei einer Maschine, einerseits Abnutzungsgefahr und anderseits Kraftvergeudung. Bei konstitutioneller oder bei krankhaft erworbener Minderleistung irgendeiner Funktion des Magendarmkanals, insbesondere bei Krankheiten des Magens machen sich die Nachteile schlecht zerkleinerter Kost verschärft geltend: verspätetes Einsetzen der Salzsäuresekretion, höhere Anforderungen an die Gesamtsekretion, größere Verweildauer der Speisen im Magen, Abgabe der Brocken in einer für den Darm chemisch und mechanisch ungeeigneten Form. Dazu kommt der mechanische Reiz, den schlecht zerkleinertes und der chemischen Erweichung trotzendes Material auf die sensiblen Nerven des Magens ausübt. Man braucht nicht gleich an die mechanische Reizung und Schädigung entzündeter oder gar geschwürig veränderter Wandteile zu denken. Mindestens ebenso häufig hat man es mit einfacher Hyperästhesie zu tun, z. B. in zahlreichen Fällen nervöser Dyspepsie. Dem aufmerksamen Arzte ist es eine geläufige Erfahrung, daß nicht nur Magenkrankheiten durch gewohnheitsmäßig schlechtes Kauen unterhalten und verschlimmert werden, sondern daß hierin sogar ihre Ursache liegen kann. Im Einzelfalle läßt sich der unumstößliche Beweis dafür nicht immer beibringen. Wir müssen es entschieden ablehnen und für eine einseitige ätiologische Betrachtungsweise erklären, wenn manche Ärzte fast alle funktionellen Störungen des Magens und Darms und die sich aus ihnen ergebenden Krankheiten auf mangelhaftes Kauen zurückführen. Solche Übertreibung („Fletschern" Bd. I. S. 141), die von jedem verständigen Laien erkannt und belächelt wird, schadet nur der guten Sache und veralbert den Rat gut zu kauen (S. 17). Anderseits trägt aber doch der eindringliche Rat, womit jedes Buch über Therapie der Magenkrankheiten beginnt, man solle Gesunde und Kranke zu langsamem Essen und sorgfältigem Kauen und zu zahnärztlicher Versorgung schlechten Gebisses anhalten, immer aufs neue gute Früchte.

Es sei hier eingeschaltet, daß sowohl durch primäre unrichtige Stellung gesunder Zähne, wie auch durch Ausfall einzelner Zähne und durch weichere Beschaffenheit des Gebisses bald dieser, bald jener Zahn verstärktem Kaudruck ausgesetzt werden und dadurch erkranken kann („Überbelastungstheorie" von M. Karolyi). Bei früher Behandlung (Entlastungsmaßregeln) wird das Gebiß gerettet (F. Péter); ohne dieselbe geht nach und nach das ganze Gebiß zugrunde.

Ohne andere umständliche Behandlung hat die Wiederherstellung kautüchtiger Flächen oder das sich gewöhnen an gutes Kauen schon manchen Magenkranken von seinen Beschwerden befreit, namentlich in Fällen von einfacher Superacidität, Sub- und Anacidität, Atonie und Hyperästhesie. Bei Superacidität und bei Hyperästhesie ist Beschleunigung der Magenverdauung eine wichtige Aufgabe; der Magen soll möglichst schnell von säurelockendem und schleimhautreizendem Inhalt entlastet werden. Bei Sub- und Anacidität liegt die spezifische Magenverdauung danieder; längeres Verweilen im Magen wäre unter Umständen erwünscht (Subacidität, S. 49); aber der Lockreiz des Kauens auf die Magensekretion (S. 10) ist wertvoll, und ferner heischt die Rücksicht auf den Darm, dem wir wegen drohender Gärung oder Fäulnis kein grobstückiges Material anbieten sollten, gutes Kauen. Bei Atonie sollen zwar die Speisen nicht unter Aufbietung gewaltiger, mit dem Kauakt gelieferter Speichelmassen verflüssigt werden, aber anderseits ist eine durch schlechtes Kauen bedingte Erschwerung des Abschubes in das Duodenum noch weniger erwünscht.

Der Arzt wird sowohl auf Grund alter Erfahrung wie auf Grund tier- und klinisch-experimenteller Forschung unbedingt dem Zerkauen vor der technischen Zerkleinerung den Vorzug geben. Damit soll natürlich nicht der Stab über flüssige, breiige, schmelzende, pastetenartige Gerichte und dergleichen gebrochen werden wie sie teils die Natur als Rohstoffe bietet (Milch, Eier, Fruchtsäfte), teils schon die Urküche der Menschheit herstellte (Getreidebreikost der primitiven Küche

A. Maurizio). Milch gehört übrigens nicht eigentlich zur „flüssigen Kost"; vgl. S. 15. Die gestellte Forderung bezieht sich nur auf Speisen tierischer und pflanzlicher oder gemischter Herkunft, die wir in Stückform zu nehmen und mit dem Ausdruck „feste Nahrung" zu belegen gewohnt sind. Es gibt ja Leute, die auf die Dauer flüssig-breiige oder sogenannte halbfeste Kost bevorzugen. Bei kleinen Kindern, bei zahnlosen Greisen, bei höchst mangelhaftem Gebiß, bei manchen Mund- und Speiseröhrenkrankheiten, oft auch bei schweren Fieberzuständen und anderen Leiden nötigt uns die Lage der Dinge zu flüssig-breiiger Ernährung. Wo aber der Zwang nicht vorliegt, sollten wir nicht nur dem Wunsche der Kranken, einen Teil der Nahrung in fester Form zu erhalten nachkommen, sondern wir sollten geradezu darauf dringen, eingedenk der alten Erfahrung, daß auf die Dauer flüssig-breiige, des Einspeichelns und des Kauens nicht bedürftige Kost bei den meisten Menschen die Eßlust schädigt und Widerwillen erregt (S. 17) und sogar Mundkrankheiten Vorschub leistet (S. 5).

Die Häufigkeit von Magen- und Darmstörungen bei Geisteskranken führt man, wenigstens zum Teil, auf mangelhaftes Kauen zurück (E. Hallas). Der schädliche Einfluß schlechten Kauens (wegen Krankheiten des Gebisses) auf Magen und Darm, auf Nahrungsresorption und Ernährungszustände gilt in der Veterinärmedizin, namentlich für Pferde, als vollkommen sichergestellt (J. Marek).

Sowohl in der Praxis wie in vielen Schriften über Diätetik wird oft der grundsätzliche Fehler gemacht, bei Magen- und Darmkrankheiten feste Speisen viel zu summarisch und vor allem auf viel zu lange Dauer auszuschalten, immer von dem leitenden Gesichtspunkte aus, daß der besondere Zustand des Magens flüssig-breiige Form des eingeführten Stoffes verlange. Dies ist wohl nicht immer in dem Maße der Fall, wie man gewöhnlich annimmt. Aber selbst wenn es zutrifft, braucht man doch nicht auf feste Kost völlig zu verzichten, vorausgesetzt freilich, daß das Dargebotene sorgsam gekaut wird und als Brei in den Magen gelangt. Natürlich werden wir dann Nahrungsmittel aussuchen, die vermöge guter Eigenschaft des Rohstoffes und sorgfältiger Zubereitung vom Gebisse bequem in breiartige Form übergeführt werden können. Wir werden also sehr zartes Fleisch wählen, wobei wir auf Zartheit der Faser größeres Gewicht legen, als auf seine Abstammung vom Säugetier, Vogel oder Fisch. Leider wird die Psyche vieler Ärzte noch immer von der laienhaften Vorstellung beherrscht, das Fleisch dieses oder jenes Tieres sei unbedingt zarter und daher für den Magenkranken bekömmlicher als anderes, und das weiße Fleisch sei unbedingt zarter als das dunkle. Die Zartheit der Faser und die Eignung für den vorliegenden Zweck hängt viel mehr von der Individualität des Tieres, von Art der Vorbehandlung und der Zubereitung als von Zugehörigkeit zu einer bestimmten zoologischen Familie und Spezies ab (vgl. Bd. I, S. 165 und 206). Von Gebäcken lassen sich Zwieback, zahlreiche Sorten von Cakes und Biskuits, Brötchen aus niedrig ausgemahlenem Weizenmehl (Mahlstufe 1—60, Bd. I, S. 393), geröstete Schnitten aus feinem Weizenmehl, mancherlei kuchenartige Backwaren sehr leicht auf das vollkommenste zerkauen. Von mehligen Kartoffeln, namentlich in der Schale gekocht oder gebacken, ebenso von einzelnen Gemüsen z. B. jungen, gut weich gedämpften Artischockenböden, Spargelspitzen und Blumenkohl ist gleiches zu sagen. Diese kleine Liste diene nur als Beispiel; sie läßt sich nach verschiedensten Richtungen erweitern. Wenn wir guter Beschaffenheit des Dargebotenen und guten Kauens sicher waren, machten wir — selbst bei Magengeschwür und besonders bei Fiebernden — ohne jeden Nachteil und zur größten Zufriedenheit der Magen- und Darmkranken von derartigen kaubaren Nahrungsmitteln viel größeren und viel früheren Gebrauch als gemeinhin üblich ist (S. 17 und Abschnitt Ulcus).

Obwohl wir nach dem hier Gesagten sowohl in prophylaktischer wie in therapeutischer Hinsicht größten Wert auf gutes Kauen und langsames Essen legen, dürfen wir doch nicht unterlassen, manches was darüber geschrieben worden ist als sinnlos zu kennzeichnen. Dies gilt insbesondere von den Lehren H. Fletcher's, der z. B. für 30 Bissen ungefähr 2500 Kauakte und andere Mundbewegungen innerhalb 30—35 Minuten verlangt. Wie a. O. ausgeführt wurde, sind die Theorien, auf welche sich Fletcher stützte, haltlos (Bd. I, S. 141, 171, 829). Der für solche Kauarbeit verwendete Kraftaufwand steht nicht mehr im richtigen Verhältnis zu dem Vorteil, den Magen und Darm daraus ziehen können. Es ist eine naturwidrige Energievergeudung (R. H. Chittenden, neue Stoffwechseluntersuchungen von F. Rabe). Vgl. S. 12.

II. Magenverdauung.

1. Zerteilungsgrad des Genossenen.

Der Zerteilungsgrad des in den Magen gelangenden Materials steht in Beziehung zur Saftsekretion, zur Verweildauer der Speisen im Magen, zur Schnelligkeit und Vollständigkeit der Salzsäure-Pepsinverdauung, zur mechanischen Reizwirkung auf die Magenwand und durch dies alles zur Bekömmlichkeit. Daher war es zu begrüßen, daß Chr. Jürgensen[2] dem Zerteilungsgrad des Materials in den bei „Schonungskost“ in Betracht kommenden flüssigen und halbflüssigen Nahrungsmitteln genauer nachging. Er teilt die Schonungskost von diesem physikalischen Gesichtspunkt aus in verschiedene Gruppen. Wir erwähnten dies schon kurz im I. Bande bei Gelegenheit der Fleischgerichte (Bd. I, S. 206). Chr. Jürgensen betont selbst, daß diese Einteilungsform nur die mechanische Reizwirkung berücksichtige. Mit feinster Verteilung ist ja der Begriff „Schonungsdiät“ noch nicht erschöpft. Chemische und thermische Reizwirkung ist unter Umständen bedeutsamer (S. 26, 42), ebenso der Einfluß der Masse (S. 18, 41). Chr. Jürgensen führt aus, verschiedene frühere Aufstellungen „mechanischer Schonungskost“ (F. Moritz, Ad. Schmidt[3], W. Schlesinger u. a.) hätten sehr Verschiedenartiges zusammengewürfelt und hätten mehr den Wassergehalt, als die Größe und Beschaffenheit der in der Flüssigkeit enthaltenen Teile und Teilchen als Gradmesser gewählt. Wir werden sehen, daß dieser Einwand vom rein praktischen Gesichtspunkt aus nur zum Teil berechtigt ist.

I. Stufe: **Krystalloide** (= echte oder homogene) **Lösungen und kolloide Lösungen** (auch Sol genannt). Bei ersteren sind die in „disperser Phase“ befindlichen, gelösten Stoffe auf keinerlei Weise, auch nicht mittels Ultramikroskops, als gesonderte Teilchen in dem Lösungs-(= Dispersions-)mittel sichtbar. Die Kolloide zerfallen in Emulsionskolloide oder Emulsoide, wo auch die Stoffe disperser Phase flüssig sind, und in Suspensionskolloide, wo die Stoffe disperser Phase fest, das Dispersionsmittel flüssig ist. Teilchengröße der dispersen Substanzen = 0,0001—0,000001 mm.

II. Stufe: **Emulsion und Suspension.** — Emulsion ist die grobmechanische Zerteilung eines flüssigen Körpers (disperser Phase) in einem anderen flüssigen Körper (Dispersionsmittel). Suspension ist die grobmechanische Aufschwemmung eines festen Körpers in einem flüssigen. Teilchengröße der dispersen Stoffe in Emulsionen und Suspensionen = etwa 0,0001 mm.

III. Stufe: **Feinmehliger (= paloider) Zerteilungsgrad.** Teilchengröße unter 0,2 mm. Stufe I und II lassen sich nicht voneinander trennen. Aus praktischen Gründen schließt Chr. Jürgensen mit Recht auch Speisen der III. Stufe mit denen der I. und II. Stufe zu einer Gruppe zusammen und bezeichnet dieselbe als „strenge Schonungsdiät“. Es ist uns aber nicht wahrscheinlich, daß alle Gerichte, welchen Chr. Jürgensen paloiden Zerteilungsgrad zuerkennt, diesen — selbst bei sorgfältiger Zubereitung — wirklich erreichen. Aus den reichhaltigen Tabellen Jürgensen's, welche auf seine früher veröffentlichten Kochrezepte[1] verweisen, übernehmen wir nur eine kleine Auswahl, woraus der Charakter der in Frage kommenden Gerichte erhellt.

Speisen für strenge mechanische Schonungsdiät (disperoider und paloider Zerteilungsgrad = Stufe I—III).

Milchgruppe. Feinste Verteilung (entsprechend Stufe I) finden wir nur bei der „homogenisierten Milch" (Bd. I, S. 297), ferner bei filtrierter Molke (Bd. I, S. 289). Der Gruppe II gehören an: Vollmilch, Magermilch, Rahm, vegetabile Milch (Bd. I, S. 311), ferner — falls sie durch ein feines Seihetuch filtriert und damit von etwaigen gröberen Gerinnseln befreit sind — gelabte Milch, Sauermilch, Ya-Urt, Buttermilch, Kefir, Kumys. Auch frischer Quark, Rahmkäse, Butter sind anzureihen; sie sind zwar wasserarm und daher nach landläufiger Bezeichnung feste Körper; ihre einzelnen Teilchen fallen aber unter die Größenordnung der Stufe II. Bei der Milch sehen wir, daß der Zustand, in dem ein Nahrungsmittel genossen wird, nicht unbedingt maßgebend ist für die mechanische Reizwirkung im Magen. Sowohl aus roher wie aus gekochter Milch bildet sich im Magen alsbald ein geronnener Klumpen, von dessen Oberfläche nach und nach Material gelöst und in den Darm abgegeben wird (Bd. I, S. 270). Dieser Klumpen ist in der Regel weichschleimig, kann unter Umständen aber auch ziemlich derbe Beschaffenheit annehmen. Trotzdem wird, selbst bei empfindlichem Magen, Milch zumeist gut vertragen und löst keine mechanische Reizwirkung aus. Bei großer Empfindlichkeit ist unser Bestreben darauf gerichtet, die Milch in einer Form zuzuführen, welche die grobklumpige Gerinnung verhütet (Bd. I, S. 273). Gut durchgeschüttelte und durchgeseihte Sauermilch und gelabte Milch, Ya-Urt, Buttermilch, Kefir u. ähnl. werden dieser Aufgabe gerecht. Das gleiche leistet inniges Vermischen mit anderen Kolloiden, z. B. mit Eidotter, Eierklarschnee, Gelatine, Agar-Agar, Gummi arabicum oder das Kochen mit äußerst feinen mehligen Substanzen der Gruppe III („paloide Verteilung"). Durch das Einschieben fremdartiger Kolloide wird die Caseingerinnung auf kleinste Zentren verteilt, und ein Zusammenbacken der einzelnen Herde findet nicht statt. Die Lösung dieser Aufgabe setzt größte Sorgfalt beim Zubereiten der Speisen voraus. (S. 40.)

Eigruppe. Rohe Trinkeier; Eier geschlagen mit Milch, Rahm, Zucker, Kaffee, Tee, Wein, Fruchtsaft, Fleischbrühe; Eierschnee mit Zucker, roh oder leicht gebacken; Eiercreme mit Milch, Rahm, Zucker, Gelatine; Eiercreme-Gefrorenes.

Fleischgruppe. Einfache Fleischbrühen, Fleischtee, Lösungen von Fleischextrakt und von Fleischalbumosen, kalt bereitete wässerige Auszüge von Fleisch, Fleischpreßsaft, Bratensaft, Fleischsaftgefrorenes, Gallerten.

Getreide- und Hülsenfruchtgruppe. Mit Sicherheit gehören zur III. Stufe die feinen Stärkemehle (Bd. I, S. 359 und 661), feinstes Weizenmehl, die teils aus Getreide, teils aus Leguminosen hergestellten aufgeschlossenen Mehle (Kindermehle, Bd. I, S. 662), freilich nur unter der Voraussetzung, daß sie mit Wasser, Milch, Rahm oder Fleischbrühe zu glatten Getränken, Suppen oder Breien verkocht werden. Sonstige Zusätze nach Wunsch und Bedarf: Kakao, Schokolade, geschlagenes Ei, Zucker und andere Stoffe aus Stufe I und II. Andere Speisen aus dieser Gruppe, die Chr. Jürgensen anführt, bieten nicht die Gewähr, daß die Einzelteilchen allseitig den Verdauungssäften zugänglich sind; die Teilchen können derartig zusammenkleben, daß sie größere Brocken bilden. Als äußerst fein und gut verwendbar sei auch das der Früchtegruppe zugehörige Bananenmehl erwähnt.

Kakao und Schokolade. Staubförmiges Kakaopulver liefert für sich allein oder in Mischung mit feinsten Mehlen, Zucker, Milch, Rahm, Eidotter flüssige, sämige Getränke und Breie dispersoid-paloider Verteilung. Es sind aber auch gröbere und vor allem hartkörnigere Kakaopulver im Handel, deren Teilchen selbst nach dem Kochen im Rahmen der Stufe IV bleiben. Unbedingte Sicherheit paloider Verteilung hat man bei Verwendung bester Marken von Schokolade, da beim Anmengen der Masse das Material überaus fein verschliffen werden muß (Bd. I, S. 712).

Früchtegruppe. Alle Arten kalt oder heiß bereiteter Fruchtsäfte, soweit sie von dem faserigen Material, von Kernen und Schalen abfiltriert sind. Fruchtsäfte mit Zucker versetzt; Fruchtsäfte mit Gallerten oder Agar-Agar gesteift; Fruchtsaftgefrorenes; alkoholfreie, geklärte Moste. Paloider Verteilung ist Apfelmus fähig (Zermörsern; Haarsieb!).

Süßstoffe. Alle Arten wasserlöslichen Zuckers; ferner Karamel und Honig.

Fette. Alle unter 37° C schmelzbaren Fette, soweit sie von anhaftendem tierischem oder pflanzlichem Zell- und Fasergewebe befreit sind.

Genußmittel. Aufgüsse von Tee, Kaffee und deren Ersatzstoffen, reinliches Abgießen bzw. Abfiltrieren von den Rückständen vorausgesetzt. Bier, Malzbiere, Weine, Weinsuppen oder -getränke mit Eidotter, Milch, Zucker. Weingallerten. Wein-, Branntwein-, Kaffee-, Teegefrorenes. Wasserlösliche Gewürze wie Salz, Essig, Gewürzextrakte.

IV. Stufe: **Feinbreiige (mikrokrimnoide) Verteilung.** Teilchengröße 0,2—2,0 mm, im Durchschnitt = 1,0 mm. In Verbindung mit Gerichten der Stufen I—III setzt sich aus den Speisen dieser Gruppe die „mittlere Form mechanischer Schonungsdiät" zusammen.

Die feineren Mehle (Weizen, Mais, Gerste, Reis, Hafer, Bananen), mehlhaltige Gemische wie Theinhardt's Hygiama und Racahout (Bd. I, S. 664), Kakao, Friedenthal'sche Gemüsepulver (Bd. I, S. 484), alle Nährpräparate liefern ohne weiteres beim

Kochen mit Wasser, Fleischbrühe, Milch, Rahm Gerichte, deren Teilchengröße innerhalb der genannten Grenzen bleibt. Es lassen sich aber nach gehörigem Weichkochen fast alle vegetabilen Nahrungsmittel aus der Cerealien-, Leguminosen-, Gemüse- und Obstgruppe (Bd. I, S. 341, 534, 468, 539, 562), auch wenn die von der Küche benutzten Rohstoffe gröberer Art sind, in entsprechende Form bringen, falls sie im Kugelmörser fein verrieben und dann durch ein Sieb von $1^1/_2$—2 mm Lochweite gestrichen werden. Beim Vermischen mit Milch, Rahm, Butter, anderen Fetten, Eidotter, Eierschnee, fein geriebenem Käse, Zucker, Fruchtsäften, Gelatine, Agar-Agar, wasserlöslichen Gewürzen oder feinstpulverigen Gewürzen entstehen dann Gerichte, welche teils flüssig-breiigen Charakter bewahrt haben, teils locker gebundene Speisen darstellen. Im letzteren Falle dürfen wir sie aber nur dann dieser Gruppe zurechnen, wenn das Bindemittel, z. B. verkleisterte Stärke, Gelatine, Agar-Agar, unter den im Magen jeweilig gegebenen Verhältnissen zweifellos rasch gelöst wird und die Einzelteilchen freigibt. Wir können es vom praktischen Standpunkt aus nicht billigen, wenn Chr. Jürgensen der physikalischen Theorie zuliebe auch Gebäcke wie feinen Weizenzwieback, Biskuits, geröstetes Weizenbrot, sogar weichgekochte Nudeln und Makkaroni dieser Verteilungsstufe zurechnet, da man niemals mit voller Sicherheit darauf rechnen kann, daß solches und ähnliches Material im Magen schnell zerfällt. — Von Milchabkömmlingen läßt sich sehr leicht frischer Quark (Topfenkäse, S. 338) und durch Verreiben auch anderer Käse in paloide Verteilung bringen; da die hiermit zubereiteten Speisen aber zur Bildung größerer Klumpen neigen, sollen sie vor dem Genusse durch entsprechende Siebe gestrichen werden. — Aus Fleisch lassen sich pastetenartige Muse und Breie herstellen, deren Korngröße 1—2 mm nicht übersteigt. Das Fleisch muß nach dem Kochen und Feinhacken gemörsert (am besten Kugelmörser) und dann mehrfach durch ein feines Sieb, unter Umständen durch ein sogenanntes Haarsieb gestrichen werden. Zusätze von Butter, Eidotter, Eierklarschnee, feinem Mehl, Rahm, Gewürz je nach Bedarf. Es sei auf die früher erwähnte Fleischpastete von Pomadenkonsistenz verwiesen (Bd. I, S. 220), ferner auf die weniger empfehlenswerten käuflichen Fleischpasten in Büchsen und auf die Leube-Rosenthalsche Fleischsolution (Bd. I, S. 665).

V. Stufe: **Grobbreiige (makrokrimnoide) Verteilung.** Bei dieser Form beträgt der Durchmesser der Einzelteilchen 0,2—3,0 mm, im Mittel 1,5 mm. Chr. Jürgensen rechnet zu dieser Gruppe alle Nahrungsmittel und Speisen, welche ein Sieb mit etwa 2,5 mm Quer- und etwa 3 mm Diagonalöffnung passiert haben oder durch entsprechendes Kauen unter die 3 mm-Grenze zu bringen sind. Im Verein mit den Gerichten der Stufen I bis IV setzen sie seine „leichtere Form mechanischer Schonungsdiät" zusammen.

Sehen wir zunächst vom Kauen ab, so läßt sich für Gruppe III und IV die Auswahl nicht wesentlich über die dort aufgeführten Nahrungsmittel und Zubereitungsformen steigern. Das Gericht muß in genußfertigem Zustande durch ein Sieb entsprechender Beschaffenheit gestrichen worden sein. Für Zunge und Gaumen macht der anscheinend geringe Unterschied von 2 und 3 mm größtem Durchmesser (Gruppe IV und V) immerhin Beträchtliches aus. Die Masse wird bei Teilchengröße = 3 mm nicht mehr als Flüssigkeit oder als ein wie Flüssigkeit zu verschluckender Brei empfunden, sondern fordert — wenigstens bei langsamem Essen und bei nicht zu großem Wassergehalte — zu weiterer Zerkleinerung, d. h. zum Kauen auf. Dadurch wird die Kost für den Magen ganz oder größtenteils zu einer feinbreiigen (Stufe IV), während sie dem Genießer bis zu gewissem Grade die Annehmlichkeiten und Vorteile fester Kost gewährt oder mindestens vortäuscht. Bei Früchten, Gemüsen, einschließlich der Kartoffeln und anderen Wurzeln, ferner bei allem, nicht ausgesucht zartem und nicht mit größter Sorgfalt bereitetem Fleische ist man wohl immer auf das Durchsieben angewiesen, wenn man ohne Inanspruchnahme des Kauens keine größeren Teilchen als solche von 3 mm Durchmesser in den Magen gelangen lassen will. Chr. Jürgensen bemerkt aber mit Recht, daß Nahrungsmittel, welche Markt und Küche in gröberer Form liefern, durch Kauen im Munde leicht auf 3 mm Teilchengröße zerkleinert werden können.

Wir wiesen bereits darauf hin (S. 13) und hoben hervor, wie viel weiter die Auswahl der Nahrungsmittel auch bei Notwendigkeit sehr feiner Verteilung ausgreifen kann und soll, wenn man guten Kauens sicher ist. Voraussetzung bleibt aber immer, daß die Küche die Speisen in solchem Zustande liefert, daß sie dem gleichmäßigen Zerkleinern durch den Kauakt keine Schwierigkeit bereiten. Wir müssen freilich damit rechnen, daß nicht restlos sämtliche Teilchen unter der 3 mm-Grenze bleiben. Aber sinngemäß fällt das Zerkaute trotz der mathematisch-theoretischen Unstimmigkeit doch in den Rahmen weitgehender mechanischer Schonkost. Gutes Kauen gestattet in breiter Abwechslung zahlreiche Gerichte in die „leichtere Schonungskost" aufzunehmen, z. B. viele Fischarten (Forelle, Zander, Felchen, Karpfen, Schellfisch, Seezunge, gekocht oder gebraten; die Haut ist zu entfernen); — lockere Fleisch-Markklößchen; zartes Brustfleisch von Hühnern, Rebhühnern, Fasanen; geschabtes Beefsteak, sehr zart gedämpfte oder gebratene, nichtgeschabte Ochsenlendenschnittchen, Kalb-, Reh- oder Hammelrippenstücke, Kalbshirn und geschabtes Kalbsbries in Weißbrotteig, Püree von Kalbs- und Gänseleber; weich gekochte Eier, viele lockere Eierspeisen; Kaviar, Zwieback und ähnliche Gebäcke, Brot und Brötchen aus Normalweizenmehl; lockere kuchenartige Gebäcke mit feinem Weizenmehl, Eiern, Butter, Wasser, Milch, Rahm, Zucker als Bestandteilen; lockere Süßspeisen, namentlich aus der Gruppe der Flammeris, einfachen Puddings, Aufläufe und Biskuitspeisen (Bd. I, S. 380); gut weichgekochte Äpfel, Birnen, Pfirsich, Aprikosen, Bratäpfel; von rohen Früchten nur sehr saftige, birnsteinfreie Herbstbirnen, vollreife Bananen; schmelzend weich gekochte Spargelspitzen, junge Kohlrabi, junge Artischockenböden, junge Karotten, Eierfrucht, Blumenkohl, mehlige Kartoffeln (am besten in der Schale gebacken). Die Auswahl ließe sich noch beträchtlich erweitern; wie weit, hängt immer wieder von Güte des Rohmaterials, von Leistungsfähigkeit der Küche und von Gewißheit guten Kauens ab. Wo das eine oder andere versagt, ist Durchsieben nötig. Eine gewisse Hilfe leistet ja, namentlich bei schnellem Ermüden der Kaumuskeln, das feine Zerschneiden auf dem Teller, was die meisten Kranken der ewig sich wiederholenden Musform tischfertiger Speisen vorziehen. Doch es ist nur eine Hilfe, nicht aber ein Ersatz für das Kauen. Wenn man sicher ist, daß durch gutes Kauen die letzte Hilfe ordnungsmäßig geleistet wird, sollte man das Zerkleinern der Speisen auf dem Teller durch den Kranken selbst oder vor dessen Augen dem küchentechnischen Zermalmen stets den Vorzug geben, namentlich bei langdauernden Ernährungsschwierigkeiten (S. 13). Der psychotherapeutische Einfluß solcher Umstellung der Kost ist erheblich. Bei einer Kost, die mit sehr feinem Zerteilungsgrad (im Sinne Chr. Jürgensen's) angerichtet wird, besteht immer die Gefahr, daß das Material allzu lange starker Kochhitze ausgesetzt und dadurch in bezug auf Vitamine und andere wichtige Einzelbestandteile stark entwertet wird. Trotz gegenteiliger Weisung verfällt die Küche nur allzu leicht immer wieder in solchen Fehler, weil das Herstellen feiner Zerteilungsgrade natürlich bei scharf und lang gekochtem Material wesentlich erleichtert ist. Auf die Dauer droht dem Kranken dadurch Gefahr, die weit größer ist als der Vorteil für den schonungsbedürftigen Magen.

Man sieht, daß die „leichtere Form mechanischer Schonungsdiät" keine festgezogenen Grenzen nach oben hat, und daß der Arzt in jedem Einzelfalle entscheiden muß, wie weit er in Anbetracht der vorliegenden Umstände über grobbreiige Beschaffenheit der angebotenen Speisen hinausgreifen darf.

Vom rein praktischen Standpunkt aus ist es zweifelhaft, ob der Berücksichtigung der Ch. Jürgensen'schen Stufenleiter großer Wert beizulegen ist, und ob sich wirklich die Bekömmlichkeit nach diesen Stufen ordnet. Vielleicht daß sich Stufe V in ihren oberen Graden (Teilchengröße = 3—4 mm) von den vorausgehenden Stufen abhebt. Im physiologischen Experiment verlangen die Verteilungsgrade I—IV annähernd gleichwertige sekretorische und motorische Arbeit des Magens. Die vom Gesichts-, Geruchs- und Geschmackssinn übertragenen psycho-reflektorischen Erregungen und die von den Ingesta auf die

Magenwand einwirkenden chemischen Reize sind jedenfalls viel stärkeren Einflusses als der in jenem Rahmen verharrende Verteilungsgrad. Unter krankhaften Verhältnissen, für welche ähnlich exakte Beobachtungen nicht zur Hand sind, liegen nach Maßgabe klinischer Erfahrung die Dinge kaum anders. Wenn nur das Material nicht hart, sondern hinreichend weich und quellbar ist, und wenn nur sein morphologischer und chemischer Aufbau den jeweiligen Umständen sich anpaßt, läßt sich weder bei Magenkatarrhen, bei Achylie, bei Superacidität noch sogar bei Magen- und Duodenalgeschwür ein der Chr. Jürgensen'schen Skala entsprechender Unterschied der Bekömmlichkeit mit einiger Bestimmtheit erkennen oder gar voraussagen. Einen deutlichen Beleg dafür gibt uns die Bekömmlichkeit der Milch bei Magengeschwüren (§ 15). Nur bei anatomischer Stenose zwischen Schlund und Duodenum, welche zwar für Flüssigkeit aber nicht für kleine Bröckelchen passierbar ist, muß man sich an Stufe I—II oder gar nur an Stufe I halten, falls der Magensaft das in Form von Stufe III—V dargebotene Material nicht zu lösen und zu verflüssigen vermag. Dies könnte z. B. in Fällen von Achlorhydrie mit starker Pylorusstenose für feingeschabtes Fleisch, in Fällen von Superacidität mit Stenose für Grieß und manche andere Amylaceengerichte zutreffen. Das sind meist Fälle, die der Operation bedürfen.

2. Größe und Häufigkeit der Mahlzeiten.

Über zweckmäßigste Verteilung der Mahlzeiten und der Nährwerte und über Deckung des Flüssigkeitsbedarfs beim Gesunden ward früher berichtet (Bd. I, S. 823 ff.). Wir gelangten zu Ratschlägen, welche teilweise abwichen von den bei uns herrschenden Gewohnheiten. Während beim Gesunden die äußeren Verhältnisse, unter denen er lebt und arbeitet, bestimmenden Einfluß auf die Einteilung der Mahlzeiten ausüben sollen und dürfen, tritt bei Magen- und Darmleiden und bei den meisten anderen Krankheiten die Rücksicht auf die Leistungskraft der erkrankten Organe in den Vordergrund.

Man nimmt beim gesunden Erwachsenen 1 kg (bzw. ungefähr 1 l) als durchschnittliches Maximum für die Einzelmahlzeit an, festes und flüssiges zusammengerechnet. Bei gewisser Belastung des Magens meldet sich das Gefühl des Sattseins. E. Neisser und H. Bräuning erklären dies mit Ansteigen des intrastomachalen Druckes auf bestimmte Höhe (Bd. I, S. 996). Wenn die Mahlzeit ganz oder großenteils aus Flüssigem besteht, so wird der Punkt angenehmen Sättigungsgefühls später erreicht, weil schon während der Mahlzeit ein gewisser, unter Umständen beträchtlicher Teil des Genossenen in das Duodenum entweicht (S. 37—40). Etwas anderes als das primäre von Gewichtsbelastung des Magens offenbar abhängige Sättigungsgefühl ist der Sättigungswert der Kost; für letzteren ist mit in Betracht zu ziehen, wie lange das Sättigungsgefühl, d. h. das Nichtverlangen nach neuer Nahrung vorhält (S. 56). Primäres Sättigungsgefühl und Dauer der Sättigung brauchen durchaus nicht parallel zu gehen.

Die oben angegebene Masse (etwa 1 kg), als durchschnittlich obere Grenze für Einzelmahlzeiten ist nichts Gesetzmäßiges. Auch beim Gesunden kommen hiervon wesentliche Abweichungen nach unten und oben vor. Bei einer nicht geringen Zahl von Gesunden meldet sich schon bei viel geringerer Belastung des Magens — ziemlich unabhängig von Art des Genossenen — das Gefühl des Sattseins. Jede, ein gewisses, aber bei den einzelnen Menschen ganz verschiedenes Maß übersteigende Belastung erzeugt das Gefühl von Druck, Spannung, Vollsein, unter Umständen sogar Übelkeit. Diese Empfindungen bilden klinisch eine Einheit; es wäre gekünstelt sie voneinander zu trennen. Ihre Erklärung ist nicht ganz einfach.

Neuerdings ist man geneigt, der Magenwand jede Sensibilität abzustreiten (L. R. Müller[2]); es bestehen hierüber aber auch andere Meinungen (V. Hoffmann, L. Fischl), die sich auf wichtige Befunde stützen. Wenn sensible Magennerven tatsächlich bestehen, müßte man natürlich auf das Vorkommen konstitutioneller oder erworbener Überempfindlichkeit gefaßt sein. L. R. Müller deutet das Druckgefühl als Folge unzweckmäßigen Spannungszustandes der Magenmuskulatur (also als Dehnungsfolge). Nur unter pathologischen Umständen besonderer Art (Adhäsionen, chronisch-entzündliche Verkürzung des Mesogastrium, angiospastische Nervenreizung u. a.) müßte man auch an eine Zerrungsfolge denken. Ferner ist noch auf gewisse reflektorische Vorgänge hinzuweisen. Normalerweise sinkt der Tonus der Bauchmuskeln in dem Maße wie der Magen entfaltet und gefüllt wird, so daß der Bauchinnendruck sich nicht ändert (O. Bruns); auch beim Abtasten der Bauchdecken bemerkt man keine Änderung der Bauchspannung, wenn man von übertriebener Füllung absieht. Dagegen fanden wir bei Leuten, die vorzeitig, d. h. schon nach kleinen Mahlzeiten satt wurden und bei jedem Versuch, mehr zu essen, Beschwerden bekamen, öfters auffallend starke Muskelspannung am Oberbauch, die nach 1—2 Stunden wieder verschwand. Es ist uns sehr wahrscheinlich, daß das abnorme Verhalten des Magen-Bauchdeckenreflexes bei den oben erwähnten Beschwerden eine gewisse Rolle spielt.

Keine Theorie über Zustandekommen des Sättigungsgefühles hat bisher das Problem erschöpfend gelöst. Ebenso wie beim Hungergefühl (hierüber später ausführliches; S. 57) liegen die Dinge offenbar recht verwickelt. Es sind sicher Einflüsse beteiligt, deren Quelle weit ab vom Magen liegt. Aber anderseits sind Magensignale als mitwirkend und manchmal sogar beherrschend unverkennbar. Z. B. wird man sich über frühes Sättigungsgefühl bei geschrumpftem Magen, bei kleinem Resektionsstumpf, bei mechanischem Schnürdruck, bei andrängenden Geschwülsten u. dgl. nicht wundern dürfen. Des weiteren kommt es doch auch bei fast völlig reseziertem Magen, bei schnellster Magenentleerung durch Gastroentero-Anastomose, bei stark verkürzter Verweildauer der Speisen im Magen wegen mangelnden Pylorusreflexes oft zu ganz normalem oder gar verfrühtem Sattsein.

Für die Diätetik spielt das Sättigungsgefühl eine ganz außerordentliche Rolle, sowohl sein Versagen wie sein Übermaß. Wir kommen bei fast allen Krankheitsgruppen darauf zurück. Einiges sei hier besprochen. Vgl. auch spätere Abschnitte (Sättigungsgefühl S. 56, Appetit und Hungergefühl S. 57ff.).

Ohne über den Mechanismus des Geschehens damit etwas aussagen zu wollen, bezeichnen wir verfrühtes Auftreten von Sättigungsgefühl als Ausdruck einer Hyperästhesie. Sie ist durchaus nicht an Krankheiten des Magens gebunden. Oft verstecken sich dahinter krankhafte Triebstörungen (Bd. I, S. 949). Häufig wird, teils trieb- oder gewohnheitsgemäß, teils in bewußter Absicht die Kleinheit der Einzelmahlzeiten durch größere Häufigkeit derselben ausgeglichen. Andere Male führt die Überempfindlichkeit gegen Belastung zu folgenschwerer Unterernährung (Bd. I, S. 949). Bei vielen Menschen verursacht Fettreichtum des Genossenen vorzeitiges Sättigungsgefühl, also ein von der Masse unabhängiges, durch die Art des Genossenen bedingtes Geschehen. Man führt dies meist zurück auf Minderung der Acidität des Magenchymus durch Fett (S. 34). W. Ebstein gründete auf die sättigende Eigenschaft fetter Kost seine Entfettungskur (Bd. I, S. 1009). Doch verhalten sich in dieser Hinsicht die einzelnen Menschen, sowohl Gesunde wie Kranke, außerordentlich verschieden; bei manchen ist von Sonderwirkung des Fettes auf das Sättigungsgefühl gar nichts zu bemerken; bei anderen ist sie sehr stark und bei wiederum anderen macht sie sich nur bestimmten Fettarten oder bestimmten Zubereitungsformen des Fettes gegenüber geltend. Oft gibt Gewöhnung den Ausschlag; z. B. sättigt den Ungewöhnten ein Eßlöffel besten Oliven- oder Sesamöls, zum Zubereiten der Speisen verwendet, ungemein stark, während er die 4—5fache Menge Butter ohne nennenswerten Einfluß auf das Sättigungsgefühl verträgt. Sehr bemerkenswert ist, wir heben dies in gewissem Gegensatz zu W. Ebstein hervor, daß sehr weitgehende Fettarmut der Mahlzeiten das Zustandekommen normalen, behaglichen Sättigungsgefühles hindert. Wir alle erlebten dies oftmals bei der fettarmen Kriegskost.

Mit Kartoffeln und Gemüse wurde man nicht satt, trotz reichlichster Masse. Zuckerkranke, die man mit proteinreicher Magerkost unter Zugabe von reichlich fettarmem Gemüse und fettfreiem Obst ernährt (C. v. Noorden und S. Isaac), hört man immer aufs neue über Nichtsattwerden klagen. Da die Einzelmahlzeit oft 250 g zubereitetes Fleisch und mehr enthielt, hatten wir anderes erwartet. Den Mangel an Sättigungsgefühl scheint die Armut an Ergosterin zu verschulden.

Auch sonst ist mangelhaftes Sättigungsgefühl weit verbreitet. Wir begegnen recht vielen Menschen, die nicht nur ohne Beschwerden bei der Einzelmahlzeit den Magen mit weit mehr als 1 kg belasten, sondern — wenigstens einmal oder gar zweimal des Tages, bei den Hauptmahlzeiten — erst nach Aufnahme von 1,5—2 kg zu behaglichem Gefühl der Sättigung gelangen. Dies kann Triebstörung sein und weiterhin zur bestimmenden Ursache für „Überfütterungsfettsucht" werden (siehe Bd. I, S. 994); die Gesamteinfuhr von Nährwerten kann aber auch, je nach Art des Genossenen und je nach Höhe des Kalorienumsatzes (Bd. I, S. 108 ff.) dem wahren Bedarf entsprechen, und es ist nur die Frage ob so starke Einzelmahlzeiten zweckmäßig und bekömmlich sind. Theoretisch kann man dagegen Bedenken äußern; man findet — namentlich in älteren Werken — auch mancherlei üble Folgen solcher Gewohnheit verzeichnet, u. a. das Entstehen von Magenerweiterung. Nach den heutigen Kenntnissen über die Ursachen der Gastroektasie hat diese Annahme zum mindesten keine Allgemeingültigkeit. Um krankhafte Magenerweiterung zu bedingen, müssen sich wohl immer echte Magenkrankheiten, wie Supersekretion, Pyloruskrampf, Geschwüre, Stenosen als Mittelglied einschieben. Daß infolge größerer Reizwirkung und höherer funktioneller Belastung des Magens durch starke Einzelmahlzeiten solchen Leiden Vorschub geleistet wird, mag zutreffen, läßt sich aber nur selten bestimmt nachweisen. Jene und andere Magenkrankheiten sind kaum weniger häufig bei Menschen, welche ihren Magen nicht über den Durchschnitt hinaus belasten. Hypotonie und Gastrocoloptose dürften wohl stets andere Ursachen als gewohnheitsmäßigen Genuß übergroßer Einzelmahlzeiten haben; höchstens könnten solche bei Bestehen entscheidender Vorbedingungen das Übel verstärken. Im allgemeinen findet man beides häufiger bei Wenigessern. Mit einigem Rechte führt man Megalogastrie auf voluminöse Mahlzeiten zurück. Das ist aber nur eine physiologische Anpassungsform an die Kostordnung und bedeutet nur zureichende Erweiterungsfähigkeit des Fundus Ventriculi (= „aktive Diastole" nach K. Sick und F. Tedesko, mit entsprechender von A. Müller[1] entdeckter Lageverschiebung der glatten Muskulatur); der Tonus, d. h. die Kraft, mit welcher der Magen seinen Inhalt umspannt, und die austreibende Peristaltik sind bei einfacher Megalogastrie nicht geschwächt.

Zweifellos schwerer Nachteil, sogar erhebliche Gefahr droht von gelegentlichen unmäßigen, alle vernünftigen Grenzen übersteigenden Magenbelastungen (S. 99). Als Selbsthilfe des Organismus und als Schutzreflex dient etwaiges Erbrechen. Bei vielen Menschen kommt es aber nur schwer zum Erbrechen. Dann kann, mit oder ohne Mitwirkung zeitweiligen Pyloruskrampfes, aus der akuten Überdehnung des Magens akute Magenparese (Gastroplegie) hervorgehen. Dieselbe kann auch das Duodenum mitergreifen, und dann stehen wir vor dem Krankheitsbilde der Paresis gastro-duodenalis acuta, welche in wesentlichen Stücken dem aus der Chirurgie bekannten Krankheitsbilde des sogenannten arterio-mesenterialen Darmverschlusses entspricht (E. Melchior, C. v. Noorden[8]; vgl. Gastroplegie). Wahrscheinlich geht die große Mehrzahl solcher Fälle, sowohl des postnarkotischen und postlaparatomischen wie auch aller übrigen, aus primärer Gastroplegie hervor, und die Abknickung des Darmes an der anatomisch dafür besonders geeigneten Stelle (Arteria mesenterica superior) ist nur ein sekundärer Vorgang. Das Vorkommen primärer Abknickungen bei starker Enteroptose soll damit nicht bestritten werden. Wenn die Massen sich nicht infolge von motorischer Lähmung oder von abschließendem Krampfe im Magen bzw. Magen und Duodenum stauen, sondern in den Darm weiterrücken, können sie dort ähnliche akute Lähmungszustände erzeugen: paralytischer Ileus. Derartiges sieht man namentlich nach Verzehr übergroßer Mengen rohen und mangelhaft gekochten vegetabilen Materials; es ist allerdings wahrscheinlich, daß dann lähmende, aus dem pflanzlichen Material stammende Giftstoffe mitwirken (Bd. I, S. 489, 539, 607; C. von Noorden[10]). Zu den bisher erwähnten lebensgefährlichen Folgen kommt es nur ausnahmsweise; abortive Zustände genannter Art sind wahrscheinlich recht häufig, führen aber, da sie richtig als Folgen von Überfressen gedeutet werden und nach einigen unbehaglichen Stunden wieder abklingen, meist den Erkrankten nicht zum Arzte. Aus solchen Unmäßigkeiten entspringt, alter Erfahrung nach, häufig akute Gastritis und, wenn die Massen ungenügend vorverdaut in den Darm gelangen, auch akute Enteritis bzw. Enterocolitis. Beides kommt auch dann vor, wenn das Genossene aus hygienisch vollkommen einwandsfreiem Material bestand („gastrogene Dyspepsie" nach Ad. Schmidt[5] und in dem später durch C. von Noorden[8, 9] erweiterten Sinne des Wortes). Unter solchen Umständen ist das Erkranken des Darmes eine Art Massenwirkung; d. h. die peptischen und tryptischen Kräfte reichen der Masse gegenüber nicht aus; es bleibt viel Material übrig, das zu starker mikrobieller Kohlenhydratgärung oder Eiweißfäulnis (letztere auch die Darmsekrete betreffend) Anlaß gibt, und daraus entspringen schädliche Reizkörper, unter anderem oft reichliche Mengen von Fettsäuren. Vernachlässigt gehen dann die akuten Dyspepsien und Entzündungen in chronische Formen über.

Wie bereits angedeutet, braucht ein mit vollwertigen motorischen und sekretorischen Kräften ausgestatteter Magen durch gewohnheitsmäßigen Verzehr von Einzelmahlzeiten, welche den gewöhnlichen Durchschnitt von etwa 1 kg wesentlich überschreiten, nicht Schaden zu nehmen. Man muß beim Gesunden solche Gewohnheit zwar als unzweckmäßig, darf sie aber nicht als unbedingt gefährlich bezeichnen. Sehr viel kommt dabei auf Art des Verzehrs und auf Art des Materials an. Langsames Essen schwächt die Gefahr wesentlich ab, weil dann während der Mahlzeit schon ein beträchtlicher Teil des Genossenen in den Darm abgeschoben wird. Meist pflegen sich ja auch sehr reichliche Mahlzeiten, z. B. bei festlichen Gelegenheiten über drei- bis viermal längere Zeit hinzuziehen, als die gewöhnlichen. Auch auf die bäuerlichen Mahlzeiten, welche durchschnittlich sehr voluminös sind, wird viel mehr Zeit verwendet als bei städtischer Hausmanns- oder Wirtschaftskost. Großes Volum und Gewicht ist um so unbedenklicher, je mehr davon auf mitgenossenes oder in den Speisen enthaltenes Wasser entfällt; flüssiges verläßt ja den Magen viel schneller als festes. Bei Mahlzeiten, welche im wesentlichen aus Suppen, Breien, Milch, Milchspeisen, weich gekochtem und gut aufgeschlossenem Obst bestehen und welche mit Muße verzehrt werden, bildet großes Volumen, wenn nicht wahrhaft unvernünftigen Maßes, daher keinen ernstlichen Gefahrpunkt für den gesunden Magen.

Wir besprachen bisher die Erkrankungsmöglichkeit durch große Mahlzeiten, hielten uns also im wesentlichen an diätetisch-prophylaktische Gesichtspunkte. Bei krankem Magen und Darm liegen die Dinge anders. Es gibt kaum eine Magenkrankheit, bei der wir nicht Bedenken tragen müßten, den Magen mit großen Mahlzeiten zu belasten. Meist geht der Magenleidende ganz von selbst zu kleinen Einzelmahlzeiten über; oft übertreibt er sogar in dieser Hinsicht, so daß er wegen zu geringer Gesamtnahrung von Kräften kommt und auch unserem

Wiederaufmästungsbestreben Hemmnisse bereitet. Bald ist es diese, bald jene Einzelstörung des Magens, auf die wir die Nicht-Bekömmlichkeit großer Mahlzeiten zurückführen müssen, oft mehr die Rücksicht auf den Darm als die auf den Magen (z. B. in manchen Fällen von Achylia gastrica mit mangelhafter Tätigkeit des Pylorussphinkters und bei Gastroenterostomierten). Im einzelnen kommen wir auf die Gründe in späteren Abschnitten zurück. Hier sei nur daran erinnert, daß bei allen Formen verlangsamter Magenentleerung der Vorzug kleiner häufiger Mahlzeiten vor größeren seltenen am verständlichsten ist; am deutlichsten tritt dies hervor, wo mangelhafter Tonus abnorme Dehnung des Organs unter Einfluß der Belastung gestattet und wo mangelhafte Peristaltik die Verweildauer der Ingesta im Magen vergrößert. Ferner sei daran erinnert, daß größere Mahlzeiten unter allen Umständen reichlicheren Erguß von Magensaft verlangen und daher in Fällen von Supersekretion und Hyperchlorhydrie den hiervon abhängigen Beschwerden und Gefahren Vorschub leisten. Dies ist die Regel; immerhin kommen bemerkenswerte Ausnahmen vor, denen man Rechnung tragen darf (S. Superacidät). Oft liegt die Ursache für Nichtbekömmlichkeit großer Mahlzeiten nur auf dem Gebiete des sensiblen Apparates, sei es bei Überreizung oder Überempfindlichkeit der peripherischen Nerven (z. B. Zerrungs- und Spannungsgefühl bei Gastrocoloptose) sei es bei Überempfindlichkeit des psychischen Empfangsorgans. In solchen Fällen, die ganz oder teilweise der „nervösen bzw. psychogenen Dyspepsie" angehören, ist es eine wichtige und dankbare Aufgabe der Therapie, den Magen wieder zur Duldung größerer Einzelmahlzeiten zu erziehen. Da die objektiver Prüfung zugänglichen Funktionen des Magens in vollster Ordnung sein können, ist bei nervösen Dyspepsien, z. B. bei den Überlastungsphobien der Neurastheniker diese Wiedergewöhnung oft sogar die alleinige und entscheidende Aufgabe der Diätetik. Wir können durch Schonungskost d. h. durch kleine, sorgfältig ausgewählte Mahlzeiten, welche den Magen weder auf Saft noch auf Kraft wesentlich beanspruchen, ihren Beschwerden vorbeugen, wir können durch Auswahl kalorienreicher Nährstoffe sogar bedeutsamen Masterfolg erzielen; wenn aber das Wiedereinschulen auf normale Magenfüllung versäumt worden ist, haben wir bedauerliche Rückfälle zu gewärtigen, sobald die Patienten in das Alltagsleben und zur Alltagskost zurückkehren. Bei den sekundären organischen Magen- und Darmkrankheiten und bei den mannigfachen Dyspepsien, welche fieberhafte Zustände, Kreislaufstörungen und andere Organkrankheiten begleiten, pflegt nach Wegfall der auslösenden Ursache die Größe der Einzelmahlzeiten sich ganz von selbst wieder auf normale Höhe einzustellen.

Von Ausnahmefällen (meist Neuropathien!) abgesehen, müssen wir für Magen- und Darmkranke und für andere magenempfindliche Personen (z. B. Fiebernde) bei einer aus flüssigem, breiigem und festem Material gemischten Mahlzeit 500 bis 600 g als obere Grenze erachten. Oft empfiehlt es sich, festes und breiig-flüssiges zeitlich voneinander zu trennen, wobei wir die aus festem Material bestehende Mahlzeit 150—200 g nicht übersteigen lassen. Je kleiner die Einzelmahlzeiten, desto größere Zahl derselben wird angestrebt. Zu 5 Mahlzeiten gelangen wir meistens, häufig zu 6—7. Wir müssen aber größten Wert auf pünktliches Innehalten der im Einzelfalle für richtig erkannten Verteilung dringen. Leitender Gesichtspunkt ist, daß der Magen sich völlig oder doch nahezu völlig entleert haben soll, ehe man ihn mit neuem Inhalt beschickt. Für alle Fälle, z. B. bei Pylorusstenosen, ist dies freilich nicht erreichbar. Wir wiederholen hier früher Gesagtes (Bd. I, S. 828) noch einmal: „Bei Schwerkranken muß der Arzt oft dem unregelmäßigen und allzu häufigen Füttern steuern, das in der wohlmeinenden Absicht geschieht, dadurch mehr Nahrung einzuflößen. Meist wirkt es im entgegengesetzten Sinne, da der aller viertel oder halben Stunden mit neuer Nahrung beschickte Magen unmöglich zu geordneter sekretorischer und motorischer Tätigkeit gelangen kann. Aus der steten Beunruhigung entwickeln sich nun gar zu leicht Unwille und schwere Appetitlosigkeit. Im allgemeinen verkürze man die Pausen nicht unter zwei Stunden." Diesen, alter Erfahrung angepaßten Rat stützen neuere Untersuchungen über Verweildauer der Einzelmahlzeit (S. 37). Sie ist, selbst bei kleinen Massen und bei einfacher, sogenannter leichtester Kost, viel größer als man früher annahm. Mit Recht hob H. Dietlen dies schon vor längerer Zeit nachdrücklich hervor. Immerhin mache man aus Zweistündlichkeit als engster Form der Nahrungszufuhr kein unumstößliches Gesetz; nur für wahre Magenkrankheiten gilt es unbedingt. Bei Psychopathen mit gesundem Magen (namentlich bei Hysterischen) kommt man manchmal mit einstündlichem Anbieten kleiner Nahrungsmengen, bei buntem Wechsel des Angebotenen und bei Betonung ungewöhnlicher Gerichte und Zubereitungsformen im Anfang der Behandlung weiter. Sobald wie möglich verlängere man aber die Zwischenräume wieder. Über die Vorteile einstündlicher Nahrungszufuhr unter verschiedenen Umständen vergl. H. Salomon (Boas-Archiv, Band 41, 24. 1927).

3. Nächtliche Ruhepausen des Magens. Magenspülungen.

Von besonderer Wichtigkeit ist für den kranken Magen eine ausgiebige nächtliche Ruhepause. Wir ahmen damit natürlichen physiologischen Verhältnissen nach. Bei voller Leistungskraft des Magens ist nichts dagegen einzuwenden, vieles sogar dafür anzuführen, die Hauptmahlzeit des Tages auf die Abendstunden, d. h. 2—3 Stunden vor der Bettruhe zu verlegen (Bd. I, S. 827). Nachdem schon in der Zwischenzeit ein großer Teil des Genossenen den Magen verlassen hat, arbeitet sich derselbe in den ersten Stunden nachfolgender Bettruhe vollkommen leer. Wir gewannen übrigens durch vergleichende Untersuchungen, teilweise noch aus C. von Noorden's Assistentenzeit an der F. Riegel'schen und C. Gerhardt'schen Klinik herrührend (1884—1893), die Kenntnis, daß sowohl bei Magengesunden, wie bei subaciden und anaciden Magenkatarrhen, bei Gastrokoloptose und bei Atonie mit verlängerter Verweildauer der Magen sich häufig nach qualitativ und quantitativ gleicher Probemahlzeit (meist 200 g Hafersuppe, 150 g gehacktes und gebratenes Beefsteak, 125 g Kartoffelbrei, 50 g Weißbrot mit 20 g Butter, 200 g dünner Tee) um $^1/_5$—$^2/_5$ der Gesamtzeit früher entleert hat, wenn die Mahlzeit 2—$2^1/_2$ Stunden vor der nächtlichen Bettruhe, als wenn sie mittags genommen, und wenn alsbald nach dem Mittagessen die gewohnte Tätigkeit wieder begonnen wurde. Wir sagten, dies träfe „häufig" zu; durchstehende Regel ist es keineswegs. Auch das umgekehrte Verhalten wird angetroffen, namentlich bei Leuten mit starkem psychopathischem Einschlag, und unter ihnen vor allem bei solchen, die von supersekretorischen Zuständen mit acidistischen Beschwerden geplagt sind. Sehr häufig kommen solche Patienten ganz von selbst, ohne ärztliches Gebot dazu, das Abendessen möglichst früh vor dem Schlafen zu nehmen und aus Nahrungsgemischen bestehen zu lassen, die nach Theorie und praktischer Erfahrung frühzeitig in das Duodenum übergeführt werden. S. Abschnitt Superacidät.

Bei sehr zahlreichen Kranken verlohnt es sich, diesen Verhältnissen nachzugehen; man kann daraus wertvolle Winke für zweckmäßigste Verteilung der Mahlzeiten im Einzelfalle gewinnen.

Wie wichtig das zeitweilige, längere Leerbleiben des Magens (Sekretionspause) ist, erhellt aus Untersuchungen R. Rosemann's. In dieser Zeit kommt es zu Chloranreicherung der Schleimhaut und damit zu neuer Bereitschaft für Salzsäuresekretion. Der zunehmende Chlorreichtum spielt nach R. Rosemann wahrscheinlich auch beim Entstehen des Hungergefühles eine Rolle. Bei Subaciden ist das Einschalten länger dauernder Magenruhe ein physiologisches Erfordernis; bei Superacidität und Supersekretion könnte man eher davon abweichen. Im allgemeinen soll man die nächtliche, 8—10stündige Ruhe, welche sich der gesunde Mensch selbsttätig verschafft, erst recht dem kranken Magen gönnen. Wir haben von jeher am Krankenbette entschiedene Stellung genommen gegen das nächtliche Füttern von Magenkranken, Darmkranken, Fiebernden usw. Es mußten schon ganz besondere, zwingende Umstände vorliegen, wenn wir von diesem Einspruche absahen. Das Darreichen von Medikamenten, Wasser, unter Umständen einigen Schluck Wein wird man natürlich nicht immer umgehen können; auch Zuckerwasser ist bei Schwächezuständen brauchbar. Im übrigen ist es aber ein laienhaftes Vorurteil, wenn man glaubt, durch schnelle, nächtliche Nahrungszufuhr Schwächezustände verhüten oder vertreiben zu können. Dies trifft nur zu, wenn man tagsüber die Pflicht der Krankenernährung nicht erfüllen konnte; dann allerdings befindet man sich in einer Zwangslage. Man mag bei anderen Krankheiten sich von den Umständen treiben lassen, je mehr aber primäre oder sekundäre Störungen des Magens oder des Darmes im Krankheitsbilde vorherrschen, desto zurückhaltender sei man mit nächtlicher Nahrungszufuhr. Wenn irgend möglich, dehnen wir dies auch auf Fälle von Supersekretion aus, obwohl man den nächtlichen „Hungerschmerz" der Superaciden durch kleine Imbisse oft wirksam bekämpfen kann (vgl. S. 65). Es gibt dagegen andere Mittel, und die Erfahrung lehrt, daß man mit Gewährung von Imbissen gegen diese quälenden Attacken zwar für den Augenblick nützt, daß aber alles in allem das Festhalten an vielstündiger Magenruhe auch bei diesen Zuständen den größeren Vorteil bringt.

Die Sorge um Entlastung des Magens während der Nacht ist besonders wichtig, wenn der Abschub seines Inhaltes in den Darm wesentlich erschwert und verzögert ist. Dies kommt hauptsächlich vor bei organischen, sowohl gut- wie bösartigen Stenosen und bei Krampf des Pylorus, ferner — wenn auch seltener als man früher annahm — auf Grund des Versagens der austreibenden Kräfte (muskuläre Schwäche, Hypotonie, neuro-muskulär bedingte Hypoperistaltik). In solchen Fällen steht zur Frage, ob man den Magen abends durch Reinspülen entleeren soll. Zum Reinspülen des Magens wählen zahlreiche Ärzte, alter Gewohnheit treu, die Morgenzeit (nüchtern). J. Boas[4] begründet den Vorzug dieser Tageszeit mit dem Hinweis, daß aus dem während der Nacht im Magen belassenen Inhalte doch noch manches verdaut, fortgeschafft, resorbiert und für den Organismus nutzbar gemacht werde. Er empfiehlt nur dann die späte Abendstunde zu wählen, wenn dadurch nächtliche Beschwerden der Kranken offenkundig erleichtert oder beseitigt würden. Bei hochgradigen Stenosen, insbesondere bei inoperablen Stenosen malignen Ursprungs ist auch für uns die unmittelbare Wirkung auf das subjektive Befinden der einzige leitende Gesichtspunkt. Anders, wenn wir hoffen dürfen, durch zeitweilige völlige Entlastung des Magens die motorische Gesamtleistung wieder zu heben oder die Übererregbarkeit des sezernierenden Apparates zu dämpfen. Für alle derartige Fälle übernahm C. von Noorden die seinerzeit von F. Riegel begründete und warm empfohlene spätabendliche Reinspülung des Magens. Sie wurde uns immer mehr zu einem bedeutsamen therapeutischen Rüstzeug. Nicht aus „theoretischer Konstruktion", wie J. Boas[1] im Hinblick auf F. Riegel's Ausführungen meint, sondern auf Grund praktischer Erfahrung kehrten wir von den zweifellos bequemeren morgendlichen zu den unbequemeren, aber viel nützlicheren abendlichen Reinspülungen zurück. Sie sind u. a. eines der wirksamsten Mittel, nächtlichem Pylorospasmus, Sodbrennen und Hungerschmerz vorzubeugen. Für viele Fälle von großem Belang ist die schnelle Unterdrückung mikrobieller Zersetzungen, namentlich abnormer Gärungen, im Magen; das abendliche Reinwaschen, das man nach Ad. Schmidt's[5] Vorschlag auch mit 0,2-prozentiger Salizylsäure vornehmen kann, entzieht den eiweiß- und kohlenhydratabbauenden Mikroben den Nährboden. Selbst bei schwerer Stauung sieht man oft schon nach 3—4maliger Abendspülung die abnormen Zersetzungen schwinden.

Sowohl bei motorischer Minderleistung wie zur Verhütung nächtlicher Supersekretion gehen wir gewöhnlich in folgender Weise vor. Der Kranke erhält abends 7 Uhr seine letzte Mahlzeit, die solcher Art sein muß, daß das Material die Sonde leicht passiert. 3 Stunden später wird der Magen ausgehebert und dann leergespült. Bei vielen Patienten kann man nach einiger Zeit dazu übergehen, das Leerspülen abends um 7 Uhr vorzunehmen und dann um $7^1/_2$ Uhr eine breiige Mahlzeit folgen zu lassen, z. B. Reismehl, Maisstärke, Hafermehl, Gerstenmehl u. dgl. mit Milch gekocht und dann mit etwas Butter versetzt. Dies setzt voraus, daß man etwaiger Gärungen Herr geworden ist; auch sollte man sich gelegentlich durch eine zweite Heberung um 10 Uhr abends überzeugen, ob der Magen inzwischen den größten Teil dieses Gerichtes weiterbefördert hat. War er dazu, trotz ruhigen Liegens, nicht imstande, so ist es besser, die späten Spülungen wieder aufzunehmen. Wenn vorauszusehen ist, daß die Patienten das Reinwaschen des Magens über die Dauer klinischer Behandlung hinaus fortsetzen müssen, so werden sie darauf eingeschult, das Einführen der Sonde und mit Hilfe einer den Trichter füllenden und entleerenden Person auch das Reinwaschen selbst vorzunehmen.

Der oben erwähnte Zusatz von Salicylsäure ist unnötig. Zunächst kommt es nur auf Leerspülen an. Bei der kurzen Verweildauer des Spülwassers ist von desinfizierender Kraft des Zusatzes nicht viel zu erwarten. Besser ist es, dem Spülwasser 0,6% Kochsalz beizufügen. Das ist schonender als reines Wasser, namentlich bei Magenkatarrhen. Auch Zusatz des entzündungswidrigen Cl_2Ca in gleicher Konzentration ist empfehlenswert. Bei Zersetzungsvorgängen im Magen lassen wir gerne etwa 200 ccm Wasser mit 1 g Natronbenzoat nachtrinken oder flößen es durch den Schlauch ein. Das ist gänzlich unschädlich (J. H. Long), jedenfalls reizärmer als Salicylsäure und wirkt stark antibakteriell. Soviel Säure, um die wirksame Benzoesäure frei zu machen, ist immer da.

Gar nicht selten, freilich nicht bei wahrhaft schwerer Krankheit und auch nicht bei Notwendigkeit lang fortgesetzter Spülkur, kommt man mit viel einfacherem Verfahren aus, nämlich mit Auslösen von Erbrechen durch Kitzeln des Schlundes (Gänsefeder od. dgl.). Horribile dictu, werden manche denken. Aber sowohl bei akutem Gastricismus wie bei gelegentlichen supersekretorischen Anfällen erreicht dies uralt erprobte, instrumentlose Verfahren oft vollkommen den gewünschten Zweck (vgl. Abschnitt Erbrechen, S. 72). Man berücksichtige aber, daß für manche das Erbrechen ein fürchterliches und überaus anstrengendes, quälendes Ereignis ist, und dann kommt es auch selten zu völliger Magenentleerung. Für andere ist es ein leicht auszulösender und auch psychisch leicht genommener Vorgang, und dann wird meist auch mit 2—3 Stößen der ganze Mageninhalt herausgeworfen, so daß nachfolgendes Aushebern nur etwas gallig gefärbten Schleim zutage fördert. Da nicht zu jeder Zeit bei acidistischen Anfällen (z. B. Nachts) sachkundiges Leerspülen des Magens stattfinden kann, ist das künstliche Erzeugen von Erbrechen ein bequemes Aushilfsmittel. Anderseits bedenke man, daß das Verfahren bei neurasthenischen Phobien zu übertriebener Gewohnheit werden, ja sogar zu anerzogener Hyperemesis ausarten kann. Man bedenke also den Seelenzustand, ehe man entsprechende Ratschläge gibt.

Unserer Erfahrung gemäß ist das abendliche Leerspülen des Magens bei allen Formen leichterer und bei den meisten Fällen schwerer motorischer Insuffizienz ein ganz wesentliches Stück sachgemäßer Behandlung. Bei jenen fördert und beschleunigt es die Wiederherstellung normaler Entleerung (besonders auffallend bei Atonien und bei Pylorospasmus), bei diesen bringt es zum mindesten Erleichterung und ruhige Nächte. Den Einwand von J. Boas[1, 3] (s. oben) lassen wir nicht gelten. Was von Rückständen in der Nacht resorbiert wird, ist gering gegenüber dem Mehr, was man nach abendlicher Spülung unter Tag zuführen kann. Die nächtliche Leere und Ruhe wirkt auf Magen und Ernährungsmöglichkeit viel günstiger als das morgendliche Auswaschen. Nur bei gewissen Formen des Magenkatarrhs verwenden wir gelegentlich morgendliches Spülen des Magens (S. 26, 137), wenn dem Spülwasser Medikamente beigemischt werden sollen. Bei kontinuierlicher Supersekretion (s. dort) kann abendliches und morgendliches Leerwaschen erforderlich sein. Im übrigen geißelte schon von Noorden[10] die üblichen Morgenspülungen als einen von Generation zu Generation vererbten therapeutischen Mißgriff.

Vorstehende Kritik richtet sich nicht gegen morgendliches Ausspülen, wenn man mit Bedacht die frühe Tagesstunde wählt, weil sich im besonderen Falle gerade diese Zeit als besonders zweckmäßig erwiesen hat. Sie richtet sich gegen das weitverbreitete morgendliche Ausspülen, für welches diese Zeit nur gewählt wird, weil es einmal so üblich und weil es bequemer ist. In Fällen, wo Magenspülungen wahrhaft therapeutischer Wert beiwohnt, kommt man meist mit einer abendlichen Spülung aus. Man kann unter Umständen genötigt sein, ihr eine morgendliche Spülung folgen zu lassen (z. B. in Fällen Reichmann'scher Krankheit; fast alle operationsbedürftig; S. Staumagen). Wenn man aber mit morgendlicher Spülung allein auskommt, sind Spülungen in mindestens 90% der Fälle gänzlich überflüssig oder haben höchstens suggestiven Wert. Wie oft legen gedankenlose Ärzte, darunter auch sogenannte Fachärzte, den Schwerpunkt der Behandlung auf solche morgendliche Spülungen. Wie oft kommen Patienten in unsere Privatklinik, denen tägliches morgendliches Spülen durch Arzt oder Krankenschwester Wochen und Monate hindurch zur Pflicht gemacht war und wo unsere eigene Prüfung der Lage nur etwas neutralen oder schwach sauren Schleim herausbeförderte. Ein kleiner Trunk Homburger Elisabethquelle, Kissinger Rakoczy, Carlsbader Mühlbrunnen, schwacher (2%iger) Magnesiasulfatlösung, $^1/_2$ Stunde vor dem Frühstück, genügte, den spärlichen Magenschleim in das Duodenum zu spülen. Das oben ausgesprochene scharfe Urteil über morgendliches Spülen als Heilmethode bezieht sich auf ihre Wertung als unmittelbare Lokalbehandlung. Anders wenn das morgendliche Spülen als Teilstück eindrucksvoller psychotherapeutischer Suggestivtherapie gedacht und vorgenommen wird. Ein nicht ganz unbedenkliches Suggestivmittel! Es macht Neurastheniker und Hysterische recht oft zu Sklaven der Methode!

Über Magensekretion und -mobilität während der Ruhepausen S. 28, 58.

4. Nahrungsmittel als Saftlocker.

Die Wirksamkeit saftlockender Reize setzt natürlich voraus, daß die Magenschleimhaut überhaupt imstande ist, Magensaft abzusondern. Es gibt mannigfache Zustände, bei denen diese Fähigkeit völlig oder nahezu gänzlich versiegt; dann kommt auch etwa abgeschiedenes Pepsin nicht mehr zur Geltung. Dazu gehören Erkrankungen der Schleimhaut wie z. B. schwere akute und chronische Katarrhe, unter Umständen degenerative oder funktionelle Veränderungen der Drüsen in fieberhaften Krankheiten, bei schweren Anämien, bei schweren Kreislaufstörungen u. a., ferner die von manchen auf anatomische Veränderungen, von anderen auf funktionelle Minderwertigkeit der Schleimhautdrüsen zurückgeführte sogenannte konstitutionelle Achylia gastrica. Eine theoretisch bemerkenswerte, praktisch aber nur selten vorkommende Ursache der Anacidität ist hochgradige Chlorverarmung des Körpers (Bd. I, S. 920). Von gewissem Einflusse ist es auch, wenn in der Pars pylorica kein „Magensekretin" erzeugt wird (s. unten); dies erklärt zum Teil den Salzsäuremangel bei Magencarcinom. Doch spielen hier neben verschiedenen anderen Ursachen vielleicht auch toxische drüsenlähmende Einflüsse mit hinein (S. 102, 116).

Die Möglichkeit der Saftabscheidung vorausgesetzt, kennen wir — namentlich auf Grund der Arbeiten von J. P. Pawlow und seinen zahlreichen Schülern — zwei Formen der Saftsekretion:

a) Die psychoreflektorische Sekretion (= erste Sekretionsphase). Sie liefert den „Appetitsaft" und wird vorzugsweise ausgelöst durch die Lustgefühle beim Essen, ja sogar schon durch den Anblick und Geruch willkommener Speisen. Die Erregung fließt den Drüsen durch den N. vagus zu. Die „psychische" Magensaftsekretion gewertet zu haben, ist nicht eine Errungenschaft der Neuzeit, wie man öfters angegeben findet. Schon bei F. Bidder und C. Schmidt wird sie besprochen. In gewissem Grade scheint beim Menschen, im Gegensatz zum Tiere, auch der Kauakt an sich ein Saftlocker zu sein (S. 10); E. Schütz, J. Bauer und M. Schur u. a. bestreiten dies. Den psychoreflektorischen Vorgang, der zur Erregung der Magendrüsen führt, rechnet man zu den sogenannten „bedingten Reflexen". Wie schon sein Name andeutet, verläuft der Reflex über die Hirnrinde. Neben den erregenden kommen auch hemmende Reflexe vor (sympathische Nervenbahn?).

Die Tatsache, daß Geruch und Anblick willkommener Speisen und ähnliches die Saftsekretion des Magens erregen, ging aus zahlreichen Tierversuchen hervor, und sowohl Einzelbeobachtungen wie planmäßige Untersuchungen am Menschen bestätigten dies. Am klarsten ergaben sich die Zusammenhänge aus der Arbeit von G. R. Heyer[1] (hier Literatur). Er erweckte entsprechende Vorstellungen durch Suggestion in der Hypnose und kommt zu ganz eindeutigen Resultaten. In gewissem Grade richteten sich Saftmenge und Salzsäurewert nach dem Inhalt der Suggestion. Bei Bouillon-Suggestion erhielt er eine jäh- und hochansteigende, aber auch schnell wieder abfallende Kurve, bei Milch-Suggestion nur halb so hohe Werte und trägeren Abfall, bei Brot-Suggestion nur geringen Anstieg und sehr langsames Wiederabsinken. In schwächerem aber noch deutlich erkennbarem Grade verstärkt hypnotische Suggestion (Bouillon- bzw. Fettsuggestion) auch die Absonderung von Lebergalle und Trypsin (O. Langheinrich). Im Verlauf seiner Untersuchungen bestätigte G. R. Heyer im Gegensatz zu Schlüssen aus Tierversuchen, daß der menschliche Magensaft — zumindest in dem psychogenen Teil seines Ablaufes — in verschieden hohen Konzentrationen ergossen wird, ein theoretisch wichtiger Befund (S. 35). Der psychogene Impuls wird durch den N. vagus den Magendrüsen zugeleitet. Wenn man vor der Suggestion den parasympathischen Endapparat durch Atropin blockiert, bleibt die Suggestion völlig oder nahezu unwirksam. Wenn Atropin aber erst gegeben wird, nachdem der psychogene Reiz zu den Magendrüsen gelangt ist, hat es jenen Einfluß nicht mehr. Anders wie beim Hunde, scheint beim gesunden Menschen der psychogene Sekretionsreiz bald (nach $^1/_2$—1 Stunde) sich zu erschöpfen. Vgl. Abschnitt Supersekretion und nervöse Dyspepsien.

Übelriechende, widrig schmeckende, ekelerregende Nahrung dürfte wohl sicher nicht saftlockend, vielleicht sogar sekretionslähmend wirken. Dies beim Menschen exakt zu prüfen, ist ohne große Fehlerquellen kaum möglich. Übelkeit, verbunden mit Speichel- und Magenschleimsekretion, unter Umständen rückströmender Duodenalinhalt trüben das Ergebnis. Als Gesamtresultat ergaben sich unzweideutig verspäteter Anstieg der Salzsäurekurve und verspätete Magenentleerung (Suggestionsversuche in Hypnose, während suggerierter Hunger das Gegenteil bewirkte [T. I. Bennet und J. F. Venables]). Wenn das Material aber trotz unappetitlicher Form bakteriell und chemisch einwandsfrei ist, wird es doch vom Darme gut vertragen und dort auch gut ausgenützt (Cl. A. Smith, R. C. Holder, Ph. B. Hawk).

Wichtig für die Ernährungstherapie ist der Einfluß der Affekte. Unlustaffekte, wie Zorn, Ärger, Furcht, hemmen nach bereits alten Tierversuchen die Saftsekretion. Auch einzelne ältere, freilich nicht abschließende und nicht voll beweisende Untersuchungen am Menschen ergaben gleiches. Bei schwerer Melancholie, namentlich bei stuporöser Form, fand C. von Noorden[1] in der Regel starke Superacidität mit Neigung zu beschleunigter Magenentleerung; G. Leubuscher und Th. Ziehen bestätigten dies im wesentlichen mit dem Urteil, daß im allgemeinen den depressiven Phasen affektiver Zustände eine leichte Tendenz zu höheren Salzsäurewerten eigene. Immerhin lassen Versuche an Geisteskranken, die alles in allem recht verschiedene und einander widersprechende Ausschläge gaben, kaum Rückschlüsse auf geistig Gesunde zu. Erst neuere Versuche mit verbesserten Methoden brachten Klarheit. R. J. Miller, O. Bergeim, M. E. Rehfuß, Ph. B. Hawk fanden deutliche Verminderung der Sekretion und Verzögerung der Entleerung bei Angst und während starker die Mahlzeit begleitender geistiger Arbeit. T. I. Bennet und J. F. Venables fanden bei suggerierter Angst verspätete Entleerung, während die Sekretion im Anfange und dann zu Ende der Entleerungszeit stark anschwellen kann. G. R. Heyer[2] fand bei suggeriertem Schmerz, lebensgefährlichem Unglück und ähnl. in der Regel sofortigen Stillstand der Sekretion, der während der ganzen Dauer der Suggestion anhielt; vereinzelt auch zunächst plötzlichen verstärkten Saftfluß, dem dann Versiegen der Sekretion folgte. Bei Suggestion starker freudiger Erregung bewegten sich die Ausschläge im wesentlichen nach gleicher Richtung, erfolgten aber träger oder in geringerem Ausmaße. Es kann also jeder starke Affekt, überhaupt jede Inanspruchnahme des psychophysikalischen Organismus, welche die innere Aufmerksamkeit von dem Eßakte ableitet (cf. R. Heyer[1]), die normale zentrifugale Erregung der Sekretion beeinflussen, in der Regel hemmend, manchmal im ersten Beginne vorübergehend fördernd. Es ist gar nicht auffallend, wenn der Einfluß freudiger und widriger Affekte nicht bei allen Menschen und auch nicht beim Einzelmenschen zu jeder Zeit gleichartig und gleichstark ausfällt. Denn vieles hängt von der jeweiligen Einstellung des vegetativen Nervensystems, insbesondere des parasympathischen, ab und diese ist sehr verschieden. Als Beispiel diene die künstliche Blockierung durch Atropin (S. 27).

Wahrhaft Neues brachten die von J. T. Bennet und J. T. Venables eingeleiteten, vor allem dann durch H. Heyer, ferner durch A. B. Luckhardt und R. L. Johnston ausgebauten Hypnose- und Suggestionsversuche nicht. Sie ergaben nichts, was nicht auch J. P. Pawlow und seine Schüler gelehrt hatten, und was im Einklang stand mit alter ärztlicher Erfahrung und früherer experimenteller Forschung. Dennoch ist die Bestätigung durch experimentell-suggestive Methode sehr wichtig, und letztere ist sicher imstande, uns noch mit manchen bedeutsamen Einzelheiten bekannt zu machen.

Den Appetitsaft hat man auch „Zündsaft" genannt (A. Bickel[3]), dem die Aufgabe zufalle, durch digestive Herstellung von Abbauprodukten Lockreize für die kräftigere und nachhaltigere „gastrogene" Sekretion zu liefern. Immerhin könnte es sich auch um Herstellung eines veränderten chemisch-physikalischen Zustandes handeln, der die Drüsen sekretionsfähiger macht.

b) Die gastrogene Sekretion (= zweite Sekretionsphase). Man versteht darunter eine Sekretion, deren Lockreiz vom Mageninhalte ausgeht (A. Bickel[3]). Die Experimente der Pawlow'schen Schule wiesen überzeugend nach, daß der mechanische Reiz der in den Magen gelangenden Speisen, Getränke und Gase (verschluckte Luft) bei Tieren (Hund) die Salzsäure-Pepsindrüsen nicht erregt, wohl aber die einen alkalischen Saft absondernden Drüsen der Pars pylorica. Die Unwirksamkeit der mechanischen Reize bestätigte A. Schüle am Menschen.

Wenn das Einführen der Sonde und das Aushebern des Mageninhaltes allein schon bei den meisten Menschen die Sekretion des Magensaftes anregt (J. Bauer und M. Schur), wenn nach Einführen und bei ruhigem Liegenlassen der dünnen Duodenalsonde in den Magen oft Viertel- und halbe Stunden lang klarer, verdauungskräftiger Magensaft abfließt, so dürften hierbei psycho-reflektorische Vorgänge mit im Spiele sein. Bei sehr vielen Menschen erhält man trotz $^1/_2$stündigen Wartens aus der ruhig im Magen liegenden dünnen Sonde gar keinen Saft oder nur höchst geringe Mengen. Wenn unter gleichen Bedingungen viel Saft abfließt, darf eine irgendwie bedingte Überempfindlichkeit des sekretorischen Apparates angenommen werden (S. 9).

Da man nur in seltenen Fällen das Mitwirken psychischer Vorgänge und zentrifugaler Impulse mit voller Sicherheit ausschließen kann, darf man wohl im großen und ganzen das Versagen mechanischer Magenreize als Saftlocker auch für Gesunde anerkennen; man darf das gleiche aber nicht als unbedingt zutreffend auf Zustände der Übererregung im vegetativen Nervensystem und alle funktionellen oder histologischen Veränderungen des Drüsenapparates übertragen.

Unter pathologischen Umständen zeigen die Saft- und Säureverhältnisse der Magensekretion manchmal so unberechenbare Eigenheiten, daß man kaum umhin kann, neurogene Einflüsse — es brauchen keine psychogenen zu sein — über die chemischen Lockreize hinaus zur Erklärung heranzuziehen.

Dies hat auch Bezug auf die keineswegs geklärte Frage der Sekretion in den nüchternen Magen. B. P. Babkin[2] (hier Literatur) nimmt an, die Bedingungen solcher Sekretion ließen sich aus den bisherigen Ergebnissen der experimentellen Forschung an Tier und Mensch nicht genügend erklären; zum Teil freilich beruhten sie auf Gegenwart restlicher Nahrungsmittel, und oft sei auch Abhängigkeit von Art und Menge der vorausgegangenen Abendmahlzeit unverkennbar. Gerade für den Saftbefund im nüchternen Magen wie auch für die Nachsekretion in den bereits entleerten Magen nach Mahlzeiten (M. E. Rehfuß[4] und Mitarbeiter) scheinen uns Erregungen und Erregbarkeitszustände in vegetativen Nervenzentren (Nachtarbeit derselben!) bedeutungsvoll zu sein.

Es wurde ferner nachgewiesen, daß nicht nur Nahrungsmittel wie Fleisch, Brot, Milch, Wasser, sondern auch Abbauprodukte der Eiweißkörper wie Albumosen und Peptone keinen Magensaft hervorlocken, wenn sie nur mit dem die Pepsin-Salzsäure abscheidenden, pylorusfernen Teile der Schleimhaut in Berührung kommen. Nur Alkohol scheint eine Ausnahme zu machen (W. Groß). Dagegen ist für den chemischen Reiz der Pylorusteil des Magens (Reizzone) empfänglich; von hier aus wirken die Abbauprodukte der Proteine, namentlich die Aminosäuren (A. Bickel), aber auch die der Stärke (E. S. Edkins und M. Tweedy), besonders stark Fleischextrakt; ferner Wasser, Salze, Alkalien, Essig-, Milch- und Buttersäure, Kohlensäure, Alkohol, Speichel, Galle, Pankreassaft, Seifen und wahrscheinlich ein Teil der Gewürze, darunter auch die Röstprodukte tierischer und pflanzlicher Nahrungsmittel (W. Eisenhardt, G. Hirata, J. Kiseleff). Ausführliche Literatur und Zusammenstellung unzweifelhafter Saftlocker bei B. P. Babkin[2] und R. Rosemann[2].

Daß Fleischextrakt besonders starke gastrogene Sekretion veranlaßt (Z. Tomaszewski[2], B. P. Babkin[1, 2]), wurde immer aufs neue bestätigt. Ursache sind weniger die sogenannten Extraktivstoffe, als der Gehalt an Aminosäuren (Bd. I, S. 233). Z. Tomaszewski freilich schließt aus seinen Versuchen, es seien nicht die Albumosen, Peptone, Aminosäuren, Extraktivstoffe, Salze, welche dem Extrakt seine stark saftlockende Eigenschaft verleihen, sondern eine andere noch unbekannte wasser- und alkohollösliche Substanz, die sich vorgebildet in Fleisch, Brot und wohl auch noch in anderen Nahrungsmitteln finde. In der Annahme, das Füttern mit Eiweißabbauprodukten erspare dem Magen Arbeit und schone ihn außerordentlich, glaubte man früher bei Ulcus ventriculi u. a. zu stark abgebauter Nahrung greifen zu dürfen. Dies wurde hinfällig, da solche Nahrung (Erepton, Hapan usw.; Bd. I, S. 656, 659) — wenigstens bei erhaltenem Pylorusreflex — ebenso große sekretorische und auch ähnlich große motorische Arbeit am Magen auslöst wie unverdaute (O. Cohnheim[2]). Nur bei An- und Subacidität sind Aminosäuregemische theoretisch zulässig. Beiläufig sei bemerkt, daß M. Skaller Liebigs Fleischextrakt (5 g auf 200 ccm Wasser) als Probefrühstück vorschlug, ein sehr empfehlenswertes Verfahren, das sich namentlich zur Abgrenzung von Anacidität und Subacidität trefflich bewährte.

Man nimmt jetzt an, daß die Übertragung des Reizes auf die Pepsindrüsen mittels der Blutbahn erfolge, daß also die unmittelbare Anregung zur Sekretion eine „hämatogene“ sei. Eintrittsstellen solcher auf die Pepsindrüsen übertragbarer Reize sind auch Duodenum und oberes Jejunum. Auch die gesamte Schleimhaut des Darmes, vom Duodenum bis zum Rektum enthält ein Sekretin, dessen Injektion in die Blutbahn safttreibend wirkt (K. Haramaki[2]); es wäre wichtig festzustellen, ob diese Substanz bei Erkrankungen des Darmes sich in verringerter Menge findet. Die so oft stark verminderte Eßlust und Salzsäuresekretion bei Darmkranken läßt daran denken.

Über die Art der in das Blut tretenden Reizkörper bestehen verschiedene Theorien. W. Groß, ebenso E. S. Edkins und M. Tweedy nehmen an, daß resorbierte Stoffe in der Schleimhaut ein „Prosekretin“ aktivieren, und daß das aktivierte Hormon, von Edkins als „Gastrin“ bezeichnet, in das Blut übertrete und die Pepsindrüsen reize. Dieser Vorgang entspricht der Bildung und Wirkung des von W. M. Bayliss und E. H. Starling entdeckten Pankreassekretins. Man hat zahlreiche neue und wichtige Beweise für die Richtigkeit der Magensekretintheorie beigebracht (Z. Tomaszewski[1, 2], E. Maydell u. a.). Gastrin steht in bezug auf Wirkung dem Histamin = β-Amidazolyläthylamin sehr nahe; jedenfalls ist auch dieser Körper ein mächtiger Erreger der Magensaftsekretion (L. Popielski; R. W. Keeton, A. B. Luckhardt und F. C. Koch). Seine, von manchen vermutete, Identität mit dem chemisch noch nicht identifizierten „Gastrin“ lehnen die Physiologen jetzt ab, namentlich wegen unterschiedlichen Verhaltens der durch das eine und durch das andere erregten Sekretion dem Atropin gegenüber (Literatur bei B. P. Babkin[2]). Im menschlichen Magen spielt vielleicht das Gastrin als Vermittler der Saftsekretion keine so große Rolle wie bei anderen Säugetieren (Hund u. a.) und wird vielleicht weitestgehend durch die den Nahrungsmitteln entstammenden Saftlocker ersetzt (s. unten). Wenigstens wurde bisher aus der Schleimhaut des menschlichen Magens (Pylorusteil) auffallend wenig Gastrin gewonnen (S. E. Ammon und R. S. Lim).

Die Untersuchungen der letztgenannten amerikanischen Forscher bestätigten in vollem Umfange die Lehre, daß die „gastrogene Sekretion" (speziell die durch Histamin oder Gastrin verursachte Sekretion) erst durch unerlaubt hohe Gaben von Atropin unterdrückt wird (nicht durch Vaguslähmung, sondern durch toxische Schädigung der Drüsenzellen), während sich die primäre, neurogene bzw. psychogene Sekretion durch kleine Atropingaben dämpfen oder gar verhindern läßt (S. 28). Dies erklärt die oft beklagte Unzuverlässigkeit der Atropintherapie bei Supersekretion. Die letztere ist eben nicht einheitlichen Ursprungs; es gibt sicher Fälle, die im wesentlichen auf Hypervagotonie beruhen (atropinempfindlich), und wahrscheinlich andere Fälle, wo anormales Verhalten des Gastrinapparates oder der Blutmischung die Lage beherrscht (atropinunempfindlich). Es lassen sich aus diesen Lehren einige Ratschläge für die Behandlung supersekretorischer Zustände ableiten.

Weiterhin ergab sich, wie A. Bickel[2] mit seinen Schülern nachwies, daß zahlreiche Nahrungsmittel Reizkörper enthalten, welchen ohne weiteres — ebenso wie dem im Körper entstehenden Hormon — sekretionserregende Eigenschaften beiwohnen. Sie wirken beim Einspritzen in die Blutbahn. Dahin gehören außer Fleischextrakt auch Extrakte aus manchen Gemüsen und Gewürzen, aus geröstetem Brot, aus Kleie der Cerealien u. a. (W. Eisenhardt u. a.; vgl. Bd. I, S. 233). Solche Stoffe scheinen in den Nahrungsmitteln weit verbreitet zu sein. Was bisher von saftlockenden gastrinartig wirkenden Reizkörpern in unsern tierischen und pflanzlichen Nahrungsmitteln experimentell nachgewiesen wurde, dürfte wohl nur ein ganz kleiner Teil der dort wirklich vorkommenden Saftlocker sein, und die küchentechnische Zubereitung (Rösten, Schmoren usw.) schafft neue, wenn auch die Hitzesekretine in manchen Einzelheiten von den Organsekretinen abweichen (A. Bickel und C. v. Eweyk). Der saftlockende Einfluß der Molke ist schon lange bekannt; doch kommt dies beim Menschen nach Milchgenuß nicht voll zur Geltung, da die säurebindende Kraft des Kaseins überwiegt (F. Rabe). Sehr beträchtlich ist der sekretionserregende Einfluß mancher Hefepräparate; K. Haramaki[1] wies dies besonders von dem Cenovis-Extrakt nach. Es ist bemerkenswert, daß Stoffe, welche wir als starke Erreger sensibler Nerven kennen und benützen, und welche wir unter dem Begriffe „Gewürze" zusammenfassen, nur zum kleinen Teile auch gastrinartige Eigenschaften haben. Die Gewürze haben offenbar mehr Bedeutung für die neurogene als für die hämatogene Sekretion. Fr. Uhlmann zeigte, daß auch unmittelbare Erreger des sekretionsfördernden parasympathischen Nervensystems tatsächlich in der Nahrung vorkommen. Die Gesamtheit der sekretionsfördernden Nahrungsbestandteile faßten E. Abderhalden und H. Schaumann unter dem Namen „Eutonine" zusammen (Bd. I, S. 475). Weiteres S. 32ff.

Sowohl bei der Bildung endogener Hormone wie bei der Wirksamkeit exogener, sekretinartiger Substanzen nimmt die Pars pylorica die chemischen Reize auf und leitet sie durch das Blut zu den Drüsen des Hauptmagens. Allerdings soll dieser gleichfalls Gastrin liefern können (L. Popielski[2]); aber die hauptsächliche Produktion findet doch in der Pars pylorica statt. Bei erhöhter Reizbarkeit ist die Reizzone eine Gefahrquelle (s. Abschnitt Ulcus).

Recht unsicher sind noch unsere Kenntnisse über den unmittelbaren Angriffspunkt des Magensekretins. Muß es vom Blute aufgenommen und auf dem Umwege durch den Kreislauf den Fundusdrüsen zugeführt werden? Oder befindet sich in der Magenwand selbst ein Reflexbogen, derart, daß der chemische Reiz einen in der Magenwand (distaler Teil) gelegenen Plexus erregt, der nun seinerseits durch die submukösen Nervengeflechte die Erregung zu den Fundusdrüsen weiterleitet (L. Popielski)? Eine gewisse Steuerung der „gastrogenen" Sekretion durch das vegetative Nervensystem läßt sich kaum ablehnen. Nach intrathorakaler Durchtrennung des N. vagus gestaltet sich nach Nahrungsaufnahme die Sekretion ganz regellos und zieht sich über abnorm lange Zeit hin (M. Litthauer). Einstweilen möchten wir weniger diesem Experimente als klinischen Erfahrungen vertrauen. Die höchst merkwürdigen und sprunghaft wechselnden Verhältnisse, die wir bei superaciden Zuständen antreffen, sind wohl im wesentlichen auf neurogen bedingte Erregbarkeitsänderungen des sekretorischen Apparates zurückzuführen. Diese Fragen berühren stark die Lehre von der allgemeinen und territorialen Vagotonie. Als bemerkenswert und nur aus wechselnder Einstellung des Nervensystems erklärbar, sei hier nochmals der gewaltige Unterschied betont, den die Säurewerte morgens und abends annehmen können (S. 3, 23). Wahrscheinlich steigern bei nervösen Menschen die unter Tag einwirkenden Reize die Erregbarkeit des parasympathischen Apparates. Es ist nicht leicht verständlich und sicher nicht erwiesen, daß solche Schwankungen sich ohne das Eingreifen nervöser Steuerung vollziehen, und auch nicht, daß sich in ihnen nur ein verschieden starker primärer psycho-reflektorischer Impuls (Zündsaft, S. 26) auswirkt. Wenn seine Versuche auch nicht voll beweisend sind, scheint uns nach den ärztlichen Erfahrungen doch K. Grandauer's Schlußsatz berechtigt, daß der Einfluß des Nervensystems, speziell der Psyche, sich nicht nur auf die einleitenden Sekretionsphasen, sondern auf die ganze Breite der sekretorischen Magentätigkeit erstreckt. Es kommen sicher auch in späterer (gastrogener) Phase der Sekretion durch psychische Einflüsse (z. B. Ärger) Störungen des Magens zustande (plötzliches Schwinden des Appetits, unter Umständen Übelkeit), die höchstwahrscheinlich mit Hemmung der Sekretion verknüpft sind. Auch der hypnotisch-hemmenden Suggestion (Erzeugung depressiver Stimmung, Ekel u. dergl.) ist die zweite, gastrogene Sekretionsphase nicht ganz unzugänglich.

Theoretisch sind die Fragen über die Sekretionsreize und über den Mechanismus ihrer Übertragung auf die Drüsen des Hauptmagens natürlich von größtem Belang. Aber auch ihre praktische Bedeutung soll man nicht gering achten. Es entsprangen schon manche wertvolle therapeutische Winke daraus; wir kommen darauf an geeigneten Stellen zurück. Klinisch treten uns die beiden Formen der Sekretion, die psychoreflektorische und die gastrogene bzw. chemo-reflektorische, als Einheit gegenüber. Es ist durchaus verständlich, daß die praktische Diätetik einstweilen nur bescheidene Anläufe machte, den Sonderansprüchen gerecht zu werden, welche die Störung der einen und welche die Störung der anderen Sekretionsform erhoben. Denn im Gegensatz zum Tierexperiment verfügen wir noch nicht über handliche und einwandsfreie Methoden, die beiden verschiedenartigen Störungen voneinander abzugrenzen.

Manchmal geben folgende Proben klare Ausschläge: 1. Wenn kleine Atropingabe ($^1/_4$ Stunde vor der Mahlzeit 1 mg in den Magen oder besser subcutan) bei gleichbleibender Versuchsanordnung die ohne Atropin regelmäßig gefundenen superaciden Werte regelmäßig auf normale Werte herabdrückt, dürfen wir mit Bestimmtheit annehmen, daß nervöse Einflüsse (psychische Einflüsse oder Hypertonus des parasympathischen Apparates) Ursache der Supersekretion sind (S. 28). 2. Wenn wir bei gewöhnlicher Probemahlzeit regelmäßig Sub- oder Anacidität finden, nach Einführen von Fleischextraktlösung (am besten durch dünne Duodenalsonde unter Umgehung der Geschmacksnerven und ohne daß der Patient weiß, was eingegossen wird) aber ebenso regelmäßig wesentlich höhere Säurewerte, so dürfen wir annehmen, daß mangelhafte Erregbarkeit des chemo-reflektorischen Apparates Ursache der Subacidität ist. Skala solcher Störung S. 123.

Die geschilderte Versuchsanordnung ist aber auch die einzige, welche dem Arzte eindeutige Ergebnisse liefert, wenn er mehr aus Wissensdrang als aus praktisch diagnostischem und therapeutischem Bedürfnis im Einzelfalle das physiologische Geschehen ergründen will. Alle anderen Methoden führen allzu leicht in die Irre; denn die Entleerungsverhältnisse des Magens beeinflussen stark den Saft- und Säurebefund und trüben das Urteil über die Sekretion (S. 45ff.). Als Ärzte begrüßen wir das Urteil eines so erfahrenen und kritischen Physiologen wie E. S. London, der davor warnt, die „psychische" und die „chemische" Phase der Sekretion grundsätzlich voneinander zu trennen; das sei eine künstliche Teilung, dem Tatbestand nicht entsprechend; beide Formen der Erregung arbeiteten praktisch genommen vom ersten Beginn der Verdauung an Hand in Hand. Selbst bei noch so großem Drange nach wissenschaftlichem Einblick gibt uns dies das Recht, auch förderhin beide Vorgänge als Einheit zu betrachten. Es soll damit nicht gesagt sein, daß wir beide Vorgänge zusammenwerfen dürfen. Es handelt sich sicher um zwei ganz verschiedene Mechanismen. Das Wort

„Phase" ist verwirrend. Es trägt eine zeitliche Note. Gerade zeitlich sind die beiden Mechanismen zumindest während des Essens, bei pathologischem Geschehen wohl auch in späteren Abschnitten der Magenverdauung so eng miteinander verknüpft, daß reinliche Scheidung nicht möglich ist.

Für den biologisch denkenden Arzt ist es natürlich reizvoll, über ein so überaus wichtiges Geschehen, wie das Bereitstellen von Verdauungssaft für die Verarbeitung des Genossenen möglichst genau unterrichtet zu sein. In einem Handbuch der Diätetik muß aber abgetrennt werden, was wir genau wissen und was Hypothese ist. Leider ist, trotz scharfer Forschung, seit drei Dezennien, ersteres noch kümmerlich. Sichergestellt ist nur der je nach Umständen erregende oder hemmende Einfluß zentrifugaler Nervenbahnen auf die Drüsentätigkeit (sogenannte I. Phase, S. 26). Wie aber die II., die chemische Phase in Gang kommt, ist noch strittig. Von den fünf Theorien, die B. P. Babkin[2] neuerdings formuliert, hat die fünfte, der wir auch im vorstehenden folgten, allerdings die größte Wahrscheinlichkeit für sich. Es wurde noch nichts bekannt, was ihr widerspricht, was bei den übrigen aber nicht der Fall ist.

1. Die Saftabsonderung während der II. Phase ist ein durch die langen Nervenbahnen (Umweg über nervöse Zentren) vermittelter Reflex von der Oberfläche des Pylorus auf die Fundusdrüsen.
2. Der Reiz wird aus dem Pylorus durch kurze (lokale, intramurale) Nervenbahnen zu den Fundusdrüsen weitergeleitet.
3. Reizung des Pylorus verändert die Blutzirkulation in den Fundusdrüsen und verstärkt die Bewegungen des Fundusteiles; dies führt zu Erhöhung der Magensaftsekretion (Übertragung des Reizes nicht durch Nerven, sondern durch das Blut).
4. Die Erreger der Sekretion bilden sich in Körperzellen, gelangen mit dem Blute zu den Drüsenzellen des Fundus, entfalten dort ihre spezifische Wirkung und erscheinen als Bestandteile des Sekretes.
5. Die chemischen Erreger der II. Phase geben in der Schleimhaut der Pars pylorica Anstoß zur Bildung von Hormonen oder aktivieren solche. Die Hormone werden mit dem Blute den Fundusdrüsen zugeführt und regen deren Tätigkeit an (identisch mit der „Gastrintheorie" von J. S. Edkins, S. 29). Diese Theorie wurde von R. Lim stark gestützt.

Alle Theorien gehen also davon aus, daß die Pars pylorica die eigentliche Reizzone für die Sekretion der säureliefernden Fundusdrüsen darstellt. Dies ist für uns Ärzte das wichtigste. Es stimmt vollkommen mit klinischen Erfahrungen überein (vgl. Abschnitte über superacide und supersekretorische Zustände und über Ulcus juxtapyloricum). Über die Notwendigkeit der Chlor-Bereitstellung S. Abschnitt Superacidät.

Wir werden im folgenden wesentlich die tatsächlichen Erfahrungen der praktischen Diätetik bei krankhaften Zuständen berücksichtigen. Wir werden sehen, daß sie in vielen Punkten mit den Ergebnissen physiologischer Forschung sich decken, in vielen anderen aber davon abweichen. Dies ist natürlich. Je mehr nervöse Einschläge und reflektorische Vorgänge in biologisches Geschehen eingreifen — und das ist ja bei den Vorgängen im Magen und Darm hohen Maßes der Fall —, desto stärker schwanken die Ausschläge je nach Persönlichkeit.

Über wichtige Beeinflussungen der Magensaftsekretion von anderen Organen her wird später noch die Rede sein. Vor allem aber sei hier betont, daß wir den Sekretionsverhältnissen viel geringere Tragweite für Krankheitszustände des Magens zuerkennen als der Magenentleerung. Dies berührt namentlich die Superaciditäts- und Supersekretionszustände (s. den betreffenden Abschnitt).

5. Gruppierung der Sekretionserreger.

Im wesentlichen stützt sich die diätetische Behandlung der Sekretionsstörungen auf durchschnittliche klinische Erfahrungen. Sie benützend und sie gleichzeitig durch Ergebnisse der experimentellen Forschung (teils bei Tieren, teils bei Menschen) ergänzend, gelangte A. Bickel[4] zu einer Gruppierung der Sekretionserreger.

a) Schwache Sekretionserreger nach Bickel's Diätschema.

Getränke: Gewöhnliches Wasser (1); alkalische Wässer ohne Kohlensäuregehalt; fettreicher Kakao; Tee; Vollmilch; Sahne.

Gewürze: Kochsalz in 0,9%iger Lösung.

Speisen: Gelöste oder fein suspendierte reine Eiweiße, wie z. B. flüssiges Eiereiweiß, Lösungen bzw. Suspensionen von Lactalbumin, Casein, Glidine (Bd. I, S. 640), die reinen Kohlenhydrate wie Zucker und Stärke; frisches Weißbrot (5); alle Fette (4); ausgekochtes Fleisch; helle Ragouts aus gekochtem Fleisch mit fetten, ungewürzten Tunken (insbesondere sind die hellen und auch die fetten, aber nicht gesalzenen Fleischsorten wie frischer Fisch, Geflügel, Kalbfleisch, Schweinefleisch usw. den dunklen vorzuziehen); in Wasser abgebrühtes und in Musform zubereitetes süßes Obst und ebenso zubereitete Gemüse mit Butter (wie Kartoffel, Reis, Grieß, Sago, Spargel, Wirsingkohl, Rotkohl, Blumenkohl, Spinat, weiße Rüben, Mohrrüben, die Gurkenarten usw.); Suppen, die nicht mit Fleischbrühe und Extrakten, sondern mit Wasser gekocht sind, wie z. B. Gemüsesuppen, Weißbrotsuppen, dünne Hafersuppen usw.; als Nachtisch Speisen aus geschlagenem Eierklar, Schlagrahm, aus gekochtem Reis, Grieß, Maizena, Mondamin.

Alle vorstehend genannten Speisen sollen, soweit das angängig ist, mit möglichst viel frischer Butter zubereitet werden.

b) Starke Sekretionserreger nach Bickel's Diätschema.

Getränke: Alle alkoholischen (2), kohlensäurehaltigen Getränke, wie z. B. Wein, Bier, die sogenannten Tafelwässer, die Kochsalzquellen mit freier Kohlensäure; coffeinhaltiger und coffeinfreier Kaffee, die aus geröstetem Getreide und Wurzeln hergestellten Kaffee-Ersatzprodukte (Bd. I, S. 680, 686, 691); fettarmer Kakao; Magermilch.

Gewürze: Alle Kochsalzkonzentrationen außer der 0,9%igen Lösung. — Senf, Zimt, Nelken, Pfeffer, Paprika (3); die sogenannten Suppenwürzen.

Speisen: Sämtliche pflanzlichen und tierischen Röstprodukte und daraus hergestellten Präparate; Eigelb; koaguliertes Eierklar; rohes, gebratenes und nur kurz abgekochtes Fleisch, besonders das rohe und oberflächlich angebratene Fleisch; unter den verschiedenen Fleischsorten die dunklen Fleischarten; alle gesalzenen und geräucherten Fleischarten einschließlich derartig zubereiteter Fische; Fleischextrakt und alle mit Extraktivstoffen des Fleisches hergestellten Speisen, wie z. B. Fleischbrühen; Brot (5), besonders Schwarzbrot, geröstetes Weißbrot und alle Speisen, die eine dem Brot ähnliche Zusammensetzung aus Eiweiß und Stärke haben; die unter 1 genannten und alle anderen Gemüse, sofern sie in ihrem eigenen Safte geschmort und nicht in Musform gegeben werden.

Alle hier genannten Speisen sollen im Gegensatz zu den unter 1 genannten mit möglichst wenig Fett zubereitet werden.

c) Bemerkungen zu A. Bickel's Schema.

(1) Gewöhnliches Trinkwasser, für sich allein genossen, ist ein starker Reiz für den Magen und lockt reichliche Salzsäuremengen an (O. Bergeim, M. E. Rehfuß, Ph. B. Hawk). Die erreichten Säurewerte lagen zwischen 50—120 ccm $^1/_{10}$ Normallauge auf 100 ccm Magensaft. Destilliertes Wasser verhielt sich wie gewöhnliches; die Temperatur (10,5° und 50° C) war ohne Belang. Wasser, zwischen den Mahlzeiten getrunken, läßt den Magen nicht zur Ruhe kommen.

Hier ist eine therapeutisch wichtige Beobachtung einzuschalten. Wenn Patienten mit Superaciditätsbeschwerden, gleichgültig wie bedingt, längere Zeit nach den Mahlzeiten, z. B. nachmittags oder nachts, einen superaciden Schmerzanfall (Pyloruskrampf) bekommen (B. Moynihan's Hungerschmerz oder ähnliches, S. 64ff.) und sie trinken dann klares Wasser (200—250 ccm), so beseitigt dies unter gewöhnlichen Umständen den Schmerz in der Regel nur auf ganz kurze Zeit; meist kehrt er alsbald, sogar verstärkt, zurück. Wenn das Wasser mit der jetzt in Übererregbarkeit befindlichen pylorischen Reizzone (s. oben) des inhaltsarmen Magens in Berührung kommt, ist schon der gewaltige Absturz der molekularen Konzentration des Mageninhaltes ein mächtiger Lockreiz für neue Sekretion. Wenn sich der schmerzgeplagte Superacide aber sofort nach dem Wassertrinken derart auf die rechte Seite legt, daß der verdünnte Inhalt der Reizzone fern bleibt, wirkt der Trunk (meist genügen dann 100—150 ccm Wasser) nur beruhigend und löst keinen neuen Schmerz aus. Die gleiche Lage muß aber etwa 15—20 Minuten ruhig innegehalten werden. Inzwischen mischt sich das Wasser mit dem restlichen Mageninhalt. Da die Reizzone nicht erregt wird, erfolgt kein neuer Säureschuß. Es entsteht ein Gemisch schwächeren Säuregehaltes, das ohne neuen Krampf alsbald in das Duodenum abgeschoben wird.

(2) Alkohol in höherer Konzentration (10% und mehr) hemmt in der Regel die Säuresekretion, bald mehr, bald weniger, wie in Bestätigung älterer Versuche L. Kast überzeugend nachwies. In geringerer Konzentration (etwa 5%) schien Alkohol eher Säure zu locken, namentlich wenn er in Begleitung anderer Kost (Milch, Fleisch, Brot, Butterbrot) eingeführt wurde. Seitdem das Alkoholprobefrühstück sich mehr und mehr einbürgerte, wurde der Frage erhöhte Aufmerksamkeit gewidmet. Im allgemeinen liegen nach Alkoholprobefrühstück (300 ccm 5%igen Alkohol-Wassergemisches) die gefundenen Säurewerte etwas tiefer als nach dem gewöhnlichen Probefrühstück (L. v. Friedrich[3]). Dies bestätigt

im wesentlichen auch K. Frehse; doch kommt er zu dem bemerkenswerten Resultate, daß im Gegensatz zu organischen Erkrankungen des Magens bei „nervöser Dyspepsie“ in der Regel das Gegenteil der Fall sei, und daß dies differentialdiagnostisch verwendet werden könne. Ob dies wirklich zu Recht besteht, müssen — angesichts der sehr heiklen Diagnose „nervöse Dyspepsie“ — doch wohl erst breitere Erfahrungen entscheiden. Nach eigenem Urteil ist der Lockreiz des Alkohols zwar von Fall zu Fall verschieden groß, aber differentialdiagnostische Schlüsse im erwähnten Sinne lassen sich nicht daraus ziehen. Dem appetitfördernden und sicher auch saftlockenden Einfluß kleiner Mengen alkoholischen Getränks vor den Mahlzeiten (Apéritif der Franzosen, Cocktail der Amerikaner usw.) muß man wohl sicher auch psychische Mitwirkung zuerkennen.

Daß Alkohol in Verbindung mit anderen Nahrungsmitteln in der Regel die Sekretion fördert, ist praktisch wichtig. Krankhafte Sekretionsverhältnisse folgen aber nicht unbedingt den gleichen Regeln wie gesunde. Die klinischen Erfahrungen scheinen uns dafür zu sprechen, daß bei Superaciden größere Mengen alkoholischen Getränks (vor, mit oder nach den Mahlzeiten) in der Regel die Gesamtheit der Superaciditätsbeschwerden steigern; kleine und kleinste Mengen tun dies manchmal auch schon (besondere Reizempfindlichkeit), aber keineswegs immer. Bei Subaciden sind kleinere Mengen alkoholischen Getränkes in der Regel ohne nachweisbaren schädlichen Einfluß auf den Gesamtablauf der Magenverdauung; oft scheint derselbe sogar günstig auszufallen. In dieser Hinsicht macht aber der zu vermehrter Schleimabsonderung des Magens neigende Katarrh eine Ausnahme. Hier wirkt Alkohol fast stets nachteilig (vermehrter Anreiz zur Sekretion säuretilgenden Schleimes?). Größere Mengen alkoholischen Getränkes setzen die Salzsäurewerte der Subaciden fast immer stark herab (eigene Versuche). Bei vielen Achylikern erzeugt alkoholisches Getränk, selbst in starker Verdünnung, lästiges brennendes Gefühl im Magen (Mangel an Magenschleim?; S. 62, 145).

Unterschiede ergeben sich je nach Form des Getränkes. Bier ist häufig bei Superaciden ein viel schwächerer Saftlocker als Weißwein und Rotwein in gleicher alkoholischer Konzentration (eigene Versuche; vgl. Bd. I, S. 759). Sicher ist also die Art der Begleitstoffe von Belang für den Ausschlag. Im übrigen muß aber der Arzt darauf gefaßt sein, bei Gesunden und Kranken so großen, jeder Regel spottenden Unterschieden der Magenbekömmlichkeit alkoholischen Getränkes aller Art zu begegnen wie in bezug auf kein anderes Nahrungs- und Genußmittel. Machtvollen Einfluß übt die Gewöhnung aus.

(3) Gewürze wirken nicht samt und sonders stark saftlockend, z. B. fand C. Rabinowitsch starke Saftbildung nach Senf, Zimt und Nelken, schwache Saftbildung nach Paprika, Pfeffer, Kümmel, Muskatnuß. Andere Forscher sahen nach Pfeffer, Zwiebeln, Knoblauch, Meerrettich starke Saftsekretion. Das wesentliche Ergebnis der zitierten Arbeit und der dort berichteten früheren Untersuchungen ist, daß auf gesetzmäßig gleichförmige Wirkung der Gewürze nicht zu rechnen ist. Im ganzen ist es jedenfalls richtig, wenn A. Bickel Gewürze als starke Saftlocker bezeichnet (vgl. Bd. I, S. 800).

(4) Fett wirkt nicht unter allen Umständen sekretionshemmend. Butter, Rahm, gekochtes Rindfleisch- und Schweinefett, gutes Öl, Palmin u. dgl. freilich tun es. Gebratenes Fett (Röstprodukte) ist aber ein starker Saftlocker, zum mindesten bei sekretorischer Übererregbarkeit (Superacidität).

C. v. Noorden erhielt derartige eindeutige Ausschläge, als er vergleichsweise 300 g Kartoffelbrei mit feingehacktem, gekochtem Schinkenspeck nehmen ließ und an anderen Tagen die gleichen Mengen des gleicherweise vorbereiteten Speckes vor dem Mischen mit Kartoffelbrei in der Pfanne stark anbraten ließ. Natürlich liefert der gebratene Speck einen viel stärkeren Geschmacksreiz, so daß psycho-reflektorisch mehr „Zündsaft“ zur Verfügung gestellt wird (Analogie mit H. Curschmann's „Appetitmahlzeit“). Auch Fette nicht einwandsfreier Beschaffenheit (ranzig, aber nicht geradezu widerlich schmeckend) erwiesen sich uns einige Male bei Superaciden als starke Saftlocker.

Bei gleichzeitiger Anwesenheit von Fett und Wasser im Magen, verläßt letzteres den Magen bedeutend früher als Fett (G. Lang). Die Dämpfung der Saftsekretion des Magens durch Fett ist ein vom Duodenum ausgelöster Reflex; ebenso verhält es sich mit der verzögerten Entleerung. Der Lockreiz des gebratenen Fettes ist teils ein psychischer, teils ein chemischer. Aus dem Zusammenwirken der drei Vorgänge ergibt sich der Gesamteinfluß des Fettes auf den Magen (S. 19).

Praktisch genommen forderte die Diätetik der Magenkrankheiten von jeher Beschränkung des Fettes auf beste frische oder zerlassene, nicht überhitzte Butter, neben der höchstens sog. Suppenfett und reine vegetabile Fette zugelassen wurden. Gebratene Fette wurden ausgeschaltet, wo man stärkeren Reiz meiden mußte (C. v. Noorden[11, 8]). Ausführlicheres über diese Fragen im Abschnitt Superacidität.

(5) Gebäcke. Weißbrot erscheint in den Bickel'schen Tabellen als schwacher, sonstiges Brot, besonders Schwarzbrot als starker Säurelocker. Dies ist insofern nicht allgemeingültig, als Aussehen, Abstammung von Weizen oder Roggen, Name des Gebäckes

keine zuverlässigen Führer sind. Wie E. Lenk nachwies, und wie auch wir bestätigen können, ist die besondere Mehlbeschaffenheit und Zubereitungsart von starkem Einfluß; so fand E. Lenk nach Roggenbrot in der Regel niedrigere Säurewerte als nach Weißbrötchen oder Zwieback. Hier spielt aber zweifellos der „Appetitsaft" stark mit hinein; es ist wohl verständlich, daß beim Liebhaber des Weißbrotes ein leckeres Weißbrötchen mehr Saft lockt, als ein mit Abneigung verzehrtes, im übrigen aber stärkere Reizkörper enthaltendes Schwarzbrot der Kriegszeit und der Jetztzeit.

Nach O. Kestner[1, 3] steigt bei Brot, Kartoffeln, Butter — im Gegensatz zu Fleisch, Fleischbrühe, Milch — die Saftmenge nicht proportional der verzehrten Masse. Der Grund soll sein, daß die erstere Gruppe nur durch Sinnesreiz saftlockend wirke und daß Hormonwirkung ausbleibe. Diese Erklärung trifft nicht vollständig zu, da ja im Brote auch sekretinartig wirkende Stoffe vorkommen (S. 29). Diese vermehren und verstärken sich durch Einwirkung der Backhitze (A. Bickel's „Hitzesekretine", S. 30). Da Weißbrötchen auf die Gewichtseinheit mehr Kruste enthält, und da Kruste nachweislich ein stärkerer Saftlocker ist als die Krume (O. Kestner[3]), erklärt sich die oben berichtete Verschiedenheit der Wirkungen. Anderseits gibt es aber doch viele Menschen, denen Roggenbrot dieser oder jener Art viel besser mundet als Brötchen und Weißbrot, was sich bei dem Lockreiz für Magensaft auswirken dürfte. Da gerade bei Brot der Sinnenreiz eine große Rolle spielt, dürfen wir den Satz: Weißbrötchen ist ein stärkerer Saftlocker als Roggenbrot, nicht verallgemeinern.

(6) Kaffee. Wir erwähnten schon im ersten Bande dieses Werkes (S. 686), daß die saftlockende und motorisch anregende Wirkung des Kaffees auf Magen und Darm bei coffeinfreiem Kaffee ebenso stark sei wie beim gewöhnlichen Vollkaffee, also nicht auf dem Coffeingehalte beruhen könne. A. Bickel und C. v. Eweyk bestätigen dies neuerdings auf Grund eingehender Untersuchungen. C. v. Noorden[13] erörterte diese Frage kürzlich wieder vom diagnostischen und praktisch-therapeutischen Standpunkte (s. Superacidität).

A. Bickel ergänzt seine Diätschemata in einer anderen Arbeit noch durch verschiedene Ratschläge, die sich gleichfalls auf experimentelle Forschung stützen. Auf grobstückige Nahrung wird mehr Saft ergossen, als auf feinbreiige (O. Schloß); nicht der mechanische Reiz ist Ursache (S. 9), sondern die Stücke bedürfen größerer Saftmenge zur Durchdringung, Lockerung und Verdauung; auch zieht sich bei ihnen die Saftsekretion länger hin. — Weiterhin spielt die molekulare Konzentration des eingebrachten Materials eine gewisse Rolle, was J. v. Mering in seinen grundlegenden Versuchen zuerst aufdeckte. Diesen Vorgang beim Einbringen hypertonischen Materials bezeichnete später H. Strauß[2] als „Verdünnungsstrom". Der Magen ist also bestrebt, die molekulare Konzentration, wenn sie von der des Blutes nach oben oder unten abweicht, der des Blutes zu nähern, womit ein gewisser Schutz gegen Überreizung des Darmes errichtet wird; doch erreicht der Magen dieses Ziel keineswegs immer, manchmal sogar recht unvollständig (Th. Pfeiffer). Den Ausgleich der molekularen Konzentration des Mageninhaltes vollzieht also nicht die Sekretion des spezifischen Saftes. Von starrer Isochlorhydrie des Saftes kann nicht mehr die Rede sein (S. 27); automatische Anpassung an jeweiligen Bedarf beherrscht die Lage. An osmotische Diffusionsvorgänge braucht man nicht zu denken; darüber lassen die Untersuchungen von O. Schloß[3] keinen Zweifel. — Über das Mitwirken thermischer Reize bei der Magensaftsekretion s. unten.

Das Bickel'sche Schema hat zweifellos einen praktischen Wert, indem es grobe Richtlinien festlegt; es wurde demgemäß auch von allen Seiten willig aufgenommen. Angesichts der mannigfachen Bilder, denen wir bei patho-aciden Zuständen begegnen, versagt es aber in wesentlichen Stücken am Krankenbette sehr oft, namentlich da wo wir starken Einschlag von Seiten des vegetativen Nervensystems annehmen müssen. Zum Beispiel finden wir bei Superaciden sehr oft starke Beschwerden bei der Aufnahme von Zucker oder von Obst- oder Gemüsemus, während sie Fleischbrühe recht gut vertragen; auch läßt sich nur in der Minderzahl von Fällen ein therapeutisch beachtenswerter Unterschied in der Bekömmlichkeit hellen und dunklen Fleisches erkennen. Die Güte des Fleisches und die Mürbheit der Faser erscheinen viel wichtiger (Bd. I, S. 265 und

206). Auch der in den Schemata betonte Gegensatz zwischen Eierklar und Eidotter tritt praktisch wenig hervor. Sehr vieles, unter Umständen alles, kommt darauf an, welche Gerichte sich zu der Einzelmahlzeit verbinden. Die Unstimmigkeit zwischen Theorie und Praxis ist zum Teil dadurch bedingt, daß das Bickelsche Schema den Einfluß des Nervensystems nur unvollständig berücksichtigt; dieser Einfluß tritt natürlich bei pathologisch eingestelltem Nervensystem vielgestaltiger hervor als beim gesunden. Insbesondere wirkt sich der saftlockernde Sinnesreiz je nach Abstimmung des Nervensystems ganz verschieden aus. Auch ist die Qualität des Sinnenreizes individuell sehr verschiedenen Einflusses; die gleiche Speise muß ganz anders wirken, je nachdem ob sie dem Verzehrer geschmacklich zusagt oder nicht. Viele überzeugungstreu vorgebrachte und in der Literatur immer wiederkehrende Urteile über saftlockernde Eigenschaften dieses oder jenes Nahrungsmittels sind von Experimenten am Hunde abgeleitet und treffen mehr für den Geschmackssinn der Gattung Hund als für den des einzelnen Menschen zu.

Es sind uns häufige krasse Beispiele unverständiger Beratung Magenkranker begegnet, d. h. Fälle, wo trotz offensichtlicher Unbekömmlichkeit der Diätvorschriften mit starrer Hartnäckigkeit an dem Bickel'schen Schema festgehalten wurde, wie an einer Regel von Gesetzeskraft. Das lag sicher nicht im Sinne des verdienten Forschers.

Wie oben schon mitgeteilt (S. 33), sind die Hauptnährstoffe: Eiweißkörper, Fette, Kohlenhydrat in ihren einfachsten Formen in der Regel schwache Saftlocker. Teils im Magen teils im oberen Darm entstehen aus ihnen durch fermentative Spaltung oder Gärung aber starke Reizkörper. Das gleiche geschieht bei manchen Arten der Vorbehandlung, vor allem beim Entstehen von Röstprodukten, sowohl beim Eiweiß wie beim Fett und Kohlenhydrat. Die natürlichen Rohstoffe enthalten nur selten reine Grundnährstoffe (einige Eiweißpräparate, einige Fette, die Zuckerarten). Zumeist sind die organischen und anorganischen Hauptnährstoffe gemischt mit verschiedensten Nebenstoffen, denen sie Geruch, Geschmack und alle sonstigen Eigenschaften verdanken, woran eine geschulte Zunge sofort unter der ungeheuren Mannigfaltigkeit der Nahrungsmittel die Sonderart des Genossenen erkennt. Diese Nebenstoffe haben, wie wir heute wissen, zum Teil hohe physiologische und therapeutische Bedeutung (Vitaminlehre!), zum Teil tragen sie nur den Rang von Würzen. Die Nebenstoffe aber sind es auch, denen wir einen wesentlichen Lockreiz für Magensaft zuschreiben müssen, sowohl bei der psychoreflektorischen wie bei der gastrogenen Sekretion (S. 30). Die Küche, welche durch Mischung der Nahrungsmittel zu Speisen, durch Kochen, Braten und Backen, durch das Hinzufügen von Würzen usw. die geschmackliche Differenzierung der Nahrungsrohstoffe noch weiter steigern, bei mangelhafter Technik aber auch verwischen kann, hat es bis zu einem gewissen Grade in der Hand, reizarme und reizstarke Gerichte aus den gleichen Rohstoffen herzustellen. Nur einige leitende Gesichtspunkte gibt das A. Bickel'sche Diätschema an. Der in praktischer Diätetik erfahrene weiß aber, daß — von extrem reizenden und extrem schonenden Rohstoffen abgesehen — die maßgebende Entscheidung über die Reizkraft einer Speise mindestens ebenso stark von der küchentechnischen Behandlung wie von der Wahl des Rohstoffes abhängt. Hierfür sind nicht nur Kochrezepte, sondern auch Erfahrung nötig. Dies verleiht Anstalten, in denen sich Erfahrung auf Erfahrung häuft, das therapeutische Übergewicht über die häusliche Behandlung.

Als beachtenswert haben wir diesem Abschnitt noch hinzuzufügen, daß unter Voraussetzung geeigneter küchentechnischer Zubereitung vegetabilische Nahrung im Durchschnitt ein schwächerer Saftlocker als vorwiegend animalische Kost ist (O. Schloß). Im einzelnen werden wir uns mit diesen Fragen bei der Diätbehandlung superacider Zustände zu beschäftigen haben.

6. Verweildauer der Speisen im Magen.

Wir setzen an die Spitze eine Tabelle, die F. Penzoldt auf Grund zahlreicher und planmäßiger Arbeiten seiner Schüler zusammenstellte. Sie bezieht sich auf den Aufenthalt von Speisen im gesunden Magen. Wir schicken diese Tabelle voran, weil sie trotz aller Unvollkommenheit und trotz beträchtlicher individueller Schwankungen doch eine gute Vorstellung darüber gibt, wie Menge, Konsistenz und Art des Genossenen die Verweildauer beherrschen. Als Richtschnur für pathologische Fälle läßt sich die Tabelle freilich nicht so fruchtbar machen, wie man anfangs hoffte.

Es verließen den Magen

in 1—2 Stunden

100—200 g	Wasser
220 „	kohlensäurehaltiges Wasser
200 „	Tee ohne Zutat
200 „	Kaffee ohne Zutat
200 „	Kakao ohne Zutat
200 „	Bier
200 „	leichte Weine
100—200 „	Milch, gekocht
200 „	Fleischbrühe ohne Zutat
100 „	Eier, weich gekocht

in 2—3 Stunden:

200 g	Kaffee mit Sahne
200 „	Kakao mit Milch
200 „	Malagawein
200 „	Ofener Süßwein
300—500 „	Wasser
300—500 „	Bier
300—500 „	Milch, gekocht
100 „	Eier, roh oder Rührei oder hart oder Omelette
100 „	Rindfleischwurst, roh
250 „	Kalbshirn, gesotten
250 „	Kalbsbries, gesotten
72 „	Austern, roh
200 „	Karpfen, gesotten
200 „	Hecht, gesotten
200 „	Schellfisch, gesotten
200 „	Stockfisch, gesotten
150 „	Blumenkohl, gesotten
150 „	Blumenkohl als Salat
150 „	Spargel, gesotten
150 „	Salzkartoffeln
150 „	Kartoffelbrei
150 „	Kirschenkompott
150 „	Kirschen, roh
70 „	Weißbrot, frisch und alt; trokken oder mit Tee
70 „	Zwieback, frisch und alt; trokken oder mit Tee
70 „	Bretzel
50 „	Albertbiskuits

in 3—4 Stunden:

230 „	junges Huhn, gesotten
230 „	Rebhuhn, gebraten
220—260 g	Taube, gesotten
195 „	Taube, gebraten
250 „	Rindfleisch, roh oder gekocht, mager
250 „	Kalbsfüße, gesotten
100 „	Schinken, gekocht
160 „	Schinken, roh
100 „	Kalbsbraten, warm oder kalt, mager
100 „	Beefsteak, gebraten, kalt oder warm
100 „	Beefsteak, roh, geschabt
100 „	Lendenbraten
200 „	Rheinsalm, gesotten (28% Fettgehalt)
72 „	Kaviar, gesalzen
200 „	Neunaugen in Essig
200 „	Bücklinge, geräuchert
150 „	Schwarzbrot
150 „	Schrotbrot
150 „	Weißbrot
100—150 „	Albertbiskuits
150 „	Kartoffelgemüse
150 „	Reis, gesotten
150 „	Kohlrabi, gesotten
150 „	Mohrrüben, gesotten
150 „	Spinat, gesotten
150 „	Gurkensalat
150 „	Radieschen, roh
150 „	Äpfel

in 4—5 Stunden:

210 „	Tauben, gesotten
250 „	Rindsfilet, gebraten
250 „	Beefsteak, gebraten
250 „	Rindszunge, geräuchert (31% Fett)
100 „	Rauchfleisch in Scheiben (15% Fett)
250 „	Hase, gebraten
240 „	Rebhuhn, gebraten
250 „	Gans, gebraten
280 „	Ente, gebraten
200 „	Hering in Salz
150 „	Linsen als Brei
200 „	Erbsen als Brei
150 „	Schnittbohnen, gesotten

Wir stellen hier noch einige mittels Röntgenverfahrens gefundene Werte über Verweildauer zusammen (nach H. Dietlen). Sie beziehen sich auf Flüssigkeiten:

200 ccm	Wasser	50—70 Minuten	250 ccm	Rotwein . . .	150 Minuten
200 „	warme Vollmilch	150 „	250 „	Bier	150 „
250 „	warmer Milchkaffee m. Zucker	120 „	30 g	Wismut mit Kohlenhydratmahlzeit .	$2^1/_2$—$3^1/_2$ Std.
250 „	Tee ohne Zutaten	80 „	30 „	Wismut mit Fleischfettmahlzeit . . .	5—6 „
250 „	Milchkakao mit Zucker	165 „	30 „	Wismut mit Fettmahlzeit	7—$8^1/_2$ „
250 „	Fleischbrühe .	40 „			

Erwähnenswert sind auch die mit Nahrungsgemischen angestellten Röntgenversuche von F. Demuth.

Er verglich die Verweildauer von drei Gemischen: I. 180 g Grießbrei + 120 g Bariumsulfat; II. 260 g fein gewürztes, gekochtes Rindfleisch + 40 g Bariumsulfat; III. 75 g Butter + 5 g Zucker, 180 g Grießbrei, 40 g Bariumsulfat. Bei Gesunden erfolgte die Entleerung in Reihenfolge I, II, III. Ebenso bei Subaciden; doch war die der Kohlenhydrate beschleunigt. In den untersuchten Fällen von Carcinom und von Magengeschwür war die Entleerungszeit für Eiweiß verzögert, selbst über die von Fett hinaus.

Eine große Fülle, nach guter Methode ausgeführter Untersuchungen findet sich in den Arbeiten von M. E. Rehfuß und Genossen; zahlreiche gesunde Studenten der Medizin dienten als Versuchspersonen. In den vielen Hunderten von Versuchen ergab sich zunächst als wichtiges Resultat, daß Verweildauer und Höchstwerte der Acidität trotz gleicher Probekost nicht bei allen die gleichen waren. Es ließen sich zwei Gruppen unterscheiden, die eine mit kurzer die andere mit langer Verweildauer, beide durch Übergänge verbunden. Die mittlere Verweildauer war bei der zweiten Gruppe um 40—80% größer als bei der ersten. Auch das Höchstmaß der erreichten Acidität war von Person zu Person sehr verschieden: z. B. lagen nach halbrohem Rindfleisch die Werte zwischen 70 und 130 ccm $^1/_{10}$ Normallauge für 100 ccm Chymus. Im großen und ganzen erreichte der Mageninhalt höhere Säurewerte bei Personen mit langer Verweildauer: doch sind auch zahlreiche Befunde verzeichnet, wo das Gegenteil der Fall war. Einige Einzelbefunde seien hervorgehoben.

Rind-, Lamm-, Hühnerfleisch, Schweinefleisch hatten annähernd gleiche Verweildauer; auch bei Siedewürsten, Kalbsleber, Kalbsbries, Schinken war die Größenordnung annähernd die gleiche. Nur sehr fettes Schweinefleisch bedurfte längerer Zeit; doch war der Einfluß des Fettes bei Fleischkost nicht so groß, wie man auf Grund von Hundeversuchen lehrte. Gebratener Schinken und gebratener Speck heben sich durch längere Verweildauer deutlich hervor. Dies alles ist bei Personen aus der Gruppe mit langer Verweildauer deutlicher, während Personen aus der anderen Gruppe bei gleichen Fleischmengen, aber verschiedener Fleischart und verschiedener Zubereitung den Magen auffällig gleichmäßig schnell entleerten. Nach Lammfleisch wurden im Durchschnitt die höchsten Säurewerte angetroffen. — Bei verschiedenen Zubereitungsformen von Eiern ergab sich für Verweildauer (von oben nach unten gerechnet) folgende Stufenleiter: Spiegeleier (mit viel Fett), rohe Eier (geschlagen), Eierkuchen (Omelette), Rührei, Spiegeleier (nicht fett), Dotter (roh), hart gekochte Eier, weich gekochte Eier, pochierte Eier, Eierklar (roh). Die höchsten Säurewerte wurden erreicht nach Genuß von hartgekochten Eiern; sie lagen aber alles in allem durchschnittlich um 20—25% tiefer als nach Fleischgenuß. Bei Eiern, welche in der Pfanne mit Fett gebraten wurden, waren die Säurewerte teilweise (nicht regelmäßig) sehr hoch, also in Übereinstimmung mit dem, was wir oben (S. 34) über Kartoffelbrei mit gebratenem Speck berichteten. — Bei Kartoffeln ergab sich für Verweildauer folgende Stufenleiter (von oben nach unten): Kartoffelbrei mit Milch und Butter angerührt, Bratkartoffeln nach französischer Art, Kartoffelbrei ohne Zutat, gebackene Kartoffeln mit Butter verzehrt, Bratkartoffeln nach gewöhnlicher Art, Kartoffelsalat, Bratkartoffeln nach deutscher Art, gekochte Kartoffeln mit Rahm angerichtet. — Von anderen Vegetabilien heben wir einige Arten und Zubereitungsformen hervor, bei denen auffallend geringe Verweildauer verzeichnet ist: Rote, weiße und gelbe Rüben, grüne Bohnen, junge Erbsen, Endivien, Spargel, Kohl, Blumenkohl. Alles dies gar gekocht. Von vegetabilen Rohstoffen hatten Tomaten und auffallenderweise auch Gurken eine kurze Verweildauer. Bemerkenswert ist aber, daß verhältnismäßig sehr viele Personen (mehr als bei den Proben mit animalischer Kost!) sich den Vegetabilen gegenüber als langsame Magenentleerer entpuppten. Die Säurewerte lagen bei rein vegetabilen Probemahlzeiten durchschnittlich nur halb so hoch wie bei Fleischkost. — Zucker in konzentrierter Form hat lange, in verdünnter Form kurze Verweildauer; Süßigkeiten wirken im allgemeinen proportional ihrem Zuckergehalte. Schokolade erhöht die Verweildauer mehr, als ihrem Zuckergehalte entspricht. Die Säurewerte waren je nach Persönlichkeit, weniger je nach Art der Süßigkeit recht verschieden, teils hohen, teils mittleren, einige Male auffällig niedrigen Wertes. — Wenn zu einer Mahlzeit bestimmter Art 1 l kaltes Wasser, kalter oder heißer Tee, heißer Kaffee getrunken wurde, verzögerte dies die Magenentleerung nicht, der Säuregehalt des Magens stieg langsamer an, erreichte aber doch normale Werte. Zuckerzusatz zum Kaffee verlängerte die Verweildauer. Die starke Unabhängigkeit der Verweildauer vom Flüssigkeitsgenuß bei den Mahlzeiten ist eine schon alte, wichtige Erkenntnis. Sie darf aber nicht auf Hypotoniker und auch nicht immer auf andere Störungen der Magenentleerung übertragen werden. Kakaogetränk (mittlerer Konzentration) verlängerte die Verweildauer und verzögerte den Anstieg der Acidität des Mageninhaltes; bei Beschränkung des Getränkes auf $^1/_2$ l war dies nicht mehr der Fall.

Alles in allem lehren die Massenversuche von M. E. Rehfuß und Mitarbeitern, daß zwischen Art der Nahrung einerseits und Verweildauer sowie Aciditätswerten anderseits bei vollkommen gesunden Menschen keine so strengen und eine Verallgemeinerung gestattenden Beziehungen bestehen, wie man vielfach annahm. Sowohl kleine Verschiebungen in der Zusammensetzung des Genossenen, wie auch namentlich Verschiedenheit der persönlichen Reaktion sind von gewaltigem Einfluß. Dies erschwert natürlich die Abgrenzung zwischen normalen und pathologischen Werten; es mahnt, die Grenzen für Normalwerte ziemlich weit zu stecken und weder mäßigen Abweichungen vom Mittel nach unten und oben, noch mäßigen Schwankungen sub- und namentlich superacider Werte allzu große Tragweite beizulegen.

Im allgemeinen stimmen die Ergebnisse der erwähnten Versuchsreihen (F. Penzoldt, H. Dietlen, M. E. Rehfuß) mit den Erfahrungen überein, die man experimentell und klinisch auf andere Weise machte. Da der Ausschlag, wie berichtet, immerhin von kleinen Verschiedenheiten der Kost, von Art der persönlichen Reaktion und wohl auch von manchen unberechenbaren Zufälligkeiten abhängt, kann es nicht wundernehmen, daß einzelne Angaben aus den Versuchsreihen von sonstigen Erfahrungen abweichen. Für durchschnittlich zutreffend und therapeutisch beachtenswert darf man folgendes erachten:

a) **Flüssigkeiten**, einschließlich der Suspensionen und Emulsionen (S. 14), verlassen den Magen am schnellsten. Den eigentlichen Flüssigkeiten nahe stehen Suppen und Breie mit gleichmäßig verteiltem Inhalt. Je gröber die einzelnen Teilchen (vgl. Chr. Jürgensen's Skala, S. 14), desto größer wird die Verweildauer. Auch der Säuregrad ist maßgebend. Flüssiges, nicht angesäuertes Material fließt fast hemmungslos durch den Pylorus; je stärker die saure Reaktion, desto mehr macht sich der Pylorusreflex geltend (s. unten: Salzsäure im Duodenum) und der Austritt erfolgt dann nur schubweise und verlangsamt (A. Ortner).

b) **Nicht-Flüssiges** verläßt den Magen erheblich später als Flüssigkeit. Was der Magensaft davon gelöst hat, tritt am frühesten aus. Eine vollkommene Lösung alles magenverdaulichen Materials, die eigentlich als Ideal der Magenverdauung und sinngemäßer Vorarbeit für den Darm zu betrachten wäre, findet aber nicht statt, so daß der Darm in Form kleiner Flocken und Brocken stets Material mit unvollständig peptonisiertem Eiweiß empfängt. Anderseits bleiben innerhalb der noch nicht verflüssigten Massen auch gewisse Mengen von Substanzen lange liegen, für welche die Magenverdauung bereits abgeschlossen ist (lösliche Albumosen usw.). Teils sofort, teils, und zwar vorzugsweise in den späteren Phasen, erhält der Darm auch etwas gröbere, schlüpfrig gemachte Brocken, aufgeschwemmt in den flüssigen Teilen des Chymus. Der Magensaft hat bei ihnen sowohl den Kleber wie auch andere Eiweißkörper der Zwischensubstanz, der Zellwände und des Zellinhaltes angegriffen und dadurch das Gefüge gelockert. Dies trifft namentlich für Gebäcke und für andere vegetabile Nahrungsmittel zu, welche durch Hitze aufgeschlossen sind, zum Teil auch für manche rohe Vegetabilien. Auch manche gröbere Brocken tierischen Gewebes treten mit über, ehe der Magen sie durch seine chemischen Kräfte genügend zerstückeln konnte. Am längsten verweilen magenunverdauliche grobstückige Nahrungsbestandteile, wie Kerne, inkrustierte Fasergebilde, Nester elastischen Gewebes, Schalen der Pflanzen, schlecht zerkaute rohe Vegetabilien. Einiges davon wird freilich immer schon früh von den austreibenden Wellen der Pars pylorica miterfaßt und durch den Pylorus hinausgeschmuggelt. Diese Lockerungsarbeit, an den Pektinstoffen angreifend, wird stark begünstigt durch ausgiebige Pepsin-Salzsäurewirkung und leistet der weiteren Verdauung vegetabilen (namentlich rohen) Materials im Darm wesentlichen Vorspann (B. Capaldi). Das längere Verweilen der groben Gebilde ist weniger bedingt durch mangelhafte Austreibungskraft, als durch ablehnenden Widerstand des Magenpförtners. Erst später, wenn jenseits der „Höhe der Magenverdauung" die Acidität des Mageninhalts abflaut und damit der Widerstand des Pförtners nachläßt, befördern die austreibenden Kräfte das rückständige grobe Material in den Darm. Beim Versagen der motorischen Gesamtleistung bleiben sie ungebührlich lange liegen. Dies wirkt sich bei Stenose besonders stark aus. Darauf beruht die „Korinthenprobe" von H. Strauß und ähnliches.

c) **Bei gleichzeitiger Aufnahme von Festem und Flüssigem** wird letzteres zuerst abgeschoben; dies geschieht sehr schnell. Daher hat die Aufnahme von Getränk während des Essens, wenn sie nicht eine geradezu unmäßige ist, kaum nennenswerten Einfluß auf Acidität und Verdauungskraft (O. Cohnheim[1]); die alte Furcht vor dem verwässernden und hemmenden Einfluß des Trinkens beim Essen war übertrieben (S. 18). Die Flüssigkeit fließt an dem dickbreiigen, geschichteten Klumpen, der der Verdauung harrt, vorbei zum distalen Ende des Magens. Nach Tierexperimenten (F. Gröbbels) scheint innige Mischung von Festem und Flüssigem, z. B. Brot mit Wasser zum Brei gemengt, längere Verweildauer zu beanspruchen als Festes (Brot allein). Es ergab sich folgende Skala: Flüssigkeit allein; Brot zuvor, mit Nachtrinken von Flüssigkeit; Brot allein; Brot mit Wasser als dicker Brei. Für den magenkranken Menschen ist diese Folge nicht durchstehende Regel.

Obwohl es Tierversuche sind, erwähnten wir sie, da sie immerhin Interesse darbieten und den Befunden beim Menschen nicht widersprechen. Der normal-motorische Magen des Menschen beschleunigt die Entleerung des festen, wenn diesem in vernünftigem Maße Flüssiges beigegeben wird (J. C. Ivy). Wir selbst fanden bei verschiedenen krankhaften Zuständen, daß Grützen aus Weizen, Gerste, Hafer, Reis usw., wie man sie Magenkranken häufig gibt, den Magen schneller verlassen, als Brotmengen gleichen Trockengehaltes. Suppe vor der Hauptmahlzeit hat sicher keinen verzögernden Einfluß auf die Verweildauer der Gesamtmahlzeit, wenn nicht Entleerungshindernisse bestehen. Bei dem früher von uns mit Vorliebe verwendeten Riegel'schen Probemittagsmahl überzeugten wir uns häufig davon. Anders kann es bei mangelhafter Peristole des Magens, bei Krampfneigung und bei Stenose des Pylorus liegen. Das muß von Fall zu Fall entschieden werden. Da kann es ein wichtiges therapeutisches Erfordernis sein, Festes und Flüssiges zeitlich voneinander zu trennen.

Reichliches Trinken in den späteren Zeiten der Verdauungsperiode kann schon eher einmal die Gesamtentleerung der vorausgegangenen Mahlzeit verzögern (S. 33). Dies kommt wahrscheinlich daher, daß in diese Zeit abklingender Acidität des Chymus Wasser neuen Saftstrom auslöst, und daß dieser neue Säureschuß dann vom Duodenum aus eine Motilitätshemmung auslöst (S. 39). Es sei z. B. als beachtenswert erwähnt, daß viele Superacide, wenn sie etwa 3 Stunden nach dem Mittagessen 1—2 Tassen Tee trinken, Sodbrennen und Schwergefühl im Magen bekommen, und daß sich dann regelmäßig auch kräftiger Anstieg der Acidität nebst verzögerter Entleerung objektiv feststellen läßt.

Wieviel Wasser unbeschadet der Verdauungstüchtigkeit Magen und Darm vertragen, lehren die Erfahrungen bei Diabetes mellitus und insipidus und bei den ziemlich zahlreichen Wasserfanatikern, die ihren Körper täglich mit 5—6 l Wasser durchspülen zu müssen glauben. In alter Zeit scheint namentlich das massenhafte Trinken möglichst heißen Wassers üblich gewesen zu sein. Dagegen wendet sich eine alte Dissertation eines Rotterdamer Arztes, J. v. Noorden (Urgroßvater des Verfassers), der diesem Mißbrauche vieles, unter anderem Erschlaffung des Magens und Darmes und das Entstehen von Kreislaufstörungen vorwirft.

Eigenartig liegen die Dinge bei der Milch (S. 15 und Bd. I, S. 270), die zwar als Mischung von Suspension, kolloider und krystalloider Lösung genossen wird, im Magen aber — nach Abgabe einiger Schüsse unveränderten Materials in den Darm — in das käse- und fetthaltige Gerinnsel und in flüssige Molke sich scheidet, so daß sich Festes und Flüssiges bildet. Die Molke fließt so schnell in den Darm, daß sie dort mit kaum nennenswerter saurer Reaktion anlangt. Das Überbleibsel, der Milchkuchen, wird sowohl nach experimenteller Forschung wie nach den Angaben der Penzoldtschen Tabelle (S. 37) kaum schneller vom Magen entleert als entsprechende Mengen Fleisch- und Weißbrotspeisebreies.

Anders verhält sich die nicht gerinnende vegetabile Milch (A. Fischer und L. Katz). Sie läuft zwar erheblich langsamer ab als Wasser und der Molkenteil der Kuhmilch, wird aber um ein beträchtliches schneller entleert als der geronnene Teil der letzteren. Insbesondere verläuft auch die Antrumperistaltik ruhiger und gleichmäßiger als bei Milch; sie ähnelt dem Verhalten bei Genuß fetter Sahne. Die bekannteste Form vegetabiler Milch ist die Mandelmilch; gut gekühlt, bildet sie ein beliebtes Erfrischungsgetränk ohne belastende Wirkung. Kuhmilch würde wegen längerer Verweildauer des Milchkuchens viel stärker belasten. A. Fischer rühmt mit Recht auch die Paranußmilch. C. v. Noorden[6] wies auf die aus Soyabohnen gewonnene Soyamamilch hin (vgl. Bd. I, S. 312).

d) **Die Masse des Genossenen** beherrscht stark die Verweildauer (Penzoldt's Skala!); beide stehen in annähernd geradem Verhältnis zueinander. Dies gilt auch für Flüssigkeiten. Bei übertriebener Massenbelastung kann nach klinischen Erfahrungen die Entleerung gänzlich stocken. Es entsteht das Krankheitsbild der Magenlähmung. B. Naunyn führt dasselbe auf Gärungen zurück; nach eigenem Urteil sind letztere aber wohl meist das Sekundäre. Mäßige Überfüllung des Magens soll nach Tierexperiment durch Spannungszunahme die Entleerung eher fördern (F. Best und O. Cohnheim); dem entspricht auch, daß der von peristolischer Spannung beherrschte hydrostatische Druck für die Entleerung des Magens weit maßgebender ist als die Peristaltik des Fundus (F. Grödel). Innerhalb gewisser Grenzen ergibt sich daraus eine Proportionalität der Ausflußgeschwindigkeit mit der Inhaltsmenge (F. Demuth).

e) **Grobstückigkeit des Materials** verlängert die Verweildauer wesentlich (K. B. Lehmann, Cl. Fermi, O. Cohnheim[2] u. A.); erschwertes Eindringen des Magensaftes, der langsamere Zerfall der Brocken, der Widerstand des Pylorus gegen gröbere Stücke bei noch bestehender hoher Acidität sind die Ursache.

f) **Fettreichtum der Mahlzeit** verlängert die Verweildauer, eine schon alte und immer neu bestätigte Erfahrung. Dies macht sich bei Fett-Eiweißgemischen stärker geltend als bei Fett-Kohlenhydratgemischen (G. Lang, D. v. Tabora und H. Dietlen) und ist eine diäto-therapeutisch wichtige Erfahrung. Vgl. S. 34 und Abschnitt Superacidität.

g) **Zucker** verlängert die Verweildauer, namentlich wenn er am Schluß eiweißreicher Mahlzeit genossen wird; er steigert und verlängert damit auch das Sättigungsgefühl (E. Thomsen, O. Kestner[1]; vgl. Bd. I, S. 460). S. auch S. 39, 56.

h) **Amylazeen** verhalten sich ähnlich wie Zucker. Z. B. fand O. Wolfsberg bei einem Hunde

50 g Fleisch + 50 g Kartoffeln	Verweildauer	= 4 Stunden
50 „ „ + 100 „ „	„	= 6 „
100 „ „ + 50 „ „	„	= $5^1/_2$ „

Beim Menschen scheint dies — von extremer Belastung abgesehen — aber doch nur unter pathologischen Umständen eine Rolle zu spielen, namentlich bei superacid-supersekretorischen Zuständen.

i) **Einheitliche und gemischte Kost.** Im allgemeinen ist die Verweildauer kürzer bei einheitlichem Material, als wenn dieses durch anderes ergänzt oder teilweise ersetzt wird. Die gemischte Kost, aus welcher wir unsere Mahlzeiten gewöhnlich zusammensetzen, gestaltet die Verhältnisse recht verwickelt und unübersichtlich, da sich hier beschleunigende und verlangsamende Kräfte entgegenarbeiten.

Schon aus früherer Zeit stammen folgende beiden, noch nicht veröffentlichten Versuche C. v. Noorden's, ausgeführt nach F. Penzoldt's Methode an zwei Studenten, von denen der zweite stets sehr hohe Säurewerte erreichte (45 Minuten nach Probefrühstück 80—100 ccm $^1/_{10}$ Normallauge für 100 ccm), aber vollkommen gesund und frei von allen Magenbeschwerden war. Der erste hatte mittlere Säurewerte. Als Fleisch diente mageres, zartes Ochsenfleisch, mit wenig Fett halbgar gebraten. Alles Material wurde zwar sorgfältig, aber nicht übertrieben gekaut.

	I Verweildauer	II Verweildauer
125 g Fleisch allein	3 Stunden	$2^1/_2$ Stunden
250 „ „ „	$3^1/_2$ „	$2^3/_4$ „
125 „ Kartoffelbrei allein	$2^1/_2$ „	$2^1/_4$ „
125 „ Fleisch und 125 g Kartoffeln als Brei	4 „	3 „
125 „ Fleisch und 125 g Reis (Rohgewicht) weich gekocht	$4^1/_2$ „	4 „
125 „ Fleisch und 40 g Reis (wie oben)	4 „	4 „

Praktisch genommen, halten wir den Verzicht auf Mischkost bei der Einzelmahlzeit für ein sehr wichtiges und brauchbares Mittel, sowohl bei verlangsamter Magenentleerung wie bei Super- und Subacidität die Nahrung bekömmlicher zu machen. Noch wirksamer schien uns oft, die Gesamtkost mehrere Tage lang auf ein einziges, stets gleichmäßig zubereitetes und in gleichen Mengen gegebenes Nahrungsmittel zu beschränken (z. B. nur Vollmilch, nur Sauermilch, nur Hafersuppen, nur Brötchenkost mit Wasser usw.).

k) **Isotonische Lösungen** erregen die Motilität des Magens am wenigsten und verharren dort am längsten. Hypotonische Lösungen, u. a. auch gewöhnliches Trinkwasser, und hypertonische Lösungen bis zu etwa 2—3%igem Kochsalz verlassen ihn etwas schneller (H. Dietlen), trotz etwaiger Diffusion (S. 35), welche blutisotonische Konzentration herzustellen strebt (F. Meyer und H. Roeder). Ganz gesetzmäßig ist dies vielleicht nicht. Die zuletzt erwähnten Autoren fanden, daß Änderungen der chemischen Zusammensetzung hieran manches ändern können. Z. B. war bei Kissinger Rakoczy und Kissinger Solsprudel (mit 0,92%, bzw. 1,50% festen Bestandteilen) die Verweildauer wesentlich größer als bei gewöhnlichem Trinkwasser.

l) **Die Temperatur der Speisen und Getränke** ist natürlich innerhalb weiter Grenzen für die Entleerungszeit des Magens gleichgültig, wenn schon in den oberen Wegen sich durch langsames Trinken die Temperatur mit der Körperwärme annähernd ausgleicht. Anders könnte es nur sein, wenn die Getränke mit abweichender Temperatur in den leeren Magen gelangen. Darüber liegen aus älterer Zeit manche sich widersprechende Versuche vor.

J. Müller fand: Die Entleerung des Magens geht bei Getränken mit Körperwärme am schnellsten vor sich. Sehr kalte und heiße Flüssigkeiten verlassen den Magen langsamer, zum Teil weil ihr Volum durch temperaturausgleichende Sekretion vermehrt wird. Bei sehr kalten Flüssigkeiten stockt die Austreibung zunächst durch Pylorusverschluß; trotzdem tritt von sehr kalten und schnell getrunkenen Flüssigkeiten schon vor erzieltem Temperaturausgleich ein ansehnlicher Teil in den Darm über (Versagen der Schutzwirkung des Magens!), und oft setzt dann als jähe Folge des „kalten Trunkes" eine schon am Magen beginnende und von oben nach unten fortschreitende peristaltische Erregung des Darmes ein (F. Best); dies wird von manchen als bequemes Mittel zum Auslösen der Kotentleerung benutzt. Über Versuche, die mit annähernd gleicher Methode wie die J. Müller'schen bei Gesunden ausgeführt wurden, berichtet C. v. Noorden[4]. Nach Aufnahme von 600 g Tee enthielt der Magen nach 40 Minuten:

	Temperatur des Tees = 50° C	Temperatur des Tees = 0°
Fall 1.	120 g	320 g
„ 2.	60 „	340 „
„ 3.	90 „	200 „
„ 4.	140 „	150 „

In Selbstversuchen von F. Meyer und H. Roeder (hier auch Bericht über einige ältere Arbeiten) stieg die Verweildauer von 200 g Wasser in der Breite von 10—38° ziemlich gleichmäßig mit der Temperatur an: von durchschnittlich 42 auf 75 Minuten, bzw. von durchschnittlich 38 auf 58 Minuten. Bei höheren Temperaturen (bis 45°) verlangsamte sich der Anstieg. Die Zahlen sind denen, worüber C. v. Noorden berichtete, gerade entgegengesetzt; vielleicht liegt der Grund darin, daß in den Versuchen v. Noorden's wegen der dreifach größeren Wassermenge die Intensität des Temperaturreizes viel stärker war.

Neuere, breiter angelegte und wohl auch mit exakteren Methoden ausgeführte Versuche ergaben aber, daß in der Regel Temperaturen der Flüssigkeiten zwischen 0° und 50° C einflußlos auf die Verweildauer sind (F. Best und O. Cohnheim: Tierversuche; O. Bergeim und Mitarbeiter, E. Egan: Versuche am Menschen). Die eindrucksvollen, unter G. Holzknecht's Leitung durchgeführten Versuche E. Egan's zeigten, daß nach kalten Getränken öfters länger dauernde Spasmen an verschiedenen Stellen des Magens vorkommen, und daß das Duodenum geneigt ist, kalte Flüssigkeiten in den Magen zurückzuwerfen. Gerade den kalten Getränken gegenüber begegnete er individuellen Verschiedenheiten.

Das bisher Festgestellte klärt keineswegs alle bekannten klinischen Tatsachen auf. So hören wir auch vom Magengesunden oft die Angabe, ein hastiger kalter Trunk erzeuge ihm lästiges, lang dauerndes Druck- und Schweregefühl im Magen. Das Auftreten motorischer Reizung, die sich auf den Darm fortpflanzt und in Stuhldrang auswirken kann, mag teilweise suggestiven Ursprungs sein; es setzt aber manchmal so unerwartet, unerwünscht und stürmisch ein, daß er anderer Entstehungsart sein muß (s. oben). Hier und da führt ein hastiger kalter Trunk zu Übelkeit und gar zum Erbrechen, namentlich bei Überhitzung und Überanstrengung auf Märschen; unter solchen Umständen ist aber auch die Blutverteilung und damit die nervöse Erregbarkeit eine ganz abnorme. Ein schneller, sehr kalter Trunk, bei Überhitzung durch Marsch usw. in den leeren Magen gebracht, kann durch Einfluß auf die Gefäßnerven des Darms schockartige Wirkung haben.

Die alte klinische Erfahrung, daß allzu kaltes und allzu heißes Getränk, vor allem der schnelle und häufige Wechsel zwischen beiden, dem Magen schädlich sei, darf durch die bisherigen Untersuchungen nicht als widerlegt gelten. Starken Einfluß auf die Capillaren und kleinen Arterien der Magenwand hat jene Unsitte zweifellos. Feinere Veränderungen im Experimente festzustellen, erlauben die verwendeten Methoden nicht. Sehr viel könnte vielleicht schon gefördert werden, wenn Versuche, wie sie oben geschildert und bisher nur bei Gesunden angestellt sind, auch auf Magenkranke mit abnormer Einstellung des motorischen und sekretorischen Apparates ausgedehnt würden. Vgl. hierzu Bd. I, S. 831.

Alles in allem ist sowohl nach praktischer Erfahrung wie nach den bisher vorliegenden Versuchen am Menschen anzunehmen, daß bei Innehalten derjenigen Temperaturen, die den betreffenden Speisen und Getränken angemessen sind, und bei Vermeidung überflutender Masse und übertreibender Hast sich keine wesentlichen Unterschiede für die Verweildauer im Magen ergeben werden. Man übersehe aber nicht, daß — praktisch genommen — starke psychische Einflüsse sich geltend machen können, wenn Speisen und Getränke mit einem ihnen nicht angemessenen Wärmegrad vorgesetzt und genossen werden. Unabhängig vom Objekt macht sich da auch die persönliche Geschmacksrichtung geltend. Daß bei objektiv oder subjektiv ungeeignetem Wärmegrad sekretorische und motorische Hemmungen ausgelöst werden, ist sehr wahrscheinlich. Die grundsätzliche Scheidung von Kaltem und Warmem ist nicht berechtigt (Bd. I, S. 832; vgl. auch Abschnitt Magengeschwür).

Nach A. C. Ivy verläßt Wasser an heißen Tagen schneller als an kalten den Magen. Hier mag das im Schlunde ausgelöste Erfrischungsgefühl anregend wirken, vielleicht auch ein komplizierter Reflex, der das Wasser schneller der Resorption zuführt.

m) Körperlage, Ruhe und Bewegung. Bei rechter Seitenlage ist die Verweildauer deutlich kürzer als bei linker (A. Marković und F. Perussia); Grenzwerte nach gleicher Kontrastmahlzeit: Rechtslage = $2^1/_2$—$4^1/_2$ Stunden, Linkslage = 5—8 Stunden. Der Unterschied ist erheblich stärker ausgeprägt bei Atonie (bzw. Hypotonie) des Magens und ferner bei mangelhafter Arbeit des Pylorusreflexes (Pylorusinsuffizienz); er verwischt sich bei Hypertonie des Magens und bei Pylorusstenose. Eigene Untersuchungen bestätigten uns dies vollkommen: bei Anacidität und bei Atonie stark begünstigender Einfluß der rechten Seitenlage oder auch flacher Rückenlage auf die Entleerung, bei Superacidität dagegen nicht; rechte Seitenlage schien hier sogar manchmal die Entleerung zu verzögern (Ausspülungsversuche). Dies dürfte wohl auf stärkerer Erregung der „Reizzone" mit Auswirkung in stärkere Säureproduktion und weiterhin verstärkten Sphinkterwiderstand beruhen. Das Mitgeteilte ist therapeutisch verwertbar, in letzterer Hinsicht namentlich bei Atonia ventriculi und bei Neigung zu Pylorospasmus bei supersekretorischen Zuständen. Vgl. S. 33; Abschnitte Superacidität und Hypotonie.

Ein gesetzmäßiger unterschiedlicher Einfluß körperlicher Ruhe und Bewegung auf die Verweildauer der Nahrung im gesunden Magen wurde weder bei Tieren, noch bei Menschen gefunden (St. Jaros, hier Literatur). Insbesondere scheint Gewöhnung an körperliches Arbeiten nach den Mahlzeiten alle Unterschiede zu verwischen, während bei Nichtgewöhnten bald mäßige Verzögerung, bald mäßige Beschleunigung vorkommt. Bei Magenkranken ist der Einfluß zwar auch nicht gesetzmäßig, aber oft doch sehr beachtenswert. Z. B. ergaben uns eigene Versuche bei ausgeprägter Atonie fast immer, bei verschiedensten Formen der Superacidität in einem Drittel der Fälle, deutliche, manchmal erhebliche Verzögerung der Verweildauer des Probefrühstückes, wenn die Patienten nach der Mahlzeit langsam oder schnell umhergingen und wenn sie am Ergostaten oder Ruderapparate arbeiteten, verglichen mit ruhigem Liegen oder Sitzen. Bei anaciden Zuständen und bei Pylorusstenose, ferner bei dem Leube'schen Krankheitsbilde der Dyspepsia nervosa, bei Magenbeschwerden der Chlorotischen waren Unterschiede entweder nicht nachweisbar, oder die Ausschläge verteilten sich ganz regellos (Versuche C. v. Noorden's an der C. Gerhardtschen Klinik 1890 bis 1893). Auch diese Erfahrungen sind therapeutisch ausnützbar.

Aufrechte Stellung (Sitzen, ruhiges Stehen) und horizontale Rückenlage bedingen annähernd gleiche Entleerungszeit des gesunden Magens. Bei Rückenlage wirkt sich der hydrostatische Druck viel weniger fördernd aus als der Tonus.

n) Äußere Wärmeeinwirkung, Schwitzen. Die schon viel bearbeitete und für die praktische Therapie höchst wichtige Frage, wie äußere Wärmezufuhr (heiße Umschläge, Diathermie u. dgl.) auf die Tätigkeit des Magens einwirke, fand eine sehr gründliche Neubearbeitung durch M. Lüdin[2] (hier gesamte Literatur). Die Möglichkeit, die Innentemperatur des Magens durch Kataplasmen, elektrische Wärmekissen, Diathermie erheblich, d. h. um 1—1,5° C, zu steigern, wurde in Bestätigung früherer Forschungen einwandfrei erwiesen. Weder solche Maßnahmen, noch allgemein erhitzende Glühlichtbäder beeinflußten die freie Salzsäure, die Gesamtacidität, den Labgehalt des Magensaftes. Dagegen wurde die Peristaltik verstärkt und die Verweildauer des Genossenen verkürzt. Vor allem aber beseitigte örtliche Wärmezufuhr etwaigen Pylorospasmus. Dies klinisch-experimentelle Ergebnis ist eine glänzende Bestätigung der altbekannten, empirisch gefundenen Tatsache, daß heiße Umschläge usw. den Krampfschmerz des Magens lindern. Es entsprach einem physiologischen Gesetz, wenn W. v. Leube bei seiner Geschwürskur die heißen Breiumschläge zu einem wesentlichen Teilstück des ganzen Verfahrens erhob; denn der Pylorospasmus ist ein Hemmnis der Heilung. — G. Setzu bestätigte die Beschleunigung der Magenentleerung und den schmerzlindernden Einfluß örtlicher Diathermie, will aber auch Anstieg der Säuresekretion beobachtet haben. Mit noch einwandfreierer Methodik als M. Lüdin kam L. v. Friedrich[1] zum gleichen Ergebnis wie dieser. Etwaiges Ansteigen der Säuresekretion schließt auch beim superaciden Katarrh örtliche

Wärmezufuhr nicht aus, da der Vorteil schnellerer Magenentleerung jenen Nachteil überragt. Den günstigen Einfluß der Wärme auf die Schmerzen bedingt die Wirkung der Wärme auf die glatte Muskulatur, auf die Beschleunigung der Magentätigkeit, auf Lösung von Spasmen; hierbei spielen teilweise auch reflektorische Vorgänge eine Rolle. Theoretisches über schmerz- und krampfstillende Wirkung der Wärme findet sich in der sehr lesenswerten Arbeit von H. Januschke und bei G. v. Bergmann[2, 4, 5].

Hier seien auch einige Bemerkungen über den Einfluß des Schwitzens auf den Magen eingeschaltet. Tierversuche sind nicht maßgebend. Versuche am Menschen, teilweise mit unzulänglichen Methoden ausgeführt, schlugen verschieden aus. Nach Glühlicht- und Dampfkasten sah M. Lüdin[2] keinen Einfluß auf das Verhalten der Salzsäure und der Gesamtacidität. Bemerkenswert ist aber die Angabe von O. Cohnheim und Kreglinger, daß bei anstrengenden Märschen (Bergsteigen) mit erheblichem Schweißverlust die Sekretion des Magensaftes deutlich sinke. Sie führen dies auf Chlorverarmung des Körpers zurück. Immerhin liegen unter solchen Umständen die Dinge so verwickelt, daß es nicht ohne weiteres klar ist, ob man dies als einzige und beherrschende Ursache ansehen darf. O. Kestner[2] bringt die bei anstrengenden Märschen usw. häufig auftretenden Durchfälle in gewissen Zusammenhang mit der Salzsäureverarmung des Magens (zu schneller Abschub der Speisen in den Darm?). An der Tatsache häufiger Durchfälle bei anstrengenden Märschen, namentlich in heißer Jahreszeit, ist nicht zu zweifeln; aber auch hier erschwert die Mannigfaltigkeit der unter solchen Umständen sich im Körper abspielenden Vorgänge den klaren Einblick in die Zusammenhänge. O. Kestner empfiehlt als Prophylakticum gegen die Durchfälle öfteres Trinken angesäuerten Wassers (10—15 Tropfen reiner Milchsäure auf ein Glas Wasser). Erfahrung über den praktischen Nutzen dieser Vorschrift haben wir nicht. Die theoretische Begründung steht auf zu schwachen Füßen, um sie ohne praktische Erhärtung annehmbar zu machen. Gaben von Salzsäure, namentlich aber von Kochsalz, scheinen uns theoretisch wertvoller zu sein, da es doch wohl hauptsächlich darauf ankommt, die durch das Schwitzen verarmten Chlordepots wieder zu füllen.

Allgemeine Kältewirkung auf den Gesamtkörper erhöht den Tonus des Magens, örtliche Kältewirkung (kalte Umschläge) mindert ihn (W. Weitz und Sterkel). Letzteres hat nach klinischer Erfahrung, ebenso wie örtliche Wärme, beruhigende Wirkung auf die Magenbewegungen.

o) Salzsäure im Duodenum. Diese durch die Pawlow'sche Schule, namentlich durch L. Tobler festgelegte Tatsache wurde immer aufs neue bestätigt (Literatur bei R. Magnus). Der Säurereiz im Duodenum schließt reflektorisch den Pylorus; dies erfolgt normalerweise nach jedem Chymusschuß, den der Magen ins Duodenum abgibt, und der Verschluß dauert so lange, bis der alkalische Saft des Duodenum und der dort mündenden großen Drüsen (Pankreas, Leber) die Acidität annähernd ausgeglichen hat. Da die Salzsäure nur aus dem Magen stammt, müssen Säurehochwerte und Supersekretion den Pylorusverschluß verstärken bzw. die Verweildauer der Speisen im Magen verlängern. Daher haben alle Speisen, die größerer Magensaftmengen bedürfen, auch entsprechend größere Verweildauer. Wie Salzsäure wirkt auch Milchsäure (O. Cohnheim und F. Marchand; Bd. I, S. 51), während Essigsäure diesen Einfluß vermissen läßt, wohl aber die spezifische Magenverdauung fördern hilft (J. Pawlow) und als kräftiger Sekretinbildner die Pankreassekretion fördert (W. M. Bayliss und E. H. Starling). Da Salzsäure der weitaus stärkste und namentlich auch stärker als mechanische Belastung vom Duodenum aus den Pylorus regulierende Reiz ist, wird anderseits verständlich, warum wir — normales Verhalten der austreibenden Kräfte und der Pars pylorica vorausgesetzt — bei An- und Subacidität und bei Achylia gastrica so häufig beschleunigte Magenentleerung finden, und warum bei Superacidität Alkaligaben auf der Höhe der Magenverdauung krampfhaften Pylorusverschluß lösen und die Verweildauer abkürzen.

Wir widmeten dem Abschnitt „Verweildauer“ verhältnismäßig breiten Raum und werden uns noch weiter damit zu beschäftigen haben. Man darf freilich kurze Verweildauer nicht schlechthin mit guter Magenbekömmlichkeit identifizieren, ganz abgesehen davon, daß pathologisch verkürzte Verweildauer für den Darm sehr nachteilig sein kann. Aber praktisch genommen geht doch die ganze diätetische Behandlung der Magenkrankheiten mit seltenen Ausnahmen auf Grund alter und immer neuer Erfahrung darauf aus, dem Magenleidenden eine Nahrung zu verordnen, die den Magen möglichst kurz oder wenigstens nicht über durchschnittliche Dauer hinaus belastet. Daher mußten die grundlegenden diätetischen Erfahrungen genauer besprochen werden. Genügende motorische Kraft des Magens und Abwesenheit mechanischer Hindernisse vorausgesetzt (darüber näheres bei den einzelnen Magenkrankheiten), wirken die besprochenen Reize — soviel man weiß — auch gleichsinnig bei pathologischen Zuständen, wenn auch mit anderer Intensität, weil natürlich die Erregbarkeit der reizzuleitenden sensiblen Nerven und des motorischen Nervenmuskelapparates die Größe des Ausschlages mitbeherrscht.

7. Einfluß pathologischer Zustände auf die Verweildauer.

Der Entleerungsmechanismus des Magens wird beherrscht durch:

1. Größe der austreibenden Kräfte. Hierfür ist, freilich unter Mithilfe des hydrostatischen Druckes, die peristolische Energie = Tonus der Magenmuskulatur maßgebend. Die Peristaltik des Fundus, vorwiegend dem Mischen des Inhaltes dienend, ist in der Regel dabei von untergeordnetem Belang (S. 41). Immerhin kommen gelegentlich große peristaltische Wellen vor, die mit einem Ruck größere Massen in das Duodenum befördern.

Anders steht es mit der Peristaltik der Pars pylorica, die der des Fundus gegenüber erhebliche Selbständigkeit wahrt und sich bis zu austreibender Wirkung steigern soll.

2. Größe der Widerstände. Regelrechten Widerstand bietet nur der Pylorusring (Sphincter pylori). Tonus des Magens und Tonus des Sphincters arbeiten Hand in Hand, so daß einer Abnahme des letzteren Zunahme des ersteren entspricht. Eine gewisse Menge Inhaltes entweicht. Vom Duodenum her kommt das Signal: genug (ein teils durch Dehnung, besonders auch von Säurezufluß erweckter Reflex). Der Pylorus schließt sich wieder. Das Spiel beginnt von neuem. In kleiner Münze also, periodisch, wird der Mageninhalt dem Duodenum übergeben. Regelrechte Peristaltik, bis zum Pylorus gelangend, scheint das Öffnen des Pylorus zu begünstigen.

Kurz nach Eintritt von Nahrung beginnt schon die Entleerung. Der Mageninhalt ist aber noch nicht oder nur sehr schwach sauer; während dieser einleitenden Periode ist die Automatik zwischen Tonus des Magens und Tonus des Pylorus noch wenig deutlich. Nur der Füllungsreflex vom Duodenum her innerviert den Sphincter; der Säurereflex fehlt noch. Daher bietet der Pylorus noch wenig Widerstand, was vorzugsweise flüssigem Mageninhalte zugute kommt (S. 39). Diese Abnahme der pylorischen Abriegelung wiederholt sich unter normalen Verhältnissen am Ende der Verdauungsperiode, wenn der auf die Magendrüsen wirkende Lockreiz nachgelassen hat, und einerseits spärlicheres, anderseits auch säureärmeres Sekret von ihnen geliefert wird. Dies ist der wesentliche Grund für Abklingen der Acidität jenseits der ,,Höhe der Verdauung" (s. Superacidität). Das schwach alkalischen Schleim liefernde Drüsensystem der Pars pylorica und kleine Mengen zurückgeworfener Bestandteile galligen und pankreatischen Ursprungs führenden Duodenalinhaltes mag einiges dazu beitragen. Von einem ,,neutralisierenden Saftstrom" aus der Magenwand, den manche annahmen, ist aber keine Rede (R. Rosemann). In der langen Zwischenzeit zwischen Beginn und Ende der Entleerung, zu einer Zeit, wo sich der normale Säurereflex vom Duodenum her geltend macht, ist die Automatik der Magenmuskel- und Sphincterspannung am deutlichsten und wirksamsten.

An einer von beiden regulierenden Kräften oder auch an beiden zugleich greifen Einflüsse an, die zu beschleunigter und zu verlangsamter Entleerung des Magens führen. Verlangsamung ist vielleicht nicht die häufigere, aber die praktisch wichtigere Störung, und von ihren beiden Formen ist wiederum diejenige die wichtigere, welche durch erhöhten Widerstand bedingt ist (Pylorusring und Pars pylorica). Organische Verengerungen sind, anatomisch und prognostisch betrachtet, natürlich die ernsteren (narbige Striktur, namentlich auch Neoplasma). Funktionelle Störungen aber sind die weitaus häufigeren. Sie beherrschen insbesondere die so überaus zahlreichen superaciden und supersekretorischen Krankheitszustände und sind sehr oft frühe Vorstufen oder Begleiter des zu juxtapylorischem Ulcus und zu Stenosen führenden Prozesses. Wir werden später begründen, daß sowohl Superacidität des Magenchymus (Superacidität des Magensaftes gibt es nicht) wie auch Supersekretion nur dann zu wahrem Krankheitsbilde führen, wenn der Pylorus der Entleerung des Magens Widerstand bietet.

Zusammenfassende Literatur aus jüngster Zeit über Bewegungs- und Entleerungsvorgänge am Magen bei G. Katsch[2] und bei Ph. Klee[3].

a) Herabgesetzte motorische Kraft des Magens. Dies bezieht sich auf die umklammernde Kraft des Magens (auf die „Perisystole"). Wird der Magen durch den belastenden Chymus ungebührlich stark gedehnt, so nennen wir dies im Sprachgebrauch der Klinik „Atonie"; besser wäre der Name „Hypotonie", dessen sich — soviel wir wissen — zuerst L. Bouveret bediente. Die Abnahme des Tonus kann begründet sein in Beschaffenheit der Muskulatur selbst, aber auch in zu geringen Antrieben von seiten des intramuralen Nerv-Muskelapparates (S. 48), der seinerseits durch parasympathischen Einfluß erregt, durch sympathischen Einfluß gehemmt wird (s. unten bei g). Die Hypotonie kommt sowohl in akuter, wie chronisch-konstitutioneller und chronisch-erworbener Form vor. Vergleiche darüber spätere Abschnitte. Sie kann mit erhöhter und kann mit verringerter Salzsäuresekretion verknüpft sein. Im ersteren Falle verschärft sich, im zweiten Falle vermindert sich — der Theorie nach — der hemmende Einfluß der Hypotonie. Anderseits wirkt die mangelhafte Verflüssigung der Speisen bei Salzsäuremangel wiederum verzögernd auf die Verweildauer. Indem die verschiedenen Reize teils mit-, teils gegeneinander arbeiten, kann die Endwirkung (die Verweildauer) je nach Wahl und Menge der Speisen — verschiedener und unberechenbarer sein, als bei normalem Tonus der Magenwand.

Völlige Atonie kommt vorübergehend vor unter dem Einfluß depressiver Affekte, Ohnmacht, Narkose; als Krankheitsbild gelegentlich gastrischer Krisen der Tabiker und bei der akuten Magenlähmung, hier vielleicht durch Überdehnung, hauptsächlich wohl toxisch bedingt (Sympathicusreizung oder vagische Lähmung).

b) Hypoperistaltik. Die Peristaltik ist unabhängig vom Tonus und nur ausnahmsweise unmittelbar an der Entleerung des Magens beteiligt. Mittelbar kann aber das Versagen der Peristaltik die Verweildauer erhöhen, indem es das Durchmischen des Mageninhaltes erschwert. Der Magensaft greift dann nicht überall gleichmäßig an. Wenn gröbere Brocken der Andauung und Lockerung entzogen werden, leidet die Entleerung (S. 41, Nr. 6e). Dies scheint uns neuerdings unterschätzt zu werden. Unmittelbare Ursache der Hypoperistaltik ist Untererregbarkeit des neuromuskulären Apparates (Auerbach'scher Plexus). Wir finden Hypoperistaltik (mit oder ohne gleichzeitige Hypotonie) sehr häufig bei chronischer Gastritis, bei akuten und chronischen fieberhaften Krankheiten, bei Anämie und bei verschiedensten Schwächezuständen anderen Ursprungs. Am Röntgenbilde bekommen wir häufig den Eindruck schneller Ermüdung, indem zwar anfangs die Peristaltik ordnungsgemäß einsetzt, dann aber allmählich versiegt und erst später sich wieder meldet.

c) Hyperperistaltik in Form großer und tiefer Wellen kann bei widerstandsarmem Pylorus gelegentlich zu Entleerung größerer Inhaltsmasse führen (S. 41, 45). Zeitlich gehäufte peristaltische Wellen, mit oder ohne Vertiefung der einzelnen, ist ein Zeichen von Übererregbarkeit des Auerbach'schen Plexus. Es kommt vor als Merkmal pathologischer Erregtheit im vegetativen Nervensystem (auch unter psychischem Einfluß,) und kann, ohne sonstige Tragweite, bei empfindsamen Personen zu lästigen und beunruhigenden Gefühlen Anlaß geben. Verhältnismäßig oft trifft man diesen Typus bei Frühformen des Ulcus duodeni, auch ohne spastischen oder anatomischen Widerstand am Pylorus. Der fördernde Einfluß solcher Wellen auf die Entleerung ist gering. Die mächtigste Peristaltik trifft man an bei pylorischen Widerständen, die zur Hypertrophie der Magenmuskulatur führten; sie sind im Verein mit „Magensteifung" altbekannte Zeichen des Staumagens.

Sie zeugen unbedingt für Übererregung des automatischen Ganglienapparates. Ihr Zweck liegt nicht klar auf der Hand. Unmittelbar fördernd sind sie nicht, da sie den Inhalt nur verschieben, aber nicht herausdrücken. Es scheint, daß sie im Dienste des oben erwähnten Mechanismus stehen, der bei ankommender peristaltischer Welle die Öffnung des Pylorus begünstigt. Bei anatomisch bedingter Stenose — um solche handelt es sich fast immer — verfehlen sie aber diesen Zweck.

d) Widerstände am Pylorus. Narbige und geschwulstige Stenosen liefern die bezeichnendsten Beispiele. Die austreibenden Bewegungen des Magens sind dann zumeist verstärkt (Arbeitshypertrophie der Muskulatur), und dies hält bis zu äußersten Graden der Entkräftung an. Aber auch Pyloruskrampf bietet solche Hindernisse, und dies kann wesentliche Verzögerung der Magenentleerung bringen.

Über die mannigfachen Ursachen dieser funktionellen Störung wird später noch oft die Rede sein. Sie spielt eine wesentliche Rolle in neurogenen Krankheitsbildern. Sehr oft ist sie Folge verstärkten Säurereflexes (S. 44). Immerhin kann man nicht sagen, daß die Ausartung des Säurereflexes zum krampfhaften, die Entleerung des Magens schädigenden Verschluß von bestimmter Säurekonzentration im Duodenum abhängt. Wie bei allen anderen Reflexen ist die persönliche Reflexerregbarkeit (Säureempfindlichkeit des Duodenum, Krampfbereitschaft des Sphincter pylori) von entscheidendem Belang. Sowohl Superaciditätsbeschwerden wie supersekretorische Zustände haben oft ihre bestimmende Ursache in krankhaft verstärktem Pylorusreflex. Vgl. Abschnitt Superacidität.

e) Schwacher Pylorusreflex kommt in allen Graden vor. Bei höchsten Graden entsteht der Eindruck, als ob der Mageninhalt wie durch eine offene Röhre in das Duodenum überfließe. Dies ist oft mit Hyperperistaltik und Hypertonus verbunden. Wenn aber die Muskulatur des Magens hypotonisch ist, kann es trotz Insuffizienz des Pylorus zu verlängerter Verweildauer kommen.

Verkürzte Verweildauer durch schwachen Pylorusreflex und starkes Einsetzen der austreibenden Kräfte findet man manchmal bei Übererregbarkeitszuständen des gesamten Organs („Reizmagen"), auch öfters bei Ulcus duodeni, das höchst verschiedene Formen der Magenentleerung zeitigt, je nach seinem Sitze und offenbar auch aus anderen Gründen (Überwiegen von Pyloruskrampf bei pylorusnahem, Überwiegen von geschwächtem Pyloruswiderstand bei pylorusfernem Ulcus; bei letzterem entspringt etwaiger Widerstand spastischer oder anatomischer Enge des duodenalen Rohres. Eine besondere Form derselben bezeichnet man nach S. Kreuzfuchs als „Duodenale Motilität": anfangs schneller Abfluß bei lebhafter Peristaltik; die zweite Hälfte oder das letzte Drittel wird aber höchst langsam entleert, so daß die Verweildauer im ganzen verlängert ist. Sichere Deutung dafür fand man noch nicht. Man nimmt an, daß auf Grund pathologischer Erregung oder Erregbarkeit verspätet statt des normalen Abklingens (S. 45) ein neuer starker Säurestrom sich ergießt, mit Auswirkung in erhöhten Pylorusreflex. Neuerdings meint H. H. Berg, Zunahme entzündlicher Schwellung in Umgebung eines Duodenalulcus während des einzelnen Entleerungsaktes sei die Ursache.

f) Das Bestehen abnormer Abzugswege verkürzt in der Regel die Verweildauer. Abgesehen von den höchst seltenen, durch Trauma oder Geschwüre veranlaßten Durchbrüchen vom Magen in den Darm oder umgekehrt, kommen hier praktisch nur die künstliche Gastroenteroanastomose und ähnliche operative

Umgestaltungen in Betracht. Meist beschleunigen sie die Entleerung des Magens. Immerhin lassen besondere anatomische Verhältnisse an der Anastomose manchmal den Aufenthalt der Speisen im Magen länger als normal dauern.

g) In das **vegetative Nervensystem** brechen zentrifugale, darunter auch psychogene Erregungen ein, vielleicht auch Erregungen, die von zentripetalen Nerven reflektorisch dorthin ihren Weg finden und natürlich auf die Motilität und damit auf die Verweildauer der Speisen ganz verschieden, meist in entgegengesetztem Sinne, wirken müssen, je nachdem ob sie dem sympathischen oder dem parasympathischen System zuströmen. Diese verwickelten und selbst bei sorgsamer klinischer Analyse schwer entwirrbaren Verhältnisse machen es verständlich, daß die an Magen- und Darmkranken beobachteten Tatsachen oft nicht übereinstimmen mit den Wirkungen, welche wir aus Tierversuchen und aus Befunden am gesunden Menschen als Folgen psychischer, chemischer, mechanischer, thermischer Reize der Ingesta auf die Magenbewegungen kennen gelernt haben. Sie können quantitativ, aber auch qualitativ davon abweichen, indem der endogene, nervöse Reiz den exogenen Reiz des Genossenen übertrumpft. Vgl. S. 50ff.

Ein einziges Beispiel beleuchte dies. Ein 56jähriger, in keiner Weise neuropathisch veranlagter Mann ist durch seinen Beruf gezwungen, die Hauptmahlzeit des Tages auf späte Abendstunden zu verlegen (meist 9 Uhr); er ißt dann sehr reichlich, meist sogenannte „schwere Speisen". Dies bekommt ihm gut; er schläft ausgezeichnet. Wenn er in den Abendstunden vor der Mahlzeit einen geschäftlichen Ärger gehabt hat, fehlt ihm zwar nicht der Appetit, er schläft auch gut ein; aber nach 5 bis 6 Stunden erwacht er mit Druckgefühl im Magen und Übelkeit; es kommt auch öfters zum Erbrechen großer Massen. Der gewissenhaft befolgte Rat, an solchen Abenden nur einfachste flüssig-breiige Kost in bescheidenen Mengen zu nehmen, nützte gar nichts. Der nachwirkende psychogene Reiz war stärkeren Einflusses als die physikalische und chemische Entlastung des Magens. Die Aciditätswerte des Mageninhaltes und auch des Erbrochenen lagen stets innerhalb normaler Grenzen. Zu gewöhnlichen Zeiten waren weder mittels Aushebern, noch mittels Röntgenverfahrens Motilitätsstörungen nachweisbar.

Klinisch wirken sich endogen-neurogene Einflüsse sehr viel häufiger in Form von Spasmen und Unordnung des reflektorischen Mechanismus aus, als in Form von Lähmung. Am häufigsten scheint der komplizierteste Mechanismus, das reflektorische Spiel der Pars pylorica und namentlich des Sphincter pylori betroffen zu sein (G. v. Bergmann's oben erwähnte pylorische Dysharmonie). Störungen dieser Art, die zwar am regelmäßigsten bei Magen- und Duodenalgeschwüren vorkommen, aber auch unabhängig davon nicht selten sind, beeinflussen teils nach oben, teils nach unten die Verweildauer der Ingesta ungemein stark und stehen ätiologisch im Mittelpunkt zahlreicher Krankheitsbilder, die unter ganz anderen Namen geläufig sind (z. B. der Superacidität des Chymus und auch supersekretorischer Zustände). Die Diätetik kann unter solchen Umständen — abweichend von dem oben berichteten Falle — meist sehr vieles leisten. Unter anderen ist unsere ganze Ulcustherapie darauf gerichtet, indem sie Speisen bevorzugt, welche die Verweildauer abkürzen (Vermeidung grobbrockigen und säurelockenden Materials usw.).

8. Diätetische Bedeutung der Verweildauer.

Man pflegt Magen- und Darmkranken die Speisen in feiner Verteilung zu reichen, d. h. in Form kristalloider Lösung oder als Suspensionen, Emulsionen, als dünne oder dicke Breie bzw. Muse, als schnell sich verflüssigende Gallerten usw. Auch übermäßiges Kauen liefert dem Magen solches Material. Wenn dies in Wirklichkeit bei langdauernden Leiden nicht durchgeführt wird, so ist — wie uns scheint — oft mehr der Widerstand des Kranken als der Wunsch des Arztes die treibende Kraft. Bei manchen Krankheiten ist solche Kost, die kurzer Verweildauer sicher ist, in der Tat die beste und schonendste Ernährungsform,

z. B. bei wahren Entzündungen, bei Geschwüren und meist auch bei bösartigen Geschwülsten des Magens, ferner bei sehr starker Neigung zu Pyloruskrampf; auch Pylorusstenosen können uns zu jener Kostform zwingen, namentlich wenn die verdauende Kraft des Magens schwer darniederliegt. Anders bei subaciden Zuständen ohne Stenose. Wie schon O. Cohnheim[1] hervorhob, ist es hier sehr wichtig, den Magensaft nicht allzu kurz auf den Speisebrei einwirken zu lassen. Wegen schwachen Pylorusreflexes (wenig Salzsäure im Duodenum!) neigt der Magen zu schneller Entleerung. Längere Verweildauer im Magen, d. h. volle Ausnützung der verminderten Saftmenge, läßt ein für den Darm besser vorbereitetes Material in das Duodenum übertreten. Peptisch ungenügend vorverdautes Material gefährdet geradezu den Darm (Ad. Schmidt's „gastrogene Darmdyspepsie"!). Wir können durch größere Gaben von Salzsäure während der Mahlzeiten manches dazu beitragen, die Pepsinverdauung zu verstärken und die Verweildauer zu erhöhen. In solchen Fällen ist die oben beschriebene Kostform nicht die beste, und wir weichen ebenso wie H. Determann von ihr ab, wenn nicht mißliche Folgen für den Magen daraus entspringen. Bei Anacidität (bzw. Achylia gastrica) liegen zwar theoretisch die Dinge ebenso, aber praktisch dürfen wir von längerer Verweildauer für die Vorbereitungsarbeit des Magens nicht viel erwarten. Dagegen sichert gekaute feste Kost immerhin langsameren Durchtritt des Chymus durch den Pylorus. Wir schützen damit den Darm besser, als wenn er von flüssigem und breiigem Material sofort überflutet würde. Auch bei vermindertem muskulärem Tonus (vgl. Abschnitt Hypotonie) ist unseren eignen Erfahrungen nach flüssig-breiige Kost nicht der Weisheit letzter Schluß. Wenn auch theoretisch das flüssig-breiige Material leichter seinen Weg in das Duodenum findet, so benachteiligt doch in der für die Entleerung wichtigsten Zeit das größere Gewicht der flüssigen Massen die Magenwand; es verstärkt die mechanische Dehnung und erschwert es dem Magen, den Inhalt bis zum Pylorus zu heben. Wir erzielten hier immer die besten Erfolge mit häufigeren, kleinen, wasserarmen Mahlzeiten. Auch bei solchen Fällen „nervöser Dyspepsie", wo subjektive Beschwerden, d. h. Überempfindlichkeit des peripherischen, sensiblen oder des zentralen Nervenapparates das Krankheitsbild beherrschen, muß man möglichst bald zu einer Kost übergehen, die erhebliche Ansprüche an geordnete sekretorische und motorische Arbeit des Magens stellt; sonst bleibt jede Behandlung erfolglos. Daß Schwangere mit Hyperemesis feste Kost oft besser vertragen als flüssige, ward früher erwähnt (Bd. I, S. 1137) und ist eine alte Erfahrung. Für jene Fälle, wo bei normaler oder gar übermäßiger Saftproduktion der Magen zu schneller oder gar überstürzter Entleerung neigt, läßt sich allgemeine Regel nicht aufstellen. Solche Vorgänge trifft man besonders häufig an bei pylorusfernen Geschwüren des Magens und des Duodenum, auch bei Carcinomen der kleinen Kurvatur und öfters bei entzündlichen Reizzuständen der Gallenwege und anderem. Wegen mangelhaften Sphincterwiderstandes werden dann schon frühzeitig gröbere, kaum angedaute Brocken in den Darm geworfen. Obwohl manches dafür spräche, die Verweildauer im Magen zu verlängern, ist es anderseits doch wünschenswert, die Periode lebhafter Erregung der Magenmotilität und deren ungünstige Rückwirkung auf das Grundleiden zu verkürzen. Die Kost muß dann aber, wie bei Achylia gastrica derartig sein, daß sie der spezifischen Magenverdauung möglichst wenig bedarf und gut dünndarmverdaulich ist.

Alles in allem können wir zwar durch Auswahl und Zubereitung der Nahrung die Verweildauer stark beeinflussen. Aber man übersehe nicht, daß nervöse Einflüsse manchmal viel mächtiger auf Verkürzung und auf Verlängerung der Verweildauer einwirken, als die Beschaffenheit der Kost (s. oben). Man übersehe auch nicht, daß kurze Verweildauer zwar den Magen selbst schont, aber keineswegs immer die Gesamtbekömmlichkeit des Genossenen fördert.

Auch an dieser Stelle sei betont, daß erhöhte Verweildauer, namentlich die auf spastischem Widerstande der Pylorusabschnitte beruhende, für das Entstehen superacider und supersekretorischer Zustände oft eine entscheidende Rolle spielt (C. v. Noorden[13]). Vgl. den betreffenden Abschnitt.

9. Extragastrale Nerveneinflüsse auf die Motilität.

Einige Bemerkungen über Physiologie und Pathologie des neuromuskulären Apparates sind unerläßlich. Die Diätetik, wenn sie nicht eine rein empirische sein will, hat damit zu rechnen. Nur das praktisch wichtigste sei erwähnt.

Der Magen kann, ebenso wie der Darm, selbständig sämtliche normalen Bewegungsvorgänge einleiten und durchführen. Im Tierexperiment ergibt sich dies bei Durchtrennung aller zum Magen führenden Nervenbahnen. Der Charakter der Magenbewegungen (der „myenterische Reflex", W. B. Cannon[2]) hängt also vom Nervensystem der Magenwand ab, dem der Auerbach'sche Plexus vorsteht. Man nahm früher an (Ph. Klee), auch der Tonus bliebe annähernd erhalten, wenn er auch bei künstlich gesetzten Entleerungswiderständen merkbar etwas versagt. A. Bickel[6] führte aber eine noch vollständigere Trennung des Magens von extragastralen Nerven durch, als sie bis dahin gelungen. Dann kam es doch zu starkem Tonusverlust.

An das ganze Verdauungsrohr, mit Ausnahme des äußersten Beginnes und Endes, treten zwei große Nervensysteme heran: das sympathische mit überwiegend hemmendem, das parasympathische (syn. vagische oder autonome) mit überwiegend erregendem Einfluß auf den intramuralen neuromuskulären Apparat. Von jeder Stelle aus, wo Reizwellen in diesen Bahnen entstehen oder in dieselben übergeleitet werden können, ist daher eine Beeinflussung der Magen-Darmmotilität möglich. Die Verbindung der großen vegetativen Zentren mit der Hirnrinde gewähren der Psyche starken Einfluß; praktisch genommen — wie es scheint — erheblich stärkeren, als er auf entsprechenden Bahnen zu den sezernierenden Drüsen des Verdauungsschlauches zu gelangen pflegt. Sowohl in Erregungen wie in Hemmungen kann er sich auswirken. Auch durch hypnotische Suggestion den Tonus des Magens und die Peristaltik des Darmes zu ändern, ist gelungen (G. R. Heyer[3] u. a.). Indem Stimmung und Triebe einerseits, Menge und Art des Genossenen, regelrechte und regelwidrige Verdauung des Genossenen anderseits sich gegenseitig stark beeinflussen, ist die Verknüpfung des digestiven Nerv-Muskel- und Nerv-Drüsenapparates mit seelischen Vorgängen für die Diätetik von außerordentlicher Tragweite. Auf Schritt und Tritt spielt dies sowohl bei anatomisch gesundem wie bei anatomisch krankem Verdauungsorgan in die Ernährungsmöglichkeiten und in die Bekömmlichkeit des Genossenen mit hinein. Die Wertung der extragastralen nervösen Einflüsse ist für den Arzt, insbesondere auch für die Diätetik um so wichtiger, als zahlreiche Substanzen, sowohl Bestandteile unserer Nahrungs- und Genußmittel wie gebräuchliche Medikamente, infolge sympathicotroper bzw. vagotroper Wirkung auf Motilität und Sekretion von Magen und Darm Einfluß ausüben. Weder in bezug auf Medikamente noch insbesondere in bezug auf Nahrungsbestandteile sind solche Einflüsse auch nur annähernd erschöpfend bekannt (S. 35, 39), und in gemischter Kost werden sicher Stoffe eingeführt, deren Wirkungen sich zum Teil gegenseitig aufheben.

Reizung der zuständigen Sympathicusabschnitte (N. splanchnicus) lähmt Magen und Darm. Peristaltik, alle sonstigen Bewegungsformen hören auf, der Tonus sinkt außerordentlich. Adrenalin (intravenös) wirkt gleichsinnig. Der Sympathicus führt aber auch eine Gruppe erregender Fasern dem Magen zu (A. Bickel[6]), die aber kaum am Beherrscher der Rhythmik, dem Auerbach'schen Plexus, angreifen, sondern die Auswirkung der vagischen tonisierenden Nerv-Muskelfasern unterstützen und regulieren.

Der Parasympathicus erregt den Beherrscher der Rhythmik, den Auerbach'schen Plexus, und damit in erster Linie die Peristaltik des Magens und Darms. Die normalen Antriebe erhält dieses Gangliensystem durch das im Blut und Magen-Darmgewebe enthaltene Cholin. Vagusreiz ist befähigt, diese Antriebe zu verstärken. Im Tierexperiment wirkt sich dies aber nur dann sicher aus, wenn die sympathischen Nerven durchschnitten sind oder deren hemmender Einfluß sonstwie geschwächt bzw. gelähmt ist (Eiskühlung, Ergotamin, Lumbalanästhesie). Auch beim Menschen werden offenbar Reizwellen, die zentrifugal durch das vagische System dem Magen und Darm zufließen, durch die hemmende Kraft des Antagonisten oft abgeschlagen. Das hängt von der jeweiligen Erregbarkeit der beiden Systeme ab und ist eng mit der Eigenart der Persönlichkeit und deren Auf und Ab verknüpft. Wie erregender Vagusreiz nicht gleichmäßig erregt, wirken sich auch arzneiliche Gaben von Atropin nicht gleichmäßig hemmend auf den Auerbach'schen Plexus aus. Atropin ist zwar Antagonist des erregenden Cholins; die Ladung mit Cholin ist aber starkem Wechsel unterworfen. Manchen anderen erregenden Hormonen gegenüber (Milzhormon, Hypophysenhormon?), die bei Cholinmangel Vorherrschaft gewinnen können, ist aber das Atropin machtlos; es kann deren Wirkung sogar unterstützen (H. H. Meyer und R. Gottlieb).

Eine zweite Gruppe parasympathischer Fasern ziehen mit Umgehung des Auerbach'schen Gangliensystems durch den vagischen Serosaplexus direkt zu den Muskeln (am Darm vorzugsweise an der Ringmuskulatur angreifend). Dieser Plexus ist tonusbeherrschend. Außer dem allgemeinen Tonus hängen örtliche zirkuläre Kontraktionen von ihm ab (H. H. Meyer und R. Gottlieb, A. Bickel[6]), die namentlich am Darm physiologische Aufgaben bei Mischung und Transport (Segmentation) des Inhaltes zu erfüllen haben, bei übermäßiger Entwicklung aber krankhaften Spasmus bedeuten. Sie spielen in der Pathologie sowohl als Schmerzquelle wie als Hemmnisse eine überragend wichtige Rolle unter den Motilitätsstörungen und heischen auch starke Berücksichtigung von seiten der Diätetik. Aus der Magenpathologie sind namentlich der spastische Sanduhrmagen, spastische Kontraktion der Pars pylorica, Spasmen im Duodenum (bei Ulcus und Periduodenitis) hervorzuheben. Dieser tonisierende und spasmotrope Apparat ist für psychogene Reize ungleich empfindlicher als der rhythmische Mechanismus. Auf Schritt und Tritt ist er in der Magen- und Darmtherapie ein rechtes Sorgenkind des Arztes, das leider nicht immer genügend berücksichtigt wird und dann gut gemeinte diätetische, physikalische und sonstige Maßnahmen stören oder nichtig machen kann. Stark erregend wirken auf dieses System Pilocarpin, Physostigmin, Arecolin, antagonistisch beruhigend mit selten versagender Wirkung Atropin.

Wie der Sympathicus auch erregende, führt der Parasympathicus auch gewisse hemmende Fasern mit sich (W. M. Bayliss, W. H. Gaskell). A. Bickel[6] erhärtete dies; er spricht daher von vierfacher Innervation. Nur deren harmonisches Zusammenspiel gewährt optimale Leistung bestimmter Aufgabe gegenüber.

Nicht ganz sichergestellt sind die Beziehungen der beiden vegetativen Systeme zum Sphincter pylori. Nach Ph. Klee[2] bedingt — im Gegensatz zur Ringmuskulatur des Darmrohrs — von den afferenten extragastralen Nerven nur der Sympathicus dessen tonischen bzw. bei krankhafter Steigerung dessen spastischen Verschluß, was (nicht ganz überzeugende) Atropinversuche am Menschen von E. Oetvös zu bestätigen schienen. Doch ist inzwischen auch für den Pylorus die vierfache Innervation im Sinne A. Bickel's wahrscheinlich (J. E. Thomas und H. Wheelon), die Mitwirkung des Vagus — entsprechend früherer Auffassung — wieder zweifellos geworden (E. Stahnke). Die nicht unbedingte, aber doch häufige und gerade in pathologischen Fällen besonders deutliche Entspannung des Pylorospasmus durch Atropin hat im Gegensatz zu Ph. Klee den Kliniker immer an vagischer Mitwirkung festhalten lassen.

Diese knappe Darstellung zeigt, daß die motorische Automatik des Magens nicht ganz sich selbst überlassen ist, sondern daß die vom Magen- und Darminhalt auf die Bewegungsvorgänge, insbesondere auf die Rhythmik ausstrahlenden Antriebe, stark von den Erregungen und von den Erregbarkeitsänderungen gemeistert, bald gehemmt, bald gefördert werden, die der extragastrale vegetative Nervenapparat auslöst.

Über weitere hormonale und pharmakologische Beeinflussung s. S. 53.

Zusammenfassende Literatur über Einfluß des extragastralen Nervensystems bei Ph. Klee[3].

Wir besprechen hier nur noch die wichtige Frage des sogenannten Vagotonus und Sympathicotonus. Die Erregbarkeit des vegetativen Nervensystems als ganzes ist individuell sehr verschieden. Aber nicht nur das; sie ist bei der einzelnen Persönlichkeit starkem Wechsel unterworfen, und das ist ein physiologisch ganz regelrechtes Geschehen. Art und Umfang der Tätigkeit, Richtung der Psyche auf Umwelt oder auf Zustände des eigenen Körpers, sogar Schlaf und Wachen usw. haben Einfluß darauf; Freude und Leid, Schmerzen, Krankheiten jeglicher Art desgleichen. Am Verhalten des Herzens und der Blutgefäße des Magens und des Darms kommt dies am häufigsten zum Ausdruck und ist jedem aufmerksamen Arzte geläufig, wenn er auch erst in neuerer Zeit sich gewöhnt hat, darin Merkmale nervös-vegetativer Erregbarkeitsänderungen zu sehen. Wenn die alten Ärzte von erethischen und phlegmatischen Naturen sprachen, bezeichneten sie damit unbewußt Persönlichkeiten mit starker und mit geringer vegetativ-nervöser Erregbarkeit und Reaktionsfähigkeit.

In ihrer bekannten Arbeit über Vagotonie aus der v. Noorden'schen Wiener Klinik versuchten H. Eppinger und L. Hess zwei Formen konstitutioneller Veranlagung abzusondern und einander gegenüberzustellen, von denen die eine durch erhöhte allgemeine vagische, die andere durch erhöhte allgemeine sympathische Erregbarkeit ausgezeichnet sei. Diese ideenreiche Arbeit war Ausgangspunkt für das Entstehen der neuzeitlichen Pathologie des vegetativen Nervensystems. Eine gewaltige Literatur knüpft daran an. In ihrer ursprünglichen Form erwies sich die Lehre nicht haltbar. Denn Typen einseitiger allgemeiner pathologischer Übererregbarkeit des vagischen bzw. des sympathischen Systems sind mindestens ungemein selten. Wir stimmen darin vollkommen mit G. v. Bergmann[4] überein. Es wurde leider mit jenen Begriffen ein kritikloser Mißbrauch getrieben, indem man sie — weit über den ursprünglichen Sinn der Lehre hinausgreifend — als geschlossene Krankheitsbilder hinstellte und die Träger neuropathischer Symptome kurzweg in die beiden großen Gruppen der Vago- oder der Sympathicohypertoniker einordnete, und zwar auf sehr einseitige und unvollkommene Prüfungsmethoden hin (meist Reaktion auf bestimmte Pharmaka und Hormone, worunter wir die viel benutzte Reaktion des Blutdruckes, des Blutzuckers, der weißen Blutzellen, der Pulsfrequenz, der Sekretionen auf Suprarenin als besonders trügerisch bezeichnen möchten). Meist ist bei allgemeiner Erregbarkeitsänderung des einen vegetativen Systems auch das andere gleichsinnig betroffen. Aber es ist von den Grundlehren Eppinger's doch sehr viel übriggeblieben, und zwar in dem Sinne, daß in bestimmten Betätigungsabschnitten des vegetativen Nervensystems ein störendes Übergewicht der vagischen oder der sympathischen Innervation uns offenkundig als Beherrscher der Lage entgegentritt, teils als dauernder, teils als gelegentlich oder periodisch sich geltend machender Störenfried. C. v. Noorden[8] schuf dafür den Begriff „territoriale Vagotonie bzw. Sympathicotonie". Dies lag nahe, da C. v. Noorden[12] in einer alten, historisch immerhin beachtenswerten Arbeit solche örtlich beschränkten vagischen Erregungsstörungen beschrieben hatte. G. Zülzer arbeitete dies als sein Assistent weiter aus und berichtete darüber später. Ein Gebiet, wo wir auf Schritt und Tritt mit solchen territorialen Störungen zu rechnen haben, ist die Pathologie des Magens und Darms. Die Saftsekretion, die Lebhaftigkeit der Peristaltik, der Tonus des Magens, die Automatik des Pylorusspieles, der Pylorusreflex (und damit die Verweildauer der Ingesta im Magen) u. a. werden davon berührt. Es ist nur ein anderes Wort für die Unstimmigkeit der vagisch-sympathischen Kontrolle, wenn G. v. Bergmann von „Dysharmonie des Pylorusreflexes" spricht. Am Darm, wo wir mit einfacheren und übersichtlicheren Verhältnissen zu tun haben, liegen die Dinge noch viel klarer. Sie wirken sich hier oft in ganz typischen Krankheitsbildern aus wie nervöse Diarrhöen, Obstipation, Colica mucosa, Ileus spasticus, Ileus paralyticus u. a. (C. v. Noorden[8]).

10. Pharmakologische und hormonale Beeinflussung der Magentätigkeit.

Die Diätetik findet häufig willkommene Unterstützung durch Arzneimittel und Hormone. Eine kurze Übersicht über deren Wirkungsart ist daher geboten; um so mehr als enge Beziehungen derselben zu einflußreichen extragastralen Nerven bestehen. Ausgiebige Literaturangaben bei P. Trendelenburg.

Atropin (auch Eumydrin und Extr. Belladonnae) hat starken hemmenden Einfluß auf die durch vagische Bahn ausgelöste psychogene Magensaftsekretion. Wenn wir diese Wirkung therapeutisch verwerten wollen, müssen wir das Atropin ($^1/_2$—1 mg) etwa 15—20 Minuten vor der Mahlzeit innerlich oder subcutan verabfolgen. Durch dieses Ausschalten vagischer Erregung (Ausschalten des sogenannten „Zündsaftes") können wir vielleicht auch den nachfolgenden chemischen Lockreiz der Ingesta abschwächen; das ist aber höchst unsicher. Etwaiges Sinken superacider und supersekretorischer Befunde erklärt sich hinreichend durch Minderung etwaiger pylorospastischer Entleerungswiderstände.

Atropin hat auf den Nerv-Muskelapparat des Magens nicht immer gleichsinnigen Einfluß. Bei sehr kleinen Gaben scheint die erregende Wirkung zu überwiegen, bei größeren Gaben (1 mg und mehr) mindert es Tonus und Peristaltik, namentlich wenn sie verstärkt sind, weniger bei deren normalem Verhalten, so daß als Gesamterfolg die Austreibungskräfte sinken und die Verweildauer steigen kann (C. H. Lasch). Die Stärke solchen Ausschlages ist sehr verschieden; über dessen Beziehung zur Cholinladung ward berichtet (S. 51). Lokale Spasmen des Magens (spastischer Sanduhrmagen) werden durch Atropin auffallend wenig beeinflußt. Dies weist darauf hin, daß sie weniger durch extragastrale vagische Erregung als durch intramuralen Reflex bedingt sind.

Der Sphincter pylori reagiert noch ungleichmäßiger auf Atropin als die eigentliche Magenmuskulatur. Daß kleine Gaben etwaigen Spasmus verstärken können, es aber nicht immer tun, steht fest. Dies hängt wohl sicher mit der zwiefachen, gleichgerichteten vagisch-sympathischen Innervation und deren wechselnder gegenseitigen Einstellung zusammen (S. 50). Größere Gaben aber (von 1 mg an aufwärts) erweisen sich als zuverläßlich spasmuslösend (Vaguslähmung); freilich sehr viel sicherer bei subcutaner Injektion als innerlich. Dies kommt wohl daher, daß die Resorption wesentlich im Darm erfolgt und der Weg dorthin versperrt ist.

Am Darm wirken sehr kleine Gaben fast immer erregend, größere überwiegend häufig abschwächend auf Peristaltik und namentlich auf spastisch ausgearteten Tonus.

Papaverin hat sowohl auf Tonus wie auf Peristaltik der gesamten Magen-Darmmuskulatur, einschließlich der Sphincteren, herabstimmenden Einfluß. Es erwies sich als besonders nützlich bei Übererregungszuständen der Pars pylorica und des Sphincters (J. Pal). Da es selbst in ansehnlichen Gaben (subcutan 0,03—0,06 g, intravenös 0,01 bis 0,03 g) unschädlich ist, wurde es zu einem wichtigen Unterstützungsmittel und teilweise sogar Ersatzmittel des in größerer Gabe nicht unbedenklichen Atropins.

Morphium in sehr kleinen Mengen steigert im Tierexperimente Tonus und Peristaltik des Magens ohne Sphincterkrampf und beschleunigt etwas die Entleerung (R. v. d. Velden, O. Cohnheim und G. Modrakowski, H. H. Meyer und R. Gottlieb). Beim Menschen ist dies nicht ausnutzbar, weil bei individuell sehr verschiedener, stets noch kleiner Gabe (4—10 mg) das Geschehen in die für meist verwendeten Gaben typische Wirkung umschlägt, deren Hauptstücke langdauernder Spasmus des Sphincter antri pylori und des Sphincter pylori sind (R. Magnus). Auch diese Wirkung ist individuell verschieden stark, bei Jugendlichen meist viel ausgesprochener als bei Älteren (E. Stierlin und N. Schapiro, A. Mahlo, M. Zehbe). Bei Pylorospasmus sieht der Arzt, im Einklang mit Experiment und Theorie, von Morphium meist Zunahme des Übels. Im übrigen aber sind die Angriffspunkte des Morphiums sehr mannigfach. Außer direktem Angriff am vegetativen Nervensystem kommen die Wirkungen auf die Hirnrinde in Betracht; unter ihnen vor allem das Erlöschen der Schmerzempfindung. Indem der Schmerz selbst exitomotorisch wirkt, Schmerzdämpfung solche Erregung beseitigt, kann unter Umständen der Gesamtausschlag umgestimmt und Spasmus gemildert werden. Dies namentlich da, wo entzündliche Vorgänge mitsprechen (Perigastritis und Periduodenitis). Dies ist bei wehleidigen Persönlichkeiten oft ganz auffallend. Wir sahen Fälle von schmerzhaftem Pylorospasmus, wo wir ohne Zugabe von 1—$^1/_2$ cg Morphium zum Atropin und Papaverin nicht auskamen.

Die Wirkung des Opium, des Pantopon usw. unterscheidet sich praktisch genommen nicht von der des Morphium.

Andere **Sedativa**, namentlich die Schlafmittel der Barbitursäuregruppe, ferner Scopolamin haben unzweifelhaft zentralangreifende-beruhigende Wirkung auf übererregten Nerv-Muskelapparat des Magens, offenbar weniger des Darmes. Experimentell ist dies noch wenig erforscht; nach klinischer Erfahrung steht es sicher. Die beruhigende Wirkung auf Spasmen der Pars pylorica und des Sphincter überwiegt derart, daß daneben etwaige Senkung des Magentonus sich praktisch nicht auswirkt. Demgemäß benutzen wir z. B. Luminal (am Tage in refracta dosi, etwa 3—4 mal je 1 Luminalette à 0,0125 g und abends etwa 0,05 g) oder entsprechende Gaben anderer Mittel gleicher Reihe gern und erfolgreich da, wo spastische Einschläge am Magen oder Darm sich geltend machen. Spasmen daselbst eignet meist ein gewisser psychogener Einschlag.

Pilokarpin und Physostigmin sind Vaguserreger. Sie steigern die Magensaftsekretion. Im motorischen Apparate wirken sie nicht nur auf die Peristaltik (Auerbach'scher Plexus), sondern daneben auch und manchmal sogar überwiegend auf den vagischen Serosaplexus und begünstigen so das Entstehen spastischer Kontraktionen. Dadurch werden die Bewegungen ungeordnet und fördern nicht. Dies macht sich besonders stark an der Pars pylorica geltend. Obwohl bei sehr kleinen Gaben von Pilocarpin die Peristaltik über Verstärkung des pylorischen Widerstandes überwiegt und die Verweildauer der Ingesta im Magen sinkt (A. Bickel[6], P. Watanabe), ist günstige Dosierung beim Menschen schwer zu treffen, und im allgemeinen sind Pilocarpin und Physostigmin für den Magen eher als Schädlinge zu betrachten. Für den Darm ist Physostigmin unter Umständen (toxische Darmparese, S. 21) sehr brauchbar. Atropin (in geeigneter Gabe) hebt die erregende Wirkung beider Substanzen auf.

Cholin mit Wirkungsart parasympathischen Reizes ist das naturgemäße Erregungsmittel für Peristaltik und namentlich auch Tonus, sowohl am Magen wie am Darm (S. 51); auch wirksam für spezifische Magensaftsekretion. Es lag nahe, es arzneilich bei akuten und chronischen Magen- und Darmparesen auszunutzen. Ph. Klee und O. Großmann empfehlen intravenöse Injektion von Cholinchlorid in 0,25%iger Kochsalzlösung. Gesamtmenge bis 0,6 g Cholinchlorid; die Infusion muß aber so langsam erfolgen, daß pro Minute und Körperkilo 0,6 mg nicht überschritten wird. Stärkeres Hervortreten von Nebenwirkungen (Ptyalismus, Bradykardie, peripherische Gefäßerweiterung) können zur Verlangsamung der Infusion nötigen. Da unter allen Umständen scharfes Aufpassen auf die Nebenwirkungen und größte Vorsicht geboten sind, scheint uns das Cholin für die allgemeine Praxis noch wenig geeignet zu sein. Er wird auch in der Klinik nur im Notfalle (Lähmungszustände) angewendet. Hormonal bzw. Neo-Hormonal (G. Zülzer), aus Magenschleimhaut und Milz verdauender Tiere gewonnen, scheint als wesentlichen Bestandteil Cholin zu enthalten. Verwendung nur bei Darmträgheit (s. Darmkrankheiten).

Histamin (S. 29) ist ein mächtiger Erreger der Magensaftsekretion. Man verwendet es (nüchtern $^1/_2$ mg subcutan), um bei sub- bzw. anaciden Zuständen zu erkennen, ob überhaupt noch Fähigkeit zu spezifischer Magensaftsekretion besteht (G. Katsch und H. Kalk). Therapeutisch fand es noch keine Verwendung.

Calcium. Planmäßige Behandlung mit intravenösen Calciuminjektionen (etwa mit Afenil) haben häufig, wenn auch nicht gesetzmäßig, einen sehr günstigen Einfluß bei Krampfneigung des Muskelapparates, deutlicher am Darm (Colica mucosa!) als am Magen. Es scheint sich hierbei Kationenverschiebung zugunsten des Calcium gegenüber dem Kalium geltend zu machen. Diese soll identisch sein mit Auswirkung sympathischer Erregung am Erfolgsorgan (S. G. Zondek). D. h. sympathische Erregung reichere den Angriffspunkt mit Calcium-Ion, parasympathische Erregung mit Kalium-Ion an, und darauf beruhe die Eigenart der Wirkung und der Antagonismus der beiden Systeme. Relative Calciumanreicherung kann bei anderen krankhaften Vorgängen, z. B. am Herzen, unter Umständen auch am Magen und Darm ganz entgegengesetzt wirken, d. h. den vagischen Einfluß steigern. Offenbar entscheidet die ganze chemisch-physikalische Einstellung des Milieu, ob Calcium in der einen oder anderen Weise sich auswirkt (E. Billigheimer und G. v. Bergmann). Die Zondek-Fr. Kraus'sche Theorie ist starken heuristischen Belanges, richtet ihr Augenmerk aber viel zu einseitig auf die beiden genannten Kationen. Auf diesem Gebiete ist die Calciumtherapie einstweilen nur empirisch zu werten, auf anderen Gebieten (z. B. Antiphlogistik) ist sie theoretisch viel klarer.

Andere Hormone wurden zwar vielfach bezüglich ihrer Wirkung auf Magen und Darm untersucht. Aber viel Sicheres ist nicht bekannt, und die bisherigen Angaben widersprechen sich teilweise. Wir können hier nur die unmittelbaren therapeutischen Wirkungen in Betracht ziehen, während Magen-Darmstörungen, die mit Krankheiten der endokrinen Drüsen in Zusammenhang stehen, an anderen Stellen besprochen werden. Die Folgen solcher Krankheiten sind durchweg mannigfaltig, und bei den Wechselwirkungen zwischen allen endokrinen Drüsen sind darin auch Störungen enthalten, welche weniger von dem hauptsächlich betroffenen Organ als von sekundär beeinflußten anderen endokrinen Drüsen ausgehen. Folgezustände am Magen und Darm sind daher zwar wichtige und teilweise sehr charakteristische Teilstücke der Krankheitsbilder, aber es ist sehr schwer und einstweilen fast voreilig, sie auf Über- oder Minderproduktion eines einzelnen ganz bestimmten, uns in Substanz oder in Extrakten zugänglichen Hormons zurückzuführen. Die klinischen Vorkommnisse liefern ein noch viel bunteres Bild, als es die experimentelle Forschung tut. Wir müssen es ja auch für sehr unwahrscheinlich halten, daß wir jetzt schon die Gesamtheit der in Betracht kommenden Hormone kennen, und daß wir sie alle in den therapeutischen Präparaten in solchem Zustande vor uns haben, wie sie im lebendigen Organismus zur Wirkung gelangen. Wie sehr man sich in dieser Hinsicht täuschte, zeigte P. Trendelenburg in seiner Untersuchung über Hypophysenpräparate. Vielleicht bezeichnen gerade in bezug auf Hypophyse die neuen Untersuchungen von H. Cushing einen Wendepunkt.

Von neueren Arbeiten, die den Stand der Kenntnisse dartun, seien erwähnt die von F. Boenheim[1, 2], E. Sharpey-Schafer.

Adrenalin wirkt wie Sympathicusreiz abschwächend, unter Umständen vollkommen lähmend auf Sekretionen und Motilität des Magens und des Darmes. Bei kleinen Gaben kann der Einfluß auf excitomotorische Nebenbahnen des Sympathicus (A. Bickel, S. 51) überwiegen, so daß einleitend und vorübergehend Zeichen erhöhten Tonus auftreten (G. Katsch[1]). Praktisch genommen ist letzteres ohne Belang. Aber auch zur Bekämpfung von Magen- und Darmspasmen ist Adrenalin ein sehr unhandliches Präparat, da man die zahlreichen Nebenwirkungen (Kreislauforgane!) nicht gerne mit in den Kauf nimmt. Immerhin bewährte es sich mehrfach bei Hyperemesis, als Dämpfer der zum Brechakt erforderlichen Pylorus- und Magenkontraktionen (H. H. Meyer). Eine gewisse Anwendungsbreite erlangte die antidiarrhoische Wirkung von Adrenalinklistieren. Vom Magen aus ist Adrenalin unwirksam, da es den Fermenten des Magens und des Duodenums erliegt.

Hypophyse. Nur Extrakt der Neurophyse (Hinterlappen) kommt in Betracht, ferner wegen gleichmäßigerer Wirkung das die verschiedenen Hypophysenhormone vereinigende Hypophysin.

In bezug auf Magensaftsekretion wurden erregende Einflüsse gemeldet (F. Boenheim[1] u. a.). Die Mehrzahl der vorliegenden Arbeiten lauten in diesem Sinne. Aber die mit stichhaltiger Methode von W. Schöndube und H. Kalk ausgeführten umfangreichen Untersuchungen am Menschen ergaben aber meist gar keinen Ausschlag oder eher Minderung der Sekretion. Sie bestätigen damit die gleichfalls sehr sorgfältig durchgeführten Untersuchungen von O. Bodylkes (Literaturübersicht bei P. Trendelenburg). In bezug auf Motilität kam es zunächst zu leichter Hemmung (Sympathicusreizung), in einer zweiten bedeutungsvolleren Phase zur Förderung der Peristaltik, des Tonus, der Entleerung (Erregung des Auerbach'schen Plexus). Mit dem Gesamturteil, daß Hypophysin und Pituitrin nur bei Paresen des Magens therapeutischen Belang haben, stimmen eigene Erfahrungen überein. Am Darm überwiegt stark die Anregung der Peristaltik (G. Katsch u. a.), so daß die Hypophysenpräparate bei postoperativer und peritonitischer Darmlähmung, ebenso bei paralytischem Ileus starke Beachtung verdienen (C. v. Noorden[8]; vgl. auch Abschnitt Darmkrankheiten).

Schilddrüse wirkt grundsätzlich excitomotorisch und excitosekretorisch auf Magen und Darm. Klinisch tritt dies am deutlichsten zutage in wahrhaft schweren Fällen von Myxödem, wo An- oder Subacidität mit beschleunigter Magenentleerung und hartnäckige Stuhlträgheit selten vermißt werden, und wo Thyreoidin sehr oft die Unstimmigkeit der Darmtätigkeit, aber nicht ebenso sicher die des Magens beseitigt. In solchen Fällen darf man unzweifelhaft von „thyreogener Obstipation" sprechen (G. Deusch u. a.). Ein gerades Verhältnis zwischen Schwere des Myxödems (beurteilt nach dem Gesamtkrankheitsbilde) und Schwere der Obstipation besteht sicher nicht; aber unseren Erfahrungen nach auch kein gerades Verhältnis zwischen Ausschlag der Thyreoidinwirkung auf den Allgemeinzustand und deren Ausschlag auf die Stuhlträgheit. Der Sachverhalt wird wohl so sein, daß je nach anderweitig bedingter Erregbarkeitslage des motorischen Darmapparates die enterotrope Wirkung des Thyreoidinmangels und der Thyreoidingaben sich mehr oder weniger stark auswirkt. Auch das Tierexperiment ließ Schilddrüsenpräparate als tonus- und peristaltiksteigernd erkennen (F. Boehnheim[1], G. Deusch). Jedenfalls wird man sich solcher Präparate in zuständigen Fällen erinnern müssen. C. v. Noorden[9] erwähnte dies schon früher an anderer Stelle. Bemerkenswert ist aber, daß die so häufige Stuhlträgheit der Fettleibigen (ohne myxödematösen Einschlag) durch Schilddrüsenpräparate in der Regel nicht beeinflußt wird, auch wenn die Gaben viel größer sind, als Myxödematöse sie benötigen. Ob die verhältnismäßig häufigen Diarrhöen der Basedowkranken einfach als thyreotoxisch zu deuten sind, steht dahin. Über alle diese Fragen vergleiche Kapitel Darmkrankheiten und Schilddrüse.

Gewisse Beziehungen zwischen Schilddrüse und Magensaftsekretion sind möglich. Die Schilddrüse ist beteiligt an der Mobilisation der geweblichen Kochsalzvorräte (H. Eppinger). Indem sie mittels dieser Wirkung Blut und Magenschleimhaut mit ClNa beliefert, kann sie die Salzsäureproduktion begünstigen. Nach F. Boehnheim[2] kommt dies nur da zur Auswirkung, wo die Bereitschaft zur Salzsäureproduktion durch funktionsfähige Drüsen noch gesichert ist. Therapeutisch gegen An- und Subacidität mittels Schilddrüsenpräparaten vorzugehen, dürfte wohl nur bei Myxödematösen in Betracht kommen.

Thymuspräparate sollen imstande sein, die von der Schilddrüse ausgelöste ClNa-Mobilisierung aus den Geweben zu mindern und in solchen Fällen, wo Supersekretion von Salzsäure auf reicherem Zufluß von ClNa aus den Geweben beruht („thyreogene Superacidität"), sich therapeutisch erfolgreich erweisen (F. Boehnheim[2, 3]).

Genitaldrüsen. Unstimmigkeiten der inneren Sekretion dieser Drüsen sollen oftmals Sekretions- und Motilitätsstörungen am Magen und Darm verursachen. Entsprechende Präparate (namentlich Ovarialpräparate bei Frauen) sollen dann helfen. F. Boehnheim[2] berichtet über die bisherigen Mitteilungen. Es dürfte bei der Beurteilung des Erfolges wohl oft die materielle Therapie zuungunsten der psychischen überwertet worden sein.

11. Sättigungsgefühl.

Die Verweildauer der Speisen im Magen beherrscht bis zu gewissem Grade das die Mahlzeit überdauernde normale Sättigungsgefühl (den Sättigungswert). O. Kestner führt aus, die animalischen Nahrungsmittel hätten im allgemeinen höheren Sättigungswert, als die vegetabilen. Fett steigere denselben in beiden Fällen. Unter den animalischen Nahrungsmitteln stehen voran Fleisch von Säugern und Vögeln, Milch (Reihenfolge: Sahne, Vollmilch, Magermilch), gekochte Eier. Weniger sättigen rohe Eier und magere Fische, während fette Fische wiederum stark sättigen. Unter den Vegetabilien sättigen Suppen und Breie weniger als Brot, dieses weniger als Kartoffeln; stets gleiche Menge Trockensubstanz angenommen. Zucker und Süßspeisen am Schlusse der Mahlzeit verlängern das Sättigungsgefühl. Dies alles steht nach O. Kestner im Einklang mit den Befunden über Verweildauer der Nahrungsmittel und ihrer Gemische im Magen; für alle Speisen und Speisenfolgen sind Versuche noch nicht durchgeführt. Der Sättigungswert stehe ferner im Einklang mit der Saftmenge, die auf die einzelnen Nahrungsmittel ergossen wird; d. h. Saftmenge, Verweildauer, Vorhalten des Sättigungsgefühls gehen einander parallel. Diese Lehren suchen durchschnittliche praktische Erfahrungen in Einklang zu bringen mit Ergebnissen experimenteller Forschung. Sie klingen aber doch allzu schematisch. Sie vernachlässigen hohen Maßes die Tragweite psychischer Einschläge, die sowohl für Eintritt wie auch für Dauer des Sättigungsgefühls stark mitentscheidend sind. O. Kestner's Deutung deckt nur ganz einseitig einen Teil dessen, was die Dauer des Sättigungsgefühls bedingt. Die klinischen Erfahrungen bei Leuten mit Superacidität oder mit Anacidität ohne sonstige begleitende Krankheitszeichen sprechen deutlich in diesem Sinne. Insbesondere gibt es viele Anacide mit trefflichem Appetit und gutem Ernährungszustand, bei denen die Verweildauer der Speisen im Magen äußerst kurz ist, und die doch in bezug auf Sättigungsgefühl sich ebenso verhalten wie andere Gesunde. Viel mehr als der „physiologische" Sättigungswert der Speisen (O. Kestner[1]), scheint uns im täglichen Leben des Gesunden die Gewöhnung maßgebend dafür zu sein, wie lange das Sättigungsgefühl anhält und wann sich wieder das Bedürfnis nach neuer Nahrungsaufnahme meldet. Dies greift auch auf krankhafte Zustände über, so daß es oft gar nicht leicht ist, Kranke (sowohl Magenkranke wie andere Kranke) auf eine zeitliche Verteilung der Mahlzeiten einzuschulen, die von alten Gewohnheiten sich wesentlich entfernt. Im übrigen ist es selbstverständlich, daß pathologisches Empfinden (Magenkrankheiten, Neuropathien u. a.) sowohl Stärke wie Dauer des Sättigungsgefühls wesentlich umstimmt; daher spottet die Mannigfaltigkeit der uns am Krankenbett entgegentretenden Erscheinungsformen jeder Gesetzmäßigkeit. Sie stellen sich uns dar als Vielessen (Polyphagie), als Oftessen (Pollakophagie), als Wenigessen (Oligophagie), letzteres meist in naher Beziehung zur Appetitlosigkeit (Anorexie) stehend. Vielessen ist bei Magenkranken selten; um so häufiger treten uns Oftessen und Wenigessen bei Magen- und Darmkranken und auch bei vielen anderen Leiden störend in den Weg. Das sind Triebstörungen, für die oft anatomische Veränderungen der Verdauungsorgane viel weniger verantwortlich sind als krankhafte Einstellung der Psyche und vielleicht auch des vegetativen Nervensystems.

Wie E. Friedberger zeigte, besitzt stark gekochte Kost geringeren Sättigungswert als Rohkost gleicher Art und Menge. Aber auch der zur Auswirkung kommende Nährwert („Ausschlagswert") ist geringer, was freilich als wesentlich und deutlich meßbar nur beim wachsenden Organismus zutage tritt. Friedberger denkt nicht an Vitaminarmut des gekochten Materials, obwohl mindestens das antiskorbutische Vitamin C durch längeres Kochen, u. a. Kochkiste, stark gefährdet wird (W. Stepp). Führte es doch erst jüngst wegen allzustarken Heranziehens von Gemüsekonserven und zu geringer Gabe von frischem Gemüse und Obst bei zahlreichen in der Anstalt verpflegten Hilfsärzten des Hamburg-Eppendorfer Krankenhauses zu Skorbut. Der stärkere Sättigungswert der Rohstoffe aller Art kann bei Neigung zu Fettleibigkeit ausgenutzt werden. Auch bei Zuckerkranken machen wir reichlich Gebrauch davon.

Jedenfalls bedürfen wir zur Einsicht in das Entstehen des Sättigungsgefühls noch weiterer Klärung. Praktisch wichtig ist, daß Massenbelastung nicht allein maßgebend ist. Darüber ward schon ausführlich gesprochen (S. 19); und daß der kalorische Inhalt der Mahlzeit gleichfalls nicht das Entstehen des Sättigungsgefühls beherrscht, wissen Physiologe und Arzt seit langem. (Vgl. Abschnitt 12).

Sättigungsgefühl, bei dem sicher Grad der Magenfüllung, Belastung des Darmes, chemische Eigenart des Genossenen, Erregung und Erregbarkeit sensibler Nerven der Bauchorgane als lokale Reize mitwirken, darf nicht identifiziert werden mit Deckung des Nahrungsbedarfs. Nur bei völlig normalen Trieben halten beide gleichen Schritt, bei angeborenen oder erworbenen Triebstörungen aber nicht. Oft besteht zwischen beiden eine weite Spannung, die zunächst quantitative Ernährungsstörungen bedingt, wie abnorme Magerkeit und abnormen Fettansatz. Wir gingen darauf schon ausführlich ein (Bd. I, S. 112, 949, 995). Aber auch qualitativ unzweckmäßige Kost kann sich daraus ergeben, z. B. bei Diabetes mellitus, ferner infolge von Einseitigkeit und Einförmigkeit der Nahrung auch der Mangel an bestimmten organischen oder anorganischen Gewebebausteinen (Bd. I, S. 3, 952). Solche Triebstörungen, am Krankenbette sich als vorzeitiges Sättigungsgefühl und Appetitlosigkeit darstellend, begegnen uns bei der Mehrzahl wahrer Magenkrankheiten, aber fast noch häufiger als Merkmal der Neuropathie. Sie durch geschickte Auswahl der Nahrung, durch planmäßiges Einschulen, durch psychotherapeutischen Einfluß zu überwinden, ist eine wichtige und dankbare Aufgabe der Diätetik.

12. Appetit und Hungergefühl.

Beides gehört eng zusammen; ersterer ist eine verkleinerte Auflage des letzteren. Bei allen Krankheiten, am meisten aber bei denen des Magens, hat die diätetische Kunst auf Schritt und Tritt mit quantitativen Abänderungen jener Triebe zu rechnen, sehr viel häufiger mit Abschwächung als mit Verstärkung. Mit solchen Triebstörungen beschäftigten wir uns schon mehrfach (Bd. I, S. 112, 949, 995, Bd. II, S. 18ff.). Hier ist aber über das Zustandekommen der Empfindungen einiges zu sagen, um das Verständnis für therapeutische Maßnahmen, für

Erfolge und Fehlschläge zu erleichtern. Es ist noch keineswegs alles geklärt. Starke Beachtung fanden die Lehren von L. R. Müller, dem wir zunächst hier folgen.

Wir verlegen die primäre Empfindung in den Magen, wo sie sich als Spannungs- oder Leergefühl kundgibt; dazu gesellen sich vermehrte Speichelsekretion, Schluckreiz, unter Umständen Gähnen. Beim einen mehr, beim anderen weniger folgen dann auch Zeichen allgemeiner Schwäche, wie verringerte körperliche Leistungsfähigkeit und geistige Ermüdung; bei weiterer Verzögerung der Nahrungsaufnahme auch Schwindel, Flimmern vor den Augen, Ohrensausen, schließlich wirkliche Erschöpfung. Die Hungergefühle melden sich, bald mehr, bald weniger, bei jedem Gesunden, wenn er die gewohnte Zeit der Nahrungsaufnahme versäumt; sie lassen dann wieder nach und steigern sich abermals, wenn der Gewohnheit entsprechend die nächste Mahlzeit fällig wäre. Anspannende und ablenkende körperliche, vor allem aber geistige Arbeit, seelische Erregungen freudiger oder niederdrückender Art schwächen das Hungergefühl ab oder lassen es gar nicht aufkommen. Aus diesem Verhalten der Appetit- bzw. Hungergefühle ergibt sich ohne weiteres das Mitwirken eines starken neurogenen bzw. psychogenen Einschlages.

Appetit und Hunger sind nicht einfache Folgen der Leerheit des Magens. Sowohl in den frühen Morgenstunden, wie auch bei der durchaus empfehlenswerten Gewöhnung an lange Pausen zwischen den Einzelmahlzeiten ruhen, gehen, arbeiten wir im Laufe des Tages viele Stunden bei leerem Magen, ohne Hunger oder auch nur Appetit zu empfinden. Die charakteristischen Magengefühle verbinden sich mit Leerkontraktionen. Solche treten stets am leeren Magen periodisch auf und ergreifen auch den Darm (W. Boldyreff). Erst wenn sie sich verstärken, empfinden wir sie, und dieses Gefühl nennen wir je nach seiner Stärke Appetit oder Hunger. Verstärkte Leerkontraktionen (W. B. Cannon und A. L. Washburn, A. J. Carlson) die auch den Dünndarm ergreifen, erzeugen u. a. das Gurren (Magenknurren, Borborygmen). Einige Zeit nach dem Beginne des Knurrens findet man salzsauren Saft im nüchternen Magen (L. Jarno und M. Heks), also eine Art „Appetitsaft" (S. 26); die Borborygmen bleiben aus, wenn der nüchterne Magen dauernd Salzsäure abscheidet (Gastrosuccorrhoea acida). In voller Ruhe ist also der speisenleere Magen durchaus nicht; in voller Gesetzmäßigkeit, wenn auch mit geringen Ausschlägen, spielen sich an ihm Bewegungen, Säure- und Schleimsekretion, Abgabe von Inhalt in den Darm und Rückfluß aus dem Duodenum ab (M. E. Rehfuß und Ph. B. Hawk, L. Jarno und J. Vándorfy[1, 2]).

Die Vorgänge am Magen, welche uns das Gefühl des Hungrigseins in das Bewußtsein rufen, werden — wie L. R. Müller lehrt — von einem cerebralen „Hungerzentrum" ausgelöst, das nach L. R. Müller[2] wahrscheinlich im Zwischenhirn liegt und das seinerseits erregt wird durch das Verarmen des Blutes (oder der Leber? Bd. I, S. 114) an abbaufähigen Substanzen. Vom Zentrum aus kommt es dann über die Bahnen des vegetativen Nervensystems zu Sekretion der Speichel- und Magendrüsen, zu peristaltischen Kontraktionen des leeren Magens und der oberen Dünndarmschlingen. Vorstellungen und äußere Eindrücke, wie Anblick und Geruch leckerer Speisen, lösen um so leichter psychoreflektorisch Appetit bzw. Hungergefühl aus, je mehr das cerebrale Zentrum unter dem Einflusse ungenügender Nahrung steht.

Nach unserem Sprachgefühle haben die mit „Appetit" verbundenen Vorstellungen immer einen lustbetonten Inhalt. Sie richten sich im praktischen Leben gewöhnlich aber nicht auf bestimmte, sondern ganz allgemein auf schmackhafte Speisen. Der Umfang des Schmackhaften ist für die einzelnen Menschen und Menschengruppen höchst verschieden. Die Lust auf bestimmte Gerichte ist eine Sonderform des Appetits; sie spielt gewöhnlich keine große Rolle, liegt meist noch im Bereich des normalen, steigert sich aber oft zum psycho-pathologischen. Der Appetit ist eine Art „Kräutchen Rührmichnichtan". Wie leicht ist er verscheucht, welche Kleinigkeiten können ihn vergrämen!

Hunger ist viel gewaltigerer, viel hartnäckigerer Trieb. Hunger und Geschlechtstrieb sind letzten Endes die großen Macher der Weltgeschichte. In geordneten Lebensverhältnissen spielt Hunger kaum eine Rolle, selbst nicht bei angestrengtester Arbeit. Bei Kranken begegnen wir ihm praktisch genommen nur da, wo wir aus besonderen Gründen die Nahrungszufuhr stark beschneiden müssen. Daß dem Hungergefühle letzten Endes Bedarfssignale zugrunde liegen, ist klar. Daß sie in Magen- und Darmwand entstehen, ist wenigstens in dem Sinne unwahrscheinlich, daß dort ihre Hauptquelle läge. Welcher Art sie sind, ist unbekannt, soviel auch darüber nachgedacht, experimentiert und geschrieben ward.

Einige klinische Erfahrungstatsachen sind beachtenswert:

a) Das starke Hungergefühl im Beginn des hypoglykämischen Anfalles bei Überdosierung von Insulin. Hier handelt es sich um eine Sperrung der Glykogenvorräte, obwohl reichlich Glykogen in den Zellen lagern kann. Zuviel Insulin macht es aber unangreifbar (C. v. Noorden und S. Isaac). Bei manchen gesunden Menschen kommen auch starke Schwächezustände mit Hypoglykämie vor, wenn sich gewohnte Mahlzeiten verspäten (S. Harris). Man wird akute Verarmung des Blutes an greifbarem Kohlenhydrat als eine der Quellen für Hungergefühl werten müssen.

b) Sehr fettarme Kost erzeugt auf die Dauer oft quälendes Hungergefühl, das sich ganz unwillkürlich auf Fett richtet. Bei reichstem Fettbestande des Körpers kann es auftreten. Mangel an Fettsäuren ist also nicht die Ursache; wahrscheinlich ist es Mangel an gewissen Begleitstoffen der Nahrungsfette. Man trifft die Erscheinung vor allem bei proteinreicher Magerkost der Diabetiker, trotz relativ großer Mengen von Kohlenhydrat, und unabhängig vom Zuckergehalt des Blutes (C. v. Noorden und S. Isaac), sehr viel seltener bei Entfettungskuren Nicht-Zuckerkranker.

c) Proteinarme Kost verursacht nur aus geschmacklichen Gründen spezifischen Fleischhunger usw. Im übrigen bewirkt sie bei Gewöhnung an eiweißarme und fleischfreie Kost (Vegetarier) nicht einmal im Sinne von O. Kestner (S. 57) verkürztes Sättigungsgefühl. Der Reis und sonstige Zerealien und ferner Früchte essende Tropenheimische speist nicht öfter, eher seltener als der Kulturmensch.

d) Kohlenhydratmangel erzeugt zwar beim Diabetiker starkes Begehren nach Kohlenhydratträgern. Das ist aber sicher kein eigentlicher Kohlenhydrathunger auf Grund von Bedarfssignalen, sondern das Verlangen liegt unseren Erfahrungen nach auf rein geschmacklichem und psychischem Gebiete.

e) Mineralienmangel dieser und jener Art ist uns als Erwecker kalorisch nicht berechtigten Hungergefühls sehr verdächtig.

f) Den heißen Drang nach Abwechslung finden wir fast nur bei hoher Entwicklung küchentechnischer Kunst. Zum Teil ist auch dies nur geschmacklich begründet, zum Teil aber wohl auch darin, daß Vorbearbeitung und Zubereitung der Nahrungsmittel doch wohl manche wichtige Nebenstoffe regulierenden Ranges zerstört oder entfernt, und daß instinktives Verlangen deren Mangel durch reiche Abwechslung auszugleichen triebhaft sich Geltung verschafft. Einfache, aber stofflich vollständige Kost wird von breitesten Volksschichten (namentlich Landleuten) trotz höchst geringem Wechsel des Materials und noch geringerem Wechsel der Zubereitung und des beherrschenden Geschmackes, ja ohne jedes nennenswerte Verlangen nach Abwechslung, und sogar mit Abneigung gegen ungewohnten Wechsel, jahraus, jahrein, Generationen hindurch mit bester Bekömmlichkeit verzehrt.

Von den vorerwähnten Tatsachen beansprucht die Insulinwirkung stärkstes Interesse. Man hat bei appetitlosen Menschen, deren Ernährungszustand gebessert werden mußte, auch abseits diabetischer Erkrankung Insulinkuren eingeleitet (W. Falta u. A.). Die Tagesgabe betrug 10 bis 60 Einheiten, die großen Mengen natürlich in kleinen Einzelgaben über den Tag verteilt. Von wesentlichem Abfall des Kalorienumsatzes kann keine Rede sein. Indem Insulin aber durch Sperrung des Glykogenabbaues den Blutzuckerspiegel eine gewisse Zeit hindurch senkt, läßt es das Blut an Gewebespeise verarmen, und die hiervon ausgehenden Signale sind Appetitwecker. Wenn nicht andere Kräfte entgegenarbeiten und die Auswirkung stören, wird dies den Verzehr reichlicherer Kost begünstigen und dem Erfolg einer Mastkur zugute kommen. Damit ist die Insulinwirkung als ganzes aber nicht erschöpft. Insulin hemmt den Glykogenabbau und läßt sämtliche zur Aufnahme und Speicherung von Glykogen oder ähnlichem Reservekohlenhydrat befähigten Körperzellen (und das sind wohl fast alle) sich mit colloidalem Kohlenhydrat anreichern. Daraus folgt Quellung und Wasserbindung, weiterhin schneller Gewichtsanstieg. Es ist denkbar, daß der reichlichere Flüssigkeitsgehalt und -austausch den Funktionen der Gewebszellen zugute kommt und dadurch nützt. Der so bedingte Gewichtsanstieg bedeutet zunächst nichts anderes als Wasserbindung. Aber ebenso, wie bei Fettleibigen schnelle Entwässerung, z. B. durch Karell-Tage, und daraus sich ergebender schneller Gewichtssturz es tun (Band I, S. 1011), hat bei Mastkuren der schnelle Gewichtsanstieg erstaunlichen Einfluß auf die Psyche; er kann mit einem Schlage appetitlähmende Widerstände verdrängen, mögen sie somatisch ausgelöst, durch Phobien entstanden und genährt oder sonstwie rein psychisch verankert sein. Die durch Insulin biochemisch erzwungene Gewichtszunahme wirkt also auch psychotherapeutisch. Gerade bei sehr appetitlosen und abgemagerten Magenkranken sollte man sich des Insulins als sehr brauchbarer Hilfskraft erinnern. Es scheint uns, daß die brauchbarste Auswirkung des Insulins in die erste Zeit (längstens 1 Woche) der Insulinkur fällt, und daß längeres Fortsetzen der Kur keine besonderen Vorteile bietet. Eher sollte man später eine kurze neue Insulinperiode folgen lassen. Man beachte, daß nach Aussetzen des Insulins das Gewicht wegen Wasserabgabe des Körpers sinkt; oft sehr schnell und sehr stark (wie eine junge Frau in der Sprechstunde ganz erschüttert berichtete: „in 4 Tagen 8 kg Verlust von 10 innerhalb 4 Wochen in einem Sanatorium mühsam angemästeten Kilogramm“). Der psychische Rückschlag solchen Gewichtssturzes kann sehr bedeutend sein und wird dem Arzte nicht als Ruhmestitel gebucht. Bei sachgemäßem Vorgehen muß allmählich, ohne starke Gewichtsschwankung, das angestaute Wasser durch wahre Gewebsmast verdrängt werden, eine nicht immer leichte Aufgabe.

Von einfachem Zuckerfrühstück (80—90 g Würfelzucker auf 2 Tassen Tee, morgens nüchtern) berichtet F. Depisch gleichen Masterfolg wie von Insulin, den er auf die appetitsteigende Wirkung der auf alimentäre Hyperglykämie folgenden reaktiven Hypoglykämie zurückführt. Die Angaben scheinen uns mit den Erfahrungen, die man sonst über die Wirkung von Zucker und Süßigkeiten macht, die zwischen den Hauptmahlzeiten genommen werden, nicht ganz übereinzustimmen. Zumindest dürften wohl die Ausschläge individuell sehr verschieden sein.

Eine vortreffliche, geistreiche Abhandlung über Appetit und Hunger verdanken wir A. Durig. Wir möchten sie nicht nur Ärzten, sondern jedem gebildeten Laien als genuß- und lehrreiche Lektüre empfehlen. Auch auf die freilich nur Einzelheiten herausgreifenden Arbeiten von H. Schur und von A. Bickel sei verwiesen.

Die geschilderten Zusammenhänge machen es verständlich, daß wir mit sogenannten „Stomachica“ als künstlichen Appetitweckern im allgemeinen wenig Glück haben. Im Experiment versagten Amara gänzlich als Säurelocker (A. J. Carlson[2]). Doch empirisch darf man nicht ganz so ungünstig wie L. R. Müller darüber urteilen. Die praktische Erfahrung weiß doch über bemerkenswerte Erfolge mit Salzsäure, Bitterstoffen, kleinen Mengen von Alkoholica, Gewürzen, Abbauprodukten der Proteine (s. Bd. I, S. 659; C. v. Noorden), Fleischbrühe (Bd. I, S. 233) u. a. zu berichten. Am Lockreiz für Magensaft ist bei den mannigfachen „Amara“ sicher der bescheidene Gehalt an Alkohol in schmackhafter und angenehmer Form mitbeteiligt. Günstiger Gesamterfolg bestätigte uns neuerdings (seit zwei Jahren) die planmäßige Prüfung der beiden neuen Tonika „Restorvin" für Diabetiker und „Kola-Restorvin" für sonstige Zwecke (Diätet. Abteilung der Hirschapotheke, Frankfurt a. M.; vgl. C. v. Noorden — S. Isaac), wobei wir freilich psychische Beeinflussung aus dem Mechanismus der Gesamtwirkung nicht ausschalten dürfen und wollen. Solche wirkt bei jeglicher Speise und Trank positiven oder negativen Ausschlags mit. Wir verzeichnen freilich, wenn wir auf solche Weise den Appetit wecken wollen, Fehlschläge genug. Aber bald mehr mit diesem, bald mehr mit jenem Mittel haben wir oft einen gewissen Erfolg, den wir bei Salzsäure, Bitterstoffen, Alkoholica, Albumose-Peptonen gewiß nicht immer auf angenehmen Sinnesreiz zurückführen können. Etwaige Erfolge können wir uns vielleicht dadurch erklären, daß jene Stoffe nach Eintritt in den leeren Magen und nach ihrer Resorption sekretorische und motorische Vorgänge auslösen, welche den durch zentrifugale Erregung bewirkten ähneln, und daß diese künstlich erzeugten Vorgänge dann dem Bewußtsein das Bestehen physiologischen Hungergefühls vortäuschen. Auf solche Hilfsmittel ist aber, worin wir wiederum F. R. Müller völlig beipflichten, wenig Verlaß. Im großen und ganzen kommen wir weiter, wenn wir den Schwerpunkt der diätetischen Kunst auf die unmittelbare Beeinflussung der Psyche verlegen und mit aller Rücksicht auf das Schonungsbedürfnis des Magens das Verlangen des Appetitlosen durch Speisen und Getränke wecken, welche er liebt, und welche für ihn die persönliche Note des Lockreizes tragen. Oft müssen wir dahin wirken, daß der Appetitlose auch ohne Appetit und sogar trotz Widerstrebens ißt. Jede Form der Psychotherapie ist brauchbar, wenn sie nur zum Ziele führt und den Kranken unter den Willen des Arztes beugt. Auch hypnotische Suggestion wurde empfohlen und verwendet. Wir kamen stets ohne dieselbe aus und betrachten es als Minderwertigkeit diätetischer und psychotherapeutischer Kunst, wenn man sie zu Hilfe nehmen muß. Indem sich diätetische Kunst und Psychotherapie vereinen, gelangt man zu höchst verschiedenen Kostformen; manchmal zu solchen, für die nur das Erfassen der Persönlichkeit des Einzelkranken Richtschnur war, und die dann eine so persönliche Note tragen, daß man kaum einen zweiten Kranken findet, auf den sie unverändert übertragbar wären.

Nach Überwindung der ersten Schwierigkeiten und nach Wiedergewinnung einer gewissen Körpermasse ist auf Mithilfe der Triebe zu rechnen. Der Appetit kommt nicht nur beim Essen, wie ein altes Sprichwort sagt. Mit jedem Kilogramm zunehmender Masse steigt der Nahrungsbedarf, und dies spiegelt sich meistens — wenn auch unvollkommen und anfangs noch verschleiert — in zunehmendem Nahrungsbedürfnis, d. h. steigendem Appetite, wieder.

Ein sehr wichtiges und wirksames Hilfsmittel bei allen Appetitlosen, vor allem aber bei appetitlosen Magen- und Darmkranken, ein Hilfsmittel, vor dem die ärztliche Praxis und vor allem die Umgebung des Kranken unberechtigterweise zurückschrecken, ist das Hungernlassen. Nur allzu oft wird beim Versagen der Eßlust der gesunde Hunger und selbst der Hunger in seinen ersten, leisen Anfängen, d. h. der Appetit, immer wieder verscheucht durch fortwährendes Füttern mit Kleinigkeiten, deren Summe doch nichts Ordentliches leistet. Es bewährt sich in fast allen Krankheiten und vor allem bei solchen des Magens oft viel besser, den Appetitlosen eine Zeitlang völlig fasten zu lassen und ihm nur einfaches Wasser und dünnen Tee zu reichen. Meist genügt ein einziger Tag; manchmal muß man das Fasten über 2—3 Tage ausdehnen. Nach einer gewissen, von Fall zu Fall wechselnden Zeit meldet sich das Verlangen nach wahren Speisen von selbst wieder, und es bewährt sich das banale Sprichwort „Hunger ist der beste Koch". Wir sehen überraschend oft, daß nach solcher Periode völligen Fastens die früheren Schwierigkeiten der Ernährung überwunden sind. Dies trifft natürlich nicht für alle Fälle zu; Kranke mit umnebelten Sinnen müssen wir von vornherein ausnehmen, z. B. solche mit hohem Fieber.

Warum so überaus häufig Krankheiten der verschiedensten Art schwere Appetitlosigkeit bringen, ist nicht geklärt. Für alle Toxikosen (Infektionskrankheiten verschiedenster Art, exogene Vergiftungen [Morphinismus!], Autointoxikationen wie Urämie, Suburämie, Cholämie, Störungen des Gaswechsels usw.) dürfen wir an wahre Lähmung des Hungerzentrums denken. Unter Bezugnahme auf die febrile Anorexie erwähnt L. R. Müller[2], das Regulationszentrum für die Körperwärme und das für Nahrungstrieb seien nicht nur funktionell, sondern wahrscheinlich örtlich miteinander eng verbunden. Weiterhin machen wir täglich die Erfahrung, wie stark das Hungerzentrum durch die Psyche beeinflußt wird, und wir sind vollberechtigt, einen großen Teil der Triebstörungen, welche sich in schlechtem Appetit äußern und sich bei Psychopathen so oft verheerend als chronische Unterernährung auswirken (Bd. I, S. 111ff. und S. 949ff.), für psychogen bedingt zu halten (= psychogene Untererregbarkeit des Hungerzentrums). Aber auch Hemmungen in der Reizübertragung vom Zentrum durch das vegetative Nervensystem auf den Magen (s. oben) sind in Betracht zu ziehen. Ebenso können Umstände eintreten, welche die früher geschilderten, richtig eingeleiteten und richtig ablaufenden Vorgänge im Magen nur in abgeschwächter oder verwischter Form dem Bewußtsein zur Kenntnis bringen, z. B. bei Unterempfindlichkeit der reizaufnehmenden Nerven oder des Empfangsapparates oder — was vielleicht bei Magen- und Darmkranken bei weitem überwiegt — durch Beimischung anderer zentripetaler Erregungen, welche die spezifische Hungerempfindung übertönen. Auf entgegengesetzter Einstellung des Nervensystems (Übererregbarkeit des „Hungerzentrums", abnorm starker Ausschlag der „Leerkontraktionen", abnorm starkes Empfinden derselben usw.) könnten z. T. die allzu häufig wiederkehrenden, unzeitgemäßen Hungergefühle beruhen („Heißhunger"anfälle), welche sich zu sehr unbequemen und quälenden Zuständen auswachsen können. Wir finden sie am häufigsten bei Bleichsüchtigen, Schwangeren und vagotonisch eingestellten Neuropathen.

In der Lehre vom Appetit und namentlich von der Appetitlosigkeit stehen wir noch vor vielen Fragen. Daß Magenkranke häufig appetitlos sind, erscheint jedem Laien selbstverständlich; daß Magenkrankheiten mit Salzsäuremangel durchschnittlich häufiger Appetitlosigkeit bringen als solche mit normaler oder verstärkter Sekretion, lehrt die klinische Erfahrung. Aber in dem Maße, wie sie J. P. Pawlow in dem Satze formuliert „Appetit ist Saft" (S. 26), gilt diese Regel beim gesunden und namentlich beim kranken Menschen nicht. Die feineren Vorgänge aber, welche bei anatomischen und funktionellen Magen- und Darmkrankheiten die Wahrnehmung des physiologischen Nahrungsbedürfnisses und die Lust zur Nahrungsaufnahme abschwächen, sind keineswegs geklärt.

13. Der Magenschleim.

Der Magen empfängt Schleim aus den oberen Wegen und von seiner eigenen Schleimhaut. Die Verteilung, die äußere Beschaffenheit und die mikroskopische Untersuchung gestatten, die Herkunft mit einiger Sicherheit zu erkennen. Darüber sei auf die Lehrbücher der Diagnostik verwiesen, ferner auf die Arbeiten von Ad. Schmidt[1], E. Schütz[1], Fr. Vogelius und G. Wiltrup. Der Schleim wird von den oberflächlich liegenden Zellen der Epitheldecke abgesondert. Dies geschieht nach anderen Gesetzen als die Sekretion des Magensaftes. Allerdings befördert der aus den Tiefen der Schleimhaut stammende Saft stets kleine Mengen Schleim in den Magenraum. Aber unabhängig vom Magensafte erregen auch mechanische Reize und alle stärkeren chemischen und thermischen Reize die Schleimdrüsen (B. P. Babkin). Damit gibt sich die Schleimabsonderung als eine Schutzmaßregel zu erkennen, welche ungebührliche physikalische und chemische Reize von der Schleimhaut fernhalten soll. Harte, grobe und namentlich rauhe Teilchen des Mageninhaltes werden von Schleim eingehüllt und dadurch unschädlich gemacht. Die von den einzelnen Nahrungsmitteln hervorgelockten Schleimmengen sind verschieden groß. J. P. Pawlow bezeichnet namentlich Brot als starken Schleimlocker. Uns fiel dies vor allem bei groben Brotsorten auf (Grahambrot u. dgl.), aber auch bei feinerem Roggenbrot; da ist oft der ganze Speisebrei mit Schleim innig durchsetzt, so daß man die ganze Masse des Ausgeheberten als zusammenhaftenden Klumpen verschieben kann. Das Gefüge des Chymus nach feinem Weizenbrot ist lockerer und schleimärmer. Die säuretilgende Kraft sowohl des verschluckten wie des vom Magen gelieferten Schleimes ist nicht hoch einzuschätzen; immerhin sieht man beim Versetzen des Speisebreies mit säure- und alkaliempfindlichen Farbstoffen (Lackmus u. dgl.), daß der Eintritt von Salzsäure in die schleimumhüllten Teilchen erschwert und verzögert ist (Fr. Vogelius und G. Wiltrup). Auf die Dauer freilich hält der Schleim die Pepsin-Salzsäure nicht ab, da er von ihr langsam verdaut wird (Ad. Schmidt[1]). Daher findet man in gestautem salzsäurereichem Mageninhalt (gutartige Pylorusstenose) so gut wie gar keinen Schleim. Demgemäß ist die im ausgeheberten Speisebrei gefundene Schleimmenge kein zuverlässiger Maßstab für Größe der Schleimsekretion. Zum Bestimmen des Gesamtschleimes bzw. Mucins gibt es noch keine gute Methode; vielleicht führt das kataphoretische Verfahren von C. Dienst weiter.

Wo die Grenze zwischen normalem und pathologischem Gehalt des Magenchymus an Schleim liegt, ist schwer zu sagen. Starke Durchsetzung des Chymus mit Schleim nach Fleisch, Eier und Milchkost muß wohl stets als krankhaft gedeutet werden; nach Brotkost (Probefrühstück!) ist die Abgrenzung viel unsicherer, wenn auch nicht unmöglich; immer aber bleibt sie im methodisch-technischen Sinne eine Schätzung, nicht eine Bestimmung. Falls alle Vorsichtsmaßregeln beachtet werden, läßt sich meist durch Aushebern und Spülen des leeren Magens eine brauchbare Unterlage gewinnen. Nach M. Dauber und L. Kuttner[1] kann erhöhte Schleimproduktion rein nervösen Ursprungs sein; L. Kuttner spricht dann von Gastromyxorhoea nervosa oder Myxoneurosis gastrica, bei welcher auch in den leeren Magen Schleim abgesondert werde. Obwohl über Tätigkeit der Magenschleimdrüsen unter Einfluß der Vagusreizung noch wenig bekannt ist (B. P. Babkin), glauben wir doch L. Kuttner darin beipflichten zu müssen, daß es Krankheitsbilder gibt, welche neurogene Entstehung der Myxorrhoea gastrica wahrscheinlich machen. Für die Möglichkeit solchen Geschehens spricht, daß sowohl Pilocarpin wie nach Vagusdurchschneidung elektrische Reizung des peripherischen Stumpfes Schleimsekretion erregt (E. Stahnke, H. Kalk).

Einige sehr beachtenswerte Fälle dieser Art, bei zwei Schwestern und bei einer Tochter der einen beobachtet, veröffentlichte H. C. Frenkel-Tissot unter der Bezeichnung „familiäre Schleimneurose des Magens auf dem Boden der Vagotonie". Die starke Gastromyxorrhöe trat periodisch auf und erreichte dann ihren Höhepunkt nach Genuß harter und namentlich saurer Speisen.

Neurogene Gastromyxorrhöe scheint recht selten zu sein. Im allgemeinen stehen wir mit fast allen anderen Autoren auf dem Standpunkt, daß wesentlich vermehrte Schleimproduktion der Magenwand in der Regel als Zeichen eines Katarrhes gedeutet werden muß (Literatur bei Fr. Vogelius und G. Wiltrup und bei Kn. Faber). Diagnostisch weiter als Schätzung des Schleimgehaltes des ausgespülten Inhaltes (nüchtern und nach Probefrühstück) führt oft die Gastroscopie des leeren Magens („Schleimsee", H. Schindler). Auffallend reichlichen Nüchternschleim findet man nach unseren eigenen Erfahrungen, auch bei sonst völlig normalem funktionellem Verhalten des Magens, bei gewohnheitsmäßig reichlichem Genusse starker Alkoholica, bei Tabakkauern, aber auch bei starken Rauchern.

Der Supersecretio mucosa begegnen wir vor allem bei subaciden und anaciden Zuständen, also beim einfachen akuten und chronischen Katarrh, bei allen Formen schwerer Entzündung, bei Carcinoma ventriculi mit Anacidität usw.

Sie ist manchmal, aber keineswegs immer (Fr. Martius, E. Schütz), auch Teilstück solcher Fälle von Achylia gastrica, die wir vielleicht nicht als Folge früherer Katarrhe, sondern als Folge konstitutioneller Minderwertigkeit des Drüsenapparates deuten müssen (S. 142). In vielen Fällen von Achylie hat man es eher mit Subsecretio mucosa zu tun. Von superaciden Zuständen ist es hauptsächlich die Gastritis acuta superacida, welche bedeutende Schleimmengen in den Magen führt; es scheint als ob hier der Schleim als Schutz gegen die ungewohnte Übersäuerung abgeschieden werde. In chronischen Fällen des sauren Magenkatarrhs werden die Schleimbefunde spärlicher. Wir müssen in Betracht ziehen, daß ein Teil des abgesonderten Schleims nicht wiedergefunden wird, weil er inzwischen verdaut wurde (s. oben).

Unabhängig von Menge und Beschaffenheit des eigentlichen Magensaftes scheint es auch primäre Zustände verminderter Magenschleimsekretion zu geben. (J. Kaufmann: Amyxorrhoea gastrica, E. Schütz[2]: Amyxia). Nach J. Kaufmann ist die Schleimhaut dann anatomischer Schädigung leichter zugänglich (Hämorrhagien, Ulcera), und gleichzeitig wird das Entstehen von Magenschmerzen begünstigt, indem die vom Chymus ausgehenden Reize stärker auf die Nerven der Magenwand einwirken können (unmittelbare Reizung sensibler Fasern? — Auslösung von Muskelkrämpfen?). Daraus soll sich erklären, daß bei Sub- und Anacidität manchmal Beschwerden auftreten, welche denen bei Superacidität gleichen.

Wenn nicht geradezu extreme Formen von Hypermyxorrhoea gastrica vorliegen, wird man vermehrter Schleimsekretion zwar diagnostische Bedeutung zuerkennen, ein störender Einfluß auf die spezifische Magenverdauung ist aber nur bei gleichzeitiger Subacidität zu erwarten; bei Superacidität wirkt begleitende Hypermyxorrhöe eher günstig, wenn auch die säureabstumpfende Wirkung des Magenschleims nur gering ist (O. Rosemann[2]). Diätetische Gesichtspunkte, wie man der schleimigen Super- oder Subsekretion entgegentreten könnte, haben sich noch nicht ergeben. Es scheint uns, daß jede erfolgreiche, gegen Reizzustände des Magens gerichtete Therapie ohne weiteres übermäßige Schleimproduktion beseitigt. Auch Fr. Vogelius und G. Wiltrup äußern sich in diesem Sinne. Eine besonders wirksame Hilfe leistet abendliches Leerspülen des Magens (S. 24) mit nachfolgendem Eingießen von 0,4promilliger Höllensteinlösung. J. Kaufmann meldet, ihm habe sich auch bei Amyxorrhoea gastrica Silberlösung als nützlich erwiesen. Dieses Verfahren ist immerhin bedenklich wegen Gefahr der Argyrie (Silberniederschläge in Haut, Nieren usw.). Nach alten Erfahrungen aus der früher üblichen Silberbehandlung der Tabes kann man von vornherein nie wissen, ob es schon bei kleinen Mengen der Silberresorption dazu kommt oder nicht. In einigen Fällen von Gastritis superacida mit starker Schleimsekretion schien uns das Abstumpfen der Säure mittels Calcium carbonicum den Schleimgehalt des Speisebreies herabzusetzen, während Natron bicarbonicum ihn eher steigerte.

14. Magenschmerzen.

Gefühlsempfindungen, wie sie der äußeren Haut eignen, begleiten die Schleimhaut nur bis zur Kehlkopfhöhe des Schlundes und am Enddarm nur wenig über den Sphincter externus nach oben. Zwischen diesen beiden Polen lösen Reize auf der Schleimhaut nur unbestimmte, dumpfe Empfindungen aus. Wahrhaft schmerzempfindlich erwies sich (für elektrische Reize) die Schleimhaut nur am Ansatz des Gekröses (D. Gerhardt[3]), bis wohin cerebrospinale sensible Nerven ausstrahlen. In Anbetracht dieser Tatsachen sind vielerlei Erklärungen für die oft äußerst lebhaften Magen- und Darmschmerzen gesucht und vorgebracht worden. Als Vermittler für dieselben glaubte W. Lehmann[1] auch sensible, in die

Vorderhörner des Rückenmarks eintretende Fasern nachgewiesen zu haben, entgegen dem Bellschen Gesetz. Dies hat sich aber als unhaltbar erwiesen (A. W. Meyer, A. Fröhlich und H. H. Meyer). Die Schmerzleiter gehören sicher ausschließlich dem vegetativen (im wesentlichen dem sympathischen) Systeme an, dessen Fasern sich mittels der Rami communicantes den hinteren Wurzeln beimischen (R. Neumann, G. v. Bergmann[1], M. Kappis, L. R. Müller[1, 2] u. a.). Ob dort völlige oder nur teilweise Umschaltung auf rein cerebrospinale Bahn erfolgt, ist unsicher; eine teilweise sicher, das beweisen die viscero-sensorischen und viscero-motorischen Reflexe („referred pains", Head). Nach neuerer Auffassung brauchen spezifische Schmerznerven nicht zu existieren. Nach neuerer Lehre vermag die Überreizung eines jeden zentripetalen Nerven Schmerz zu erwecken (A. Goldscheider); diese wohl begründete Theorie hat das viscerale Schmerzproblem wesentlich vereinfacht. Nicht für jeden Reiz, der von der Haut aus Schmerz als wichtiges Warnungssignal auslöst, sind die Magen-Darmnerven empfänglich. Als adäquate, schmerzauslösende Reize erkannten A. Fröhlich und H. H. Meyer Dehnung und krampfhafte Kontraktion (s. unten).

Dessen muß man sich bei Magen- und Darmschmerzen jederzeit erinnern. Es erklärt uns einen großen Teil der Schmerzformen.

Wir müssen auf die Magenschmerzen etwas näher eingehen, weil sie zumeist in offensichtlicher und starker Abhängigkeit von Speise und Trank und zu den zeitlichen Phasen der Magenverdauung stehen. Den Zusammenhang mit Mahlzeiten verneinen zwar oft die Kranken, weil sie diesen Begriff nur auf Schmerzen ausdehnen, die sofort oder alsbald nach dem Essen auftreten. Dem Arzte werden die Zusammenhänge klar, wenn er sich in zeitlicher Folge über Verteilung der Wohl- und Wehgefühle des ganzen 24stündigen Tages, nicht nur in bezug auf das, was der Laie Magen nennt, sondern in bezug auf die ganzen Bauchverhältnisse, Allgemeingefühle usw. berichten läßt, mit anderen Worten, wenn er sich über den Ablauf eines „Magentages" (G. Katsch) erzählen läßt. Wir halten uns nur an das praktisch wichtigste, berühren theoretische Fragen so wenig wie möglich. Wir verweisen auf die Arbeiten von L. R. Müller[3] und namentlich auf die treffliche, an neuen Gesichtspunkten reiche Darstellung von G. v. Bergmann[4] und G. Katsch[2].

a) Hungerschmerz. Der Name stammt daher, daß die Schmerzen 6—8 Stunden nach letzter Mahlzeit, zumeist nachts, auftreten, d. h. zu einer Zeit, wo der Magen speiseleer sein sollte und es in zahlreichen Fällen auch wirklich ist. Sein plötzliches Auftreten oder doch schnelles Ansteigen zum Maximum, sein periodisches, wellenförmiges An- und Abschwellen, seine Stärke zeigen an, daß es sich um etwas ganz anderes handelt, als etwa um Steigerung des physiologischen „Hungergefühls" und der damit verbundenen motorischen Vorgänge am Magen (S. 57). Immerhin kann längeres Hungern bei empfindlichen Menschen zeitweilig ähnliche Gefühle auslösen. Bei den sehr zahlreichen 1—3tägigen Hungerkuren, die wir zu therapeutischen Zwecken durchführten, begegneten wir freilich solchen Zuständen niemals, auch nicht bei hungernden Ulcuskranken. Der Anfall trägt deutlich die Marke des Krampfhaften, und Krampf der Regio pylorica, des Sphincters oder eines Duodenalabschnittes (A. Åkerlund) dürfte wohl immer beteiligt sein. Daneben handelt es sich aber wohl so gut wie ausnahmslos um eine pathologische Magensaftsekretion dem Anfall vorausgehend oder ihn begleitend; pathologisch, weil sie zu einer Zeit erfolgt, wo sie gar keine physiologische Aufgabe mehr zu erfüllen hat, wo sie also ganz zweckwidrig ist. Man kann dies als alimentäre Nachsekretion bezeichnen; sie ist oft ganz gewaltig. Den schmerzhaften Krampf deuten wir als einen vom Duodenum ausgelösten Säurereflex; er wirkt sich in ungeordnetem Verhalten des Entleerungsmechanismus aus. Der Säurewert des Nachsekretes kann hoch normal, er kann aber auch erheblich geringer sein. Letzteren Falles beruht das Auftreten des Anfalles auf Überempfindlichkeit (gesteigerte Reflexbereitschaft; s. auch S. 47); oder es ist trotz geringer absoluten Höhe der Säurekonzentration die Spannung zwischen den H'-Konzentrationen in Magen und in Duodenum erheblich (S. 144).

Zweifellos hat, sowohl bei anatomischer Erkrankung wie auch ohne sie, Menge und Art der letzten Mahlzeit starken Einfluß auf das Auftreten des nächtlichen Anfalles, und zwar im allgemeinen derart, daß Speisen langer Verweildauer, oft auch reichlicher Genuß von Wein usw., starkes Rauchen die Auslösung begünstigen. Sicher steht aber sein Kommen und Ausbleiben auch stark, offenbar stärker als jede andere Form von Magenschmerz, unter Einfluß psychischer Einschläge. Die Nachwirkung erregender und ärgerlicher Ereignisse am Vortage, mangelnder oder unruhiger und traumhafter Schlaf verstärken gleichfalls die Neigung zum Anfall. Sorge für guten Schlaf (manchmal abendliche Packungen oder kleine Gaben von Luminal, etwa 5 cg, oder gleiche Menge mit 0,2 bis 0,3 g Pyramidon usw.) genügt oft, eine Kette von allnächtlichen Anfällen sofort abzubrechen; nach einigen Tagen darf diese vorsorgliche Dämpfung dann wieder wegbleiben. Nicht immer ist solches Verfahren wirksam. Wo es aber hilft, deutet es auf entscheidende Mitwirkung zentrifugaler, parasympathischer Erregung bei der Nachsekretion hin. Im gleichen Sinne spricht die vorbeugende Wirkung abendlicher Atropingaben und schnelle Hilfe im Anfalle selbst durch subcutane Injektion von $^1/_2$ mg Atropin. Obwohl primäre Saftsekretion zu unangemessener Zeit (in den sich entleerenden oder schon entleerten Magen) genügt, den Mechanismus des Anfalles zu erklären, ist es doch sehr unwahrscheinlich, daß primäre Saftsekretion zu unangemessener Zeit einzige Ursache dafür ist. D. h. der schmerzbringende Krampf kann zwar durch das Verhalten der Säure allein bedingt sein; es können aber auch — koordinierten Ranges — daneben Erregbarkeit und Erregung des zuständigen neuro-muskulären Apparates pathologisch gesteuert werden. Auch hier ist, wie beim sekretorischen Vorgange, der Fernwirkung mittels langer, zentrifugaler Bahnen zu gedenken. Also Stürme im vegetativen (vorzugsweise wohl im parasympathischen) Systeme mit Auswirkung in unsekretorischer und motorischer Unstimmigkeit! Anderseits ist es aber eine fundamentale Tatsache (B. Moynihan), daß diese besondere Art vegetativ-nervöser, sekretorisch-motorischer Störung mit überwiegender Häufigkeit, wenn auch sicher nicht ausschließlich, bei Ulcus duodeni vorkommt. Warum, ist schwer erklärbar und einstweilen nur Gegenstand von Hypothesen. Bei Bindung an Ulcus duodeni darf man von pathologischem viscero-visceralem Reflex sprechen, und es steht unseres Erachtens nichts im Wege, solchem Geschehen den Rang einer Organneurose zuzuerkennen.

Bekanntlich genügen oft kleine Imbisse, den Anfall zu unterbrechen (manchmal kehrt er freilich nach kurzem wieder). Gewöhnlich greifen die Patienten zu einfachen Biskuits oder zu Milch. Aber auch klares Wasser genügt oft, vorzugsweise bei rechter Seitenlage (S. 43). Letzteres wirkt wohl einfach durch Verdünnung der Säure; der kleine Imbiß beschäftigt den Magen ordnungsgemäß, führt zu schneller Umstellung der Magenbewegungen (Tonus, Peristaltik, Pylorustätigkeit) und wirkt so letzten Endes magenentleerend. Alkalien dämpfen gleichfalls den Anfall, kohlensaures Natron besser als alle anderen, ebenso wie kohlensaures Wasser auch besser und sicherer als einfaches Brunnenwasser nützt.

b) Spätschmerz. Darunter versteht man einen mehr oder minder heftigen, oft sehr heftigen Magenschmerz vorzugsweise brennenden Charakters, der meist 2—4 Stunden nach letzter Mahlzeit einsetzt, manchmal plötzlich kommend, häufiger allmählich sich entwickelnd und wellig verlaufend. Dauer sehr verschieden, Minuten bis halbe Stunden. Im Gegensatz zum Hungerschmerz werden sie in der Regel nicht durch kleine Imbisse vertrieben, oft sogar deutlich gesteigert. Im übrigen aber stehen sie ihrem Charakter nach dem Hungerschmerz nahe. Manche Patienten betonen ausdrücklich unterschiedliche Gefühle bei beiden Formen, andere ausdrücklich Gleichheit derselben. Sodbrennen (s. unten) ist weit häufiger als beim Hungerschmerz.

Dieser Schmerz hat meist starke Beziehung zu pathologisch gesteigerter Spätsekretion des Magens, d. h. die Sekretion erfolgt noch zu einer Zeit, wo die hauptsächliche digestive Arbeit des Magens bereits geleistet ist, und wo die Magensekretion sowohl in bezug auf Menge wie auf Konzentration des Saftes hätte nachlassen sollen. Bei normalem Salzsäuregehalt des Saftes äußert sich dies in schubweisem Steigen der Acidität des Chymus („Kletterkurve", G. Katsch[2]). Anderseits ist öfteres Vorkommen solchen Schmerzes in spätdigestiver Periode schon seit langem auch bei Anacidität und Apepsinie (Achylia gastrica), und zwar bei völlig oder nahezu leerem Magen beschrieben worden. Man hat während des Schmerzanfalles zwar meist Entleerungsstörungen des Magens gefunden, die auf spastische Einschläge am Magen oder Duodenum hinweisen. G. v. Bergmann[5] erwähnt aber ausdrücklich, im Anfalle freies Spiel des Pylorus gesehen zu haben, so daß man wohl krankhaftes Verhalten von Tonus und Peristaltik am Magen oder Duodenum, sich in schmerzbringender Kontraktion oder Dehnung auswirkend, annehmen darf und muß, aber den Sitz des Krampfes nicht immer am Sphincter pylori suchen muß. Die sehr verschiedenartigen Umstände, unter denen der Schmerz auftritt, machen einheitliche Erklärung fast unmöglich. Sichergestellt ist nur eine Dysharmonie der Bewegungsvorgänge, für die ebenso wie beim Hungerschmerz pathologische Einstellung des vegetativen Nervensystems verantwortlich zu machen ist (Reflexstörungen, zentrifugale Fernwirkungen, Überempfindlichkeit des peripherischen Apparates oder der empfindenden Empfangsorgane). Bei Salzsäuregehalt des Magensaftes hat man doch meist einen supersekretorischen Befund, d. h. man findet einen zwar verschieden sauren, aber doch meist überreichlichen Mageninhalt, in dem die Saftmenge im Verhältnis zu Speiseresten viel zu groß ist, oder wo Speisereste sogar fehlen können. Also ein Befund, der sich deckt mit wichtigen Merkmalen des acidistischen Anfalles (S. 70), und man hat dann wohl kaum das Recht, einen anderen Mechanismus anzunehmen.

G. v. Bergmann[5] fordert, man solle den Spätschmerz sorgfältig trennen vom Hungerschmerzanfalle. Dies ist sicher berechtigt vom rein symptomatologisch-diagnostischen Standpunkte aus. Von ihm aus haben wir es mit zweierlei Symptomen zu tun, weil der Zeitpunkt ihres Eintrittes verschieden ist. Durchstehend ist dies aber nicht. Alle Arten von Übergängen kommen vor durch Früherrücken der einen, durch Späterrücken der anderen Anfallsart (letzteres wohl stets verknüpft mit pathologisch erhöhter Verweildauer der Ingesta im Magen). Der Spätschmerz der Achyliker ähnelt unverkennbar dem typischen Hungerschmerzanfalle; auch im Erfolg therapeutischer Maßnahmen kommt dies zum Ausdruck (s. unten). Das Beherrschende und Gemeinsame bei allen diesen Schmerzen sind zeitlich, artlich und quantitativ pathologische Erregungen des motorischen Apparates. Die zeitlich und individuell bedingten Verschiedenheiten stehen in starker Abhängigkeit von den Säureverhältnissen des Magens (Menge, Säuregehalt). Wenn der Hungerschmerz und der Schmerzanfall des Achylikers durch kleine Maßnahmen, der mit spätem starkem Säureerguß verbundene Spätschmerz meist nur durch große und allmählich steigende Gaben von Natron bicarbonicum bekämpfbar ist, so erklärt sich dies zur Genüge aus den jeweiligen quantitativen Beziehungen zwischen Alkali und Säuremasse.

Dem Spätschmerz gegenüber hat das diätetische Verfahren weit größere Wirkungskraft als in bezug auf Hungerschmerz. Letzterem kann zwar sehr vorsichtiges Verhalten bei der Abendmahlzeit, insbesondere das Vermeiden aller starken Säurelocker, aller Speisen langer Magenverweildauer, Früherlegen des Abendessens u. a. in gewissem Maße vorbeugen; aber Verlaß ist darauf nicht, weil die Auslösung des Anfalles offenbar irgendwie zeitlich an die letzte Entleerungsphase des Magens gebunden ist (daher der von K. Westphal und G. Katsch gewählte Name: Magenentleerungsschmerz). Den Spätschmerz des Acidotikers verhüten gleichsinnige Maßnahmen (einfache, reizarme Kost) viel sicherer. Die Auslösung ist mehr an die eigentliche Arbeitsperiode des Magens gebunden. Den Spätschmerz des Achylikers hinwiederum verhindern gleiche Maßnahmen nicht so sicher; hierin ähnelt dessen Spätschmerzanfall dem Hungerschmerz (s. oben).

Von Medikamenten bewährt sich Atropin in gleicher Form wie beim Hungerschmerz. Dämpfung durch zentralangreifende Sedativa (s. oben) ist ohne deutliche Wirkung. Alkalien in größerer Menge sind nützlich; weit besser aber ist es, und man kommt mit weit kleineren Mengen aus, wenn sie vorbeugend, etwa $^1/_2$ Stunde vor dem zu erwartenden Anfalle genommen werden. Dies stimmt überein mit den Erfahrungen beim acidotischen Anfalle (s. unten). Natron bicarbonicum — erfahrungsgemäß das geeignetste Alkalipräparat — scheint seine bessere Eignung einem Sondereinfluß auf die Motilität zu verdanken (H. Kalk, H. Lange, G. v. Bergmann[5]; — vgl. über Alkalien im Abschnitt: Superacidität). Beim Spätschmerz des Achylikers bewährt sich recht oft ein kleiner Imbiß (1—2 gut gekaute einfache Keks), auch ein langsamer Trunk von etwa 40 Tropfen Ac. hydrochlor. dil. in $^1/_4$ l lauem Wasser. Hier ersetzt die Säure einen fehlenden physiologischen Reiz und scheint dadurch die Motilitätsvorgänge auf normal umzustimmen; gleiches erreichten wir mit Milchsäure- und mit Phosphorsäurelösung.

c) Periodizität der beiden geschilderten Schmerzformen ist das dritte Merkmal des M. Soupault'schen „Syndrome pylorique", und erst sie stempelt die Anfälle zu höchst bedeutsamem diagnostischem Hinweis auf Ulcus juxtapyloricum, insbesondere Ulcus duodeni. Je weiter das erste Auftreten solcher Anfallsperioden zurückliegt, je häufiger sie sich wiederholen, je länger die einzelne dauert, desto mehr verdichtet sich die Wahrscheinlichkeit der Ulcuskrankheit. Exogene Einflüsse verschiedenster Art auf das Seelenleben und auf das vegetative Nervensystem, gehäufte Diätfehler in qualitativer und quantitativer Hinsicht, Aufkommen neuer Ulcera, Verschlimmerung begleitender Gastritis u. a. können Ursache der Periodizität sein. Aber die Periodizität ist nur ein Hinweis, nicht ein Beweis für Ulcus. Dessen Bestehen müssen erst andere Kennzeichen erhärten. In den Anfällen treten uns funktionelle Störungen des motorischen und sekretorischen Mechanismus entgegen. Man ist heute geneigt, die Ulcera und die mit ihnen verbundenen anatomischen Verhältnisse und reflektorischen Vorgänge als Ursachen der Schmerzanfälle anzusehen. Es ist auch keine Frage, daß sie Ursache sein können und sehr häufig sind. Es scheint uns aber, daß sich bei jener Lehre eine Art rückläufiger Bewegung verrät gegenüber der ursprünglichen, sehr glücklichen und fruchtbaren Theorie G. v. Bergmann's[3], der krankhafte Stürme im vegetativen Nervensystem (mit Auswirkung in Muskelwand, — und örtliche Kreislaufstörungen und in Schmerzattacken) als wichtigen Förderer für Entstehen der Ulcuskrankheit erkannte. Daneben ist als weiterer wichtiger Förderer noch die Gastritis erkannt worden (S. 116). C. v. Noorden[8, 10] schloß sich schon frühzeitig dieser Lehre an. Wir halten auch weiterhin daran fest, d. h. wir meinen, daß die geschilderten Reizzustände recht häufig ohne Ulcus und als Vorläufer von Ulcus vorkommen. Wir gehen sogar so weit, zu sagen, daß sehr häufig diese Reizzustände das Hauptstück des stomachalduodenalen Leidens sind und ein etwa daneben bestehendes bzw. aus ihnen entstandenes Ulcus sehr häufig etwas mehr Nebensächliches oder sogar Gleichgültiges ist, solange es nicht durch Blutung, peritoneale Entzündung, Neigung zur Perforation bedenklichen Charakter annimmt. Und das ist doch nur verhältnismäßig selten. Scheint es doch, daß gelegentliche, kommende und wieder verschwindende Ulcera fast so häufig sind wie harmlos bleibende tuberkulöse Herde. Gleiches gilt vom acidotischen Anfall.

d) **Frühschmerz,** auftretend schon während der Mahlzeit oder innerhalb der ersten Viertelstunden nachher, manchmal nach jederlei Nahrungseinfuhr, häufiger nach bestimmten Speisen, nach stärkerer oder schnellerer Füllung des Magens, oft auch abhängig von Temperatur des Genossenen, ist ein Ausdruck allgemeiner Überempfindlichkeit. Er ist weitgehend unabhängig von der Acidität des Chymus. Der Spannungsgrad scheint eine große Rolle beim Entstehen des Schmerzes zu spielen. Kräftiges Aufstoßen von Luft, sowohl spontan wie auch erweckt durch das Trinken kohlensauren Wassers, durch Einnehmen von Natron bicarbonicum oder von Brausepulver, lindert den Schmerz, vertreibt ihn sogar oft, teils vorübergehend, teils nachwirkend. Manche gewöhnen sich daran, keine Mahlzeit zu nehmen ohne gleichzeitiges Trinken kohlensauren Mineralwassers. Der Schmerz, Vorzeichen desselben wie Druck- und Spannungsgefühle oder selbst die Furcht vor kommendem Schmerz führen oft zu allzu karger und schwächender Ernährung. In geselligem Kreise oder im Anblick ungewohnter Speisen, deren Bekömmlichkeit sie nicht sicher sind, spielen die Schmerzbedrohten fast nur mit dem Essen. Unter den organischen Krankheiten sind es am häufigsten Geschwüre des Magenkörpers, Perigastritis, der operativ verkleinerte Magen mit schlecht funktionierender Gastro-Jejunalanastomose, auch Fälle wahrer Hypotonie, wo man den frühzeitigen Belastungsschmerz antrifft. Auch der funktionell-spastische Sanduhrmagen wird als Begünstiger genannt (H. Salomon, G. v. Bergmann[1, 3], L. R. Müller[2, 3]), während anderseits trotz entsprechenden Röntgenbefundes Klagen über Schmerz sehr häufig fehlen. Steigernde und hemmende neurogene Einflüsse sind unverkennbar, periodisches Kommen und Fehlen der Beschwerden etwas ganz gewöhnliches, wie beim Hunger- und Spätschmerz auch.

e) **Sodbrennen.** Gegenüber dem Magenbrennen und sonstigen Schmerzgefühlen sollte man, gemäß seiner ursprünglichen Bedeutung, den Namen Sodbrennen auf jene Fälle beschränken, wo Aufsteigen bzw. Einschleudern von Mageninhalt in den Oesophagus Urheber ist. Es handelt sich fast immer um kleine Mengen, die dann in den unteren Abschnitten der Speiseröhre einige Zeit verweilen, während das schnelle Passieren selbst sehr saurer Massen, wie z. B. beim Erbrechen, häufig gar kein Sodbrennen erweckt. Zumeist ist doch wohl Berührung der Kardia mit Speisebrei Voraussetzung und daher die Körperstellung von maßgebendem Einfluß. Bei völlig leerem Magen soll Sodbrennen nie vorkommen (F. Kraus und O. Ridder); jedenfalls kommt es aber auch bei schwach gefülltem Magen vor, wo nur tonisch abschnürender Krampf oder wahre Schleuderwirkung bei nachgiebiger Kardia das Übertreten von Chymus oder Saft in die Speiseröhre erzielen kann. Der Säuregrad ist nicht entscheidend, mehr die Reizempfänglichkeit der Speiseröhre. Muskulärer Krampf ist wahrscheinlich am Entstehen der Empfindung beteiligt; ob gerade an der Kardia oder oberhalb, steht dahin. Ein Bissen Brot usw., auch einige Schluck Wasser rufen zunächst das Gefühl hervor, als ob etwas in der Speiseröhre stecken bleibe (Globusgefühl); dann hört dieses plötzlich oder nach und nach auf, und mit ihm schwindet das Sodbrennen. Obwohl Sodbrennen bei übersäuertem Staumagen und bei unmäßig gefülltem Magen Gesunder am häufigsten auftritt, ist sein Vorkommen doch hohen Maßes von der Persönlichkeit abhängig, was von individueller Verschiedenheit sowohl des kardialen Widerstandes wie auch der Reaktionsfähigkeit des Oesophagus abzuhängen scheint (alle Grade zwischen Hypo- und Hyperästhesie). Sodbrennen kommt sicher auch bei Magengesunden ohne Magenüberfüllung vor, zum Teil abhängig von hastigem Essen und Trinken, bei manchen schon nach Trinken mäßiger Mengen eisgekühlten Getränkes. Wir lernten einzelne vollkommen bauchgesunde Menschen kennen, die regelmäßig auch bei speisefreiem Magen nach Ärger zunächst ein unbehagliches Gefühl im Magen und bald darauf Sodbrennen bekamen; sonst nie, auch nicht bei und nach üppigsten Mahlzeiten. Es konnte da einige Male nachgewiesen werden, daß Ärger Saftsekretion in den leeren Magen veranlaßte, dann offenbar von ganz regelwidriger muskulärer Erregung begleitet.

Mit Wesen und Ursache des Sodbrennens (Pyrosis) hat sich die Literatur in letzter Zeit ziemlich ausgiebig beschäftigt. Wie schon J. Boas nachdrücklich betonte, besteht eine gewisse Schwierigkeit darin, daß die Patienten Sodbrennen und Magenbrennen bezw. -schmerz recht häufig nicht scharf genug unterscheiden und, da Übergänge bestehen, auch nicht unterscheiden können. In typischen Fällen wird ersteres in Höhe des Processus xiphoideus und weiter nach oben ausstrahlend empfunden, das eigentliche Magenbrennen tiefer im Epigastrium. F. Craemer meint, Sodbrennen sei ganz unabhängig von den Säureverhältnissen des Magens und beruhe nur auf einer Hyperästhesie der Schleimhaut. Dem gegenüber möchten wir aber Fr. Hirschberg rechtgeben, der statistisch das starke Überwiegen bei normal- und superacidem Befunde dartut und meint, Craemer habe sich durch das Übersehen der recht häufigen „larvierten Superacidität" täuschen lassen. Mit dem Satze, hartnäckige Pyrosis hydrochlorica sei keineswegs selten das einzige subjektive Symptom von Ulcus, geht er aber doch wohl zu weit. Zum Forschen nach Ulcus sollte es freilich immer anregen. Eine gewisse Überempfindlichkeit der cardialen bzw. cardianahen Schleimhaut nehmen alle neueren Autoren an. Ausführliche Literatur über diese Fragen bei Fr. Hirschberg.

Diäto-therapeutisch sind langsames Essen, Vermeiden der Überfüllung, unter Umständen Vermeiden eisgekühlten Getränkes und anderer offenbarer Schädlinge die zuständigen Mittel.

f) Gastrospastischer Schmerz ist an den Anfallsformen des Hunger-, Spät- und Frühschmerzes wohl immer mehr oder weniger beteiligt.

Der allgemeine Gastrospasmus ist eine besonders hervorstechende Form, gewöhnlich gebunden an organische oder funktionelle pylorische oder duodenale Widerstände. Wenn sich im Streben nach Entleerung der Magen wehenartig um seinen Inhalt spannt, haben wir es grundsätzlich mit gleichem, nur örtlich ausgedehnterem Vorgange zu tun, wie beim Krampf des Sphincter und der Pars pylorica.

Dehnungsschmerz, gleichfalls beruhend auf schmerzhafter Erregung in den vegetativ-sensiblen Nerven der Muskeln (A. Fröhlich und H. H. Meyer), ist dem Krampfschmerz nahe verwandt, klinisch nicht immer von ihm zu trennen; bei Magenüberfüllung, bei Pylorusstenose und -krampf wohl sicher mit ihm eng verbunden (R. Schmidt). G. v. Bergmann[1] brachte für bestimmte Fälle den Dehnungsschmerz in Zusammenhang mit Übermüdung und gleichzeitiger krankhafter Überempfindlichkeit der Muskulatur. Uns scheint dies namentlich zuzutreffen in Fällen vorübergehender Hypotonie, z. B. bei echter Chlorose und im Anschluß an akute, erschöpfende Krankheiten. Wenn bei ihnen nach stärkerer, ungewohnter — für den Gesunden freilich noch normaler — Belastung alsbald schmerzhaftes Druck- und Ermüdungsgefühl auftritt, haben wir es wohl sicher mit solchen Vorgängen zu tun.

Ringförmige Spasmen, zur spastischen Sanduhrform führend, erstrecken sich bei Ulcus des Magenkörpers oft genau auf den Faserzug, welcher im Gebiet des Ulcus liegt. Doch weder bringen solche Ringspasmen beim Ulcus jedesmal Schmerz, noch sind sie ausschließlich auf Ulcus beschränkt (s. oben). Am Darm gehören Ringspasmen zur normalen Steuerung der motorischen Tätigkeit, wachsen sich aber auch hier oft zu pathologischem, teils schmerzlosem, teils schmerzhaftem Krampfe aus. Auch am Magen haben tonisch-abschnürende Kontraktionen in gewissem, von W. Fleiner doch wohl überschätztem Grade physiologische Bedeutung.

Tonische und hyperperistaltische Kontraktionen in der Muscularis mucosae scheinen häufiger und stärker am Entstehen von Schmerzen beteiligt zu sein, als man früher annahm (L. v. Szöllosy, G. v. Bergmann[5]); vielleicht vorzugsweise beim Hunger- und Spätschmerz, da dieser Muskelschicht bei Entleerung der letzten Magenreste eine gewisse Rolle zufällt (K. Sick).

Zerrung am Mesenterium bei krampfhaften Bewegungen von Magen und Darm schätzte man früher als Schmerzquelle hoch ein. Am Darm kommt dies vielleicht gelegentlich in Betracht. Am Magen kennt man aber keine Schmerzart, die darauf sicher zurückzuführen wäre.

g) Perigastritischer Schmerz spielt im klinischen Bilde des Magen- und Duodenalgeschwüres eine hervorragende Rolle. Die diagnostisch so überaus wichtige umschriebene Druckempfindlichkeit und der manchmal vorhandene Dauerschmerz sind offenbar im wesentlichen perigastritischen Ursprunges (F. König, F. E. Mendel, C. v. Noorden[10]). Wenn er bei einer Ulcuskur verschwindet, dürfen wir zwar Heilung der Perigastritis, aber noch lange nicht Heilung des Ulcus annehmen.

h) Head'sche Hyperalgesie der Haut (Hyperalgesie bei leichtem Druck, bei Nadelstichen, bei Kneifen der Haut im Epigastrium, bei Druck links neben dem XII. Brustwirbel usw.). Hier handelt es sich um Irradiation von den zentripetalen, sympathischen, in das Rückenmark eintretenden Fasern auf spinale Schmerzbahnen. Das Überspringen der Erregung geschieht wahrscheinlich im Hinterhorn der grauen Substanz. Die Head'sche Hyperalgesie setzt voraus, daß die in den viscero-sensiblen Nerven zugetragenen Reize sehr stark sind, bzw. daß durch die dauernde Erregung derselben die Widerstände der Substantia gelatinosa Rolandi gegen Reizübertragung geschwächt sind. Die Überempfindlichkeit besteht in der Hautzone, die von dem Rückenmarkssegment versorgt wird, in welches die betreffenden viscero-sensiblen Nerven einmünden. — Starke Reize treten auch vom Hinterhorn in das gleichseitige Vorderhorn über und erzeugen dann reflektorische Muskelspannung.

Die viscero-sensorischen Reizvorgänge erlangten neuerdings steigende diagnostische Beachtung. G. v. Bergmann[4] nimmt an, es könnten auch peripherische (cutane) Reize des zugehörigen Körpersegmentes Erregungen bzw. Erregbarkeitsänderungen in den Eingeweiden auslösen (sensorisch-visceraler Reflex), z. B. Hyperämie durch äußere Anwendung von Wärme und Kälte. Diese heuristisch wertvolle Hypothese als richtig angenommen, könnten solche Erregungen unter Umständen auch zu motorischen Reizerscheinungen und damit verbundenen Magen- und Darmschmerzen führen. Sie würde auch die Teilstücke mancher seltsamer klinischer Krankheitsbilder in verständlichen Zusammenhang bringen.

i) Im acidistischen Anfall — der Ausdruck stammt von G. Katsch[2] und deckt sich mit dem alten Begriffe der Superaciditätsbeschwerden — dienen als Schmerzquelle verschiedene Einzelstücke der beschriebenen Schmerzformen, vor allem spastische Zustände am Sphincter, am Duodenum, an der Pars pylorica, am Magenkörper (Gastrospasmus und Dehnungsschmerz, Sodbrennen u. a.). Sicher sind in den einzelnen Fällen nicht alle diese Teilstücke nach Art und Stärke gleich vertreten, so daß der Gesamtheit der Beschwerden doch immer ein gewisses individuelles Gepräge zukommt. Die Kranken reden oft nur von „Gasen", „Blähungen", denen aber der superacide Symptomenkomplex zugrunde liegt. Vgl. Abschnitte: Superacidität und Magengeschwür.

k) Hyperästhesie des Magens als Folge von Zustandsänderung des peripherischen zentripetalen Nervenapparates galt früher als recht häufiges Vorkommnis und diente zur Erklärung mancher Formen von unbehaglichen Empfindungen und Schmerzen, die wir heute mit Tonus- und Bewegungsvorgängen befriedigend erklären können. Auch die Hyperästhesie der etwaigen Ulcusfläche infolge freien Zutritts chemischer, thermischer, mechanischer Reize zu sensiblen Nerven galt früher als selbstverständlich, spielt aber doch wohl nur eine untergeordnete Rolle, obwohl M. Askanasy feine Nervenfasern im Geschwürsgrunde selbst nachwies. Man kann nur sagen, daß das Geschwür eine Zone der Überempfindlichkeit schaffen kann und sehr häufig wirklich schafft, so daß reflektorischer Krampf leichter entsteht und die zugehörige Serosa bei Bewegungen schmerzt. Jedenfalls herrschen lokale Spasmen, entzündliche Zustände der Magenwand und des Perigastriums dort als Schmerzursache vor. Allzuviel darf man aus Ort und Art spontaner Schmerzen und Druckempfindlichkeit nicht ableiten. Wohin solche Überwertung der Hyperästhesie führt, ergibt sich aus dem äußerst fleißigen, kasuistisch sehr lehrreichen, allgemein-diagnostisch aber auffallend unfruchtbaren Buche von N. Ortner.

Zur Deutung von Magenschmerzen, die nicht ganz offenbar durch anatomische Verhältnisse und funktionelles Geschehen erklärt werden können, wird jetzt stärkstes Gewicht gelegt auf Überempfindlichkeit im zentralen (psychischen) Empfangsapparate bzw. auf krankhaft übertriebene psychische Wertung afferenter Erregungen. Darüber hinaus können Vorstellungen und Stimmungen Gefühle auslösen, deren Ursprung in die Peripherie verlegt wird, und recht oft verbindet sich diese peripherische Projektion mit zentrifugalen Erregungen, die sich in pathologischer Abänderung von Motilität und Sekretion auswirken und die ihrerseits wiederum die Psyche beunruhigen können; ein ganz gewöhnlicher Circulus vitiosus, in seiner Gesamtheit eine rein psychogene Dyspepsie. Wir kommen des weiteren wohl auch kaum an der Annahme vorbei, daß organisch erkrankte und selbst rein funktionell geschädigte innere Organe, ebenso wie es bei Haut, Unterhautbindegewebe, Muskeln, Sehnen, Knochen der Fall ist, sich dem psychischen Empfinden leichter bemerkbar machen als gesunde. Wo auf dem langen Wege vom Organ zur Psyche das reizverstärkende Relais zu suchen ist, ob an der Peripherie, ob in den leitenden Bahnen, ob in zwischengelagerten Ganglien oder den vegetativen Hirnzentren, ob im psychischen Empfangsorgan, ist im Einzelfalle schwer, oft gar nicht zu entscheiden. Neuerdings ist man bestrebt, weitestgehend oder gar ausschließlich die Ursache solcher Hyperästhesie in größerer Erregbarkeit der Psyche zu suchen. Das ist aber — wohl gemerkt — nur Theorie. Freilich steht sicher, daß verschärfte Einstellung der Gedanken und der Aufmerksamkeit, also ein rein psychischer Vorgang, verstärktes Empfinden der Organsignale bewirken kann. Das ist gar keine neue Entdeckung, wenn auch die moderne Psychopathologie uns das manchmal einreden will. Selbst den Zahnschmerz kann Ablenkung dämpfen, Hinlenkung verschärfen; bei allen Sinnen gibt es solche Beispiele. Wir kommen ferner nicht an der Annahme vorbei, daß die Reizempfänglichkeit für alle oder für einzelne Organsignale, ganz unabhängig von Krankheit, individuell recht verschieden ist. Dies wiederholt sich gleichfalls bei allen Sinnen.

Von besonderem Belang und in den letzten beiden Jahrzehnten viel erörtert ist aber die Frage, ob es eine Form der Hyperästhesie gibt, die unabhängig von der Psyche in Zustands- und Erregbarkeitsänderungen des peripherischen, vegetativen Apparates begründet ist. Also eine wahre vegetative Neurose, die sich an Sensibilität, Motilität und Sekretion auswirken kann. Wir hielten immer daran fest, der allzu einseitigen Betonung des psychischen Einschlages gegenüber. In bezug auf die sensiblen Reizerscheinungen, die uns hier beschäftigen, erwies sich diese Annahme als sehr fruchtbar, wie namentlich auch aus den neueren Arbeiten von L. R. Müller[3], G. v. Bergmann[4] u. a. hervorgeht.

Wir verweisen im übrigen auf den Abschnitt: Nervöse Dyspepsien.

l) Therapeutische Gesichtspunkte bei Magenschmerzen. Schmerzen sind es, die am weitaus häufigsten unter allen Beschwerden den Magenleidenden zum Arzte führen. Welcher Art auch immer, verlangen sie sowohl diagnostische Klarstellung ihrer Ursache und des sie bedingenden Mechanismus wie auch therapeutische Gegenmaßnahmen. Hierbei ist die Diätetik ein mächtiger Helfer. Sehr oft gibt schon sorgfältiges Eingehen auf die bisherige Ernährungsweise, im Zusammenhange mit Art und Zeit der Schmerzen, wichtige Anhaltspunkte für vorläufige therapeutische Ratschläge, z. B. wenn wir übertriebenen Verzehr von Säuren, scharfen Gewürzen, Tabak, hastiges Essen, mangelhaftes Kauen, Überfüllung des Magens, Genuß allzu kalter oder allzu heißer Getränke aufdecken.

Wenn es auch nicht feststeht, ob der Magen im eigentlichen Sinne des Wortes temperaturempfindlich ist (bejaht von L. Fischl, wahrscheinlich mit Recht bestritten von E. Boschi), so lehrt doch die klinische Erfahrung, daß Eintritt kalter und heißer Getränke in solcher Menge und mit solchem Wärmegrad, daß dadurch Schleimhaut und Muskulatur jäh abgekühlt bzw. erwärmt werden können, sehr häufig nicht nur bei Magenkranken und Überempfindlichen, sondern auch bei völlig Gesunden Magenschmerz bringt. Der schmerzerregende Mechanismus ist wohl sicher Muskelkrampf. Ob er durch örtlichen Reiz im Magen oder, wie L. Fischl meint, reflektorisch von der Kardia her ausgelöst wird, steht dahin.

Die obenerwähnten diätetischen Mißhandlungen des Magens verursachen gar nicht selten diese oder jene Art von Magenschmerz bei solchen Menschen, die sich gemäß sorgsamer und wiederholter Untersuchung sowohl als magengesund wie auch als frei von anderen Bauchkrankheiten erweisen, und bei denen auch nichts auf psychogenen Einschlag hinweist. Die Schmerzen zeugen unter solchen Umständen für Abwehrreflexe des gesunden Magens gegen unangebrachte Überlastung und müssen als Warnungssignal dienen. Nach Ausschalten der offenkundigen Schädlichkeiten schwinden sie sogleich. Wir kennen aus längst vergangener Zeit, wo Unmäßigkeit im Essen und Trinken und sonstige Verstöße gegen vernünftige Speisehygiene viel häufiger als jetzt waren, recht viele Fälle, auf welche das soeben Gesagte zutraf, und wo dann jahrzehntelanges Freibleiben von allen Magen- und Bauchleiden für die Harmlosigkeit der früheren Beschwerden Zeugnis ablegte.

Wir sind uns freilich vollkommen klar darüber, daß zumeist die Magenschmerzen in engem Zusammenhange stehen mit anatomischer Krankheit oder mit pathologischen funktionellen Unstimmigkeiten; letztere können auch reflektorisch ausgelöst werden (Gallenblase, Appendix, Colon, Nieren, Sexualorgane u. a.). Hier ist es Aufgabe der Diätetik, die Kost derart einzurichten, daß die funktionell geschädigten Teile nicht über das Maß bequemer Leistung hinaus beansprucht werden. Dies reicht fast immer aus, die Schmerzen zu dämpfen oder gänzlich zu beseitigen. Es ist eine wichtige und unerläßliche Form symptomatischer Therapie, wirkt sich aber auf die Dauer auch als heilend aus. Sie kann so wirksam sein, daß sie unter Umständen, z. B. bei Ulcus zu diagnostischen Irrtümern führt, wie folgendes Beispiel zeigt:

So sahen wir vor längerer Zeit einen durch heftige Schmerzen gequälten Ulcuskranken, der aus Furcht vor den Schmerzen kaum zu essen wagte und stark heruntergekommen war. Bettruhe, heiße Umschläge und eine von kleinen Anfängen beginnende, planmäßig aufgebaute Mastkur brachten die Schmerzen schon nach wenigen Tagen zum Schweigen. Es ging alles trefflich voran, und der Kranke erholte sich unter 10 kg Gewichtsanstieg binnen 5 Wochen vollkommen. Man nahm an, das Magengeschwür sei geheilt. Am 34. Behandlungstage, kurz ehe der Kranke entlassen werden sollte, kam es unversehens und ohne vorausgehende neue Schmerzen zu einer heftigen lebensgefährlichen Magenblutung. Hier war es teils der Kostwahl, teils der psychischen Therapie, teils der günstigen Rückwirkung des besseren Ernährungszustandes auf das Nervensystem gelungen, die Schmerzen zu beseitigen, während das Grundübel bestehen blieb. Einen ähnlichen Fall beschrieb C. v. Noorden[10] a. O.

Die gegen schmerzhafte Magenkrankheiten gerichteten Behandlungsmethoden (Typus: Ulcustherapie) beruhigen in erster Linie die Hypermotilität (erhöhte Peristaltik, Krämpfe, Dehnungen), und dies kommt auch dem Abheilen entzündlicher Vorgänge in der Magenwand und an der Serosa zugute. Mindernder Einfluß auf etwaige Supersekretion und -acidität kann damit gleichen Schritt halten; in der Regel aber macht er sich erst viel später geltend (B. B. Crohn und J. Reiss).

Außer in Alkalien findet die diätetische Therapie eine gewisse Unterstützung in einigen antispasmodischen Medikamenten (Atropin an der Spitze, in gewissem Grade auch Papaverin). Von den Opiaten sind kleine Mengen Codein in Gemeinschaft mit Atropin bzw. Belladonna brauchbar, aber nicht für sich allein (Näheres im Abschnitt: Magengeschwür). Schleimhautdeckende Substanzen (Bismutum carbonicum usw.) erweisen sich oft nützlich, nicht nur bei Ulcus. Daneben körperliche Ruhe, Fernhalten seelischer Erregungen, Psychotherapie, zentral angreifende Sedativa (Luminal, Veronal, Adalin in refracta dosi). Es ist oft erstaunlich, wie schnell unter solcher Therapie Magenschmerzen verschwinden. Auf die viscerosensiblen Leitungsvorgänge im Splanchnicussystem selbst können wir pharmakodynamisch bisher keinen Einfluß gewinnen. Bei den einzelnen Krankheitszuständen wird über Schmerz und seine Bekämpfung genauer berichtet.

15. Erbrechen.

Der Brechakt wird von dem „Brechzentrum" in der Medulla oblongata gesteuert. Am Magen kommt es zu festem Verschluß des Pylorus und wie es scheint auch zur Kontraktion der Pars pylorica, während Fundus und namentlich Cardia und weiterhin die Speiseröhre erschlaffen. Starke Kontraktion der Bauchmuskeln drängt den Magen gegen das inspiratorisch fixierte Zwerchfell und preßt den Inhalt aus. Vom Zentrum, das diese motorischen Vorgänge auslöst, greift die Erregung auch auf verschiedene Kerngruppen des autonomen Systems über (L. R. Müller[2, 3]), so daß Speichel- und Tränenfluß, Schweißausbruch, Störungen der Herz- und Gefäßinnervation den Brechakt einleiten und begleiten. In engem Zusammenhang mit den Kreislaufstörungen, die sich manchmal in den Vordergrund drängen, andere Male ganz zurücktreten, stehen etwaiges Gefühl der Schwäche, Schwindel und Ohnmachtsanwandlung.

Dem Erbrechen geht beim Erwachsenen zumeist eine zeitlich sehr verschieden lange Übelkeit voraus. Mit dieser Nausea ist gewöhnlich gewisses Unruhegefühl im Bauche verbunden. Schmerzen gehören nicht dazu; bei Magenkranken lassen sogar oft etwaige Schmerzen zu dieser Zeit nach. Die Nausea (F. R. Miller's „anemetisches Stadium") kann wieder weichen, ohne daß es zum Erbrechen kommt. Energischer Wille trägt zur Verzögerung, manchmal sogar zur Vermeidung des Erbrechens bei.

Die vom Magen und von anderen vegetativ versorgten Organen kommenden und das Erbrechen vorbereitenden Erregungen finden im sensorischen Vaguskerne einen Sammelpunkt, und erst von dort aus wird das benachbarte Brechzentrum in Tätigkeit gesetzt (R. A. Hatcher und S. Weiß). Doch scheinen auch sympathische Fasern als Zuleiter benutzt zu werden (Ph. Klee und L. Laux). Auch Einflüsse von höheren Zentren aus (u. a. der Hirnrinde; psychogenes Erbrechen), von dem Vestibularapparate u. a. können das Brechzentrum erregen. Bedeutsamen Einfluß haben Gifte. Von exogenen Giften seien genannt: Apomorphin, Quebracho (Aspidosamin), Veratrin, Morphium (dieses in arzneilicher Gabe nur bei wenigen Menschen), vielleicht Nicotin; ferner auch Digitalis und Strophantin (bei diesen beiden spielt aber sicher auch magenreflektorische Wirkung mit). Überhaupt ist wohl bei allen das Brechzentrum erregenden Giften dieses Zentrum nicht der einzige Angriffspunkt. Das aus dem Darminhalte stammende, brechenerregende Ileusgift scheint auch direkt auf das Brechzentrum einzuwirken und ist als exogenes zu deuten. — Reflektorisch durch Schädigung der Magenschleimhaut wirken brechenerregend u. a. Cuprum sulfuricum, Zincum sulfuricum, Emetin (Radix ipecacuanhae), Tartarus stibiatus, narkotisierende Gase wie Chloroform und Äther (hier Riech-, Geschmacks- und Magenreflex). — Von endogenen Giften seien erwähnt das urämische, ferner wohl auch, mindestens zum Teil, Stoffwechselprodukte, die bei Schwangerschaft und Menstruation entstehen (zentral angreifend).

Weiteres zu diesem Abschnitte s. unten und Abschnitt: Nervöse Dyspepsien.

Als Schutzreflex gegen quantitativ oder qualitativ ungehörige Belastung des Magens ist Erbrechen als durchaus physiologischer, höchst zweckmäßiger Vorgang zu werten. Bei manchen Tieren ist das Erbrechen des unverdaulichen Speiserestes (des „Gewölles" der Raubvögel) zwangsläufiges Teilstück des Verdauungsaktes. Nach R. A. Hutcher und S. Weiss schützt die bereits in der Vorperiode (Nausea) sich ausbildende Sperre der Pars pylorica vor schnellem Übertritt schädlicher Stoffe in den Darm und verzögert deren Resorption, da der Magen selbst schlecht resorbiert. Das erobert wertvolle Zeit für spätere Entleerung des Giftes durch Erbrechen oder Spülung.

Reichliches Erbrechen salzsauren Mageninhaltes ist für das Basensäure-Gleichgewicht des Körpers nicht ohne Belang. Es kann sich therapeutisch-regulierend auswirken, es spielt aber auch beim Entstehen der Tetanie eine Rolle (vgl. Abschnitt: Staumagen).

Für manche ist Erbrechen ein fürchterliches Ereignis, teils wegen starker somatischer Nebenwirkungen (s. oben), teils wegen revolutionierenden Einflusses auf die Psyche, wobei die Auslösung von Ekel wohl voransteht. Für andere ist es fast Spielerei. Dazwischen alle Übergänge. Häufiges Erbrechen bahnt den Vorgängen den Weg und steigert die Erregbarkeit des Brechzentrums. Dies ist am deutlichsten bei psychogenem Erbrechen, z. B. bei Hysterischen. Beim nervösen Erbrechen der Hysterischen und bei anderen Formen nervösen Erbrechens handelt es sich oft um Ausspeien mühelos hochkommender kleiner Mengen von Mageninhalt, wofür das Wort Erbrechen in seinem landläufigen Sinne nicht paßt; es fehlt jedes Krampfhafte. Der Mechanismus ist doch wohl ein anderer als beim eigentlichen Erbrechen (vgl. Abschnitt: Nervöse Dyspepsien).

a) Toxisches Erbrechen. Über einige toxische Erreger des Brechzentrums vergleiche oben. Alle Möglichkeiten hier aufzuführen ist zwecklos; dies um so mehr, als die Auswirkungen in den Einzelfällen höchst verschieden liegen und von wenigen, mit spezifischem Einflusse auf das Brechzentrum ausgestatteten Giften abgesehen, meist verschiedene andere Nebenwirkungen sich zum Auslösen des Brechaktes verbinden, darunter auch psychische. Auch endogene Gifte wurden erwähnt (Schwangerschaftstoxikose, Bd. I., S. 1136; Urämie). Endogen toxisch bedingt ist wohl sicher auch die Neigung zu Erbrechen bei akuten Infektionskrankheiten. Endogene Toxine spielen wohl auch mitwirkende Rolle für die erhöhte Brechbereitschaft bei akuten Infektionskrankheiten (s. unten) und bei Morbus Addisonii), ferner bei dem sogenannten azidotischen Erbrechen der Kinder; freilich müssen wir hier kurz schwere Bedenken äußern gegen den Begriff der sogenannten essentiellen Acidämie der Kinderärzte. Auch das Erbrechen bei Bergkrankheit dürfte irgendwie toxisch bedingt sein.

Bei bekannter Ursache läßt sich therapeutisch manches tun. Exogenen Giften kann man unter Umständen pharmakodynamisch durch Antagonisten entgegentreten. Hierzu gibt am häufigsten die brechenerregende, aber individuell höchst verschieden einwirkende Kraft des Morphiums den Anlaß; kleine Zugaben von Atropin zum Morphium (Verhältnis $= 1 : 10$) schwächen sie stark ab. Bei den endogenen Toxikosen ist, soweit sie überhaupt beeinflußbar sind, in erster Stelle die Diätetik zuständig. Zum Beispiel läßt sich das Erbrechen bei urämischer Azotämie oft durch zeitweiliges gänzliches Fernhalten der N-Substanzen und mehrtägiges ausschließliches Füttern mit Kohlenhydraten (Zuckerlösung) wirksam bekämpfen. Über diätetische Maßnahmen bei Hyperemesis gravidarum ward an oben zitierter Stelle schon gesprochen. Stark zu berücksichtigen ist, daß gewisse Nahrungsmittel, die der überwiegenden Mehrzahl vortrefflich bekommen, bei einzelnen Personen neben anderen Störungen auch das Brechzentrum ungebührlich erregen, z. B. Eier, Alkohol selbst in sehr kleinen Mengen, bestimmte ätherische Öle, einzelne Früchte oder Gemüse u. a. Auf solche „Idiosynkrasien", mit deren Deutung wir uns hier nicht aufhalten wollen, muß die Diätetik natürlich Rücksicht nehmen.

b) Cerebrales Erbrechen. Das Brechzentrum steht auch unter dem Einfluß übergeordneter nervöser Systeme. Es sei an das psychogene Übelkeitsgefühl und sogar Erbrechen bei geruchlich, geschmacklich, optisch und selbst akustisch ausgelöstem Ekel erinnert. Das Erbrechen bei körperlichem Schmerz, bei Furcht, Schreck und manchmal auch bei unerwarteter Freude setzt gleichfalls das Mitwirken der Psyche voraus. Enge Beziehungen bestehen zwischen dem Vestibularapparate der Bogengänge (Gleichgewichtssinn) und Brechzentrum.

Bei Gehirn- und Meningealkrankheiten sind Reizzustände im Zwischenhirn als Ursache des Erbrechens anzunehmen. Beim Erbrechen in gastrischen Krisen der Tabiker ist neben Übererregung des visceral-spinalen Reflexbogens wohl gleichfalls eine krankhafte Übererregbarkeit der Zentren im verlängerten Mark und im Zwischenhirn beteiligt. Auch das Erbrechen bei Migräne ist vielleicht ausschließlich, sicher vorzugsweise, ein cerebrales (subcortical ausgelöst), obwohl von Laien fast immer, oft auch von Ärzten, Magenstörung als Ursache der Migräne bezeichnet wird. Der Magen ist wohl immer höchst unschädlich daran; nicht ganz so sicher ist das für den Darm, aus dessen bakteriellem Hexenkessel immerhin neurotrope Schädlinge hervorgehen können, die bei entsprechender Veranlagung Migräneanfall erwecken. Das sogenannte „zyklische Erbrechen" ist fast immer eine Migränelarve, d. h. eine Abortivform der Migräne mit einseitiger Betonung ihrer gastrischen Auswirkung. Etwas anders war die Auffassung Ad. Schmidt's: äußere Ursachen veranlassen nach ihm zunächst eine Magenstörung, und diese lenke dann gewissermaßen die Migränesymptome auf den Magen ab.

Das hier erwähnte kommt für Magenkranke kaum in Betracht. Dagegen haben wir mit psychogenem Übelsein und Erbrechen doch sehr oft zu rechnen, sowohl bei Psycho-Neurasthenie wie namentlich bei Hysterie. Derartige Einschläge durchkreuzen oft die sorgfältigst ausgearbeiteten Ernährungspläne bei Magen- und Darmkranken. Ihres psychischen Ursprungs wegen sind sie im wesentlichen psychotherapeutisch zu behandeln. Damit soll nicht gesagt sein, daß bestimmte Kostformen, das Ausschalten oder Heranziehen bestimmter Nahrungsmittel, Eiskühlung des Magens oder des Nackens (Med. oblongata!), Diathermie oder elektrische Behandlung der Magengegend, dieses oder jenes Medikament usw. nutzlos seien. Sie sind aber in der Hauptsache als suggestive Hilfsmittel, d. h. als Teilstücke der Psychotherapie zu werten; der Rang einer selbständigen Methode kommt ihnen nicht zu. Den vorgenannten Maßnahmen gegenüber beherzige der Arzt aber, daß ein sehr großer Teil dieser Kranken in erster Stelle ruhebedürftig ist und aus wahrer Ruhekur oft den erklecklichsten Augenblicks- und Dauererfolg zieht. Man sieht doch recht oft, daß diese oder jene tatenfrohen Vorschriften mit dem beherrschenden Grundsatz „Ruhe" in Widerstreit geraten. Empfehlenswert ist für viele Fälle stündliches Darreichen von Nahrung mit buntem Wechsel des Angebotes und solche Speisen in den Vordergrund schiebend, die dem Gaumen und dem Begehren des Einzelnen zusagen, also ohne jede theoretische Wertung der Bekömmlichkeit (H. Salomon, S. 23). Schwerere Fälle eignen sich für Insulininjektionen (s. unten und S. 59), doch nur mit gleichzeitiger subcutaner oder rektaler Zuckerzufuhr, die sobald wie möglich von oraler Gabe abgelöst wird. Von Reizen, die aus übergeordneten Zentren stammen, hängt sicher zum Teil auch die febrile Übererregbarkeit des Brechzentrums ab (s. oben). Sie ist bei Kindern bekanntlich erheblich größer als bei Erwachsenen, kann uns aber auch bei letzteren die Ernährung bedeutend erschweren. Zuverlässige diätetische Methoden, die Schwierigkeit zu überwinden, gibt es nicht. Man muß im Einzelfalle ausproben, mit welcher Ernährungsform man am besten fährt. Im allgemeinen bewähren sich hier abkühlende hydrotherapeutische Maßnahmen besser, als fein ausgeklügelte Kostformen und als Medikamente. Immerhin klingt oft in den durch Antipyretika künstlich erzwungenen Zeiträumen niedrigerer Temperaturen die Brechneigung beträchtlich ab. Sehr beachtenswert ist, daß habituelles Erbrechen manchmal als alleiniges klinisches Symptom („Monosymptom") bei unvollständig entwickeltem Morbus Basedow vorkommt (H. Curschmann).

c) Gastrogenes Erbrechen. Bei Krankheiten der Verdauungsorgane stehen an Wichtigkeit voran die Übelkeit und das Erbrechen, welche durch gastro- und enterogene Reize ausgelöst werden. Vegetativ-sensorische Fasern leiten sie dem Brechzentrum zu. Ihnen gleichgeordnet sind Reize, namentlich mechanischer Art, die von der Mundhöhle, dem Schlunde, dem Kehlkopfeingang und von der Speiseröhre ausgehen. Dafür ist der N. vagus die zuleitende Bahn. Das ekelerregenden geschmacklichen Eindrücken (N. glosso-pharyngeus) folgende Erbrechen dürfte wohl durch Vermittlung der Psyche veranlaßt werden (s. oben). Als wirksamer Reiz dient u. a. vor allem der Belastungsdruck im Magen (Spannung der Magenwände). G. Kelling fand, es käme zum Erbrechen, wenn der Druck im Fundus plötzlich über 25 cm Wasser stiege. Wir wollen uns an diese Zahl nicht allzu fest klammern, da das zu Übelkeit und Erbrechen führende Druckmaß zweifellos sehr verschieden ist und u. a. auch von der Gewöhnung abhängt. Dies erhellt z. B. aus dem Verhalten bei starker Gastroektasie, die man jetzt freilich — dank frühzeitigem operativem Eingriffe — nur noch selten zu Gesicht bekommt; hier entstehen beim Einsetzen verstärkter Arbeit der hypertrophischen Muskulatur oft ganz gewaltige Drucksteigerungen, ohne daß es zum Erbrechen oder auch nur zu Übelkeit kommt. Manche Leute mit Pylorusstenose und erweitertem Magen gelangen nur zum Erbrechen, wenn sie dasselbe durch mechanische Reizung des Rachens erzwingen; dann stürzt der Mageninhalt literweise heraus. Ähnliches sehen wir bei Megalogastrie (S. 20), z. B. bei gewohnheitsmäßigen Biersäufern. Sehr vieles kommt offenbar darauf an, in welchem Maße der Magen durch Umschichtung der Muskulatur (S. 20) seinen Tonus herabsetzen kann. Bei starkem Tonus hat geringe Füllung den gleichen Einfluß wie bei Nachgiebigkeit des Tonus starke Füllung. Großen Belanges ist offenbar das Verhalten der Pars pylorica. Bei Übererregbarkeit ihres neuromuskulären Apparates und bei starken Reizen kann sie sich mehr oder weniger gegen den übrigen Magen abschließen, der dann die gesamte Inhaltsmasse aufnehmen muß. Der Vomitus matutinus der Alkoholisten (nach F. Vogelius und G. Wiltrup in 40% aller Fälle) scheint durch heftige Kontraktionen des Gesamtmagens ausgelöst zu werden, denen toxisch bedingte Übererregbarkeit des neuro-muskulären Apparates zur Grundlage dient. Manche führen ihn freilich nur auf chronische Pharyngitis oder Oesophagitis zurück (J. Boas[1]); doch ist diese Deutung unbefriedigend, da dies nicht erklärt, warum das Würgen nur morgens auftritt, und da es zahlreiche Fälle chronischer Pharyngitis ohne Spur von Vomitus matutinus gibt.

Vielleicht ist die Nachts im Magen angesammelte Schleimmasse selbst auslösende Ursache. Er ist fast immer an Magenkatarrh mit starker Schleimsekretion gebunden. Daß Pharyngitis sein Zustandekommen begünstigt, darf man aber sicher annehmen. Wie auf der Haut und auf anderen Schleimhäuten und an serösen Häuten erhöhen Entzündungen auch am Magen die Reizempfänglichkeit der sensiblen Nervenendapparate, wahrscheinlich überall infolge chemischer Einwirkung von Entzündungsprodukten (H. H. Meyer und R. Gottlieb). Hieraus erklärt sich zu genüge die Brechneigung bei akuten und chronischen Gastritiden. Auch für die reflektorisch vom Magen aus wirkenden Brechmittel gilt dieser Mechanismus. Als Quelle der den Brechreflex auslösenden Reize kommen auch der gesamte Darm, Gallenblase, Nierenkolik, peritoneale Reizung usw. in Betracht. Für Diagnose und Therapie gleich wichtig ist es, daß Übelkeit und Erbrechen, also Merkmale die zunächst auf den Magen als erkrankten Teil hinzudeuten scheinen, sehr oft das allererste Zeichen beginnender Peritonitis (einschließlich Appendicitis) oder einer Darmeinklemmung sind. Bei Reizzuständen der Gallenblase ist Erbrechen häufiger als bei Geschwürskranken. Hier ist es meist an Entleerungswiderstände organischer oder funktioneller Art gebunden. Da sind namentlich jene Formen hervorzuheben, die von stark vermehrter Saftsekretion (Spätsekretion und Nachsekretion) mit Pyloruskrampf und mit entsprechenden Schmerzen (Spätschmerz, Hungerschmerz; S. 65, 66) eingeleitet werden. Entzündliche Zustände im Bereiche des Ulcus begünstigen das Erbrechen in hohem Maße.

Eigenartig liegen die Dinge bei Parese des Magens (S. 20). Hier mangelt zumeist pylorischer Widerstand. Gewaltige Sekretion erfolgt in den Magen. Der Abfluß ist um so mehr erschwert, als es meist zur Abknickung des von Lähmung mitbetroffenen Duodenum kommt. Es wird zwar erbrochen, aber doch nur ganz unvollständig, trotz spontan oder künstlich ausgelöster Würgbewegungen und gewaltiger Anstrengung der Bauchpresse. Die Magensonde entleert dann oft literweise Mageninhalt. Dies zeigt, daß der von manchen bestrittenen Mitwirkung der Magenmuskulatur beim Brechakte, zumindest dem Tonus derselben und der selbsttätigen Einnahme der „Brechstellung“ des Magens, eine bedeutsame Rolle für den Entleerungsakt zukommt.

Bei fast allen Formen des gastro- und enterogenen Erbrechens sind Art und Schwere der anatomischen Erkrankung nicht Alleinherrscher. Ob der viscero-viscerale Reflex — sei es durch Vermittlung des Brechzentrums sei es durch unmittelbare, sympathische oder sympathiko-spinale Überleitung der Erregung auf die den Brechakt vollziehende Muskulatur — sich in Erbrechen auswirkt, hängt auch von der jeweiligen Abstimmung des Reflexbogens ab: und dieser steht wie alle viscero-visceralen Reflexbögen unter fördernden und hemmenden Einflüssen des vegetativen Nervensystems. Wenn infolge erhöhter Reizbarkeit des Reflexbogens die Häufigkeit des Erbrechens in grellem Widerspruch zur Geringfügigkeit anderer Zeichen von Magenkrankheit steht, muß man von „nervösem Erbrechen“ sprechen (B. Stiller). Hierzu gehören nicht nur Fälle, wo die Überregbarkeit des zwischen Magen, Brechzentrum, Magen-, Bauchwand- und Zwerchfellmuskulatur ausgespannten Reflexbogens Ursache der Hyperemesis ist, sondern auch Fälle psychogenen und subcorticalen Ursprunges.

d) Therapeutische Gesichtspunkte. Die meisten Formen gastro-enterogenen Erbrechens haben bei der Diätetik ihren therapeutischen Angelpunkt. Es gilt Reize auszuschalten, welche Erbrechen auslösen, vor allem also die Gewichtsbelastung des Magens den Erfordernissen anzupassen und Nahrungsmittel zu vermeiden, welche den Sphinkter Pylori und die Pars pylorica krampfhaft verschließen. Dies letztere fällt zusammen mit Auswahl von Speisen kurzer Verweildauer (S. 37) und gipfelt im Fernhalten starker Säurelocker und grobstückigen, für Salzsäure schwer angreifbaren Materials. Immerhin wäre es falsch, diesen Gesichtspunkten sklavisch zu folgen und etwa nur Emulsionen und Suspensionen, also Gerichte kürzester Verweildauer, anzubieten. Denn erfahrungsgemäß wird bei Übelkeit und Brechneigung nicht selten leicht verdauliches festes Material besser als Flüssigkeit vertragen. Es scheint, daß die leichte Beweglichkeit des Flüssigen und das Anschlagen von Wellen an die Magenwand bei entsprechender Empfindlichkeit Brechreiz auslösen. Sowohl bei chronischem Magenkatarrh, vor allem auch bei Magenkrebs, ja sogar bei urotoxischem und suburämischem Erbrechen kann man sich dem Eindruck nicht verschließen, daß längerdauernde Ernährung mit sogenannter blander, an Sinnesreiz armer Kost — dazu gehört auch meist die flüssig-breiige Kost — der Brechneigung Vorschub leistet, diese also durch unrichtige, allzu schematische Diätvorschriften großgezüchtet ist. Rückkehr zu kaubarer Kost und Würzen derselben bis zur Grenze des statthaften bringen dann besseren und schnelleren Erfolg als alle medikamentösen und physikalischen Maßnahmen. Vielleicht bedingt auch einseitige Kost, wozu jene Krankheitszustände nur allzu leicht führen, den Mangel an gewissen Eutoninen (S. 30), und dies hat dann pathologische Einstellung des vegetativen Nervensystems zur Folge. — Völlig ruhiges Verhalten (Sitzen, Liegen) dämpft die Brechneigung. Dies läßt sich durch eisgekühlte Umschläge u. dgl., in anderen Fällen besser durch heiße Umschläge auf die Magengegend noch verstärken. Erheblichen Einflusses ist die Temperatur des Genossenen. Im allgemeinen werden stark gekühlte Speisen und Getränke bevorzugt; man greift mit Vorliebe zu Eisstückchen, zu Gefrorenem, zu eisgekühlten Gallerten, Fruchtsäften und dergleichen. Brechneigung ist der einzige krankhafte Zustand, bei welchem es erprobtermaßen einen Sinn hat, das Dargebotene möglichst kalt, nicht nur in den Mund, sondern in den Magen selbst gelangen zu lassen (vgl. Bd. I, S. 832 und Bd. II, S. 42). Ein durchstehendes Gesetz ist die bessere Bekömmlichkeit des Kalten nicht. Unter allen Umständen muß sich die Temperatur der Eigenart des Dargebotenen und dem Geschmackssinn des Kranken anpassen. Auch wenn die primäre Ursache des Erbrechens bei krankhaftem Verhalten des Magens oder Darmes liegt, ist nach mehrmaligem Erbrechen der gesamte Reflexbogen überempfindlich geworden, und der Schwellenwert für die Wirksamkeit brechenerregender Reize ist bedeutend herabgesetzt, so daß die leiseste widrige Geschmacksempfindung den Reflex auslösen kann. Wenn nicht Eigensaft des Magens oder Darmes (z. B. bei Cholera, bei Stenosen und Occlusionen usw.) den Hohlraum immer aufs neue füllt, bewährt sich meist völliges Fasten als sicherstes Mittel gegen gastro-enterogenen Brechreiz. Nach 1—2 Fasttagen, an welchen man den Körper durch intravenöse Infusion (Bd. I, S. 1075ff.) mit Flüssigkeit und einigen Nährstoffen versorgt, pflegt die Brechneigung wesentlich abgeflaut zu sein. Von Medikamenten wird Papaverin neuerdings gerühmt (J. Pal); 0,05 g subcutan. Uns bewährte sich bei überempfindlichem Magen, u. a. auch bei Magengeschwür, Chloroform oder Chloralhydrat mit Atropin gemischt in refracta dosi oft recht gut (Chloralhydrat 2,5; Atropini sulf. 0,0025; Aq. dest. ad 150,0; 3—4mal täglich 1 Eßlöffel innerlich oder als Mikroklysma. Chloroform 2,5; Atropini sulf. 0,0025; Emuls. Amygd. dulc. ad 150,0; 3—4mal täglich 1 Eßlöffel vor den Mahlzeiten; auch Zusatz von 3,0 g Anästhesin zur Emulsion ist zweckmäßig). Bei neurogenem und toxogenem Erbrechen darf man zu Suprarenin greifen (1 mg subcutan); bei gastrogenem Erbrechen ist es weniger empfehlenswert (vgl. S. 55).

Wie oben schon kurz erwähnt, erleichtert Insulin die Bekämpfung hartnäckigen Erbrechens ungemein. Stets ist dessen Injektion (brauchbar wie es scheint, abweichend von Diabetes, auch rektale Zufuhr) mit Einverleibung von Zuckerlösung oder — freilich erst später — von reizarmen und leicht resorbierbaren Amylaceen-Gerichten (Schleimsuppen, lockere Flammeris; Bd. I, S. 380) zu verbinden. Anfangs wird man den Zucker (Dextrose!) rektal, subcutan, intravenös einverleiben. In Betracht kommen vor allem hartnäckiges psychogen bedingtes Erbrechen mit Schädigung des Kräftezustandes und dann das „unstillbare" autotoxische Erbrechen. Zu ihm gehört, wie immer mehr wahrscheinlich wird, die typische Hyperemesis gravidarum, wenn es auch zahlreiche, meist nicht besonders schwere Fälle gibt, wo das Erbrechen dem hysterischen Mechanismus entsprechend rein psychogen verankert ist, d. h. es kommt, weil die Schwangere meint, das gehöre nun einmal zur Schwangerschaft. Sehr wichtiges Feld für die Insulin-Zuckerkur sind die hepatargischen und urämischen Formen der Toxämie und des toxämischen Erbrechens. Die Beihilfe des Insulins ergänzt und verbessert wesentlich die dabei schon früher üblichen Zuckerkuren (vergl. Kapitel Leberkrankheiten und Nierenkrankheiten; s. auch Bd. I, S. 462, 872, 1139, 1142). Was P. F. Richter und in der Aussprache L. Lichtwitz darüber berichteten, ist therapeutisch von höchster Wichtigkeit. Die Insulin-Zuckerbehandlung der Hyperemesis gravidarum ist schon seit längerem von den Frauenärzten gewürdigt und anerkannt.

Neuere Literatur über Erbrechen: H. H. Meyer und R. Gottlieb (Pharmakologisches), W. Lehmann[2] (Übersichtsreferat), G. Katsch[2], Ph. Klee[3].

16. Der Magen als Desinfektor.

Mikrobielle Zersetzungen (Bakterien, Kokken, Sproßpilze) kommen in praktisch beachtenswertem Ausmaße nur bei Staumagen vor, wobei es gleichgültig ist, ob die Stauung anatomisch oder funktionell bedingt ist. Man braucht nicht nur an die ganz großen Stauungen zu denken (Pylorusstenose und Gastroektasie). Stark verlängerte Verweildauer, wie auch immer verursacht, genügt für mikrobielle Zersetzungen mäßigen Umfanges im Magen. Kohlenhydratzersetzung überwiegt bei weitem (Milchsäurebildung, alkoholische Gärung durch Hefepilze). Eiweißfäulnis ist selten und fast ausschließlich auf Fälle mit zerklüfteter und jauchender Oberfläche beschränkt (Carcinom, selten Tuberkulose). Man kann nicht scharf genug rügen, daß immer aufs neue wieder der Magen, auch abseits solcher besonderen Umstände, als Gärkessel und sein Inhalt als ergiebige Gift- und Gasquelle betrachtet wird. Vgl. Aerophagie und Abschnitt: Nervöse Dyspepsien.

In den Magen gelangen fortwährend, teils mit verschlucktem Speichel, Nasen-, Rachen- und Bronchialschleim, teils mit verschluckter Luft, teils mit Nahrungsmitteln ungeheure Mengen verschiedenartigster Mikroben. Dennoch tritt der eigentliche Speisebrei aus gesundem Magen keimarm in den Darm über. Als unzweifelhaft keimtötende Kraft des Magens kennen wir nur die Salzsäure; es steht aber dahin, ob sie die einzige ist. Sehr bemerkenswert sind die Befunde von M. Hirschberg und H. Liefmann: beim Ausspülen des nüchternen Magens mit sterilem Wasser konnten sie aus dem Ausgeheberten mittels der üblichen Kulturverfahren keine Mikroben züchten, wenn sie es mit einem sekretorisch und motorisch gesunden Organ zu tun hatten. Der ausgespülte Magenschleim enthielt zwar mikroskopisch zahllose, verschiedenartige, gut färbbare Mikroben, aber sie waren nicht keimfähig. Dies traf aber nicht zu bei allen Zuständen von Sub- und Anacidität und ebenso wenig bei verlangsamter Magenentleerung: je nachdem ob die motorische Insuffizienz mit Eu-, Hyper- oder Achlorhydrie verbunden war, änderte sich das Bild der mikrobiellen Flora, aber von Sterilität war unter den erwähnten Umständen keine Rede mehr.

Daß die Bakteriensperre des Magens keine vollkommene ist, weiß man längst aus bakteriologischen und aus klinischen Erfahrungen (Versorgung des Darmes mit normalen Darmmikroben im frühesten Säuglingsalter; Infektion mit Tuberkulose, Cholera, Dysenterie usw.). Bestimmte Krankheiten des Magens (Sub- und Anacidität, motorische Insuffizienz, sicher auch die Anwesenheit keimbergender Verstecke wie z. B. bei Carcinomen) begünstigen das Durchschlüpfen lebensfähiger Keime zum Darm. Man kann sich leicht erklären, warum auch der normalacide und normal-motorische Magen Keime durchlassen muß. Sehen wir doch am Röntgenbilde und wissen es auch aus der experimentellen Forschung und aus gelegentlichen Beobachtungen an Menschen mit Fisteln des obersten Darmteiles, wie schnell nach dem Eintritt in den Magen die ersten Mengen flüssigbreiiger Kost dem Darm zugeführt werden. Als häufige Träger bedenklicher Keime seien bloß rohe Milch und Trinkwasser genannt. Die Verweildauer der ersten Schübe im Magen ist viel zu kurz, um irgendwelche keimtötende Kraft sich auswirken zu lassen; selbst hohe Acidität des Magensaftes ändert daran nichts. Im weiteren Verlauf normaler Sekretionsverhältnisse und Magenverdauung nimmt freilich der Gehalt des Chymus an keimfähigen Mikroben schnell ab, wovon sich H. Leo, B. J. Kijanowski u. a. durch entsprechende Untersuchung des Ausgeheberten überzeugten.

C. v. Noorden und G. Krönig nahmen als Assistenten der C. Gerhardt'schen Klinik in Berlin diese Versuche in anderer Form wieder auf (1890). Sie heberten bei Magengesunden nach verschiedenartigen Probemahlzeiten aus dem Magen in Abständen von 10 bis 15 Minuten Inhalt, vermischten dann 5 ccm des Filtrates mit Typhusbacillen-Bouillonkultur (1 Platinöse verteilt in 1 ccm steriler Bouillon) und stellten dann mittels Plattenverfahrens (natürlich unter gleichzeitigem Anlegen von Kontrollplatten) fest, ob nach 2stündigem Bebrüten der Typhuskultur-Magensaftmischung bei 37° die Keimkraft der Typhusbacillen abgenommen habe. Um deutlich meßbare Abnahme zu bewirken, bedurfte es verschiedener Verweildauer des Genossenen im Magen: nach 200 ccm Tee + 100 g Zwieback = etwa 20 Minuten; nach 300 ccm Milch etwa 30 Minuten; nach 200 g geschabtem rohem Fleisch + 250 g Kartoffelbrei = 30—50 Minuten. Bei subaciden Zuständen verlängerte sich die zur Lähmung der Keimkraft benötigte Verweildauer wesentlich. Aber selbst bei völliger Anacidität war, wenn auch verspätet, eine Abschwächung der Keimkraft noch deutlich nachweisbar; hierauf hatte schon H. Leo hingewiesen. Bei superaciden Zuständen verkürzte sich die zur Lähmung der Keime benötigte Verweildauer des Chymus nicht so stark, wie wir erwartet hatten: nach Tee und Zwieback, ferner nach Milch nur um etwa 20—30%, nach Fleisch-Kartoffelmahlzeit um 40—50%. Wir waren uns darüber klar, daß diese Versuche keine durchschlagende Beweiskraft für das wirkliche Geschehen besaßen. Dies war die Ursache, warum wir die klinischen Untersuchungen abbrachen und sie durch Versuche an Hunden mit Duodenalfisteln ergänzen wollten. Äußere Umstände (das Ausscheiden G. Krönig's aus der Klinik) verhinderten dies aber.

Sehr ergebnisreich sind die neuen Versuche von V. v. d. Reis[1]. Er bestätigt zwar die keimtötende Kraft des Magenchymus, aber die Abtötung unschädlicher, mit der Nahrung eingeführter, leicht erkennbarer Mikroben erfolgte keineswegs so schnell und so vollständig, daß auf Übertritt keimfreien Materials in den Darm zu rechnen gewesen wäre. Dies traf nicht nur für An- und Subacidität, sondern auch für Normo- und Superacidität zu. Der Schutz des Magensaftes gegenüber Infektionen per os scheint also nicht so mächtig zu sein, wie man bisher annahm.

Der nach etwa 12stündigem Hungern morgens nüchtern mittels Duodenalsonde gewonnene Duodenalinhalt erwies sich bei normaler und erhöhter Acidität des Magens so gut wie keimfrei (B. Hoefert; hier Literatur), während sowohl bei Sub- wie Anaciden sich reichlich Mikroben in ihm fanden. Auch bei Bewegungsstörungen an Magen und Duodenum, ferner bei Erkrankungen der Gallenwege und Stauung von Blasengalle war dies der Fall. Aus solchen Untersuchungen auf zuverlässige Keimtötung durch Salzsäure zu schließen, geht nicht an. Es wird nur bewiesen, daß die vom speisefreien Magen gelieferte und in das Duodenum übertretende Salzsäure genügt, dort einen Zustand des Duodenalinhaltes zu schaffen, der das Gedeihen von Mikroben nicht zuläßt. Man schreibt auch dem Darmsaft und den Darmepithelien baktericide Kraft zu (R. Schütz u. a.); aber auch die Einstellung der Wasserstoffionen-Konzentration im Nährboden ist dafür maßgebend (A. Adam, K. Scheer[1]), deren Optimum für jede Bakterienart verschieden ist. Daß mit Speise und Trank lebensfähige Keime in das Duodenum übertreten, wird durch die Duodenaluntersuchungen bei nüchternem Magen nicht widerlegt, durch die neuen Versuche von V. v. d. Reis[2] dagegen erhärtet. Aber auch dieser Autor findet mittels seiner schönen Darmpatronenmethode, daß zwar der obere Dünndarm relativ keimarm, vor allem arm an Arten ist (Milchsäurestreptokokken, wenige grampositive Milchsäurestäbchen (auch B. acidophilus) und seltner gramnegative Aerogeneskeime); von Sterilität konnte aber nicht die Rede sein. Im mittleren Dünndarme wird die Flora reichhaltiger; vor allem tritt, die Streptokokken verdrängend, B. coli auf (N. u. J. Mutch). Nach abwärts nimmt das immer weiter zu, bis plötzlich im Coecum üppigste, aus B. coli und Fäulniskeimen gemischte Flora auftaucht. L. Bogendörfer, der gleichfalls mit dem Schlauch weit in das Jejunum gelangte (12 Stunden nach letzter Nahrungsaufnahme), fand, daß in pathologischen Fällen im Dünndarme B. coli neben anderen, der Dickdarmflora eigentümlichen Keimen auftrete, und daß zwischen diesem Geschehen und dem Fehlen freier Salzsäure ein bemerkenswerter Parallelismus auffalle. Namentlich aus den Untersuchungen an kleinen Kindern ist bekannt, daß bei allen mit Supersekretion des Darms verbundenen Dyspepsien und auch bei geringsten Stauungen im Dünndarme das B. coli im Jejunum und bis zum Duodenum hinauf zur Massenentwicklung kommt.

Man machte auch zahlreiche Untersuchungen über den Einfluß von Sub- und Anacidität, von Salzsäuredarreichung, von Abschwächung der Salzsäuresekretion durch Atropin, von Neutralisieren der Chymusacidität usw. auf die Ausscheidung von Ätherschwefelsäuren und Indican durch den Harn, und man zog aus den sehr verschiedenen Ergebnissen weittragende Schlüsse (Literatur bei C. v. Noorden[2], D. Gerhardt[1], B. Mester, D. v. Tabora, H. Leo, Ad. Schmidt[2]). Die Verhältnisse liegen aber viel zu verwickelt, und es schieben sich viel zu viel unbekannte Größen in die Gleichung, als daß man diesen Versuchen irgendwelche Beweiskraft für die unmittelbare desinfizierende Kraft der Salzsäure zuerkennen dürfte. Man bedenke vor allem, daß bei Salzsäuremangel aus eiweißhaltigem Material ein ganz anderer Nährboden in den Darm geliefert wird, als bei gastrischer Eupepsie. Es wird dann einerseits von den vikariierenden Darmkräften (Trypsin- und Erepsinverdauung), anderseits von dem Kohlenhydratgehalte des Dünndarm- und Blinddarminhaltes, von der Mikrobenflora dieser Abschnitte, von der Schnelligkeit der Resorption und des Transportes im Darm abhängen, ob viel oder wenig aromatische Abkömmlinge des Eiweißes im Harn und im Kote erscheinen. Wenn auch in noch so vielen Untersuchungen — manche schlugen in entgegengesetztem Sinne aus! — mehr Indican bei Subacidität als bei Normoacidität gefunden wurde, bezeugt der Schluß, dies sei Folge der desinfizierenden Kraft des Magens, völlige Unkenntnis der mathematischen Gesetze der Wahrscheinlichkeitsrechnung. Es ist viel wahrscheinlicher, daß Abänderung des Nährbodens Ursache des Geschehens ist. Diese und verwandte Fragen werden in dem Abschnitt: Darmkrankheiten eingehender besprochen.

Wir sind weit davon entfernt, mit dem ablehnenden Urteil über die Beweiskraft der Indicanbestimmungen die desinfizierende Kraft des Magens ableugnen zu wollen: Wir schätzen sie sogar sehr hoch ein, wie aus oben Gesagtem hervorgeht, wenn wir auch vor Überschätzung warnen (C. v. Noorden[8]). Daß ein Magen mit Normo- und Superacidität besser als ein solcher mit Sub- und Anacidität den Darm vor Befall mit keimkräftigen Mikroben schützt, bleibt unzweifelhaft. Aber die baktericide Kraft der Salzsäure allein erklärt nicht die Tatsachen; der von Pepsin-Salzsäure unvollständig verdaute Chymus reichert den Dünndarm auch mit abnormem Nährboden für Mikroben an und schafft teils hierdurch teils durch seinen Einfluß auf die Sekretionsverhältnisse der Darmwand und der großen Drüsen ein abnormes „Milieu“ für die Darmmikroben.

In seinem ausgezeichneten zusammenfassenden Referate berichtet V.v.d.Reis, im Duodenum und obersten Ileum sei bei Superacidität, bei einfacher Sub- und Anacidität das bakterielle Verhalten annähernd das gleiche wie bei Normoacidität. Bei wahren Magenkrankheiten und namentlich bei Erkrankung des Darmes sei es anders. Der normale Darm verfüge über eigene bakterizide Kräfte (Bakteriostanine bzw. Lysozyme). Darüber hinaus ist, wie C. v. Noorden zusammenfassend sagte, der Schutz, den die heimatberechtigte Darmflora gegen Infektionen errichtet, mindestens ebenso hoch zu werten wie der Schutz der Magensalzsäure; wahrscheinlich ist er viel belangreicher. Leider reichen alle diese Schutzmittel (Salzsäure im Magen, Lysozyme des Darmes, Gegenwirkung normaler Darmflora) nicht immer aus, Darminfektion mit Fremdkeimen zu verhüten. Vgl. S. 146.

Der Bakteriostanin-Theorie, die V. v. d. Reis vertritt, schloß sich auch in einer ausführlichen Arbeit L. Bogendörfer an; er hebt den lipoidartigen Charakter der Bakteriostanine stark hervor. Dagegen deutet neuerdings F. W. Radel die relative Keimarmut (bzw. die keimtötende Kraft) des normalen Dünndarms als eine „ihrer Natur nach noch unbekannte Funktion der lebenden normalen Darmwand". In diesem Sinne sprachen auch Arbeiten von G. Liebermeister und F. Rolly und von R. Seyderhelm. Während die Tatsache der Keimarmut feststeht, ist angesichts der Widersprüche das Urteil über ihre Begründung wohl besser noch zu vertagen. Vgl. hierzu Abschnitt: Darmkrankheiten.

Therapeutische Gesichtspunkte. Haben wir nun Mittel, für die desinfizierende Kraft des Magens Ersatz zu schaffen, wo es daran mangelt? Hier fällt der Diätetik eine wichtige Aufgabe zu. Es entspricht durchaus alten klinischen Erfahrungen, wenn wir bei entsprechenden Störungen des Magens auf den Genuß einwandsfreier, nicht mit schädlichen Keimen beladener Nahrung noch viel stärkeres Gewicht legen als beim Gesunden. Über manche praktische Schwierigkeiten in der Hygiene des Essens und Trinkens ward früher berichtet (Bd. I, S. 833 ff.). Unter Umständen müssen wir alle Rohstoffe verbieten, einschließlich frischen Trinkwassers, und die überwiegende Mehrzahl der Nahrungsmittel nur in gekochter Form erlauben. Man schließe aber vom Standpunkte der Mikrobenfurcht solche rohen Früchte nicht aus, die man geschält genießen kann. Der Genuß von gewissen Mengen Rohstoff ist doch allzu wichtig (S. 153). Aber auch da ist Vorsicht geboten, weil zwischen Kochtopf und Lippen die Nahrung noch manchen Fährlichkeiten ausgesetzt ist. Daß sorgsame Hygiene der Mundhöhle unterstützend hinzutreten soll, ward auch schon erwähnt (S. 4). Viele Rohstoffe sind nicht nur wegen etwa anhängender Keime weniger empfehlenswert, sondern auch weil der Magen die Mehrzahl derselben bei Salzsäuremangel ungenügend vorverdaut, aufschließt, zerkleinert und damit ein Material abschiebt, welches dem Darm erhöhte Arbeit zuweist und ungünstigen Einfluß auf den Bakteriennährboden desselben gewinnen kann (S. 11, 84). Daß wir eine wirklich keimfreie Nahrung dem Magen anvertrauen, können wir freilich angesichts des gewaltigen Keimgehaltes der Mundhöhle niemals erwarten.

Wenn Inhaltsstauung zur Ursache des Wucherns von Mikroben im Magen wird, helfen uns einerseits alle Methoden, welche unter solchen Umständen die Verweildauer der Nahrung im Magen abkürzen, anderseits auch das planmäßige Reinspülen des Magens. Wie Bedeutendes man damit leistet, lehrt die tägliche Erfahrung bei allen Formen der Pylorusstenose, u. a. sogar bei bösartigen Geschwülsten. Zusatz desinfizierender Stoffe kann den Erfolg verstärken (Salicylsäure, S. 23). Im übrigen hat sich das Verabfolgen keimwidriger Medikamente nicht gut bewährt, da sie entweder zu kraftlos sind oder, bei höherer Gabe, den Organismus als ganzes oder den Magen schädigen. Immerhin möchten wir als unschädlich auf die Benzoesäure bzw. das benzoesaure Natron hinweisen.

In der erforderlichen Konzentration reizt Benzoesäure den Magen nicht (1 : 1000); aus dem Natronsalze machen selbst geringe Säuregrade die Benzoesäure in wirksamen Mengen frei. Benzoesäure ist sowohl als häufiger Bestandteil vegetabiler Nahrungsmittel wie als regelmäßiges Stoffwechselprodukt ein dem Organismus vertrauter Körper (Bd. I, S. 576). Wir glauben bei abnormen Magenfermentationen geringeren Grades von längerem Gebrauche Natr. benzoicum wirklich Gutes gesehen zu haben (etwa 3—4mal täglich 0,4 g). Auch nach den sehr gründlichen Untersuchungen von J. H. Long darf Benzoesäure als ganz unschädlich gelten, falls vernünftige Gaben nicht überschritten werden.

17. Wechselbeziehungen zwischen Magen und Darm.

Krankhafte Störungen des Magens lassen sich von denen des Darmes und der anhängenden Drüsen nicht scharf trennen. Dies gilt ebenso wie für die Gesamtkrankheitsbilder auch für die Therapie und ihren Sonderzweig die Diätetik. Dieselbe muß manchmal an dem einen Abschnitte ansetzen, um dem anderen, scheinbar schwerer getroffenen Abschnitte des Verdauungsschlauches zu nützen. Wir gehen hier nur auf das wichtigste ein, wobei wir auch auf früher Gesagtes kurz zurückgreifen müssen, und verweisen im übrigen auf die von C. v. Noorden[8] bearbeitete II. Auflage von Ad. Schmidt, Klinik der Darmkrankheiten. Dort ist auch die Literatur breiter berücksichtigt, als es hier geschehen kann. Manchen Einzelheiten wird noch in späteren Abschnitten dieses Buches näherzutreten sein. Den Einfluß der Magenkrankheiten auf den Darm gewertet zu haben, ist namentlich M. Einhorn's[2] und Ad. Schmidt's[5] Verdienst. Freilich können wir ihnen nicht in allem folgen (C. v. Noorden[8, 9]).

a) **Verlangsamte Magenentleerung** verzögert in der Regel auch den Durchlauf des Inhaltes durch den Darm (G. Schwarz, S. Jonas[1]), zum mindesten durch den Dünndarm. Der Dickdarm, namentlich in seinem distalen Teile, bewahrt sich eine gewisse Selbständigkeit. Immerhin ist bei allen Formen erhöhter Verweildauer des Chymus im Magen, auch bei den leichteren, durch Superacidität bedingten, Stuhlträgheit ein häufiges und klinisch beachtenswertes Vorkommnis. E. Agéron bezeichnet die auf solchen Störungen der Magenfunktion beruhenden Formen der Stuhlträgheit als „gastrogene Obstipation". Vgl. bei b α.

b) **Superacidität und Stuhlträgheit.** Auf diese Frage sei etwas genauer eingegangen, da sie für die Diätetik belangreich ist. Verschiedene Formen des Zusammenhanges sind möglich; vom einen wurde dieser, vom anderen jener Form das Übergewicht zuerkannt.

α) Verlangsamte Magenentleerung; vgl. oben. Daß verzögerte Magenentleerung auch an der Opiumobstipation mitbeteiligt sei, lehrt die experimentelle Pharmakologie; die Kliniker haben diesen Einfluß niemals als beherrschend anerkannt. Sie schätzten die unmittelbare, hemmende Wirkung des Opiums auf die motorischen Zentren der Darmwand immer viel höher ein. Wir selbst halten es vom klinischen Standpunkt aus für sehr zweifelhaft, ob — von außergewöhnlichen Umständen abgesehen — verlangsamte Magenentleerung im Krankheitsbilde der chronischen Stuhlträgheit eine beachtenswerte Rolle spielt. Wenn von verlangsamter Magenentleerung als Ursache von Stuhlträgheit geredet wurde, ward jener Begriff öfters verwechselt mit zu geringer Beschickung des Darmes mit Speisebrei. Das ist Folge zu geringer Nahrungsaufnahme und der Auswahl einer Kost, welche wenig Kot bildet, oder einer Stenose des Pförtners, welche teilweise Entleerung des Magens nach oben durch Erbrechen und Ausspülen bedingt. Verlangsamte Magenentleerung, bei der — wenn auch etwas verspätet — die gesamte Masse einer quantitativ und qualitativ normalen Nahrung aus dem Magen in den Darm gelangt, könnte nur auf dem Umwege der Hyperpepsie die Kotbildung und -entleerung beeinflussen (vgl. unten Punkt c).

β) Hyperchlorhydrie allein oder in Verbindung mit Geschwüren kann durch Reizung sensibler Magennerven reflektorisch hemmend auf die Darmperistaltik einwirken (L. Bouveret, L. R. Mueller[1, 2], E. v. Redwitz). Beweise für diese Hypothese liegen nicht vor.

γ) Hyperpepsie, durch Hyperchlorhydrie bedingt, begünstigt derart die Magenverdauung, daß dem Darm zuviel Material vorenthalten, daß die Kotmasse verkleinert und der peristaltikauslösende Reiz ungenügend wird (F. Riegel, D. Gerhardt[2] u. a.). Die „Hyperpepsie" betrifft aber nur die Proteine, und gerade diese haben nicht viel mit der Kotbildung zu tun. Ad. Schmidt[5] sprach dann von „Eupepsie", J. Strasburger[1] besser von „Hyperpepsie" bei Superacidität. Letzterer verlegte die der normalen Kotbildung abträgliche Hyperpepsie, abweichend von F. Riegel, in den Dünndarm. Ob hier oder dort, es würde sich gleichsinnig auswirken. J. Strasburger[3] meint, es werde der bakteriellen Dickdarmflora bei zu guter Dünndarmverdauung Nährstoff vorenthalten, und die Bakterien des Dickdarmes bildeten dann zu wenig Reizstoffe. Während Vorkommen und Tragweite solchen Geschehens immerhin diskutierbar sind, geriet Ad. Schmidt auf abwegige Deutung, indem er den Schwerpunkt auf Hyperpepsie der Cellulose verlegte. Er traf aber damit nicht den Kern der Sache. Ein unmittelbarer oder mittelbarer Einfluß erhöhter Salzsäurewerte auf den Celluloseabbau ward niemals festgestellt. Der Umfang des Celluloseabbaues, der zweifellos die Größe der Kotmasse mitbeherrscht, hängt vielmehr von Beschaffenheit der Bakterienflora im Blind- und Dickdarm und von der Aufenthaltsdauer des Darminhaltes daselbst ab. In abgeänderter Form ist Ad. Schmidt's Gedankengang aber zu verwerten. Wenn vegetabile Nahrungsmittel langer und starker Pepsin-Salzsäurewirkung unterstehen, wird die Zellkittsubstanz ausgiebig gelockert, das Cellulosen, Hemicellulosen und Pentosane enthaltende Zellwand- und Fasermaterial (Bd. I, S. 478) in erhöhtem Maße freigelegt und den Angriffen der Darmmikroben leichter zugänglich gemacht. Mit seinem stärkeren und rascherem Abbau wird der Kotsäule wasserbindendes und peristaltikauslösendes Material entzogen. Dies Geschehen kann sich in Stuhlträgheit auswirken (vgl. unten Punkt ϑ).

δ) Hyperchlorhydrie kann auch reflektorisch ausgelöste Folge der Obstipation sein. Wir begegnen diesem Gedankengang bei W. Ebstein, H. Illoway, E. Koch, L. Kuttner[2], F. Samuely, J. Wiczkowski und vor allem bei C. v. Noorden[3], der nachdrücklich auf diese Art des Zusammenhanges hinwies. Das häufige Verschwinden der Superacidität bei einer den Stuhlgang fördernden, den Magen selbst keineswegs schonenden Kost spricht dafür; auch nach erfolgreicher Behandlung chronischer Obstipation durch Abführmittel schwindet oft die Superacidität (W. Ebstein[1]). Nach H. Luethje wirkt in solchen Fällen die Heilung der Obstipation zunächst günstig auf die Psyche, und mit Wegfall der psychogenen Erregung bessere sich dann die Superacidität. Ob dieser Umweg über die Psyche immer notwendig ist, steht dahin. Jedenfalls haben wir hier das Beispiel für die Wirksamkeit einer diätetischen Therapie, welche sich nicht unmittelbar gegen die oft im Vordergrund stehenden Magenbeschwerden richtet, sondern an einem weit entfernten Darmteile angreift.

ε) Superacidität und Dyskinese des Darmes können koordinierte Folgen falscher Einstellung des vegetativen Nervensystems sein, d. h. von Hypervagotonus, der einerseits die Sekretion des Magensaftes begünstigt (S. 27), anderseits auch beherrschenden Einfluß auf den Ablauf der Darmbewegungen ausübt (zwar anregend auf Peristaltik, aber den Kotlauf hemmend durch Spasmen). Wir halten mit H. Eppinger und L. Hess, K. Westphal, L. Kim u. a. diese Art des Zusammenhanges für sehr häufig.

ϑ) Hyperchlorhydrie wird oft zur Ursache einer „alimentären Obstipation" (= Pseudoobstipation); denn sehr häufig verzehrt der Superacide aus eigenem Antrieb oder nach ärztlichem Rat eine Kost, die an sich ein schwacher Kotbildner ist und den Darm nur schwach erregt, während der Darm auf eine Normalkot liefernde Kost gut anspräche. Fälle dieser Art sind ungemein häufig. Z. B. haben sehr viele Kranke mit Magen- und Darmgeschwür nur wegen äußerster Schlackenarmut der Kost trägen Stuhlgang. Dem gleichen Zusammenhang begegnen wir bei zahlreichen anderen Magenkrankheiten, z. B. bei Atonien, bei Gastritis, bei Überempfindlichkeit des Magens (W. v. Leube's „nervöse Dyspepsie"); ferner auch bei Pylorusstenosen. In sehr zahlreichen Fällen, wo sich Obstipation zu Magenkrankheit gesellt, ist erstere nur ein alimentäres Kunstprodukt. Sie schwindet, wenn man kotfördernde Nahrungsmittel der Kost zufügt. Ob dies möglich und erlaubt, hängt von der Lage des Einzelfalles ab. Es ist in ausgiebigerem Maße möglich, als es geschieht. Zu feinem Mus verarbeitetes Kochobst und cellulosereiches Gemüse oder 30—40 g Milchzucker, also Stoffe, die nur bei den äußersten Stufen der Schonungskost ganz ausscheiden müssen, genügen oft. In anderen Fällen sind die Sekretionsstörungen des Magens weniger von den Kostverhältnissen als reflektorisch vom Dickdarm her ausgelöst. Auch J. Strasburger[5] betont neuerdings, daß Heilung der Obstipation die superaciden Beschwerden verscheuchen könne.

Man hat vielleicht allzu viel nach gegenseitigen Abhängigkeitsverhältnissen zwischen Superacidität und Obstipation geforscht. Die chronische Stuhlträgheit, beruhend auf Untererregbarkeit oder Untererregung des Auerbach'schen Plexus und unter Umständen verknüpft mit spastischen Einschlägen, ist bei Magengesunden, bei Superaciden und Subaciden so häufig, daß man unter allen Umständen mit klinischen Tatsachen in Widerspruch gerät, wenn man von einseitigem Gesichtspunkte bestimmte Abhängigkeitsverhältnisse zu ungunsten anderer in den Vordergrund schiebt.

Wie beherrschend, ganz unabhängig vom Magen, für die Kotförderung und -entleerung die individuelle Einstellung des Nerv-Muskelapparates des Dickdarmes ist, sieht der Kliniker häufig bei Ulcuskuren. Wenn man Menschen, die sich regelmäßigen Stuhlganges erfreuen, auf blanke Ulcus-Diät setzt, also auf eine Nahrung, die den Magen schnell verläßt und deren Bestandteile fast vollkommen im Dünndarm resorbiert werden, behalten sehr viele trotz völliger Bettruhe und trotz Darreichung von Bismutum carbonicum die Gepflogenheit normalen Kotlaufes bei. Die Verminderung der kotpflichtigen Masse, die Darreichung schnell verdaulichen Materials („alimentäre Obstipation", S. 83) sind nicht so mächtig wie die gewohnheitsmäßige Einstellung des Darmes auf Normoperistaltik. Vgl. Abschnitt: Obstipation bei Darmkrankheiten.

c) Hypopepsie und Darm. Wir verstehen unter Hypopepsie alle Zustände, wobei ein durch Pepsin-Salzsäure mangelhaft vorbereitetes Material in den Darm gelangt. Den höchsten Grad erreicht dieser Zustand bei völliger Achylia gastrica (Mangel von Salzsäure und Pepsin): zwischen ihr und normalem Chemismus stehen alle Stufen der Hypochylia gastrica. In der Regel gesellt sich zu diesen Sekretionsanomalien wegen mangelhaften Säure-Pylorusreflexes (S. 47, 142) ungehemmter und beschleunigter Abschub von Mageninhalt in das Duodenum, wodurch die Magenverdauung eine weitere Verkümmerung erfährt. Gleichartig liegen die Dinge bei einfacher Sub- und Anacidität ohne Versiegen des Pepsins (Magenkatarrhe, fieberhafte Zustände, Magenkrebs ohne Pylorusstenose u. a.). Ähnlich wirkt allzu schnelle Entleerung des Magens, welche zwar am häufigsten subacide Zustände begleitet, aber auch ziemlich oft im Krankheitsbilde der Supersekretion und Superacidität uns entgegentritt (V. Rubow, S. Jonas). Hier kann die Hypermotilität primäre Superacidität des Magensaftes vortäuschen, indem der säureverdünnende Inhalt den Magen schnell verläßt, während der Sekretionsreiz noch nachwirkt. Dem liegt meist eine abnorme Reizbarkeit des neuro-muskulären Apparates der Pars pylorica zugrunde (motorische nervöse Dyspepsie); auch bei Geschwüren findet man dies manchmal. Falsche Einstellung der den Schließmuskel bedienenden vegetativen Nerven (Lähmung, Dysharmonie des Pylorusreflexes) und anatomische Erkrankungen der Pars sphincterica (z. B. starre Infiltration ohne Stenose) können gleichfalls zu schnellen Abfluß verursachen. Ebenso liegen die Dinge häufig bei künstlichen Gastro-Jejuno-Anastomosen.

Gleichgültig wie zustande kommend, bringt die stomachale Hypopepsie gewisse Gefahren für den Darm:

Der Eintritt der an Nahrungsmitteln haftenden bedenklichen Mikroben wird begünstigt (S. 78ff), mag es sich um wahre Infektionserreger handeln oder auch nur um Saprophyten, welche abnorme Zersetzungsprodukte mit schädlicher Reizwirkung aus dem Darminhalt entstehen lassen.

Die Verdauung rohen und namentlich auch des geräucherten, nachträglich nicht gekochten Bindegewebes wird geschädigt, da es der Pepsin-Salzsäure-Vorverdauung bedarf; bei deren Ausfall ist es den eiweißverdauenden Kräften des Darmes (Trypsin, Erepsin) schwer zugänglich; — (S. Ad. Schmidt[5]). Damit gelangt ein sehr fäulnisfähiges Material in Darmabschnitte, wo normalerweise Fäulnis noch nicht Platz greifen soll. Es war daher ein sehr beachtenswerter Rat Ad. Schmidt's, rohes Bindegewebe bei allen Formen stomachaler Hypopepsie zu vermeiden. Praktisch war der Rat um so wichtiger, als man früher rohes Schabefleisch und rohen, gewiegten Schinken solchen Kranken mit Vorliebe verabfolgte.

Die Verdauung anderer Eiweißkörper ist gleichfalls gefährdet. Wie C. v. Noorden[2] zeigte, kann freilich der Darm — so lange er gesund ist — die verschiedensten anderen Proteine auch bei völligem Ausfall der Magenvorverdauung in erstaunlicher Vollkommenheit verarbeiten; jenseits gewisser, den normalen Eiweißverzehr übersteigender Grenzen versagt aber die stellvertretende Leistung des Darmes (D. v. Tabora), auch wenn er gesund ist. Bei beschleunigtem Abschub eiweißreichen Mageninhaltes in den Dünndarm, wo sich dann die Hypermotilität noch fortsetzt (S. 86, S. Jonas), gelangt vielleicht unvollständig abgebautes, fäulnisfähiges Material bis in das Ileum. Ausfall der Salzsäure-Vorverdauung begünstigt dies; noch mehr tut es etwaiger Reizzustand des Dünndarmes selbst. Praktisch spielt das Hineingelangen unverdauten Eiweißes beliebiger Art in tiefere Dünndarmabschnitte als Förderer abnormer Fäulnisvorgänge eine viel größere Rolle, als das Verschleppen rohen Bindegewebes. Letzteres spielt praktisch genommen in der Kost weiter Gebiete eine ganz untergeordnete Rolle.

Ad. Schmidt legte dem rohen Bindegewebe als Krankheitsvermittler übertriebene Bedeutung bei. So richtig seine Lehre, daß rohes und geräuchertes, nicht gekochtes Bindegewebe (in rohem Schinken, Rauchfleisch, Wurstwaren u. dgl.) bei allen Formen der Hypacidität und insbesondere bei schon bestehender Darmdyspepsie besser vermieden wird, so schwer dürfte sich beweisen lassen, daß bei Verzehrern solcher Nahrungsmittel, Achyliker eingeschlossen, Fäulnisdyspepsien des Darmes häufiger sind, als bei solchen, die derartige Stoffe nicht zu essen pflegen. Diagnostisch freilich bedeutsam und von Ad. Schmidt gebührend gewürdigt ist Auftreten unverdauten Bindegewebes im Kote. Reichlichere Mengen finden sich dort nur bei unvollkommener Magenverdauung und bei stark beschleunigtem Durchlauf des Darminhaltes. Mangels heftiger Durchfälle darf man aus dem Befunde auf erstere schließen.

Gemäß alter Erfahrung vermeidet man bei allen Magenkrankheiten hypopeptischen Charakters reichliche Zufuhr von Fleisch, Eiern und eiweißreichen Leguminosen und ist zum mindesten bestrebt, diese Nahrungsmittel in sehr zarter, möglichst leicht zerfallender Form, in gut verteiltem und große Angriffsfläche bietendem Zustande und durch Hitze oder andere Maßnahmen gut aufgeschlossenem Magen zuzuführen. Man erleichtert damit diesem Organ die Arbeit und schützt den Darm. Eine freilich nicht unbedingte Ausnahmestellung nehmen in bezug auf Gefährdung des Darmes Milch und frischer Käse (nicht aber reines Kasein!) ein. Hier wirkt offenbar, wie beim Sauerwerden der Milch und beim Reifen des Käses (Bd. I, S. 280 und 332), die im Darm aus Milchzucker entstehende Milchsäure den Fäulnisvorgängen im Dünndarm entgegen.

Auch die Verdauung der pflanzlichen Zellkittsubstanzen (Zwischenlamelle) wird bei unvollkommener Magenverdauung, also am häufigsten bei An- und Hypacidität beeinträchtigt, da auch diese Gewebe ohne vorausgegangene Pepsinsalzsäurewirkung von den Enzymen des Pankreas und der Darmwände ungenügend abgebaut und gelockert werden. Wie beim tierischen Bindegewebe bezieht sich dies vornehmlich auf Rohstoffe (rohe Früchte, Salate, Radies, Rettig, Gurken usw.), aber auch auf anderes pflanzliches Material, welches durch Hitze nicht vollkommen aufgeschlossen wurde, wie dies bei der küchentechnischen Zubereitung von Früchten und Gemüsen und vor allem auch beim Backen des Brotes häufig der Fall ist. Die Vorarbeit des Magens ist natürlich um so wichtiger, je gröbere Stücke in ihn gelangen, und je mehr dadurch die Durchdringung mit Pepsinsalzsäure erschwert ist. Die Nachteile verschärfen sich bei An- und Subacidität auch dadurch, daß der bei diesen Zuständen abgeschwächte Pylorusreflex den Übertritt grober Brocken in den Darm nicht verhindert. Das Erscheinen wenig veränderter Stücke pflanzlicher Nahrung im Kote ist daher bei solchen Zuständen etwas ganz gewöhnliches; bei gleichzeitigen Durchfällen ist oft der ganze Kot davon durchsetzt.

Die unvollständige Andauung der Zwischenlamellen erschwert den Zutritt der Darmenzyme zum Zellinhalte, dies um so mehr, wenn das Material reich ist an Fasern und derben Zellwänden, deren Cellulosen und Hemicellulosen nicht durch Darmenzyme, sondern nur durch Mikroben abgebaut werden. Amylum, Dextrine und Saccharide enthaltender Zellinhalt, der schon im Ileum fast völlig verdaut und resorbiert sein sollte, gelangt in abnorm großer Menge bis ins unterste Ileum und in den Dickdarm. Dort vergärt er, und die Gärung läßt Reizkörper entstehen, welche die Darmsekretion übermäßig stark erregen. Auf diese Weise kann aus unzulänglicher Magenarbeit Gärungsdyspepsie und weiterhin Darmkatarrh entstehen. Soweit sie nicht durch echt pathogene Mikroben (Paratyphus, Colitisbacillen usw.) bedingt sind, nehmen unseres Erachtens die weitaus meisten Darmkatarrhe der Erwachsenen — auch wenn später faulige Zersetzungen sich in den Vordergrund drängen — ihren ersten Ursprung von dem Durchschlüpfen ungeeigneten, gärungsfähigen, pflanzlichen Materials. S. Jonas[1] berechnet, die Neigung zu Diarrhöen beruhe in 40% aller Fälle auf Achylia gastrica. So hoch wir auch stomachale Hypopepsie als Ursache diarrhoischer Zustände einschätzen, können wir doch nicht die Bemerkung unterdrücken, daß dieser statistische Schluß mit unbekannten Größen rechnet: wir wissen nicht, wie viele der Patienten auch dann an Diarrhöen erkrankt wären, wenn sie normale Aciditätsverhältnisse des Magens gehabt hätten. Man bedenke ferner, daß Magenkrankheit (Katarrh) und Darmkrankheit sehr oft gleichgeordnete Folgen ein und derselben Ursache sind, und man berücksichtige, daß enterogene Gifte auch die Magendrüsen schädigen können (S. 103, 116). Unbedingt richtig aber ist, daß etwa ein Drittel bis zur Hälfte aller Menschen mit ausgesprochener Subacidität oder gar Anacidität des Magensaftes zu Diarrhöen neigen, wenn auch nur etwa 15 bis 20% an wirklich ernsten diarrhoischen Zuständen erkranken.

Nach R. Baumstark kann Gärungsdyspepsie, bzw. das Entstehen abnormer Mengen organischer Säuren im Darm auch sekundär den Magen schädigen. Je nach Art und Menge der Säuren kommt es zu Sub- oder Superacidität. Ob hierbei ein nervöser oder chemischer Reflex hineinspielt, steht dahin.

S. Jonas[2] beschäftigt sich sehr eingehend mit diarrhoischen Zuständen bei primärer Hypermotilität des Magens und sekundärer Übersäuerung des Chymus (Typus V. Rubow, S. 84). Das tatsächliche Vorkommen solchen Zusammentreffens ist zweifellos. Wir widmeten diesen Zuständen besondere Aufmerksamkeit und kamen zu der Erkenntnis, daß es sich dabei nur ganz ausnahmsweise um wahre Enterocolitis handelt, sondern fast immer um primäre Obstipation mit verlängerter Verweildauer des Kotes im Sigma und oberen Rectum und um sekundäre Reizzustände der Schleimhaut daselbst (Prokto-Sigmoiditis stercoralis). Nicht durch Magen- und Darmschonungskost, sondern durch Beigabe reichlicher Mengen von Weizenschrotbrot brachten wir zunächst die Stauung von Kot und weiterhin die lokal entzündliche Reizung, Erosionen der Schleimhaut und die anfangs sehr reichliche Schleimabsonderung zur Heilung. Auf die außerordentliche Häufigkeit dieser Zustände, wobei die Klage über Durchfälle und Stuhlzwang klinisch überwiegt, wies C. v. Noorden[9] bereits öfters hin. Als gemeinsame Ursache der Hypermotilität des Magens und der Stauung im Enddarm müssen wir pathologische Einstellung des vegetativen Nervensystems betrachten. Vgl. S. 50, 83.

Alles in allem ist es gewiß richtig, daß man bei allen Formen stomachaler Hypopepsie nicht nur an den Magen denken, sondern auch den Darm vor Eintritt bedenklichen Materials schützen soll. Man darf aber nicht meinen, daß sekundäre Darmkatarrhe bei diesen Magenkranken etwas zwangläufiges seien. Nur in einer Minderzahl der Fälle kommt es ja zu schädlichen Folgen für den Darm. Man muß oft staunen, welche Leistungen die Hypopeptiker dem Darm ungestraft zumuten können und wie gewaltig die ausgleichenden Kräfte des Darmes sind. Man sieht dies mit besonderer Schärfe bei operiertem Magen, und zwar in solchen Fällen von Gastroenterostomie, wo Sturzentleerung in das Jejunum stattfindet. Eine Gefahr für den Darm ist solches Geschehen ja immer, aber wie oft wird sie überwunden! Vgl. Abschnitt Gastroenterostomie (bei Magengeschwür).

d) Hypopepsie und Pankreassekretion. Störungen der Magensaft- und Bauchspeichelsekretion kommen unabhängig voneinander oder beide abhängig von gemeinsamer Ursache (konstitutionelle oder erworbene Hypo- und Afermentie) zweifellos vor; in gewissem Umfange finden wir dies z. B. bei schweren akuten Fieberzuständen. Darüber hinaus sind aber auch Sekretionsstörungen des Pankreas beschrieben, welche man auf Sub- und Anacidität des Magensafts zurückführt. Salzsäure, welche in das Duodenum gelangt, mobilisiert das Sekretin des Zwölffingerdarmes, das dann auf dem Blutwege die Pankreassekretion anregt. Daß bei Ausfall der Magensalzsäure die Sekretion wirksamen Pankreassaftes Einbuße erleidet, ist eine experimentell sichergestellte Tatsache; am meisten wird die tryptische Kraft geschädigt. Dies gilt zunächst nur für experimentell erzielte Minderung der Wasserstoffionenkonzentration des in das Duodenum einströmenden Mageninhaltes, also für den „akuten Tierversuch“. Es gibt aber noch andere Erreger der Pankreassekretion; dazu gehören so einfache Nahrungsstoffe wie Wasser und Fette (Literatur bei B. P. Bakbin[2]). Des weiteren sind zu erwähnen: „automatisch-rhythmische Tätigkeit“, unabhängig von besonderen Lockreizen (W. Boldyreff); sekretinartig wirkende Substanzen in manchen Nahrungsmitteln (K. Djenab, F. Uhlmann u. a.).

Es steht zur Frage, ob diese und andere Erreger den Ausfall der Magensalzsäure nicht ausgleichen können, sei es durch allmähliche Umstellung der pankreatischen Reaktionsfähigkeit, sei es schon sofort.

Für letzteres spricht ein darauf gerichteter Versuch C. v. Noorden's. Ein junger Mann mit normalen Sekretionsverhältnissen erhielt an zwei aufeinander folgenden Tagen je 400 g gekochtes Rindfleisch, aufs feinste zerkleinert durch Wurstmaschine und Sieb. Die 400 g wurden mit 180 g Butter innig vermengt, zur Hälfte morgens um 9, zur anderen Hälfte um 2 Uhr langsam verzehrt. Daneben als einzige Beikost täglich eine Flasche Fachinger Wasser und ferner vor der Mahlzeit, während derselben, in halbstündigen Pausen nach derselben je 4 g Natron bicarbonicum, so daß saure Reaktion im Magen nicht aufkommen konnte und gemäß zahlreicher Entnahmen kleiner Mageninhaltsproben auch tatsächlich nicht aufkam bis zur völligen Entleerung des Magens. Trotzdem war nach Maßgabe der Kotanalyse die Resorption der N-Substanz und des Fettes völlig normal. Sicher stand also genügend Pankreassekret zur Verfügung.

Bei chronischen sub- und anaciden Zuständen des Magens schätzen zahlreiche Autoren den lähmenden Einfluß des Salzsäuremangels auf die Pankreassekretion hoch ein (Ad. Schmidt[5], T. v. Kern und E. Wiener, O. Groß, W. Stepp und E. Schlagintweit, A. Mayer). Ebenso wie Th. Brugsch äußerten schon früher H. Salomon und C. v. Noorden[8] Zweifel an der Beweiskraft der hierfür herausgezogenen klinischen Befunde (meist Trypsinarmut des Kotes); auch J. Strasburger[2] verhält sich ablehnend. In der Tat sprechen neuere Untersuchungen mit Duodenalsonde in ganz anderem Sinne, wie die frühere Lehre. Weder E. Langanke noch E. Deloch fanden Abnahme der Pankreasfermente (äußere Sekretion) bei An- und Subacidität des Magens. Letzterer fand sogar eher kompensatorische Supersekretion und vermehrten Fermentreichtum des Pankreassaftes. Dies stimmt überein mit dem Schluß, den C. v. Noorden[2] aus seinen Versuchen über Ausnützung der Nahrung bei Magenkranken zog: vikariierendes Eintreten des Darmes bei stomachaler Hypopepsie (S. 146). Ähnliche Angaben finden sich bei M. Einhorn[1], R. Ehrmann und R. Lederer, bei G. Katsch und L. v. Friedrich. Solche Vertretung kann nur bei guter Pankreasfunktion erfolgen. Praktisch genommen, dürfte man etwaige Hypochylie des Pankreas nur dann als wirksam betrachten, wenn dadurch nutzbares Material der Verdauung und Resorption entzogen würde. Nach Maßgabe der Kotbefunde ist dies bei Sub- und Anaciden nicht der Fall, wenn nicht etwa Darmstörungen (Durchfallskrankheiten) hinzutreten. Kurz erwähnt sei hier, daß wir bisher in allen Fällen, wo sicher die äußere Sekretion des Pankreas versagte (Fettstühle usw.), auch Achylie des Magens antrafen. Solche Fälle sind selten; aber unsere spärlichen Befunde reichen fast schon hin, die ältere Annahme umzukehren und zu sagen: Pankreasachylie zieht stomachale Achylie nach sich. Neuere Literatur zu diesen Fragen bei G. Katsch[2] und N. Guleke.

e) Magen- und Gallenfluß. Die in das Duodenum tretende Magensäure gehört zu den Lockreizen für Gallenzufluß, wobei es aber noch unentschieden ist, ob gespeicherte Blasengalle oder frisch gebildete Galle dadurch angelockt wird. Immerhin wird der Zustrom der Galle durch Art der Kost in solchem Maße bestimmt, daß es fraglich ist, ob Quantität und Qualität des Magensaftes wesentlich mitwirken. Die Lockkraft für Gallenzufluß eignet nicht nur der Salzsäure. Auch Milchsäure, Essigsäure, freie Oleinsäure haben solche Wirkung (Literatur bei B. P. Babkin[2]).

Daß Gastritis auf das Duodenum übergreift und dann durch Schleimhautschwellung an der Vaterschen Papille Galle zur Stauung bringt, war früher geläufige Ansicht (Ikterus katarrhalis). Man weiß aber jetzt, daß die meisten dieser Fälle nicht auf aufsteigender Cholangitis, sondern auf toxisch-hämatogener Schädigung der feinen Gallengänge und des Leberparenchyms beruhen (Cholangie). Die dabei selten fehlenden Störungen des Magens (meist Subacidität und subacider akuter Katarrh) sind als koordinierte Folgen der gleichen Schädlichkeit zu deuten.

Recht erheblich sind Rückwirkungen von Krankheiten des Gallensystems auf den Magen. Der Galle fällt mit den anderen in das Duodenum einströmenden Säften die Aufgabe zu, durch Rückfluß in den Magen am Ende des einzelnen Magenverdauungsaktes und bei leerem Magen die Acidität abzustumpfen. Die neutralisierende Kraft solchen Geschehens ist freilich gering (R. Rosemann[2]). Bei Beschicken des leeren Magens mit Salzsäurelösung erfolgt automatisch Rückfluß von Galle, sobald die Säure eine bestimmte individuell verschiedene Konzentration erreicht hat (L. Jarno und J. Vandorfy)[1, 2]. Die Gallensäuren machen auch das Pepsin unwirksam. Gallensäuren sind daher auch als Schutzmittel gegen Andauung bei Magengeschwür empfohlen. L. Jarno geht aber doch wohl zu weit, wenn er Gallensäure mit „Antipepsin“ indentifiziert. Sehr weitreichend kann der von Gallensäuren zu erwartende Schutz nicht sein; das lehrt die Häufigkeit des Ulcus duodeni, und an dessen Sitz mangelt es doch nur selten an Galle.

Jedem Arzte sind die Schwierigkeiten bekannt, die manchmal die Abgrenzung von Gallenblasenkolik und Pyloruskrampf (Ulcus!) bereitet. Dies ist verständlich, nachdem röntgenologisch während heftiger Gallensteinkoliken gleichzeitiger Spasmus der Pars pylorica festgestellt worden ist, und nachdem sich gezeigt hat wie oft pericystitische Verwachsungen mit dem Duodenum Symptome bringen, die gleichfalls dem Ulcus parapyloricum eignen (Pyloruskrampf und Krampfschmerz). Auch regionärer Gastrospasmus (Pars praepylorica) wurde beobachtet (M. Lüdin[1]).

Bei Gallenblasenleiden findet man oft Sekretionsstörungen des Magens, teils Supersekretion, teils Subsekretion, letzteres wohl häufiger. In frischen

Fällen von Cholecystitis (mit Gallensteinen) überwiegen am Magen Reizerscheinungen, und hohe Säurewerte des Chymus finden sich oft, wie schon F. Riegel[2] und C. v. Noorden[13] berichteten, und es sich später uns vielfach bestätigte. Auch G. Katsch[2] äußert sich in gleichem Sinne. Anderseits ist bei Differenzdiagnose zwischen Ulcus und chronischem Gallenblasenleiden etwaige Achylia gastrica für letzteres zu verwenden (W. Weintraud, G. Katsch[2]). Nach Gallenblasenexstirpation fand man recht oft Hypochylie oder Achylie. Auch bei latentem chronischem Gallenblasenleiden (ohne Schmerzanfälle usw.) kommt Achylie vor (H. H. Berg[2]). Nach Gallenblasenexstirpation fand man recht oft Hypochylia oder Achylia gastrica (Fr. Rydgaard, C. Rohde), aber keineswegs zwangsläufig mit ihr verbunden (W. Dos[5], Fr. Rost, eigene Untersuchungen). Über den Mechanismus der Zusammenhänge zwischen Gallenblasenleiden und Sekretionsschwäche des Magens besteht noch Unklarheit. Wahrscheinlich spielt Gastritis die vermittelnde Rolle. Vgl. hierzu Abschnitt Leberkrankheiten.

Literatur.

Abderhalden, E., und Schaumann: Zur Kenntnis von organischen Nahrungsmitteln mit spezifischer Wirkung. Pflügers Arch. f. d. ges. Physiol. 1918. 172, 1. — Adam, A.: Über Darmbakterien. IV. Zeitschr. f. Kinderheilk. 1921. 30, 265. — Agéron, E.: Zur Pathogenese der Obstipation. Boas Arch. 1911. 17, 584. — Ammon, S. E., and Lim, R. K. S.: The „gastrin"content of the human pyloric mucous membran. Brit. journ. of exp. pathol. 1923. 4, 27. — Askanazy, M.: Struktur des chronischen Magengeschwürs. Verhandl. d. dtsch. Naturforsch. u. Ärzte 1920 (Abt. Allg. Pathologie). — Auer, J., and Meltzer, S. J.: The action upon the stomach and intestines. Americ. journ. of physiol. 1906. 17, 143. — Babkin[1], B. P.: Die äußere Sekretion der Verdauungsdrüsen. Berlin 1914. — Baumstark, R.: Kriegskost, Sekretionsstörungen des Magens und Gärungsdyspepsie. Berlin. klin. Wochenschr. 1921. Nr. 22. — Bauer, J., und Schur, M.: Die Bedeutung des Kauens für die Sekretion des Magensaftes. Zeitschr. f. physikal. u. diätet. Therapie 1921. 25, 397. — Bayliss, W. M., and Starling, E. H.: The mechanism of pancreatic secretion. Journ. of gen. physiol. 1902. 28, 325. — Dies.: On the uniformity of the pancreatic mechanism in vertebrata. Ib. 1903. 29, 174. — Bennet, T. I., and Venables, J. F.: The effect of the emotions on gastric secretion and motility in the human being. Brit. med. journ. 1920. No. 3122. — Bergeim, O., Rehfuß, M. E., Hawk, Ph. B.: Gastric Stimulation by water. Journ. of biol. chem. 1914. 19, 345. — Bergmann[1], G. v.: Das Schmerzgefühl der Eingeweide. Arch. f. klin. Chirurg. 1922. 121, 186 u. 774. — Ders.[2]: Ulcusprobleme. Jahreskurse f. ärztl. Fortbild. 1921. H. 3. — Ders.[3]: Das spasmogene Ulcus pepticum. Münch. med. Wochenschr. 1913. 169; — Ulcus duodeni und vegetatives Nervensystem. Berlin. klin. Wochenschr. 1913. Nr. 51; — Zur Pathogenese des Ulcus pepticum. Ebenda 1918. Nr. 22/23. — Best, F.: Über die Verweildauer von Salzlösungen im Darm. Boas Arch. 1913. 19, 121. — Best, F., und Cohnheim, O.: Über die Verweildauer von Flüssigkeiten im Magen. Zeitschr. f. physiol. Chem. 1910. 69, 117. — Bickel, A.[1]: Experimentelle Untersuchungen über die Magensaftsekretion beim Menschen. Kongr. f. inn. Med. 1906. 23, 481. — Ders.[2]: Über die Wirkung der Aminosäuren auf die Magensaftsekretion. Bickels Beitr. 1915. 5, 75. — Ders.[3]: Magen und Magensaft. In K. Oppenheimers Handb. d. Biochemie. 3. T., 51. 1908. — Ders.[4]: Diätschema für die Behandlung der Sekretionsstörungen des Magens. Bickel's Beitr. 1910. 1, 365. — Ders.[5]: Über die Grundlagen der Diätetik bei Verdauungskrankheiten. Med. Klinik 1910. 451. — Bickel, A., und v. Eweyk, C.: Über Hitzesekretine. Ber. üb. d. ges. Physiol. 1921. 7, 575. — Boas[1], J.: Diagnostik und Therapie der Magenkrankheiten. 8. Aufl. Leipzig 1925. — Ders.[2]: Eröffnungsrede, Tagung über Verdauungs- und Stoffwechselkrankheiten. 1920. 2, 1. — Ders.[3]: Diätetik der Magen- und Darmkrankheiten. Leipzig 1921. — Bodyreff, W.: Eine neue Seite der Tätigkeit des Magens. Ergebn. d. Physiol. 1911. 11, 121. — Bogendörfer, L.: Über die Flora des menschlichen Dünndarmes. Arch. f. klin. Med. 1922. 140, 257. — Boldyreff, W.: Die periodische Tätigkeit des Verdauungsapparates. Bickel's Beitr. 1915. 5, 331. — Boschi, E.: Sulla sensibilità termica dello stomaco. Ber. üb. d. ges. Physiol. 1921. 7, 191. — Bouveret, L.: Traité des maladies de l'estomac. Paris 1913. — Brugsch, Th.: Äußere Pankreasfunktion und Pankreasdiagnostik. Zeitschr. f. exp. Pathol. u. Therapie 1919. 20, 479. — Bruns, O.: Reflektorische Bauchmuskelerschlaffung bei Füllung des Magen-Darmkanals. Münch. med. Wochenschr. 1920. 654. — Cannon[1], W. B.: Motor activities of the stomach and small intestine after splanchnic and vagus section. Americ. journ. of physiol. 1906. 17, 427. — Cannon, W. B., and Washburn, A. L.: An explanation of hunger. Ibid. 1912. 29, 441. — Carlson[1], A. J.: The character of the movements of the empty stomach in man. Ibid. 1912. 30, 114. — Ders.[2]: Contributions to the physiology of the stomach. XVI. Journ. of pharmacol. a. exp. therapeut. 1915. 6, 209. — Carlson, A. J., and Lewis, J. H.: Contributions to the physiology of the stomach. Americ. journ. of physiol. 1914. 34, 149. — Chittenden, R. H.: Physiol. Economy in Nutrition. New York 1905. — Cohnheim[1], O.: Verdauung und Ernährung. Wien 1908. — Ders.[2]: Die Wirkung vollständig abgebauter Nahrung auf den Darmkanal. Zeitschr. f. physiol. Chem. 1913. 84, 419. — Cohnheim, O., und Kreglinger: Zur Physiologie des Wassers und des Kochsalzes. Ebenda 1909. 63, 413. — Cohnheim, O., und Marchand, F.: Zur Pathologie der Magensaftsekretion. Ebenda 1909. 63, 41. — Cohnheim, O., und Modrakowski, G.: Zur Wirkung von Morphium und Opiumpräparaten auf den Verdauungskanal. Ebenda 1911. 71, 273. — Crohn, B. B., and Reiss, J.: Effects of restricted diets upon gastric secretion and motility. Americ. journ. of the med. sciences 1920. 159, 70. — Curschmann, H.: Über die Appetitmahlzeit als Probeessen. Kongr. f. inn. Med. 1910. 27, 323. — Dauber, M.: Über kontinuierliche Magenschleimsekretion. Boas Arch. 1896. 2, 167. — Deloch, E.: Zur Funktionsprüfung der äußeren Pankreasfunktion durch Untersuchung des Duodenalsaftes. Ebenda 1922. 30, 27. — Determann, H.: Über zu schnelle Magenentleerung. Münch. med. Wochenschr. 1919. Nr. 26. — Dietlen, H.: Ergebnisse des Röntgenverfahrens für die Physiologie. Ergebn. d. Physiol. 1913. 13, 47. — Djenab, K.: Bildungsart und Schicksal des Sekretins für das Pankreas. Berlin. klin. Wochenschr. 1917. Nr. 26. — Ebstein[1], W.: Bemerkungen zur Behandlung der Hyperacidität. Dtsch. med. Wochenschr. 1904. Nr. 48. — Ders.[2]: Die Fettleibigkeit und ihre Behandlung. 8. Aufl. Wiesbaden 1904. — Edkins, E. S.: The chemical mechanism of the secretion of the stomach. Journ. of gen. physiol. 1906. 34, 132. — Edkins, E. S., and Tweedy, M.: The natural channels of absorption evoking the chemical mechanism of gastric secretion. Ibid. 1909. 38, 263. — Egan, E.: Über das Schicksal und die Wirkung heißer und kalter Getränke im Magen. Münch. med. Wochenschr. 1916. Nr. 2. — Eisenhardt, W.: Über die hämatogene Anregung der Magensekretion. Bickel's Beitr. 1911. 2, 206. — Eppinger, H., und Heß, L.: Die Vagotonie. In v. Noorden's Samml. klin. Abhandl. H. 9/10. Berlin 1910. — Faber, Kn.: Akute und chronische Gastritis. In Kraus-Brugsch, Spez. Pathol. u. Therap. 1915. 5, 1003. — Fermi, Cl.: Über das Kauen der Speisen. Arch. f. (Anat. u.) Physiol. Suppl. 98. 1901; und: Über die Verdaulichkeit der Speisen. Ebenda S. 1. — Fischer, A., und Katz, L.: Verweildauer von Kuhmilch und vegetativer Milch im Magen. Zeitschr. f. physikal. u. diätet. Therapie. 1914. 18, 385. — Fischl, L.: Über die Sensibilität des Verdauungstraktus beim Menschen. Münch. med. Wochenschr. 1920. Nr. 21. — Fleiner, W.: Über spastische Dyspepsie (Retentionsdyspepsie). Ebenda 1919. Nr. 40/41. — Fletscher, H.: Die Eßsucht und ihre Bekämpfung. Dresden 1911. — Frenkel-Tissot, H. C.: Über familiäre Schleimneurose des Magens. Berlin. klin. Wochenschr. 1921. Nr. 17. — Fricker, E.: Die Wirkung des Mundspeichels auf die Magensekretion. Therapie d. Gegenw. 1909. 416. — v. Friedrich[1], L.: Über den Wärmeeinfluß auf den Magen. Boas Arch. 1921. 29, 220. — Ders.[2]: Über den Einfluß des Kauaktes auf die Sekretion des Magens bei Gesunden und Kranken. Ebenda 1921. 28, 153. — Ders.[3]: Über einige praktische Methoden in der Magendiagnostik. Med. Klinik 1921. Nr. 51. — Frehse, K.: Über die Wirkung des Alkohols auf die Acidität des Magensaftes. Dtsch. med. Wochenschr. 1923. Nr. 1. — Fröhlich, A., und Meyer, H. H.: Zur Frage der visceralen Sensibilität. Zeitschr. f. d. ges. exp. Med. 1922. 29, 87. — Frouin, A.: Action de la salive sur la sécrétion et la digestion gastriques. Soc. biol. 1907. 62, 80. — Fühner, H.: Die Hypophyse und ihre wirksamen Bestandteile. Therap. Halbmonatsh. 1920. 437. — Fuld, E.: Prüfung der digestiven Tätigkeit des Magens. In Kraus-Brugsch, Spez. Pathol. u. Therapie. 1914. 5. 435. — Gerhardt[1], D.: Über Darmfäulnis. Ergebn. d. Physiol. 1904. 3, 107. — Ders.[2]: Über gegenseitige Beziehungen von Magen- und Darmstörungen. Zeitschr. f. ärztl. Fortbild. 1917. 14, 645. — Ders.[3]: Colitis chron. haemorrhagica. Münch. med. Wochenschr. 1919. 339. — Grandauer, K.: Der hemmende Einfluß der Psyche auf die Sekretion des menschlichen Magens. Dtsch. Arch. f. klin. Med. 1911. 101, 302. — Gröbbels, F.: Über den Einfluß des Trinkens auf die Verdauung fester Substanzen. Zeitschr. f. physikal. Chem. 1914. 89, 1. — Gross, O.: Zur Diagnostik und Pathologie der Pankreaskrankheiten. Med. Klinik 1919. 843. — Gross, W.: Beitrag zur Kenntnis der Sekretionsbedingungen des Magens. Boas Arch. 1906. 12, 507. — Haramaki[1], K.: Über den Sekretingehalt von Hefe und Hefepräparaten. Zeitschr. f. physikal. u. diätet. Therapie 1922. 26, 343. — Ders.[2]: Vergleichende Untersuchungen über die Wirkungsstärke der Sekretine des Digestionstraktus. Biochem. Zeitschr. 1922. 129, 503. — Herz, H.: Beziehungen der Mund- und Zahnkrankheiten zu Störungen des Magen-Darmkanals usw. Halle a. S.: C. Marhold, 1919. — le Heux, J. W.: Cholin als Hormon der Darmbewegung.

Pflügers Arch. f. d. ges. Physiol. 1918. 173, 8. — Heyer[1], G. R.: Die Magensekretion unter besonderer Berücksichtigung der psychischen Einflüsse. Boas Arch. 1921. 27, 227. — Ders.[2]: Die Magensekretion beim Menschen (Säuresekretionsverhältnisse). Ebenda 1921. 29, 11. — Hirata, G.: Über die hämatogene Anregung der Darmsekretion. Bickels Beitr. 1911. 2, 40. — Hirschberg, M., und Liefmann, H.: Zur Bakteriologie des Magens. Berlin. klin. Wochenschr. 1909. 1407. — Hoefert, B.: Über Bakterienbefunde im Duodenalsaft von Gesunden und Kranken. Zeitschr. f. klin. Med. 1921. 92, 221. — Hoffendahl, K.: Erkrankungen der Mundhöhle. In Kraus-Brugsch, Spez. Pathol. u. Therapie. 1914. 5, 1. — Hoffmann, V.: Zur Frage der Schmerzbahnen des vegetativen Nervensystems. Dtsch. med. Wochenschr. 1920. 736. — Januschke, H.: Physiologische Gesichtspunkte in der Behandlung des Magengeschwürs. Therap. Monatsh. 1914. 244. — Jarno, L.: Über das Antipepsin des Magens. Boas Arch. 1922. 30, 191. — Jarno, L., und Heks, M.: Über den Chemismus des nüchternen Magens. Wien. klin. Wochenschr. 1920. 578. — Jarno, L., und Vàndorfy[1], J.: Über die Tätigkeit des nüchternen Magens. Boas Arch. 1921. 27, 364. — Dies.[2]: Über das Regurgitieren von Duodenalinhalt in den Magen. Dtsch. med. Wochenschr. 1921. Nr. 14. — Jaros, St.: Über den Einfluß der Körperbewegung auf die motorischen Leistungen des Magens. Pflügers Arch. f. d. ges. Physiol. 1917. 168, 112. — Illoway, H.: Hyperacidität. Boas Arch. 1902. 8, 103. — Jonas[1], S.: Über die Abhängigkeit der Darmmotilität vom motorischen und sekretorischen Verhalten des Magens. Wien. klin. Wochenschr. 1911. Nr. 22. — Ders.[2]: Über die vom Magen ausgehenden chronischen Reizzustände des Darmes. Med. Klinik 1914. 1616. — Jürgensen[1], Chr.: Kochlehrbuch und praktisches Kochbuch. Berlin 1910. — Ders.[2]: Allgemeine diätetische Praxis. Berlin 1917. — Kappis, M.: Zur Frage der Sensibilität der Bauchhöhle. Grenzgeb. d. inn. Med. u. Chirurg. 1913. 26, 493. — Ders.: Über Entstehung und Ursache der Bauchschmerzen. Med. Klinik 1920. 409. — Kast, L.: Zur Wirkung des Alkohols auf den Magen. Boas Arch. 1906. 12, 487. — Katsch[1], G.: Der menschliche Darm bei pharmakologischer Beeinflussung seiner Innervation. Fortschr. a. d. Geb. d. Röntgenstr. 1913. 21, 159. — Kaufmann, J.: Mangel an Magenschleim; seine pathologische Bedeutung und Beziehung zur Hyperacidität und zum Magengeschwür. Boas Arch. 1907. 13, 616. — Keeton, R. W., Luckhardt, A. B., Koch, F. C.: The response of the stomach mucosa to food and gastrin bodies as influenced by atropine. Americ. journ. of physiol. 1920. 51, 469. — Kelling, G.: Arch. f. klin. Chirurg. 1901. 64, 393. — v. Kern, T., und Wiener, E.: Zur Diagnose und Therapie der funktionellen Pankreasachylie. Dtsch. med. Wochenschr. 1913. Nr. 43. — Kestner[1], O.: Der Sättigungswert der Nahrung. Ebenda 1919. 285. — Ders.[2]: Zur Verhütung von Durchfällen. Münch. med. Wochenschr. 1918. 655. — Ders.[3]: Backart und Verdaulichkeit des Brotes. Ebenda 1922. Nr. 40. — Kijanowski, B. J.: Über antimikrobische Eigenschaften des Magensaftes des Menschen. Wratsch. 1890. Nr. 38, 40, 41. (Russisch.) — Kim, L.: Über die Beziehungen zwischen Hyperacidität und Obstipation. Dissert. Straßburg 1917. — Kisseleff, J.: Über die Wirkung verschiedener Extrakte pflanzlicher Nahrungsmittel auf den Sekretionsablauf. Bickel's Beitr. 1912. 3, 133. — Klee[1], Ph.: Die Magenform bei gesteigertem Vagus- und Sympathicustonus. Münch. med. Wochenschr. 1914. 1044. — Ders.[2]: Zur pathologischen Physiologie der Mageninnervation. Drei Arbeiten in Dtsch. Arch. f. klin. Med. Bd. **128, 129, 133.** 1919—1920. — Klotz, R.: Pituitrintherapie bei Peritonitis. Münch. med. Wochenschr. 1912. 2047. — Koch, E.: Magenverhältnisse bei chronischer Obstipation. Petersb. med. Wochenschr. 1903. Nr. 48. — Koch, R.: Ärztliche Diagnose. 2. Aufl. 1920. — König, F.: Zur Pathologie und Therapie des chronischen Magengeschwürs. Münch. med. Wochenschr. 1920. Nr. 47. — Kraus, Fr.: Erkrankungen der Mundhöhle und der Speiseröhre. Wien 1897. — Kuttner[1], L.: Über Magenschleimfluß. Berlin. klin. Wochenschr. 1905. Nr. 44a. — Ders.[2]: Störungen der Magensekretion. In Kraus-Brugsch, Spez. Pathol. u. Therap. 1914. 5, 515. — Lang, G.: Über den Einfluß des Wassers, der Eiweißstoffe, Kohlenhydrate und Fette auf die Magensekretion des Menschen. Dtsch. Arch. f. klin. Med. 1903. 78, 302. — Langanke, E.: Über die Fermente des Pankreas vor und nach Injektion von Äther ins Duodenum. Klin. Wochenschr. 1922. Nr. 29. — Langheinrich, O.: Psychische Einflüsse auf die Sekretionstätigkeit des Magens und des Duodenum. Münch. med. Wochenschr. 1922. Nr. 44. — Lasch, C. H.: Röntgenologische Untersuchungen über den Einfluß des Atropins auf die Magenmotilität. Klin. Wochenschr. 1922. Nr. 17. — Lehmann, K. B.: Über die Bedeutung der Zerkleinerung und des Kochens der Speisen. Arch. f. Hyg. 1902. 43, 123. — Lehmann[1], W.: Über sensible Fasern in den vorderen Wurzeln. Zeitschr. f. d. ges. exp. Med. 1920. 12, 331. — Lenk, E.: Einf. chemische Funktionsprüfung des Magens bei Pylorusstenose. Münch. med. Wochenschr. 1917. 579. — Leo, H.: Die Salzsäuretherapie. Berlin 1908. — v. Leube, W.: Über die Erfolge der internen Behandlung des peptischen Magengeschwüres. Mitt. a. d. Grenzgeb. d. Med. u. Chirurg. 1897. 2. — Leubuscher, G., und Ziehen, Th.: Klin. Untersuchungen über die Salzsäureabscheidung bei

Geisteskranken. Jena 1892. — Litthauer, M.: Über die Folgen der Vagusdurchschneidung, insbesondere ihrer Wirkung auf die Funktionen des Magens. Arch. f. klin. Chirurg. 1920. 113, 712. — Lüdin[1], M.: Regionärer Gastrospasmus bei Cholelithiasis. Korresp.-Blatt f. Schweizer Ärzte 1919. Nr. 38. — Ders.[2]: Über die Einwirkung äußerer lokaler Wärmeapplikationen auf die Funktionen des Magens. Zeitschr. f. d. ges. exp. Med. 1919. 8, 68. — Lüthje, H.: Zum Krankheitsbilde der Hyperacidität. Therapie d. Gegenw. 1913. 3. — Magnus, R.: Die Bewegungen des Verdauungskanals. Ergebn. d. Physiol. 1908. 7, 27. — Mahlo, A.: Die Wirkung des Opiums auf den menschlichen Magen-Darmkanal. Arch. f. klin. Med. 1913. 110, 562. — Markovic, A., und Perussia, F.: Die Entleerungszeit des Magens in rechter und linker Seitenlage. Med. Klinik 1910. 543. — Martius, F.: Achylia gastrica. Wien 1897. — Maurizio, A.: Die Getreidenahrung im Wandel der Zeiten. Zürich 1916. — Maydell, E.: Zur Frage des Magensekretins. Pflügers Arch. f. d. ges. Physiol. 1913. 150, 390. — Mayer, A.: Über funktionelle Insuffizienz der Bauchspeicheldrüse. Zeitschr. f. exp. Path. u. Therapie. 1919. 20, 273. — Melchior, E.: Chirurgie des Duodenum. Stuttgart 1917. — Mendel, F.: Über Frühdiagnose des Ulcus duodeni. Dtsch. med. Wochenschr. 1920. Nr. 14—17. — v. Mering, J.: Über die Funktion des Magens. Therap. Monatsh. 1893. 201. — Mester, B.: Über Magensaft und Darmfäulnis. Zeitschr. f. klin. Med. 1894. 24, 441. — Meyer, F., und Roeder, H.: Über die Verweildauer des Kissinger Mineralwassers im Vergleich zu anderen Flüssigkeiten im Magen. Berlin. klin. Wochenschr. 1910. 931. — Meyer, A. W.: Verlaufen sensible Fasern in den vorderen Wurzeln? Zentralbl. f. Chirurg. 1921. Nr. 49. — Meyer, H. H.: Fortschritte der Organotherapie. Wien. med. Wochenschr. 1920. Nr. 40/41. — Meyer, H. H., und Gottlieb, R.: Experimentelle Pharmakologie. Wien 1925. — Miller, R. J., Bergeim, O., Rehfuß, M. E., Hawk, Ph. B.: The psychic secretion of gastric juice in normal men. Americ. journ. of physiol. 1920. 52, 1. — Moritz, F.: Grundzüge der Krankenernährung. Stuttgart 1898. — Müller[1], A.: Wie ändern die von glatter Muskulatur umschlossenen Hohlorgane ihre Größe? Pflügers Arch. f. d. ges. Physiol. 1907. 106, 252. — Ders.[2]: Geschmacksparästhesie auf arteriosklerotischer Grundlage. Zentralbl. f. inn. Med. 1911. Nr. 28. — Müller, J.: Über den Einfluß der Temperatur der Speisen auf die Magenfunktionen. Zeitschr. f. physikal. u. diätet. Therapie 1905. 8, 587. — Müller[1], L. R.: Über Magenschmerzen und über deren Zustandekommen. Münch. med. Wochenschr. 1919. Nr. 21. — Ders.[2]: Das vegetative Nervensystem. Berlin 1920. — Mutch, N. and J.: Studies on the bacteriology of the alimentary tract. New York med. journ. a. med. record 1921. 113, 713. — Neißer, E., und Bräuning, H.: Über normale und vorzeitige Sättigung. Münch. med. Wochenschr. 1911. Nr. 37. — Neumann, R.: Zur Frage der Sensibilität innerer Organe. Zentralbl. f. Physiol. 1912. Nr. 6. — v. Noorden[1], C.: Klinische Untersuchungen über die Magenverdauung bei Geisteskranken. Arch. f. Psychiatrie u. Nervenkrankh. 1888. 18, 547. — Ders.[2]: Ausnutzung der Nahrung bei Magenkranken. Zeitschr. f. klin. Med. 1890. 17, 137, 452, 514. — Ders.[3]: Über Hyperacidität des Magensaftes. Ebenda 1904. 53, 1. — Ders.[4]: Handbuch der Pathologie des Stoffwechsels 1907. 2, 560. — Ders.[5]: Klinische Abhandlungen. H. 7/8, S. 44. Berlin 1909. — Ders.[6]: Über vegetabile Milch. Therap. Monatsh. 1916. S. 65. — Ders.[7]: Die Zuckerkrankheit und ihre Behandlung. VII. Aufl. Berlin 1917. — Ders.[8]: 2. Aufl. von Ad. Schmidt's Klinik der Darmkrankheiten. Wiesbaden 1921. — Ders.[9]: Über Durchfalls- und Verstopfungskrankheiten (zwei Vorträge). München, Wiesbaden 1922. — Ders.[10]: (In J. Schwalbe's Sammlung: Diagnostische und therapeutische Irrtümer.) Heft: Krankheiten des Verdauungskanales, des Pankreas und des Peritoneum. 2. Aufl. Leipzig 1923. — Oehler, J.: Über postoperative Parotitis. Beitr. z. klin. Chirurg. 1911. 77. — Oetvoes, E.: Die Atropinreaktion des Pylorus. Dtsch. Arch. f. klin. Med. 1921. 136, 58. — Ortner, N.: Schmerzhafte Bauchaffektionen. Wien 1917. — Ortner, A.: Zur Kenntnis der Magenentleerung. Pflügers Arch. f. d. ges. Physiol. 1917. 168, 124. — Pal, J.: Über Papaverinreaktion der glatten Muskulatur. Med. Klinik 1913. Nr. 44. — Pastore, S.: Azione della saliva sull' amido in presenza di succo gastrico e di succo pancreatico. Ber. d. ges. Physiol. u. Pharm. 1921. 6, 447. — Pawlow, J. P.: Die Arbeit der Verdauungsdrüsen. Wiesbaden 1898. — Ders.: Die äußere Arbeit der Verdauungsdrüsen. In W. Nagels Handb. d. Physiol. 1907. 2, 666. — Penzoldt, F.: Zur Lehre von der menschlichen Magenverdauung. Dtsch. Arch. f. klin. Med. 1893. 51, 535 und 53, 209. — Peter, F.: Die Therapie der Überbelastung. Zeitschr. f. Stomatol. 1923. 21, Nr. 3. — Pfeiffer, Th.: Über das Verhalten von Salzlösungen im Magen. Arch. f. exp. Pathol. u. Pharmakol. 1905. 53, 261. — Popielski[1], L.: β-Imidazolyläthylamin als mächtiger Erreger der Magendrüsen. Pflügers Arch. f. d. ges. Physiol. 1920. 178, 214. — Ders.[2]: Zur Frage des Magensekretins. Ebenda 1913. 152, 168. — Ders.[3]: Über das peripherische reflektorische Zentrum der Magendrüsen Zentralbl. f. Physiol. 1902. 10, 121. — Rabe, F.: Physiologisch begründete Diätetik. Dtsch. Arch. f. klin. Med. 1920. 134, 92 u. 129. — Rabinowitsch, C.: Exper. Unters. üb. d. Einfluß der Gewürze auf die Magenverdauung. Inaug.-Diss. Gießen 1907. —

Raymond, R. J., Fowler, H. L., Bergeim, O., Rehfuss, M. E., Hawk, Ph. B.: The gastric response to foods. Americ. journ. of physiol. 1919. 49, 174, u. 1920. 51, 332. — v. Redwitz, E.: Über Obstipation bei Ulcus ventriculi. Dtsch. med. Wochenschr. 1919. Nr. 34. — Reichmann, N.: Gefährl. Komplikationen bei Hungerkur des pept. Magengeschwürs. Boas Arch. 1905. 11, 133. — Reis[1], V. v. d.: Das Schicksal der Bakterien im Magen. Ebenda 1921. 17, 353. — Ders.[2]: Die Bakterienflora des menschlichen Darms. Klin. Wochenschr. 1922. 1565. — Rehfuss, M. E. (und Mitarbeiter): Gastric response to foods. Americ. journ. of physiol. 1919. 49, 175, 204. 222, 254. 1920. 51, 332. 52, 28. 53, 65. — Rehfuss, M. E., and Hawk, Ph. B.: The interdigestive phase of the principles governing the phenomena of the resting stomach. Journ. of the Americ. med. assoc. 1921. 76, 564. — Riegel, F.: Die Erkrankungen des Magens. II. Aufl. Wien 1903—1908. — Roger, H.: Action du suc gastrique sur la salive. C. R. Soc. biol. 1907. 62, 1021. — Roger, H., et Simon, L. G.: Action synergique de la salive et du suc gastrique. C. R. Soc. biol. 1907. 62, 1070. — Rosemann[1], R.: Über Chlorspeicherung in der Magenschleimhaut. Pflügers Arch. f. d. ges. Physiol. 1917. 166, 609. — Rubow, V.: Die Hyperacidität des Magensaftes und ihre Bestimmung. Boas Arch. 1906. 12, 1. — Ders.: Beitrag zur Pathologie und Therapie des Magengeschwürs; die diagnostische Bedeutung des hyperaciden Magensaftes. Ebenda 1907. 13, 577. — Samuely, F.: Über das Verhalten der Magenacidität bei chronischer Obstipation. Boas Arch. 1906. 12, 279. — Saxl, P.: Über die keimtötende Fernwirkung von Metallen. Wien. klin. Wochenschr. 1917. Nr. 23. — Ders.: Über das Problem der oligodynamischen Wirkung. Med. Klinik 1921. 1299 (Literatur!). — Scheer[1], K.: Über die keimtötende Wirkung des Magensaftes. Arch. f. Hyg. 1919. 88, 130. — Ders.[2] Zur Bakteriologie des Magens und Duodenums beim gesunden und kranken Säugling. Jahrb. f. Kinderheilk. 1920. 42, 328. — Schlesinger, W.: Über Diätschemen als Grundlage der diätetischen Behandlung. Med. Klinik 1910. Nr. 47. — Schloß[1], O.: Vegetabilische oder Fleischnahrung bei Hyperacidität? Boas Arch. 1907. 13, 233. — Ders.[2]: Über den Einfluß vegetabilischer Nahrung auf Dauer und Intensität der Magensaftsekretion. Kongr. f. inn. Med. 1907. 24, 499. — Ders.[3]: Ist die Konzentration des reflektorisch abgeschiedenen Magenfundussekrets abhängig von der Konzentration in den Magen eingeführter Lösungen? Berlin. klin. Wochenschr. 1907. Nr. 2. — Schmidt[1], Ad.: Über die Schleimabsonderung im Magen. Dtsch. Arch. f. klin. Med. 1896. 57, 65; und: Die Schleimabsonderung usw. Volkmanns Sammlung 1898. Nr. 202. — Ders.[2]: Magen- und Darmkrankheiten in von Noorden's Handb. d. Pathol. des Stoffes. 1907. 2, 669. — Ders.[3]: Die Küchenfrage in Kliniken und Krankenhäusern. Med. Klinik 1911. Nr. 24; und: Diätetische Küche. Dtsch. Klinik 1911. 13, 293. — Ders.[4]: Über Gemüseverdauung und über die zerkleinernde Arbeit des Magens. Dtsch. med. Wochenschr. 1911. Nr. 10. — Ders.[5]: Klinik der Darmkrankheiten. I. Aufl. 1912/13. — Schmidt, Ad. und Strasburger, J.: Über die intestinale Gärungsdyspepsie der Erwachsenen, Arch. f. klin. Med. 1901. 69, 570. — Schmidt, R.: Klinik der Magen- und Darmerkrankungen. Wien 1919. — Schreuer, M., und Riegel, A.: Über die Bedeutung des Kauaktes für die Magensaftsekretion. Zeitschr. f. physikal. u. diätet. Therapie 1901. 4, 462. — Schüle, A.: Über die Beeinflussung der Salzsäurekurve durch die Qualität der Nahrung. Dtsch. Arch. f. klin. Med. 1901. 71, 111. — Schütz[1], E.: Untersuchungen über den Magenschleim. Boas Arch. 1905. 11, 397. — Ders.[2]: Zur Pathologie der Magenschleimabsonderung. Berlin. klin. Wochenschr. 1909. 1253. — Ders.[3]: Die Methoden der Untersuchung des Magensaftes. Wien 1911. — Schütz, F.: Gebiß und Verdauung. Zeitschr. f. Hyg. 1922. 95, 279. — Schütz, R.: Zur Frage der gastro-intestinalen Desinfektion. Berlin. klin. Wochenschr. 1900. Nr. 25. — Schwarz, G.: Zur Physiologie und Pathologie der menschlichen Dickdarmbewegungen. Münch. med. Wochenschr. 1911. Nr. 28. — Setzu, G.: Infl. della diatermia sul potere funz. d. stomaco in alcune forme di gastropatia. Rif. med. 1920. 36, 342. — Sick, K.: Die Rolle der Muscularis mucosae bei der Magenbewegung. Klin. Wochenschr. 1923. Nr. 7. — Sick, K., und Tedesko, F.: Studien über Magenbewegung (Ausdehnungsfähigkeit des Hauptmagens). Arch. f. klin. Med. 1908. 92, 416. — Skaller, M.: Unsere Methoden zur Untersuchung der Saftsekretion. Berlin. klin. Wochenschr. 1913. 2176. — Skray, G.: Über den Einfluß des Kauaktes und über die Wirkung psychischer Faktoren auf die Beschaffenheit des Mageninhaltes nach Probefrühstück. Boas Arch. 1902. 18, 495. — Smith, Cl. A., Holder, R. C., Hawk, Ph. B.: Is unpalatable food properly digested? Proc. of the soc. f. exp. biol. a med. 1920. 17, 98. — Sokoloff, A. P.: Zur Analyse der sekretorischen Arbeit des Magens beim Hunde. Diss. Petersburg 1904 (russisch). — Stepp, W., und Schlagintweit, E.: Über die Pankreassekretion bei Sekretionsstörungen des Magens. Münch. med. Wochenschr. 1913. Nr. 34. — Sticker, G.: Wechselbeziehungen zwischen Speichel und Magensaft. Volkmanns Sammlung 1887. Nr. 297; — Die Bedeutung des Mundspeichels. Berlin: E. Grosser, 1889. — Stierlin, E., und Schapiro, N.: Die Wirkung von Opium usw. auf die Bewegungen des Verdauungstraktus. Münch. med. Wochenschr. 1912. 2714. — Stiller, B.: Die nervösen

Magenkrankheiten. Stuttgart 1884. — Strasburger[1], J.: Erkrankungen des Darms. In Mohr-Stähelin's Handb. d. inn. Med. Berlin 1918. —Ders.[2]: Verdauung. In Lüdke-Schlayers Lehrb. d. pathol. Physiol. — Strauß[1], H.: Zur quantitativen Bestimmung der Salzsäure im menschlichen Magensafte. Arch. f. klin. Med. 1895. 56, 87. — Ders.[2]: Zur Funktion des Magens. Kongr. f. inn. Med. 1900. 18, 556. — Über den osmot. Druck menschlichen Mageninhaltes. Zeitschr. f. klin. Med. 1905. 57, 1. — Ders.[3]: Diätbehandlung innerer Krankheiten. 4. Aufl. Berlin 1922. — v. Szöllosy, L.: Die Gastralgie. Wien 1916. — Tabora, D. v.: Über Beziehungen zwischen Magensaftsekretion und Darmfäulnis. Dtsch. Arch. f. klin. Med. 1906. 87, 254. — Tabora, D. v., und Dietlen, H.: Über motorische Magenreflexe. Kongr. f. inn. Med. 1911. 28, 378. — Thomsen, E.: Über die Einwirkung des Zuckers auf den Magen. Zeitschr. f. physikal. Chem. 1913. 84, 425. — Tobler, L.: Über Eiweißverdauung im Magen. Ebenda 1905. 45, 185. — Tomaszewski[1], Z.: Über die sekretorische Tätigkeit der Magendrüsen unter dem Einflusse von Organextrakten. Zentralbl. f. Physiol. 1913. 27, 630. — Ders.[2]: Über die chemischen Erreger der Magendrüsen, II. Teil. Pflügers Arch. f. d. ges. Physiol. 1918. 171, 1. — Uhlmann, F.: Beitrag zur Pharmakologie der Vitamine. Zeitschr. f. Biol. 1918. 68, 419. — Velden, R. v. d.: Zur Pharmakologie der Magenmotilität. Kongr. f. inn. Med. 1910. 27, 339. — Vogelius, Fr., und Wiltrup, G.: Dyspepsie bei chronischem Alkoholismus. Boas Arch. 1918. 24, 278 u. 346. — Westpfal, K.: Zur Frage der nervösen Entstehung peptischer Ulcera. Arch. f. klin. Med. 1913. 114, 327. — Westphal, K., und Katsch, G.: Das neurotische Ulcus. Mitt. a. d. Grenzgeb. d. Med. u. Chirurg. 1913. 26, 391. — Wiczkowki, J.: Über das gegenseitige Verhältnis der Magen- und Darmfunktionen. Boas Arch. 1898. 4, 407. — Wolfsberg, O.: Über die Einwirkung einer Reihe von Nahrungsmitteln auf die Sekretion der Verdauungsdrüsen. Zeitschr. f. physikal. Chem. 1914. 91, 344. — Zehbe, M.: Über den Einfluß des Opiums auf die motorische Funktion des normalen menschlichen Magens. Therap. Monatsh. 1913. 406.

Ergänzungen.

Åkerlund, A.: Röntgenologische Studien über den Bulbus duodeni. Acta radiol. scandinav. Suppl-Heft. 1921 u. a. O. — Babkin[2], B. P.: Die sekretorische Tätigkeit der Verdauungsdrüsen. Handb. d. norm. u. path. Physiol. **3**, 689ff. 1927. — Berg[1], H. H.: Die direkten Röntgensymptome des Ulcusmagens. Ergebn. d. med. Strahlenforschung 1926. 2. — Ders.[2]: Zur Klinik der Gallensteinkrankheiten. Dtsch. med. Wochenschr. **1925.** Nr. 16. — Badylkes, O.: Über den Einfluß einiger Hormone auf die Magensekretion. Boas-Archiv **34**, 105. 1924. — v. Bergmann[4], G.: Das vegetative Nervensystem und seine Störungen. Handb. d. inn. Med. **5**, 1075. 1926. — Ders.[5]: Ulcus pepticum. Ebenda **5**, 633ff. 1926. Berlin: Julius Springer. — Ders. und Billigheimer, E.: Das vegetative Nervensystem und seine Störungen. Ebenda **5**, 1076. 1926. — Bickel, A.: Experimenteller Beweis für das Vorkommen „inneren Hungers". Klin. Wochenschr. **1925.** Nr. 12. — Ders.[6]: Der nervöse Mechanismus der Sekretion der Magendrüsen und der Muskelbewegung am Magen-Darmkanal. Ergebn. d. Physiol. **24**, 228. 1925. — Ders. und Eweyk, C. v.: Die Magensaftbildung und Magen-Darmbewegung anregenden Substanzen im Kaffee-Infus. Zeitschr. f. d. ges. exp. Med. **54**, 75. 1927. — Bidder, F., und Schmidt, C.: Die Verdauungssäfte und der Stoffwechsel. 1852. — Boenheim[1], F.: Einfluß der Inkrete auf die Motilität des Verdauungstraktus. Zeitschr. f. d. ges. exp. Med. **32**, 179. 1923 und Kongr. f. inn. Med. **35**, 87. 1923. — Ders.[2]: Bedeutung der Blutdrüsen für den Verdauungstraktus. Boas-Arch. **35**, 186. 1925. — Ders.[3]: Die therapeutische Bedeutung der Thymusdrüse in der inneren Medizin. Dtsch. med. Wochenschr. **1923.** Nr. 15. — Bogendörfer, L.: Über Bakteriostanine, lipoidartige, bakterienhemmende Stoffe im Dünndarmsaft und in den Dünndarmepithelien. Ztschr. f. d. ges. exper. Med. **41**, 637. 1924. — Boss, W.: Gallenblasenerkrankung und Magenfunktion. Klin. Beitr. z. Chirurg. **127**, 163. 1922. — Cannon[2], W. B.: Peristalsis, Segmentation an the myenteric Reflex. Americ. journ. of physiol. **30**, 114. 1912. — Capoldi, B.: Prüfung der chemisch-zerkleinernden Funktion des Magens mittels pflanzlicher Probekost. Boas-Arch. **33**, 181, 19. — Crämer, F.: Über Sodbrennen und Gähnen. Boas-Archiv. **33**, 149. 1924. — Curschmann, H.: Über schwere Magenstörungen und Gelenkerkrankungen bei Morbus Basedow. D. Ztschr. f. Chir. **192.** 13. 1925. — Demuth, F.: Motilitätsprüfungen mit Eiweiß, Fett und Kohlenhydraten am kranken Magen. Dtsch. Arch. f. klin. Med. **137**, 292. 1921. — Depisch, F.: Verwendung des Zuckerfrühstückes zur Erzeugung von Hunger und zur Mästung. Klin. Woch. **1927**, Nr. 4. — Deusch, G.: Thyreogene Obstipation. Münch. med. Wochenschr. **1923**, Nr. 4 und Schilddrüse und Darmbewegung. Dtsch. Arch. f. klin. Med. **142**, 1. 1923. — Dienst, C.: Über den Einfluß des H_2O_2 und des MgO_2 auf die Magensekretion. Boas-Arch. **38**, 325. 1926. — Durig, A.: Appetit (Vortrag). Wien 1925. — Ehrmann, R., und Lederer, R.: Verhalten des Pankreas bei Achylie und Anacidität des Magens. Dtsch. med. Wochenschr. **1909.** Nr. 20. —

Einhorn[1], M.: Neue Studien über Pankreassekretion. Berlin. klin. Wochenschr. **1915**, 844. — Ders.[2]: Verstopfung und Diarrhöe als Folgezustände mancher Magenerkrankungen. Boas-Arch. **3**, 139. 1898. — Eppinger, H.: Zur Pathologie des menschlichen Ödems. Berlin 1917. — Eppinger, H. und Walzel, P.: Krankheiten der Leber, in J. Schwalbe's Sammlung Diagnost. Irrtümer. Leipzig 1926. — Faber, A.: Die Zunge als Spiegel des Magens. Zeitschr. f. klin. Med. **85**, 319. 1918. — Falta, W.: Ueber Mastkuren mit Insulin. Wien. klin. Wochenschr. **1925**, Nr. 27. — Friedberger, E.: Untersuchungen zur Hygiene des täglichen Lebens. Münch. med. Wochenschr. **1926**, Nr. 25/26. — Ders.: Über Anschlagswert und Nährschäden bei einseitiger Verfütterung von Hühnerei. Dtsch. med. Wochenschr. **1926**, Nr. 42. — Full, H.: Pathologische Physiologie der Speicheldrüsen im Handb. d. Physiol. **3**, 1105. 1927. — Grödel, F.: In Aussprache über Eigenbewegungen des Magens. Klin. Wochenschr. **1925**, 1280. — Guleke, N.: Äußere Sekretion des Pankreas unter pathologischen Bedingungen. Handb. d. Physiol. **3**, 1252. 1927. Berlin: Julius Springer. — Hallas, E.: L'habitude d'avaler les aliments sans mastication. Arch. des maladies de l'appar. dig. et de la nutrit. 1911. Nr. 10. — Harris, S.: Hyperinsulinism and dysinsulinism. Journ. of the Americ. med. assoc. **83**, Nr. 10. 1924. — Hatcher, R. A., and Weiss, S.: Studies of vomiting. Journ. of pharmacol. a. exp. therapeut. **22**, 139. 1924. — Heyer[3], G. R.: Psychischer Einfluß auf die Motilität von Magen und Darm; Gastroptosenfrage. Klin. Wochenschr. **1923**. Nr. 50. — Hirschberg, Fr.: Beiträge zur Lehre vom Sodbrennen. Boas-Archiv. **35**, 72. 1925. — Ivy, J. C.: Americ. journ. of physiol. **46**, 420. 1918. — Kalk, H.: Einfluß des Pilocarpins auf den menschlichen Magen. Boas-Arch. **32**, 219. 1924. — Katsch, G., und v. Friedrich, L.: Bauchspeichelfluß auf Ätherreiz. Klin. Wochenschr. **1922**. Nr. 3. — Katsch[2], G.: Die Erkrankungen des Magens; im Handb. d. inn. Med. (v. Bergmann-Stähelin), Bd. **3**. Berlin 1926. — Katsch, G. und Kalk, H.: Zur Differenzierung der Achylien. Klin. Wochenschr. **1926**, Nr. 25. — Kauders F. und Porges, O.: Über Pseudoanacidität. Boas-Arch. **34**, 12. 1924. — Klee, Ph., und Laux, L.: Weitere Untersuchungen über Erbrechen. Dtsch. Arch. f. klin. Med. **149**, 189. 1925. — Klee, Ph., und Großmann, O.: Die intravenöse Anwendung des Cholinchlorids. Kongr. f. inn. Med. **35**, 80. 1923. — Klee[3], Ph.: Die Magenbewegungen; im Handb. d. Physiol. Bd. **3**. Berlin 1927. — Kraus, Fr., und Ridder, O.: Erkrankungen der Mundhöhle und Speiseröhre. 2. Aufl. Wien 1913. — Kreuzfuchs, S.: Duodenale Magenmotilität. Münch. med. Wochenschr. **1912**. Nr. 46. — Lange, H.: Über den Einfluß des Natr. bicarb. auf die Magensekretion. Dissert. Frankfurt a. M. 1924. — Lehmann[2], W., Über das Erbrechen. Klin. Wochenschr. 1924. Nr. 43. — Lichtwitz, L.: In Diskussion über P. F. Richter's Vortrag. — Lim, R.: The question of gastric hormone. Quart. journ. of exp. physiol. **13**, 79. 1922. — Long, J. H.: The physiol. significance of some substances used in the preservation of food. Transact. of the XV. Intern. Congress on Hygiene. Sect. II. Washington 1912. — Marek, J.: Vergleichende pathol. Physiologie der Verdauung; im Handb. d. Physiol. 1927. 3. — Miller, F. R.: Studien über den Brechreflex. Pflüger's Arch. f. d. ges. Physiol. **143**, 1. 1911. — Moynihan, B.: Das Ulcus duodeni. Dresden 1912 (aus dem Englischen). — Müller, A.: Geschmacksparästhesie auf arteriosklerotischer Grundlage. Zentralbl. f. inn. Med. **1911**. Nr. 28. — Müller[3], L. R.: Die Lebensnerven. Berlin 1924 (2. Aufl. von Nr. 2). — Naunyn, B.: Anhang zu E. Schlesinger: Chronische Gastroparese. Mitt. a. d. Grenzg. d. Med. u. Chirurg. **32**, 30, 19. — v. Neergaard, K.: Experimentelles zur intravenösen Silbertherapie. Arch. f. exp. Pathol. u. Pharmakol. **109**, 164. 1925. — v. Noorden[11], C.: Über den Stoffwechsel bei Magenkranken und seine Ansprüche an die Therapie. Berlin. Klinik 1893. Heft 55. — Ders.[12]: Hysterische Vagusneurosen. Charité-Ann. **18**, 249. 1893. — Ders.[13]: Über diätetische und physikalische Therapie der Magen- und Darmkrankheiten. Zeitschr. f. ärztl. Fortbild. **1926**, Nr. 13 (Vortrag vom 16. Februar 1926). — Ders.[14]: Lehrbuch der Pathologie des Stoffw. Berlin 1893. — Ders. und Isaac, S.: Die Zuckerkrankheit und ihre Behandlung. 8. Aufl. Berlin 1927. — Noorden, J. v.: De potuum aquasorum calidorum abusu. Diss. In. Leiden 1771. — Radel, F. W.: Sind in der Dünndarmschleimhaut Bakterienwachstum hemmende Stoffe (Bakteriostanine) nachweisbar? Ztschr. f. d. ges. exper. Med. **48**, 658 und **49**, 279. 1926. — Rehfuß, M. E., Bergeim, O., und Hawk, P. B.: The question of the residuum found in the empty stomach. Journ. of the Americ. med. assoc. **58**, 11. 1914. — Rhode, C.: Sekretorische Funktion und röntgenologisches Verhalten des Magens bei Cholelithiasis. Arch. f. klin. Chirurg. **115**, 727. 1921. — Richter, P. F.: Über Hepatargien und ihre Behandlung. Verh. der Ges. f. Verd. u. Stoffw. Krankheiten. **5**, 365. 1926. — Riegel[2], F.: Zur Diagnostik und Therapie der Magenkrankheiten. Zeitschr. f. klin. Med. **11**, 167. 1886. (S. auch Riegel[1].) — Rolly, F. und Liebermeister, G.: Exper. Unters. über die Ursachen der Abtötung von Bakterien im Dünndarm. Dtsch. Arch. f. klin. Med. **83**, 413. 1905. — Rosemann[3], R.: Physikalische und chemische Eigenschaften der Verdauungssekrete; im Handb. d. norm. u. pathol. Physiol. **3**, 819. 1927. — Rost, Fr.: Verhalten der Magen- und Darmsekretion nach Entfernung der Gallenblase. Mitt. a. d. Grenzgeb. d. Med. u. Chirurg. **38**, 1. 1924.

— Rydgaard, Fr.: Cholelithiasis und Achylie. Arch. f. klin. Chirurg. **115**, 511. 1921. — Salomon, H.: Funktioneller Sanduhrmagen. Wiener Ges. f. inn. Med. 7. März 1907. — Ders.: Fortschritte in Diagnostik und Therapie der Darmkrankheiten. Dtsch. Klinik **12**, 527. 1909. Wien: Urban & Schwarzenberg. — Saxl, P.: Die oligodyname Wirkung der Metalle. Wien 1924 (ausführliche Literatur). — Schindler, H.: Gastroskopie. München 1923. — Schmidt, Ad.: Migränesymptome und Magenäquivalente bei Migräne. Med. Klinik **1911**. Nr. 50. — Schöndube, W., und Kalk, H.: Einfluß der Hypophysenextrakte auf den Magen. Boas-Arch. **36**, 227. 1926. — Schur, H.: Appetit und Reservedepots. Wien. klin. Wochenschr. **1925**. Nr. 9. — Seyderhelm, R.: Die Bedeutung des Dünndarms für die Genese der perniziösen Anämie. Klin. Woch. **1924**. Nr. 14. — Sharpey-Schafer, E.: The endocrine organs. 2. Aufl. London 1924. — Stahnke, E.: Röntgenologische Untersuchungen des Duodenum bei elektrischer Vagusreizung. Würzburger Abh. a. d. Gesamtgeb. d. prakt. Med., neue Folge **2**, 183. 1925. — Stepp, W.: Die exper. Grundlagen der Vitaminlehre in „Avitaminosen". S. 1 ff. Berlin 1927 (Verlag J. Springer). — Strasburger[3], J.: Über die Bakterienmenge in den Faeces. Zeitschr. f. klin. Med. **46**, 413. 1902. — Ders.[4]: Die einzelnen Erkrankungen des Darmes; im Handb. f. inn. Med. 3. II. 323ff. 1926, Berlin: J. Springer. — Strauß, L.: Einfluß der Ausschaltung des Mundspeichels bei Magen- und Darmkranken. Boas-Arch. **33**, 163. 1924. — Thomas, J. E., und Wheelon, H.: The nervous control of the pyloric sphincter. Journ. of laborat. a. clin. med. **7**, 375. 1922. — Trendelenburg, P.: Pharmakol. der Magen- und Darmbewegungen. Handb. d. norm. u. pathol. Physiol. 1927. 3. 520. — Ders.: Der Gehalt der Hypophysenauszüge des Handels an uteruserregender Substanz. Klin. Wochenschr. **1925**. Nr. 1. — Umber, F.: Erkrankungen der Leber, in Handbuch der inneren Medizin. **3**, T. 2. 1926. — Watanabe, T.: Zur pathologischen Physiologie der motorischen Funktion des Magens. Virchow's Arch. f. pathol. Anat. u. Physiol. **251**, 494. 1924. — Weintraud, W.: Krankheiten der Leber; in v. Noorden's Handb. d. Pathol. d. Stoffes **2**, 750. 1907. — Weitz, W., und Merkel: Einfluß der Kälte auf die Gestalt des Magens. Med. Klinik **1920**. Nr. 38. — Westphal, K., und Katsch, G.: Das neurotische Ulcus duodeni. Mitt. a. d. Grenzgeb. d. Med. u. Chirurg. **26**, 391. 1913. — Zondek, S. G.: Untersuchungen über das Wesen der Vagus- und Sympathicuswirkung. Dtsch. med. Wochenschr. **1921**. Nr. 50.

C. Akute Gastritis.

I. Anatomisches.

Anatomisch hat man zu unterscheiden zwischen G. superficialis s. katarrhalis und G. infiltrativa s. phlegmonosa. Letztere Form, auf schweren Verätzungen, Eindringen von Fremdkörpern in die Magenwand, schwersten Infektionen mit Milzbrand u. dgl., auf Bakterienembolien, auf septischer Thrombophlebitis u. a. beruhend, fordert von der Diätetik zwar äußerste Schonung des erkrankten Organs (Peritonitisgefahr!), wird im übrigen aber kaum Gegenstand planmäßiger diätetischer Behandlung. Resektion mit Ausschneiden des phlegmonösen Abschnittes ist die Methode der Wahl.

Die feineren histologischen Vorgänge bei den leichteren Erkrankungen des Menschen sind nicht genau bekannt, während über Erkrankungen mit schwerer Gewebsschädigung aus den anatomischen Untersuchungen bei Gastro-Enteritis toxica, Cholera usw. reichlich Material vorliegt, das in allen wesentlichen Stücken volle Übereinstimmung mit schwereren Entzündungen anderer Schleimhäute ergeben hat. Bei den leichtesten Formen des Magenkatarrhs kommt es, nach Maßgabe der Tierversuche, kaum über Hyperämie, stärkere seröse Durchtränkung und vermehrte Tätigkeit der oberflächlich gelegenen schleimabsondernden Zellen hinaus (P. M. Popoff, A. Bickel). Vermehrte Schleimproduktion, nachweisbar durch Mageninhaltsuntersuchungen, ist anscheinend ein regelmäßiger Begleiter des gewöhnlichen akuten Magenkatarrhes (E. Schütz, G. Wiltrup, u. a., eigne Befunde bei nüchternem Magen, S. 123). R. Schindler berichtet von einem Falle: Die Gastroskopie, am zweiten Tage akuter Gastritis vorgenommen, zeigte die Schleimhaut in allen Teilen mit dichtem glasigem Schleime bedeckt, sonst ohne Veränderungen. Ein solcher Schleimbelag, wie ihn Schindler beschreibt, entspricht wohl sicher nur einer bestimmten Phase und nicht einem Dauerzustande. Weitere gastroskopische Nachweise stehen aus.

Mit kleinen Blutaustritten in das Gewebe, wahrscheinlich auch mit kleinen Epithelverlusten und Geschwüren hat man bei schwereren Formen der akuten katarrhalischen

Gastritis wohl häufig zu rechnen. In einer sehr bemerkenswerten Arbeit führt O. Stoerk aus, die mikroskopisch nachweisbaren Veränderungen bei akuter Gastritis erstrecken sich nicht gleichmäßig über die ganze Wandung, sondern seien herdweise zerstreut, was aber natürlich nicht funktionelle Unversehrtheit der histologisch normal erscheinenden Wandflächen und -schichten beweist.

II. Skizze des klinischen Bildes.

Die leichten Formen des akuten Katarrhes fallen unter den Laienbegriff „verdorbener Magen", „verstimmter Magen" und ähnliches. Bei Ärzten bürgerte sich mancherorts der Name „akuter Gastricismus", neuerdings auch „Gastrose" ein. Es ist klinisch einstweilen noch unmöglich, in jedem Einzelfalle Gastrose und wahre Entzündung der Schleimhaut (Gastritis) voneinander zu unterscheiden. Selbst stark vermehrte, zweifellos gastrogene Schleimproduktion (S. 62, 123) scheint uns kein zwingender Beweis für wahre Entzündung zu sein, wenn es auch eine Art Gewohnheitsrecht geworden ist, bei solchem Geschehen von Gastritis zu sprechen.

Sogar anatomisch bleibt die Trennung oft unsicher, da sich im gastrosekranken Magen nur herdweise wahrhaft entzündliche Herde finden. Nach O. Stoerk können Schädlinge der Schleimhaut die oberflächlichsten Zellschichten unversehrt lassen und sich erst in tieferer Drüsenschicht auswirken.

Jedenfalls sind klinisch die Übergänge zwischen Gastrose und leichteren Gastritisformen fließend. Vieles spricht dafür, daß zumeist funktionelle Störungen den histologischen Veränderungen vorausgehen, und daß in gar vielen Fällen, die der Arzt im klinischen Sinne richtig als akute Gastritis bezeichnet, zumindest der Schwerpunkt, vielleicht oft die Gesamtheit des pathologischen Geschehens auf der Vorstufe funktioneller Störung verharrt.

Aus dem wohlbekannten klinischen Bilde seien hier nur solche Merkmale hervorgehoben, die zur Diätetik in Beziehung stehen. Appetitmangel ist stets vorhanden, oft ausgesprochener Widerwille gegen Nahrungsaufnahme. Verlangen nach leerer Flüssigkeit, besonders nach kaltem Wasser, bleibt meist erhalten, selbst wenn der Magen noch reichlich Flüssigkeit enthält. Manchmal regt sich, gleichsam stoßweise, das Begehren nach würzigen, salzigen, sauren Speisen; auf der Höhe der Krankheit folgt ihrem Verzehr aber Druck, Spannung, Brennen, Schmerz, Übelkeit. Ob es zum Erbrechen kommt, hängt teils von dem Grade der Störung ab, teils von der Individualität; die Auslösung des Brechaktes erfolgt ja nicht bei jedem mit gleicher Leichtigkeit (S. 72). Frühzeitiges Erbrechen nach schädlichen Ingesta ist entlastende Selbsthilfe des Organismus. Das Erbrochene ist reich an Schleim, wozu allerdings verstärkte Salivation das meiste beiträgt. Sehr oft fördert das Erbrochene große Massen von Speiseresten heraus, die aus einer vor 8, 10 oder gar 12 Stunden genossenen letzten Mahlzeit stammen. Dies beweist verlangsamte Magenentleerung. Die Massen sind häufig sehr sauer. Dem massigen, sauren Erbrechen geht meist kolikartiger Schmerz voraus (Pyloruskrampf, S. 47; Gastrospasmus, S. 69). Manchmal kommt es zu akuter Magenparese (S. 20), wenn Tonus und Peristaltik des Magens von der krankmachenden Ursache mitgeschädigt sind. Sehr oft rührt die superacide Beschaffenheit von Salzsäure her (viel gebundene, wenig freie Salzsäure), während Milchsäure und flüchtige Fettsäuren nur spärlich vertreten sind (eigene Befunde C. von Noorden's); andere Male findet man wenig oder gar keine Salzsäure, und die starke Acidität ist nur auf Milchsäure und flüchtige Fettsäuren zurückzuführen (fermentative Zersetzung von Kohlenhydraten); dies aber nur dann, wenn der Chymus sehr lange im Magen verweilt. Die alte Meinung, der akute Magenkatarrh bringe stets Abnahme oder Versiegen der Salzsäuresekretion mit sich, ist nicht mehr aufrecht zu halten. Schon E. Schütz widerlegte ihn. Wir stimmen mit Kn. Faber und J. Boas völlig überein, daß die Gastritis acuta mit hohen ClH-Werten recht häufig ist. Wenigstens ist es im Beginne so. Zwar nicht immer, aber oft sinkt bei schweren akuten Katarrhen der hohe Säurewert schon nach 2—3 Tagen und weicht einer Hyp- oder gar zeitweiliger Anacidität. Offenbar hat inzwischen die Entzündung auch die spezifischen Drüsenzellen geschädigt. In solchen Fällen verstreichen nach Abklingen aller anderen klinischen Symptome manchmal noch 1—2 Wochen, bevor normale Aciditätswerte zurückkehren (mehrere eigne Befunde). Es liegt kein Grund zur Annahme vor, daß wir es bei akuten normo-, super- und subaciden Katarrhen mit grundsätzlich verschiedenen Krankheiten zu tun haben. Bei konstitutioneller oder erworbener Sub- und Anacidität verläuft natürlich auch akuter Katarrh als sub- oder anacider. Im übrigen wird es wesentlich darauf ankommen, welche Teile der Schleimhaut und des Drüsenapparates die krankmachende Ursache schädigt. Auch die Art der Ursache wird hierbei mitsprechen. Leistungsschwächende Erkrankung der säureliefernden Fundusdrüsen (S. 30) muß Subacidität, Reizzustände in der Pars pylorica (Reizzone, S. 29) kann Superacidität, Schwächung der Reizempfänglichkeit daselbst kann Subacidität bringen.

Bei der akuten Irritationsgastritis (s. unten) überwiegt an Häufigkeit zweifellos der „saure Katarrh" (Superacidität), d. h. als primäres ein Reizzustand der spezifischen Drüsenzellen. Wie uns zahlreiche im Laufe der Jahre gemachte Erfahrungen lehren, kommt es meist erst nach längerer, mindestens mehrtägiger Dauer des Leidens zu Sub- oder Anacidität; Ursache dafür kann sein besondere Schwere der primären Schädigung oder fortwirkende Ursache durch grobe Vernachlässigung. Man zieht neuerdings in Betracht, daß die primäre Übererregung und Übertätigkeit die Salzsäurepepsindrüsen schädigen und damit die Grundlage für das Entstehen einer Gastritis liefern könne (Ch. Bolton, G. Katsch). Im Zusammenhang hiermit ist sehr bemerkenswert, daß E. Stahnke durch Vagusreizung tierexperimentell Gastritis erzeugen konnte. Der Vagusreiz verursacht in der Tat maximale Safterregung jener Drüsen mit nachfolgender Erschöpfung. Ob sich der Mechanismus darauf beschränkt, und ob nicht andere Nebenwirkungen des Vagusreizes am Entstehen der Gastritis mitbeteiligt sind, steht freilich dahin. Grundsätzlich wichtig aber ist, daß Reizung eines Hirnnerven mittels der Zustandsänderungen in der Magenwand Gastritis erwecken kann, die dann unabhängig von der Ursache ihren eignen Weg nimmt. Für Wertung und auch für die Therapie „nervöser Dyspepsien" ist dies wichtig.

Die „hämatogenen Gastritiden" scheinen — worin wir mit Kn. Faber[1] übereinstimmen — häufiger von vornherein mit Parese dieser Zellen, also mit Sub- und Anacidität, einzusetzen. — Ein gewisser Reizzustand des Darms, oft ausgesprochene Enteritis bzw. Enterocolitis mit Durchfällen, begleitet oft die Gastritis. Anderen Falles herrscht während ihres Bestehens Stuhlträgheit vor, teils reflektorisch bedingt, teils als Folge des Mangels an kotbildendem Material (S. 83, 140). Die Zunge beteiligt sich sehr meist an dem Reizzustande des Verdauungsapparates, teils durch einfachen Belag, teils auch durch Quellung und Schwellung oberflächlicher Schicht (Zahneindrücke). Leichte Formen von Parageusie sind häufig.

III. Ätiologie und Pathogenese.

Die ätiologische Abgrenzung der Gastritiden begegnet vielen Schwierigkeiten. Es lassen sich aber zwei Hauptformen unterscheiden. Die erste Gruppe bezeichnen wir mit Kn. Faber[1] als „akute Irritationsgastritis". Als ihre Ursache gilt neben Reizkörpern besonderer Art (Chemikalien, manche Pflanzenstoffe u. a.) eine Kost, welche in quantitativer oder qualitativer Hinsicht schädlichen Überreiz dem Magen zuträgt. Die zweite Form ist die akute hämatogene Gastritis, bei welcher schädigende Stoffe auf dem Blutwege zur Magenschleimhaut gelangen. Die Grenze ist nicht scharf zu ziehen; denn es gibt zweifellos viele Gastritiden, die gemischten, d. h. teils gastrogenen, teils hämatogenen Charakters sind,

a) Akute Irritationsgastritis. Hierhin gehört die Mehrzahl der so überaus häufigen akuten „Magenverstimmungen", die unverständigen Exzessen in Essen und Trinken folgen. Die krankmachende Mahlzeit braucht keineswegs Stoffe zu enthalten, die an und für sich, ihrer Art wegen, schädlichen Sonderreiz ausüben oder nach durchschnittlichen Erfahrungen als „schwer verdaulich" gelten, d. h. übermäßig lange Verweildauer im Magen beanspruchen.

α) *Massenreize.* Die Masse allein kann die Schwerverdaulichkeit bedingen, indem der Magen — manchmal unter Mitwirken einer Überdehnung und zeitweiliger Parese oder eines darmschützenden krampfhaften Pylorusverschlusses — zu lange belastet ist und zu lange unter Reizwirkung seines Inhaltes steht. Die schädliche Wirkung verschärft sich, sobald der gestaute Inhalt gärt und neue Reizkörper bildet. Es ist ein zweckmäßiger Schutzreflex, wenn sich der überfüllte Magen durch Erbrechen entleert; dies bewahrt ihn und den Darm vor schädlichen Folgen und zeigt uns den richtigen Weg für die Behandlung (S. 72). Der Begriff Überlastung ist ein relativer. Schon bei voller Gesundheit bedeutet für den Einen Überlastung, was für den Anderen noch weit davon entfernt ist und für ihn noch im Bereiche durchschnittlicher Normalmahlzeit liegt. Trotz der großen Verschiedenheit individueller Reaktion ist die Bedeutung quantitativer Überlastung für das Entstehen akuter Gastritis durchsichtig und bei Kenntnis der Persönlichkeit auch im voraus zu berechnen. Ohne daß die Masse als solche für die betreffende Persönlichkeit zu groß wäre, kann die Mahlzeit schaden, wenn sie zu hastig verzehrt wird, wenn sie zu grobstückig ist, wenn sie aus Teilstücken besteht, welche nicht gut zueinander passen, sehr verschiedene Ansprüche an die Magenarbeit stellen und alles in allem die gründliche Magenverdauung erschweren und verzögern. Wir haben des weiteren zu bedenken, daß auch der organisch gesündeste Magen nicht jeder Zeit in gleich guter funktioneller Bereitschaft steht. Allgemeine Ermüdung oder gar Übermüdung, seelische Verstimmung, sicher wohl auch Fernwirkungen von Seiten endokriner Drüsen u. a. gewinnen ja Einfluß auf Motilitäts- und Sekretionsverhältnisse. In solcher Periode der Unstimmigkeit kann eine Belastung, die für gewöhnlich noch im Bereich sicherer Bekömmlichkeit liegt, im Sinne krankmachender Überlastung wirken.

Praktisch genommen, spielt unzweckmäßige und ungewohnte Mischung von Stoffen, die einzeln als gut bekömmlich gelten müssen, eine recht bedeutende Rolle in der Ätiologie akuter Gastritiden. Wie sehr Wein, Bier, Tabak dazu beitragen können, die Krankheit auszulösen, ist geläufige Erfahrung; bei Ungewohnten genügen dazu schon kleine Mengen. Hier dürften sich doch wohl schon toxisch-hämatogene Einflüsse untermengen: die Begleiterscheinungen („Katzenjammer" usw.) weisen darauf hin. Im allgemeinen gewinnt man aus den klinischen Tatsachen den Eindruck, daß für Pathogenese der akuten Irritationsgastritis abnorm lange Verweildauer der Ingesta im Magen eine überragend wichtige Rolle spielt. Demgemäß gibt Hypotonie des Magens leicht Anlaß zu akuten, sich häufig wiederholenden Gastritiden, sowohl sub- wie superaciden Charakters. Viele Hypotoniker befinden sich für gewöhnlich ganz wohl. Sie leiden aber schwer, sobald ein akuter Katarrh hinzutritt; derselbe wird bei ihnen oft durch einmalige unvorsichtige Überlastung ausgelöst (S. 108).

β) Qualitätsreize. Von krankmachenden Qualitätsreizen brauchen Gifte mit gewebszerstörenden Eigenschaften nur kurz erwähnt zu werden; sie sind wichtiger für das Entstehen tiefgreifender phlegmonöser Entzündung als für das der gewöhnlichen katarrhalischen Gastritis. Immerhin hat auch die Diätetik mit toxischen Schädlingen zu rechnen, die zwar nicht in ätzender Konzentration eintreten, aber doch noch in einer für die Schleimhaut bedenklichen Menge. Als unerwünschte Beimengsel finden sich gar nicht selten Chemikalien aus der eigentlichen Giftgruppe in den Nahrungsmitteln, z. B., Metallsalze, Metalloide und Stoffe, die man zu Konservierungszwecken beifügte, wie Salicylsäure, Borsäure, schwefelige Säure u. a. (Bd. I, S. 216, 575). Gewöhnlich werden als unmittelbare Erreger akuten Magenkatarrhes auch scharfe Gewürze wie Essig, Senf, Pfeffer, Paprika, Curry, Knoblauch, Zwiebel u. a. genannt. Bei stärkeren Konzentrationen und bei Aufnahme stark übertriebener Menge trifft dies auch zu. Aber die Gefährdung ist doch nur eine bedingte. Viele Menschen verzehren von solchen Gewürzen erstaunliche Mengen ohne jemals magenkrank zu werden. Andererseits ist es aber doch wahrscheinlich, daß die immer aufs neue wiederkehrenden Einzelreize — wenn auch unfähig, eine merkbare akute Störung zu erwecken — ziemlich oft schleichend sich entwickelnden chronischen Katarrhen Vorschub leisten. Wenn auf kleine vernünftige Gewürzmengen hin die Magenschleimhaut erkrankt, muß man eine besondere Überempfindlichkeit annehmen. Sowohl beim normal-motorischen und normal-sekretorischen, wie auch beim subaciden und beim superaciden Magen macht sich solche Empfindlichkeit oft nur einzelnen oder wenigen Gewürzen gegenüber geltend. Als derartige Einzelstoffe seien Senf und Safran besonders hervorgehoben, ferner Pfeffer und Paprika (Bd. I, S. 775). Wenn der Magen sich als besonders anfällig einzelnen Gewürzen gegenüber erweist, braucht man nicht gleich vorsorglich alle Gewürze zu verbieten, wie es häufig geschieht, und woraus nur gar zu leicht eine so geschmackreizarme Kost entspringt, daß auf die Dauer Appetit, Ernährungs- und Kräftezustand darunter leiden. Dies gilt auch für den bereits erkrankten Magen, wenn da auch überwachende Vorsicht erheblich verschärft werden muß. (Vgl. S. 34, 108 und Bd. I, S. 770ff.)

γ) Überempfindlichkeit der Magenschleimhaut. Überhaupt spielt Überempfindlichkeit der Schleimhaut gegenüber Quantitäts- und Qualitätsreizen beim Entstehen der akuten Irritationsgastritis eine bedeutsame Rolle. Man braucht bei dem „konstitutionell schwachen Magen" (J. Bauer) durchaus nicht jederzeit meßbare Störungen der Sekretion oder der Motilität zu finden. Die Schwäche beschränkt sich häufig darauf, daß Nahrungsreize, denen der gesunde Magen völlig gewachsen ist, akuten Katarrh bringen, der seinerseits natürlich Sekretions- und Motilitätsstörungen nach sich zieht, aber andererseits auch durch versagende Anpassung der Sekretion oder Motilität des konstitutionell schwachen Magens an die jeweilige Aufgabe entstehen kann. Oft ist es nur eine kleine zeitliche Verschiebung der Mahlzeiten, welche als Ursache beschuldigt werden muß. Auffallend häufig ist der Magenschwächling zwar auf eine ganz bestimmte, qualitativ und quantitativ ausreichende Kost gut eingestellt, aber jede ungewohnte Speise und neue Zubereitung fällt aus dem Rahmen seiner Akkommodationsbreite.

Mangelhaftes Anpassungsvermögen ist keineswegs immer konstitutionellen Ursprungs. Es ist oft einfache Folge der Verweichlichung. Meist reicht letztere bis in frühe Kindheit zurück, entspringend aus Kultur und Überkultur der Küche und aus Überängstlichkeit der Mütter. Die Dinge liegen genau wie beim Darm, der aus gleichen Ursachen sowohl zu „habitueller" Stuhlträgheit wie zu Schwerbekömmlichkeit zellwand- und faserreichen vegetabilen Materials mit Neigung zu Gärungsdyspepsien verweichlicht bzw. erzogen werden kann

(C. v. Noorden[1]). Wir besprachen dies im Abschnitt über kleienhaltiges Brot (Bd. I, S. 421ff.). Die Bedeutung vorausgegangener Abhärtung und Verweichlichung der Verdauungsorgane wiesen die Erfahrungen im Kriege nach. (Vergl. H. Salomon[2]). Wer als Kind im Elternhause viel zu hören bekommt über Bekömmlichkeit und Nicht-Bekömmlichkeit dieser oder jener Nahrungsmittel und Gerichte, nimmt oft übertrieben kritische Einstellung zu allen Nahrungs- und Genußmitteln ins spätere Leben hinüber. Eingebildete Phobien kommen hinzu. Die Breite der Kostwahl bleibt eng, das natürliche starke Anpassungsvermögen des Magens kommt nicht zu freier Entfaltung. Ungewohntes wird dann für den nicht auf breiteste Kostwahl geschulten, verweichlichten Magen zum Schädling.

Eine wichtige Rolle für Überempfindlichkeit und Anfälligkeit des Magens und für das Entstehen akuter Gastritis spielen Sub- und Superacidität, gleichgültig wie entstanden. Wir haben insbesondere jene Sekretionsanomalien im Sinne, die bei vollem Gesundheitsgefühle, zufällig entdeckt, dauernd bestehen. Gewöhnlich wird gelehrt, man solle sie nur als physiologische Abart oder mit anderen Worten als konstitutionelle Variante betrachten. Wären solche Leute gleichermaßen gefeit gegen Erkrankung, so wäre solcher Standpunkt der einzig richtige. Aber dies trifft nicht zu. Erhöhte Krankheitsbereitschaft besteht immer, gleichgültig nach welcher Richtung die Acidität vom Durchschnitt wesentlich abweicht (C. v. Noorden[4]). Insbesondere sind Magenkatarrhe der chronisch Super- und Subaciden etwas recht häufiges. Erst das Hinzutreten entzündlichen Schubes macht aus super- und subaciden Zuständen Krankheitsbilder. Wir kommen am anderen Orte auf diese Fragen ausführlicher zurück.

δ) *Psychogene Ursachen.* Man muß auch den psychogenen Ursprung von Magenkatarrhen anerkennen. Dies ist natürlich nicht so zu verstehen, als ob die Entzündung der Schleimhaut selbst unvermittelte Folge psychischer Einflüsse wäre. Die primäre Störung betrifft die Motilität oder Sekretion oder beide, deren starke Abhängigkeit von der Psyche G. R. Heyer u. a. (S. 27, 50) in ihren Hypnoseversuchen überzeugend nachwiesen; erst hieraus folgt mangelhafte Verdauung der Ingesta und weiterhin die Gastritis. In diesem Zusammenhange sind die erwähnten Ausschläge der Vagusreizung sehr lehrreich (E. Stahnke, S. 98). So kann Ekel vor dieser oder jener Speise (auch wenn das Material vorzüglich und das Gericht nach gewöhnlichen Begriffen sehr bekömmlich ist), oder es kann die Furcht vor schädlicher Wirkung bestimmter Nahrungsmittel und Zubereitungsformen zunächst die Sekretion beeinflussen (S. 27) und weiterhin akuten Katarrh erzeugen. Mit Recht weist A. Albu auf das gelegentliche Vorkommen akuter nervöser Achylie bei Neurasthenikern und Hypochondern hin, die nach wenigen Wochen sich wieder zurückbildet; er deutet dies als „vorübergehenden Erschöpfungszustand einer funktionsschwachen Magenschleimhaut". Wir selbst sahen gleichartige Fälle. Aber es braucht sich nicht immer um Sub- und Anacidität zu handeln. Auch Superacidität kann ja neurogen bzw. psychogen als vorübergehende Auswirkung psychischer Vorgänge auftreten (S. 83) und teils durch Schädigung der Amylaceenverdauung, teils durch Motilitätsstörungen (Pyloruskrampf u. a.) die Gesamtleistung des Magens derart behindern, daß die konstitutionell überempfindliche Schleimhaut erkrankt (S. 101). Etwaige Phobien mit ihrem schädlichen Einfluß auf die Magenfunktionen, wahrhaft „nervöse (psychogene) Dyspepsien" im Sinne von G. Dreyfus, haben die Neigung sich auszubreiten, d. h, immer mehr Nahrungsmittel oder Zubereitungsformen in ihren Bereich zu ziehen. Es ergeben sich daraus oft fortschreitende Einschränkung der Gesamtkost und bedenklicher Rückgang des Ernährungszustandes. Dem belehrend und erziehend entgegenzutreten, ist eine wichtige und oft langwierige diätetische und psychotherapeutische Aufgabe. Wir hatten es mit ziemlich zahlreichen solcher Fälle zu tun, darunter mit solchen wo bewußter Verzehr bestimmter Nahrungsmittel (z. B. Schweinefett, Eier u. a.) echten mehrtägigen, sogar mit leichtem Temperaturanstieg verbundenen Magenkatarrh brachte; wenn es aber gelang die gleiche Substanz in gleicher Menge ohne Wissen des Psychopathen mit den Speisen einzuschmuggeln, blieb jegliche Störung aus, ein Zeichen, daß man es tatsächlich mit psychogener Dyspepsie und nicht etwa mit Anaphylaxie zu tun hatte. Gleichgültig welcher Mechanismus im Einzelfalle platzgreift, immer handelt es sich zunächst um neurogen veranlaßte Umstellung wichtiger Vorgänge; daraus entspringt dann Störung der Magenverdauung mit möglicher Auswirkung in Gastritis.

b) Akute hämatogene Gastritis. Um deren Ätiologie, Pathogenese und Klinik machte sich vor allem Kn. Faber[1]) verdient, sowohl in bezug auf akute wie auf chronische Formen. Namentlich auf sein Referat (1926) sei verwiesen. Die hämatogenen akuten und chronischen Sekretionsanomalien und Gastritiden verlaufen fast immer subacid, wahrscheinlich weil es sich überwiegend um Schädigung des gesamten Drüsenapparates (Pangastritis) im Sinne V. Orator's handelt. Zu dieser Gruppe gehören u. a.:

α) Die *sekundären infektiös-toxischen Gastritiden* bei akuten Infektionskrankheiten verschiedenster Art, vorausgesetzt, daß es sich wirklich um eine Gastritis handelt und nicht etwa zunächst nur um toxogene depressive Sekretions- und Motilitätsstörungen; dies letztere dürfte wohl oftmals der Fall sein. Aber damit ist schon die Bereitschaft für Gastritis gegeben (s. oben), und zu diesem wird es um so leichter kommen, je weniger die Kost auf zeitweilige Minderwertigkeit des Magens Rücksicht nimmt. Ob im Einzelfalle primärer hämatogener Katarrh oder ob toxogene Hypopepsie mit sekundärem Katarrh vorliegt, läßt sich nicht immer entscheiden. Bei chronischen Infektionskrankheiten, Tuberkulose an der Spitze, schieben sich akute Magenkatarrhe häufig von Zeit zu Zeit in den Verlauf ein.

Nicht alle Formen der Gastritis bei Infektionskrankheiten sind in dem Sinne hämatogen, daß Toxine durch das Blut zugeführt werden. Bei septocämischen Krankheiten wie Typhus, Paratyphus, auch bei Pneumonie u. a. kommt direkte Einschwemmung von Bakterien in die Magenschleimhaut und in die Lymphfollikel vor.

Daß bei fieberhaften Infektionskrankheiten der Magen stark zu Subacidität neigt, ist eine der ältesten Erfahrungstatsachen, die wir der Entdeckung der Magensonde verdanken. Durchstehendes Gesetz ist es nicht; Ausnahmen kommen vor. Reizkost lockt manchmal salzsauren Saft, wo reizarme, blande Kost es nicht vermag, wie C. v. Noorden[1] schon frühzeitig beschrieb. Pepsin bleibt meist nachweisbar. Kleinere Mahlzeiten verlassen den Magen meist rechtzeitig, wozu Schwäche des pylorischen Säurereflexes wohl wesentliches beiträgt. Bei größeren Mahlzeiten, wie man sie aber — praktisch genommen — Fiebernden nicht zu geben pflegt, und wohl auch bei allen schweren mit muskulärer Adynamie verbundenen Infekten, ist motorische Schwäche des Magens nichts ungewöhnliches (G. Katsch). Auch künstliches Fieber (parenterale Proteininjektion) kann schnelles Eintreten von Subacidität zur Folge haben (H. Kalk). Durchstehende Regel ist dies aber nicht. — Literatur zu diesen Fragen bei F. Riegel, Fr. Kraus, H. Herz. Vgl. auch Kapitel: Infektionskrankheiten.

Nach Untersuchungen auf C. v. Noorden's Klinik stellt sich nach kritischem Abfall des Fiebers (z. B. bei Pneumonie, Scharlach, Masern, Malaria) normale Acidität oft überraschend schnell wieder her, d. h. nach 2—3 Tagen. In anderen Fällen dauert es länger, d. h. 5—10 Tage, ohne daß zweifelsfreie Zusammenhänge zwischen Intensität der infektiös-toxischen Schädigung und Dauer der stomachalen Minderwertigkeit sich offenbaren.

In einem Falle von Malaria mit typischer Tertianaform wurde an drei Anfallstagen nahezu völlige Anacidität, an den zwischenliegenden zweimal zwei anfallsfreien Tagen nach gleicher Probemahlzeit normale Acidität gefunden. Weitere Anfälle wurden durch Chinin abgeschnitten. Bei letzter Anwesenheit in der Heimat vor seinem leider so früh erfolgten Tode erzählte L. Mohr bei einer Unterhaltung mit C. v. Noorden über diese Frage, er habe das gleiche, d. h. schnelle Wiederkehr normaler Acidität in den fieberfreien Perioden der Febris recurrens gefunden.

Das verschiedene Verhalten des Magenchemismus in früher Rekonvaleszenz macht es verständlich, daß viele Kranke alsbald nach Schwinden des Fiebers ohne Nachteil wieder reichliche, freigewählte Kost vertragen. Andererseits bleibt das unsinnige Überfüttern in früher Rekonvaleszenz nicht immer folgenlos. Sowohl akute wie namentlich auch chronische Gastritis bei vorher Magengesunden mußten wir öfters auf solches Geschehen zurückführen. Der Appetit spiegelt gerade in jenen Zeiten die Säureverhältnisse des Magens nicht getreu wieder. Wir trafen unter den Patienten mit nachschleppender An- oder Subacidität gar manchen mit bekannter Eßgier des Rekonvaleszenten. Es spielen offenbar andere Kräfte hinein, die den Appetit mit beherrschen (S. 57).

Auch die recht häufigen Magenverstimmungen und Gastritiden bei Darminfektionskrankheiten wie Ruhr, Typhus, Paratyphus, Cholera und bei den akuten, teils infektiösen, teils toxischen Enterocolitiden sind sicher zum großen Teile hämatogen, d. h. abhängig von der Resorption von Giftstoffen aus dem Darm. Es betrifft zwar mehr die chronischen sub- und anaciden Zustände und chronische Magenkatarrhe, wir wollen es aber doch schon hier erwähnen, daß es nur eine gedankenlose Mode ist, wenn beim Zusammentreffen von Colitis und Magenkatarrh jetzt stets der letztere als das primäre, die Colitis als sekundäre „gastrogene" Krankheit gedeutet wird. Gar oftmals dürften die Dinge umgekehrt liegen und — wie bei anderen Infektionskrankheiten auch — die Magenstörung ein sekundärer, toxogener Zustand sein. Dies gilt auch für die Gastroenteritis der Kinder. — Sehr beachtenswert sind die akuten Gastritiden, die sich bei chronischer Stuhlträgheit von Zeit zu Zeit einschieben. Während die überwiegend häufigen Formen der Obstipation mit Decendenstypus davon meist verschont bleiben oder nur einfache Superacidität nach sich ziehen, geben ausgesprochene Formen vom Ascendenstypus recht häufig Anlaß zu Gastritis. Manchmal wird dann die Neigung zu Magenkatarrhen fälschlich als das primäre Übel angesehen. Wenn wir in Betracht ziehen, daß bei diesen Formen der Stuhlträgheit die Stauung breiiger und halbfester Massen der Bildung und Resorption qualitativ oder quantitativ abnormer Zersetzungsprodukte starken Vorschub leistet, werden wir kein Bedenken tragen, etwaige komplizierende Gastritis als toxisch-hämatogene zu deuten. Sie ist meist subaciden Charakters. Mit Heilung der Obstipation schwindet die Anfälligkeit des Magens. — Die so überaus häufigen, bei Nahrungsmittelvergiftungen (verdorbenes Fleisch und Fisch; Botulismus; Pilzvergiftungen usw.) auftretenden Magenkatarrhe gehören wahrscheinlich zum größten Teile nicht zur Gruppe der Irritationsgastritis, sondern zur hämatogenen Form. Von der Tabakgastritis, welche in allerdings leichter Form nur wenigen Anfängern erspart bleibt, gilt das gleiche. Bei Alkoholgastritis dürften sich wohl unmittelbare irritative und hämatogene Schädlichkeiten verbinden. — Zweifellos hämatogen ist die — meist superacide — akute Gastritis, welche bei manchen Gichtkranken mit größter Regelmäßigkeit akuten Anfällen vorausgeht (S. 117).

β) Anaphylaktische Gastritis. Wahrscheinlich ist auch die Mehrzahl der anaphylaktischen akuten Gastritiden als hämatogen zu beurteilen.

Theoretisch stehen sie den hämatogenen, infektiös-toxischen Gastritiden nahe. In bezug auf Diätetik spricht man von anaphylaktischer Reaktion auf bestimmte

Nahrungsstoffe nur dann, wenn der Schädling ein körperfremdes Protein ist, von dem gewisse Mengen irgendwie in den Kreislauf gelangen.

Es wird angenommen (A. Schittenhelm und W. Weichardt), bei Menschen, die auf Nahrungsproteine anaphylaktisch reagieren, trete infolge abnormer, konstitutioneller oder vielleicht auch erworbener Durchlässigkeit der Epitheldecke ein Teil des körperfremden Proteins unverändert oder zum mindesten ungenügend abgebaut in das Blut über. Diese Deutung erklärt aber nicht alle Tatsachen, vor allem nicht, warum die anaphylaktische Reaktion beim Einzelmenschen fast immer nur nach Genuß ganz bestimmter Proteine auftritt (z. B. nach Genuß von Eiern oder von Käse oder bestimmter Fische, Schalentiere, Früchte, Wurzel- und Blattgemüse usw.). Daß über etwaige Undichtigkeit der Epitheldecke hinaus Überempfindlichkeit gegenüber bestimmten Proteinen oder deren Abbauprodukte vorkommt, beweist die spezifische Reaktion, welche man bei Hautimpfung mit bestimmten Nahrungsmittelextrakten erhält (Quaddelbildung), bei Impfung mit anderen aber vermißt. Diese, vorzugsweise von amerikanischen Forschern ausgebaute Methode versuchte man für die Diagnose anaphylaktischer Katarrhe nutzbar zu machen. Die Ausschläge weisen darauf hin, welche Nahrungsmittel als Schädlinge in Betracht kommen und vermieden werden müssen, und eröffnen die Möglichkeit, eine prophylaktische, immunisierende Therapie darauf aufzubauen. Immerhin scheinen uns die praktischen Erfolge der Methode die darauf gesetzte Hoffnung noch nicht zu erfüllen.

Die anaphylaktische Reaktion kann mit Störungen des Nervensystems (Kopfweh, Migräne, Krämpfe usw.), der Kreislauforgane (Herzschwäche, vasomotorische Parese usw.), der Wärmeregulation (Temperaturabstieg oder -abfall), der Haut (Exantheme) einhergehen, wirkt sich aber oftmals ausschließlich oder vorzugsweise am Magen-Darmkanal aus. Hierhin gehört die manchmal von Blutaustritten begleitete akute anaphylaktische Enteritis (C. von Noorden[1]). Hierhin gehören aber auch zweifellos akute Magenkatarrhe, teils leichten, schnell wieder abklingenden, aber teils auch recht stürmischen Verlaufes (Gastritis allein, oder Gastro-Enteritis). Ein bezeichnendes Beispiel ist folgendes:

Der eine von uns hatte Gelegenheit einen 28-jährigen Herrn zu untersuchen, dessen Magen allen Anforderungen eines an üppigen Gelagen reichen gesellschaftlichen Lebens gewachsen war. Er konnte aber von Jugend auf Käse, mit Ausnahme ganz frischen Quarks, in keinerlei Form vertragen. Da er Käse sehr liebte, versuchte er wiederholt, ob die Überempfindlichkeit noch bestehe. Frische Milch vertrug er ausgezeichnet. Nach Käsegenuß war mehrtägiger Magenkatarrh regelmäßige Folge (schwere Appetitlosigkeit, Magendruck, Kopfschmerz, Obstipation, Übelkeit, öfters auch Erbrechen zähschleimiger, hochacider Massen). Magenausheberung nach Probefrühstück während einer solchen Attacke: GS = 90, FS = 47, also deutliche Superacidität. Röntgenologisch: hypotonische Magenform, höchst mangelhafte Peristaltik, von kleiner Kontrastmahlzeit (etwa halb so viel wie gewöhnlich) liegt nach 6 Stunden noch die Hälfte im Magen. Dieser einmaligen Untersuchung im Anfall nach Käsegenuß stehen 4 Untersuchungen bei gewöhnlicher Lebensweise gegenüber, und zwar aus Zeiten, wo gerade besonders große Ansprüche an den Magen gestellt wurden; sie ergaben durchweg, sowohl in bezug auf Säuregehalt wie in bezug auf Röntgenbild, ein völlig normales Verhalten, so daß sich aus den Funktionsprüfungen in keiner Weise erklären ließ, warum jene eigentümliche Empfindlichkeit gerade gegenüber Käse besteht.

Wir berichteten über diesen Fall ausführlicher, weil er in typischer Form die Vorgänge darlegt, welche man als anaphylaktische oder idiosynkratische Reaktion beschreibt und deutet. Sicher handelt es sich aber bei vielen derselben, vielleicht auch in dem hier beschriebenen Falle, mehr um psychische Reaktion und um psychogene Beeinflussung der Magenfunktionen mit Auswirkung in Reizgastritis. Letzte Quelle kann eine in der Kindheit eingeimpfte Phobie (angebliche „Schwerbekömmlichkeit" des Käses usw.) oder eine längst vergessene, aber noch im Unterbewußtsein haftende Dyspepsie nach irgend einer Mahlzeit sein, worin der scheinbar anaphylaktisch wirkende Käse usw. eine gewisse Rolle spielte; in bezug auf Eier sind zahlreiche Beispiele solcher Art bekannt, besonders aus der Kinderpraxis. Man ist jetzt mehr geneigt und geübt als früher, solchen Zusammenhängen nachzuforschen. Vermutlich wird sich dann der Kreis der anaphylaktischen und auch der idiosynkratischen Reaktion wesentlich einengen.

γ) *Idiosynkrasien.* Über die anaphylaktische Reaktion auf bestimmte Proteine hinaus begegnen wir auch Überempfindlichkeit und Krankheitsbereitschaft des Magens gegenüber einzelnen Nicht-Proteinen, vor allem gegenüber einzelnen Fetten und Zubereitungsformen von Fetten, ferner gegenüber einzelnen Gewürzen, ätherischen Ölen und organischen Säuren. Die Analyse solcher Beziehungen ist schwer und unsicher. Es mag sich bei den entstehenden Katarrhen um wahre Irritationsgastritis handeln (Überempfindlichkeit der Schleimhaut auf bestimmte Reize); aber auch an psychogene, durch Phobien und Vorurteile ausgelöste Funktionsstörungen (S. 27 und S. 101). Jedenfalls hat die Diätetik weitestgehend mit solchen „Idiosynkrasien" zu rechnen. Wir dürfen freilich nicht alles, was uns der Patient über erfahrungsgemäße Nicht-Bekömmlichkeit dieses oder jenes Gerichtes erzählt, als bare Münze hinnehmen. Wenn wir aber, von Theorie und durchschnittlicher Erfahrung befangen, uns darüber hinwegsetzen und dem Patienten das Gericht als „leichtes" und „magenbekömmliches" aufdrängen, so behält sehr oft der Patient Recht und wir Unrecht; d. h. er bekommt wirklich seinen angekündigten Magenkatarrh, er hat sich gründlich den „Magen verdorben" und wird einige Tage darunter leiden. Wir finden dies namentlich bei chronischen Katarrhen, die zu periodischen akuten Verschlimmerungen neigen.

Erwähnenswert, weil praktisch wichtig, ist die Öl-Gastritis. Wir begegnen ihr gar nicht selten bei Menschen, die nur an Gebratenes gewöhnt sind, das mit Butter, Schweinefett usw., evtl. auch mit Kokusfett bereitet ist. Sie bekommen aber sofort oder nach wenigen Mahlzeiten ernste Magen- oder auch Darmverstimmung, wenn sie Speisen verzehren, die mit Olivenöl gebraten wurden. Wenn dies einmal vorkam, wiederholt es sich zumeist mit solcher Regelmäßigkeit, daß die Träger dieser Eigenart größten Schwierigkeiten begegnen, wenn sie in Gegenden reisen, wo Braten und Backen mit Olivenöl das einzige landesübliche Verfahren ist. Olivenöl ist ein sehr reinliches, schwerzersetzliches, für die ungeheuere Mehrzahl der Menschheit bekömmliches, zum Braten und Backen trefflichst geeignetes Fett. Geschmacklich unterscheiden sich freilich öl- und buttergebratene Speisen wesentlich voneinander. Nach eigener breiter Erfahrung müssen wir Widerwillen gegen den Geschmack des erhitzten Öles als Ausgangspunkt erachten, und aus dem Widerwillen leiten sich später Phobien und Ekel ab. Wir halten die Öl-Gastritis für eine psychogen-idiosynkratische Form (vgl. Bd. I, S. 322).

Derartig bedingte Idiosynkrasien lassen sich meist schwer überwinden. Aber unmöglich ist es nicht, z. B. wenn ihr Träger vom Arzte erfährt, daß die Schädlichkeit nicht vom Material selbst herrühre, sondern von Art der Zubereitung des Gerichtes und vom gesamten Aufbau der Einzelmahlzeiten und der sonstigen Ernährungsweise. Oft schwindet das Mißtrauen gegen den verdächtigten Stoff unter dem Zwange der Notwendigkeit und Macht der Gewohnheit. Wie viele Menschen mußten im Krieg lernen und haben, dem Zwange und dem Beispiele anderer folgend, wirklich gelernt, ohne Schaden Nahrungsmittel und Speisen zu essen, die sie früher als ihnen „persönlich nicht bekömmlich" ängstlich mieden (S. 2). Menschen, die bestimmte Nahrungsmittel zunächst mit Abscheu von sich weisen, werden später zu leidenschaftlichen Bekennern derselben. Bei Frauen entwickeln sich oft in allen Schwangerschaften Abscheu und Schwerbekömmlichkeit gegenüber Nahrungsmitteln, die sie sonst sehr lieben, oder auch umgekehrt Sucht (sogenannte Picae) nach Gerichten, die sie sonst nicht anrühren würden. Ähnlich liegen manchmal, freilich selten, die Dinge während und außerhalb der menstruellen Periode.

δ) *Medikamentöser Magenkatarrh.* Den Ursprung manchen Magenkatarrhs müssen wir auf Medikamente zurückführen. Als häufigst in Betracht kommende Schädlinge seien erwähnt Digitalispräparate und ähnlich wirkende Körper wie Strophantus- und Convallariatinktur; Salicylsäure nebst ihren Abkömmlingen, Brompräparate in größeren Mengen, Jodpräparate, Atophan und ähnliches, arsenige Säure, Eisenpräparate, Morphium usw. Bei den genannten und vielen anderen Medikamenten ist die persönliche Reaktion äußerst verschieden. Bei einzelnen Medikamenten dürfte es sich wohl um unmittelbare örtliche Schädigung der Schleimhaut handeln, z. B. bei Salicylsäure, Bromsalzen, Eisen- und Arsenpräparaten, deren nachteiligen Einfluß auf die Magenschleimhaut man durch starke Verdünnung und durch Auswahl solcher Präparate, die unverändert in den Darm übertreten und dort erst langsam abgebaut werden, aufheben oder doch stark abschwächen kann. Aber auch hier ist hämatogene Mitwirkung nicht ausgeschlossen. Von Eisen- und Arsenpräparaten haben, beiläufig bemerkt, die ersteren eine primäre Senkung, die letzteren eine primäre Erhöhung der Salzsäuresekretion zur Folge (L. Klocmann). Man soll daher bei subaciden Zuständen Arsen, bei superaciden Eisen bevorzugen; bei Kombination von Eisen und Arsen (z. B. Arsenferratose) scheinen sich die beiderseitigen Einflüsse auszugleichen (F. Rabe). — Digitalis, Strophantus- und Convallariatinktur erzeugen allem voran Brechneigung, sicher nicht abhängig von direkter Magenreizung, da auch rektale Einverleibung nicht davor schützt. Ob es sich um Reflexwirkung vom Herzen aus handelt (R. A. Hatcher und S. Weiss), dürfte noch weiter zu erhärten sein. Beim Menschen bleibt es jedenfalls nicht bei Brechneigung. Wenn sich unter längerem Gebrauche ansehnlicher Gaben Magenstörungen entwickeln, so kann man mit größter Sicherheit darauf rechnen, objektive Zeichen des Magenkatarrhes zu finden, mindestens zum Teil hämatogenen Charakters (S. 102). Er überdauert oft noch lange die Digitalisdarreichung. Einige Sicherheit dagegen gewährt die intravenöse bzw. subcutane Injektion hochwirksamer kleiner Mengen, wie dies beim Strophantin und einigen Digitalispräparaten längst üblich geworden ist. Aber auch nach längeren Perioden intravenöser Strophantinbehandlung sahen wir nicht selten Gastritiden entstehen. Andererseits schwinden bekanntlich die sogenannten „Stauungskatarrhe“ bei Kreislaufstörungen sehr schnell nach erfolgreicher Digitalis- oder Strophantinkur, gleichgültig ob man den Arzneikörper in den Magen bringt oder sonstwie einverleibt. — Praktisch bedeutsam ist auch die Jodwirkung, die unzweifelhaft durch das Blut der Magenschleimhaut übermittelt wird; denn sie tritt bei Jodempfindlichkeit nach rektaler Zufuhr in gleicher Weise ein. Wenn manche kompliziert gebaute Jodpräparate den Magen offenbar weniger schädigen als Jodkali und dergleichen, so liegt dies nur daran, daß sie verhältnismäßig wenig Jod enthalten oder nur unvollständig und langsam im Körper abgebaut werden, und das Jod daher nicht voll zur Wirkung gelangt (auf andere Organe ebensowenig wie auf den Magen). Die Jodempfindlichkeit des Magens ist individuell sehr verschieden, was wir auch an anderen Schleimhäuten sehen (Nase, Rachen, Bronchien, Conjunctiva, Darm, Vagina). Wie auf sichtbaren Schleimhäuten äußert sich die Jodwirkung am Magen als wahrer Katarrh. Wir konnten dies mehrfach durch Mageninhaltsbefunde nachweisen (subacide Form mit starker Schleimproduktion). Beim Jodkatarrh des Magens steht langsam zunehmende Appetitlosigkeit im Vordergrund der Beschwerden. Angesichts der noch immer anhaltenden kritiklosen Begeisterung für Jodtherapie bei Gefäßkrankheiten u. dgl. sollte dies zur Warnung dienen. Die häufige starke Abmagerung, namentlich bei älteren Leuten, ist nicht immer Folge der Thyreoidin-Mobilisierung (R. Breuer, C. von Noorden[2], L. v. Krehl u. a.; Bd. I, S. 1097), sondern häufig von Jodkatarrh des Magens. — Bei Morphium ist der stark verzögernde Einfluß auf die Verweildauer der Ingesta von Belang; er kann zu Irritationsgastritis führen. Bei Morphinismus kann sich freilich diese Wirkung auf die Magenmotilität nach und nach wieder verlieren; immerhin leiden manche Morphinisten an oft wiederholten akuten Katarrhen oder an chronischer Gastritis. Beides kann wesentlich zum Rückgang des Ernährungs- und Kräftezustandes beitragen.

IV. Behandlung.

a) Prophylaxis. Wie aus den ätiologischen Betrachtungen hervorgeht, läßt sich zur Verhütung akuter Katarrhe sehr vieles tun, am meisten durch Rücksichtnahme auf allgemeine hygienisch-diätetische Regeln und auf persönliche Überempfindlichkeit dieser oder jener Art.

Eine der wichtigsten Aufgaben ist es auf Überempfindlichkeiten zu fahnden, entweder sie durch kluges Vorgehen zu beseitigen oder, wenn dies nicht möglich, auf sie entsprechende Rücksicht zu nehmen.

Wahre anaphylaktische Reaktion bestimmten Stoffen gegenüber erstreckt sich immer nur auf einzelne Nahrungsmittel oder bezieht sich höchstens auf einzelne Gruppen derselben. Bei sorgfältiger Anamnese und Beobachtung wird es dem Arzte nicht schwer fallen, die Schädlinge zu erkennen. Wenn es sich um Stoffe handelt, die in der üblichen Kost häufig vorkommen und die zu vermeiden schwer fällt, ist es immer ratsam durch einschleichendes Vorgehen, d. h. durch allmählichen Aufstieg von kleinsten zu größeren Gaben, die konstitutionelle bzw. lokale Überempfindlichkeit zu dämpfen oder ganz zu beseitigen (S. 100, 103). Dies gelingt oftmals. Andererseits gibt es auch viele Versager trotz gewissenhaften Bemühens von Seiten des Arztes und des Patienten. Ob Impfungen (S. 104) sicheren und dauerhaften Erfolg bringen werden, steht dahin. Sehr oft verliert sich die Überempfindlichkeit in späteren Lebensjahren ganz von selbst; manchmal bleibt sie aber als prophylaktisch beachtenswerte Schwäche das ganze Leben hindurch bestehen.

Schwieriger ist der psychogenen Überempfindlichkeit beizukommen. Praktisch genommen ist sie nicht nur weit häufiger, als die wahrhaft anaphylaktische und idiosynkratische, sondern auch die weitaus wichtigere, da sie gern in die Breite geht und sich auf immer zahlreichere Speisen auszudehnen strebt. Wenn dies geschieht und zu unliebsamen dyspeptischen Attacken führt, schränkt der Psychopath oder der allzu furchtsame Arzt erfahrungsgemäß den Kreis des Erlaubten immer mehr ein, und dann leidet der Ernährungs- und Kräftezustand. Den sich ausbreitenden Phobien trete man möglichst schon in der Jugendzeit entgegen durch Erziehung, Belehrung, Ablenkung. Wenn sich die psychogen bedingte Unbekömmlichkeit nur auf einzelne oder wenige Nahrungsmittel erstreckt, die leicht vermeidbar sind, sollte man solche Eigenbrödelei lieber unangetastet lassen. Nur allzu oft würde der Psychopath die Überwindung seines Vorurteils damit beantworten, daß er ein anderes, vielleicht viel wichtigeres Nahrungsmittel verdächtigt. Kommen aber unvermeidliche oder unentbehrliche Nahrungsmittel in Betracht, so ist planmäßiges Vorgehen angezeigt. Die Erfolge in Kuranstalten sind dann meist viel bessere als zu Hause. Auch hypnotisch-suggestive Beeinflussung ist in Erwägung zu ziehen.

Was Ablenkung, bzw. neuer Gedankengang vermag, sah der eine von uns bei einem älteren Arzte. Sein Schreckgespenst war Milch. Er witterte sie in allen möglichen Gerichten, und seine Furcht brachte ihn auf eine sehr einseitige und auch quantitativ unzureichende Kost. Verschiedene Kuranstalten wurden aufgesucht. Beschwerden blieben bestehen. Es wurde dem Umstand Schuld gegeben, daß das benützte Geschirr vorher zum Milchkochen benutzt worden sei usw. An Ulcus hatte niemand gedacht. Dann kam eines Tages eine Blutung. Der Arzt, der alle seine Ulcuskranken mit Milchkur behandelte und kein anderes Verfahren kannte, verlangte auch für sich Milchkur; er mußte das seinen Angehörigen geradezu abtrotzen, da sie alle die schrecklichsten Folgen davon erwarteten. Die Milchkur vertrieb alle Beschwerden. Ulcusbeschwerden meldeten sich nie wieder. Aber auch die Milchfurcht war dauernd verdrängt. Milch blieb sein liebstes Nahrungsmittel. Der Mann war auch psychisch wie umgewandelt. Die Blutung war sein Retter geworden, somatisch und psychisch.

Die gewöhnlichste Form krankhafter Schwäche des Magens besteht darin, daß ganz allgemein durchschnittlich normale Belastung wie Überbelastung sich auswirkt, teils am motorischen teils am sekretorischen Apparat. Der einfallende Reiz kann zu stark wirken; motorisch: allgemeine Hypermotilität, häufiger Spasmen, sekretorisch: Supersekretion, hohe Salzsäurewerte des Saftes. Oder der Reiz kann zu schwach wirken; motorisch: Hypotonie, träge Peristaltik, sekretorisch: zu wenig oder zu schwach saurer Saft. Alle Kombinationen sind möglich. Dann ist planmäßige Schulung des Magens das weitaus wirksamste Prophylaktikum. Die Kost muß sich aber den Sekretionsanomalien anpassen und vor allem auch die so häufig stark mitwirkende Hypotonie der Muskulatur berücksichtigen. Wenn es gelingt, die Hypotonie zu beseitigen, schaltet man bei sehr vielen Menschen die Bereitschaft zu recidivierenden Katarrhen aus (S. 99). Beim Einschulen des Magens für größere Leistungsfähigkeit führt langsames Vorgehen am schnellsten und sichersten zum Ziele; Überhasten, z. B. Schnell-Mastkuren bei Hypotonien sind bedenklich. Nicht minder ist aber auch Spasmophilie zu berücksichtigen durch Auswahl einer Kost, die die Stärke des Pylorusreflexes mindert. Im einzelnen darüber in späteren Abschnitten (Superacidität, Hypotonie).

Sehr oft wird der Arzt unverständigen Gewohnheiten in Essen und Trinken als Ursache der sich wiederholenden Katarrhe auf die Spur kommen, auch bei Menschen die in den zwischenliegenden Zeiten sich völlig normaler Magenverdauung erfreuen. Es ist hier auf alle jene Schädlichkeiten zu verweisen, die in dem vorausgegangenen Abschnitte als Quelle für Sekretions- und Motilitätsstörungen besprochen wurden (S. 14 ff.), z. B. schlechtes Kauen, zu hastiges Essen, zu große Einzelmahlzeiten, starke Unregelmäßigkeit der Nahrungsaufnahme, ungeeignete Mischung der Nahrungsmittel, zu hohe oder zu kalte Temperatur des Genossenen, unmäßiges Würzen der Speisen usw. Guter Rat ist einfach und liegt auf der Hand. Soll er aber Erfolg haben, so darf der Arzt die Mühe nicht scheuen, alle Einzelheiten der bisherigen Beköstigung mit dem Patienten zu besprechen, ihn über die Schädlichkeit dieser oder jener Gewohnheit aufzuklären und ihn zu belehren, wie er unter dem Zwange der äußeren persönlichen Lebensverhältnisse seine Kost einrichten soll. Der Rat muß ganz verschieden lauten, je nachdem ob man es mit Männern oder Frauen, mit reicher oder bescheidener Lebensführung, mit regelmäßiger Verköstigung im eignen Haushalte oder mit unregelmäßiger in Gasthäusern und auf Reisen, mit gewissenhaften oder leichtsinnigen Personen zu tun hat. Wenn die Ratschläge sich nicht solchen und anderen Umständen anpassen, verfehlen sie das Ziel.

Wo die gastritischen Anfälle sich als abhängig von Stuhlträgheit erweisen (S. 103), kommt man oft weiter, wenn man gegen diese vorgeht als wenn man allzu ängstlich den Magen mit Schonungskost beschickt. Damit können überraschende Erfolge erzielt und auf sehr einfache Weise Rückfälle von Magenkatarrhen vermieden werden.

Wenn wir auch teils durch Schonung und durch Mahnung zu zweckmäßigerer Lebensweise, teils durch Schulung und Abhärtung vielen Magenkatarrhen vorbeugen werden, ganz verhüten können wir sie nicht. Mit zufälligem Eindringen von Schädlingen in den Verdauungsapparat und mit menschlicher Unvernunft müssen wir immer rechnen.

b) Behandlung leichter Fälle. Leichtere Fälle mit abortivem Verlaufe bilden die große Mehrzahl. Eigentliche Behandlung ist bei ihnen nicht notwendig, da sie der durch Appetitmangel, Übelkeit und etwaiges Erbrechen selbstauferlegten Schonung des Magens in kurzer Zeit weichen. Fast nur bei Krankenhausinsassen, z. B. im Verlaufe übereilter Mastkuren, bekommt der Arzt die ganz leichten Fälle zu sehen. Im übrigen sind es fast nur ernstere oder verschleppte Fälle, womit der Arzt es zu tun hat. Über die sekundären akuten Gastritiden bei Infektionskrankheiten u. a. vgl. die einschlägigen Kapitel. Hier nur die wiederholte, auch für Krankenhausärzte wichtige Mahnung: Kein verfrühtes Überfüttern in der Rekonvaleszenz! (S. 103).

c) **Reinigung des Magens.** Die wichtigste Aufgabe der Therapie bei akuter Gastritis ist Entlastung des Magens. Das häufig unwillkürlich einsetzende Erbrechen ist eine Selbsthilfe, die einerseits die zu abnormen Zersetzungen neigenden und vielleicht auch noch toxische Stoffe enthaltenden gestauten Massen entfernt, andererseits der Therapie den richtigen Weg weist. Wo Erbrechen nicht eintritt, sollte man entweder es durch mechanische Reizung des Schlundes hervorrufen oder besser, man soll den Magen gründlich durch die Sonde entleeren und nach dem Aushebern mit $^3/_4$-prozentiger Kochsalzlösung auswaschen. Wenn schon Gärungen vorhanden sind, empfiehlt sich der Zusatz von 0,2% Salicylsäure, besser Natron Benzoicum. In jedem ernsteren Falle ist späteres Ausspülen auch dann zweckmäßig, wenn selbsttätiges oder erzwungenes Erbrechen vorausging; nur in verschleppten Fällen braucht man es öfters zu wiederholen. Von Brechmitteln ist bei Erwachsenen heute nur noch das Apomorphin in Gebrauch. Wir warnen davor; man ist vor dem Eintreten von Kollaps niemals sicher. Wenn der Darm beteiligt ist (akute Gastro-Enteritis bzw. Gastro-Enterocolitis, S. 99) wird man auch dessen Spülung anstreben; das ist sicher vernünftig. Klistiere (0,8-prozentige Kochsalzlösung oder Kamillen mit gleicher Lösung abgekocht) reinigen bei Ausschluß von Spasmen, die man übrigens durch Injektion von 1 mg Atropin beseitigen könnte, den Dickdarm. Ob die Bauhinsche Klappe das Spülwasser durchläßt, ist stets unsicher, bei dem Reizzustand des Magens sogar unwahrscheinlich (B. Hannes). Jedenfalls besteht die Gefahr, daß das vom Dickdarm aus einströmende Spülwasser unzählige dünndarmfremde Mikroben in das Ileum hinüberschwemmt. Dies zu begünstigen, ist weder theoretisch noch durch praktische Erfahrung gerechtfertigt.

Gründliche Spülung des Magens und zugleich des Darmes erreicht man oft in genügendem Maße durch das Trinken annähernd isotonischer Kochsalzlösung (0,7—0,9-prozentig) oder wenn man die Resorption des Salzes verhüten will — besser von $2^1/_2$-prozentiger Magnesiasulfatlösung, von der fast nichts resorbiert wird ($^3/_4$ l auf 1 Stunde verteilt; Körperwärme). Solche isotonische Lösungen durcheilen am leichtesten ungehemmt den ganzen Darm (F. Best), namentlich wenn derselbe sich schon im Zustande erhöhter Erregbarkeit befindet. Zunächst treten verstärkte, wässerige Entleerungen ein, aber bald beruhigt sich der gespülte Darm. Auch Karlsbader Mühlbrunnen, Homburger Elisabethquelle und Kissinger Rakoczy können zu diesem Zwecke verwendet werden. Falls man den erkrankten Magen nicht mit viel Flüssigkeit belasten darf (Übelkeit, Erbrechen, abnorme Verweildauer durch Parese oder durch Pyloruskrampf usw.), bedient man sich zu wirklich gründlicher Darmspülung am besten der Duodenalsonde (Bd. I, S. 1044). Diese von C. Funck eingeführte und dann von M. E. Jutte und anderen ausgebaute Methode („Trans-Duodenalspülung") bewährt sich bei akuten, schwereren Gastro-Enteritiden in der Tat vortrefflich. Als Spülflüssigkeit dient die oben erwähnte Magnesiasulfatlösung oder das von Jutte angegebene Gemisch (ClNa 9,0 und Natr. sulfur. sicc. 9,0 auf 1 l Wasser). Falls der Pylorus die dünne Sonde nicht willig durchläßt, wird die subcutane Injektion von 0,06 g Papaverin + 0,5 mg Suprarenin ihn sicher entspannen. Auch vorheriges Leerspülen des Magens erleichtert wesentlich den Übertritt der Sonde in den Darm. Die wirksame Darmspülung ist immerhin anstrengend für den Kranken. Man wird nur im Notfalle dazu greifen.

Bettruhe und heiße Umschläge (über deren experimentell festgestellte Wirkung, vgl. S. 43) lindern zum mindesten die subjektiven Beschwerden, zumal Krampfgefühle und Übelkeit.

d) Von **diätetischen Maßnahmen** bewährt sich als bei weitem am schnellsten und sichersten wirksam die Hungerkur. Das eigne Empfinden des Kranken, sein Widerstreben gegen Nahrung, zeigt uns schon diesen Weg. Von unserem vertrautesten Haustier, dem Hund, kann man in dieser Hinsicht viel lernen. Ein ganzer Tag völliger Entlastung bringt leichtere Katarrhe meist sofort zur Heilung. In schweren Fällen dehne man die Hungerkur ohne Bedenken über 2 oder gar 3 Tage aus. Gegenüber dieser alten Hippokratischen Lehre ist Furcht vor Entkräftung ganz unbegründet. Erfreulicherweise setzt sich die Anerkenntnis dieses Verfahrens immer mehr durch. Selbst bei bedrohlicher Schwäche, wie sie häufiger bei akuter Gastro-Enteritis als bei einfacher Gastritis vorkommt, wirkt völlige Entlastung am heilsamsten. Es ist sinnlos, dem Patienten aus Furcht vor Entkräftung sofort blande Krankensüppchen aufzudrängen, die das schonungsbedürftige Organ nur belasten, ohne als Nährwerte ins Gewicht zu fallen. Es ist ebenso sinnlos, den darniederliegenden Appetit — in Wahrheit ein Selbstschutz des Organismus — durch lockende Speisen zu reizen. Nach kurzem kommt dafür die Zeit. Man ist dann freilich manchmal genötigt, den Körper durch intravenöse Traubenzuckerinfusion (8—10-prozentige; Bd. I, S. 1075) mit Wasser und leicht angreifbarem Nährstoff zu versorgen. Nährklistiere sind dazu um so weniger geeignet, je stärker sich der Darm an den Störungen beteiligt. Will man sich ihrer bedienen, greife man am besten zum Dextrin-Tropfenklistier (15-prozentig), da alle anderen Zuckerklistiere weit stärker reizen und es auf anderes Material (Eiweißderivate, Fette), dessen Resorption auch recht unsicher ist, bei kurzer Karenzperiode garnicht ankommt. Wir verweisen auf Abschnitt: rektale Ernährung, Bd. I, S. 1050ff. Zu dem dort gesagten ist nachzutragen, daß nach Untersuchungen von Th. M. Carpenter Dextrose zu 90% resorbiert wurde, wenn davon 30 g in 500 ccm Wasser $6\frac{1}{2}$ Stunden zurückgehalten wurden; bei Lävulose erfolgte die Resorption etwas schneller. Besonders bemerkenswert war, daß in diesen Versuchen Carpenter's Dextrose den respiratorischen Quotienten erhöhte, den Stoffwechsel also im Sinne gesteigerter Kohlenhydratoxydation beeinflußte, Lävulose dies aber nicht tat, während bei oraler Zufuhr Lävulose jene Größen stärker und schneller beeinflußt als Dextrose. Carpenter nimmt an, daß bei rektaler Einfuhr Lävulose innerhalb des Körpers ohne Mitarbeit der Darmwände und der zugehörigen Verdauungsdrüsen direkt von den Geweben verbraucht wird. Er weist aber selbst darauf hin, daß die Zusammenhänge der merkwürdigen Erscheinung noch nicht genügend erklärt sind.

Theoretisch könnten für wahre Ernährung Duodenaleinläufe (s. oben) besseres leisten. Ob aus ihnen aber unter vorliegenden Umständen überhaupt Wasser und sonstige Nährstoffe in die Gewebe übertreten, ist bei der so überaus häufigen Mitbeteiligung des Darmes unsicher und hängt auch von der jeweiligen molekularen Konzentration des Blutes ab. Man braucht übrigens nur in sehr schweren Fällen die Entlastung des Magens auf das Versagen leeren Getränkes auszudehnen. Meist werden schon nach halbtägigem völligem Fasten und Dürsten leere Getränke, wie Wasser, dünner Tee, schwache ungesalzte Fleischbrühe in jeweilig kleinen Einzelmengen (50—100 ccm) und in etwa einstündigen Abständen ganz gut vertragen. Ob daneben dann intravenöse Zuckerinfusion am Platze ist, richtet sich nach Lage des Einzelfalles.

Die Wiederernährung durch den Magen beginnt, alter Erfahrung gemäß, mit dünnen Hafer- oder Gerstenschleimsuppen (Bd. I, S. 377). Auch die experimentelle Forschung bestätigte deren Zweckmäßigkeit. Sie belasten den Magen wegen rascher Entleerung nur wenig, beanspruchen nur wenig Magen- und Pankreassaft, werden wegen ihres Gehaltes an Schleimstoffen im Dünndarm nur langsam resorbiert und schützen damit vor schmerzhaften Leerkontraktionen (F. Rabe). Wir erachten die aus staubfeinem Gerstenmehl 30—40-prozentiger Ausmahlung (Bd. I, S, 377) hergestellten Ptisane für noch reizloser als die aus Hafermehl. Ihrer Bereitung mit Fleisch- oder Hühnerbrühe statt mit einfachem Wasser steht nichts im Wege. Als erste Kost bewähren sich die Schleimsuppen fast durchgehends besser als Milch, zumal bei Miterkrankung des Darmes. Wenn der Kranke die Schleimsuppen beschwerdelos vertragen hat, gelangt man über gekochte Milch, Ya-Urt, Kefir, Sauermilch, Milchspeisen, lockere Mehlspeisen aus Reis, Grieß, Maizena u. dgl., Zwieback, geröstetes Weizenbrot, weichgekochte Eier wieder zu kräftiger Fleischbrühe, einfachen Fleischspeisen, Kartoffelmus, Nudeln, durchgeschlagenem Gemüse und Kochobst und dann weiterhin zu gewohnter Kost. Auf der Höhe der Krankheit ist der Magen meist sehr fettempfindlich, selbst gegenüber Butter und Knochenmark (Einfluß auf Verweildauer und Reizwirkung überhitzten Fettes, S. 34, 41). Erst nach der Periode reiner Schleimernährung darf man langsam wieder damit beginnen.

Insbesondere bei den akuten subaciden Katarrhen (bzw. den Gastritiden der Subaciden), die fast ausnahmslos den Appetit stark niederdrücken, hüte man sich der Hungerperiode sofort Gerichte mit starker Lockkraft für Salzsäure anzubieten oder gar aufzudrängen. Man reizt damit ein noch funktionsschwaches Organ. Dies die theoretische Erklärung für durchstehende praktische Erfahrung.

Obwohl es zahlreiche, an Menge vielleicht überwiegende Fälle von akuter Gastritis und Gastro-Enteritis gibt, wo sofortiger Übergang von kurzer Fastperiode zu annähernd voller Beköstigung keinen merklichen Nachteil bringt, darf man sich doch nicht darüber täuschen, daß dies immer ein verwegenes Unternehmen ist. Bei öfters sich wiederholenden Katarrhen ist es geradezu ein Leichtsinn, da damit das gründliche Abheilen des Einzelkatarrhs erschwert und der Boden für chronischen Katarrh vorbereitet wird.

Besonderer Erwähnung bedarf der akute superacide Katarrh, wie er nach diätetischen Exzessen vorkommt. Ein typisches Beispiel dafür ist das Erkranken durch übermäßigen Genuß alkoholischen Getränkes, z. B. nach studentischen Kneipereien mit nachfolgendem „Katzenjammer". Da hat die Überlastung oft schon zu mehrfachem Erbrechen reichlichen, stark sauren Mageninhaltes geführt, und gar nicht selten setzt sich das noch am nächsten Morgen fort. Später meldet sich wahre Gier nach pikanten Speisen. Pökelhering und Selterswasser u. dgl. sind meist das erste und einzige, was nach Überwindung der Übelkeit ersehnt wird. Hier in der Tat eine zweckmäßige Hilfe. Denn durch das reichliche Trinken einerseits, durch reichliches Erbrechen andererseits ist es zu starker Verarmung der Kochsalzdepots in den Geweben und auch in der Magenschleimhaut gekommen. G. Katsch wies jüngst mit Recht auf solches Geschehen nachdrücklich hin. Hier entspricht die Gier nach jenen salzreichen Speisen und Getränken einem physiologischen Bedürfnis. Mit dem Wiederersatz verfügbaren Kochsalzes haben widerstandsfähige Naturen den Schaden sofort überwunden. Aber Gefahr droht von häufiger Wiederholung des Ereignisses. Bei subaciden Katarrhen sind solche Maßnahmen aber schädliche Reize, und die Salzzufuhr ist unnötig, weil es trotz etwaigen Erbrechens nicht zu starken Salzverlusten gekommen ist.

Auch super- und normoacide akute Gastritiden anderen Ursprungs klingen gewöhnlich nach kurzer Schonung (1—2 Fasttage) schnell ab. Meist darf man dann sofort auf gemischte Normalkost zurückgreifen, wobei man aber unvernünftige und schädliche Gewohnheiten ausschalten muß. Weit weniger sicher darf man bei Häufung neuer gastritischer Anfälle auf schnelle Rückbildung rechnen.

e) **Auf Medikamente** verzichtet man auf der Höhe des akuten Katarrhs am besten ganz. Nach Abklingen der stürmischen Erscheinungen meldet sich oft starkes Verlangen nach Säuren und anderen reizenden Stoffen. Dem dürfte wohl immer eine Schädigung der Salzsäuresekretion entsprechen, worüber Aushebern unterrichtet. Bei subaciden Katarrhen überdauert Salzsäurearmut oft längere Zeit die subjektiven Beschwerden und die vermehrte Schleimabsonderung (S. 62). Man kommt dem Verlangen nach Reizmitteln besser durch reichliche Gaben von Salzsäure (S. 137), Wasser mit Zitronensaft, kräftige, säurelockende Fleischbrühe (S. 29) als durch gewürzreiche Speisen nach, deren Wirkung auf den schonungsbedürftigen Magen schwer zu berechnen ist. Auch etwaige Superacidität überdauert die Höhe der Krankheit noch einige Zeit; Sodbrennen und leichter krampfhafter Magenschmerz klingen dann, wenn auch abgeschwächt, noch nach. Wir raten, gerade diesen Zuständen große Aufmerksamkeit zu widmen, da bei Vernachlässigung die akut-katarrhalische Superacidität leicht zu einer dauernden wird; es sind daher starke Säurelocker noch zu vermeiden (S. 33 und Abschnitt über Superacidität). Man gebe dann außerdem morgens, etwa 1 Stunde nach dem Frühstück und abends vor dem Schlafen noch 1—2 Wochen lang je 2 g Natr. bicarb. oder lasse am Tage einige Gläser alkalischen Mineralwassers trinken, das arm an Kohlensäure sein muß (z. B. Fachinger, Wildunger Helenenquelle, Vichy, Celestin).

f) Sorge für Stuhlgang ist stets eine wichtige Aufgabe bei akuter Gastritis. Wie bemerkt, gesellen sich häufig von vornherein dem Magenkatarrh Diarrhöen hinzu (akute Gastro-Enteritis). Bleiben sie in mäßigen Grenzen, so ist Einschreiten unnötig. Man betrachte vielmehr frühzeitiges Eintreten von Diarrhöen die meist alsbald wieder aufhören, als Teilstücke zweckmäßiger Selbstregulation des Organismus (H. Salomon[1]). Bei stärkerer Beteiligung des Darms kommen die oben erwähnten Spülungen in Frage S. 109). Eigentliche Stopfmittel sind nicht am Platze, vor allem keine Opiate; sie bringen meist Übelkeit und lähmen, selbst in kleinen Gaben, den Darm oft auf unerwünscht lange Zeit. Gegen Bismutpräparate (Bism. carbonicum oder subgallicum) sind keine Einwände zu erheben, Die bei unkomplizierten Magenkatarrhen meist vorherrschende Stuhlträgheit bekämpft man am besten durch einmaliges kleines Klistier. Wenn dadurch der Dickdarm gründlich entleert ist, und wenn dann 1—2 Tage lang kein Stuhlgang erfolgt, braucht man sich nicht zu sorgen und zu neuen Maßnahmen drängen zu lassen. Man bedenke, daß dies Angesichts der Nahrungsentziehung bzw. -beschränkung ein physiologischer Zustand ist. Statt die Magenschleimhaut durch Abführmittel zu reizen — selbst das blande Paraffinum liquidum, noch mehr Ol. Ricini haben diese Wirkung-, — empfehlen wir intramuskuläre Injektion von Hypophysin (Höchst), 1—2mal am Tage eine Ampulle; nach 2—3 solcher Injektionen kommt die Darmtätigkeit meist wieder in regelrechten Gang. Mit der früher sehr beliebten energischen Calomelbehandlung (C. A. Ewald) konnten wir uns nie befreunden. Nach Abklingen des Katarrhs ist 1—2wöchiger Gebrauch eines milden abführenden Mineralwassers zweckmäßig: Karlsbader, Kissinger oder insbesondere empfehlenswert Mergentheimer Karlsquelle mit ihrer glücklichen Verbindung von Kochsalz und Glaubersalz. Die Auswahl richtet sich nach den Säureverhältnissen des Magens.

Literatur.

Albu, A.: Die verschiedenen Formen der Achylia gastrica. Therapie d. Gegenw. **1913**. 433. — Bauer, J.: Die konstitutionelle Disposition zu inneren Krankheiten. 3. Aufl. Berlin 1924. — Best, F.: Verweildauer von Salzlösungen im Darme. Boas'-Arch. **19**. 121. 1913. — Bickel, A.: Zur pathol. Physiologie des Magenkatarrhs. Arch. f. klin. Med. **89**. 34. 1906. — Breuer, R.: Zur Ätiologie der Basedow'schen Krankheit und des Thyreoidismus. Wien. med. Wochschr. **1900**. Nr. 28/29. — Boas, J.: Diagnostik u. Therapie der Magenkrankheiten. 8/9. Aufl. Leipzig 1925. — Dreyfus, G.: Nervöse

Dyspepsie. Jena 1908. — Faber, Kn.: Akute und chronische Gastritis in Kraus-Brugsch, spez. Pathol. u. Therapie. 5. 1003. 1915. — Funck, C.: Zur Kausaltherapie bei Glykosurie u. Diabetes. Dtsch. med. Wochenschr. **1911**. Nr. 27. Hannes, B.: Über Insuffizienz der Valv. ileocoecalis. Münch. med. Wochenschr. **1920**. Nr. 26. — Hatcher, R. A. and S. Weiss: The seat of the emetic action of the digitalis bodies. Arch. of int. med. **29**. 690. 1922. — Heyer, G. R.: Die Magensekretion beim Menschen. Boas'-Arch. **27**. 227, 1921 und **29**. 11, 1921. — Ders.: Psych. Einfl. auf die Motilität von Magen u. Darm. Klin. Wochenschr. **1923**. Nr. 50. — Jutte, M. E.: Die Trans-Duodenalspülung, ein „Klistier per os". Therap. Halbmh. **1921**. 239. — Klocman, L.: Über die Wirkung einiger Arzneimittel auf den gesunden Magen-Darmkanal. Zeitschr. f. physiol. Chem. **80**. 17, 1912. — v. Krehl, L.: Rat zur Vorsicht beim Gebrauche des Jods. Münch. med. Wochenschr. **1910**. Nr. 47. — v. Noorden[1], C.: In Schmidt-von Noorden, Klinik der Darmkrankheiten. 2. Aufl. S. 315. Wiesbaden 1921. — Ders.[2]: Über Arteriosklerose. Med. Klinik **1908**. Nr. 1. — Popoff, P. M.: Über Magenkatarrh. Zeitschr. f. klin. Med. **32**. 389. 1897. — Rabe, F.: Physiologisch bedingte Diätetik. Arch. f. klin. Med. **134**. 92 u. 129. 1920. — Schittenhelm, E. und W. Weichardt: Über die Rolle der Überempfindlichkeit bei Infektion und Immunität. Münch. med. Wochenschr. **1910**. Nr. 34; **1911**. Nr. 16. — Ders.: Über zelluläre Anaphylaxie. Dtsch. med. Wochenschr. **1911**. 897. — Schütz, E.: Mageninhaltsbefunde bei akutem Magenkatarrh. Wien. klin. Wochenschr. **1909**. Nr. 5. — Wiltrup, G.: Unters. über die Ventrikelsekretion bei 1000 Patienten. Boas' Arch. **23**, 219. 1917.

Ergänzungen.

Bolton, Ch.: Discussions on diseases of the stomach. Brit. med. journ. Nr. **3268**, 269. 1923. — Carpenter, Th. M.: Human metabolism with enemata of alcohol, dextrose and levulose. Carnegie Inst. Wash. Pub. Nr. **369**. 197. 1925 — Ewald, C. A.: Die Krankheiten des Darms und des Bauchfells. Berlin 1902. — Faber[2], Kn.: Gastritis chronica mit Sekretionsinsuffizienz. Verhandl. d. Ges. f. Verdauungs- und Stoffwechselkrankh. **6**, 46. 1926 (Berlin 1927). — Herz, H.: Die Störungen des Verdauungsapparates als Ursache und Folge anderer Erkrankungen. Berlin 1914. — Kalk, H.: Proteinkörpertherapie des Ulcus ventriculi **1923**. Nr. 28. — Katsch, G.: Magenkrankheiten. In: Handb. d. inn. Med. **3**, 150 ff. Berlin: Julius Springer 1926. — Kraus, Fr.: Fieber und Infektion. In: v. Noorden's Handb. d. Pathol. d. Stoffwechsels. **1**, 578. Berlin 1906. — v. Noorden[3], C.: Lehrbuch der Pathologie des Stoffwechsels. Berlin 1893. — Ders.[4]: Zur Diätetik der Magen- und Darmkrankheiten. Zeitschr. f. ärztl. Fortbild. **1926**. Nr. 13. — Orator, V.: Beiträge zur Magenpathologie. Virchows Arch. f. pathol. Anat. u. Physiol. **255**, 639. 1925; **256**, 202. 1925 und (klinisch) Arch. f. Chirurg. **134**, 663. 1925. — Riegel, F.: Krankheiten des Magens. 2. Aufl. Wien 1903—1908. — Salomon[1], H.: Über Therapie der akuten Enteritis. Wien. med. Wochenschr. 1921. — Ders.[2]: Krieg und Abhärtung. Wien. med. Wochenschr. 1917. 168 u. 218. — Schindler, R.: Gastroskopie. München 1923. — Stahnke, E.: Experimentelle Untersuchungen zur Frage der neurogenen Entstehung des Ulcus. Arch. f. klin. Chirurg. **132**, 1. 1924. — Stoerk, O.: Zur Pathogenese der akuten Gastritis. Wien. klin. Wochenschr. **1925**. Nr. 1.

D. Chronische Gastritis und Subacidität.

I. Vorbemerkungen (Begriff, Diagnose).

„Chronischer Magenkatarrh" war in früherer Zeit alltägliche Diagnose des Arztes bei chronischen Magenbeschwerden. Als W. Leube[1]) darauf hingewiesen, wie oft sich hinter angeblich katarrhalischen Krankheitsbildern einerseits rein funktionelle Störungen (Leube's[2] „nervöse Dyspepsie"), anderseits auch chronische Geschwüre verstecken, als man dann dazu überging, gewissen funktionellen Sekretions- und Motilitätsstörungen weitgehende Selbständigkeit zuzuerkennen, glaubten manche, den chronischen Magenkatarrh geradezu als etwas Seltenes und seine Diagnose als Verlegenheitsdiagnose bezeichnen zu dürfen. Es dauerte immerhin 1—2 Jahrzehnte bis — etwa von der Jahrhundertwende an — die Diagnose „chronischer Magenkatarrh" wieder zu Ehren kam, allerdings und mit Recht bei weitem nicht in dem früheren Umfange. Der Meinungsstreit der lange herrschte und bis heute nicht verstummte, ist verständlich. Wir stehen in der Tat vor erheblichen Schwierigkeiten bei Abgrenzung des Begriffes und beim Zusammenfassen aller Einzelheiten zu einheitlichem Bilde.

Anatomisches. Der Begrift „chronische Gastritis" ist gebunden an anatomische bzw. histologische Veränderungen. Sie sind nachgewiesen (Kn. Faber[4]; hier ältere Literatur; ferner die neuere wichtige Arbeit von O. Stoerk). Aber ein Schritthalten der Beschwerden und der Sekretionsbefunde mit den anatomischen Veränderungen existiert nicht oder ist wenigstens klinisch nicht nachweisbar. Daß die chronische Gastritis ebenso wie die akute (S. 96) herdweise entsteht und herdweise sich ausbreitet (O. Stoerk), erklärt dies zur Genüge. Es können dann die noch verschonten Teile der Schleimhaut regelrecht arbeiten und eine Zeitlang die Schäden erkrankter Teile ausgleichen. Die anatomischen Veränderungen können sich langsam und schleichend, fast ohne nennenswerte Beschwerden entwickeln. Klinische Erfahrungen sprechen aber dafür, daß die chronische Gastritis recht häufig schubweise sich verschlimmert, bzw. sich aus einer bald durch kürzere bald durch längere Pausen unterbrochenen Reihe akuter Gastritiden allmählich aufbaut, ein Vorgang der uns aus der Geschichte der Pharyngitiden, Laryngitiden, Bronchitiden durchaus geläufig ist. Nur in einem besteht völlige und durchsichtige Übereinstimmung zwischen anatomischem und klinischem Befund: wenn im Laufe der Zeit der Drüsenkörper des Magens durch die chronisch-entzündlichen Vorgänge völlig zerstört ist (Gastritis progressiva atrophicans, O. Lubarsch), so daß schließlich einfaches Zylinderepithel der Basalmembran und der Muscularis mucosae aufsitzt, besteht klinisch immer Achylia gastrica. Um diese Klarstellung hat sich namentlich Kn. Faber verdient gemacht. Andererseits kann sich Achylia gastrica bereits vor Erreichung jenes anatomischen Endstadiums chronischer Katarrhe einstellen (L. Kuttner, Kn. Faber und G. Lange, E. Fricker u. a.). Neben der Gastritis anacida gibt es auch dauernde Achylien ohne wesentliche pathologisch-anatomische Veränderungen der Schleimhaut. Das sind Fälle, die F. Martius[1], M. Einhorn[1], A. Albu[1], F. Weinberg[1], L. R. Grote[1] u. a. als primäre konstitutionelle Achylie bzw. funktionelle Minderwertigkeit des Drüsenapparates deuten. Daß hierbei sich infolge des abgeänderten Magenchemismus sekundär echte Katarrhe entwickeln können, läßt Fr. Martius[2] zu. Wir kommen auf die Achylia gastrica später zurück (S. 141).

Diagnose. Während trotz vieler Lücken das wechselvolle Verhalten der klinischen Befunde bei chronischer Gastritis jetzt einigermaßen verständlich geworden ist, steht ihre Diagnose noch auf schmaler Unterlage.

F. Riegel sagte einst, die Diagnose setze den Ausschluß anderer Magenkrankheiten voraus, wobei er vor allem Ulcus und Karzinom im Sinne hatte. Gleichsinniges findet sich auch jetzt noch bei manchen Autoren. Dies ist nur bedingt richtig, da Gastritis bald in umschriebenem bald in verbreitetem Ausmaße häufiger, ja beinahe ständiger Begleiter von Ulcus ventriculi und von Karzinom des Magens ist (S. 116). Es schließt also eines das andere nicht aus, und sowohl histologische Befunde wie Gastroskopie deckten bei Gastritis auch kleine Blutungen und kleine Erosionen der Schleimhaut auf, die manchen sicherer Beweis für Ulcus zu sein scheinen, die aber mit wahrem Ulcus nichts zu tun haben. Sie sind uns aus Entzündungen am Zahnfleisch, in der Nase, im Mastdarm wohlbekannt.

Aus den Säureverhältnissen des Magens, wie sie auch sein mögen, lassen sich für und gegen Diagnose chronische Gastritis keine zwingenden Schlüsse ziehen, namentlich nicht aus vereinzelten Untersuchungen. Genauere Einsicht in den Verlauf der Aziditätsverhältnisse im Zusammenhang mit dem gesamten klinischen Bilde gewährt aber gewisse Anhaltspunkte (S. 120).

Auch Nachweis oder Nichtnachweis von Schleim bei gelegentlichen Ausheberungen und Spülungen des Magens sind nicht ausschlaggebend, wenngleich stets sich wiederholender Befund reichlicher Schleimmengen Schleimhauterkrankung sehr wahrscheinlich macht (S. 123).

Die zuverlässigsten Beweisstücke liefert bisher die Gastroskopie, wie namentlich die R. Schindlerschen Bilder und Beschreibungen lehren (Aussehen der Schleimhaut selbst, „Schleimsee"). H. Hohlweg[1, 2] widmet ihr, gerade zum Erkennen chronischer Gastritis in seinem Referate begeisterte Worte; insbesondere anerkennt er die Unterscheidbarkeit der von R. Schindler aufgestellten verschiedenen wichtigen Formen: 1. Katarrhus chronicus mucosus simplex, 2. Gastritis hypertrophicans mit Hauptsitz in der Regio pylorica, zu Erosionen und Ulzerationen (G. ulcerosa) neigend, 3. Gastritis atrophicans. Weitere wichtige Beiträge stammen von R. Korbsch. Bisher entschließt sich die ärztliche Praxis noch ungern zur Gastroskopie und zieht sie nur im Notfalle zur Entscheidung lebenswichtiger Fragen heran. Es scheint, daß die Technik durch das neue biegsame Gastroskop von V. v. d. Reis wesentlich bereichert und erleichtert wurde. — Neuerdings beschrieb H. H. Berg[1] einen charakteristischen röntgenologischen Befund (Verhalten des „Schleimhautreliefs" bei Zusammenpressen der Magenwände bis zur gegenseitigen Berührung; Forssell'sche Methode). Umfangreichere Erfahrungen über die Tragweite dieser aussichtsreichen diagnostischen Methode stehen noch aus. K. Gutzeit, dem zum Vergleich eigne große Erfahrung über Gastroskopie zur Verfügung stand, äußert sich sehr günstig. Über diagnostische Wertung feinerer Einzelheiten bestehen noch Meinungsverschiedenheiten. Über Gastroskopie: B. K. Gutzeit, R. Korbsch, A. Hübner.

Im allgemeinen fußt die Diagnose „chronische Gastritis" weniger auf Wertung einzelner Symptome als auf der des ganzen klinischen Bildes und des Gesamtverlaufs. Unseres Erachtens versteckt sich hinter dem, was heute mit Vorliebe als chronische Sub- und Anacidität konstitutionellen und psychogenen Ursprungs und Charakters bezeichnet wird, sehr häufig wahre chronische Gastritis (S. 141ff.). Ebenso halten wir es für gewiß, daß in zahlreichen Fällen von Superacidität die auftretenden Superaciditätsbeschwerden (meist Perioden von Tagen oder Wochen) auf das Hinzutreten und Mitwirken pylorusnaher Gastritis zurückzuführen sind (C. v. Noorden[6]). Oft hängen sie freilich ab von Ulcus parapyloricum oder Ulcus duodeni (pylorische und duodenale Spasmen); beim pylorusfernen eigentlichen Magenulcus ist ihre Abhängigkeit von Gastritis aber das wahrscheinlichere. Der Katarrh kann in beiden Fällen (d. h. bei Sub- und bei Superacidität) gleichmäßigen Zuges, d. h. wahrhaft chronisch verlaufen. Häufiger ist, namentlich bei Superaciden, schubweises Kommen und Gehen bzw. Abflauen, wie es bei Katarrhen an sichtbaren Schleimhäuten ja auch der Fall ist; trotzdem müssen wir, im Hinblick auf den Gesamtverlauf, von chronischem Leiden sprechen.

II. Ätiologie.

Der Arzt hat nur selten Gelegenheit das Werden eines chronischen Katarrhs zu verfolgen; wenn er die Behandlung übernimmt, steht er fast immer schon dem vollentwickelten Krankheitsbilde gegenüber. Dementsprechend lassen sich meist nur Vermutungen über seine Ursachen aussprechen, aber ohne Gewähr der Sicherheit. Man unterscheidet

a) Primäre chronische Gastritis. Bei ihr spielen zweifellos häufige und vernachlässigte frühere akute Katarrhe, Potatorium, starker Nicotinmißbrauch eine wichtige Rolle. Die ätiologische Tragweite des Alkoholmißbrauches erhellt klar aus den Untersuchungen von F. Vogelius, die durchaus mit altbekannten klinischen Tatsachen übereinstimmen. Den schädlichen Einfluß des Tabaks erkennt man besonders gut bei Frauen; sie sind offenbar konstitutionell viel empfindlicher dagegen als Männer. Man fasse aber nicht nur das Nicotin ins Auge. Der Rauch enthält auch sonstige Reizkörper. Beim Tabakkauen und beim Auslaugen des Mundendes von Zigarren und Zigaretten, auch aus kurzen Pfeifen, gelangen mit dem Speichel stark reizende Schädlinge in den Magen (Bd. I, S. 804ff.). In weitem Umfange dürfte die Ätiologie der primären chronischen Gastritis mit der akuten Irritationsgastritis zusammenfallen. Doch gehen keineswegs immer klinisch deutlich ausgeprägte akute Anfälle voraus. Gleichartige Schädlichkeiten (S. 9, 99), im einzelnen nicht kräftig genug um eine akute Krankheit zu bedingen, verursachen in häufiger Wiederholung das chronische Leiden. Demgemäß entwickelt sich der chronische Katarrh häufig schleichend, andere Male in deutlich abgegrenzten Schüben (s. oben). Die anfänglich geringen Beschwerden führen den Kranken noch nicht zum Arzte; erst die allmähliche Steigerung derselben läßt ihn ärztlichen Rat einholen.

Zur primären Irritationsgastritis und nicht zu den sekundären oder den konstitutionellen Formen rechnen wir die bei Diabetes und bei exogener Fettsucht vorkommenden Katarrhe. Bei schwerem Diabetes, namentlich der Jugendlichen, war chronischer Katarrh früher — als fast alle Zuckerkranken überfüttert wurden — nicht gerade selten. Dies schien uns weniger durch Acidosis als durch zu große Gaben von Natrium bicarbonicum und von Fett verschuldet zu sein; namentlich die gewaltigen Mengen von Rahm, welche manche Ärzte unterschiedslos den Zuckerkranken verordneten, waren bedenklich. Mit dem Abstellen dieser Schädlichkeiten heilte der Katarrh schnell aus. Wir fanden teils superacide, teils subacide Formen. Jetzt, wo man mit dem Überfüttern aufgehört hat und auch von den großen Alkaligaben zurückgekommen ist, ist die chronische Gastritis der Diabetiker erheblich seltener geworden. — Die exogene „Überfütterungsfettsucht" (Bd. I, S. 992ff.) bringt in späteren Abschnitten des Leidens recht oft chronische Katarrhe, begünstigt durch unvernünftige Ernährung (Irritationsgastritis, Gastritis ex ingestis) und von Störungen im Pfortadergebiete und im allgemeinen Kreislaufe. Zeitweilige Verschlimmerungen des Leidens lähmen den Appetit und verursachen Rückgang der Fettsucht. Dann kommt es wieder zur Erholung und zu neuer Überfütterung. Nach mehrfachem Wechsel gewinnt der Katarrh die Oberhand, und mit der Zeit bleibt der Verfall des Ernährungszustandes nicht aus. Wir sahen Leute, die früher überaus fettleibig gewesen waren und nur infolge eines chronischen Magenkatarrhes 50 kg und mehr eingebüßt hatten.

b) Sekundäre chronische Gastritis. Die Abgrenzung gegenüber „primärer" chronischer Gastritis ist natürlich keine strenge und stets etwas willkürlich. Oft hat man es mit Mischformen zu tun. Man erachtet u. a. als „sekundär" die katarrhalische Veränderungen der Schleimhaut bei Magenkrebs, die an dem Salzsäuremangel bei diesem Leiden mitbeteiligt sind. Noch nicht völlig geklärt sind die Beziehungen zum Ulcus ventriculi. Zu sekundärem Katarrh könnten hier anatomische Hemmnisse und Spasmen Anlaß geben, die die Verweildauer der Ingesta im Magen hinauszögern. Andererseits besteht die Möglichkeit, daß primäre superacide Katarrhe, bzw. superacide Frühperioden eines später chronischen subaciden Katarrhs günstige Bedingungen für das Entstehen von Ulzerationen schaffen, so daß Katarrh die Quellkrankheit, Geschwür die Folgekrankheit wäre. Die neuen, sehr eingehenden anatomischen Untersuchungen G. E. Konjetzny's sprechen in diesem Sinne. In Betracht kommt vorzugsweise die Gastritis hypertrophica der Pars pylorica. In der Aussprache über Gastritis auf der 6. Tagung der Gesellschaft für Verdauungs- und Stoffwechselkrankheiten teilte nur H. Hohlweg[1] rückhaltlos Konjetzny's Standpunkt. Er führt aus, daß jene Form der Gastritis und Ulcuskrankheit gewissermaßen eine Einheit darstellen. Im übrigen neigten sowohl Internisten wie Chirurgen sehr der G. v. Bergmann'schen Auffassung zu, daß die entzündlichen Veränderungen der Umgebung vom Geschwür bzw. von den Geschwüren selbst ausgingen, daß aber zweifellos durch einmal entstandene Gastritis das Abheilen der Geschwüre wesentlich behindert werde. Jedenfalls liegt im Sinne Konjetzny's genügend Material vor, um der chronischen Gastritis weit mehr Bedeutung, u. a. auch für Entstehung und Entwicklung der Ulcuskrankheit zuzuerkennen und ihr höhere klinische Wertung und sorgfältigere therapeutische Fürsorge zu widmen, als Jahre und Jahrzehnte hindurch üblich war. — Wegen längerer Verweildauer des Chymus fördert Hypotonie in hohem Maße das Entstehen akuter und chronischer Katarrhe (S. 108). Bei allen diesen Formen sind Vorgänge im Magen Ursache der Katarrhe; man kann sie daher auch der oben besprochenen Gastritis ex ingestis zurechnen.

Von früher unterschätzter Bedeutung sind Krankheiten des Gallenblasensystems, und zwar im wesentlichen solche, die die normalen Aufgaben der Gallenblase (Eindickung, Regelung des Gallenabflusses in den Darm) ausschalten, also Cysticusverschluß und Gallenblasenexstirpation (J. Leva, H. Hohlweg[3], H. H. Berg u. a.; vgl. S. 88). Es entsteht zunächst anscheinend einfache Sub- und Anacidität, unter Umständen später daraus Gastritis. G. Katsch beschreibt ein charakteristisches Beispiel: bei einem Gallensteinkranken wies die erste Untersuchung noch hohe Säurewerte nach; im Laufe eines halben Jahres entwickelte sich dann ausgesprochene Subacidität. Ähnliches sahen wir in zwei Fällen.

Die Bedeutung chronischer Darmdyspepsien für das Entstehen sekundärer chronischer Gastritiden schätzen wir selbst sehr hoch ein. Bei Durchfallskrankheiten überwiegen sub- und anacide Katarrhe, bei Obstipation normal- und superacide. Chronische Darmkatarrhe mit ausgesprochenen und dauerhaften Formen der „Fäulnisdyspepsie" sind fast immer mit Gastritis vereint. Ob „gastrogene Entero-Colitis" oder „enterogen-toxische Gastritis", läßt sich nicht immer entscheiden (S. 86, 103).

Eine wichtige Rolle in der Ätiologie spielen akute und namentlich chronische Infektionskrankheiten. Wir nehmen an, daß sie als Teilstück der Anaphylaxie oder durch direkte Toxinwirkung zunächst die spezifische Sekretion lähmen und auch den Tonus der Magenmuskulatur schädigen, auf solche Weise den Grund für akute und auch für chronische Gastritis legend (vgl. S. 102). Mit der Möglichkeit dauernder Schädigung des Drüsenapparates und mit entzündlichen Vorgängen hat man bei allen Infektionskrankheiten zu rechnen. Wenn nach deren Ablauf der Appetit nicht zurückkehrt und demgemäß die Erholung zu wünschen übrig läßt, sollte man stets danach fahnden. Wahrscheinlich sind gar manche Fälle chronischer Gastritis und Subacidität dunklen Ursprungs, auch schon im Kindesalter, auf früher überstandene Infektionskrankheiten zurückzuführen. Dies mahnt dazu, weder auf der Höhe der Krankheit den Appetitlosen gewaltsam zu überfüttern noch dem stürmischen Verlangen des Rekonvaleszenten nach reichlichster Ernährung schrankenlos nachzugeben.

Praktisch am wichtigsten unter den sekundären, infektiös-toxisch bedingten chronischen Anaciditäten und Gastritiden sind wohl die der Phthisiker. Schon bei Frühformen kann sich chronische Gastritis einstellen; bei vorgeschrittener Tuberkulose fehlt sie selten, und es kommt dabei oft zu schwerer Atrophie des Drüsenapparates (G. E. Permin, Kn. Faber[1]). Wir sahen aber bei Tuberkulösen auch manche chronische Gastritis, die offenbar nur durch unsinniges Überfüttern ärztlich verschuldet war und dann durch Übergang zu einfacher und kargerer Kost heilte. Vorsichtige Tuberkulinkur scheint uns die Heilung zu begünstigen; im Einzelfalle freilich wird der Nutzen solcher Kur schwer zu beweisen sein. Nicht ganz selten ist chronische, die Quellkrankheit überdauernde Gastritis bei länger sich hinziehender Sepsis und Influenza (G. Deusch, eigne Fälle). Nach Abdominaltyphus bleibt chronische Gastritis zwar auch manchmal zurück (F. Boehnheim); es ist aber doch selten. Häufiger trifft man sie bei fieberhaften Coli-Infektionen der Gallenwege (F. Rydgaard), aber auch bei anderen Gallenleiden. Man begegnet ihr auch als toxogenem Überbleibsel nach Dysenterie und Dysenteroiden; als Regel darf man dies freilich nicht bezeichnen (vgl. darüber A. Schröder, G. Büllmann, A. Alexander, F. Boehnheim, H. Strauss[1], J. Alsberg).

Daß wir bei gleichzeitigem Vorhandensein von Colitis gravis und Anacidität bzw. Gastritis chronica nicht immer die letztere als Quellkrankheit anschuldigen dürfen, sondern daß bei infektiösen Darmkrankheiten auch das umgekehrte, d. h. enterogene toxische Magenschädigung (enterogene Achylie; Kn. Faber[2]) vorkommt, ward schon erwähnt (S. 103). Es war alte Erfahrung, wurde aber zeitweilig vergessen oder doch gering geachtet.

Gastritis chronica ist natürlich keine gesetzmäßige Folge der genannten und anderer Infektionskrankheiten; entscheidend sind Wucht des toxischen Angriffs und individuelle Widerstandskraft der Schleimhaut.

Auf das sehr häufige Vorkommen chronischer Gastritis mit Ausklingen in völlige Achylie bei chronischer Polyarthritis rheumatica wiesen G. Borries, Kn. Faber und G. Lange hin. Wenn im Verlaufe dieser Krankheit der gesamte Ernährungszustand schwer leidet, fanden wir in der Regel als einzige Beschwerde von Seiten des Magens und gleichzeitig als bedeutsames Hindernis bei Ernährungskuren starke Appetitlosigkeit. Der Magensaft war anacid, die Schleimproduktion meist nicht vermehrt. Anderseits gibt es auch viele Fälle von chronisch-deformierendem Gelenkrheumatismus mit unbeschädigter Magenfunktion. Die Zusammenhänge sind nicht klar; es mag sein, daß starkes Überfüttern mit Salicylsäure und anderen Medikamenten gelegentlich zur Ursache von Katarrhen wird. — Bei regulärer Gicht fanden wir meist Superacidität und als Vorläufer von Anfällen akuten superaciden Katarrh (S. 103); bei chronisch atypischer Gicht mit Tophi und Zerstörung der Gelenkflächen überwiegt das

Vorkommen anacider Katarrhe des Magens mit schwerer Appetitlosigkeit; die oft jämmerliche Beschaffenheit des Ernährungszustandes ist hierauf zurückzuführen. — Bei ausgesprochen endogener Fettsucht (Hypothyreoidismus, Degeneratio adiposo-genitalis, Insuffizienz der Hypophyse) fanden wir oftmals Sub- und Anacidität, aber in der Regel keine sonstigen Zeichen des Magenkatarrhes. Bisher regelmäßig trafen wir Subacidität bei den zu starker Abmagerung neigenden Fällen von pluriglandulärer Degeneration. Hier waren oft auch die Zeichen des Katarrhes (vermehrte Schleimproduktion) sehr deutlich. Alles in allem treten aber Abhängigkeitsverhältnisse der Magensekretion und auch etwaiger Katarrhe von Hormonen bestimmter, magenferner endokriner Drüsen klinisch nur sehr verschwommen hervor. Übereifrige Endokrinologen zogen bereits allzu weitgehende Schlüsse. Obwohl die Schilddrüse ein sekretionsfördendes Hormon liefert (J. Rogers), findet man bei dem hyperthyreotischen Morbus Basedowii häufigst Subacidität.

Bei venösen Stauungen im Pfortadergebiete ist die Neigung zu chronischen Katarrhen sehr deutlich; subacide Formen überwiegen. Nicht so gleichmäßig liegen die Dinge bei Störungen im großen Kreislauf und im Atmungsapparat. Literatur darüber bei A. Dienstfertig. Vgl. Kapitel Kreislaufstörungen.

Eine ansehnliche Rolle spielen Katarrhe bei chronischen Nephritiden, sowohl bei den Ödemformen wie bei den azotämischen. Sie sind uns bei der Ernährung dieser Kranken oft sehr hinderlich. Wenn sich bei chronischer Nephritis einmal Anacidität oder gar Achylie entwickelt hatte — was keineswegs immer der Fall ist —, sahen wir niemals Wiederkehr normaler Sekretionsverhältnisse, auch nicht, wenn der Allgemeinzustand ein leidlich befriedigender wurde (vgl. S. 129). Symptomatisch ist bemerkenswert, daß man bei kaum irgendeiner anderen Form der Gastritis so regelmäßig hartnäckigen dicken Zungenbelag antrifft, wie schon in frühen Zeiten suburämischen Zustandes.

Sehr bedeutsam, aber keineswegs gleichmäßig ist der Einfluß chronischer Anämien und anderer Blutkrankheiten. Sie bringen oft Sub- und Anacidität, woraus sich natürlich chronischer Katarrh entwickeln kann. Dies scheint aber nicht häufig der Fall zu sein. Mit Besserung des Grundleidens sind die Zustände rückbildungsfähig. Z. B. trafen wir bei einem Patienten mit myeloider Leukämie alle Merkmale des chronischen anaciden Katarrhes an. Als Röntgenbestrahlung vortrefflichen Zustand des Blutes und des Allgemeinbefindens bewirkt hatte, waren die Funktionsstörungen des Magens verschwunden; sie kehrten aber bei späterer Verschlimmerung des Leidens wieder zurück. Fast regelmäßig und dauerhaft verbunden ist Achylia gastrica nur mit perniciöser Anämie, sowohl mit ihrem hämolytischen wie mit ihrem aplastischen Typus (vgl. S. 147).

Als Sub- und Anacidität auslösende Ursachen sind noch allgemeine Ernährungsstörungen zu nennen. Während der Kriegszeit wurde von zahlreichen Seiten außerordentliche Häufung von Anaciditätsfällen gemeldet. Teils gaben Magenbeschwerden Anlaß zur Feststellung, teils waren es Zufallsbefunde bei planmäßiger Reihenuntersuchung. Man sah anderseits auch gewaltige Häufung von Superaciditätsfällen (F. Heinsheimer, L. R. Grote[2] u. a.). Nach H. Curschmann[2] war weniger die Art der Kost als die seelische Reaktion auf ihre Einseitigkeit und mangelhafte Schmackhaftigkeit und auch andere widrige Umstände maßgebend für die Sekretionsstörungen und für die Richtung, welche sie nahmen. Ebenso wie E. Schütz schließen wir uns für einen Teil der Fälle dieser Auffassung an. Man darf aber nicht übersehen, daß die erzwungene Umstellung der Kost (durchschnittlich schlechtere Beschaffenheit aller Nahrungsmittel, Übergang zu vorzugsweise vegetabilem Material von großenteils fragwürdiger Art und Beschaffenheit) gemäß alter klinischer Erfahrung auch unmittelbare Gefahr für die Magenschleimhaut und ihren Drüsenapparat einschloß. Es soll damit kein Einwand gegen vegetabile Kost im allgemeinen erhoben werden, sondern nur gegen ihre mangelhafte Beschaffenheit; es sei hier nur an die Minderwertigkeit des Brotes erinnert, worauf zweifellos viele Magenstörungen unmittelbar zurückzuführen waren. Ein Teil der Super- und Subaciditätsfälle waren nichts anderes als super- und subacide Katarrhe ex ingestis. Aus kalorischer Unzulänglichkeit der Kost (einfache kalorische Unterernährung) läßt sich die Häufung von Sub- und Anacidität sicher nicht ableiten. Die Klinik liefert uns genug Fälle schwerster Unterernährung (auch bei Magenkranken) ohne Rückgang der Acidität, ja sogar mit sehr hohen Säurewerten, um diesen Schluß ablehnen zu dürfen. Viel wichtiger war sicher die qualitative Unzulänglichkeit der kargen Kriegskost und die hierdurch bedingte quantitative Verschiebung organischer und anorganischer Drüsenreizstoffe: ungenügende Zufuhr organischer Bausteine für Zellen, Inkrete und Sekrete, Mangel an fördernden Stoffen („Eutoninen", E. Abderhalden, Bd. I, S. 5), Armut der Nahrung an bestimmten, für die chemisch-physikalischen Vorgänge bei der Sekretion wichtigen Mineralstoffen wie z. B. Kali und Phosphorsäure u. a. Ödemkrankheit, Osteopathie, Amenorrhoe waren ja auch deutliche Beweise dafür, wie schwer spezifische Zellfunktionen durch mangelhafte Kost geschädigt werden. Ob der Mangel unmittelbar auf die Drüsen einwirkte oder zunächst auf inkretorische Organe, steht dahin; wir wissen zu wenig über den bestimmenden Einfluß endokriner Drüsen auf die Magensekretion, um dies entscheiden zu können (T. W. Tallqvist, H. Curschmann[2]). Es mag sein, daß Mangel an ganz bestimmten Nährstoffen das häufige Vorkommen von Anacidität mit verschuldete. In solchen Fällen käme ihr der Rang eines Avitaminose-Symptomes zu; Beriberi ist häufigst von Sub- oder Anacidität begleitet (J. Schimazono). Ohne die Zusammenhänge genau zu durchschauen, müssen wir uns mit der Feststellung bescheiden, daß die Sekretionsverhältnisse des Magens durch die Kriegskost stark gefährdet und geschädigt wurden. Aus der Kriegszeit sind zahlreiche chronische Magenkatarrhe, bis heute fortwirkend, in die Nachkriegszeit übernommen worden, mehr bei Frauen als bei Männern, mehr bei der Zivilbevölkerung als bei Kriegsteilnehmern.

Über die äußerst wichtigen Beziehungen der verschiedensten Krankheiten zum Magenkatarrh vgl. die umfängliche Literatur bei H. Herz. Wir gehen auf diese Fragen, soweit sie für die Diätetik von Belang sind, bei Besprechung der einzelnen Krankheitsgruppen ein. Über das Verhältnis der Sekretionsverhältnisse zum chronischen Magenkatarrh vgl. S. 122, 127. Eine beachtenswerte Statistik über das Vorkommen von Sub- und Anacidität bei verschiedenen Krankheiten teilte G. Kelling mit. Vgl. auch Kn. Faber[2, 4].

Gleichgültig was die besondere Ursache, jedenfalls spielt beim Entstehen einfacher chronischer Sub- und Anacidität wie auch des chronischen Katarrhes (einschließlich der Gastritis ex ingestis) geringere Widerstandsfähigkeit des Drüsenapparates eine gewaltige Rolle. Ob dieselbe erworben oder konstitutionell (angeborene, keimplasmatische Minderwertigkeit) ist, läßt sich schwer entscheiden und hat im Einzelfalle mehr theoretisches als praktisches Interesse. Die augenblickliche Strömung neigt zur Überschätzung des keimplasmatischen Einschlages. Oft dürfte sich wohl erworbene (exogene) Widerstandsunfähigkeit mit angeborener (endogener) Schwäche verbinden.

III. Klinisches Bild.

Das klinische Bild der Subacidität und des subaciden chronischen Magenkatarrhes charakterisiert sich durch das, was der Laie „schwachen Magen“ nennt, d. h. gewöhnlich geringen Appetit und vor allem schnelles Sättigungsgefühl beim Essen, lästige Empfindungen verschiedener Art — hier und da bis zum Schmerz gesteigert — nach etwas größeren Mahlzeiten, meist leichte Empfindlichkeit des ganzen Organs oder auch nur des Epigastrium gegen Druck, zeitweilige Übelkeit, hin und wieder auch Erbrechen, meist nur nach unbedacht hastigen Mahlzeiten.

Dem Vorkommen von Schmerz schenkt man neuerdings weit mehr Beachtung als früher, wo man Magenschmerz in viel engeren Zusammenhang mit Reizung geschwüriger Flächen brachte, als tatsächlich berechtigt war. Nachdem man die Magenschmerzen in der Hauptsache auf pathologische Krampf- und Dehnungszustände zurückzuführen gelernt hat, können sie als Begleiter von Gastritis nicht mehr befremden. Wie an anderen Schleimhäuten steigert Entzündung auch hier die Reizbarkeit und begünstigt damit regelwidriges Eingreifen des zugehörigen Muskelapparates. Wir treffen klinisch auf Frühschmerz, Spätschmerz und selbst auf nächtlichen „Hungerschmerz“ (S. 64—72), zweifellos häufiger und heftiger bei super- als bei subaciden Gastritiden. Der zeitliche Wandel der Schmerzhaftigkeit erklärt sich leicht daraus, daß zwar die Sekretionsverhältnisse im großen und ganzen gleichbleiben, daß aber schmerzhafte Reaktionen an das Bestehen akuterer Reizzustände gebunden sind. Dies gilt vor allem für das Verhältnis zwischen Superacidität und Superaciditätsbeschwerden. Vgl. Abschnitt Superacidität.

Der Stuhlgang verhält sich nicht gesetzmäßig; gewöhnlich neigt er zu mäßiger Trägheit; später kommt es auch öfters zu Diarrhöen (S. 49), worauf B. Oppler und M. Einhorn[2] zuerst hinwiesen. Diese Diarrhöen erhielten dann durch Ad. Schmidt den jetzt gebräuchlichen Namen „gastrogene“; er leitete sie ab vom Übertritt mangelhaft verdauten oder mit schädlichen Keimen beladenen Materials in den Darm (S. 21, 78, 85). Auf mancherlei nebensächliche Beschwerden des chronischen Magenkatarrhs brauchen wir hier nicht einzugehen. Die subjektiven Beschwerden sind jedenfalls derart, daß aus ihnen das Bestehen eines chronischen Katarrhes nicht diagnostiziert, höchstens vermutet werden kann. Sowohl die hier erwähnten wie andere Zeichen kommen teils in ihrer Gesamtheit, teils stückweise den meisten anderen Magenkrankheiten zu; sie sind anderseits auch keine unerläßlichen Begleiter der Sub- und Anacidität und nicht einmal des chronischen Katarrhes. Säuremangel findet man ja auch oft zufällig bei Menschen, die sich vollkommen magengesund fühlen. Auch bei wahrem chronischen Katarrh sind — vorsichtiges Verhalten vorausgesetzt — die Belästigungen oft auffallend gering und werden kaum beachtet. Dagegen — und dies ist bei Ausschluß anderer ernster Magenkrankheiten doch diagnostisch wichtig — bringen oft schon geringe, zumal wiederholte Abweichungen von der gewohnten, erfahrungsgemäß gut vertragenen Lebens- und Ernährungsweise, sei es in qualitativer, sei es in quantitativer Hinsicht, auch einfache durch äußere Verhältnisse aufgezwungene Unregelmäßigkeiten der Nahrungsaufnahme, wesentlichen Anstieg der Beschwerden, namentlich faden Geschmack, Aufstoßen, Sodbrennen, mehrtätige schwere Appetitlosigkeit, Üblichkeitsgefühle, Abneigung gegen bestimmte Nahrungsmittel, besonders gegen Fette und Süßigkeiten, während pikante Gerichte oft begehrt und zum Schaden des Kranken auch genommen werden.

Von objektiven Symptomen sind teils für die Diagnose, teils für die diätetische Behandlung wichtig: Säureverhältnisse, Schleimproduktion, Magenmotilität, Abmagerung.

1. Säureverhältnisse.

Chronische Gastritis kann super-, normal- und subacide Mägen befallen. Die Einstellung der Saftsekretion vor dem Katarrh hat wohl sicher Einfluß auf das Verhalten während des Katarrhs, um so mehr als der chronische Katarrh sich letzten Endes häufig aus vorausgegangenen sekretorischen und damit verbundenen motorischen und digestiven Störungen entwickelt. Von vornherein kann die Ursache des chronischen Katarrhes richtunggebend sein. Wie bei akuten (S. 103) sind auch die chronischen toxisch-hämatogenen Gastritiden überwiegend häufig sub- und anaciden Charakters. Die ursprüngliche Einstellung der Säureverhältnisse braucht nicht dauernd innegehalten zu werden. Ihr Auf- und Abschwanken ist etwas Gewöhnliches. Übergang der super- und normoaciden Form in die subacide kommt vor, während über Entwicklung der subaciden Form zu superaciden nichts bekannt ist. Nach Kn. Faber[2] klingt jede langbestehende und fortschreitende Gastritis schließlich in völlige Achylie mit Schleimhautatrophie (S. 114, 144) aus. Für die hämatogene, subacide Pangastritis (S. 102) und für weitverbreitete, durch stets sich wiederholende neue Schädlichkeiten unterhaltene Irritationsgastritis mag dies zutreffen, aber wohl kaum für die wesentlich in der Pars pylorica sich abspielende hyperplastische Form (S. 114).

Man hat bisher die superaciden und die subaciden Gastritiden nicht grundsätzlich voneinander getrennt, und es ist wohl auch sicher für eine große Zahl von Fällen berechtigt, bei normalem oder gar superacidem Befund von leichteren Störungen zu sprechen, die den zuständigen Drüsenapparat funktionstüchtig beließen und sogar in Zustand der Übererregbarkeit versetzten, bei Subacidität aber von ernsterer Erkrankung des Drüsenapparates. Dies bedeutet: zwei verschiedene Phasen eines einheitlichen Krankheitsprozesses. Ob dieser unitaristische Standpunkt durchweg aufrecht erhalten werden darf, ist aber sehr zweifelhaft geworden (s. unten). Der superacide Katarrh ist klinisch betrachtet der beschwerdereichere, und die von ihm abhängigen Beschwerden klingen ab, wenn die Salzsäuresekretion nachläßt. Aber auch die Gefahrpunkte sind bei der superaciden Form größer, da sie erfahrungsgemäß dem Entstehen und dem Fortbestehen von Ulcus Vorschub leistet. Vgl. Abschnitte: Superacide Zustände und Ulcus.

a) Der **superacide chronische Katarrh** mußte lang um sein Bürgerrecht in der Nosologie kämpfen. Sein Vorkommen wird nicht mehr bestritten. Auch gastroskopisch ist dies klargestellt (H. Hohlweg[3], A. Hübner u. a.). Kn. Faber[2] deutet diese Form als erste Stufe des chronischen, später zu Subacidität führenden Katarrhs. Von solchen Übergängen ist aber auffallend wenig bekannt (F. Vogelius); sie kommen aber vor (S. 115). Wir selbst begegneten ihnen mehrfach; meist freilich nur in der Art, daß Gastritiskranke, die uns von früher her als superacid bekannt waren, nach Jahren wieder mit sub- oder gar anacider Gastritis in unsere Behandlung zurückkehrten, während die Geschehnisse zur Zeit des Übergangs nicht hinreichend verfolgt worden waren. Wie wenig man trotz der erschreckend großen Literatur über Magenpathologie und des Heeres von „Magen-Spezialisten" von solchen Übergängen weiß, ist doch recht auffällig und legt den Gedanken nahe, daß die Form oder mindestens der anatomische Sitz der entzündlichen Vorgänge auf den Aciditätscharakter und dessen Dauerbestand starken Einfluß gewinnt. Die Arbeiten von V. Orator bieten dafür eine Unterlage (S. 113).

Die Pars pylorica ist die eigentliche Reizzone des Magens (S. 29). Entzündliche Vorgänge daselbst verstärken die Erregbarkeit (S. 115), und die verstärkte Reizwirkung kann leicht zu erhöhter Tätigkeit der spezifischen Drüsen des Magenkörpers und zu pathologischen Motilitätsvorgängen führen, also gerade zu solchen Geschehnissen, die im Krankheitsbilde der superaciden Gastritis eine Rolle spielen. Wir betrachten das Aufflammen chronischer pylorusnaher Gastritis als eine der wesentlichen Ursache für das Entstehen von „Superaciditätsbeschwerden" (bzw. Acidismus und acidistischer Anfälle, wie G. Katsch es nennt). Hoher Säurewert des Saftes und superacide Beschaffenheit des Chymus sind freilich keine zwangsläufige Grundlage für diese Beschwerden, die viel unmittelbarer mit dem Verhalten der Motilität als der Sekretion verankert sind.

Im weiteren Verlaufe kann es natürlich zum Abflauen der Reizbarkeit in der pylorusnahen Zone, aber auch zum funktionellen Versagen des dauernd überreizten spezifischen Drüsenapparates oder zu dessen herdweise fortschreitender Erkrankung kommen. Vielleicht seltene Vorgänge! Andererseits wird eine Gastritis, die von vornherein wesentlich die spezifische Drüsenzone des Magenkörpers befällt (mit oder ohne Beteiligung der distalen Reizzone) mit größter Wahrscheinlichkeit dem subaciden Charakter zuneigen. Das entscheidende Wort muß die Gastroskopie sprechen[1]). Vgl. Superacide Zustände, S. 173.

b) Subacide und anacide Gastritiden werden für die weitaus häufigeren gehalten. Ob dies stimmt, ist nicht sicher; man hat die Zahl der superaciden Fälle doch wohl unterschätzt. Praktisch genommen steht Säurewert des Chymus mit maximal etwa 0,08% ClH in bezug auf digestive Kraft der Anacidität nahe. Eine gewisse Peptonisierung des Eiweißes und auch eine gewisse Invertierung von Rohrzucker wird man aber kaum je vermissen, so lange der Zustand völliger Achylie noch nicht erreicht ist. Auch erlischt die baktericide Kraft des Mageninhaltes, wie eigene ältere Versuche lehrten, keineswegs so stark, wie man nach dem Tiefstand der Acidität erwarten sollte (über baktericide Hilfskräfte S. 78ff.). Das Überwiegen des reizarmen Probefrühstückes nach C. A. Ewald als diagnostischen Hilfsmittels führte oft zur Unterschätzung der sekretorischen Kraft des subacid-katarrhalisch erkrankten Magens.

Stärkere Lockreize decken oft auf, daß doch noch mehr von ihr erhalten ist, wie C. v. Noorden[1] schon früher beschrieb und wie die „Reizmahlzeiten“ H. Curschmann's und Proben mit reiner Fleischbrühe oder Fleischextraktlösung dartun (S. 29, 31). Auch die Sekretionskurven nach Beschickung des nüchternen Magens mit verdünntem Alkohol, vor allem auch nach Injektion von $^1/_2$ mg Histamin (S. 54) weisen oft noch Sekretionskraft nach, wo sie nach Maßgabe des Ewald'schen Probefrühstücks erloschen zu sein scheint. Auch das noch nicht genügend ausgewertete Neutralrot-Verfahren läßt sich wahrscheinlich im gleichen Sinne nutzbringend verwenden (K. Gläßner und H. Wittgenstein, Luria und Mirkin).

Die chronische Gastritis muß mit sekretorischer Insuffizienz verlaufen,

1. wenn die Ansprechbarkeit der distalen Reizzone aus irgendwelchem Grunde geschwächt oder erloschen ist („Gastrintheorie“, S. 29). Die primäre neurogene Sekretion (S. 26) reicht nicht aus, den Mageninhalt genügend mit Salzsäure zu versorgen;

2. wenn der spezifische, Säure und Pepsin liefernde Drüsenapparat geschädigt ist, sei es funktionell, sei es histologisch. Die histochemische Störung selbst kann bestehen in zu geringer ClNa-Zufuhr (sicher höchst selten, S. 32), in verringertem Speicherungsvermögen für ClNa oder in geschwächtem Bildungsvermögen von ClH aus ClNa (R. Rosemann, G. Katsch[2]). Mehrere dieser Gründe können sich vereinen. Der gesamte Drüsenkörper kann gleichmäßig geschädigt werden (V. Orator's Pangastritis, S. 102) oder die Gastritis kann herdweise entstehen und sich herdweise verbreiten (O. Stoerk); letzteres bedingt allmähliche Abnahme der sekretorischen Leistung des Magenfundus. Manchmal findet man bei Sub- und Anacidität auffallend wenig Saft, z. T. wohl dadurch bedingt, daß die flüssigen Massen sehr schnell durch den Pylorus entweichen („Anaciditas sicca“); in anderen Fällen, z. B. sehr oft bei starken Hypotonien, überreichlichen Saft „Anaciditas hydrorrhoica“ (H. Strauß und J. Leva, F. Helm u. a.).

Bis in weit vorgeschrittene Abschnitte der Krankheit finden sich Pepsin und Labferment im Magensaft, sicher stets so lange, wie man es nur mit Subacidität zu tut hat, und gleichfalls in zahlreichen Fällen der Anacidität. Immerhin kann das Pepsin vermindert sein (Hypopepsinie); manchmal nur scheinbar und leicht erklärlich aus den Sonderverhältnissen der Anaciditas sicca und hydrorrhoica (s. oben). Bei starkem Lockreiz (Extraktlösung) und Einlegen dünner Dauersonde findet man dann das Pepsin oft in überraschend großer Menge.

Wie schon F. Riegel es tat, sind grundsätzlich — wenn es auch nicht von großer praktischer Tragweite ist — zu unterscheiden: Sub- und Anacidität einerseits, Hypo- und Achylie anderseits. Sub- und Anacidität = Salzsäure vermindert bzw. fehlend; Hypo- bzw. Achylie = Salzsäure vermindert bzw. fehlend;' Pepsin gleichfalls vermindert bzw. fehlend (Hypo- bzw. Apepsinie). Da Anacidität und Achylie sich in gleicher Weise

[1]) (Anmerkung bei der Korrektur.) Den gleichen Gedankengang finden wir in einem sehr beachtenswerten Aufsatz von O. Porges: Zur Klinik der chronischen Gastritis, Wien. med. Wochenschr. 1927, Nr. 2.

auswirken, wurden beide Begriffe in steigendem Maße wie Synonyma gebraucht. J. Alsberg rügt dies mit Recht. Wenn die Fermente (Pepsin + Lab) fehlen, ist die Rückkehr der spezifischen Magensekretion unwahrscheinlicher als bei Anacidität. Atrophie des gesamten spezifischen Drüsenapparates, als Endwirkung fortschreitender Gastritis, führt natürlich zu Achylie (Kn. Faber u. a.; S. 114, 144).

Wie aus zahlreichen Stellen dieses Buches hervorgeht, erkennen wir das Vorkommen konstitutioneller und neuro-funktioneller Sekretionsschwäche durchaus an. Erhöhte Krankheitsbereitschaft schaffen solche Zustände immer. Wir meinen aber, daß sich hinter dem, was neuerdings als solche diagnostiziert und gedeutet wird, bereits häufig wahre chronische Gastritis oder Folgen abgeklungener Gastritis verstecken (C. v. Noorden[10]). Nicht einmaliger Befund, nur der Gesamtverlauf kann entscheiden. Aus ihm sei namentlich auf ein für Gastritis dringend verdächtiges Symptom hingewiesen: allmähliche Zunahme der sekretorischen Insuffizienz, wenn auch vielleicht unterbrochen von Perioden der Besserung. Bei Carcinom kommt dies ja auch vor, aber rascheren und gleichmäßigeren Schrittes bis zum starken „Salzsäuredefizit"; dazu bringt es die Gastritis selten und zwar nur in Fällen, wo die Abgrenzung gegen konstitutionelle und neuro-funktionelle Schwäche überhaupt nicht mehr in Frage kommt. Das allmähliche Sinken der Acidität kommt auch vor bei Ausfall der regulatorischen Gallenblasentätigkeit (S. 116), ob nur funktionell oder bereits gastritisch bedingt, steht dahin; jedenfalls ist im Einzelfalle auf solches Leiden stets zu fahnden.

Eine praktisch brauchbare Staffelung der Sekretionsschwäche empfiehlt G. Katsch (S. 136):

1. Verringerte Säurebildung auf Alkohol- und Koffeinreiz.
2. Säurebildung nur auf Histaminreiz.
3. Keine Säurebildung, nur Sekretvermehrung auf Histaminreiz.
4. Verlust der Fähigkeit, Neutralrot auszuscheiden.
5. Auch auf Histaminreiz erfolgt keine Sekretvermehrung mehr.

2. Schleimabsonderung.

Reichlicher Schleim, der mit den Speisen innig gemischt ist (S. 62), weist bei steter Wiederholung dieses Befundes auf Katarrh hin, ist dafür aber nicht vollbeweisend. Die Grenze zwischen physiologischer und pathologisch gesteigerter Schleimbeimischung zu den Ingesta ist schwer zu ziehen, da auch bei den Magengesunden starke individuell gebundene Verschiedenheiten vorkommen. Es sei auch erinnert an Einschlag neurogener Gastromyxorrhöe, von der klinisch aber sehr wenig bekannt ist (S. 63). Da weder aus dem Verhalten der Sekretion noch aus dem der Motilität bezeichnende Merkmale für Katarrh abzuleiten sind, bleibt der Nachweis charakteristisch angeordneten Schleimes im Inhalt des nüchternen Magens das wertvollste Stück für die Diagnose (S. 63). Innige Mischung sehr reichlicher Schleimmengen mit Ingesta lenkt zwar immer den Verdacht auf Gastritis, ist aber nicht voll beweisend für Katarrh. Anderseits schließt aber Mangel an Magenschleim das Bestehen eines chronischen Katarrhes nicht aus. Bei veralteten Katarrhen, wenn sich bereits dauernde Achylie entwickelt hat, versiegt oft die Schleimabsonderung, wahrscheinlich wegen Schädigung des zuständigen Drüsenapparates. Für die Diätetik hat das Verhalten des Magenschleimes keine große Bedeutung; nur scheint Schleimmangel die subjektive Empfindlichkeit gegenüber Nahrungsreizen zu erhöhen (S. 64, 145).

Mangelnder Schleimbefund darf nicht zur Abweisung der Diagnose „chronische Gastritis" führen (J. Boas, C. v. Noorden[10], G. Katsch u. a.). Ob man Magenschleim antrifft oder nicht, hängt nicht nur von dessen abgesonderter Menge ab, sondern auch vom Verhalten der Motilität, der Saftmenge und der Saftkonzentration. Bei mittleren Aciditätsgraden wird der Schleim schnell und stark peptisch angegriffen. Sehr hohen Säuregraden des Chymus hält er besser stand; sie liegen oberhalb des Optimum der Schleimverdauung. Daher findet man bei superaciden Gastritiden, wenn es nicht zu Mageninhaltsstauung kommt, oft die ganze Masse des Speisebreies von fadenziehendem, glasigem Schleim durchsetzt. Die Mikroskopie des Schleimes gibt wenig Ausbeute für oder gegen chronische Gastritis.

3. Motilität.

Wir bestätigen durchaus die Angaben der neueren Arbeiten und Lehr- und Handbücher (J. C. Hemmeter, S. Kemp, Kn. Faber[2], L. Kuttner[1], J. Boas usw.), daß man bei chronischer Gastritis kein gleichmäßiges Verhalten der Motilität antrifft. Uns ebenso wie anderen begegneten folgende Typen:

1. Vollkommen normale Motilität.

2. Anfangs Pylorusverschluß oder Abschub kleiner Mengen in unregelmäßiger Folge. Später normale Entleerungsform. Gesamte Entleerungszeit normal oder leicht verzögert (Röntgenbilder und Kemp'sches Frühstück). Diese Form namentlich bei superaciden Zuständen; gleichzeitiges Bestehen eines Ulcus juxtapyloricum ließ sich nicht immer bestimmt ausschließen.

3. Anfangs beschleunigte Entleerung bei offenem Pylorus; später Nachlassen der Peristaltik. Gesamte Entleerungszeit mäßig oder sogar bedeutend verlängert. Dies entspricht häufigen Befunden von S. Kemp, der unter 55 Fällen 30 mal verspätete Entleerung antraf.

4. Beschleunigte Entleerung bei mangelhaftem Pylorusreflex. Die Typen 3 und 4 herrschten bei den Hypo- und anaciden Fällen bei weitem vor. Nach diätetischer Behandlung und öfteren abendlichen Leerspülungen des Magens ging der Typ 3 oftmals in Typ 4 oder Typ 1 über. Die Hypotonie des Magens hatte sich also gebessert. Über Motilität bei niedrigen Säurewerten vgl. auch S. 144.

4. Abmagerung.

Wenn sich zum chronischen Magenkatarrh ein Darmkatarrh hinzugesellt hat (S. 84, 120), magern die Patienten fast immer stark ab; aber auch bei normalem Verhalten des Darmes kommt dies ziemlich häufig vor.

Die Ursachen sind klar, werden aber oft verkannt. Abmagerung ist durchaus kein Maß für die Schwere der funktionellen oder histologischen Schleimhauterkrankung (des Katarrhes), d. h. schon bei mäßiger chronischer Subacidität und bei Katarrhen mit geringen objektiv-nachweisbaren Funktionsstörungen kann sie vorkommen, und umgekehrt kann sie fehlen bei Achylie und bei voller Ausbildung aller objektiven Merkmale des Katarrhes. Die Abmagerung bei Magenkatarrh ist eine Funktion der subjektiven Beschwerden und Ernährungshemmnisse (u. a. Appetitmangel), mögen dieselben somatischen oder psychischen Charakters und Ursprunges sein (C. v. Noorden[1]). Oft zwingen nur ungeeignete äußere Kostverhältnisse zur Unterernährung. Rückwirkungen toxischer Art (Autointoxicatio e stomacho) spielen bei Sub- und Anacidität, bei Achylie, bei chronischen Magenkatarrhen offenbar eine viel geringere Rolle als man früher annahm; es sei denn, daß besondere Komplikationen vorliegen. Migränen toxischen Ursprunges hängen viel häufiger von Darmstörungen ab; anderseits verursacht Migräne oft sekundär sowohl am Magen wie am Darm Unregelmäßigkeiten der Sekretion und der Motilität (S. 51).

Wie man sieht, ist es recht unsicher die Diagnose auf Einzelbefunde fest zu gründen. Jeder Einzelbefund ist vieldeutig, und auch auf ihre Summierung überträgt sich dies. Zuverlässiger ist der Gesamteindruck des Verlaufes. Auf die therapeutische Stellungnahme bei der Frage, einfache Subacidität oder chronische Gastritis, kommen wir noch zurück (S. 127).

IV. Prophylaxis.

Prophylaxis und Behandlung der superaciden Gastritiden, die wir als entzündlichen Reizzustand der Pars pylorica auffassen (S. 121), und die wohl meist aus Schüben einzelner Attacken akuter Gastritis bestehen, fallen praktisch genommen so sehr zusammen mit Behandlung chronischer Superacidität, daß wir auf Behandlung letzterer verweisen dürfen.

Es muß auf die Ätiologie der akuten und chronischen Gastritiden zurückverwiesen werden (S. 98, 115). Aus ihr ergeben sich von selbst die wichtigsten prophylaktischen Lehren. Wenn auch der Nachweis des Überganges akuter Gastritis in chronische im Einzelfalle schwer zu erbringen ist, spricht doch die Erfahrung über Krankheiten anderer Schleimhäute für das häufige Vorkommen solchen Geschehens. Konstitutionelle und erworbene Schwäche begünstigen dies zweifellos.

Wenn uns Neigung zu rezidivierender akuter Gastritis entgegentritt, muß alles geschehen, derartige Rückfälle zu verhüten, und auf völliges Abheilen jeder einzelnen Attacke ist größter Wert zu legen (S. 107, 127).

Es wird immer wahrscheinlicher, daß bei Infektionskrankheiten der Drüsenapparat der Magenschleimhaut nicht nur während der Krankheit toxisch geschädigt wird, sondern auch nachhaltig geschädigt bleiben kann, was sich in dauernder oder gar zunehmender und bis zu höchsten Graden fortschreitender Subacidität und Hypochylie mit oder ohne Katarrh auswirkt. Ebenso wie es zum Gesetz erhoben ist, die bei allen Infektionskrankheiten bedrohten Nieren zu schonen, sollte man solche Vorsicht auch auf den Magen übertragen und nicht jede Regung des Appetites bei Fiebernden und Rekonvaleszenten restlos auszunützen erlauben (S. 103, 117). Dies ist ein wichtiges Stück der Prophylaxis.

Besondere Erwähnung heischt die Hypotonie des Magens, weil sie Bedingungen herstellt, woraus chronische Gastritiden entstehen können und tatsächlich oft entstehen. Hypotonie und Katarrh bilden einen Circulus vitiosus. Wie Hypotonien oft beschwerdefrei verlaufen und unbedenklich sind, bis Katarrh hinzutritt, sind Subacidität und Gastritis oft belanglos, bis der Nerv-Muskelapparat hypotonisch wird und die Magenentleerung sich verzögert. Abhilfe ist dann schwer; mindestens bedarf es monate- und vielleicht jahrelanger therapeutischer Arbeit, und auch dann ist der Erfolg nicht sicher, weil sich auf die Dauer unvorhergesehene Schädlichkeiten nicht immer fernhalten lassen. Die Hypotonie muß also frühzeitig planmäßig und nachdrücklich behandelt werden, ehe es durch verlängerte Verweildauer zu sekundärer Erkrankung der Schleimhaut kommt.

Vor allem aber hat sich die prophylaktische Betrachtung mit der Tatsache auseinanderzusetzen, daß es Zustände chronischer Sub- und Anacidität gibt, die ohne alle Magenbeschwerden verlaufen. Sie werden oft bei vollem Gesundheitsgefühle zufällig entdeckt.

Falls man sie nicht auf bestimmte Ursachen zurückführen kann, werden sie — der heutigen Richtung entsprechend — meist als konstitutionell bedingt gedeutet. Man stützte sich u. a. auch auf das Vorkommen von Achylie im frühen Kindesalter; dies hat freilich neuerdings an Beweiskraft verloren (S. 143). Doch ist unbedingt zuzulassen, daß eine starre, allgemeingültige physiologische Größe für Menge und Säurekonzentration des Magensaftes nicht existiert (S. 27). Ohne daß das normal-physiologische Ziel verfehlt wird, schwanken jene Werte von Mensch zu Mensch innerhalb gewisser Breite, und wohl auch beim einzelnen Menschen periodenweise. Jenseits einer gewissen unteren Grenze behält bei konstitutioneller Bedingtheit der Tiefstand jener Werte aber nicht mehr den Charakter einer „physiologischen“ Varietät; sondern erhält den Rang einer wahren pathologischen Minusvariante mit allen Gefahren, die solcher Minderwertigkeit anhaften.

Die namentlich in der Kriegszeit üblich gewordene Deutung chronischer Sub- und Anaciditäten als neurogen bzw. psychogen bedingter Zustände steht auf recht schwachen Füßen. Zwingende klinische Tatsachen für solche Auffassung fehlen durchaus, während das Vorkommen akuter psychogener Sekretionsschwäche nicht zweifelhaft ist. Indem diese den Verdauungsmechanismus stört, kann aus ihr Gastritis entstehen. Vergl. S. 119, 126, 136, 142.

An Zahl weitaus überwiegen dürften wohl die durch pathologische Geschehnisse erworbenen Sub- und Aciditätsformen sein, wobei man gastrogene und auf hämatogene Schädigung des Drüsenapparates auch dann anzuschuldigen hat, wenn sich in der Anamnese keine sicheren Anhaltspunkte finden. Unausgleichbare Dauerschäden infektiös-toxischen Ursprunges, auch Fernwirkungen endokriner Drüsen spielen sicher eine große Rolle dabei.

Gleichgültig wie begründet, die Insuffizienz des sekretorischen Apparates verläuft anerkanntermaßen sehr oft beschwerdelos oder mit nur so geringen und so seltenen Beschwerden, daß sie das Gesundheitsgefühl nicht beeinträchtigen. Ebenso, gleichsam heimlich schleichend verläuft aber sehr oft auch wahre chronische Gastritis. Anderseits können sich ebenso wie zu Normal- und Superacidität auch zu jeglicher rein funktionellen Subacidität und zu jeder chronischen Gastritis, verschiedenste rein psychogen bedingte Beschwerden gesellen. Beschwerden und Beschwerdelosigkeit sind also kein Trennungsmerkmal für chronische Gastritis einerseits, für funktionelle Sub- und Anacidität anderseits. Beide Zustände wirken sich in gleicher Weise auf die peptischen Vorgänge aus, und beide bieten in gleicher Weise die Möglichkeit für das Entstehen von Motilitätsstörungen und vielfachen Beschwerden. Ob sich diese Möglichkeit in Tatsache umsetzt, hängt weitgehend von Einstellung und Reaktion des Nervensystemes ab und es können, in Abhängigkeit von nervösem Einschlage, bei einfacher Subacidität, Ernährungszustand, somatisches und psychisches Verhalten viel ernster leiden, als bei anatomisch schweren, bis zur Verödung des Drüsenapparates vorgeschrittenen Katarrhen.

Das angeblich häufige Vorkommen „einfacher, irgendwie entstandener chronischer funktioneller beschwerdefreier Anacidität“ ließ die Lehre entstehen, man solle sie nur als physiologische Abart betrachten und ihre Träger essen und trinken lassen was sie wollen, weil jede andere Einstellung sie psychisch beunruhige oder gar erschüttere. Daß dies letztere ungeschickten Ärzten gelingt, steht außer Frage, ist aber bei richtigem Vorgehen leicht vermeidbar. Wir fanden immer, daß solche Leute geradezu in Grübeln und neurasthenische Phobie hineingetrieben werden, wenn der Arzt der festgestellten Sekretionsschwäche gar nicht Rechnung trägt. Sie fühlen sich dann vernachlässigt. Für die Psyche droht also Gefahr sowohl von Über- wie von Unterwertung des Befundes. Wenn auch in noch so vielen Fällen einfache funktionelle Sekretionsschwäche für Ablauf der Gesamtverdauung und für sonstiges Verhalten des Magens und des Darmes folgenlos geblieben ist, kann der Arzt doch wirklich nicht gewährleisten, daß dies bei völliger Vernachlässigung dauernd so bleiben wird (C. v. Noorden[10]).

Erhöhte Krankheitsbereitschaft besteht unter allen Umständen (wie übrigens auch bei funktioneller Supersekretion). Unseres Erachtens ist aber überwiegend häufig auch die anscheinend rein funktionelle chronische Anacidität nichts anderes als Auswirkung chronischer, schleichender Gastritis. Aber beides, chronische Anacidität und chronische Gastritis werden nur dann als Krankheit empfunden und stören nur dann das körperliche Behagen, wenn sie sich in motorischen Störungen auswirken (Hypotonie s. oben, vgl. auch S. 82), oder wenn akute Gastritis hinzutritt, bzw. aus auf Grundlage gleichmäßig schleichenden Verlaufes chronischer Gastritis schubweise Vorstöße entstehen.

Daher ist es nicht berechtigt, Subacidität und chronischen Katarrh nur da therapeutisch anzugehen, wo sie subjektive Beschwerden oder irgendwelche andere bedenkliche, nachweisbare Folgen z. B. für den Darm bringen. Wenn wir Verzicht auf Therapie nicht gleichsetzen mit Vernachlässigung, dürfen und müssen wir uns auf eine mittlere Linie einstellen, wobei der Patient nicht in allzu engen Panzer von Vorschriften eingeschnürt wird, wobei er aber offenbare Schädlichkeiten vermeidet und seine Kost der geringeren Akkomodationsbreite des Digestors anpaßt. Dieser Standpunkt ist für viele Fälle praktisch genommen der richtige. Als solcher ist er übereinstimmend anerkannt bei beschwerdelosen aber der Heilung nicht mehr zugänglichen Dauerformen der Subacidität, der Anacidität, der Achylie, und wer ihn für reizlos gewordene Formen des chronischen Katarrhes anerkennt, muß ihn auch zulassen für sog. „konstitutionelle“ Achylia gastrica; denn tatsächlich decken sich erstere oft mit dem Zustand, wofür wir die funktionelle Diagnose „Achylia gastrica" bereithalten (S. 143, 144). Wir müssen uns aber darüber klar sein, daß jener Standpunkt immer einen therapeutischen Verzicht bedeutet. Wir handeln so, weil wir das Übel nicht heilen können, und weil ein vergeblicher Dauerkampf mit seinen demoralisierenden Folgen schlimmer ist als das Übel selbst. Die Therapie beschränkt sich dabei auf das Verhüten schlimmer Folgen; sie wird also zur Prophylaxis. Wir stellen prophylaktische Kostvorschriften für solche Fälle im Abschnitte Achylie zusammen (S. 148).

V. Heilbarkeit der Gastritis chronica und Subacidität. Allgemeiner Gang der Behandlung.

Wenn wir beschwerdelosen, der Heilung nicht zugänglichen Dauerformen der Subacidität gegenüber den oben angedeuteten liberalen Standpunkt einnehmen, müssen wir aber fordern, daß im Einzelfalle die Unheilbarkeit der gennanten Zustände nicht zu früh, nicht auf gelegentliche unzulängliche Untersuchungen und vor allem auch nicht auf den Mißerfolg unvollkommener Heilversuche hin angenommen und dann zur Richtschnur für das weitere Handeln gemacht wird. Es gibt zweifellos Fälle unheilbarer chronischer Gastritis, wo die Lebensbedingungen des Drüsenparenchyms so schwer getroffen sind, daß wir selbst in frühen Abschnitten der Krankheit seinen späteren völligen Verfall auf keine Weise verhüten können. Von Spätformen mit vorgeschrittener Drüsenatrophie abgesehen, halten wir aber bei weitem die Mehrzahl chronischer Magenkatarrhe für so weit besserungsfähig, daß fernerhin trotz fortbestehender Subacidität und vielleicht auch mäßig vermehrter Schleimproduktion Beschwerden und alle üblen Folgezustände fernbleiben. Dieser weitaus häufigste Erfolg planmäßiger Behandlung bedeutet unseres Erachtens, daß das Entstehen neuer akuter Gastritiden bzw. schubweise Verbreitung und Verschlimmerung chronischer Gastritis verhütet worden ist. Wir dürfen dann mit gleichem Rechte von Heilung sprechen, wie bei günstigem Ausgang einer Drüsen- oder Lungentuberkulose, wobei wir ganz genau wissen, daß Absterben aller Tuberkelbazillen mit größter Wahrscheinlichkeit nicht erfolgt ist. Zum Teil aber sind die chronischen Gastritiden wirklich heilbar, d. h. die Sekretions- und Motilitätsstörungen bilden sich nebst allen Beschwerden zurück, und es bleibt vielleicht nur eine geringere Akkomodationsbreite des Magens übrig. In gleichem Sinne urteilen wir über die Aussichten der chronischen Sub- und Anacidität. Wir lernten, wie unsicher die genaue Abgrenzung zwischen Sub- und Anacidität einerseits und chronischem Katarrhe anderseits ist (S. 114, 120, 135). Wir fordern aus praktisch-therapeutischen und vor allem aus prophylaktischen Gründen, jegliche mit Magen- oder Darmbeschwerden verbundene chronische Sub- und Anacidität zunächst als Wahrzeichen echter chronischer Gastritis zu betrachten und darnach zu handeln. Bei den nächstfolgenden therapeutischen Besprechungen trennen wir sie nicht voneinander, so daß dasjenige, was über subaciden Katarrh gesagt wird, auch für einfache Subacidität gilt. Wir müssen alle diese Zustände, bis das Gegenteil bewiesen, für heilbar halten. Völlig sicher sind wir der Heilbarkeit im voraus niemals. Aber nur dieser Optimismus berechtigt zu planmäßig strengen Kuren, und nur dieser Optimismus erzwingt Erfolge. Die Erfolge sind häufig genug, um als Ziel zu gelten. Mit Heilung chronischer Subacidität ist bedeutendes geleistet; eine niedergebrochene Schutzwehr ist neu aufgerichtet worden. Wir dürfen uns nicht darauf verlassen, daß so und so viele Subacide von ihrer Funktionsstörung niemals schweren Nachteil haben; statistische Erwägung trübt das Urteil über die Notwendigkeiten im Einzelfalle. Ein einziger akuter Magenkatarrh kann den Subaciden auf die Dauer seines Lebens zum Magenkrüppel machen.

Einen gewissen Anhaltspunkt für die Aussichten der Therapie gibt von vornherein das Verhalten des Pepsins (S. 122). Wenn dieses wirklich fehlt, ist die Wahrscheinlichkeit einer Rückkehr der Salzsäureproduktion gering, aber doch nicht unmöglich. A. Albu[2] hat wohl zuerst Belege für die Heilbarkeit der Achylie erbracht (Achylia transitoria); auch wir sahen solche Fälle. Sehr wichtig für die Prognose ist die Dauer des Leidens, worüber allerdings nicht immer Nachricht zu erhalten ist. Die beschwerlichen Auswirkungen mehrjähriger Gastritis sind oft noch heilbar, mehrjährige Sub- und Anacidität ist aber höchstens besserungsfähig, d. h. es wird partielle Heilung erzielt, die aber bei Innehalten geeigneter Vorsichtsmaßnahmen Wohlbefinden, günstige Ernährungsbedingungen und Fernbleiben gefährlicher Folgen sichert (s. oben). Auch das Alter ist für die Prognose bedeutsam. Etwa vom Ende des V. Dezennium an sinkt die Aussicht auf Rückkehr normaler Säureverhältnisse beträchtlich.

Dauer und allgemeiner Gang der Behandlung. Von voll ausgeprägter chronischer Gastritis mit ernsten Rückwirkungen auf das Allgemeinbefinden (S. 120, 124) weiß jeder Arzt und Laie, daß seine Behandlung langwierig ist und große Ansprüche an Geduld des Arztes und des Patienten stellt. Der Arzt weiß auch aus den Erfahrungen bei den Katarrhen anderer Schleimhäute, daß planmäßige Behandlung am erfolgreichsten ist, wenn sie zunächst, ebenso wie bei akuten Katarrhen, mit weitgehender Schonung einsetzt; diese Periode muß sich oft sogar erheblich länger als bei akuten Formen hinziehen. Erst in späterer Zeit ist es erlaubt, mit langsamem Steigen der Reize zur Übungstherapie überzugehen. Wenn gegen diese Grundsätze der allgemeinen Therapie (F. A. Hoffmann) schon beim wahren chronischen Katarrhe verstoßen wird, ist es leider fast zur Regel geworden, sie ganz über Bord zu werfen, wenn man wähnt irgendwie bedingte einfache chronische Sub- und Anacidität annehmen, entzündlichen Einschlag aber ausschließen zu dürfen. D. h. es wird dann überaus häufig von vornherein eine Kost mit starken Lockreizen für Salzsäure verordnet, anstatt das erholungsbedürftige Organ zunächst weitestgehend zu entlasten. Dieser gedankenlose Unsinn ist dadurch entstanden, daß man glaubte, bei subaciden Zuständen eine Kost errichten zu müssen, die der bei Superacidität und namentlich Ulcus bewährten einigermaßen entgegengesetzt ist. Nach den durch nüchterne Kritik sich auszeichnenden wundervollen Arbeiten J. P. Pawlow's u. a. haben zu viele epigonenhafte Tier-Experimentatoren ohne Rücksicht auf die klinischen Erfahrungen den Ärzten die Kost für Magenkranke diktiert. C. von Noorden hob bei seinen Vorträgen an der I. Medizinischen Klinik in Wien öfters hervor, seines Erachtens seien Kranke mit chronischem Magenkatarrh, mit chronischer Sub- und Anacidität früher, als man sie ähnlich beköstigte wie Ulcuskranke, richtiger und erfolgreicher diätetisch behandelt worden als da, wo man neuerdings den Magen schon frühzeitig mit Lockmitteln für Salzsäure überreize. Diesem Gedankengange folgen wir auch hier. Die tierexperimentellen Forschungen sind für die diätetische Therapie des Ulcus, wo der Einfluß von Nahrung und Säure auf Muskel- und Gefäßkrampf maßgebende Rolle spielt, in außerordentlichem Maße, für die diätetische Behandlung von chronisch-subaciden Zuständen nur wenig fruchtbar gewesen.

Die ersten 3—4 Wochen planmäßigen diätetischen Vorgehens sollten zu klinischer Behandlung benutzt werden. Darauf fußten die überraschenden Erfolge, die seinerzeit A. Kußmaul bei chronischen Gastritiden erzielte. Bei häuslicher Behandlung und erst recht bei Fortsetzung gewohnter beruflicher Tätigkeit bleibt erfahrungsgemäß der Erfolg fast immer unvollständig und vorübergehend. Jede Verschleppung aber ist bedenklich. Man weiß nie, ob ein durchschlagender Erfolg, der einstweilen sicher oder doch wahrscheinlich ist, später überhaupt noch möglich sein wird.

Fortwirkende Schädlichkeiten, die etwa Ursache des Katarrhes wurden, sind möglichst auszuschalten. Sie zu finden ist Aufgabe der Anamnese (vgl. Ätiologie, S. 98, 115); aber man findet sie nicht immer, und wenn man sie findet, kann man ihnen häufig nicht beikommen, weil sie in konstitutionellen oder in unabänderlichen krankhaften Zuständen des Organismus begründet sind. Völlig und dauerhaft ausschaltbar sind unter günstigen Umständen meist nur Schädlichkeiten, welche auf unvernünftiger äußerer Lebens- und Ernährungsweise fußen. An Vorsicht in bezug auf magenbedrohende Medikamente sei erinnert (S. 105).

Von ansehnlicher Tragweite für die Aussichten der Therapie ist es, in welcher Art und in welchem Maße das Magenübel den allgemeinen Ernährungs- und Kräftezustand schädigt. Durch dessen Rückgang leiden die Patienten oft mehr als durch wahre Magen- und Darmbeschwerden (S. 124). Auf die Dauer wird man Magen und Darm niemals in Ordnung bringen und halten können, wenn der Gesamternährungszustand nicht auf befriedigende Höhe gehoben wird (C. v. Noorden[1, 5]). Die Widerstände liegen nicht hauptsächlich am Magen; und selbst gleichzeitiger Darmkatarrh macht ihre Überwindung nicht unmöglich. Die Widerstände entspringen einerseits der Appetitlosigkeit, anderseits — und dies ist praktisch genommen das häufigere und das wichtigere — Phobien, mit denen die Psyche durchsetzt ist. Die Furcht vor nachteiligem Einfluß des Genossenen (S. 22, 101, 107) hat in weitaus den meisten Fällen den Ernährungszustand geschädigt und erschwert seinen Wiederaufbau. Wer dies nicht psycho-therapeutisch zu überwinden weiß, wird bei chronischen Magenkatarrhen keine guten Erfolge haben.

Von außerordentlicher Tragweite für Erzielen und Behaupten eines Dauererfolges ist es, in wie weit die Lebensverhältnisse des Einzelkranken stetes oder doch wenigstens vielmonatiges Festhalten an den gebotenen diätetischen Vorsichtsmaßnahmen gestattet. Das Entrinnen aus schädlichen Einflüssen der Umwelt ist nicht jedem möglich, teils weil sein Dasein zwangsläufig mit ihnen verankert ist, teils weil die Energie des Einzelkranken nicht ausreicht, lange genug wachsam zu bleiben und verführerischen Lockungen zu widerstehen.

VI. Diätetische Behandlung.

1. Leichtere Katarrhe und subacide Zustände.

die noch nicht lange bestehen, schwinden häufig ohne jede Sonderbehandlung, wenn ihre Ursache wegfällt. Namentlich bei der primären Irritationsgastritis (ex ingestis; S. 99, 115) genügt die Wiederherstellung vernünftiger Ernährungsweise. Man sieht dies recht oft bei Schnaps- und Biersäufern; entsprechende Beispiele sahen wir oft bei den weinfrohen Bewohnern des Rheingaues und seiner Nebentäler. Man sieht es bei gewohnheitsmäßigen Vielessern und Schlemmern, bei Schnellessern, bei Leuten mit unregelmäßiger Lebensweise, bei überfütterten Phthisikern und Zuckerkranken (S. 116, 117). Man sieht es bei Leuten, die längere Zeit auf Gasthofküche angewiesen waren (ungewohnte Speisen, reichliche Würzstoffe, große Einzelmahlzeiten u. a.) und dann zum heimischen Herde zurückkehren. Man sieht es, wenn persönliche Überempfindlichkeit gegenüber bestimmten Speisen nachgewiesen (S. 105) und demgemäß das schädliche aus der Kost gestrichen wird. Auch bei infektiös-toxischer Gastritis stellen sich bei Festhalten an einfacher, den Magen nicht überlastender Kost z. B. wie Kostform S. 134) sehr oft schon nach einigen Wochen ganz normale Sekretionsverhältnisse wieder ein;

ebenso bei medikamentösen Gastritiden nach Weglassen des schädlichen Medikamentes (Jodpräparate, Salicylsäure, Atophan, Digitalis u. a.). Daß man auf dem richtigen Wege ist, beweist gewöhnlich schon nach wenigen Tagen die Abnahme der Beschwerden. Sehr wichtig ist dabei Sorge für glatten Stuhlgang. Meist ist derselbe mit Einsetzen der Magenbeschwerden unregelmäßig geworden, bald mehr zu Durchfall, häufiger mehr zur Trägheit neigend. Oft genügen sehr einfache Kostvorschriften, die mehr auf die motorische Tätigkeit des Darmes als auf das Verhalten des Magens hinzielen, nicht nur die Magenbeschwerden zu beseitigen, sondern leichtere Formen der chronischen Gastritis ex ingestis wahrhaft zu heilen. Der Übergang von einer als schädlich erkannten Kost zur Magenschonungskost zieht häufig zunächst Trägheit des Darmes nach sich. Dies regelt sich gewöhnlich alsbald von selbst. Man greife nicht voreilig zu Abführmitteln, auch nicht zu Mineralwässern. Im Notfalle tun isotonische Lösungen von Magnesia sulfurica und kleine Klistiere (250 ccm) von Glycerin und Wasser zu gleichen Teilen vorübergehend gute Dienste (vgl. S. 112, 140). Bei den hier besprochenen leichteren Formen subacider Gastritis steht nichts im Wege, vom Beginn der Behandlung an mit Salzsäure vorzugehen. Dies alles setzt voraus, daß die Subacidität nur mäßigen Grades ist. Fälle mit hochgradiger Subacidität sind niemals als leichte anzusehen, und ebensowenig Fälle mit ausgesprochener Hypotonie und verlangsamter Magenentleerung.

2. Schwerere subacide Katarrhe und andere subacide Zustände.

Die meisten wirklich schweren Katarrhe verraten sich als solche schon durch die Art des ganzen Verlaufes, durch das Ausmaß der subjektiven Beschwerden und der objektiven Befunde. Darüber hinaus rechnen wir hierzu alle Fälle mit minimaler, der Anacidität nahestehender Säureproduktion, alle Fälle, welche einfachen Maßnahmen trotzen (S. 129), alle Fälle mit deutlich nachweisbarer Hypotonie und verlangsamter Magenentleerung (S. 125). Es gehören dazu auch alle Fälle mit beunruhigender Rückwirkung auf den Allgemeinzustand (s. oben); es sei daran erinnert, daß für den Grad dieser Rückwirkung nicht immer die Schwere der anatomischen oder funktionellen Schleimhauterkrankung maßgebend ist. Ferner Fälle mit gleichzeitigem Darmkatarrh.

Unter solchen Umständen liefern halbe Maßnahmen niemals durchschlagenden Erfolg. Man muß die Behandlung mit weitestgehender, nicht zu kurz bemessender Schonung des Magens beginnen; die therapeutische Tragweite dieser eröffnenden Schonungsperiode wird in der Praxis nicht gebührend eingeschätzt, und dies ist der Grund, warum so vielen, gegen chronischen Katarrh und Subacidität gerichteten Kuren der Dauererfolg versagt bleibt. Geduld ist nötig. Man muß sich auf 4—6 Wochen strenger Kur einrichten, davon mindestens auf 2 Wochen Bettruhe (Begründung dafür S. 128).

a) Erste Periode: Fasten. Unterernährung. Bettruhe. Selbst bei Kranken, deren Ernährungs- und Kräftezustand bereits stark gelitten hat, eröffnen wir die Behandlung mit 2—3 Fasttagen. Am I., oft auch noch am II. Tage, wird nur dünner Tee in 6—7maligen Einzelgaben von 100 bis 125 ccm gereicht; vom III. bzw. schon vom II. Tage an kann für den Tee teilweise Milch mit Selterswasser, zu gleichen Teilen gemischt, eintreten. Auch während der folgenden 3—5 Tage beschränken wir uns auf reizarme, flüssige Kost in Einzelgaben von 150—200 ccm: Milch mit Selterswasser, schwach saure Buttermilch, Schleimsuppen aus feinem Hafer-, Gersten- oder gut aufgeschlossenem Kindermehl, mit Wasser bereitet, leicht gesalzt, ohne Fettzusatz. Sollte der Wasserbedarf oder Kräftezustand es fordern, so läßt sich mit Dextrin-Tropfklistieren oder täglicher intravenöser Injektion von 750—1000 ccm

7-prozentiger Dextroselösung nachhelfen (Bd. I, S. 1075). Auf andere Nährklistiere verzichten wir; der Nährstoffgewinn lohnt die Belästigung nicht. Etwaige Stuhlträgheit wird mit kleinen Einläufen bekämpft. Salzsäuregaben sind noch zu vertagen (S. 136). Dagegen ist vor Beginn der ganzen Kur eine gründliche Magenspülung mit physiologischer Kochsalzlösung ratsam. Bei verzögerter Magenentleerung ist vom Wiederbeginn der Nahrungszufuhr (also vom III.—IV. Tage) ab spätabendliches Reinspülen nötig, da der Magen über Nacht unbedingt völlig entlastet sein muß. (Über Magenspülungen S. 137.)

b) Zweite Periode: Schonungskost bei steigender Kalorienzufuhr. Nach der ersten 5—8tägigen Periode muß man darauf hinzielen, den Kalorienwert der Nahrung allmählich auf die Höhe der Erhaltungskost und, falls erforderlich, vorsichtig darüber hinaus zu führen. Zu schnelles Vorgehen stellt den Gesamterfolg in Frage. Wir können auch nicht, wie es manche Lehrbücher tun, den Rat geben, schon sogleich eine mit Lockreizen für Salzsäure reichlich ausgestattete Kost zu wählen; dafür ist es noch zu früh. Man reizt mit den Saftlockern nur ganz zwecklos ein noch leistungsunfähiges Organ, das sich erst erholen soll (S. 136). Recht wichtig erschien es uns, nach der vorausgegangenen sehr kargen Kost mit einfachen, reizarmen Eiweißträgern alsbald wenigstens auf mittlere Höhe zu gelangen, wobei eine gewisse Abwechslung wünschenswert ist, um sicher alle Bausteine für Körpereiweiß herbeizuschaffen. Zum größten Teil wird man den Bedarf mit den Eiweißkörpern der Milch decken; ferner mit Eierklar (am besten unter starkem Schlagen in heiße dünne Zerealiensuppen eingetropft). Ausdrücklich sei erwähnt, daß frischer Topfenkäse, gut ausgewaschen und vermengt mit Eierklarschnee meist schon frühzeitig gut vertragen wird. Mit Fetten sei man recht vorsichtig. Gerade C. von Noorden[2] hat als erster mit dem alten Vorurteil gegen Fettbelastung subacider Mägen gebrochen; um so beherzigenswerter ist unser Rat, es anfangs nur in bescheidenen Mengen (60—100 g täglich, langsam steigend) zuzulassen. Sonst verkümmert bei subacider Gastritis und bei einfacher An- und Subacidität die Wahrscheinlichkeit, daß die Salzsäureproduktion sich wieder erholt. Wenn dieselbe wieder kräftig im Ansteigen ist, steht reichlichem Fettverzehr in geeigneter Form nichts mehr im Wege. Ebensowenig haben wir Bedenken gegen späteres Einfügen der vom kalorischen Bedarf geforderten Fettgaben, wenn man im Laufe der planmäßigen Behandlung zu der Überzeugung gekommen ist, daß mit Besserung der Säureverhältnisse nicht gerechnet werden kann. Während des I. Teiles der II. Periode beschränken wir uns auf das in Milch enthaltene Fett, auf beste Butter und gestatten je nach Umständen auch kleine Mengen Eidotters und gekochten Knochenmarks (S. 34). Die Fettzufuhr kann durch Duodenalsonden-Fütterung unbedenklich ergänzt und auf ansehnliche Höhe gebracht werden (s. unten). Die Tageskost enthalte etwa 4—5 g Kochsalz. Daran zu denken ist wichtig, weil längerdauernde Kochsalzarmut die Salzsäureproduktion mindestens erschwert. Man hat bei Subaciden zwar auch sehr salzreiche Kost empfohlen (W. Osler). Ebensowenig wie H. Strauß[2] sahen wir davon Vorteil, dagegen öfters — bei allen Formen der Sub- und Anacidität — eher Nachteil (Zunahme subjektiver Beschwerden). Nur dann könnte man sich zweifellosen Gewinn von reicher Kochsalzzufuhr versprechen, wenn etwa vorher die Anaciden lange Zeit unverständigerweise mit überaus kochsalzarmer Kost ernährt wurden.

Vielleicht erklären sich aus solchem Verhalten die befremdenden Angaben von B. Molnár jun. und G. Hetényi, die durch dreimal tägliche Gabe von je 2 g ClNa nach den Mahlzeiten chronische Anacidität geheilt haben wollen und zu dem Schluß gelangen, daß verminderter Kochsalzgehalt der Nahrung und Sinken des ClNa-Spiegels im Blute zur unteren Grenze des Durchschnittswertes Ursache für die gehäuften Anaciditätsfälle im Kriege gewesen seien. Dem gegenüber müssen wir feststellen, daß gerade in jener Zeit gehäufter Anaciditätsfälle die Kost wegen sonstiger Gewürzarmut außerordentlich stark gesalzt wurde. Sowohl damals wie auch jetzt fanden wir bei Anaciden, deren Kost nicht ärztlich geregelt war, einen ansehnlichen Kochsalzumsatz (gemessen am Harn-ClNa), offenbar deshalb, weil das Verlangen der Anaciden nach Würze sehr stark ist, andere Würzen aber aus Furcht vor schädlichen Folgen in vielleicht übertriebener Weise vermieden werden.

Transpylorische Ernährung. In manchen Fällen gelingt es nicht, so viel Nährwerte einzuführen, wie man braucht, um sich die Mithilfe besserer Gewebsernährung beim Heilen der Gastritis zu sichern. Zum Teil sind dies schwerere Fälle von Gastritis, vor allem auch solche, wo Hypotonie der Muskulatur die Schwierigkeiten erhöht. Aber auch leichtere Fälle sind darunter, wo psychogener Einschlag die gastrischen Widerstände verstärkt oder überlagert. Unter derartigen Umständen sollte man sich des großen Vorteiles nicht begeben, den die Umgehung des Magens mittels Duodenalsonde bietet. Ohne daß wir den Magen irgendwie zu überlasten brauchen, hilft die direkte Duodenalernährung, den Gesamtorganismus reichlich mit nahrhaftem Material zu versorgen und zu kräftigen. Dies begünstigt die Heilungsvorgänge. Der günstige Einfluß auf Rückkehr der Salzsäurereproduktion scheint uns offenkundig zu sein. Die Schonung des geschwächten Drüsenapparates und die bessere Ernährung wirken gemeinschaftlich fördernd. Alles in allem verkürzt die transpylorische Ernährungsmethode bei chronischem Katarrh, bei chronischer Subacidität und bei Hypotonie (S. 125) die Behandlungsdauer und bessert die Aussichten auf Heilung. Ein besonderer Vorteil transpylorischer Ernährung ist die Möglichkeit ansehnlicher Fettzufuhr in unschädlicher Form.

Beginn der transpylorischen Ernährung. Die empfehlenden Worte scheinen dazu aufzufordern, schon sehr frühzeitig, d. h. in den allerersten Behandlungstagen, mit transpylorischer Ernährung zu beginnen. Wir raten davon ab. Trotz der Umgehung des Magens verzögert diese Ernährungsform das völlige Verschwinden der Magenbeschwerden, womit die Patienten in die Behandlung eintreten; manchmal steigert es sie Anfangs sogar, und das wirkt entmutigend und verstimmend. Die Fasttage, gefolgt von einigen Tagen äußerst karger Kost (I. Ernährungsperiode) ohne Duodenalsonden-Fütterung versprechen für die Folgezeit besseres Resultat. Wir erwähnten deshalb dort die transpylorische Ernährung nur beiläufig.

Umfang der transpylorischen Ernährung. In der Regel benutzen wir die transpylorische Ernährung nur, um die Kost, welche wir dem Magen in der II. Ernährungsperiode anbieten dürfen, nach Wunsch kalorisch zu ergänzen. Wenn man sich hierauf beschränkt, läßt sich das Verfahren oft wochenlang ohne Widerstreben durchführen; die Patienten sind dankbar, daß man ihren Magen noch nicht so sehr belastet. Die Überernährung fällt in eine Zeit, in welcher sie sich viel besser therapeutisch auswirkt, als im Beginne der ganzen Kur. Es ist am zweckmäßigsten, die Sondenfütterung vor dem II. Frühstück und vor der 5-Uhr-Mahlzeit vorzunehmen (200 ccm Suppe aus Zerealienmehl, mit Spinatmus, 1 Eidotter, 50 g Butter und etwas Salz; das ganze durch ein feines Haarsieb zu streichen und körperwarm langsam einzuspritzen). Dies lähmt den Appetit in der Regel nicht; vielmehr nehmen die Patienten in der Regel gern etwa $^1/_4$ Stunde später die gewohnten Zwischenmahlzeiten.

Manche halten es für ratsamer, 1—2 Wochen lang sogar den Schwerpunkt auf die transpylorische Ernährung zu legen oder sich ganz darauf zu beschränken. Dies bedeutet viel weitergehende Schonung des Magens. Die Sonde bleibt dann von morgens bis abends oder viele Tage ununterbrochen liegen. Aber nur in einer kleinen Minderzahl der Fälle kann man dies ohne ernstes Widerstreben durchführen; auch wird es immer zu einer gewissen Gefahr für den Darm, wenn man voll- oder gar übernährende Mengen direkt in den Darm einführt. Wir sind davon zurückgekommen, insbesondere von dauerndem Liegenlassen des Schlauches.

Die Technik bereitet dem Geübten keine Schwierigkeit. Die Patienten lernen es bald, die richtige Lage zu finden, die bei ihnen die Sonde am besten in das Duodenum übergleiten läßt. Etwaiger Widerstand am Pylorus schwindet durch vorheriges Trinken von 100—125 ccm Wasser mit 2—3 g Natrium bicarbonicum; erforderlichen Falles Zusatz von 0,04 g Papaverin. Über transpylorische Ernährung Abschnitt Ulcus und Bd. I, S. 1044.

Schleimsuppenkost; Milchkost. Für die natürliche Ernährung durch den Magen stehen einleitend 3 Kostformen zur Wahl: entweder Zerealiensuppen und -breie oder Milch bzw. Sonderformen der Milch oder abwechselnd Zerealiengerichte und Milch. Man versäume nicht den Zusatz von Kochsalz (s. oben). Als Beikost treten in langsam steigenden Mengen hinzu Butter, die den Zerealiengerichten vor dem Anrichten zugemengt wird, und feines, nicht allzu frisches Weizenbrot mit Butter. Die Brotmenge betrage anfangs etwa 60 bis 100, später 150—200 g am Tage; auf je 25 g Brot rechne man anfangs 3, später 5 g Butter. Das Brot werde gut gekaut. Begleitende transpylorische Ernährung ergänzt diese Kost. Wenn man darauf aus irgendeinem Grunde verzichtet, kommt man zwar kalorisch langsamer voran, erreicht aber schließlich doch, ohne den Rahmen der Kost grundsätzlich zu überschreiten, ansehnliche und mästende Nährwertsummen.

Die Zerealien- bzw. Schleimsuppenkost ist unter den erwähnten Formen die schonendste. Haferschleimsuppen beanspruchen geringeren Aufwand an sekretorischer und motorischer Leistung als Milch und breiten sich als Schutzdecke über die Schleimhaut des Magens aus (Bd. I, S. 377; F. Rabe). Über entsprechende Gerichte aus Gerste liegen keine experimentellen Sonderversuche vor. Nach klinischer Erfahrung schätzen wir, zumindest bei Subaciden, als Schonungskost Gerichte aus feinstem Gerstenmehl (Ausmahlung höchstens 40%) und fein durchgeschlagene Suppen aus Gerstengraupen, -flocken und -körnern höher als Hafer ein. Die sämigsten Suppen erhält man aus reifen grob zerstoßenen Gerstenkörnern in den ersten 6—8 Wochen nach der Ernte. Die Masse der fünfmal täglich verabfolgten Einzelgerichte betrage 200—250 g; darauf entfallen anfangs etwa 20 g, später bis 40 g Zerealienmehl (von Flocken und Graupen 20%, von ganzen Körnern 40% mehr, da ein Teil auf dem Siebe zurückbleibt). Dünne Suppen vertragen während dieser Kurperiode Zusatz von 5%, dicke Suppen und Breie Zusatz von 10% Butter. Mehr als zweimal am Tage reiche man keine Breie und dicke Suppen. — Die Kost ist eiweißarm; da sie in solcher Form nicht lange durchgeführt werden soll, ist dies unbedenklich. Erforderlichen Falles kann man die Zerealiengerichte mit Proteinen etwas anreichern, z. B. als Tagesmenge (abwechselnd!) Zusatz von 40 g Dr. Klopfer's Lezithineiweiß (Bd. I, S. 640), Plasmon, Sanatogen u. dgl. Sehr bald läßt sich dies teilweise ersetzen durch Unterrühren von Eidotter und steif geschlagenem Eierklar; mit letzterem darf die Masse aber nicht bis zum Sieden erhitzt werden. Als schmackhafter Zusatz ist auch fein geriebener Parmesankäse zu nennen. Bald wird auch schaumiger, an feinsten Luftblasen reicher Eierauflauf erlaubt sein. — Etwa vom VIII. Tage dieser Kost an bereite man die Zerealiengerichte — wenigstens teilweise — mit Fleischbrühe als Saftlocker; auch Fleischextrakt, Eatan und — was wir jetzt unter den Extrakten bevorzugen — Cenovisextrakt, Phosphozym (S. 138) sind zu gleichem Zwecke in kleinen Mengen brauchbar.

Milchkost, steigend von 1 bis etwa $1^1/_2$ l, zunächst allein, dann in Verbindung mit Weißbrot und Butter, kann sich bei chronischem Katarrh und bei einfacher Subacidität vortrefflich bewähren und auch den Kalorienbedarf decken. Sie wird aber nicht immer beschwerdefrei vertragen, vor allem nicht, wenn man mit höheren Graden von Hypotonie zu tun hat, besser wenn kräftige Peristaltik und nachgiebiger Pylorus schnelles Abfließen in den Darm gestatten. Die derben Gerinnsel, für welche bei Subacidität die Lösungsbedingungen sehr ungünstig liegen, sind wohl die Ursachen der Beschwerden. Sauermilch, einfache Ya-Urt-Milch, zweitägiger Kefir, auch homogenisierte Milch (Bd. I, S. 279ff.) sind dann weit bekömmlicher. Ein Teil der Milch wird mit Maisstärke-Präparaten (Bd. I, S. 359), feinem Reismehl u. dgl. unter Zusatz von Eidotter, steifem Eierschnee und etwas Zucker zu Breien und lockeren Puddings verarbeitet; auch Schlagsahne darf in bescheidenen Mengen untergezogen werden. Dagegen wird Sahne als Getränk von den meisten Kranken dieser Gruppe nicht besonders gut vertragen. (Vgl. S. 154).

Bei gemischter Zerealien-Milch-Kost werden abwechselnd Mahlzeiten aus der ersten und aus der zweiten vorgenannten beiden Kostformen gewählt.

In der Regel scheint uns die erste Kostform (Zerealien als Hauptstück) mit späterem Übergang zur gemischten, dritten Form praktisch die besten Dienste zu leisten. Bei vollem Ausbau sichert sie die erforderlichen Nährwertsummen; in Verbindung mit transpylorischer Fütterung gewinnt sie mästende Kraft. Sie könnte also vom energetischen Standpunkte aus längere Wochen hindurch fortgeführt werden. Wenn man länger als 10—14 Tage bei ihr verharren will oder muß, versäume man nicht den Zusatz feinen, im Kugelmörser zerriebenen Kartoffel- und Mohrrübenbreies zu Suppen und Breien und Orangen- oder Zitronensaftes zu den Milch-Stärkemehlgerichten. Die Beigabe der hierin enthaltenen Ergänzungsstoffe (Vitamine) und Mineralien ist wünschenswert.

Wir verzichteten absichtlich auf Wiedergabe eines genau ausgearbeiteten Kostzettels mit kalorischer Berechnung. Die Dinge liegen von Fall zu Fall allzu verschieden. Der sachkundig beobachtende Arzt muß im Einzelfalle entscheiden, wie weit und wie schnell er die Kost ausbauen darf. Nur sei noch einmal stark betont, daß in dieser wichtigsten Periode der Gesamtkur bei schwächlichen und stark abgemagerten Patienten mit chronischer Gastritis kräftigende Ernährung für die Heilungsvorgänge zwar sehr wünschenswert, aber doch nicht die Hauptsache ist. Schonung des Magens steht einstweilen voran. Dies ist der Grund, warum man im Bedarfsfalle die transpylorische Ernährung ergänzend zu Hilfe nehmen sollte (S. 132, 140). In anderen Fällen darf man den Wiederaufbau durch reichlichere Kost der folgenden Periode überlassen.

Erweiterte Kost. Nach verschieden langer Zeit, durchschnittlich nach 2 Wochen, also etwa 3 Wochen nach Beginn der ganzen Kur, jedenfalls aber nicht vor Weichen aller Beschwerden darf man die Kost durch Aufnahme von Fleisch und einigen anderen Speisen erweitern. Etwaige begleitende transpylorische Ernährung wird man schon früher ausgeschaltet haben. Man gelangt so zu einer Kost, die beliebig lang beibehalten werden kann:

Frühstück: Milch oder Teemilch, Milch mit Kakao, Hygiama, Rakahout (Bd. I, S. 664) u. dgl.; wenig Zucker; Zwieback, feines Weizenbrot, geröstetes Weißbrot mit Butter. Unter Teemilch, Kaffeemilch verstehen wir: Teeblätter, Kaffeepulver mit heißer Milch statt mit Wasser bereitet (Bd. I, S. 688). 1 Ei.

Vormittags: Durchgeschlagene Suppe von Zerealien beliebiger Art. Zur Herstellung wird Wasser mit Extraktzusatz oder Fleischbrühe benutzt; der fertigen Suppe wird gegen Ende des Kochens, unter stetem Umrühren Butter beigemengt. — Weißbrot mit Butter.

Mittags: Kleine Menge (200 ccm) kräftiger Fleischbrühe, mit der schmackhafte Gewürzgemüse wie Petersilie, Sellerieblätter, Lauch, Karotten, ein wenig geröstete Zwiebel, Kerbel u. ähnl. abgekocht sind, die aber vor dem Anrichten abgeseiht werden; oder klare „Gemüsebouillon“ mit Zusatz von Cenovisextrakt in schmackhafter Menge (Gemüsebouillon: Kochsalat oder Endivien oder Spinat; Sellerieblätter und -stengel; Wirsing oder Weißkraut; Tomaten; dicker Porree; Spargel oder Blumenkohl; Zwiebel. Diese Hauptstücke werden zu gleichen Gewichtsmengen mit kaltem Wasser aufgesetzt. Eine Zwiebel, eine Handvoll Petersilienblätter oder Kerbel, eine fingerlange Karotte werden mit wenig Butter geröstet, dann zerstoßen und der Suppe beigefügt. Das ganze soll im geschlossenen Topfe 2 Stunden lang langsam kochen. Dann öffnet man den Deckel und läßt einen Teil des Wassers verdampfen. Die fertige Suppe wird von den Einlagen abgesiebt und nach Wunsch gesalzt und mit ein wenig Cenovisextrakt beschickt).

Einfach zubereitetes Gericht von sehr zartem, fettarmem Fleisch oder Fisch. Bei Sicherheit guten Kauens überläßt man das Zerkleinern dem Patienten (S. 16); anderenfalls ist dies Aufgabe der Küche.

Weich gekochter Reis, abwechselnd mit frisch bereiteten Nudeln oder einfachem Kartoffelgericht (besser abgekochte Kartoffeln oder der mürbe Inhalt in der Schale gebackener, mehliger Kartoffeln, als der so beliebte Kartoffelbrei; erstere sollen gut gekaut werden, letzterer wird meist ungekaut und undurchspeichelt heruntergeschluckt).

Zugabe von etwas Gemüse ist dringend zu empfehlen, um die hierin enthaltenen Ergänzungsstoffe (Vitamine und Mineralstoffe) zuzuführen, worunter sich auch Saftlocker befinden (S. 30, 161). Da aber das Gewebe der Gemüse bei fehlender oder geringer Acidität schlecht gelockert wird (S. 16, 81), wähle man stets die Form fein durchgetriebenen Muses. Dazu eignen sich alle Blattgemüse (vor allem Spinat, Kochsalat, Endivien, Zichorien, Wirsing), manche Wurzeln (junge Mohrrüben, Schwarzwurz), Blumenkohl, Artischocken, Eierfrucht, mehlige Erbsen. Zubereitung: weich dämpfen mit wenig Wasser, dem Cenovisextrakt beigefügt ist, und wenig Butter; dann durch ein feines Sieb treiben.

Als Nachtisch Mus aus schwach gesüßten gekochten Früchten (vor allem Äpfel); einige Eßlöffel lockerer Mehlspeise.

Bei dieser fleischhaltigen Hauptmahlzeit soll nur wenig Fett verzehrt werden, was man beim Zubereiten der Speisen zu beachten hat. Besser lasse man zu den Kartoffeln und zu den Gemüsen auf dem Teller etwas frische Butter nehmen. Abgesehen von einer dünnen Scheibe Weißbrot ist Beigabe von Brot zu dieser Mahlzeit unzweckmäßig, da die

Mahlzeit mit anderen Amylaceen reichlich besetzt ist, und da diese einerseits, Brot anderseits sehr verschiedene Ansprüche an die Leistung des Magens stellen.

Nachmittags: wie erstes Frühstück; dazu 1 weich gekochtes Ei.

Abends: Abwechselnd Milchreis, Milchgries u. dgl. oder frische Nudeln mit etwas Parmesankäse bestreut oder $^3/_{10}$—$^1/_2$ l Milch, Sauermilch, Ya-Urt oder 2 Eier weich gekocht, als Spiegelei, oder zarter gekochter Schinken oder fettarmer Fisch mit Kartoffeln und Butter. — Dazu reichlich Weißbrot und Butter. — Solange spätabendliche Magenspülungen erforderlich sind, hält man sich am besten an Milchreis und Milchgrieß mit geröstetem Weißbrot und Butter, um das Reinwaschen des Magens zu erleichtern.

Alkohol, Kaffee, Tee, Kakao. Über die Bekömmlichkeit dieser Stoffe bei chronischem Magenkatarrh läßt sich vom empirisch-klinischen Standpunkte aus nichts einheitliches sagen, und die Erfahrung mahnt, bei der Stellungnahme sich nicht sklavisch an die experimentellen Ergebnisse zu klammern (vgl. darüber Abschnitt A, S. 1). Von unverdünnten Branntweinen ist immer abzuraten. Dagegen sind kleine Mengen Wein (gut abgelagert) besser bekömmlich. Mit den Mahlzeiten genommen, werden sie durch das Genossene bis zur Reizlosigkeit verdünnt. Im allgemeinen bewährte sich uns der völlige Verzicht auf alkoholisches Getränk jeder Art, und wir pflegen sie nur zu gestatten, wenn besondere Gründe dafür sprechen. Dies trifft z. B. zu, wenn Appetitmangel durch das Gewähren von etwas Wein oder gut ausgegorenem Bier deutlich gebessert wird. Ehe wir zu der „erweiterten Kost“ übergehen, verzichte man lieber auf Alkohol. — Daß Kaffee und Tee sich hinsichtlich der Bekömmlichkeit grundsätzlich verschieden verhalten, konnten wir nicht finden. Kleine Unterschiede in bezug auf Säureproduktion kommen gewiß vor S. 35); sie sind bei Subaciden ohne Belang und wirken sich nicht im Gesamtverlaufe aus. Daher richte man sich nach den Erfahrungen im Einzelfalle und komme den Wünschen der Patienten möglichst entgegen (S. 61; Superacidität S. 179). — Kakaogetränk bringt manchen Patienten mit chronischem Magenkatarrh langdauerndes und bis in die Zeit der nächsten Mahlzeit übergreifendes Sättigungsgefühl. Anderen bekommt es ausgezeichnet ohne solche störende Nachwirkung.

Wir gaben absichtlich nur Anhaltspunkte über Auswahl und Verteilung der Nahrungsmittel, nicht über deren Menge. Diese richte sich nach dem Bedarf im Einzelfalle; sie soll, wie erwähnt, langsam steigen. Auch bei dieser erweiterten Kost wage man sich während der ersten paar Wochen mit Darreichung reiner Fette wie Butter, Knochenmark u. dgl. nicht zu weit vor. 100—120 g (= 930 bis 1100 Kalorien) lassen sich neben dem in Milch und Ei enthaltenen Fett freilich bequem und ohne Nachteil unterbringen. Erst nach 2—3 Wochen steige man vorsichtig darüber hinaus bis zum Maximum von 150 g (= etwa 1400 Kalorien). Höhere Werte soll man nicht anstreben, solange man auf Rückkehr normaler Salzsäureproduktion rechnet. Gar manche Kur bei Gastritis chronica bleibt dem Endziele fern, weil man im Bestreben, alsbald meßbaren Erfolg an der Wage ablesen zu können, allzu früh die Fettgaben unmäßig häuft. Theoretisch gedacht, könnte man bei einfacher, anscheinend nicht katarrhalischer Subacidität kühner vorgehen. Wenn man aber bei solcher Subacidität nicht nur auf Beseitigung von Beschwerden, sondern auf Heilung hinzielt, befolgt man erfahrungsgemäß besser die gleichen Regeln wie bei wahrer Gastritis chronica subacida (S. 127).

Die oben vorgezeichnete Kost läßt sich später durch lockere Eierspeisen, durch Weincrême, schwach gesüßte Gerichte aus Gelatine und Fruchtsäften erweitern; sie soll in ihrer einfachen Art so lange bestehen, wie die eigentliche Behandlung fortdauert. Sowohl die subjektive Bekömmlichkeit wie die Befunde über Salzsäure, Magenschleim, Magenentleerung müssen uns Wegweiser sein. Wir erprobten es als zweckmäßig, die reichere Kost etwa wöchentlich einmal durch das Einschalten eines Fasttages oder durch die karge Kost, wie sie für die II. Hälfte der I. Ernährungsperiode vorgeschlagen wurde, zu unterbrechen.

c) Verwendung von Saftlockern. Durch das Heranziehen von Fleisch, Fleischbrühe und Extrakten, Gemüse, geröstetem Weißbrot ist die Kost mit gewissen Mengen von Saftlockern ausgestattet. Salzsäure und andere Medikamente können mithelfen (s. unten). Auf Darreichung saftlockenden Materials ruht aber nicht der Schwerpunkt bei der Behandlung des chronischen Katarrhes und beim Versuche chronische Subacidität zu überwinden. An solchen Stoffen litt die Kost der Subaciden in der vorausgegangenen Zeit selten Mangel; im Gegenteil hatte mangelnder Appetit oft bewußt oder unbewußt zur Bevorzugung von Reizstoffen geführt. Der Grundgedanke der Diätkur ist Schonung des Drüsenapparates, Gelegenheit zur Erholung und Kräftigung des Körpers. Daher werden die Saftlocker erst allmählich in steigender Menge der Kost zugefügt. Nach vorausgegangener Erholung können sie wesentliche Dienste leisten.

Die subjektiven Beschwerden und fast immer auch die Überproduktion von Magenschleim pflegen nach längstens 4-wöchiger Behandlung geschwunden zu sein. Für etwaige Rückbildung der Subacidität lassen sich selten vor der IV. Woche, manchmal erst nach 6—8 Wochen sichere Anhaltspunkte gewinnen.

Den Nachweis wiederkehrender Acidität verschafft man sich am besten durch Probefrühstück nach vorausgegangenem Fasttage. Als Probefrühstück dient dabei 1 Tasse (200 ccm) kräftiger Fleischbrühe oder Lösung von Fleischextrakt bzw. von Cenovisextrakt; Einführen einer Duodenalsonde in den Magen, um den Gang der Sekretion kontrollieren zu können. Ein anderes, aber bisher noch nicht genügend erprobtes Verfahren empfiehlt L. Jarno: er reicht 2—3 Stunden vor gewöhnlichem Probefrühstück 0,02—0,04 g Extr. Opii, wodurch die Erregbarkeit der Magendrüsen gesteigert wird. Wenn das Probefrühstück dann Salzsäure anlockt, so ist dies ein günstiges Zeichen. Ersatz des gewöhnlichen Probefrühstückes durch Fleischbrühe verstärkt den Lockreiz. — Zuverlässigeren Aufschluß über wiederkehrende Sekretionskraft geben die Neutralrot- und Histaminproben (S. 123).

d) Beurteilung der Erfolge. Nach Ablauf vier- bis sechswöchiger Behandlung steht man vor der Entscheidung wichtiger Fragen, die Einfluß auf das fernere Verhalten gewinnen; mehrere Möglichkeiten bestehen:

α) Es finden sich noch unzweifelhafte Zeichen von Gastritis. Dies ist selten; es fordert weitere planmäßige Behandlung in der bisherigen Weise. Vielleicht muß man eine Zeitlang wieder auf einfachste Kostordnung zurückgreifen. Man werfe die Flinte nicht zu früh ins Korn; wenn nur die Geduld standhält, werden die Aussichten auf Heilung günstig sein (S. 127). Vor 2—3 Monaten planmäßiger Diätkur sollte man die Hoffnung nicht aufgeben, den chronischen Katarrh völlig zu heilen oder doch soweit zu bessern, daß die Patienten beim Vermeiden unvernünftiger Ausschreitungen dauernd von Magen- und Darmbeschwerden verschont bleiben und an einer qualitativ, quantitativ und geschmacklich befriedigenden Kost festhalten können.

β) Die entzündlichen Reizzustände sind beseitigt, die Salzsäureproduktion hebt sich. Dies geschieht selten in einem Zuge. Anfangs erscheinen nur einzelne Male höhere Werte; dann verschwinden sie wieder, kehren häufiger wieder und werden schließlich zur Regel. Auch dann ist noch langdauernde Schonung nötig, und über die Dauerkost, welche für chronische Subacidität gelten soll (S. 135) darf man nicht hinausgehen Ob ein Mensch, der einen einigermaßen schweren chronischen Katarrh hinter sich hat, jemals wieder die Leistungs- und Widerstandsbreite des gesunden Magens erlangt, erscheint uns zweifelhaft.

γ) Die entzündlichen Reizzustände sind beseitigt, die Acidität hat sich gehoben, aber Hypotonie der Muskulatur blieb zurück. Dies ist selten. Die Hypotonie wird sich zumindest als wesentlich gebessert erweisen. Vgl. Abschnitt Hypotonie.

δ) Die entzündlichen Reizzustände sind beseitigt, die Beschwerden verschwunden, aber Sub- oder gar Anacidität besteht unverändert fort. Es kann sogar der Fall sein, daß frühere Subacidität sich verschärft hat und langsam der Anacidität zustrebt. Fälle einfacher Subacidität, hinter der wir einen Katarrh vermuteten und die wir entsprechend behandelten (S. 135), gehören teils in diese Gruppe, teils zur zweiten und dritten Gruppe. Nach dem Versagen der bisherigen Kur besteht nur dann Hoffnung auf Rückkehr normaler Salzsäuresekretion, wenn es gelingt, etwa fortwirkende Ursachen der Subacidität zu beseitigen (z. B. toxische, nervöse Einflüsse, allgemeine Ernährungsstörungen usw.). Bei dauerndem Verluste wirksamer spezifischer Sekretion kann es nur unsere Aufgabe sein, den gegebenen Zustand als einen beschwerdelosen und ungefährlichen zu behaupten. Wir müssen vor allem Schädlichkeiten ausschalten, welche zu Katarrh und anderen Krankheiten des Magens und des Darmes führen könnten. Die Behandlung wird eine prophylaktische. Entsprechende Kostvorschriften finden sich in dem

Abschnitt Achylia gastrica, S. 148. Der Ausgang in völliges Verschwinden der Beschwerden bei fortbestehender Sekretionsschwäche und gewisser Anfälligkeit des Magens, aber mit Möglichkeit dauernden Wohlbefindens und der Vermeidung aller Gefahren ist zweifellos der häufigste. Vgl. hierzu S. 127, 142, 151ff.

VII. Ergänzende Behandlungsmethoden.

a) Bettruhe. Daß anfangs neben dem Fasten bzw. neben der äußerst kargen Kost Bettruhe unerläßlich ist, versteht sich von selbst. Man sollte sie insgesamt über mindestens 2 Wochen, in schwereren Fällen von Gastritis auf 3 Wochen und länger ausdehnen. Das ist Voraussetzung für gutes Gelingen der ganzen Kur. Wir schränken den Energieumsatz dadurch wesentlich ein und können den Kalorienbedarf voll und sogar übervoll decken, ohne den Magen zu überlasten. Feuchtwarme Umschläge auf die Magengegend (zweimal täglich je 2 Stunden) werden von den Patienten gelobt, namentlich im Anfange der Kur. Für guten Schlaf, der bei Bettruhe oft leidet, muß gesorgt werden; im Notfalle genügt 0,05 g Luminal, das gut magenbekömmlich ist.

b) Magenspülungen. Ein wesentliches Stück der Therapie sind vom Beginne der II. Ernährungsperiode an Magenspülungen. Während der ersten Periode greifen wir nur dazu, wenn Hypotonie vorliegt (S. 108) und der Magen ungespült reichliche Speisereste in die Nachtzeit hinübernehmen würde (vgl. Abschnitt Hypotonie). Bei Hypotonie in Begleitung von Magenkatarrh halten wir unbedingt an spätabendlichen Spülungen fest und nehmen sie während der ganzen klinischen Behandlung täglich vor (S. 23). Das Leerspülen erfolgt mit isotonischer Kochsalzlösung. Bei Abwesenheit von Hypotonie und Inhaltsstauung ziehen wir bei chronischer Gastritis frühe Morgenstunden (etwa 1 Stunde vor der ersten Mahlzeit) nur dann vor, wenn wir Lösungen von Medikamenten zum Spülen benützen wollen; dafür eignet sich der nüchterne Magen natürlich besser. Das ist aber kaum jemals nötig. Bei Spülungen mit Argentum nitricum (1:4000) gedenke man der Gefahr der Argyrie. Allgemeines über Magenspülungen S. 23.

c) Salzsäure ist das einzige Medikament, das regelmäßig in Frage kommt, am besten immer mit Zusatz von Pepsin. Solange man sich auf die einfachsten Nahrungsmittel beschränkt, ist Salzsäure unnötig. Wenn man zu dieser Zeit über ganz kleine, unwirksame Mengen hinausgreift, klagen die Patienten häufig über Brennen und andere unbehagliche Gefühle nach dem Einnehmen der Säure. Wir beginnen mit der Salzsäuretherapie erst nach etwa 10—14tägiger diätetischer Behandlung, dann aber sofort, nach dem Vorschlage von H. Leo (S. 160), mit ansehnlichen Gaben (Acid. muriat. conc. 10,0 g; Pepsin. sicc. Merck 10,0 g; Aq. dest. ad 100,0 g; — zu jeder Mahlzeit 1 Teelöffel auf 200 ccm Wasser oder kaltem leicht gezuckertem Tee, mittels Glasrohr zu trinken). Wenn auch der daraus entspringende Zuwachs an peptischer Kraft gering sein mag, einen gewissen unmittelbaren Einfluß auf die Regelung der motorischen Vorgänge, namentlich des Polyrusreflexes, und weiterhin eine Erregung der secernierenden Drüsen dürfen wir wohl sicher davon erwarten (F. Rabe).

Die Salzsäuretherapie ist, wenn keine besonderen Gegenanzeigen vorliegen, unbedingt so lange fortzuführen, bis der Magen von selbst wirksame Mengen Salzsäure liefert, bei fortbestehender Anacidität und schwerer Subacidität also dauernd. Man sieht auffallend häufig nach Aussetzen der Salzsäure Beschwerden, unter Umständen neue Katarrhe auftreten. Zu unentwegtem Fortsetzen kräftiger ClH-Therapie ermuntern auch neuere Mitteilungen von A. Jarotzky, der dadurch — wenigstens in Fällen chronischer Subacidität — allmähliche Rückkehr ausreichender Salzsäureproduktion erzielte. Dieser Vorgang nahm Monate, ein Jahr und länger in Anspruch.

d) Bitterstoffe. Albumosen. Von anderen Medikamenten sind bei chronischem Katarrh und bei einfacher Subacidität Bitterstoffe die üblichsten. Für ihre saftlockende Eigenschaft liegen zwar einige experimentelle Belege vor, aber auch entgegenstehende Befunde (S. 60). Klinisch steht immerhin fest, daß sie — vor der Mahlzeit genommen — sich bei Manchen als Appetitwecker und dann wohl auch als Saftlocker bewähren. Verlaß ist freilich nicht darauf. Die Wirkung ist vielleicht eine suggestive, aber auch dann brauchbar (S. 162). Wirklich von Nutzen scheinen Albumosen, Peptone, Extraktstoffe in schmackhafter Form zu sein (vor den Mahlzeiten!); das ist auch theoretisch begründet (S. 29). In diesem Sinne erwarb sich z. B. die flüssige Somatose seit langem einen Namen. R. Heinz empfiehlt nachdrücklich Cenovis-Extrakt, worin sich Bitterstoff mit Albumosen vereint findet: solcher Hefeextrakt ist auch Teilstück des mit Phosphorsäure angereicherten „Phosphozym" (W. von Noorden). Ein gutes Präparat ist auch das albumosehaltige „Eatan"; die über Lockreiz für Appetit und Saft hinausgehenden, von E. Basch behaupteten „energiesparenden" Eigenschaften des Eatan scheinen uns doch recht zweifelhaft zu sein. C. von Noorden[3] rühmte vor längerer Zeit Gemische von Albumosen mit Madeirawein u. dgl. (z. B. 2 Teelöffel flüssiger Somatose mit einem Likörgläschen Südwein vor dem Essen). Daß gegen starke Alkoholika (Cocktail, Apéritif) schwere Bedenken zu erheben sind, ist selbstverständlich. Ein sehr guter, von uns seit Jahren erprobter, milder und magenbekömmlicher tonischer Wein ist „Kola-Restorvin" (alter Portwein mit Zusatz von Kola, saurem Natronphosphat u. a.).

e) Mineralwässer. Zu den Medikamenten gehören auch die Mineralwässer. Die rein-pharmakologischen Experimente vergleichen den Ablauf der Magenfunktionen (Sekretion und Entleerung) nach Verabfolgen von Salzlösungen und Mineralwässern verschiedener Konzentration; der Prüfling wurde teils für sich allein gegeben, teils bestimmter Probekost voraus- oder nachgeschickt oder beigefügt. Nicht einmal in dieser einfachen Form gaben die bisherigen Versuche bei Tieren und gesunden Menschen übereinstimmende und abschließende Resultate (H. H. Meyer und J. Schütz). Sie sind für Deutung der Mineralwasser-Trinkkuren von keinem großen Belang; nur theoretisch ist es interessant, wie entsprechende Quellwässer auf die Schicksale der Einzelmahlzeit wirken. In dieser Form werden sie praktisch nicht benutzt; höchstens die Magenverdauung des I. Frühstückes könnte unmittelbar beeinflußt werden. Für die Klinik ist nur der Gesamterfolg wichtig.

Lange vor dem Einsetzen experimenteller Forschung wußte man über günstigen Einfluß **muriatischer** und **muriatisch-sulphatischer,** annähernd isotonisch konzentrierter Mineralwässer auf chronischen Magenkatarrh und Subacidität zu berichten. Die ersten klinisch-experimentellen Untersuchungen bei Kranken (C. von Noorden[4] und C. Dapper), welche sich dem in Kissingen und Homburg gebräuchlichen Verfahren anlehnten, ließen Anstieg der Salzsäure- und Abnahme der Schleimproduktion deutlich erkennen. Dies wurde vielfach bestätigt und zeigt sich namentlich in noch nicht veralteten Fällen. Anderseits bewährten sie sich aber auch, wie in gleicher Arbeit gezeigt wurde und wie sich uns und Anderen weiterhin bestätigte, in manchen Fällen chronisch superacider Zustände (in Sonderheit superacider Gastritis), ein Zeichen wie verwickelt das Geschehen liegt und wie wenig man dasselbe auf die einfache Formel safttreibender und safthemmender Kraft zurückführen kann.

Freilich gingen Diätkur, Entfernung vom Alltag, teilweise Bettruhe (bei den Untersuchungen C. von Noorden's-C. Dapper's fast durchweg klinische Behandlung) nebenher. Aber für die ärztliche Praxis ergibt sich doch aus allem was wir wissen, daß die genannten Mineralwässer sowohl in Kurorten wie bei häuslichem und klinischem Gebrauche nützliche Förderer sind. An spezifische Heilkraft dieser Mineralwässer allein, ohne begleitende Diät- und sonstige Vorschriften, wird heute kein Arzt mehr glauben. Nach eignen Erfahrungen ist die günstigste Zeit für das Heranziehen der Trinkkuren mit Kissinger Rakoczy, Homburger Elisabethquelle, Mergentheimer Karlsquelle usw. (morgens nüchtern 200—300 ccm) gekommen, wenn eine mindestens 2—3-wöchige Vorkur die Reizerscheinungen gedämpft und die Beschwerden getilgt hat, oder allgemeiner gesagt, zu einer Zeit, wo wir nach vorausgegangener Schonung auch andere Saftlocker heranziehen. Beiläufig sei erwähnt, daß von gleicher Zeit an uns radioaktives Wasser (10000—20000 Mache-Einheiten im Liter), mehrmals täglich 200 bis 250 ccm, öfters vortreffliche, saftlockende Dienste zu tun schien.

f) Alkalien. Es klingt von vornherein paradox, die medikamentöse Verwendung von Alkalien bei Subacidität und subaciden Katarrhen zu erörtern, und in angesehenen Spezialwerken der neueren Zeit finden wir die Frage nicht einmal gestreift. Der Praktiker wird sie aber nicht ohne weiteres von der Hand weisen. Sowohl $^1/_2$-prozentige Lösung von Natriumbicarbonat wie Fachinger, Karlsbader, Neuenahrer, Vichy-Wasser und die auch alkalische Erden führenden Fachinger und Wildburger Wässer taten uns, morgens nüchtern in gleicher Weise genommen wie die muriatischen Säuerlinge (vgl. oben), d. h. abseits der Mahlzeiten und den Chemismus des Speisebreies nicht unmittelbar beeinflussend, oft vortreffliche Dienste. Sowohl bei chronischem subacidem Katarrh wie bei Achylia gastrica wirken sie oft beschwerdelindernd. Insbesondere bei dauernder Hypo- und Achylie (S. 160) verordneten wir solche 3—4-wöchigen häuslichen Trinkkuren oft zwei- bis dreimal im Jahre; viele Patienten verlangten selbst, wegen des günstigen Einflusses auf das subjektive Befinden, nach ihrer Wiederholung. Anfangs verzichteten wir während solcher Perioden nicht auf das Einnehmen von Salzsäure vor bezw. bei den Mahlzeiten. Das Alkali hat ja den Magen längst verlassen, wenn die Zeit des mittäglichen und abendlichen Essens herankommt. Später erkannten wir es aber doch als förderlicher, während der morgendlichen Trinkkur gänzlich auf Salzsäure bei den Mahlzeiten in späteren Tagesstunden zu verzichten. Dem Wechsel zwischen längeren Säure- und kürzeren Alkaliperioden glauben wir bei sekretorischer Insuffizienz der Magendrüsen manchen Vorteil zu verdanken, sogar inbezug auf Stärkung der Sekretionskraft. Wir meinen, daß dies übereinstimmt mit alten Erfahrungen der Balneotherapie. Zur Erklärung sei daran erinnert, daß Alkalien zwar vorhandene Säure abstumpfen, im übrigen aber stärkste Locker für salzsauren Magensaft sind. Dies kann sich bei noch erholungsfähigem Drüsenapparate therapeutisch auswirken.

Wenn bei Subaciden und Achylikern einige Zeit nach den Mahlzeiten Magenschmerzen auftreten (S. 144), kommt eine andere Form der Gabe in Betracht. Dann hat manchmal — freilich nicht immer — ein Glas Fachinger Wasser usw., sofort bei Eintritt der Beschwerden getrunken, auffallend beruhigenden Einfluß. Seit einer vielzitierten Arbeit W. Jaworski's aus dem Jahre 1885 schleppt sich von Werk zu Werk in der Literatur über Magenkrankheiten die Angabe fort, Karlsbader Wasser, das in kleineren Mengen Salzsäure locke, setze bei längerem Gebrauche etwas größerer Mengen die Sekretionskraft des Magens allmählich bis zum völligen Erlöschen herab. Daß letzteres bei Superaciden nicht zutrifft, weiß man lange; bei Normalaciden ist bei gewohnheitsmäßigem, reichlichem Genusse viel stärker alkalischen Wassers (Fachinger Wasser, 1 Flasche täglich und mehr) von solcher Wirkung nichts bekannt geworden, so daß der zweite Teil der Jaworski'schen These doch wohl einer Revision bedarf. Alles in allem sind aber die klinisch-empirischen Tatsachen, welche die alkalischen Trinkwässer sowohl bei Sub- wie bei Superaciden als brauchbares Hilfsmittel schätzen lehren, pharmako-dynamisch noch nicht erklärt. Bei den erdalkalischen Wässern scheint dämpfende Wirkung auf Schleimsekretion von

Belang zu sein, und zwar sowohl bei sub- wie bei superacider Gastritis (S. 123). Dies dürfte mit der entzündungswidrigen Eigenschaft des Calcium zusammenhängen. Im Allgemeinen sind Alkalien, in welcher Form auch immer, bei superaciden Zuständen, vielleicht mit Unrecht, gebräuchlicher als bei subaciden.

Experimentell ist im Tierversuche, teilweise auch beim Menschen gefunden: Sodalösung (0,5—1,5 prozentig), in den nüchternen Magen gebracht ist ein kräftiger Säurelocker. Vor der Mahlzeit in den Magen gebracht, hat sie lähmende Nachwirkung auf die Säureproduktion während der Verdauungsperiode. Gleichzeitige Einfuhr von Soda und Nahrung verstärkt die Säureproduktion. Wenn die alkalische Flüssigkeit schnell in den Darm überströmt, lähmt sie vom Darm aus, wahrscheinlich auf dem Blutwege, die Tätikeit der Salzsäuredrüsen. Literatur bei B. P. Babkin. Vergl. Abschnitt Superacidität.

g) Stuhlträgheit begleitet häufig Subacidität und chronischen Katarrh; wenn der Darm nicht erkrankt ist (s. unten), in fast der Hälfte der Fälle. Deshalb sind viele Patienten teils an dieses, teils an jenes Abführmittel gewöhnt. Bei den Ruhe- und Schonungskuren bessert sich der Kotlauf oft ganz von selbst; bei anderen Patienten bringen die körperliche Ruhe und die Armut der Kost an kotbildendem Material und an Erregern der Darmsekretion lästige Zunahme der Stuhlträgheit. Im Interesse der Magenschonung darf man zur Abhilfe kotfördernde Nahrungsmittel zunächst nur in beschränkter Menge einstellen, obwohl die Subacidität an sich nicht alle verböte (S. 134). Man bleibt daher oft auf Medikamente angewiesen. Als keineswegs störend erwiesen sich uns Gemische aus gleichen Teilen Pulv. Rad. Rhei und Magnesia usta oder in anderen Fällen Phenolphthalein in Pulverform (0,1—0,3). Die erforderliche Tagesmenge, sowohl des ersten wie des zweiten Medikamentes, wird am besten auf zweimal verteilt (etwa 6 Uhr abends und vor der Nachtruhe je die Hälfte). Falls man in der Rekonvalescenz mit Mineralwässern vorgeht (S. 138), genügen diese in der Regel zum Ordnen des Stuhlganges. In späterer Zeit sollte der Obstipation ausschließlich mit diätetischen Mitteln vorgebeugt werden (vgl. Abschnitt Obstipation).

h) Verhalten bei Durchfällen. Daß Subacidität und chronischer Katarrh zur Quelle diarrhoischer Zustände und wahrer Darmkatarrhe werden können, ward erwähnt und kommt noch ausführlicher zur Sprache. Im Gegensatz zu manchen anderen Autoren und in Übereinstimmung mit E. Schütz[1] müssen wir chronische Diarrhöen als eine nicht gerade häufige Folge chronisch sub- und anacider Zustände erachten. Immerhin können akute Reizzustände des Darmes mit Durchfällen sich zu jeder Zeit einschieben, sicher leichter und häufiger als beim magengesunden Menschen, und wie bei diesem abhängig von eingeschlepptem toxischen und infektiösen Material und vom Übertritt dieser Schädlinge oder unvollkommen vorverdauter Nahrung in den Darm. Solche akute Darmkatarrhe bedürfen bei Subaciden sofortiger und besonders sorgfältiger Behandlung; nach längerem Bestande werden sie äußerst hartnäckig. Mit selten versagendem Erfolge bekämpfen wir sie durch das Einschalten eines Hungertages und nachfolgende, 2—3-tägige ausschließliche Ernährung mit dreitägigem Kefir (Bd. I, S. 294, 844). Auch frische Buttermilch oder Buttermilch nebst einfach abgekochtem und mit etwas Zimmt gewürztem Reis als einzige Nahrung für 1—2 Tage bewährte sich uns oft recht gut. Über chronisch-diarrhoische Zustände vgl. auch S. 84, 145.

Hier sei noch erwähnt, daß unvorsichtiges Vorgehen bei transpylorischer Sondenernährung (S. 134) Darmkatarrh erzeugen kann. Größte Reinlichkeit ist erforderlich. Das eingespritzte Material soll steril sein. Man rechne auf eine Duodenalmahlzeit von 300 ccm mindestens 15 Minuten. Beim Einspritzen von Milch und Rahm empfiehlt sich Zusatz von Calcium carbonicum (1 g auf $^1/_{10}$ l). Beim Auftreten von Durchfällen bleibt meist nichts anderes übrig, als die transpylorische Ernährung abzubrechen.

i) Operative Behandlung. Die Erkenntnis, daß auf dem Boden chronischer Gastritis Ulcus und Carcinom sich entwickeln kann — Häufigkeit solchen Geschehens wird noch bestritten (S. 116), — führte natürlich auch zur Erwägung, ob man prophylaktisch den erkrankten Magen operativ entlasten solle (Gastroenterostomie bezw. Pylorusresektion). Die Frage ist zu wenig spruchreif, als daß wir hier darauf eingehen möchten.

Literatur zu diesem Abschnitte S. 163.

E. Chronische Achylie, Hypo- und Achlorhydrie.

Von Achylie sprechen wir, wenn nicht nur die Salzsäure, sondern auch die Fermente (Pepsin, Lab) im Magensafte fehlen (vgl. Definitionen S. 122). Ganz wörtlich darf man dies freilich nicht nehmen. Kleine aber praktisch unwirksame Mengen davon wurden auch in ausgeprägtesten Fällen häufig gefunden (H. Leo, L. Rütimeyer u. a.). Obwohl theoretisch zweckmäßig, hat es praktisch genommen keinen Zweck, die Zustände, von denen hier die Rede sein wird, chronische Hypo- und Achylie einerseits, Hypo- und Achlorhydrie, Sub- und Anacidität anderseits, grundsätzlich voneinander zu trennen. Man würde sonst verschiedene Krankheitstypen aufstellen, die durch fließende Übergänge verbunden sind und klinisch eine Einheit bilden. Wie bei den aktiv-entzündlichen depressiven Sekretionsanomalien (S. 113 ff.) kommt auch bei den konstitutionellen und sonstigen Formen Hemmung der Säureproduktion mit und ohne gleichzeitige Hemmung der Pepsinabsonderung vor (J. Alsberg). Wir gebrauchen im folgenden der Einfachheit wegen nur den Namen Achylie. Wo es aus praktischen Gründen notwendig ist, isolierte Störung der Säureproduktion davon abzutrennen, wird dies besonders hervorgehoben werden.

Es könnte unberechtigt erscheinen, chronische Subachylie und Achylie von chronischer subacider Gastritis gesondert zu besprechen; um so mehr als wir die Übergänge ausdrücklich als fließende bezeichneten. Die Berechtigung entspringt daraus, daß es eine Reihe chronisch sub- und anacider Zustände gibt, die teils bestimmt, teils mit großer Wahrscheinlichkeit auf nicht entzündlicher Grundlage entstanden sind und fortbestehen; daneben andere, die zwar auf solchen Vorgängen beruhen, wo aber die Entzündung abgelaufen ist und Verödung des Drüsenkörpers zurückließ (S. 114). Wie auch immer solche sekretorische Insuffizienz zustande gekommen ist, stets muß man auf erhöhte Anfälligkeit des Magens bedrohlichen Einflüßen gegenüber gefaßt sein. Die sich in beschwerdelose Zeiten einschiebenden Perioden mit diesen oder jenen Magenbeschwerden sind stets entzündlichen Charakters verdächtig. Aber allen diesen Zuständen, einschließlich der postgastritischen Atrophie (S. 144), ist gemeinsam, daß sie innerhalb eines gewissen, meist ganz bequemen Rahmens diätetischer Belastung sowohl beschwerdelos bleiben, wie auch mit vollem Gesundheitsgefühl vereinbar sein können, während man kaum darauf rechnen darf, therapeutisch — zumal auch diäto-therapeutisch — die Sekretionskraft der Drüsen nennenswert zu heben. Die diätetische Therapie ist daher im wesentlichen eine prophylaktische, während sie bei chronischer subacider Gastritis heilende Aufgaben hat.

I. Die klinischen Formen der Achylie.

Wenn man versucht, von ätiologischen Gesichtspunkten aus verschiedene klinische Formen der Achylie aufzustellen, muß man sich darüber klar sein, daß es nur in seltenen Fällen möglich sein wird, die Ursache chronischer

Achylie mit voller Sicherheit zu ergründen. Theoretisch ist die Frage natürlich bedeutungsvoll. Könnten wir sie immer beantworten, so ergäbe sich eine Fülle wertvoller Einblicke in Zusammenhänge pathologisch-physiologischen Geschehens. Praktisch genommen ist für den Arzt vor allem wichtig, daß er es mit chronischer Drüseninsuffizienz zu tun hat. Sie wird ihm oft diagnostische Anhaltspunkte geben (chronische Gastritis, Carcinom, Gallenblasenleiden, perniciöse Anämie u. a.). Mit ihr hat er zu rechnen, gleichgültig wie sie entstand. Achylie als solche fordert Beachtung beim therapeutischen Handeln. Man könnte zwar versucht sein und hat auch empfohlen, den Achyliker bei Mangel jeglichen Krankheitszeichens und -gefühles leben und essen zu lassen, wie er wolle. Aber zumindest heischt die Vorsicht, ihn gewisse Gefahrpunkte vermeiden zu lehren (S. 101, 148). Im übrigen ist die Tragweite der Achylie abhängig von Nebenumständen, von Begleit- und Folgekrankheiten. Üble Folgen können bei Achylien jeglichen Ursprunges fernbleiben und entstehen; bei der einen klinischen Form ist dieses, bei der anderen jenes häufiger.

1. Konstitutionelle Achylie.

Konstitutionelle Achylie als Folge keimplasmatischer Minderwertigkeit des Drüsenapparates, obwohl schon vorher aus einzelnen Fällen bekannt, wurde seit M. Einhorn's[2] Arbeiten Gegenstand eingehender Erörterung. Den Ausbau der Lehre verdanken wir vor allem F. Martius[1, 2] und weiterhin A. Albu[1], F. Weinberg[2], R. Schmidt, J. Bauer, L. R. Grote[2]. Diese Form ist ein nicht gerade seltener Befund bei zufällig oder planmäßig ausgeführten Untersuchungen von Leuten, die weder anamnestisch noch zur Zeit des Befundes über Magenbeschwerden irgendwelcher Art klagen, die sich dabei ebenso beköstigen wie Gesunde, und die wir im landläufigen Sinne des Wortes nicht als krank bezeichnen dürfen. Hier leistet der Darm stellvertretend und ergänzend, was der Magen versäumte, wie C. von Noorden[2] schon nachwies, ehe der Begriff Achylie abgegrenzt war (S. 87). Manche, z. B. L. R. Grote[1] gehen soweit, die „konstitutionelle Achylie" nur als Abweichung vom Durchschnittstyp, als ein „Kennzeichen der Persönlichkeit" zu deuten. Aber mehr als innerer Schönheitsfehler ist die konstitutionelle Achylie doch. Im Keimplasma war die Veranlagung vielleicht nur Variante. Für das Leben bedeutet sie krankhafte Minderwertigkeit. Ein mächtiger, in der ganzen Tierwelt wiederkehrender, nur bei den Protozoen fehlender Chemismus fällt aus, und eng verbunden damit pflegt — wenn auch nicht ganz regelmäßig — mit seiner Eigenschaft als Digestors auch die Eigenschaft des Magens als vorläufigen Behälters und als Austeilers des Chymus an den Darm verloren zu sein; denn wegen des Säuremangels ist gewöhnlich der Pylorusverschluß unsicher und geschwächt (S. 47), und der Abfluß des Mageninhaltes in den Darm erfolgt dann überstürzt: dies letzere ist freilich nicht immer der Fall (E. Egan). Die Absonderung des peptisch unwirksamen Saftes ist bei sog. konstitutioneller Achylie manchmal vermehrt (F. Helm). Dies ist nur selten stets wiederkehrender Befund; in der Regel wechseln Perioden reichlicher und spärlicher Sekretion sub- bezw. anaciden Saftes. Säure- und Flüssigkeitsabsonderung sind getrennte Teilfunktionen. Der säurefreie Saft kann die normale Chlormenge in Gestalt von ClNa mit sich führen, er kann aber auch in dieser Hinsicht unternormal sein. Letzteren Falles ist aber wohl der Gesamt-Chlorstoffwechsel, insbesondere die ClNa-Mobilisierung in den Geweben, als die Magenschleimhaut Ursache des krankhaften Geschehens. Am häufigsten trifft man sekretorische Befunde bei begleitender Hypotonie des Magens, wo die verlängerte Verweildauer der Ingesta als Lockreiz dient. Das eigenartige Verhalten der säurefreien Saftmenge trifft für alle klinische Formen der Achylie zu.

Wenn auch bei den zurecht als „konstitutionell" bezeichneten Fällen chronischer Achylie manchmal im Laufe der Jahre Magenstörungen komplizierend hinzutreten (neurogen bedingte Überempfindlichkeit, Magenkatarrhe, hin und wieder auch Hypotonie), so sind dies doch nicht gerade häufige Ereignisse. Der Magen selbst ist durch die schnelle Entleerung vor krankhaftem Befall verhältnismäßig gut geschützt. Dem Darm aber ist eine mächtige Schutzwehr entzogen. Wo Masse, Form oder Art des Genossenen darmschädlich sind, und wo diese Schädlichkeit durch das Eingreifen machtvoller Magenarbeit hätte abgeschwächt werden können, erkrankt der Darm des Achylikers leichter, als der des Magengesunden. Da dies gerade bei Fällen, die wir mit verstärkter Sicherheit als „konstitutionelle" erkennen (z. B. bei familiärem Auftreten der Achylie), doch entschieden viel seltener der Fall ist, als bei sekundärer, sicher post-gastritischer oder sonstwie erworbener Achylie und als wir theoretisch annehmen müßten, liegt die Vermutung nahe, daß der konstitutionelle Achyliker, zumindest in einem Teil der Fälle, mit verstärkten kompensierenden Kräften des Darmes, des Pankreas und der Leber ausgestattet ist. Die bisher vorliegenden klinisch-experimentellen Untersuchungen gestatten darüber noch kein endgiltiges Urteil (S. 87).

Die konstitutionelle Achylieform soll schon bei Kindern vorkommen. Andere Male wurde sie erst im Laufe späterer Lebensdezennien entdeckt, war vielleicht auch erst später entstanden. Das spricht nicht gegen den konstitutionellen Charakter; z. B. wirkt sich keimplasmatische Minusvariante des pankreatischen Inselsystems auch sehr oft erst später im Entstehen eines Diabetes mellitus aus. Und ebenso wie wir es aus der Klinik des Diabetes kennen, dürfen wir bei der konstitutionellen Achylie nicht überrascht sein, einem Auf- und Abschwellen, ja sogar gelegentlichem Verschwinden der funktionellen Störung zu begegnen (M. Einhorn[1], A. Albu[2]). Ob die keimplasmatische Minusvariante zu völliger Achylie, zu Hypochylie, zu An- oder Hypochlorhydrie führt, ist von Fall zu Fall verschieden.

So sehr man versucht sein könnte, den Achyliker mangels jeglichen Krankheitssymptomes und -gefühles leben und essen zu lassen wie er will, ist es doch vorsichtiger, ihn gewisse Gefahrpunkte vermeiden zu lehren (S. 126, 142, 148).

Die Lehre von der „konstitutionellen" Achylie fußt auf dem Vorkommen von Sekretionsschwäche ohne bekannte Ursache (vorausgegangene Krankheit, namentlich Gastritis), auf ihrem Vorkommen ohne klinisch hervortretende Magenbeschwerden, bei guter Bekömmlichkeit der Durchschnittskost und sogar gelegentlicher Überschreitung derselben und bei vollem Gesundheitsgefühle, auf ihrer gelegentlichen, immerhin seltenen familiären Häufung, auf ihrem Vorkommen im frühen Kindesalter. Letzgenannter Punkt ist nicht von großem Belange, nachdem Kn. Faber auf Grund der Literatur und eigner Erfahrung auch für das frühe Kindesalter Gastritis als häufige Ursache chronisch-achylischer Zustände erkannt hat, und nachdem — wie Faber[4] berichtet — anderseits in großen Untersuchungsreihen bei gesunden Säuglingen kein Fall von Achylie nachgewiesen werden konnte.

Trotz aller Einsprüche halten wir es für zu weitgehend, konstitutionelle Bedingtheit der Achylie grundsätzlich abzulehnen. Es gibt keinen Einheitswert für normalen Säuregehalt des Magensaftes. Eine gewisse Breite für Normalwert läßt jeder Kliniker zu und erkennt damit konstitutionelle Verschiedenheit an. Daß in gewissen Fällen die Abweichung vom normalen Durchschnitt so weit geht, daß die peptische Kraft des abgeschiedenen Saftes praktisch genommen = 0 wird, ist folgerichtiger Schluß. Zumindest in dem Sinne ist konstitutionelle Bedingtheit der Achylie anzuerkennen, daß alle Einflüsse, welche die spezifische Sekretionskraft der Magendrüsen schädigen, schwächen und vernichten können, bei jener Gruppe von Menschen leichtes Spiel haben.

2. Erworbene funktionelle Achylie.

Der letzte Satz des vorausgegangenen Abschnittes leitet hinüber zum Begriffe der erworbenen funktionellen Achylie. Wir fassen darunter Formen zusammen, die ohne nachweisbare Erkrankung des Magens, insbesondere ohne klinisch in die Erscheinung getretene Gastritis, im Laufe des Lebens entstehen.

Man gelangt meist nur zur Vermutung der Zusammenhänge, selten zur Sicherheit. Wir denken vor allem an infektiös-toxische Parenchymschädigung, ebenso wie beim chronischen Katarrh (S. 117); an Ernährungsstörungen verschiedenster Art, z. B. im Kriege, wobei Mangel an bestimmten Drüsenreizstoffen und Eutoninen wahrscheinlich eine Rolle spielten (S. 119); ferner an nervöse Einflüsse, die manche sehr hoch einschätzen (z. B. H. Curschmann, E. Schütz u. a. bei der Kriegs-Anacidität), über deren Tragweite aber völlig sicheres noch aussteht (S. 118). Wir selbst erkennen neurogene transitorische Anacidität unbedingt an, selbst solche längerer Dauer; bei krankhaft-seelischer Depression ist sie gar nicht selten. Als Dauerzustand jedoch ist uns psychogener Magensaftmangel höchst unwahrscheinlich. Wir befinden uns damit im Einklang mit dem, was in den letzten größeren Aussprachen über chronische Gastritis und Sekretionsstörungen zum Ausdruck kam (Referate von Kn. Faber[4] und G. Katsch[3] nebst Diskussion). Von endokrinen Störungen scheinen am häufigten thyreoidale und ovarielle Minderwertigkeiten von chronischer Achylie begleitet zu sein. Die Häufigkeit der Achylie im Greisenalter wird vielfach überschätzt (Bd. I, S. 1101). Zur Gruppe der erworbenen Formen rechnen wir auch die zahlreichen Achylien bei Cholecystopathien; ihre Pathogenese ist noch nicht ganz geklärt (S. 116). Wenn sich die Schädlichkeit nur in Hypofunktion der spezifischen Drüsen und nicht in entzündlichen Vorgängen (Katarrh) auswirkt, so haben wir es mit einer Form zu tun, die während ihres Bestehens klinisch der konstitutionellen Achylie nahe steht, d. h. gar keine Magen- und Darmbeschwerden nach sich zu ziehen braucht und demgemäß auch wie diese nur mit diätetischen Vorsichtsmaßregeln behandelt zu werden braucht. Aber einerseits wird die erworbene funktionelle Achylie doch recht häufig von allerlei nervösen Beschwerden begleitet, die sich nur z. T. auf Magen und Darm, z. T. auch auf abgelegene Organsysteme und auf das Gesamtverhalten der Psyche erstrecken, und anderseits verbergen sich dahinter doch recht häufig wahre Katarrhe. Sowohl dieser Umstand wie die Erfahrung, daß die erworbenen funktionellen Achylien in gleicher Weise wie Katarrhe therapeutisch günstig beeinflußbar sind, fordert dazu auf, nicht früher auf entsprechende Heilversuche zu verzichten, bis man sich von der Unheilbarkeit überzeugt hat (S. 127). Daß konstitutionelle Minderwertigkeit des Drüsenapparates dem Entstehen erworbener Achylien Vorschub leistet, ist selbstverständlich. Es handelt sich also um eine Form die sowohl mit der konstitutionellen wie mit der typisch-katarrhalischen durch fließende Übergänge verbunden ist; bei ihrer Abgrenzung und Anerkennung herrscht daher eine gewisse Willkür.

3. Chronische Achylie gastritischen Ursprunges.

Kn. Faber[1, 2, 3] und seinen Schülern gebührt das Verdienst, die Tatsache zur Anerkenntnis gebracht zu haben, daß eine sehr große Zahl chronischer Achylien Ausläufer chronischer Katarrhe sind (S. 114). Wir selbst haben uns immer mehr dem Standpunkt Kn. Faber's genähert. Bei der Aussprache über sein letztes großes Referat[4] kam gleichfalls beinahe einstimmig die Ansicht zum Ausdruck, daß beim Entstehen der meisten erworbenen Achylien unsicheren Ursprunges eine früher überstandene wahre Gastritis mit Dauerschädigung der Fundusdrüsen die vermittelnde Rolle spiele.

Die gastritischen Achylien stehen der oben erwähnten II. Gruppe insofern nahe, als ihre Ursachen teilweise übereinstimmen. D. h. die gleiche Ursache führt das eine Mal zu Gastritis mit nachfolgender anatomischer Verödung des Drüsenapparates, das andere Mal nur zum Verlust der spezifischen Sekretion ohne wesentliche entzündliche Vorgänge. Ersteres scheint fast immer der Fall zu sein, wenn die Sekretionsstörung eine gleichmäßige oder fortschreitende ist und nicht durch periodische Besserungen unterbrochen wird. Mit Eintritt völliger Achylie mildern sich häufig die Beschwerden, welche auf der Höhe chronischer Gastritis bestanden. Der Magen wird duldsamer gegenüber manchen Nahrungsmitteln. Man deutet dies als Folge beschleunigter Magenentleerung. Die verkürzte Verweildauer (S. 47) allein bietet keine genügende Erklärung dafür; sie bestand oft schon früher auf der Höhe des Katarrhes und der Beschwerden. Wir müssen doch wohl annehmen, daß mit dem Ausklingen der entzündlichen Vorgänge die Nerven der verödenden Schleimhaut zumeist ihre Übererregbarkeit verlieren. Das Weichen der Beschwerden erstreckt sich aber nicht gleichmäßig auf alle Vorgänge im Magen; gegen schnelle und starke Belastung bleibt der Magen trotz Pylorus-Insuffizienz oft sehr empfindlich. In manchen Fällen bleibt ausgeprägte Schmerzhaftigkeit bestehen, meist als „Magenbrennen“ oder als „Magenkrampf“ bezeichnet und in deutlicher Abhängigkeit von Art und Menge der Nahrung stehend, entschieden häufiger nach fester als nach flüssig-breiiger Kost. Sie pflegen nach der Nahrungsaufnahme zeitiger aufzutreten, als bei Säure-Hochwerten und bei Ulcus. Ihre Ursache ist noch nicht geklärt; z. T. bedingt sie wahrscheinlich ein Krampf des Pylorus, der sich vor gröberen Brocken verschließt (S. 41). Jedenfalls darf man nicht meinen, daß der geringe Säuregehalt des Magens vor Pylorospasmus und Krampfschmerzen unbedingt schütze. Nicht die absolute Höhe der Säurekonzentration ist allein maßgebend für solches Geschehen, wie uns ja häufig sein Fehlen bei einfacher Superacidität ohne supersekretorischen Befund lehrt, sondern auch das Gefälle von Acidität des Magens zur Alkaleszenz des Duodenum, und wenn letztere sehr groß ist, kann auch sehr geringe Acidität des Magens zum Pyloruskrampf führen (S. 47, K. Glässner und S. Kreuzfuchs). Bei erneutem Aufflammen aktiver Gastritis hört etwaige Beschwerdelosigkeit natürlich auf.

Auch der die Achylie meist begleitende Mangel an Magenschleim (S. 123) wird beschuldigt, zur Erhöhung der Reizempfindlichkeit einiges beizutragen (J. Kaufmann, W. Zweig, J. Boas u. a.).

Übrigens muß man noch einer weiteren Möglichkeit für das Entstehen solcher Magenbeschwerden gedenken, die mit denen des Acidismus Ähnlichkeit haben. Das Fehlen von Salzsäure ist bei den Achylikern vom Versagen der Fundusdrüsen abhängig. Daß bei Beschwerdelosigkeit dort der Reizzustand verschwunden ist, dürfen wir vermuten, Gastroskopie oder Röntgenbild des komprimierten Magens können es vielleicht beweisen. Aber nicht sicher wissen wir, ob nicht ein Reizzustand, unter Umständen ein sehr lebhafter, in der Pars pylorica besteht. Wenn dies der Fall, sind die dem Acidismus ähnlichen Beschwerden leicht erklärlich. Auch über derartig lokalisierten Reizzustand kann die Gastroskopie sicher, das Röntgenverfahren vielleicht Aufschluß geben (S. 150).

Beschleunigte Magenentleerung begleitet also doch nicht jede Achylie; oft findet man beträchtliche Verzögerung (M. Skaller, H. Elsner, Sk. Kemp u. a.), wobei es fraglich bleibt, ob die dann regelmäßig angetroffene Hypotonie des Magens schon vor dem Katarrh bestand und ihn mitverursachte (S. 108) oder sich erst in seinem Gefolge entwickelte. Fast jeder hypotonische Achyliker klagt über Magenbeschwerden, zumindest über Störungen des Appetits, sehr oft auch über Druck und Völle nach dem Essen, über Übelkeit und Brechneigung. Dies hemmt uns wesentlich bei der diätetischen Therapie.

Prognostisch und therapeutisch ist bemerkenswert, daß diejenigen Achyliker, welche chronische oder häufig recidivierende Gastritis mit deutlich ausgesprochenen Krankheitszeichen durchgemacht haben, durchschnittlich ungleich schlechter gestellt sind als solche der unter 1 und 2 genannten Formen. Sie ermangeln in der Regel dauernd wahren Gesundheitsgefühles, besitzen eine nur geringe Breite stomachaler Anpassungsfähigkeit, haben bei unvorsichtigem Essen und Trinken bald diese, bald jene Beschwerden, sind im ganzen stark abhängig von äußeren Ernährungsbedingungen, und ihr Darm (s. unten) ist stark bedroht.

4. Achylie und Darmverdauung.

Darüber ward schon früher einiges gesagt; es ward auf die starke, naturwidrige Belastung des Darmes hingewiesen (S. 49, 84). Es werden ihm Aufgaben übertragen, die mindestens zum Teil schon vom Magen hätten erledigt werden sollen, wie desinfizierende Wirkung, Lockerung des tierischen Bindegewebes und der pflanzlichen Zwischenlamellen und deren Vorbereitung für die tryptische Verdauung. Auch die rhythmische Zuteilung des Mageninhaltes an den Darm ist in Frage gestellt; wegen unzulänglichen pylorischen Widerstandes wird der Darm oft in der Zeiteinheit mit übergroßen Mengen unverdauten Mageninhaltes überschwemmt. Dies ist namentlich dann bedenklich, wenn der schnelle Übertritt des Mageninhaltes den Darm zu verstärkter Peristaltik reizt (ungehemmtes Überspringen der Hypermotilität des Magens auf den Dünndarm; S. Jonas). Vgl. unten.

Praktisch genommen, findet man Darmstörungen vorzugsweise bei Achylien unzweifelhaft gastritischen Ursprunges (vgl. oben). Wenn manche Autoren bei 40—50% aller chronischen Darmkatarrhe Achylia gastrica und umgekehrt bei mindestens 30% der Achyliker chronisch-diarrhoischen Darmkatarrh angetroffen haben, beziehen sich solche hohe Verhältniszahlen zweifellos auf postgastritische Achylie. Wahrscheinlich wird der Darm in den vorausgegangenen Zeiten der Gastritis teils sekundär, teils aus den gleichen Ursachen wie der Magen anfälliger. Bei gleichzeitigem Bestehen von Darmkatarrh und Achylia gastrica ist es daher nicht immer gerechtfertigt, von „gastrogenen Diarrhöen“ zu sprechen; um so weniger als sicher toxische Schädigung der Pepsin-Salzsäuredrüsen durch enterogene Gifte gar nicht selten sind (enterogene Achylia gastrica; vgl. S. 86, 103, 117).

Aber das Erkranken des Darmes bei Achylia gastrica kann uns nicht überraschen. Überraschend ist vielmehr, wie häufig der Darm dabei gesund bleibt und bei Innehaltung selbstverständlicher Vorsichtsmaßnahmen (S. 101, 148) sowohl die Verdaungs- wie die Resorptionsarbeit ebenso vollkommen leistet wie bei normalaciden Magenverhältnissen (C. v. Noorden[2]). Freilich bei übermäßiger Belastung mit eiweißreichem Material fand D. v. Tabora abnorm große Kotmenge und beträchtlichen Anstieg des täglichen Kotstickstoffes. Es ist aber doch nicht gerechtfertigt, dies ohne weiteres als intestinale Insuffizienz zu deuten.

Als wir einem jungen Mädchen mit beschwerdeloser Achylia gastrica und mit vollem Gesundheitsgefühle als Tageskost 500 g Weizen-Grahambrot (kleienhaltig, aber fein gemahlen) mit 150 g Butter nehmen ließen, fanden wir im Kot zwar normale Fettmenge, aber 3,8 g N, während bei 2 normalaciden Vergleichspersonen die gleiche Kost nur 1,8 und 2,4 g N in den Kot lieferte. Bei der N-armen Kost war der erhöhte N-Verlust offenbar nur auf Supersekretion des Darmes zurückzuführen, und diese Supersekretion ist als Teilstück kompensatorischer Mehrarbeit des Darmes deutbar.

Jedenfalls konnten wir uns in dem berichteten Falle von Achylie ebenso wie mehrfach in anderen Fällen beschwerdeloser Achylie davon überzeugen, daß gekochtes und gebratenes Fleisch in Mengen, die weit über dem gewöhnlichen Durchschnitt lagen (d. h. Fleischmengen mit 18—22 g N), trotz erhöhten N-Verlustes, als Zeugen verstärkter Darmarbeit, ohne jeden Nachteil gut vertragen wurden.

Die bisherigen klinisch-experimentellen Untersuchungen gestatten noch keinen vollen Einblick in das kompensatorische Geschehen (S. 143). Immerhin fanden L. Bogendörfer und G. Kühl, ferner V. v. d. Reis im Gegensatz zu früheren weniger verläßlichen Angaben bei Achylia gastrica (selbst bei perniciöser Anämie!) die Trypsinwirkung im Dünndarm beträchtlich erhöht. Bisher nicht ermittelt ist, ob dies auf verstärkter Trypsinbildung oder auf vermehrter Bereitstellung aktivierender Enterokinase beruht; nach eigenen noch nicht abgeschlossenen Untersuchungen ist das Eingreifen letzterer für die vikariierenden Vorgänge im Darm von Belang. Man hat auch angenommen (L. Bogendörfer und G. Kühl), daß die normale tryptische Kraft des Pankreassaftes verstärkt und ergänzt werde durch tryptische Wirkung von Bakterien, die sich pathologischerweise im Dünndarm eingenistet hätten. Dies ist sehr zweifelhaft geworden, da bei Achylikern ohne verlängerte Verweildauer der Ingesta im Magen und ohne klinisch hervortretende Darmstörungen Duodenum und oberer Dünndarm eine mikrobielle Darmflora aufweisen, die von der der Normalaciden kaum abweicht (V. v. d. Reis); auch im Magen selbst findet sich dann keine andere Flora wie beim Gesunden. Es scheint, wie C. v. Noorden[2] schon bei seinen ersten Beobachtungen annahm, der Körper selbst die vikariierenden Kräfte zu stellen. Neben erhöhtem N-Verlust durch den Kot (Zeichen der Mehrarbeit des Darmes; s. oben) wird als besonderer Befund nur noch erhoben reichliches Übergehen von Resten unverdauten rohen Bindegewebes in den Kot; dies so regelmäßig, daß es als diagnostischer Hinweis auf Achylia gastrica dienen kann (J. P. Gregersen). Immerhin sind die Reste im Vergleich zum Genossenen recht gering; sicher beteiligt sich die bakterielle Dickdarmflora an der Verarbeitung des Bindegewebes. Es ward uns aber doch zweifelhaft, ob die Verdaulichkeit des Bindegewebes durch Pankreasferment bei Ausfall vorausgegangener Pepsinandanung in solchem Maße leidet, wie Ad. Schmidt annahm.

Das bei Achylikern in den Dickdarm gelangende Material ist oft so reizarm, daß die Motilität leidet und Stuhlträgheit entsteht. Dies namentlich dann, wenn der Achyliker aus Rücksicht auf Magen und Dünndarm eine sehr schlackenarme Kost nimmt; aber auch bei gemischter Normalkost kommt Stuhlträgheit vor.

Diarrhöen findet man hauptsächlich in jenen Fällen, wo die Hypermotilität des Magens ungehemmt auf den Dünndarm überspringt (s. oben). Es ist freilich schwer, oft unmöglich zu entscheiden, ob diese motorische Reaktion des Darmes schon Folge vorhandener Darmerkrankung ist oder ob sie solcher vorausging und sie veranlaßte. Wenn Hypermotilität vorausgeht — und dies scheint vorzukommen —, und wenn dann in tiefe Abschnitte des Darmes Material gelangt, wofür sie nicht genügend vorbereitet sind und wofür die dort vorhandenen Fermente nicht ausreichen, so ist dies zunächst noch kein Zeichen für Darmkatarrh, braucht sich auch nicht in Diarrhöen auszuwirken; es ist zunächst ein Merkmal neuro-motorischer Übererregbarkeit des Dünndarmes und kann ausschließlich auf der Einstellung des vegetativen Nervensystems beruhen. Aber wo diese Art der motorischen Reaktion dauernd oder zeitweise besteht, droht immer die Gefahr, daß ein den unteren Darmabschnitten nicht angepaßter Nährboden die Darmflora in pathologische, darmschädliche Richtung drängt, und daß dann erst vorübergehende akute, später chronische Katarrhe des Darmes entstehen. Die Dinge können diese Entwicklung auch bei einwandfreier Beschaffenheit der Nahrungsmittel nehmen. Bei Material, dem schädliche Keime anhaften, verstärkt sich die Gefahr (S. 78). Besonders groß ist sie, wenn die Widerstandskraft des Darmes schon geschwächt ist, wie es in Fällen katarrhalischer Achylie sicher oft vorkommt (S. 114, 146), oder wenn gar schon Darmkatarrhe vorausbestehen. Dann kann jede Unvorsichtigkeit hartnäckige und erschöpfende Diarrhöen auslösen, die — freilich unter Vorbehalt (S. 145) — den Namen „gastrogene Diarrhöen" zu Recht tragen.

Daß gelegentlich Hypo- bzw. Achylia pankreatica die Achylia begleitet, vielleicht gleichfalls auf konstitutioneller oder toxischer Grundlage, kommt wohl sicher vor und müßte sich dann in schwerer Schädigung der Fettresorption auswirken. Wir halten diese Komplikation aber für recht selten (S. 87, 146). Sie äußert sich nach unserer Erfahrung am frühesten und am deutlichsten in verschlechterter Fettresorption.

5. Achylie und perniziöse Anämie.

Daß Achylie eng zum Krankheitsbilde der perniziösen Anämie gehört, ist unbestreitbar. Von neueren Arbeiten seien erwähnt die von F. Martius[2], Kn. Faber[3], O. Schauman, F. Weinberg[1], R. Cobet und P. Morawitz. Zwei Theorien über den Zusammenhang stehen sich einander gegenüber:

Kn. Faber, den wir als Hauptvertreter nennen (ähnlich O. Schauman) lehrt: das primäre ist chronische Gastritis; daraus entsteht nach längerer Dauer Achylie (S. 114). Wenn es nun zu einer Darminfektion kommt, hängt es nur von der Widerstandskraft des Erythrocytenapparates gegen die entstehenden und resorbierten Hämolysine ab, ob fortschreitende Anämie hinzutritt oder nicht. Diese Theorie belastet die diätetische Therapie der Achylie mit schwerer Verantwortung. Der Theorie zugunsten sprechen die nicht seltenen Fälle, wo Achylie jahrelang der Anämie vorangeht (Kn. Faber[3], L. Kuttner[1]); solches Geschehen ist aber auch mit den beiden folgenden Theorien vereinbar. Bisher wurden nur vereinzelte Fälle perniziöser Anämie mit erhaltener Salzsäure bekannt (K. v. Winterfeld). A. Borgbjoerg fordert mit Recht, man solle bei jedem Achyliker das Blut unter Obacht halten. Man könne dann manchen Fall von Anämie entdecken und in einigen Fällen wohl auch der Entwicklung schwerer Formen durch energische Arsenbehandlung vorbeugen.

F. Martius, R. Schmidt, F. Weinberg, R. Cobet und P. Morawitz u. a. lehren: Achylie und Biermer'sche Anämie sind Folgen koordinierter Minderwertigkeit des Magendrüsen- und des Erythrocytenapparates. Aus der großen Zahl der konstitutionellen Achyliker werden nur diejenigen perniziös-anämisch, die auch ein konstitutionell erschöpfbares Knochenmark haben. Diese Lehre verstärkte F. Weinberg[2] durch gewisse auf Minderwertigkeit des Knochenmarkes hinweisende Blutbefunde bei nicht-anämischen Achylikern. Bei der toxogenen Botriocephalus-Anämie ist Achylie seltener als bei der gewöhnlichen perniciösen Form (T. W. Tallqvist). In seiner hinterlassenen Arbeit (in Gemeinschaft mit F. Saltzmann) erwähnt O. Schauman ausdrücklich, daß es auch Fälle der echten, sog. kryptogenetischen perniciösen Anämie gebe, wo freie Salzsäure im Mageninhalt nachweisbar sei; dies hat mehr theoretischen und diagnostischen als praktisch-therapeutischen Belang.

Was F. Martius stark bekämpfte, scheint uns doch sehr erörterungswert, daß nämlich Achylie eine frühzeitige toxische Folge der im lieno-hepatischen System bzw. im Blut oder im Knochenmarke sich abspielenden Vorgänge sei. Spruchreif ist die Frage noch nicht. (Vgl. Abschnitte: Leber- und Blutkrankheiten).

II. Diätetische Behandlung der Achylie.

Gemäß der verschiedenen klinischen Wertung der einzelnen Achyliegruppen läßt sich die Kost nicht für alle Achyliker gleichmäßig ordnen. Es genügt, zwei Formen, eine mildere und eine strengere aufzustellen. Beide dienen prophylaktischen Zwecken; die erstere berücksichtigt im wesentlichen den Darm, die zweite tut dies in erhöhtem Maße, zieht aber gleichzeitig die Schonungsbedürftigkeit des Magens in Betracht. Für manche Fälle wird eine mittlere Linie auf die Dauer oder wenigstens zeitweilig das richtige treffen.

1. Achylie ohne sonstige Krankheitszeichen.

Hierhin gehört die konstitutionelle Achylie (im Sinne von F. Martius, S. 142) und eine gewisse Anzahl von Fällen aus der II. Gruppe (erworbene funktionelle Achylien, S. 143). Es wäre unnötig, praktisch undurchführbar und seelisch niederdrückend, solche Leute mit engen diätetischen Vorschriften einzukreisen. Wir werden nur anraten, diejenigen Nahrungsmittel zu meiden oder nur gelegentlich in kleinen Mengen zu genießen, welche bei der gegebenen Sachlage am bedenklichsten sind. Weniger den Magen, als den Darm gilt es zu schonen. Arzt und Patient haben damit zu rechnen, daß die Schonung vielleicht eine dauernde sein muß. Mahnung zur Vorsicht ist um so wichtiger, als wir in dieser Achyliegruppe häufig Leute finden, die vortrefflichen Appetit haben, vor keinerlei diätetischem Exzeß zurückscheuen und auch aus gelegentlichen warnenden akuten und bald wieder abklingenden Darmkatarrhen keine Belehrung schöpfen. Falls die jetzt ziemlich allgemein verbreitete Lehre sich bestätigt, daß Achyliker zu schweren enterogenen, anämisierenden Autointoxikationen neigen, worin F. Martius-F. Weinberg und Kn. Faber übereinstimmen (S. 143), erstreckt sich die Sorge noch über den Darm auf andere Organsysteme hinaus.

Nur prophylaktische Vorschriften kommen bei dieser Achylieform in Frage.

Hastiges Essen und Trinken ist verboten. Bei dem schwachen Pylorusreflex der Achyliker würde der Darm zu schnell gefüllt, was den physiologischen Vorgängen widerspricht (S. 47). Er würde überlastet, weil ihm in der Zeiteinheit zuviel mangelhaft vorbereitetes Material zuströmt. Aus gleichem Grunde ist es ratsam, nicht zu große Einzelmahlzeiten, lieber öftere und kleinere zu nehmen.

Alle feste Nahrung soll bestens durchgekaut und durchgespeichelt werden. Bei Versagen der Kauwerkzeuge aus mechanischen oder psychischen Gründen darf auf küchentechnisches Zerkleinern, zum mindestens auf sorgfältiges Zerschneiden und Zerdrücken der Speisen nicht verzichtet werden. Schlecht gekautes bzw. schlecht zerkleinertes Material würde zwar langsamer in den Darm gelangen, es würde aber dort größere Ansprüche an Widerstandsfähigkeit und Leistung des Darmes stellen als gut vorbearbeitetes (S. 140, 146). Der Nachteil des letzteren ist wesentlicher als der Vorteil des ersteren.

Wenn auch trotz schlechten Kauens infolge mangelhaften Gebisses bei normaler Magensekretion die Ausnützung der Kost nicht zu leiden braucht (Er. Becker; vgl. abweichende Befunde S. 9ff.), so liegen doch bei Sub- und Anaciden die Dinge ungünstiger, wovon wir uns mehrfach durch einfache Kotuntersuchungen und auch durch Ausnützungsversuche überzeugten. Zahnärztliche Wiederherstellung kaufähigen Gebisses ist bei solchen Kranken eine wichtige Aufgabe.

Die für allgemeine Hygiene des Essens und Trinkens giltigen Vorsichtsmaßregeln (Bd. I, S. 833) sind wegen drohender Infektion des Darmes mit besonderer Gewissenhaftigkeit zu befolgen. Sie erstrecken sich namentlich auf den Genuß roher tierischer und pflanzlicher Stoffe (S. 81, 84, 146).

Von animalischen Rohstoffen scheide zunächst rohes Fleisch aus. Wir haben dabei mehr die hiervon drohende Infektionsgefahr (Paratyphus u. dgl.; Bd. I, S. 220), als die Unverdaulichkeit des rohen Bindegewebes im Auge (S. 146). Wir dehnen daher die Warnung nicht auf zarten, rohen, bakteriell einwandfreien Schinken aus, wohl aber auf ungekochte frische oder geräucherte Wurstwaren, deren Zusammensetzung schwer kontrollierbar ist, die außerdem oft einen besonders hohen Gehalt an Bindegewebe führen, und die erfahrungsgemäß häufiger als alle anderen Fleischwaren zu Nahrungsmittelvergiftungen Anlaß geben. Roher, gut geräucherter Schinken ist im Anschnitt besser haltbar, d. h. widerstandsfähiger als gekochter Schinken, der in der Regel nur schwach durchgeräuchert ist. Man wähle Schinken von Jungtieren; das Gewicht des Schinkens ohne Knochen etwa 2,5 kg.

Rohe Milch ist aus dem gleichen Grunde zu beanstanden wie rohes Fleisch. Nur bei voller Gewißheit, daß alle Vorschriften der Milchhygiene befolgt werden, sollte man sie zulassen. Für rohe Sahne, Buttermilch, gewöhnliche Sauermilch, gelabte Milch gilt das gleiche; ebenso für Rahm-Gefrorenes (bekanntlich eine häufige Infektionsquelle, Bd. I, S. 774). Wir sahen öfters Achyliker, die gewöhnliche, wechselreiche Hausmannskost gut vertrugen, nach roher Milch oder Sahne aber zu diarrhoischen Attacken neigten; bei einigen Patienten waren solche Anfälle nach Milchgenuß Anlaß zur Untersuchung des Magens und zur Entdeckung der Achylie geworden. Ursache der Nichtbekömmlichkeit sind wohl immer schädliche Beimengsel. Gekochte oder sonstwie sterilisierte Milch, die aus gekochter Milch hergestellten Gerichte (darunter Ya-Urt, Kefir, Kumys), ferner Käse, Butter sind unbedenklich; für Sauermilchkäse (Quark) gilt dies nicht mit gleicher Gewißheit. Die schwerere Angreifbarkeit rohen Laktalbumins (nicht Kaseins!) durch Trypsin kommt praktisch genommen kaum in Betracht.

Roh-Ei enthält im Eierklar reichliche Mengen von Ovalbumin, das zu den Proteinen gehört, welche in rohem Zustande ohne vorausgegangene Pepsinverdauung den Darmfermenten starken Widerstand leisten (W. Falta). In der gewöhnlichen Kost spielt rohes Eierklar keine wesentliche Rolle; die kleinen Mengen, die in fein verteiltem Zustande (als Eierschnee) gelegentlich mit unterlaufen, sind praktisch bedeutungslos. Gerichte wie geschlagenes Roh-Ei mit Zucker oder mit Süßwein, die mehr als wünschenswert in der Krankenküche geschätzt werden, sind für Achyliker und Subacide (auch Fiebernde!) nicht immer gut bekömmlich (Diarrhöe erweckend). Die Dinge liegen von Fall zu Fall verschieden, ohne daß die Ursache erkennbar wäre. Rohes Ovalbumin soll im Darm eine gewisse antibakterielle Kraft entfalten; es fehlen aber darüber Versuche am Menschen mit Formen und Mengen, die in der praktischen Diätetik in Betracht kommen.

Bei vegetabilen Rohstoffen kommt vor allem die Infektionsgefahr in Betracht (Bd. I, S. 571); sie verlangt das Entfernen, zum mindesten das Sauberwaschen der äußeren Teile (z. B. Schalen der Früchte). Anderseits findet sich unter den eßbaren vegetabilen Rohstoffen auch vieles, was die Kauwerkzeuge nur schwer in kleine Bröckel überführen, z. B. Radies, Rettig, Zwiebel, Karotten, englischer Sellerie, die Schalen vieler Früchte, harte Äpfel, unreifes Obst. Wenn der Magensaft die Kittsubstanz der Zellen nicht im voraus lockert und so den Zerfall der Brocken begünstigt (S. 150), können dieselben im Darm zur Brutstätte bedenklicher Keime werden. Es brauchen gar keine darmfremden Keime zu sein; normale, darmberechtigte Gärungserreger können sich darin festsetzen und allzu üppig wuchern. So entstehen zahlreiche Gärungsdyspepsien. Daher müssen wir rohes vegetabiles Material, das nicht durch die Kauwerkzeuge annähernd in Breiform gebracht wird, bei Achylikern als darmgefährlich beanstanden.

Ein geläufiges Beispiel für die Bedrohung des Darmes durch ungenügend gelockertes vegetabiles Rohmaterial liefert auch bei Leuten mit normaler Magenverdauung das Verhalten unreifer Früchte, namentlich der hier wesentlich in Betracht kommenden verschiedenen Pflaumenarten, seltener Stachelbeeren, Kirschen, Äpfel und Birnen. Wie häufig entstehen dadurch akute Darmkatarrhe, fast immer gärungsdyspeptischen Charakters. Der oft beschuldigte Säuregehalt der unreifen Früchte ist nicht der Schädling. Die Früchte schmecken sehr sauer, weil die Säure noch nicht durch Zucker genügend verdeckt ist (Bd. I, S. 578). Man ißt ohne Nachteil vollreife Früchte in größten Mengen, die viel säurereicher sind (z. B. saure Kirschen, Orangen u. a.). Es sind auch keine anderen schädlichen chemischen Bestandteile in den unreifen Früchten, welche reifen Früchten fehlen. Dagegen ist das Gewebe der unreifen Früchte (höchst auffallend bei Pflaumen, Zwetschen, Reineclauden) ungleich widerstandsfähiger gegen Einwirkung von Pepsin-Salzsäure; die Brocken sind nach längerem Digerieren noch derb und kaum gequollen, wenn vollreifes Material bereits ausgiebig gelockert ist. Der Darm des Achylikers und des Subaciden steht dem schlecht zerkleinerten rohen Früchte- und Gemüsematerial ebenso schutzlos gegenüber wie der Darm des Normalaciden dem unreifen Obste. Ob es zur Erkrankung des Darmes kommt oder nicht, hängt von jeweiliger, unberechenbarer Einstellung der Darmflora ab.

Wasser, ungekocht, ist schädlich, wenn es bedenkliche Keime enthält, was bei Trinkwasser leider immer noch häufig vorkommt. Das Abkochen, z. B. in Form dünnen Tees, ist bei unsicherer Qualität des Wassers ratsam.

Gewürze brauchen keineswegs ausgeschaltet zu werden; man soll sie aber nicht dem aufdrängen, der sie nicht wünscht. Wir sahen manchen Achyliker, der von Gewürzen schärfster Art, wie Pfeffer, Paprika, Senf, Essig, einen den normalen Durchschnitt weit übersteigenden Gebrauch machte und sie ohne alle Beschwerden trefflichst vertrug. Sobald Reizzustände irgendwelcher Art, sei es am Magen, sei es am Darm, sich hinzugesellen, müssen stärkere Gewürze natürlich ausscheiden. Ausdrücklich sei erwähnt, daß auffallende Überempfindlichkeit gegen stark gesalzte und gegen saure Speisen bei Achylikern nicht selten vorkommt (Gefühl der Schwere, unter Umständen einige Zeit nach dem Essen Magenschmerz). Vgl. S. 144. Über Säuren S. 44, 161.

Mit Spirituosen soll der Achyliker immer sehr vorsichtig sein und zum mindesten größere Mengen und konzentriertere Formen meiden. Gute Selbstbeobachter tun dies ganz von selbst; wir hörten häufig die Angabe, daß alkoholisches Getränk sie auffallend rasch beneble. Dies hängt vielleicht damit zusammen, daß der rasch in den Darm beförderte Alkohol dort schneller als im Magen resorbiert wird. Vergl. Kost nach Gastroenterostomie bei Ulcus.

In allem übrigen richte man sich weniger nach Grundsätzen, als nach der Erfahrung im Einzelfalle. Es gibt unter den Achylikern viele, die dieses oder jenes besondere Nahrungsmittel oder Gericht, diese oder jene Speisefolge usw. nicht gut vertragen, sondern danach leichte Magenverstimmung (wohl meist leichtes Wiederaufflammen entzündlicher Reizerscheinungen), Appetitlosigkeit, Diarrhöe usw. bekommen, die längere Zeit bestehen kann. Unter den Schädlingen sind manchmal ganz einfache, sonst gut bekömmliche Stoffe. Auf solche Eigentümlichkeiten, die verschiedenste Ursache haben können (S. 1, 98ff.), ist scharf zu achten.

Wenn Magenbeschwerden, insbesondere auch dem acidistischen Anfalle verwandte Schmerzen bei Achylikern auf kleine Schädlichkeiten hin öfters eintreten (z. B. nach Säuren, nach Eintritt gröberen Materials in den Magen, nach Gewürzen), besteht immer Verdacht auf noch vorhandenen Reizkatarrh der Pars pylorica (S. 145); aber auch an Ulcus parapyloricum s. duodeni ist zu denken.

2. Postkatarrhalische chronische Achylie, Sub- und Anacidität.

Wir haben bei dieser Gruppe alle Achylien und subaciden Zustände im Auge, welche nach abgeklungenen beschwerdereichen Gastritiden oder nach anderen, das Parenchym der Magendrüsen schädigenden Krankheiten zurückgeblieben sind (Gruppe 3, teilweise auch Gruppe 2; S. 142), und auf deren Heilung durch Schonungskuren man nicht mehr rechnen darf (S. 136, 144). Solche Fälle sind sehr häufig. Bei hinlänglicher Vorsicht können die Patienten annähernd beschwerdefrei leben. Wenn Entzündung und sonstige Reizerscheinungen zur Ruhe gekommen sind, bedürfen sie nicht mehr der strengen Diät wie bei Katarrhen, die man noch zu heilen hofft; aber das Anpassungsvermögen des Magens ist doch enger als bei der konstitutionellen Achylie (S. 142). Allgemeingültige Vorschriften, die sich in einen Tages-Speisezettel zusammenfassen ließen, können wir nicht geben. Man muß erproben, was der Magen jeweilig vertragen kann. Das ist von Fall zu Fall, aber auch im Einzelfalle periodisch verschieden. Am übelsten sind die Patienten daran, bei welchen neben der sekretorischen Depression stärkere Hypotonie besteht und sich in stark verzögerter Magenentleerung auswirkt. Letzteres ist glücklicherweise nicht immer der Fall, weil der schwache Widerstand des Pylorus den schädlichen Einfluß der Hypotonie auf die Verweildauer des Mageninhaltes oft kompensiert. Vgl. Abschnitt Hypotonie.

Für Achylie und Subacidität und für Übergangsformen zwischen diesen beiden Extremen stufenweise verschiedene Kostformen zu entwerfen, hat keinen Zweck. Für praktisch-therapeutische Zwecke dient als Wegweiser, daß nach Mahlzeiten, wie sie tatsächlich genommen werden, und für welche bequeme Probemahlzeiten verschiedener Zusammensetzung uns als Muster dienen, der Magenchymus ungenügend angesäuert, und die physiologische Vorverdauung durch spezifisches Magensekret nicht mehr oder nur ganz ungenügend geleistet wird. Mehr von theoretischem als von praktisch-therapeutischem Belange ist es, daß wahre Dauerachylie nach Gastritis selten vorkommt (H. V. Dobson, Prüfung mit Histamin). Gemäß unserer Erfahrung dauert es oft Jahre, bis im Verlauf oder nach chronischer Gastritis die Erweckbarkeit salzsaurer Sekretion durch starke Erreger bis auf die letzten Reste verschwunden ist. Dagegen ist es uns eine altgeläufige, vor kurzem auch von F. Kauders und O. Porges betonte Erfahrung, daß in den Übergangszeiten zur völligen Achylie recht oft morgens der Magensaft völlig anacid ist, in den Abendstunden (seltener schon mittags) aber ein Saft abgeschieden wird, der immerhin noch annehmbares zu den peptischen Aufgaben des Magens beiträgt. Wo dies zutrifft — später erlischt oft auch die abendliche Säuresekretion — kann man es durch Zufügen von Fleischgaben ausnützen. Weniger nach den gefundenen Säurewerten, als nach der Reaktion des Organismus, d. h. Bekömmlichkeit und Nichtbekömmlichkeit richte sich Auswahl und Anordnung der Kost. Säurelocker, soweit sie keine sonstige Reizwirkung entfalten, sind durchaus am Platze. Bei Subaciden können sie die Säureproduktion steigern und dadurch nützen; bei Anaciden sind sie im wesentlichen psychotrope Appetitwecker (S. 161).

Die Zustände, mit denen wir es hier zu tun haben, fordern zunächst die Beachtung aller Vorsichtsmaßnahmen, die schon bei „Achylie ohne sonstige Krankheitszeichen" aufgeführt sind (S. 142). Darüber hinaus aber doch weiteres, da wir es mit früher erkrankter und zu erneutem krankhaftem Befall neigender Magenschleimhaut zu tun haben, und da der Darm — wenn auch nicht krank im eigentlichen Sinne des Wortes — in weitaus den meisten Fällen zumindest an Widerstandsfähigkeit eingebüßt hat (S. 145).

a) Diätvorschriften.

Die Größe der Einzelmahlzeit werde beschränkt. Daher sind zwischen die 3 Hauptmahlzeiten 2 Zwischenmahlzeiten einzuschieben (wie bei chronischer Gastritis, S. 129 ff. und wie bei Mastkuren, Bd. I, S. 982).

Auf sorgfältiges Kauen, bzw. Zerkleinerung des Materials, sowohl des animalischen wie des vegetabilen, ist noch größeres Gewicht zu legen, als bei konstitutioneller Achylie. — Wir machten bei einem Subaciden mit mäßiger Hypotonie folgende typische und das geforderte begründende röntgenologische Beobachtung: 120 g Beefsteak und 100 g gekochte Kartoffeln, zusammen mit 15 g Bariumsulfat verzehrt und sehr sorgfältig gekaut; keine Beschwerden, Magen nach 3 Stunden völlig leer. Das gleiche schnell gegessen und schlecht gekaut; nach 2 Stunden Druckgefühl und leichte Übelkeit, Magen nach 4 Stunden noch ansehnlichen Rest enthaltend.

Fleischgerichte. Auf Zartheit der Faser, auf Erhaltung zarter Beschaffenheit und guter Kaubarkeit beim Kochen, Braten usw. ist größtes Gewicht zu legen. Bei den meisten dieser Patienten ist der Magen sehr empfindlich gegenüber Vernachlässigung dieser Vorschrift; d. h. es melden sich diese oder jene Beschwerden, was entmutigt und zu nachteiliger Verminderung der Nahrungsaufnahme veranlaßt (S. 124). Man ist unter Umständen genötigt, die Auswahl auf solches Fleisch zu beschränken, das erfahrungsgemäß am lockersten und zartesten aus den mannigfachen Klippen küchentechnischer Zubereitung hervorgeht (junges Geflügel, Fische, gedämpftes und gebratenes Fleisch von Mastkälbern, Lendenstück von Mastochsen, abgelagertes Wild, gesottene Ochsen-Pökelzunge, gekochter zarter Schinken, Hirn, Kalbsmilcher) und mangels genügend zarten Rohmaterials das Fleisch vor dem Braten bzw. Kochen lieber fein schaben und dann in Form von Beefsteak, Kalbsteak, Croquettes, Klops herrichten zu lassen (Bd. I, S. 175, 206). — Von Fleisch- und Fischdauerwaren sind nur die ungekochten (Schinken, rheinisches Rauchfleisch, viele Wurstarten, — Bd. I, S. 211 ff.) grundsätzlich zu verbieten. Bei anfälligem Darm ist die Warnung Ad. Schmidt's vor ungekochtem Bindegewebe, das in diesen Waren meist sehr reichlich vertreten ist, unbedingt zu berücksichtigen (S. 84), während wir dies bei völlig gesundem Darm nicht für so wichtig halten (S. 146). Dagegen möchten wir erstklassige, nicht-gekochte, aber gepökelte und geräucherte Fischkonserven nicht grundsätzlich ausschließen. Darunter sind viele von äußerst zarter Beschaffenheit, z. B. sommerliche Matjesheringe oder Sardellen in Milch entsalzt, Sardinen, Makrelen und andere kleine Fische in Öl oder Tunken verschiedener Art; geräucherte Bücklinge, Flunder, Kieler Sprott u. dgl., freilich nur wenn erster Güte; ferner mildgesalzener Kaviar. Einige andere sind allerdings zu bindegewebreich, z. B. geräucherter Lachs, Stör und andere größere Fische. Dem Liebhaber bietet das erlaubte erwünschte Abwechslung, und wird es gern genommen, erweist es sich in kleineren Mengen bei den Kranken dieser Gruppe in der Regel als unschädlich. Anderseits vergleiche die Bemerkungen über „Vorurteile" S. 61, 101, 156.

Von Tunken sind solche, deren Hauptbestandteil natürlicher Bratensaft ist, meist gut bekömmlich, aber auch einfache, mit feinen Kräutern und Zitronensaft gewürzte Buttertunken, die weißen Tunken wie sie zu Ragouts, Spargel, Blumenkohl benützt werden, Tomatenmus, schwach gesäuerte Kräutertunken. Im allgemeinen gelte aber die Regel, die als Beigabe zu Fleisch, Fisch, Gemüse, Kartoffeln und ähnlichem dienenden Tunken nicht mit Fett zu überlasten (S. 157). Über Mayonnaise S. 158.

Gemüse (S. 149) sollen zu voller Gare gedämpft, bzw. gekocht sein, damit Stützsubstanz und Zwischenlamellen gut gelockert sind; es soll sehr gut gekaut werden. In solche Form gebracht ist keine Gemüseart grundsätzlich verboten. Getrocknete Hülsenfrüchte und dickschalige frische Hülsenfruchtkerne reiche man als durchgeschlagenes Mus. Pilze vermeide man lieber; ihr Gewebe ist zu zäh. Rohe Gemüse scheiden aus, abgesehen von sehr zartem Butterlattich- und Kopfsalat. Die Bekömmlichkeit im Einzelfalle entscheidet über ihre Zulässigkeit; gutes Verkauen ist nötig!

Da man im wesentlichen auf gesottenes Gemüse angewiesen bleibt, da aber anderseits in rohen Gemüsen sekretinartig wirkende Erreger der Magensaftproduktion vorkommen, d. h. „Magensekretine“ neben den schon früher bekannten bauchspeichellockenden Duodenalsekretinen (J. H. Kellogg und W. N. Boldyreff, W. Orlowski, W. Wiechowski), sind entsprechende Preßsäfte bzw. Extrakte als brauchbare Hilfsmittel zu werten. Man gewann derartige Saftlocker aus verschiedenen Gemüsen, Pilzen, Früchten; W. Orlowski namentlich aus rohen Kohlarten und Kartoffeln, W. Wiechowski aus Spinat. Sie haben nach J. H. Kellogg ähnliche Kraft wie Fleischbrühe und Fleischextrakt. Auch die Gemüsevitamine bleiben in den Preßsäften erhalten. Auch in den altbekannten „Amara“ kommen, wie W. Wiechowski zeigte, glykosidische Bitterstoffe vor, die bei Sub- und Anaciden als Lockreiz gute Dienste tun können (P. Mahler). Entsprechende Präparate halten die Mitte zwischen Nahrungs- und Arzneimitteln. Die Wiechowski'schen Präparate sind bereits im Handel (S. 161).

Gekochtes Obst. Von gar und weich gekochtem Obst ist das weitaus meiste brauchbar. Die Schalen von Äpfeln und Birnen entferne man vor dem Kochen. Kleinere Früchte mit starkem Vorwiegen von Gerüstsubstanz wie Stachel-, Johannis- und Preißelbeeren werden besser vermieden, ebenso anderes Obst, das sich nicht gleichmäßig weich kochen läßt. Für viele Patienten dieser Gruppe ist es aber doch vorzuziehen, das gekochte Obst durch ein grobes Sieb zu drücken. Sehr beliebt und zweckmäßig sind Bratäpfel, deren Fleisch durch Hitze schaumig gelockert ist; ebenso weich gekochtes Dörrobst. Das gekochte Obst soll nicht zu stark gesüßt sein. Stark gezuckerte Konserven (z. B. Marmeladen, kandierte Früchte mit 40% Zuckergehalt und darüber) verursachen oft Magenbeschwerden (schmerzhaftes Brennen, Appetitlosigkeit) und erregen, in größerer Menge genossen, öfters auch Durchfall. Fruchtsäfte, mäßig gesüßt, werden meist gut vertragen, ebenso die sogenannten alkoholfreien Weine (nichtvergorene sterilisierte Obstmoste, Bd. I, S. 587); dagegen ist bei gärenden Mosten (Federweißer, Rauscher und andere Lokalnamen, Bd. I, S. 724) größte Vorsicht geboten. Schneller Übertritt der an starkwüchsiger Hefe reichen Masse wird dem Darm leicht gefährlich.

Rohe Früchte. Vgl. die Vorschriften S. 150. Derbe Schalen (Äpfel, Birnen usw.) sind natürlich zu entfernen; auch derbe Innenteile sollen nicht mitverzehrt werden (Apfel- und Birnenkrotzen, häutige Teile der Orangen u. dgl.). Dies ist Durchschnittsregel, von der man im Einzelfalle zunächst ausgehen wird. Immerhin finden sich unter den Achylikern, selbst unter solchen mit zweifellos postkatarrhalischer Achylie, deren Magen und Darm den Schalen und Stützgeweben rohen Obstes gegenüber auffallend duldsam sind. Wo dies der Fall, und wo starke Stuhlträgheit besteht, darf dies durch Darreichen entsprechenden Materials ausgenützt werden (Korinthen, Rosinen, Weintrauben mit Schale und Kern, frische Feigen, erstklassige Dauerware von Feigen u. a.).

Bei vielerlei Früchten überwiegt schmelzendes, zuckerreiches, z. T. auch sehr saftiges Fleisch, das schon bei oberflächlichem Kauen in lockere Fetzen zerfällt und sich auch bei mangelnder Salzsäure als gut magen- und darmbekömmlich erweist; Vollreife ist allerdings Voraussetzung. In rohem Zustande brauchbar sind u. a. schmelzend zarte Birnen, von Äpfeln nur die wenigen mehligen Sorten, saftige Herz- und Sauerkirschen, vollfleischige Gartenerdbeeren, saftige Aprikosen, Pfirsiche, Nektarinen, erweichte Mispeln, vollsaftige Weintrauben (z. B. die sogenannten Kurtrauben Tirols), vollreife Melonen, Orangen und Mandarinen (s. oben), Bananen, Khakifrucht (= Persimona) u. a.; auch das Innere vollreifer frischer Feigen wird in der Regel gut vertragen. Sehr vorteilhafter Gebrauch läßt sich meist von Preßsaft frischer Früchte machen, wenn das Fruchtfleisch als Ganzes Beschwerden bringt oder mit Rücksicht auf den Darm vermieden werden soll. Einerseits regt solcher Saft die Saftsekretion weit besser als im gekochten Zustande an, so daß man bei erhaltener Sekretionsmöglichkeit darnach bei Subaciden höhere Salzsäurewerte, sogar manchmal bei Anaciden sonst vermißte, freilich geringe positive Salzsäurereaktion antrifft, wie wir in Übereinstimmung mit R. Pavlović bestätigen können. Dies trifft vor allem dann zu, wenn der Obstsaft für sich allein genossen wird, viel weniger bei Zugabe zu anderen Nahrungsmitteln. Anderseits sind die im Rohobst enthaltenen Ergänzungsstoffe von größtem Werte. In Betracht kommen vor allem Saft von Zitronen, Ananas, Orangen, Weintrauben, Pfirsich, saftigen Birnen (mit Zitronensaft angesäuert). Äpfel werden am besten zerrieben, dann unter allmählichem Zusatz von Wasser durch ein Haarsieb getrieben (100 g Äpfel geben dann 200—250 ccm Getränk). — Von rohem Dörrobst sollten Korinthen, Rosinen, Feigen fernbleiben; ihre Substanz wird gewöhnlich nicht fein zerkleinert und verschleppt dann zu viel gärfähiges Material in den Darm. Datteln erster Qualität werden in der Regel gut vertragen. Sehr brauchbar, aber auch nur wenn erster Qualität, sind Dörrpflaumen; man soll sie aber vorher zur Desinfektion 1 Minute lang in siedendes Wasser tauchen und dann in wenig kaltem Wasser voll aufquellen lassen; dann sind sie schmelzend weich und bei Stuhlträgheit kräftige Förderer des Kotlaufes; am besten geeignet sind die großen, fleischigen kalifornischen Dörrpflaumen (Bd. I, S. 581). — Obwohl vom Tisch der Achyliker und Subaciden in der Regel verbannt, erwiesen sich uns frische Mandeln, Hasel-, Wal- und Paranüsse, wenn geschält und fein verkaut, in der Regel als gut bekömmlich. Altes, eingetrocknetes Material dieser Art ist nicht empfehlenswert; dies scheint mit Bildung reizstarker Umwandlungsprodukte des Fettes zusammenzuhängen.

Milch, wenn gekocht (S. 15), wird gewöhnlich in jeglicher Form gut vertragen und bildet dann ein sehr wertvolles Nahrungsmittel. Eigentliche Milchkuren längerer Dauer bewähren sich aber bei Achylikern nicht, eine ziemlich allgemein anerkannte Erfahrung. Besseres darf man von verhältnismäßig kurzbefristeten (etwa 10—14tägigen) von Zeit zu Zeit eingeschobenen Perioden ausschließlicher Ernährung mit homogenisierter Milch (Bd. I, S. 297) oder mit zweitägigem, manchmal auch mit dreitägigem Kefir sagen. Sie sind bei Reizzuständen des Magens mit schmerzhaften Empfindungen (wahrscheinlich katarrhalische Nachschübe) sehr nützlich. Die Erfahrungen über Rahm (gekocht!) sind ungleichmäßig. Manchen bekommt er recht gut (am besten morgens und nachmittags), anderen verdirbt er den Appetit. Saurer Rahm, schwach gezuckert, tut dies weniger, als Süßrahm. In mäßigen, nicht aufdringlichen Mengen Suppen, Tunken, Süßspeisen, Kaffee- und Kakaogetränken zugefügt, ist Rahm meist harmlos. Nach unseren Erfahrungen in Wien, wo Schlagrahm in weit größerem Umfange als irgendwo sonst als Beigabe zu Kaffee, Kakao, Süßspeisen und zu verschiedensten küchentechnischen Zwecken verwendet wird, überragt bei Anaciden diese Form in bezug auf Bekömmlichkeit alle anderen Rahmformen. — Käse wird, im Gegensatz zu verbreiteter Meinung, meist gut vertragen; er darf aber nicht hart und alt sein; der sehr gut bekömmliche Sauermilchkäse muß einwandsfreier Milch entstammen (S. 78, 149). Es ist oft schwer, die gegen Käse gerichteten Phobien zu überwinden; wenn es gelingt, wird Käse meist zu einem sehr beliebten und wertvollen Nahrungsmittel für diese Patienten. Eine aus Milch oder Milchspeisen, daneben Gebäck, Butter und Käse zusammengesetzte Mahlzeit bildet für die meisten Magenkranken, darunter auch für Achyliker und Subacide, eine treffliche Form des Abendessens. Ebenso sei auf das schmackhafte Gemisch frischen Topfenkäses mit Schlagrahm, Zucker und Zimt als einzigen oder hauptsächlichen Bestandteil einer Abendmahlzeit hingewiesen; dieses Gericht ist sowohl Subaciden wie Superaciden in der Regel gut bekömmlich.

Zucker ist an und für sich erlaubt zu mäßiger Süßung von Getränken, Milch und Mehlspeisen, gekochten Früchten, lockeren kuchenartigen Gebäcken. Mit Getränken, Gebäcken, Früchten, Konditorwaren und anderen Gerichten hoher Zuckerkonzentration wird man auf die Dauer fast immer schlechte Erfahrung machen; sie schädigen den Appetit, und dies wirkt sich nicht nur in zeitweiligem stärkerem Sättigungsgefühl aus (O. Kestner, S. 56), sondern wird nur gar zu oft zum Dauerzustand. Gelegentliche zuckerreiche Gerichte haben diesen Einfluß nicht; z. B. ist süßes Fruchteis, wenn langsam verzehrt (S. 42), meist eine ebenso bekömmliche wie erwünschte Nachspeise.

Gebäck. Weizenbrot verdient unbedingten Vorzug vor Roggenbrot, eine immer wiederkehrende klinische Erfahrung, von der es nur wenige Ausnahmen gibt, die sich auf Roggenbrot niedriger Ausmahlung beziehen (Maximum 60-prozentige Ausmahlung, Bd. I, S. 407). Man braucht sich aber nicht auf feinstes Weizenbrot, Zwiebäcke u. dgl. zu beschränken. Wir benutzen, wenn irgend möglich, auch gut und gleichmäßig durchgebackenes Weizen-Grahambrot, das aber etwas abgelagert sein soll, oder die nach Vorbild des skandinavischen „Knäckebrotes" (Bd. I, S. 397) aus grobgeschrotetem Weizen hergestellten Fladen (Dauerware aus Dr. Theinhardt's Nährmittelfabrik in Stuttgart „Krackers"). Solche Gebäcke bieten den Vorteil, daß die Bissen vor dem Schlucken ganz automatisch stark durchgekaut werden, einen kräftigen Lockreiz für Salzsäure abgeben — soweit letztere überhaupt noch abgeschieden wird — und die meist träge Darmperistaltik kräftig anregen (S. 161). Gegen einfaches lockeres kuchenartiges Gebäck ist nichts einzuwenden. Auch Gebäcke aus mürbem Teig mit Fruchtmus-Auflage sind zweckmäßig (z. B. nachmittags).

Scharf gewürzte Speisen sind unbedingt zu meiden. Es wäre ganz verkehrt dieselben als Appetitwecker und Säurelocker zu empfehlen, wie es manchmal geschieht. Sie erwiesen sich uns bei allen diesen Formen von Achylie und Subacidität fast immer als Schädlinge, sei es, daß sie nur subjektive Beschwerden brachten, sei es, daß sie neue Katarrhe herbeiführten. Damit soll aber keineswegs der Stab über das Würzen und über Gewürze gebrochen werden. Wenn richtig dosiert, sind auch die schärfsten Gewürze wie Pfeffer, Paprika, Curry, Senf, Essig brauchbar und liefern dann schwachgewürzte Speisen hervorragender Schmackhaftigkeit. Bei den Gewürzen ist also die Qualitätsfrage viel unwichtiger als die Quantitätsfrage. Das Übersehen dieses Grundsatzes führt oft zu ganz lächerlichen Verboten, die die Schmackhaftigkeit der Speisen in Frage stellen und auch die Auswahl der Gerichte in Gasthäusern erschweren. Z. B. ist es ganz unsinnig, bei den Patienten ein Vorurteil gegen Essig zu erwecken und ihnen das Säuern der Speisen mit Zitronensaft aufzuerlegen. Auch hier handelt es sich nur um eine Quantitätsfrage. Mild gesäuerte Speisen, Tunken, Getränke u. a. sind unschädlich; dies erhellt u. a. aus der Bekömmlichkeit von Sauermilch und Ya-Urt. Stärkere Konzentration organischer Säuren ist sicher schädlich, ebenso wie stark gewürzte Speisen. Die therapeutisch verwendete Salzsäure verhält sich bei krankem Magen erfahrungsgemäß ganz anders. — Von Salz gilt das gleiche wie von Säuren und anderen Gewürzen (S. 150).

Alkohol. Kleine Mengen von Tischwein, gutem Obstwein, gut ausgegorenem Bier sind bei An- und Subaciditätszuständen erfahrungsgemäß in der Regel unschädlich; ebenso nach dem Essen gelegentlich ein Schluck Branntwein, der durch den Mageninhalt sofort verdünnt wird. Es gibt aber nicht wenige Fälle, wo jegliches alkoholische Getränk Magenschmerz verursacht. Konzentriertere Alkoholika sollten gänzlich beiseite bleiben. Als auffallend gut bekömmlich (im Vergleich mit Wein jeder Art) erwies sich uns manchmal Bier, dessen anregende Wirkung auf Saftproduktion A. Bickel und A. Elkeles vor kurzem nachwiesen. Bei Achylien nach Katarrhen alkoholistischen Ursprunges sind natürlich wegen Gefahr der Rückfälligkeit in das Potatorium alle alkoholischen Getränke verpönt. Vgl. S. 115.

Tabakrauchen in stärkerem Maße ist sicher vom Übel. Dies muß zunächst als empirische Tatsache hingenommen werden, obwohl Nikotin eher ein Lockreiz für Salzsäure ist. Bei akuter und chronischer Gastritis verzichten die Patienten oft von selbst auf das Rauchen, weil sie fühlen, wie schlecht es ihnen bekommt. Bei den nicht mehr mit entzündlichen Reizzuständen ausgestatteten Subaciditäten richte man sich nach der Lage des Einzelfalles, starkes Rauchen stets verbietend, den bescheidenen Genuß von 1—2 leichten Zigarren oder einigen Zigaretten aber gestattend, wenn sie ungern entbehrt werden und offenkundig keinen Schaden bringen. Für etwaige Nachteile, die sich mehr in Empfindungen als in Befunden kundgeben, sind vielleicht andere Bestandteile des Tabakrauches verantwortlicher als das Nikotin (Bd. I, S. 810). Vgl. S. 115.

Über Fette s. unten.

Wenn wir nach Besprechung der einzelnen Nahrungs- und Genußmittelgruppen überschauen, wie weit sich die Vorsichtsmaßregeln zu erstrecken haben, gelangen wir zu der Einsicht, daß dem Achyliker und Subaciden breite Auswahl zur Verfügung steht. Wie weit er davon Gebrauch machen darf, wird ja von Fall zu Fall verschieden sein; bis zu den äußersten Grenzen des grundsätzlich Erlaubten wird man nur gehen dürfen, wo alle subjektiven Beschwerden und objektiv nachweisbaren Nachteile für Magen und Darm dauernd fernbleiben; und das ist ja, wie bekannt, ziemlich häufig der Fall. Die Kost bietet auch, wenn hier und da Einschränkungen nötig werden, Abwechslung genug und bleibt reich an Lockreizen für Appetit (S. 30, 57) und Salzsäure. Wenn man glaubt, besondere Lockreize einstellen zu müssen, so gedenke man in erster Linie der Fleischbrühe, des Fleischextraktes oder als vollwertigen Ersatzes für letzteren der Hefeextrakte (Cenovis-Extrakt, S. 138, 161); auch die mit solchem Extrakte angereicherte Gemüsebouillon (S. 30) sollte nicht vergessen werden.

Eine praktisch wichtige Bemerkung ist aber noch einzuschalten, die zwar für alle Magen- und Darmkranke gilt, besonders hohen Maßes aber für den anfälligen Sub- und Anaciden, der meist schon manche üble Erfahrungen hinter sich hat und durch die Erinnerung daran beschwert ist. Er steckt oft voller Vorurteile gegen bestimmte Rohstoffe oder Bereitungsformen derselben. Wenn wir mit vollkommenem Recht die tatsächliche Gesamtleistung der Verdauungsorgane als zuständigen Maßstab für die Bekömmlichkeit der Nahrungsmittel werten und von diesem Gesichtspunkte aus im Einzelfalle nach dieser oder jener Richtung noch über den oben gekennzeichneten Kostplan hinausgreifen dürften, so werden eingewurzelte Vorurteile des Kranken uns doch oftmals daran hindern und hindern müssen. Sonst werden wir allzu leicht durch psychogen bedingte Störungen, oft mit recht unangenehmen Nachwirkungen überrascht (S. 129, 150). Als häufige Gegenstände des Vorurteils seien u. a. genannt: Räucherfische, Matjesheringe, Lattichsalat, Essig. Anderseits sperre man sich nicht dagegen, wenn der Achyliker berichtet, bestimmte Nahrungsmittel, die wir grundsätzlich beargwöhnen, bekämen ihm durchweg gut, z. B. rohe Äpfel jeder Art, ungeschält, oder Weintrauben mit Schale und Kern. Die Einzelfälle von Achylie bieten also breiteste Möglichkeit und Notwendigkeit individuell-diätetischer Fürsorge.

Besondere Schwierigkeit bringen stets die mit „Superaciditätsbeschwerden" ausgestatteten Achyliker (S. 144). Unter den verschiedenen Erklärungsmöglichkeiten scheint uns am wahrscheinlichsten das Bestehen eines entzündlichen Reizzustandes an der Pars pylorica, wobei das Bestehen eines Ulcus juxtapyloricum oder U. duodeni keineswegs ausgeschlossen ist. Der Erfolg der Therapie spricht für diesen Zusammenhang. Wir behandelten solche Achyliker eine Zeitlang (2—3 Wochen) mittels strengster Ulcuskur, d. h. mit flüssig-breiiger reizloser Kost und mit Bettruhe, und zwar fast durchgehend mit dem Erfolg völliger Rückbildung der quälenden und auch sinngemäße Ernährung ernstlich störenden Beschwerden.

Sorge für guten Ernährungszustand. Wir übernehmen die Patienten häufig in kümmerlichem Ernährungs- und Kräftezustand. Wie wichtig für Gesundung des Magens es ist, dem abzuhelfen, begründete zuerst C. von Noorden[1, 5] unter gleichzeitiger Angabe des einzuschlagenden Weges. Inzwischen wurde es zur geläufigen Erfahrung, daß nicht nur motorische Schwäche des Magens wie Hypotonie und hypotonische Gastroptose (C. von Noorden[6]), sondern auch Sekretionsanomalien durch Hebung eines kümmerlichen Ernährungszustandes gebessert, unter Umständen geheilt werden können. Am häufigsten sieht man dies bei Superaciden, aber auch beim Subaciden, wie die Erfahrungen bei Anaciditätsfällen der Kriegszeit lehrten. Während wir bei manchen Formen nervöser Dyspepsie und auch bei vielen Superaciden ziemlich schnell mästend vorgehen dürfen, das schnelle Vorgehen uns sogar eine wertvolle psychotherapeutische Hilfe leisten kann, ist dies bei Subaciden anders. Hier gefährdet Eile den Erfolg; da es schwer hält dabei den Magen vor Überlastung zu bewahren. Eine einzige Überlastung kann Rückschläge bringen, die das bisher Gewonnene in Frage stellen und den Patienten entmutigen.

Bedeutung fettreicher Kost. Gleichgültig ob wir nur einen befriedigenden Ernährungszustand zu behaupten oder einen kümmerlichen zu bessern haben, sind wir auf die Mithilfe der Fette angewiesen, wie C. von Noorden[5] in der oben zitierten Arbeit darlegte. Früher waren Fette sowohl beim chronischen Magenkatarrh wie bei sonstigen Zuständen der Sub- und Anacidität verpönt; später wurden sie als wertvolles Rüstzeug anerkannt, leider nicht ohne daß es zu Übertreibungen kam (S. 131 ff.). Man wirft dem Fett zwar vor, es drücke die Acidität des Mageninhaltes herab (S. 34), eine dem allgemeinen Ziele entgegenstehende Einzelwirkung. Wir selbst warnten eindringlich vor fettreicher Kost, so lange katarrhalische Reizzustände des Magens bestehen und solange man sub- und anacide Zustände durch diätetische Behandlung zu bessern oder zu heilen hofft. Hierbei hatten wir keineswegs die säuremindernde Eigenschaft des Fettes im Sinne, sondern — rein empirisch — den nachteiligen Einfluß übertriebener Fettgaben auf den entzündlichen Zustand der Schleimhaut. Sobald man auf Heilung sub- und anacider Zustände verzichten muß, hat auch die Scheu vor Fett zu fallen. Fettarme Kost, wenn zur Erhaltung oder gar zum Aufmästen ausreichend, bedingt eine solche Masse an Eiweiß- und Kohlenhydratträgern, daß die Gefahr der Überlastung dauernd droht (Bd. I, S. 970). Ein großer Teil des Kalorienbedarfs muß daher durch Fett gedeckt werden, das den Vorteil geringen Volums mit hohem Kalorienwert vereint. Bei begleitender

Hypotonie verstärkt sich das Gewicht dieser Gründe. Wenn die Einzelmahlzeit wegen Fettbeigabe durch den subaciden Saft weniger gesäuert wird, ist dies praktisch genommen kein großer Nachteil, weil der Ausfall an Säure doch nur gering ist. Nach eignen Befunden fallen die Unterschiede der Aciditätswerte bei Subaciden nach Mahlzeiten mit und ohne Fettzugabe in den Bereich der Fehlergrenzen und können vernachlässigt werden. Bei wahrhaft Anaciden sind sie überhaupt praktisch bedeutungslos. Wir befinden uns hierbei in Übereinstimmung mit den neueren Ermittlungen von P. Frank über den Einfluß des Fettes auf die Magenacidität. Daß der subacide Magen sich unter dem Einfluß des Fettes langsamer entleert, wäre bei seiner Neigung zu überschnellem Abschube eher ein Vorteil, nur bei Hypotonischen ein Nachteil, der sich immerhin umgehen läßt. Die Verzögerung des Abschubes durch Fett ist aber in der Regel bei Subaciden nach kleineren Mahlzeiten sehr unbedeutend, nach größeren Mahlzeiten und namentlich nach Fleischgenuß manchmal sehr auffällig und dann meist mit Beschwerden verbunden. Daher der schon gegebene Rat, solche Mahlzeiten nicht stark mit Fett zu belasten. Wenn man das Fett vorzugsweise den kleineren Mahlzeiten zufügt, wenn man die Kost des Nicht-Gewöhnten nur nach und nach mit Fett anreichert, wenn man dasselbe nicht zu übertriebener Gesamtmenge steigert, wenn man eine dem Geschmack der Persönlichkeit angepaßte Form wählt, wird weder der Magen noch der Darm geschädigt. Die Resorption bleibt vortrefflich. Wo nötig, kann man bequem auf 200—250 g Fett am Tage gelangen. Tatsächlich überwiegt der Vorteil reichlicher Fettgaben bei Subaciden stark alle theoretisch konstruierten Nachteile, und wir halten es auf Grund langer Erfahrung für einen Rückschritt, wenn die aus experimenteller Forschung (meist an gesunden Hunden!) abgeleiteten Schlüsse manche Ärzte neuerdings verführten, Subaciden mit kümmerlichem Ernährungszustand das Fett zu verbieten oder zumindest weitgehend zu beschränken. Aber niemals soll man mehr Fett geben als wirklich bekömmlich ist und beschwerdelos vertragen wird (vgl. Bd. I, S. 315ff. 973); sonst gibt es sicher Rückschläge, die sich auch in Mutlosigkeit oder in Verlust an Vertrauen auswirken. Die richtige Größe der Fettzufuhr und die richtige Form der Gabe zu treffen und zu richtiger Zeit Größe und Form zu wechseln, ist eine der schwierigsten Aufgaben bei Behandlung Anacider. Wenn der angestrebte Ernährungszustand annähernd erreicht, wird die Fettmenge entsprechend vermindert.

Bezüglich der Form des Fettes richte man sich vor allem nach dem geschmacklichen Behagen. Bestimmte Formen werden aber in der großen Mehrzahl der Subaciditätsfälle schlecht vertragen: fette Tunken zu Fleisch- und Gemüsegerichten, sehr oft fettdurchzogene Krusten gebratenen Fleisches jeder Art, Bratkartoffeln, fettreiche Kuchengebäcke und Puddings, gebratener, nichtdurchgewachsener Speck (z. B. mit Spiegelei), Rahm (S. 154), verhalten sich fallweise verschieden. Schlagrahm ist brauchbarer. Außer Butter sind gekochtes Knochenmark, gekochter Schinkenspeck, das Fett gekochten Ochsenfleisches fast ausnahmslos gut bekömmlich. Für Öl (Olivenöl usw.) gilt dies nicht allgemein, da doch sehr vielen Menschen die Bereitung von Speisen mit Öl widersteht, was der Bekömmlichkeit Abbruch tut (S. 105); nur zum Salate oder in Form von Ölfischen ist es allgemein beliebt; meist auch in Form von Mayonnaisen (Bd. I, S. 252), die — wenn nicht zu stark gewürzt (S. 155) — bei Achylikern und Subaciden nicht grundsätzlich zu verwerfen sind. Chr. Jürgensen's Rat, man solle das Fett lieber zu den Gerichten als in den Gerichten verabfolgen, ist nirgends beachtenswerter als bei Subaciden. Von Fett, das wir Zerealien- und anderen Mehlsuppen bzw. Breien in der Küche beimischen, lassen wir weitaus das meiste in Form frischer oder zerlassener Butter vom Patienten selbst auf dem Teller den Speisen zufügen, vor allem dem Brote, ferner Kartoffeln, Gemüsen und Fischen. Während wir für die kleineren Mahlzeiten gewöhnlich eine bestimmte Menge Butter vorschreiben, weisen wir den Patienten an, beim Mittag- und Abendessen, vor allem bei fleischhaltigen Mahlzeiten nicht mehr Fett zu verzehren, als ihm geschmacklich behagt. Wenn man Menge, Form und Art der Fettträger der Geschmacksrichtung anpaßt, wird die größere Schmackhaftigkeit, welche die Speisen durch Fettzusatz gewinnen, dazu beitragen, den Appetit zu erregen und vermöge psychogenen Lockreizes (S. 156) bei Subaciden vielleicht auch den hemmenden Einfluß des Fettes auf die Saftsekretion auszugleichen oder zu überbieten. Die allgemeine Bekömmlichkeit, die durch Fett erreichbare größere Schmackhaftigkeit der Speisen und der Vorteil des Fettes für die Gesamternährung gelten uns bei der ganzen Gruppe der besprochenen Krankheitszustände jedenfalls mehr als die Einstellung der Säure auf etwas höhere oder niedrigere Werte. Was uns hier bei der Fettaufnahme am meisten stört, sind — praktisch genommen — viel seltener eigentliche Magenbeschwerden und objektive Störungen der Sekretion und Motilität als Appetitmangel, und wenn wir diesen nicht überwinden, wird die fettreiche Kost zur Quälerei. Über einige Maßnahmen bei Appetitlosigkeit vgl. S. 57.

b) Unterstützende Maßnahmen.

α) **Magenspülungen** kommen nur bei der II. Achylieform (S. 151) in Frage, und hier fast nur da, wo sich der Magen zu langsam entleert (Hypotonie). Falls nicht Pylorusstenose vorliegt, ist der Magen morgens immer leer. Zu dieser Zeit sind Spülungen zwecklos. Inhaltsstauungen, welche den Magen bis weit in die Nacht hinein belasten, dürfen nicht geduldet werden. Ihnen beugen abendliche Spülungen vor. Oft genügt es, sie 1 Stunde vor der letzten Mahlzeit vorzunehmen; falls diese zweckmäßig zusammengesetzt und nicht zu groß ist (flüssig-breiig, zum mindesten sehr gut gekaut), arbeitet der Magen sich bald leer. In anderen Fällen spült man besser spät abends (S. 23). Meist kann man nach 1—2-wöchiger Spülperiode wieder wochen- und monatelang darauf verzichten. Bei akuten Magenstörungen der Achyliker wird man zwar oft zu den gleichen Maßnahmen greifen wie beim akuten Katarrhe (S. 109 ff.); meist genügen aber einige wenige Magenspülungen bei gleichzeitig knapper, fettarmer Hafer- und Gerstenschleimkost.

β) **Salzsäure; Pankreon.** Wirklicher, am Befunde und am Allgemeinbefinden ablesbarer Erfolg wird übereinstimmend nur von energischer und dauernd durchgeführter Salzsäuretherapie gemeldet. Von ihr auch in Fällen von Achylie ohne sonstige Störungen (S. 142) Gebrauch zu machen, ist ein Akt der Vorsicht, der die prophylaktischen Diätmaßregeln (S. 148) unterstützt. Positive Reaktion auf freie Salzsäure erreicht man bei völliger Achylie damit nicht, selbst nicht nach dem schwach säurebindenden Ewald'schen Probefrühstück; bei Subaciden kommt es gelegentlich vor (A. Jarotzky; S. 137). Auf Anstieg der titrierbaren Acidität des Magenchymus darf man aber selbst bei Achylie rechnen (H. Leo, J. P. Gregersen), ebenso auf bessere Einstellung der motorischen Magenfunktion (S. 142). Damit ist schon vieles geleistet, namentlich zur Schonung des Darmes. Nach klinischer Erfahrung ist regelmäßige Zufuhr großer Salzsäuregaben (als Einzelgabe mindestens 30—40 Tropfen Acid. hydrochlor. dilut. in 120—150 ccm Wasser; S. 160) auch ein zwar nicht unfehlbares, aber doch höchst schätzenswertes Vorbeugemittel gegen Diarrhöen der Achyliker, und ebenso verstärkt sie unzweifelhaft den Erfolg diätetischer Therapie bei schon vorhandenen Diarrhöen (S. 162). Der Lockreiz der Salzsäure auf den Bauchspeichel — wenn auch dessen Sekretion nicht beherrschend

(S. 87) — ist gleichfalls von Wert. Der Gesamterfolg beruht sicher nur zum kleinen Teil auf bakteriziden, im Magen sich geltend machenden Eigenschaften der Salzsäure. Bei den üblichen Salzsäuregaben ist der Aciditätszuwachs des Chymus viel zu gering, und einigermaßen bakterizide Konzentrationen bestehen viel zu kurze Zeit, um jene Eigenschaft sich auswirken zu lassen; selbst von den größeren Gaben, die man gemäß dem Vorschlage H. Leo's jetzt bevorzugt, ist erschöpfende, unmittelbare Desinfektion des Mageninhaltes nicht zu erwarten. Der Schwerpunkt der wohltätigen Wirkung auf den Darm liegt offenbar darin, daß durch Verstärkung des Pylorusreflexes überstürztes Ausfließen des Inhaltes aus dem Magen in den Darm verhütet wird (F. Rabe, S. 44, 142; M. Kleemann); dies erleichtert die Aufgaben der verdauenden und der bakteriziden Kräfte des Darmes (S. 78, 146). Es wirkt also als Darmschutz. Der Salzsäure wird häufig Pepsin zugefügt; ob sich dieses bei Achylie auswirken kann, ist theoretisch zweifelhaft und klinisch zum mindesten nicht erhärtet. Jedenfalls bedarf es größerer Menge, als meist üblich sind; auf eine mittelgroße Mahlzeit liefert der gesunde Magen 3—5 g Pepsin (R. Ege). Das H. Leo'sche Rezept:

Acid. hydrochlor. conc.	20,0
Pepsini sicci (Witte)	20,0
Aq. destill. ad	100,0

1 Eßlöffel auf 1 Weinglas Wasser bei der Mahlzeit schluckweise (durch Glasröhre)

könnte noch mit weiteren 5 g Pepsin angereichert werden. Von Sekretogen, einem gastrinartigen, im Tierexperiment den Magensaftfluß anregenden Hormon (G. W. Carnick u. Co., New York), das Boardman-Reed und H. A. Harrower rühmten, sah C. A. Ewald keinen wesentlichen Vorteil. Auch wir konnten uns in zahlreichen Versuchen nicht von einem merkbaren Einflusse auf Salzsäure- und Pepsinproduktion der Achyliker überzeugen; bei Subaciden war derselbe aber doch öfters nachweisbar. L. Disqué lobt das Papain, weil es nicht an Mithilfe der Salzsäure gebunden ist und seine peptonisierende Kraft auch im Darme fortsetzt. Auf Grund eigner Prüfung und Erfahrung möchten wir uns dem Lobe anschließen. Vorteil für die Eiweißverdauung (auch für Verdauung von Bindegewebe und pflanzlichen Zwischenlamellen, S. 146) ist aber nur von Präparaten tadelloser Wirkungskraft und von größeren Gaben (3 mal täglich je 1 g mit den Mahlzeiten) zu erwarten. Papainähnliche Substanz enthält auch der Ananassaft (Bd. I, S. 605). Ein Extrakt desselben, den uns vor etwa 10 Jahren H. Thoms übergab, hatte stark peptonisierende Wirkung auf Eiweißkörper im Reagensglase und im achylischen Magen (Bd. I, S. 604). Bei nicht-organisch bedingter Achylie soll Extrakt der Glandulae parathyreoideae nützlich sein (M. E. Rehfuß). Eigene Erfahrungen darüber fehlen uns. Zwei Fälle von Myxödem bei 50- bezw. 53-jährigen Frauen gaben uns Gelegenheit, günstigen Einfluß von Schilddrüsen-Therapie auf die vorher schwer darniederliegende Salzsäureproduktion nachzuweisen; für Nicht-Myxödematöse natürlich eine viel zu gefährliche und unmögliche Therapie! Cholin bezw. Acetyl-Cholin, ebenso Histamin, starke Erreger der Saftsekretion (S. 54) — das erstere mehr parasympathisch, das letztere mehr sekretinartig wirkend — sind für längeren Gebrauch ungeeignet. Im Verlauf von Injektionskuren mit Calcium (Afenil) sahen wir bereits vor mehreren Jahren einige Male tief-subacide Werte des Magenchymus sich beträchtlich heben; zumeist blieb solche Wirkung freilich aus. M. Sereghy und T. v. Gyurkovich führen den Erfolg neuerdings auf Vagusreiz zurück. Diathermie steigert während der Dauer ihrer Anwendung die Saftsekretion des Magens (Ch. E. Stewart und W. N. Boldyreff). Über therapeutische Nachwirkung bei Sub- und Anacidität ist noch nichts bekannt.

Über Alkalien gilt gleiches wie bei chronischer Gastritis (S. 139).

Neben Salzsäure sollte man dem Achyliker auch andere Säuren gestatten und empfehlen. Manchmal geht dies nicht, weil solche Säuren merkwürdigerweise viel leichter als Salzsäure Beschwerden wie Magenbrennen und oft auch krampfhafte Schmerzen bringen. L. Roemheld macht starken Gebrauch von Zitronensäure; wir geben oft erfrischende Getränke aus halbprozentiger Phosphorsäure oder Milchsäure (1—$1^1/_2$-prozentig) mit Fruchtsaft oder gezuckertem kohlensaurem Wasser. Wenn die Kost arm an Phosphorsäureträgern, ist Phosphorsäure sicher nützlich (C. von Noorden[9]). Das grundsätzliche Vorurteil gegen Essig müssen wir ablehnen. Bei Neigung zu Diarrhöen bewähren sich Pankreaspräparate, ebenso wenn die Kotuntersuchung — auch abseits von Diarrhöen — Merkmale schlechter Nahrungsresorption aufdeckt (Pankreatin 3 mal täglich 0,25—0,5 g; Pankreon Rhenania 3 mal täglich 1 g; Pankreas-Dispert 3 mal täglich 0,5—1 g; dies alles besser in Pulver- als in Tablettenform). Sehr zweckmäßig ist es dabei, Salzsäure vor oder mit der Mahlzeit zu geben, das Pankreaspräparat etwa 45 Minuten nach derselben in Verbindung mit 1—2 g Calcium carbonicum. Um die bei Sub- und Anaciden so überaus wichtige stellvertretende Verdaungskraft des Pankreassekretes möglichst wirksam zu gestalten, geben wir in letzter Zeit häufig Enterokinase, mit Calcium oleinicum versetzt. Die freilich bisher nur vorläufigen Erfahrungen damit sind günstig.

γ) **Bitterstoffe** galten seit alters als wertvolle Appetiterreger (S. 60). Man erinnere sich der Tinctura amara, aromatica, Chinae, Condurango, Gentianae usw., der zahlreichen Bitterschnäpse (Boonekamp, Kurfürstlicher Magen, Half om Half usw., der meist bitterlichen amerikanischen Cocktails usw.); die letzteren werden starken Mahlzeiten vorausgeschickt. Die Heilkunde wandte sich Jahrzehnte hindurch von den Bittermitteln mehr und mehr ab, da man objektiv nachweisbaren Einfluß auf die Magenverdauung nicht fand. Manches der altgerühmten Wirkung mag auf Suggestion beruhen, ein Teil auch auf saftlockender Wirkkraft der kleinen Alkoholmengen (S. 34). W. Wiechowski's Schüler P. Mahler wies aber neuerdings in manchem arzneilich bzw. volkstümlich gebrauchten Bittermittel wahre Erreger der Magensekretion nach (S. 153); z. B. in Achillea millefolium, Chamomilla romana, Folia trifolii fibrini. Sicher ist damit die Reihe der Saftlocker unter den Bittermitteln bei weitem nicht erschöpft. Man wird also in Zukunft nicht so lächelnd wie früher an den Bittermitteln vorübergehn dürfen. Freilich scheint uns die saftlockende Eigenschaft nicht die Hauptsache zu sein, wichtiger vielmehr der begünstigende Einfluß auf den Appetit, ein viel verwickelterer Vorgang (S. 57). Auch in einzelnen Gemüsen (Spinat) wies L. Fischl saftlockende Körper, d. h. Magensekretine nach (schriftliche Mitteilung W. Wiechowski's S. 153).

δ) **Fleischextrakt, Hefeextrakt** usw. scheinen uns mehr unmittelbare Saftlocker als unmittelbare Appetitlocker zu sein. Wir ziehen die Hefeextrakte vor; sie nützen natürlich mehr bei den Subaciden als bei den Anaciden. In die Reihe der Hefeextrakte gehört auch das mit Cenovisextrakt hergestellte Phosphozym von R. Heinz und W. von Noorden. Vgl. hierzu S. 138.

ε) **Muriatische Mineralwässer** erweisen sich oft als recht nützlich, zum mindesten zum Erwecken von Appetit. Sie machen sich namentlich da geltend, wo die Kost reichlich Fett enthält, und wo gerade dieses den Appetit lähmt (C. von Noorden und C. Dapper). Das Mineralwasser wird, wie bei den Trinkkuren in Kissingen, Homburg usw. morgens nüchtern getrunken (S. 138).

ϑ) Bei **Stuhlträgheit,** welche bei Achylie und Subacidität, falls nicht gleichzeitig Darmkatarrh besteht, entschieden häufiger als Diarrhöen und normale Darmmotilität ist, wird man womöglich mit diätetischen Maßnahmen auszukommen suchen. In der Regel handelt es sich mehr um eine „alimentäre Obstipation", großgezüchtet durch Gewöhnung an schwache Kotbildner, d. h. schlakkenarme Kost (C. von Noorden[7, 8]), als um wahre Untererregbarkeit der Auerbach'schen Plexus. Dann genügt meist das oben erwähnte und auch von Kn. Faber empfohlene Grahambrot und Mus geweichter Dörrpflaumen (S. 154). Doch auf den kotfördernden Einfluß von Gemüsen und Früchten allein darf man nicht allzu sehr bauen, da der Zustand des Magens den Gebrauch größerer Mengen davon verbietet. Falls man zu Abführmitteln greifen muß, möchten wir Rhabarber, Frangula-Dispert, Pulvis Magnesiae effervescens, Cremor Tartari, Phenolphthalein-Präparate am meisten empfehlen. Sie werden zeitweilig ersetzt durch morgendliches Trinken von muriatischen Mineralwässern (s. oben) oder 2—3 g Magnesia sulfurica oder 20—30 g Milchzucker in je $^2/_{10}$ l Wasser. Zu Stuhlträgheit darf es niemals kommen.

ς) **Diarrhöen.** Über Prophylaxe war schon vielfach die Rede. Die ganze hier entworfene diätetische Therapie zielt darauf hin. Auch die prophylaktische Wirkung der Salzsäure ward erwähnt (S. 159). Durchfälle bei Achylikern und Subaciden sind immer bedenklich und müssen von ihren ersten Anfängen an scharf beachtet werden. Akute Anfälle lassen sich bei sofortigem Eingreifen meist schnell überwinden (S. 140); bei öfterer Wiederholung aber immer schwerer. Die Neigung zu Durchfällen, einmal entstanden, wächst gewöhnlich, und dann pflegt starker Rückgang des Kräfte- und Ernährungszustandes nicht auszubleiben. Wenn schon für Normalzeiten gilt, daß bei der Kost des Achylikers der Darm mindestens ebenso sehr wie der Magen zu berücksichtigen ist, verschärft sich diese Notwendigkeit mit dem Eintritt chronisch-diarrhoischer Zustände (meist Entero-colitis). Schonungskost für den Darm ist — von besonderen Formen der Obstipation abgesehen — fast immer auch Schonungskost für den Magen. Da die Diarrhöen der Achyliker, ebenso wie die Diarrhöen bei sonstigen Darmkatarrhen, mit ganz verschiedener Abartung der Darmflora und der chemischen Vorgänge (Fäulnis- oder Gärungscharakter) einhergehen können, gibt es keine einheitliche, auf achylogene Durchfälle abgestimmte Diät; sie hat sich vielmehr den jeweiligen Vorgängen im Darme anzupassen. Wir müssen daher auf die Diätetik der Darmkrankheiten verweisen. Die wichtige Salzsäuretherapie trete unter allen Umständen ergänzend hinzu. Aber wir empfehlen dringend, sich nicht hierauf allein zu verlassen. Die Zugabe kräftiger Pankreaspräparate, möglichst unterstützt von Enterokinase, wird sich immer als nützlich erweisen (S. 161).

Literatur zu Chronischer Magenkatarrh und zu Achylie.

Albu[1], A.: Konstitution und Verdauungskrankheiten. Zeitschr. f. angew. Anat. u. Konstitutionslehre. **6.** 205. 1920. — Ders.[2]: Die verschiedenen Formen der Achylia gastrica. Therapie d. Gegenw. **1913.** 433. — Alexander, A.: Die postdysenterischen Magen- und Darmkrankheiten. Zeitschr. f. diät. Therapie. **23.** 41. 1919. — Alsberg, J.: Beitrag zur Ätiologie der Achlorhydrie und Anacidität. Boas' Arch. **29.** 328. 1922. — Babkin, B. P.: Die äußere Sekretion der Verdauungsdrüsen. Berlin 1914. — Basch: Zur diätetischen Behandlung der Lungentuberkulose. Dtsch. med. Wochenschr. **1923.** 1469. — Bauer, J.: Die konstitutionelle Disposition zu inneren Krankheiten. 3. Aufl. Berlin 1927. — Bogendörfer, L. und G. Kühl: Über den Fermentgehalt des menschlichen Dünndarmsaftes. Dtsch. Arch. f. klin. Med. **142.** 301. 1923. — Boenheim, F.: Anomalien der Magensaftsekretion als Spätfolge von Ruhr und Unterleibstyphus. Med. Klinik **1917.** Nr. 43. — Boardman-Reed, Diseases of the stomach. New York 1911. — Boas, J.: Diagnostik und Therapie der Magenkrankheiten. Berlin 1925. VIII/IX. Aufl. — Borries, G.: Über Achylie und Anämie bei chronischem Gelenkrheumatismus. Arch. f. klin. Med. **120.** 216. 1916. — Büllmann, G., Zytolog. u. Magensaftuntersuchungen nach Paratyphus und Ruhr. Med. Klinik **1918.** Nr. 20. — Curschmann[1], H.: Koständerung und Sekretionsstörungen des Magens. Münch. med. Wochenschr. **1918.** Nr. 13. — Ders.[2]: Hunger und Krankheit. Ebenda **1923.** Nr. 46/47. — Dapper, C.: Über den Einfluß der

Kochsalzquellen usw. Zeitschr. f. klin. Med. **30**. 371. 1896. — Deusch, G.: Über Dyspepsie nach Grippe. Med. Klinik **1919**. Nr. 46. — Dienstfertig, A.: Die Säureverhältnisse bei den Magenbeschwerden Zirkulationskranker. Boas' Arch. **29**. 346. 1922. — Disqué, L.: Organ u. Funktion. Achylia gastr. Boas' Arch. **20**. 366. 1914. — Einhorn[1], M.: On achylia gastrica. Med. Record 11. VI. **1892**; — Zur Achylia gastrica. Boas' Arch. **1**. 158. 1896. — Ders.[2]: Zur Klinik der Achylia gastrica. Boas' Arch. **9**. 147. 1903. — Elsner, H.: Die Magenmotilität bei Achylie. Dtsch. med. Wochenschr. **1904**. Nr. 42. — Ewald, C. A.: Versuche mit Sekretogen. Therapie d. Gegenw. **1915**. H. 1. — Faber, Kn. und G. Lange: Die Pathogenese und Ätiologie der chron. Achylia gastrica. Zeitschr. f. klin. Med. **66**. 53. 1908. — Faber[1], Kn.: Die chronische Gastritis, speziell die zu Achylie führende. Ergebn. d. inn. Med. **6**. 491. 1911. — Ders.[2]: Chron. Gastritis in Kraus-Brugsch, Spez. Pathol. u. Therapie. **5**. 1019. 1915. — Ders.[3]: Die Ätiologie der chronischen Achylie. Kongreßzentralbl. **13**. 196. 1920. — Falta, W.: Über den Einfluß der Magenverdauung auf die Eiweißausnützung. Chiari-Festschr. S. 168. Wien 1908. — Frank, P.: Über die Beeinflussung der Säuresekretion durch Fettsubstanzen. Wien. Arch. f. klin. Med. **5**. 591. 1923. — Fricker, E.: Beitr. z. Kenntnis der Achylia gastrica. Schweizer Corr.-Bl. **1919**. Nr. 44. — Gregersen, J. P.: Untersuchungen über Schmidt's Bindegewebsprobe. Boas' Arch. **19**. 43. 1913. — Grote[1], L. R.: Über den Einfluß der Konstitution auf die Pathogenese der Magen- und Darmkrankheiten. Halle 1920. — Ders.[2]: Einfluß des Krieges auf die Magenabsonderung. Zentralbl. f. inn. Med. **1917**. Nr. 36. — Harrower, H. A.: Sekretion in gastro-intest. disorders. New York med. journ. a. med. record **1913**. 315. — Heinsheimer, F.: Kriegskost u. Magenchemismus. Med. Klinik **1918**. Nr. 12. — Heinz, R.: Über Hefeextrakt als Stomachicum. Therapie d. Gegenw. **1921**. 174. — Helm, F.: Magensaftsekretion in Fällen von Achylie. Zeitschr. f. klin. Med. **85**. 167. 1918. — Hemmeter, J. C.: Diseases of the stomach. 1900. — Herz, H.: Die Störungen des Verdauungsapparates als Ursache und Folge anderer Erkrankungen. Berlin 1914. — Heyrowski, H.: Magenschleimhaut bei Ulcus ventriculi und Carcinom. Dtsch. Zeitschr. f. Chir. **122**. 359. 1913. — Hoffmann, F. A.: Allgemeine Therapie. Leipzig 1892. — Jarno, L.: Die depressiven Sekretionsstörungen des Magens im Lichte der Opiumwirkung. Boas' Arch. **27**. 91. 192. — Ders. und D. Marko: Beiträge zur Opiumwirkung auf den Magen. Wien. klin. Wochenschr. **1921**. Nr. 41. — Jaworski, W., Untersuchungen über die Wirkung des Karlsbader Wassers auf die Magendarmfunktion. Dtsch. Arch. f. klin. Med. **37**. 1. 1885. — Jürgensen, Chr., Kochlehrbuch. Berlin 1910. — Kaufmann, J.: Mangel an Magenschleim. Boas' Arch. **13**. 616. 1907. — Kelling, G,: Statistisches über Salzsäuremangel im Magen. Boas' Arch. **15**. 568. 1919. — Kemp, S.: Studien über die motor. Magenfunktion. Bickel's Beitr. **2**. 61. 1911. — Kleemann, M.: Anazidität und Entleerungszeit des Magens. Med. Klinik **1923**. 1331. — Konjetzny, G. E.: Chron. Gastritis und Duodenitis als Ursache des Magenduodenalgeschwüres. Beitr. z. pathol. Anat. u. z. allg. Pathol. **71**. 595. 1923. — Kuttner[1], L.: Störungen der Sekretion. In Kraus-Brugsch, Spez. Pathol. u. Therapie. **5**. 515. 1914. — Ders.[2]: Zur Frage der „Achylia gastrica". Zeitschr. f. klin. Med. **45**. 1. 1902. — Kemp, Sk.: Differenzialdiagnose zwischen Cancer ventriculi und chronischer Gastritis. Boas' Arch. **18**. 19. 1912. — Lange, G.: Studier over den kroniske Gastritis. Kjöbenhavn 1910. — Leube, W.: Über nervöse Dyspepsie. Arch. f. klin. Med. **23**. 98. 1878. — Ders.: Nervöse Dyspepsie. III. Kongr. f. inn. Med. Wiesbaden 1884. (Diskussion daselbst.) — Leo, H.: Die Salzsäuretherapie. Berlin 1908. — Martius[1], E.: Konstitution und Vererbung. Berlin 1914. — Ders.: Achylia gastrica u. perniziöse Anämie. Med. Klinik 1916. Nr. 18. — Ders.[2] und O. Lubarsch, Achylia gastrica. Wien 1897. — Meyer, H. H. und J. Schütz, Pharmakologie der Mineralwässer. In Handb. d. Balneologie. **2**. 133. — Molnár, B. jun. und G. Hetényi: Über den Chlorgehalt des Blutserums bei Sekretionsstörungen des Magens und Beeinflussung der Anacidität durch Kochsalz. Boas' Arch. **30**. 8. 1922. — Noorden, W. von: Phosphozym. Dtsch. med. Wochenschr. **1923**. 921. — Noorden, C. von und C. Dapper, Über den Einfluß der Kochsalzquellen usw. in von Noorden's Sammlung klin. Abhandlungen; Heft 4, Berlin 1904 und in von Noorden's Handb. d. Pathol. des Stoffw. **2**. 506. 1907. — C. von Noorden[1], Pathologie des Stoffwechsels. Berlin 1893. — Ders.[2]: Ausnützung der Nahrung bei Magenkranken. Zeitschr. f. klin. Med. **17**. 137. 452, 514. 1890. — Ders.[3]: Über Behandlung einiger wichtiger Stoffwechselstörungen in von Noorden's Sammlung klin. Abhandlungen; Heft 7/8. S. 44. Berlin 1909. — Ders.[4]: Über den Einfluß schwacher Kochsalzquellen auf den Stoffwechsel. Frankfurt a. M. 1896. — Ders.[5]: Über den Stoffwechsel der Magenkranken und seine Ansprüche an die Therapie. Berliner Klinik, Heft 55, Berlin 1893. — Ders.[6]: Zur Therapie der Gastroptose. Therapie d. Gegenw. **1910**. 1. — Ders.[7]: II. Aufl. von Ad. Schmidt's Klinik der Darmkrankheiten. München 1921. — Ders.[8]: Vorträge über Durchfalls- und Verstopfungskrankheiten. München 1922. — Ders.[9]: Phosphorsäure in der Kost und als Medikament. Therap. Halbmh. **1921**. Heft 3. —

Oppler, B.: Über Therapie gewisser mit Magenaffektionen zusammenhängender Erkrankungen des Darmes. Therap. Monatsh. 1906. Nr. 3. — Osler, W.: Lehrbuch der inneren Medizin. Wien 1909 (aus dem Englischen). — Permin, G. E.: Gastritis bei Lungentuberkulose. Bickel's Beitr. 1. 129. 1910. — Rabe, F.: Physiol. begründete Diätetik. Arch. f. klin. Med. **134**. 92 u. 129. 1920. — Rehfuss, M. E.: An Analysis of Achylia gastrica. Amer. journ. of the med. sciences. **1915**. Juli. S. 72. — Riegel, F.: Die Erkrankungen des Magens. Wien 1903. II. Aufl. — Roemheld, L.: Behandlung subacider Zustände. Therapie d. Gegenw. **1910**. — Rogers, J.: Endocrine neuroses and their treatment. New York med. Journ. **111**. 229. 1920. — Rütimeyer, L.: Diagnostische Bedeutung der Fermentuntersuchungen. Boas' Arch. **18**. 571. 1912. — Rydgaard, F.: Cholelithiasis und Achylie. Arch. f. klin. Chir. **115**. 511. 1921. — Schauman, O.: Perniziöse Anämie, Konstitution und innere Sekretion. Zeitschr. f. angew. Anat. u. Konstitutionslehre. **6**. 258. 1920. — Schindler, R.: Lehrbuch und Atlas der Gastroskopie. München 1923. — Schmidt, Ad.: Klinik der Darmkrankheiten. Wiesbaden 1912. — Schmidt, R.: Über die konstitutionelle Achylie. Med. Klinik **1912**. S. 595. — Ders.: Über konstitut. Achylie. Ebenda **1912**. Nr. 15. — Schröder, A.: Über Folgezustände der Ruhr. Dtsch. med. Wochenschr. **1917**. Nr. 37. — Schütz, E.: Über Anacidität. Boas' Arch. **30**. 233. 1923. — Skaller, M.: Untersuchung des Magens mittels Sekretionskurve. Berl. klin. Wochenschr. **1915**. Nr. 5. — Strauss[1], H.: Zur Behandlung von Folgezuständen der Ruhr. Therapie d. Gegenw. **1917**. 409. — Ders.[2]: Diätbehandlung. Berlin 1922. IV. Aufl. — Ders. und J. Leva: Motilität des Magens bei Fettzwiebackfrühstück. Zeitschr. f. klin. Med. **65**. 161. 1908. — Tallquist, T. W.: Unterernährung und innere Sekretion. Act. Med. Scand. **56**. 640. 1922. — Tabora, D. v.: Grenzwerte der Eiweißausnützung bei Störungen der Magensaftreaktion. Zeitschr. f. klin. Med. **53**. 460. 1904. — Vogelius, F.: Dyspepsie beim chron. Alkoholismus. Boas' Arch. **24**. 278 u. 346. 1918. — Weinberg[1], E.: Achylia gastrica und perniciöse Anämie. Dtsch. Arch. f. klin. Med. **126**. 447. 1918. — Ders.[2]: Der Blutbefund bei konstitut. Achylia gastrica. Zeitschr. f. angew. Anat. u. Konstitutionslehre. **6**. 289. 1920. — Winterfeld, H. K. v.: Über akute perniziöse Anämie bei Jugendlichen. Münch. med. Wochenschr. **1923**. 1315. — Zweig, W.: Die physiologische Bedeutung des Schleimes. Boas' Arch. **12**. 364. 1906.

Ergänzungen.

Becker, Er.: Bedeutung der Zähne für die Ausnutzung der Nahrung bei normaler Sekretion der Magendrüsen. Skand. Arch. f. Phys. **50**. 283. 1927. — Berg[1], H. H.: Verhalten des Schleimhautreliefs im Magen. Dtsch. Ges. f. inn. Med. **38**. 348. 1926. (Den gleichen Gegenstand betrifft die Arbeit: G. v. Bergmann und H. H. Berg, Zum Röntgenbild der Magenschleimhaut. Acta Radiologica **6**. 173. 1926, mit zahlreichen Photographien.) — Ders.[2]: Zur Klinik der Gallensteinkrankheiten. Dtsch. med. Woch. **1925**. Nr. 16. — v. Bergmann, G. und G. Katsch: Erkrankungen des Magens. Handb. d. inn. Med. **3**. 150ff. 1926 (J. Springers Verlag). — Bickel, A. und A. Elkeles: Einfluß des Alkohols u. einiger alkohol. Getränke auf Saftabsonderung des Magens. Boas' Archiv **39**. 349. 1926. — Boas, J.: Über Ergänzung des Probefrühstücks durch Probemahlzeit. Med. Klinik **1923**. Nr. 47. — Borgbjörg, A.: Achylia gastrica und Anämie. Ges. f. Verd.- und Stoffw.-Krankheiten **6**. 93. 1927. — Cobet, R. und P. Morawitz: Atrophie der Zungenschleimhaut und ihre Beziehungen zur perniziösen Anämie und Magencarcinom. Zeitschr. f. angew. Anat. u. Konstitutionsl. **6**. 244. 1920. — Dobson, H. V.: Effect of histamin on gastric secretion with special reference to achlorhydria. Journ. of the Amer. Med. Assoc. **84**. 158. 1925. Ref. Kongreß-Ztbl. **40**. 57. 1926. — Egan, E.: Anacidität und Entleerungsmechanismus des Magens. Med. Klinik **1922**. Nr. 36. — Ege, R.: Zur Bestimmung des freien und gebundenen Pepsins im Mageninhalt. Bioch. Ztschr. **145**. 266. 1924. — Faber[4], Kn.: Gastritis chron. mit Sekretionsinsuffizienz. Ges. f. Verd.- u. Stoffw.-Krankheiten **6**. 46. 1927. — Glässner, K. und H. Wittgenstein: Neue Funktionsprüfung des Magens. Wien. klin. Woch. **1923**. Nr. 45 (auch ebd. S. 731). — Gudzeit, K.: In Aussprache über Gastritis. Ges. f. Verd.- u. Stoffw.-Krankheiten **6**. 118. 1927 und Die Röntgendiagnose der Gastritis. Med. Klinik **1927**. Nr. 24. — Hohlweg[1], H.: Die klinische Diagnose der Gastritis. Ges. f. Verd.- u. Stoffw.-Krankheiten **6**. 96. 1927. — Ders.[2]: Betrachtungen auf Grund von 100 Gastroskopien. Wien. med. Woch. **1924**. Nr. 16. — Ders.[3]: Salzsäureabscheidung bei Erkrankungen und nach Exstirpation der Gallenblase. Kongr. f. inn. Med. **29**. 592. 1912. — Hübner, A.: Gastroskopie. Ergebn. d. Chir. **20**. 266. 1927. — Jarotzky, A.: Über die Möglichkeit bei Hyposekretion die Magensekretion durch Salzsäure zu erhöhen. Schweiz. med. Woch. **1925**. Nr. 47. — Katsch[1], G.: vgl. G. v. Bergmann und G. Katsch. — Ders.[2]: Patholog. Physiologie des Magensaftes. Handb. d. norm. u. patholog. Physiologie **3**. 1118. 1927 (J. Springers

Verlag). — Ders.[3]: Über neuere funktionelle Untersuchungsmethoden des Magens. Dtsch. Ges. f. inn. Med. **39**. 264. 1927. — Kellogg, J. H. et W. N. Boldyreff: De l'influence des végétaux sur la sécrétion gastrique. C. R. Soc. Biol. **95**. 1145. 1926. — Konjetzny, G. E.: Die Gastritis in ihrer pathogenet. Beziehung zum Ulcus und Karzinom. Ges. f. Verd.- u. Stoffw.-Krankheiten **6**. 63. 1927 und frühere Arbeiten. — Entzündl. Genese des Magen-Duodenalgeschwürs. Boas' Arch. **36**. 189. 1925. — Korbsch, R.: Zur Kenntnis der chron. Gastritis. Boas' Archiv **35**. 210. 1925 und Die Röntgendiagnose der Gastritis. Med. Klinik **1927**. 793. — Leva, J.: Verhalten der Magenfunktionen bei verschiedenen Lebererkrankungen. Virchow's Arch. **132**. 490. 1893. — Lubarsch, O.: Path. Anatomie u. Histologie der entzündlichen Krankheiten des Magens. Ges. f. Verd.- u. Stoffw.-Krankheiten **6**. 35. 1927. — Luria, R. A. und A. J. Mikrin: Zur chromoskop. Magenfunktionsprüfung. Boas' Archiv **34**. 325. 1925. — Mahler, P.: Zur Wirkung der Bittermittel auf die Magensekretion. Ztschr. f. d. ges. exper. Med. **51**. 267. 1926. — v. Noorden[10], C.: Zur diätet. Therapie der Magen- und Darmkrankheiten. Ztschr. f. ärztl. Fortbildung **1926**. 409. — Orator, V.: S. Literatur auf S. 113. — Orlowski, W.: Sur l'influence des sucs de légumes sur la sécrétion gastrique. C. R. Soc. Biol. **96**. 352. 1927. — Pavlović, R.: Über Einwirkung verschiedener Obstarten auf die Magensekretion. Boas' Archiv **32**. 179. 1923. — Porges, O.: Über die Bedeutung der Schmerzphänomene bei Ulcus. Med. Klinik **1923**. Nr. 13. — Reis[1], V. v. d.: Demonstration des optischen Prinzips eines biegsamen Gastroskops. Greifswalder med. Verein **1927**. 14. Jan. — Reis[2], V. v. d.: Die Darmbakterien des Erwachsenen und ihre klinische Bedeutung. Ergebn. d. inn. Med. **27**. 77. 1927. — Rosemann, R.: Physikal. Eigenschaften und Zusammensetzung der Verdauungssäfte. Handb. d. norm. u. patholog. Physiologie **3**. 819. 1927 (Verlag J. Springer). — Schaumann, O. und F. Saltzmann: Die perniziöse Anämie. Handb. d. Krankheiten des Blutes **2**. 100. 1925 (Verlag J. Springer, Berlin). — Schimazono, J.: Beriberi. „Avitaminosen", Berlin 1927 (J. Springer). — Sereghy, M. und T. v. Gyorkovich: Einwirkung von Calcium auf Sekretion und Motilität des Magens. Ztschr. f. d. ges. exp. Med. **54**. 271. 1927. — Stewart, Ch. E. et W. N. Boldyreff, Effet de la diathermie sur les sécrétions gastriques et intestinales. C. R. Soc. Biol. **95**. 1226. 1920. — Stoerk, O.: Über Gastritis chronica. Wien. klin. Woch. **1922**. Nr. 44 (vgl. auch S. 113) — Tallquist, T. W.: Zur Pathogenese der perniziösen Anämie. Ztschr. f. klin. Med. **61**. 427. 1927.

F. Superacide und supersekretorische Zustände.

Die Einzelformen, unter denen sich Superacidität und Supersekretion klinisch darstellen, wurden ursprünglich als verschiedene Krankheitsbilder eigenartigen Charakters beschrieben. Wir wissen jetzt, daß fließende Übergänge sie miteinander verbinden, gleichgültig auf welcher Grundlage sie entstanden, so daß die Krankheitsbilder mehr dem Grad als der Art nach sich unterscheiden. Aber weder Ätiologie noch Pathogenese der Sekretionsstörungen sind einheitliche. Man ist geneigt, in superaciden und supersekretorischen Zuständen des Magens den Ausdruck eines abnormen Reizzustandes im sekretorischen Apparate zu sehen, dessen Folgen für Magenchymus und etwaige Magenbeschwerden durch das Verhalten der Motilität stark mitbestimmt, z. T. sogar beherrscht werden (vgl. S. 171).

Wir sind uns natürlich vollkommen bewußt, mit der Überschrift dieses Abschnittes kein selbständiges Krankheitsbild zu decken, halten es sogar mit R. Ehrström und J. Bauer u. a. für unrichtig, in der nosologischen Systematik, z. B. in Lehrbüchern der speziellen Pathologie den superaciden Zuständen auch nur den Anschein eines selbständigen Leidens zuzuerkennen. In einem Handbuche der speziellen Diätetik, das sich nicht an die Systematik zu klammern braucht, sondern nur praktische Gesichtspunkte ins Auge faßt, ist dies anders. Denn solche Zustände geben dem diäto-therapeutischen Handeln bestimmte Richtung.

I. Klinische Formen.

1. Begriff der Superacidität und Hyperchlorhydrie. Superacidität ist im Rahmen des hier vorgebrachten gleichbedeutend mit Übersäuerung durch Salzsäure, schließt also Zustände aus, wo der Mageninhalt durch abnorme Gärungen übersäuert ist. Während man — wenigstens theoretisch — bei depressiven Sekretionsanomalien zwischen Subacidität und Hypochylie unterscheiden kann (S. 122, 141), hat Abgrenzung zwischen Superacidität und Hyperchylie gar keinen Zweck, da der superacide Mageninhalt mit den spezifischen Fermenten stets reichlich versorgt ist. Superacidität des Magenchymus ist aber nicht identisch mit solcher des Magensaftes, dessen Acidität nach A. Bickel, R. Rosemann u. a. 0,4—0,55% ClH erreichen soll (entsprechend 110—150 ccm $^1/_{10}$ Normallauge für 100 ccm Saft) und maximal 0,6% erreichen kann. Wir dürfen die untere Grenze des Normalen wohl sicher noch tiefer rücken, etwa auf 0,3% (etwa 80 ccm Titrierlauge); wenn sein Gehalt an ClH noch tiefer sinkt, wird nach Probemahlzeiten der Chymus normale Säurewerte kaum noch erreichen. Für klinische Betrachtung ist die Acidität des Chymus wichtiger als die des primären Saftes, wenn auch planmäßige Bestimmungen der letzteren theoretisch sehr wichtiges und auch diagnostisch brauchbares ergaben und weiteres versprechen. Vor allem ist bereits mit der auch von uns stets bekämpften Theorie gebrochen, daß der Magensaft des Gesunden stets ein und dieselbe Säurekonzentration habe: sie kann recht verschieden sein bei verschiedenen gesunden Personen gleichem Lockreiz gegenüber, verschieden beim gleichen Menschen zu verschiedenen Zeiten, verschieden im Verlaufe jeder einzelnen Sekretionsperiode (G. Katsch[1, 3]). S. 27, 35.

Was wir als Chymus ausheben, ist ein Gemisch des Magensaftes mit verschlucktem Speichel und Schleim der oberen Wege, mit dem salzsäurefreien Sekrete der Pars pylorica, mit der eingeführten festen und flüssigen Nahrung und unter Umständen mit zurückgeschleudertem Duodenalinhalt. Der Magenchymus erreicht daher normalerweise nur zu einem Drittel bis 2 Drittel den Salzsäuregehalt des primären Saftes. Maßgebend für die erreichte Acidität ist neben dem Säuregehalt des Saftes einerseits das Verhältnis von Menge und Art des Genossenen zu Menge und Säuregehalt des ergossenen Saftes, anderseits die Geschwindigkeit des Abschubes in den Darm. Empirisch gelangte man dazu von Superacidität zu sprechen, wenn die maximalen, durch Salzsäure bedingten Aciditätswerte nach Ewald'schem Probefrühstück 40 freie Säure, 60 Gesamtsäure und nach Riegel'schem Probemittagsmahl (mit Fleisch) 60 bzw. 80 Titriereinheiten überschreiten. Wir selbst halten diese Grenzwerte für zu tief liegend, da man doch allzu oft ganz gesunde Menschen mit Werten von 80 bzw. 100 Titriereinheiten antrifft; namentlich die Massenuntersuchungen von M. E. Rehfuß und seinen Mitarbeitern (S. 38) brachten dafür zahlreiche Belege. Doch ist der Grenzwert schließlich nichts anderes als Sache begrifflichen Übereinkommens. Nur muß man sich bewußt sein, daß höhere Säurewerte als die der begrifflichen Grenze entsprechenden an sich noch nicht dazu berechtigen von Superacidität als krankhaftem Zustand zu sprechen (S. 174) und ferner muß man wissen, daß im Rahmen superacider Werte bei ein und demselben Menschen und nach ein und demselben alimentärem Lockreize ziemlich erhebliche Schwankungen vorkommen, die praktisch genommen bedeutungslos sind, und deren Auf und Ab man nicht ohne weiteres als einwandfreie Zeugen schlechteren oder besseren Zustandes auslegen darf (S. 169, 174).

Über Wechselwirkungen zwischen Säureabscheidung einerseits, Geweben, Blut und endokrinen Drüsen anderseits (S. 55, 183).

2. Primäre Hyperchlorhydrie. Mit gleichem Rechte, wie Hypo- und Achylie unter bestimmten Umständen als konstitutionelle Variante anerkannt wird (S. 142), deuten wir auch in gewissen Fällen überdurchschnittliche Salzsäurewerte des Magensaftes in solcher Weise, was auch F. Riegel[2] schon tat. Wann aber dürfen wir von primärer Hyperchlorhydrie sprechen? Zweifellos unvermischten Saft der Pepsindrüsen erhielt man früher nur gelegentlich bei Gastrostomierten; jetzt gestattet auch die dünne Dauersonde seine Gewinnung. Der ausgeheberte Chymus erreicht nicht gerade selten, sowohl bei Gesunden wie bei Kranken, Salzsäurewerte von 120—135 Titriereinheiten, steht damit aber doch hinter der Konzentration zurück, die man jetzt als noch normal für Magensaft zuläßt (s. oben). Es bleibt also der Einwand, absolute oder relative Supersekretion eines Saftes von hochnormaler Säurekonzentration und nicht wahre Hyperchlorhydrie des ursprünglichen Saftes sei Ursache der Hochwerte.

Zahlreiche Autoren nehmen an, daß von den Fällen, wo die Acidität des salzsäurereichen Chymus oberhalb 0,25% liegt, mindestens ein Teil die hohen Werte wahrer Hyperchlorhydrie verdankt (H. Strauß, J. P. Gregersen, L. Kuttner, J. Boas u. a.). Extrem hohe Säurewerte des Chymus, d. h. zwischen 0,45 und 0,5% ClH und etwas darüber nach Probefrühstück, trafen wir selbst bisher niemals als Dauererscheinung, sondern immer nur vereinzelte Male oder periodisch oder anfallsweise. Solche Fälle mit übermäßig salzsaurem Chymus wurden schon frühzeitig beschrieben, z. B. von G. Sticker (bis 0,51%). Bemerkenswert ist, daß C. von Noorden bei 2 Mitgliedern der gleichen Familie (Vettern; beides Zigarettenfabrikanten aus Südrußland, starke Raucher) nach Probefrühstück Werten bis zu 0,51% und 0,53% ClH begegnete. Diese Höhe erreichten sie aber nur periodisch, in Anfällen von 1—3 Tagen Dauer und mit Unbehagen im Magen, keinen eigentlichen Schmerzen, saurem Erbrechen kleiner Speisemengen, Obstipation spastischen Charakters einhergehend. Annähernd gleiche Werte bestätigte der Hausarzt bei späteren Anfällen. Außerhalb der Anfälle lagen sie etwa um die Hälfte tiefer. Auch bei stuporösen Attacken von Melancholikern fand C. von Noorden[1] ähnlich hohe Werte, und ebenso enthält die Literatur noch zahlreiche Angaben, welche das Vorkommen wahrer Hyperchlorhydrie des Magensaftes scheinbar begründen.

Dennoch muß daran festgehalten werden, daß bisher noch niemals bei organisch oder funktionell Magenkranken Salzsäurewerte reinen Magensaftes gefunden sind, welche nicht auch bei Magengesunden gelegentlich vorkommen. Wenn man den Begriff „Hyperchlorhydrie des Magensaftes“ trotzdem aufrecht erhalten will, was klinisch voll gerechtfertigt ist, kann man nur von erhöhter Reizbarkeit des sekretorischen Apparates in dem Sinne sprechen, daß derselbe schon auf geringe Reize hin Saft höchstnormaler Konzentration liefert und dadurch wesentliches zur Superacidität des Chymus beiträgt. Solches Geschehen kann pathologisch, kann aber auch durch konstitutionelle Plusvariante der Reizbarkeit bedingt sein. Dieselbe kann konstitutionell bedingt, aber auch erworben und z. B. von nervösen Erregungen, von Giften (Tabak u. a.), von lokalen Reizzuständen der Magenschleimhaut u. a. dauerhaft oder vorübergehend veranlaßt sein. Grundsätzlich haben die meisten physiologisch geschulten Autoren den Begriff „Hyperchlorhydrie“ eigentlich niemals anders gedeutet. Eine gewisse Unsicherheit in Deutung der klinischen Befunde war aber dadurch begründet, daß man das normale Maximum der Säurekonzentration früher nicht genau kannte und Werte, die sich diesem näherten, als Zeugen für krankhaft gesteigerte Abspaltung von ClH aus ClNa hielt. Die schon bei J. P. Pawlow angedeutete Lehre von dauernder Konstanz der Säurewerte des Magensaftes (individuelle Isochlorhydrie) erhielt einflußreiche Unterstützung durch V. Rubow, A. Bickel u. a. (S. 168), fand aber — mit seltenen Ausnahmen — bei den Klinikern keinen rechten Anklang. Wir selbst hielten an der von Mensch zu Mensch verschiedenen physiologischen Einstellung der Saftkonzentration, an ihrer von mannigfachen Einflüssen bedingten Schwankung im Einzelleben, an ihrer Abhängigkeit von Speise und Trank und vom jeweiligen Zustande der Magenschleimhaut immer fest (Heterochlorhydrie), ohne zu vergessen, daß für Salzsäurewert des Magenchymus Saftmenge und Geschwindigkeit der Magenentleerung stark mitbestimmend seien. Die neueren Untersuchungen über Verlauf der Aciditäts- und Sekretionskurve, über das Vorkommen verschiedner Typen der Aciditätskurve, wie frühe und späte Hochwerte, „Klettertypus“ u. a. (G. Katsch und H. Kalk, G. Katsch[2, 3, 4] u. a.), die starke Abhängigkeit der Säurekonzentration von Art der Speise und sogar von suggerierten Vorstellungen (S. 27, 31) lassen an dem von Heterochlorhydrie als einem physiologisch bedingten und unter Umständen pathologisch verstärktem oder geschwächtem Geschehen nicht mehr zweifeln. Der Begriff „echte Hyperchlorhydrie“, die den Magendrüsen eine ihre chemisch-physikalische Leistungsfähigkeit überragende Aufgabe zuschöbe, muß aber fallen (R. Rosemann, L. Lichtwitz). Vorausgesetzt, daß den Magendrüsen genügend Vorratskochsalz zur Verfügung steht und daß dessen Verbrauch mittels Blutstromes aus den Kochsalzreserven des Körpers genügend gedeckt wird, müssen Saftmenge und Saftkonzentration, einschließlich ungewöhnlich hoher, sog. superacider Werte, abhängen von dem Verhältnis zwischen Reizgröße einerseits und Reizbarkeit des Sekretionsmechanismus als ganzen genommen anderseits.

Immerhin sind dies einstweilen mehr theoretisch als praktisch wichtige Fragen; sie erlangten freilich schon eine gewisse diagnostische, aber noch keine therapeutisch beachtenswerte Bedeutung dadurch, daß bestimmten anatomischen Erkrankungen häufig, wenn auch keineswegs regelmäßig, ein bestimmter Typus der Säure-Hochwerte zukommt, z. B. vielen Fällen von pylorischem Ulcus und von Duodenalulcus der sog. „Klettertypus" (G. v. Bergmann[3]). In der Regel aber ist klinisch nicht hohe Acidität des Saftes, sondern Superacidität des Magenchymus von Belang. Wann sie vorkommt, lehrte die Erfahrung (S. 176).

3. Sekundäre Superacidität des Magenchymus. Ob hoher Salzsäuregehalt normaler Saftmenge mehr als schnell vorübergehende, auf kurze Phasen des Verdauungsaktes beschränkte Superacidität des Magenchymus bewirken kann, ist zweifelhaft. Wahrscheinlich sind an superaciden Befunden, im klinischen Sinne des Wortes fast immer Vermehrung der Saftmenge über das durchschnittliche Normalmaß hinaus und Entleerungsstörungen mitbeteiligt. Dabei können wir ohne weiteres zulassen, daß die höchstsauren Werte nur bei physiologischer oder pathologischer Plusvariante der Reizbarkeit vorkommen (s. oben). Dann muß grobes Mißverhältnis zwischen Saftmenge und salzsäurebindendem Material dem Gemisch (Chymus) einen Säuregrad verleihen, welcher den Durchschnitt stark überragt.

Wenn in den Magen eine übergroße Menge Saft ergossen wird (Supersekretion), oder wenn die oben erwähnten verdünnenden, die Säure abschwächenden Einflüsse sich nicht genügend geltend machen, oder wenn die Sekretion nach Erfüllung der Pepsinverdauung und nach reichlichem Abschub von Speisebrei noch in starkem Maße andauert (postdigestive Sekretion), muß der Mageninhalt auch bei normaler Acidität des abgesonderten Saftes Säuregrade annehmen, welche mehr oder weniger über dem normalen Durchschnitt liegen und dem Säuregrad des primären Drüsensaftes sich nähern. Ob sich die Supersekretion durch nachweisbare übergroße Flüssigkeitsmasse im Magen verrät, oder ob die Flüssigkeitsmasse normal oder gar unternormal befunden wird, hängt von den Motilitätsverhältnissen des Magens, namentlich vom Verhalten des Pylorus ab. Diese Form der Superacidität des Chymus täuscht Hyperchlorhydrie des Saftes nur vor. Schon lange vor V. Rubow und A. Bickel hatte F. Riegel auf diese Superaciditätsform hingewiesen. Wir halten heute die aus Supersekretion entspringende Superacidität des Chymus für eine sehr häufige und klinisch überaus wichtige Form. Für die meisten Fälle zutreffend dürfen wir sogar sagen, daß etwaige Hochwerte des reinen Saftes erst durch begleitende Supersekretion oder durch motorische Störungen (s. unten) pathologische Tragweite erlangen.

Die meisten Ärzte scheinen anzunehmen, daß bei Superacidität des Chymus nur die Verdauung der Amylaceen litte, die Verdauung der Proteine aber begünstigt werde. Dies letztere ist keineswegs der Fall. Die optimale Acidität liegt bei 0,12 bis 0,20% Salzsäure (L. Michaelis und H. Davidsohn), was etwa $p_H = 1{,}5$ bis 1,3 entspricht. Oberhalb einer Salzsäurekonzentration des Magenchymus von 0,32—0,35% leidet die Fleischverdauung im Magen schon wesentlich, was der Pankreassaft im Darm allerdings in der Regel wieder ausgleicht. Immerhin dürfte damit im Zusammenhang stehen, daß gar nicht selten bei Superaciden, ohne begleitende Darmkrankheit, das Harnindikan zu hohen Werten ansteigt (C. von Noorden[2], G. Baar); es scheint dies weniger bekannt zu sein, als das Vorkommen der Hyperindikanurie bei Anacidität. Hierzu L. Michaelis.

Neuerdings finden wir befremdlicherweise die Angabe, auch bei beträchtlicher Superacidität des Chymus werde stets das jeweilige Optimum an Säure für die peptische Verdauung geliefert. F. Alzona schließt dies daraus, daß bei Abstumpfen der Superacidität des ausgeheberten Chymus durch NaOH die peptische Kraft stetig abnahm, umgekehrt normalacider Chymus durch Ansäuren mit ClH bis zu superaciden Werten der Chymus an peptischer Kraft stetig gewann. Man verändert aber durch diese Zusätze den ganzen chemisch-physikalischen Aufbau des Chymus derart, daß recht unklare Verhältnisse entstehen. Entsprechende Herabsetzung der Acidität des superaciden Chymus durch einfaches Wasser, besser noch durch Kochsalzlösung gleicher Konzentration, wie sie im untersuchten Chymus vorliegt, hätte die geringere peptische Kraft des übersauren Chymus dargetan.

Die Tatsache, daß bei einer Salzsäurekonzentration von etwa 0,30 % an (Titrationseinheiten = 85) die wichtigste Aufgabe des Magensaftes, die Pepsinverdauung des Eiweißes, deutlich geschädigt wird, gibt uns den Maßstab zur Abgrenzung des klinischen Begriffes „Superacidität des Mageninhaltes". Vorübergehend, in kurzbemessenem Zeitabschnitte der gesamten Verdauungsperiode, dürfen unbeschadet der Gesamtleistung höhere Salzsäurewerte bestehen. Wenn aber höhere Säuregrade als rund 0,30% über den größeren Teil der Verweildauer des Chymus sich erstrecken, herrschen im Magen nicht mehr optimal-physiologische Verhältnisse, und man muß im klinischen Sinne des Wortes von „Superacidität des Chymus" sprechen. Es braucht dies noch nicht „Kranksein" zu bedeuten (S. 166), da — wie oben bemerkt — physiologische Ausgleichsmöglichkeiten zur Verhütung von Schäden bestehen.

4. Supersekretion. Im engeren Sinne des Wortes sprechen wir von Supersekretion, wenn der Magen mehr Saft abscheidet als der Regel entspricht. Es gehört aber nicht zum Begriffe der Supersekretion, daß der Chymus dadurch ungewöhnlich hohe Säurewerte erlangt. Wir kennen auch sub- und anacide Supersekretion (S. 142); sehr auffällig ist diese oft bei tabischen Krisen (C. von Noorden[3]). Doch haben wir an dieser Stelle nur die Supersecretio hydrochlorica im Sinne, wobei die Menge wirksamen, Salzsäure und Pepsin in etwa normaler Konzentration enthaltenden Mageninhaltes pathologisch vermehrt ist. Wie dies zu sekundärer Superacidität führen kann, ward besprochen. Die Supersecretio hydrochlorica kommt klinisch in verschiedenen Formen vor:

a) Digestive Supersekretion. Bei primärer digestiver Supersekretion ergießt der Magen auf die eingeführte Nahrung eine abnorm große oder — besser gesagt — zweckwidrig große Saftmenge, zumeist mit der Endwirkung, daß der Chymus abnorm sauer wird. Das ist das wesentliche. Ob man aber beim Aushebern oder Durchleuchten zuviel flüssigen Inhalt findet, hängt von der Magenmotilität, d. h. vom Abschub des Mageninhaltes in den Darm ab. Bei flottem Abschube ist der Chymus nur übersauer (klinisch: einfache Superacidität); wenn der Abschub mit der Sekretion nicht Schritt hält, sammelt sich auch eine abnorm große Menge salzsaurer Flüssigkeit im Magen. Als man vor etwa 40 Jahren die superaciden Zustände kennen lernte, hatte man überhaupt keine andere Form im Sinne als diese letztere, wenn man von Supersecretio acida sprach (zu viel salzsaure Flüssigkeit im Magen!). Der später dafür von H. Strauß[1] gewählte Name „digestive Supersekretion" galt keiner neuen Entdeckung, ist aber bezeichnend und bringt zum Ausdruck, daß es Fälle gibt, wo die Supersekretion sich auf die Periode der Magenverdauung beschränkt und nicht wesentlich auf Zeiten der Magenleere übergreift. Der digestiven Form ist der reichliche Safterguß nach Auswirkung der Pepsinsalzsäure und nach bereits erfolgtem ausgiebigem Abschube von Mageninhalt zuzurechnen. Bei Reizzuständen an Pars pylorica spielt offenbar postdigestive Sekretion eine große Rolle. Sie liegt jenseits der „Höhe der Verdauung", nach deren Eintritt die Sekretion wieder stark abflauen sollte (S. 45). Oftmals ist sie allein beherrschende Ursache für den durch Pyloruskrampf (Abwehrreflex) entstehenden quälenden Spätschmerz (sog. Hungerschmerz, S. 66.)

Klinisch müssen wir Fälle, wo die salzsaure Flüssigkeit im Magen stark vermehrt und wo beim Hinstellen des ausgeheberten Inhaltes das Verhältnis zwischen Sediment und flüssiger Schicht zugunsten der letzteren verschoben ist, als die bedenklicheren bezeichnen. Er weist auf stärkere Motilitätsstörung hin; unter Umständen auf einfache Hypotonie, sehr oft aber auf Bewegungsstörungen des Antrum und des Pförtners selbst; nur allzu oft ergibt weitere Prüfung das Bestehen eines Ulcus pylori oder duodeni.

b) Kontinuierliche Supersekretion (kontinuierlicher Magensaftfluß, Reichmann'sche Krankheit). Bei diesem, bereits von seinem Entdecker M. Reichmann, später namentlich von F. Riegel[2], G. Sticker und G. Honigmann trefflich geschilderten Krankheitszustande greift die Sekretion weit über die Verdauungsperiode hinaus. Vor allem erfolgt sie auch ohne Nahrungsreiz, so daß man nach abendlichem Leerspülen des Morgens 100—400 ccm stark saure Flüssigkeit ausheben kann. Während man anfangs nur die extrem liegenden Fälle beachtete und das sich dabei darbietende Krankheitsbild von anderen krankhaften Zuständen des Magens als „Reichmann'sche Krankheit" streng absonderte, weiß man jetzt, daß fließende Übergänge es mit der rein digestiven, namentlich der postdigestiven Supersekretion verbinden. Der schon bei dieser naheliegende Verdacht einer Stenose oder hemmender Krampfzustände (meist als Folge von Ulcus) verdichtet sich in ausgeprägten Fällen kontinuierlichen Magensaftflusses fast zur Gewißheit.

Neuere Untersuchungen (J. Vándorfy) deckten auf, daß sekretorische Tätigkeit in der interdigestiven Phase, d. h. also bei speiseleerem Magen, doch viel häufiger vorkommen, als man ursprünglich annahm und als namentlich M. Reichmann voraussetzte. Beschwerden können dabei gänzlich fehlen; es kann aber auch zu Beschwerden führen, die an Acidismus erinnern, während es ohne pylorisches Hemmnis niemals zum ausgeprägten Bilde des Morbus Reichmann kommt. Es scheint sich vorzugsweise um psychisch leicht erregbare Personen zu handeln, und J. Vándorfy konnte nachweisen, daß dann auch taktile Reize die Magenschleimhaut zur Saftsekretion anregen.

c) Transitorische Supersekretion. Bei dieser Form schieben sich anfallsweise zwischen Perioden normaler oder annähernd normaler Magentätigkeit kurze oder längere Perioden der Supersekretion ein, manchmal vielleicht mit wahrer hochnormaler Säurekonzentration des Saftes verbunden (S. 166); zwei Fälle mit besonders hohen Säurewerten wurden schon erwähnt (S. 167).

Paroxysmale Supersekretion scheint verhältnismäßig oft auf dem Boden nervöser Erkrankungen zu entstehen, z. B. in Form superacider tabischer Krisen. Wir selbst sahen, ähnlich wie M. J. Roßbach, kurzdauernde Anfälle mehrfach unter migräneartigem Bilde verlaufen („Gastroxynsis"). Bei manchen Gichtikern gingen 1—2tägige Perioden transitorischer Supersekretion jedem typischen Gichtanfalle voraus. Andere Male stehen die Anfälle der Gastroxynsis in offenkundigem Zusammenhange mit einmaliger oder öfterer Überlastung des Magens; gewöhnlich setzen sie dann nachts ein. Oder es heben sich bestimmte Schädlinge ursächlich hervor, z. B. der Genuß mäßiger Mengen sauren Weines, während nicht-saurer Wein und anderes alkoholisches Getränk in entsprechender Menge folgenlos bleibt. Ebenso kann stärkeres Rauchen, als sonst der Gewohnheit entspricht, Anfälle auslösen. Auch auf andere toxische Reizstoffe der Ingesta ist zu fahnden. Sehr oft — und dies sei gegenüber der Darstellung von L. Kuttner und J. Boas[1] betont — sind Anfälle transitorischer Supersekretion nichts anderes als ein akuter saurer Magenkatarrh ex ingestis. Neurogener Einschlag tritt hin und wieder bei Seekrankheit stark hervor (wiederholtes Erbrechen hochsaurer reichlicher Sekretmasse, der keine Deckung durch Speise und Trank gegenübersteht). Die herausgegriffenen Beispiele sollen nur dartun, daß den Anfällen lokale (Magenkatarrh), alimentär-toxische, endogen-toxische (Gicht) und Innervationsstörungen (Tabes, Migräne, Seekrankheit) zugrunde liegen können.

5. Über den Mechanismus bei Supersekretion. Nicht gerade häufig sind Fälle, wo die soeben genannten drei Typen der Supersecretio hydrochlorica in reiner Form sich zeigen: viel zahlreicher sind Mischformen, wobei allerdings die Merkmale des einen oder anderen Typs in den Vordergrund treten. Wie erwähnt (S. 165), ist es üblich in allen superaciden und supersekretorischen Zuständen des Magens den Ausdruck eines abnormen Reizzustandes im sekretorischen Apparate zu sehen, wobei man namentlich die vom Nervensystem abhängige Sekretion im Auge hat. Tatsächlich läßt sich für Abhängigkeit der Saftmenge von neurogenen Einflüssen (S. 28) und für Auswirkung der Erregung bis zur Supersekretion eine Fülle experimenteller und klinischer Belege anführen. Daß aber abnorme Füllung des Magens mit saurem Sekret wirklich und zweifellos pathologisch gesteigerter Sekretion entspringt, dürfte bei weitem nicht für alle Fälle zutreffen, da verminderter Abschub (Hypotonie, Hemmung am Pylorus) bei normaler Sekretmenge die gleichen Folgen haben muß. Das Verhalten der motorischen Leistung kann also Supersekretion vortäuschen oder sie zum mindesten viel größer erscheinen lassen als sie wirklich ist. Der klinische Begriff „Supersekretion", den wir auch für das folgende übernehmen, deckt Fälle primärer Supersekretion und Fälle von Saftstauung im Magen, also das Ergebnis sekretorischer und motorischer Störung. Beides verbindet sich oft. Wie sprechen daher vorsichtiger und besser von „supersekretorischem Befund" als von „Supersekretion" und treffen damit klinisch das wesentliche (C. v. Noorden[12]).

Gerade bei intermittierender (transitorischer, paroxysmaler) Supersekretion, deren Ursache oft ausschließlich bei krankhafter Einstellung des neuro-sekretorischen Apparates gesucht wird, spielt motorische Störung sehr oft eine starke Rolle, am häufigsten in Form krampfhaften Pylorusverschlusses. Andere Male ist es nicht Pylorusverschluß, sondern akute Gastro-Duodenalparese, welche den Abfluß des Magensaftes verhindert. Das klinische Bild hat dann große Ähnlichkeit mit leichteren Formen des sog. arterio-mesenterialen Darmverschlusses (C. von Noorden[4]). Eigene Beobachtungen machten es wahrscheinlich, daß dieser Mechanismus in Fällen paroxysmaler Supersekretion bei akuter toxischer Gastritis, bei gastrischen Krisen, bei Seekrankheit mitwirkte. Wir nehmen keineswegs an, daß an den klinischen Bildern der Supersekretion wahre Überfunktion des sekretorischen Apparates nicht mitbeteiligt sei, möchten aber um so mehr betonen, daß es zur vollen Entwicklung des klinischen Bildes ohne schwere motorische Störungen nicht kommen kann. Wie stark der Spasmus das klinische Bild mitbeherrscht, sieht man sehr oft bei den alimentär-toxischen Paroxysmen; zunächst schweres Krankheitsbild mit starken Schmerzen; dann völlige Entleerung des Magens durch künstlich herbeigeführtes Erbrechen oder Magenspülung; dann sofortiges und dauerhaftes Schwinden aller Beschwerden, völliges Wohlbefinden. Der Krampf hat mit Entlastung des Magens nachgelassen. Etwa fortbestehende Sekretion schadet nicht mehr, weil der Abfluß gesichert ist.

6. Superaciditätsbeschwerden. Die Pathogenese der bekannten Beschwerden (Sodbrennen, ziehende und meist wellenförmig ab- und zunehmende, krampfähnliche Schmerzen, Gefühl von Völle und Druck, manchmal auch von „Magenleere", Aufstoßen, Luftschlucken, leichte Übelkeit) ist nicht in allen Einzelheiten aufgeklärt. Zu Erbrechen kommt es häufig; ob es erfolgt, hängt aber nicht nur von Stärke des Anfalles, sondern auch stark von der Persönlichkeit ab (S. 72). Die schmerzhaften Empfindungen scheinen hauptsächlich den Gruppen des Krampf- und des Dehnungsschmerzes anzugehören (S. 64ff.) und vor allem mit gesteigertem Säurereflex der Pars pylorica in Zusammenhang zu stehen. Die neuzeitlichen gastroskopischen Befunde (R. Korbsch u. a.) geben mit zunehmendem Nachdruck der schon älteren Annahme recht, daß ein örtlicher Reizzustand an der Schleimhaut der Pars pylorica, besonders eine entzündliche Veränderung derselben, wesentliches beitragen kann zu Verstärkung des Pylorusreflexes, zu Krampf und zu Krampfschmerz und ferner auf dem Reflexwege auch zu stärkerer Sekretion der Fundusdrüsen.

Übererregbarkeit des zentralen Empfangsapparates, d. h. psychischer Einschlag braucht nicht dabei zu sein, dagegen wohl immer eine solche des intramuralen Reflexapparates oder subcorticaler Centren. Der hauptsächlich rechts von der Mittellinie empfundene Krampfschmerz läßt manchmal fast sofort nach, wenn die Patienten linke Seitenlage einnehmen, damit den Andrang großer, stark saurer Massen zum Antrum und Pylorus verhüten (S. 33, 43). Eine andere, von aufmerksamen Selbstbeobachtern deutlich abgegrenzte Schmerzform beruht auf peristolischem Krampf des ganzen Magens. Er ist viel seltener als der erstere. Manchmal begleitet umschriebener Bauchmuskelkrampf verstärkend den Magenschmerz. Das Sodbrennen, im engeren Sinne des Wortes, hängt eng mit dem Eintritt saurer Flüssigkeit in den unteren Teil der Speiseröhre zusammen und folgt dem Aufstoßen von Luft, die etwas flüssigen Mageninhalt mit zurückschleudert. Wie maßgebend die Reizbarkeit des Reflexbogens für das Entstehen von Krampf und Schmerz ist, und welch großen Einfluß auf die Schmerzempfindung die Einstellung des corticalen Empfangsapparates hat, lehrt die alte Erfahrung, daß Parallelismus zwischen sog. Superaciditätsbeschwerden und Grad der Superacidität und Supersekretion nicht besteht. Es hat eine gewisse Berechtigung zu sagen, daß diese Zustände erst dann klinische Bedeutung erlangen, wenn Beschwerden sie begleiten; zum mindesten in diagnostischer Hinsicht, da es gewöhnlich nur die Beschwerden sind, welche zur Untersuchung des Magens und zur Erkennung der Superacidität führen.

Aber auch darüber hinaus! Hohe Salzsäurewerte des Chymus, die wir als superacid bezeichnen, brauchen an und für sich kein Grund zur Sorge zu sein (S. 169). Das Auftreten von Superaciditätsbeschwerden aber beweist die Gegenwart eines Reizzustandes, sei es vor, sei es im Duodenum hinter dem Pylorus, über dessen klinische Tragweite das Krankheitsbild belehren muß (Reizzone S. 27, 35; Reizgastritis S. 98, 173).

Was die Entwicklung von Reizzuständen und die Zusammenhänge betrifft, so hat G. v. Bergmann [1] sicher für zahlreiche Fälle recht, wenn er übermäßigen Vagotonus, Supersekretion und -acidität, regionären schmerzhaften Muskelkrampf, zeitweiligen Pylorospasmus (mit etwaiger vorübergehender Passagestörung, Übelkeit und Erbrechen), lokale Zirkulationsstörungen in der Schleimhaut, Blutaustritte in dieselbe, peptische Arrosion (im Magen oder Duodenum) als kontinuierliche, teils koordiniert, teils subordiniert verbundene Reihe betrachtet und lehrt, daß als Endglied dieser Reihe auch ein Ulcus (Ulcus neurogenes) entstehen könne. Den gleichen Gedankengang finden wir schon bei S. Talma [1], doch mit dem Unterschiede, daß er den damaligen Kenntnissen entsprechend nicht den Vagus, sondern den Sympathicus als krampfauslösend bezeichnete. In der erwähnten Reihe kann das eine oder andere ausfallen, z. B. schmerzhafter Pylorospasmus, und dann treten auch in der Regel trotz etwaiger pathologischer Steigerung der Saftmenge die eigentlichen Superaciditätsbeschwerden stark in den Hintergrund. Superaciditätsbeschwerden erwecken stets den Verdacht auf Ulcus, rechtfertigen ihn aber nicht immer. Auf diese diagnostische Frage können wir hier nicht eingehen. Wertvolle Anhaltspunkte für die Differentialdiagnose Superaciditätsbeschwerden und Ulcus duodeni finden sich bei J. Boas [3].

Wie G. Katsch [3] erwähnt, hat schon vor langer Zeit G. Linossier für das Zustandekommen der superaciden Anfälle (des „klinischen Symptomenkomplexes Hyperchlorhydrie") drei Vorbedingungen angegeben: 1. Steigerung der Sekretion, sei es aus nervösen, sei es aus lokalen Ursachen. 2. Organische oder spastische Pylorusstenose. 3. Hyperästhesie der Schleimhaut gegenüber der Salzsäure. Es könne also der Symptomenkomplex sekretorischen, motorischen oder sensiblen Ursprungs sein; bald überwiege die eine, bald die andere Ursache. Dies entspricht im wesentlichen auch der heutigen Auffassung. Für den Zustand selbst prägte G. Katsch [3] den sehr treffenden und glücklichen Ausdruck: „Acidismus" bzw. „acidistischer Anfall". Dieser Ausdruck bezieht sich auf den klinischen Beschwerdenkomplex.

7. Superaciditätsbeschwerden ohne Superacidität. Der Name charakterisiert das Krankheitsbild schon genügend. S. Talma [2] beschrieb es zuerst und nahm Überempfindlichkeit der Magenschleimhaut, also eine sensible Organ-Neurose im Sinne von W. Leube's „Dyspepsia nervosa" an. Nach J. Kaufmann macht auch Mangel an Magenschleim die Schleimhaut überempfindlich und soll Superaciditätsbeschwerden bei Sub- und Anaciden erklären. (S. 64). S. Talma's Deutung trifft sicher für manche Fälle zu.

Daß bei neuropathischer Überempfindlichkeit schon nach geringer und sogar minimaler Inanspruchnahme des Magens Beschwerden auftreten können, die uns bei Gesunden nach übermäßiger Füllung nicht überraschen würden, ist zweifellos. Auch bei Superacidität ist die Erregbarkeit des sensiblen und motorischen Apparates mitbestimmend für die Intensität der Beschwerden. Bei Überempfindlichen kann es wahrscheinlich sogar zu schmerzhaftem Empfinden von muskulären Vorgängen kommen, die in durchschnittlich normaler Breite liegen und zum mindesten die Bezeichnung Krampf nicht verdienen. Gleichgültig, ob wegen lokaler Übererregbarkeit des Reflexapparates Krampf entsteht oder ob der Krampfschmerz nur an Übererregbarkeit des psychischen Organs gebunden ist, jedenfalls müssen wir Superaciditätsbeschwerden ohne Superacidität häufig auf das nervöse Gebiet abschieben. Immerhin liegen auch Tatsachen vor, die an Mitbeteiligung sekretorischer Verhältnisse denken lassen; doch ist Krampf der Pars pylorica, welcher bei der Pathogenese des Magenschmerzes eine so große Rolle spielt, keineswegs an Superacidität gebunden; er kann als isoliertes Teilstück des Hypervagotonus auftreten. Es ist hier auch daran zu erinnern, daß nicht die absolute Höhe der Magenacidität den Pylorusverschluß (bzw. dessen Entwicklung zum Krampfe) beherrscht, sondern mitbestimmend ist das Verhältnis

(Spannung) von Magenacidität zu der im Duodenum bestehenden Alkalescenz; wenn die Alkalescenz dort noch tiefer gesunken ist als die Acidität des Mageninhaltes, entsteht Pylorusverschluß bzw. -krampf (K. Gläßner und S. Kreuzfuchs). Zu solcher Lage kann es bei Sub- und Anaciden kommen (S. 144). J. Bauer hat vom sprachlichen Standpunkt aus ganz recht, wenn er G. Katsch [2] vorwirft, es sei sinnwidrig und verwirrend, wenn er „Superaciditätsbeschwerden" ohne Superaciditätsbefund dem klinischen Begriff „Superacidität" einordne. Aber die Kliniker gebrauchen nur einen ungeschickten Ausdruck für einen richtigen Gedanken. Gemeint ist immer nur, daß die Beschwerden sich an Vorgänge knüpfen können, die zwar nur eine Miniaturausgabe derjenigen sind, die wir als häufige Begleiter der Superacidität kennen, daß sie ihnen aber im Grunde wesensgleich sind, und daß nur ein eingeschaltetes Relais die Empfindung verstärkt, ebenso wie uns ein Mikrophon hören läßt, was dem unbewaffneten Ohr entgeht.

Von starkem Belang für das Auftreten des klinischen Symptomenkomplexes „Acidismus" ohne superaciden Befund ist wohl sicher auch das Verhalten der Pars pylorica. Wenn hier ein starker Reizzustand besteht (z. B. Gastritis, Ulcus mit umgebender Entzündungszone oder Perigastritis), so sind zwei wesentliche Bedingungen für Acidismus bereits gegeben: sensible Überempfindlichkeit und pylorische Spasmophilie. Ob man viel oder wenig Salzsäure findet oder auch gar keine, hängt dann nur von dem Sekretionsvermögen der Fundusdrüsen ab. Eine gewisse Menge Säure, die wohl immer zum charakteristischen Anfalle dazugehört, werden auch beim Fehlen von Salzsäure unter Einfluß von Pyloruskrampf und Stagnation die Ingesta unschwer liefern (organische Säuren der Speisen oder sekundäre, durch Gärung entstandene Essigsäure, Buttersäure, Milchsäure). S. 121.

Wenn bei Normal- und Subaciden, ja selbst bei Anaciden „acidistische Anfälle" auftreten, wird man nach unserer Erfahrung zumeist finden, daß es sich um Kranke mit post-digestivem Sekretionstypus bzw. mit krankhaft vermehrter Sekretion in den leeren Magen handelt. Nach Abschub der Speisen in den Darm sollte das Pylorusspiel ruhen. Wenn in dieser Phase physiologischer Ruhe aus irgendeinem Grunde — z. B. neurogen bedingt oder durch entzündliche Vorgänge an der Pars pylorica reflektorisch ausgelöst — Saft abgeschieden wird und den Pylorus in Anspruch nimmt, scheint der Pylorus besonders leicht auf diesen unphysiologischen Reiz mit Krampf zu reagieren; dann kommt es zum „acidistischen" Schmerzanfalle. Wenn wir bei ausgeprägter Subacidität im Anfalle den Magen ausheberten, fanden wir speisefreien oder höchst speiserestarmen Mageninhalt stets schwach saurer Reaktion mit oder ohne geringen Gehalt an freier Salzsäure. Es sei ferner daran erinnert, daß manche völlig gesunde Menschen mit Gewöhnung an drei weit voneinander entfernten Tagesmahlzeiten gewisse acidistische Beschwerden bekommen, wenn sie während der gewohnten Ruhepause des Magens eine kleine Zwischenmahlzeit nehmen, mag es auch nur eine Tasse Tee oder gar nur ein Glas Wasser sein. Wir begegneten dieser Erscheinung sogar bei Menschen, die zu den gewohnten Eßzeiten ohne irgendwelche nachfolgende Beschwerden ihren Magen ganz beliebig belasten durften. Es handelt sich hier nicht um eine durchstehende, sondern um eine bestimmten Persönlichkeiten eigentümliche Reizempfindlichkeit des Antrum und des Pförtners.

Die Beziehungen zwischen den offenbar sehr häufigen entzündlichen Vorgängen an der pylorusnahen Schleimhaut zu hemmenden Spasmen am Magenausgange einerseits, zu Supersekretion andererseits (s. oben) machen das Auftreten „acidistischer Beschwerden" bei Sub- und Anaciden viel verständlicher als es früher war. Die von der pylorusnahen Schleimhaut ausgehenden reflektorischen, krankhaft gesteigerten Erregungen der Motilität und der Saftsekretion stehen nicht in fester Bindung zueinander. Wenn nur der Reflexbogen: Schleimhautnerven zur Muskulatur, erregt wird oder wenn bei Erregung beider Reflexbögen die Salzsäuredrüsen wegen irgendwie bedingter Minderwertigkeit nicht ansprechen, müssen ohne Superacidität Beschwerden entstehen, die den „Superaciditätsbeschwerden" mindestens ähnlich sind. S. 121, 144.

Auch der klinische Symptomenkomplex, Superaciditätsbeschwerden ohne hohe Säurewerte, verlangt unter allen Umständen sorgfältigste Beachtung und therapeutisches Handeln, wobei dätetische Vorsichtsmaßregeln im Vordergrund stehen. Dies gilt auch für solche Fälle, wo die Diagnostik keinerlei organische Erkrankung des Magens oder der Nachbarorgane aufdeckt, und wo man im Sinne S. Talma's die Ursache auf Überempfindlichkeit der Magennerven, der sympathischen Leitung und Zwischenstationen oder des psychischen Organs beziehen muß. Dies letztere geschieht freilich leider allzu häufig, ehe erschöpfende Diagnostik das letzte Wort gesprochen hat. Obwohl beim neurogenen Acidismus beruhigende Behandlung des Nervensystems wichtiges Erfordernis ist, wird der Erfolg ganz wesentlich unterstützt und zum mindesten beschleunigt, wenn das notleidende Organ (der Magen) von stark erregender und überlastender Kost verschont bleibt. Die Kost soll möglichst wenig Anlaß zu dysharmonischer motorischer Unruhe und zu Spasmen geben (S. 37,, 53, vgl. auch Abschnitt Neurosen des Magens).

8. **Superacidität ohne Superaciditätsbeschwerden.** Auch hier deckt schon der Name den Befund. Solche Fälle, wo nicht die geringsten subjektiven Beschwerden auf den Magen hinweisen, sind gar nicht selten. Jn manchen Gegenden häufen sie sich, was vielleicht mit überkommenen Lebens- und Ernährungsgewohnheiten zusammenhängt: übermäßiger Fleischverzehr (? S. 180), wie H. Lüthje meint, Gewöhnung an starke Gewürze u. a. Mag es sich um primäre ClH-Hochwerte (S. 166) oder um primäre Supersekretion handeln, beides könnte Folge einer konstitutionellen Variante sein (S. 142, 166). Man findet in diesen Fällen zwar übersauren Chymus, aber nie vermehrte Anhäufung von Saft im Magen. Das Fehlen von Stauung und supersekretorischem Befund ist Vorbedingung für Beschwerdelosigkeit. Ob die Träger dieser konstitutionellen Abartung in erhöhtem Maße zu Ulcuskrankheiten neigen, könnte nur umfangreiche Statistik lehren; uns scheint es nicht der Fall zu sein.

Gegenstand der Behandlung sollten solche Personen um so weniger werden, als man erfahrungsgemäß ihre Säurewerte doch nicht mindern kann, und als nur zu oft die ärztliche Betonung der zufällig entdeckten Superacidität als eines krankhaften oder mindestens unerwünschten Zustandes psychopathisch veranlagte Leute zu Hypochondern und psychischen Magenkrüppeln macht. Dagegen ist planmäßige Durchuntersuchung auf etwa bestehendes Ulcus gerechtfertigt und durchaus ratsam. Daneben soll nicht versäumt werden, auf andere Erkrankungen, namentlich der Bauchorgane, und auf exogene Schädlichkeiten zu fahnden, die vielleicht Ursache der Superacidität sein könnten (s. unten: Ätiologisches).

Die Anerkennung der Superacidität des Chymus als konstitutioneller, unbeeinflußbarer und unantastbarer, harmloser Eigenart darf also nur erfolgen, wenn alle anderen möglichen Ursachen ausgeschlossen sind und vor allem, wenn es sich um einen stets wiederkehrenden Befund bei dauernder Beschwerdelosigkeit handelt.

9. **Wandel der Superacidität und der Superaciditätsbeschwerden.** Ohne therapeutisches Zutun, insbesondere auch ohne diätetische Vorsichtsmaßnahmen neigen alle Formen der Superacidität, der Supersekretion und der Superaciditätsbeschwerden zu periodischem An- und Abschwellen. Manchmal treten sogar erhebliche Besserungen unter Umständen ein, von denen wir a priori ungünstigen Einfluß erwartet hätten. Manchmal verläuft das Verhalten der Beschwerden in gleicher Richtung und einigermaßen parallel mit dem Verhalten der objektiv nachweisbaren Säure- und Saftverhältnisse. Oft wird aber solcher Parallelismus vermißt. Der unabhängig von ärztlichem Einflusse sich vollziehende Wandel

erschwert natürlich das Urteil über die Tragweite therapeutischer Maßregeln, und nur breitere Erfahrung kann voreilige Urteile abwenden.

Die selbständige Wandelbarkeit der Säureverhältnisse des Chymus und besonders der Säurebeschwerden, ihre scheinbare und zum großen Teil auch wirkliche Abhängigkeit von der jeweiligen psychischen Einstellung, von begleitenden körperlichen Krankheitszuständen, von Arbeit, Ermüdung und Erholung usw. genügten Jahrzehnte hindurch, in der ganzen Gruppe der besprochenen krankhaften Erscheinungen typische Bilder der „nervösen Dyspepsie", der „Neurasthenia gastrica" usw. zu erblicken, falls sich die Diagnose Ulcus nicht geradezu gewaltsam aufdrängte. Dies geschieht auch heute noch in breitem Umfange. Sicher sind zahlreiche Fälle einfacher, wahrer nervöser Dyspepsie irrtümlich als Ulcus behandelt worden, was zwar oft keinen Schaden brachte, andere Male aber doch wegen damit verbundener langdauernder Unterernährung, einseitiger Kost, langdauernder Bettruhe und Arbeitspause, seelischer Depression, Versäumnis geeigneterer Erholungsmöglichkeiten usw. ungünstigen Einfluß hatte. Umgekehrt wird aber auch bei Geschwürskranken auf Grund der Diagnose „Nervöse Superacidität" sehr viel Zeit verloren und die günstigste Periode erfolgreichen Handelns durch allerhand „nervenstärkende Maßnahmen" diätetischer, physikalischer, klimatischer, psychotherapeutischer Art verpaßt; dies um so häufiger, je ausgesprochener die ganze Persönlichkeit neuropathischen Einschlag trägt. Sich zugunsten der Diagnose „nervöse Dyspepsie" oder „nervöse Superacidität" auf spontane oder therapeutisch erzwungene Nachlässe und Unterbrechungen der subjektiven und objektiven Symptome zu berufen, geht heute durchaus nicht mehr an. Das lehren mit überzeugender Kraft die Erfahrungen über die Periodicität der Beschwerden bei Ulcus duodeni, selbst in schweren und höchst gefährlichen Formen dieses Leidens. Es war falsch, Ulcus und „nervöse Supersekretion (Dyspepsie)" einander gegenüber zu stellen. Ob Supersekretion (nervöse oder alimentäre) oder ob Ulcus, in beiden Fällen kann auf die Superaciditäts*beschwerden* — weniger auf manche andere Merkmale des Ulcus — außer schwankender Stärke entzündlicher Vorgänge in der pylorusnahen Zone des Magens und Duodenum auch die wechselnde Einstellung des Nervensystems maßgebenden Einfluß gewinnen, teils durch Auf- und Abschwellen der sensiblen Erregbarkeit (Überempfindlichkeit, S. 172), teils durch verschiedenen Tonus des neuro-muskulären Apparates. Nur in einem Teil der Fälle ist die neuropathische Komponente, welche den Superaciditätsbeschwerden der Ulcuskranken beiwohnt, etwas neues und aufgepfropftes, oft ist sie — wie Theorie, Experimente und klinische Analyse dartun — nur der Wiederausbruch gleicher oder ähnlicher Stürme, welche einst den Grund zum Ulcus legten. Da die Einstellung des autonomen, des centripetalen, des zentrifugalen und zentralen Nervensystems die Ursachen, die Stärke und die Auswirkung der Superaciditätsbeschwerden (mit und ohne Ulcus!) in starkem Maße mitbeherrscht, darf man nicht über die Wandelbarkeit, sondern müßte über etwaige Gleichmäßigkeit der Beschwerden sich wundern; auch etwaige *entzündliche Reizzustände* (s. oben) pflegen hier, wie an anderen Körperstellen auf- und abzuschwanken, was Wechsel der Beschwerden zu unmittelbarer Folge hat (S. 121).

Bei Superaciden tritt uns der Wandel der *Superaciditätsbeschwerden* sehr oft schon im *Verlaufe des Einzeltages* entgegen. Es gibt Superacide, die morgens, mittags und nachmittags den Magen quantitativ und qualitativ beliebig belasten dürfen, abends aber in Auswahl und Menge der Kost höchst vorsichtig sein müssen; sonst bekommen sie sicher nachts einen acidistischen Anfall. Bei anderen sind andere Zeiten, z. B. besonders häufig die Nachmittagsstunden, die gefährdetsten oder sogar die allein gefährdeten. Bei manchen Superaciden ist das Auftreten von Beschwerden an ganz bestimmte Speisen oder Getränke gebunden, darunter öfters an solche, deren saftlockende Kraft nach sonstigen Erfahrungen zurücksteht hinter anderen Gerichten, die von der gleichen Persönlichkeit stets gut vertragen werden. Daß die Tagesbelastung mit geistiger und körperlicher Arbeit und mit seelischer Erregung, unabhängig von der Kost, auf Eintreten oder Ausbleiben der Beschwerden von Einfluß sind, ist ungemein häufig und jedem Superaciden geläufig. Vergl. auch S. 3.

Auch der *superacide Befund* selbst zeigt starke *Tagesschwankungen*. In der Regel neigt er zu allmählichem Anstiege im Laufe des Tages. Fälle, wo auf morgendlichen und gar auf nachmittäglichen Befund hin Normalacidität, ja sogar Sub- und Anacidität des Magenchymus diagnostoziert wurde, und wo dann spätabendliche Probe ansehnliche Superacidität ergab, begegneten uns ziemlich oft (S. 31, 196).

II. Ätiologisches.

Für die Therapie der Superacidität usw. und zumal für die diätetischen Vorschriften ist es natürlich äußerst wichtig, wenn irgend möglich die Ursachen der Superacidität aufzudecken; das erleichtert und sichert die Erfolge. Wir finden trotz sorgfältiger Anamnese und Berücksichtigung aller Nebenumstände die Ursache nicht immer, können auf Grund klinischer Erfahrungen aber doch jetzt schon eine Anzahl von Schädlichkeiten als maßgebend bezeichnen. Sehr oft entdecken wir mehrere Umstände, teils körperlicher, teils seelischer, teils toxischer Art, die wir glauben für Entstehen und Bestehen der Superaciditätsbeschwerden verantwortlich machen zu können. Die beherrschende Ursache zu erkennen, ist dann immer schwer, oft unmöglich. Von Ausnahmen abgesehen, sondern wir bei dieser rein klinischen Zusammenstellung Superacidität, die verschiedenen Grade von Supersekretion, Superaciditätsbeschwerden nicht voneinander: sind ja doch die Übergänge fließend. Wir berühren das meiste nur kurz, auf andere Abschnitte des Buches verweisend, knüpfen aber — um Wiederholung zu vermeiden, an einige Punkte therapeutische Bemerkungen.

1. **Magen- und Duodenalgeschwür.** Über Schmerzen S. 64; über allgemeine Superaciditätsbeschwerden S. 171; über Zusammenhänge zwischen Supersekretion und Ulcus S. 67, 169 und Abschnitt: Ulcus.

2. **Gastritis superacida acuta et chronica** (S. 98, 121).

Es sei hier nur kurz nochmals betont, daß entzündliche Reizzustände in den pylorusnahen Zonen des Magens und des Duodenum für das Entstehen supersekretorischer Befunde von hervorragender Bedeutung zu sein scheinen, indem sie ein verstärkendes Relais für die dort einsetzenden, für die Fundusdrüsen überzuleitenden Reize schaffen (S. 169).

3. **Hypotonie (Atonie) des Magens.** Sowohl bei primärer, konstitutioneller Hypotonie des Magens (Typus B. Stiller) wie bei der durch schlechte Ernährung und erworbene allgemeine Muskelschwäche bedingten Form begegnet man — häufig ohne alle Sekretionsstörungen — neben anderen Beschwerden auch solchen, die in jeder Weise Superaciditätsbeschwerden gleichen. Sie sind meist wesentlich geringer, wenn sich die Hypotoniker nach den Mahlzeiten ruhig hinlegen, was ja die Magenentleerung bei ihnen beschleunigt (S. 43). Mit den oft beträchtlichen Schwankungen der Muskelschwäche und der Verweildauer schwellen sowohl Superacidität, nachweisbare Supersekretion (Saftstauung, S. 168) und Beschwerden an und ab. Die lange Verweildauer der Speisen scheint als verstärkter Lockreiz für Saft zu dienen; andererseits kann sich auch bei normaler Saftmenge wegen ungenügenden Abschubes der Saft stauen, wodurch Superacidität des Chymus bewirkt und Supersekretion vorgetäuscht wird (S. 167, 171). In diesem Sinne scheint uns der von R. Kaufmann und G. Graul betonte, von anderen bestrittene Zusammenhang zwischen Atonie und Superacidität unanfechtbar. Wie R. Kaufmann sahen wir recht oft mit Besserung der Hypotonie und Wiederkehr normaler Austreibung die Superacidität des Chymus und die Supersekretion völlig verschwinden, mit neuem Rückfall des Leidens aber wieder auftreten. Das dauerhafte Verschwinden von Superacidität bei schwächlichen Superaciden nach vernünftig durchgeführten Mastkuren (C. von Noorden[6], C. Dapper[1] — S. 213; — Bd. I, S. 961) ist vielleicht nur Folge besserer motorischer Verhältnisse. L. Kuttner hält, ebenso wie manche andere, Superacidität und Atonie für koordinierte Folgen konstitutioneller Anomalie. Nur für einen Teil der Fälle können wir dem beipflichten. Superacide Hypotoniker haben durchschnittlich stärkere Beschwerden als normo- und subacide. Man sollte bei acidistisch veranlagten Hypotonikern stets auf post-digestive Sekretion fahnden (S. 169) und

wird sie häufig finden. Im allgemeinen ist Hypotonie viel seltener mit Super- als mit Subacidität vereint. S. Abschnitt: Hypotonie.

4. Chronische Stuhlträgheit. Wir verweisen auf früheres. Vgl. S. 82 und Abschnitt Stuhlträgheit; — ausführliche Besprechung der Frage auch bei C. v. Noorden (4, 6).

5. Verschiedene Reizzustände am Darm und in seiner Umgebung sind zwar nicht gesetzmäßig, aber doch recht häufig mit Superacidität verknüpft. Von ihrem gelegentlichen Vorkommen bei chronischen, gärungsdyspeptischen Darmkatarrhen war schon früher die Rede (S. 86). Sommers, wenn des Obstes Ungewohnte sich reichlichem Genuß rohen und gar unreifen Obstes hingeben und wenn dann akute gärige Darmdyspepsie entsteht, hat man oft Gelegenheit sich davon zu überzeugen; nach Überwindung der Darmdyspepsie kehren die Säurewerte des Chymus wieder zur Norm zurück. Manche dieser Fälle sind mit Supersecretio hydrochlorica und mit pylorischen Spasmen verbunden; aber auch ohne verlängerte Verweildauer der Ingesta im Magen findet man oft superacide Werte. Natürlich ist dies kein regelmäßiges Vorkommnis; Gärungsdyspepsien sind häufiger bei Subaciden als bei Normal- und Superaciden. Verhältnismäßig oft verbinden sich Acidismus, superacider und supersekretorischer Befund, auch „Magenentleerungsschmerz" (S. 67) mit Gallensteinanfällen (G. Singer, C. A. Ewald u. a., S. 88); dies im Gegensatz zu chronischen Cholecystopathien, wo subnormale Säurewerte vorherrschen (H. Hohlweg u. a., S. 144). Bei fieberfreien Kranken mit chronischer Periappendicitis fanden wir selbst viermal übersaure Werte mit starkem Überwiegen freier Salzsäure, nach Operation und völliger Heilung bei wiederholten Magenheberungen normale Werte.

6. Chlorose. Von allen Blutkrankheiten verbindet sich nur echte Chlorose zwar nicht immer, aber doch so häufig mit Superacidität bzw. -sekretion, daß an nahen Zusammenhang gedacht werden muß. Zum Teil läßt sich das Bindeglied in begleitender Hypotonie des Magens finden (s. oben). Aber es trifft nicht für alle Fälle zu, und das Hineinspielen endogener, safttreibender Hormonreize ist wahrscheinlich, wenn auch nicht erwiesen. Mit Heilung der Chlorose schwindet die Sekretionsstörung meistens, freilich oft erst nachschleppend und allmählich. Wo letztere das Abklingen des chlorotischen Anfalles längere Zeit überdauert, muß man auf Rückfälle der Chlorose gefaßt sein. Andererseits soll man unter solchen Umständen, wie überhaupt bei allen superaciden Chlorotischen die Möglichkeit eines Ulcus stark ins Auge fassen. Immerhin kamen doch Ch. Luzet und C. v. Noorden, deren Monographien noch aus einer Zeit stammen, wo es massenhaft Fälle von Chlorose gab, zu dem Urteil, daß die Ulcuskrankheit bei Chlorotischen eher selten sei. C. v. Noorden, der Gelegenheit hatte, über den Gesundheitszustand zahlreicher, früher von ihm behandelter Chlorotischen Jahre und Jahrzehnte lang unterrichtet zu bleiben, kann dies jetzt aufs neue bestätigen. M. Bürger hebt mit Recht hervor, daß die Säureverhältnisse bei den erregbaren Chlorotischen stark von psychischer Einstellung abhängen und mit ihr wechseln können. Klagen über den Magen (Appetitmangel und Druckgefühle nach dem Essen vorherrschend) sind bei Chlorotischen ungemein häufig; aber über eigentliche Superaciditätsbeschwerden klagte nach C. v. Noorden's ausgedehnten Erfahrungen — es wurde bei allen Chlorotischen planmäßig der Magen untersucht — doch nur ein geringer Bruchteil der superaciden Chlorotischen.

7. Harnsaure Gicht. Superaciditätsbeschwerden, objektive Befunde von Superacidität und -sekretion als Vorläufer typischer, akuter Gichtattacken wurden erwähnt und als toxogen gedeutet (S. 117, 170). Abgesehen hiervon findet man superacide Zustände bei Gichtikern nicht häufiger als bei anderen Menschen. Vgl. Abschnitt Gicht.

8. Diabetes mellitus. Während bei Zuckerkranken im allgemeinen Supersekretion und -acidität eher seltener als sonst vorkommt, treten in den Vorperioden des Säurekoma oft sehr heftige Magenbeschwerden superaciden Charakters auf. Wir fanden die Acidität des Ausgeheberten dann teils hochnormal, teils stark erhöht. C. v. Noorden und S. Isaac fanden bei präkomatösen Zuckerkranken mit Magenbeschwerden Salzsäurewerte bis zu 4 p. M., während bei den gleichen Kranken die Werte vorher innerhalb gewöhnlicher Breite lagen. Öfters bestanden auch nur Superaciditätsbeschwerden bei normalen und sogar subaciden Werten, so daß man es offenbar nur mit krampfhaften Zuständen und Hyperästhesie zu tun hatte (S. 172). Die zweifellos toxämisch bedingte Superacidität im Präkoma scheint uns am häufigsten zu sein bei Kranken, die Monate oder Jahre hindurch sehr große Mengen von Natrium bicarbonicum zu nehmen gewohnt waren. Bei solchen schieben sich auch abseits von Komagefahr hier und da lästige Perioden von Superacidität ein, die nach vernünftiger Beschränkung des Alkali wieder zurückgehen. Welcher chemischen Art die hämatogenen sekretionsfördernden Reize sind, ist unbekannt; man darf vor allem die Häufung saurer Valenzen im Blute der Präkomatösen in Betracht ziehen. Ob eine unmittelbare Reizwirkung der bei starker Acidosis reichlich in den Magen ausgeschiedenen Ketonkörper auf den Drüsenapparat stattfindet, steht dahin (S. 181).

9. Alimentäre Überreizung. Es kann sich sowohl um primäre Überreizung der Schleimhaut handeln, die zu Gastritis chronica superacida führt, wie auch um unmittelbare hämatogene oder neurogene Übererregung des sekretorischen Apparates. Beides läßt sich nicht immer voneinander trennen. Als praktisch am wichtigsten gelten die Genußmittel: Tabak, Tee und Kaffee, ferner alkoholisches Getränk. Fr. Crämer teilt folgende Statistik mit:

Unter 354 Hyperchlorhydriefällen ergab die Anamnese Mißbrauch von

Tabak allein	80 mal	Tabak und Alkohol	87 mal
Tabak, Tee und Kaffee	72 mal	Tabak, Kaffee und Alkohol	22 mal
Kaffee und Tee allein	82 mal	Kaffee, Tee und Alkohol	11 mal
	234 mal		120 mal

a) Tabakmißbrauch steht unseres Erachtens, praktisch genommen, im Vordergrund, wie schon oft von klinischer Seite hervorgehoben wurde (S. 115; — Bd. I, S. 814). Der safttreibende und spasmotrope Einfluß des Nikotins auf das vegetative Nervensystem macht dies verständlich; das Experiment bestätigte es (M. Skaller). Über die Beeinflussung der Sekretion durch Nikotin sind freilich die Angaben spärlich. Vor allem läßt sich nicht klar erkennen, inwieweit Unterschiede bei Normoaciden, Super-, Sub- und Anaciden bestehen. Auf Unterschiede muß man gefaßt sein; ebenso ist mit der klinischen und experimentellen Erfahrungstatsache zu rechnen, daß gerade gegenüber Nikotin die Empfindlichkeit sich durch Gewöhnung leicht ändert, meist sich abstumpft. Mehr wissen wir über den Einfluß des Nikotins auf die Magenmotilität. H. H. Meyer und R. Gottlieb fassen zusammen: Nikotin ruft stürmische Magenperistaltik hervor, die atypisch verläuft. Selbst Gastrospasmen können entstehen (Ph. Klee). Sowohl atypische Peristaltik wie auch Spasmen wirken verzögernd auf die Entleerung. Dies kann die Sekretion steigern und das Entstehen von Superaciditätsbeschwerden begünstigen. Vielleicht ist bei Superaciden der Einfluß des Nikotins auf die Motilität des Magens belangreicher als die unmittelbare Wirkung auf den saftbildenden Apparat.

Die Wirkung des Nikotins ist beim Tabakrauchen aber nur ein Teilstück vielleicht in bezug auf den Magen nicht einmal das wichtigste. Ob Rauch verschluckt wird oder nicht, ist sicher von Belang. Neben Nikotin scheinen andere, brenzliche Stoffe erregend auf die Salzsäureproduktion mitzuwirken. Denn auch die nach Wiener Methode entnikotinisierten Zigarren und Zigaretten, ebenso die recht nikotinarme, aber etwas beißend schmeckende, helle holländische Zigarre, deren Rauch die Bindehaut und den Pharynx stark reizt, erweisen sich bei Superaciden keineswegs als harmlos. Entsprechend anderen Erfahrungen bei chronischem Tabakmißbrauch darf man nicht darauf rechnen, alsbald nach dem Aussetzen des Rauchens gute Erfolge zu sehen. Dazu bedarf es Wochen und Monate. Im allgemeinen leiden Zigarettenraucher häufiger an superaciden Zuständen als Zigarren- und Pfeifenraucher. Eine feste Grenze, bis zu der das Nikotin für die Drüsen und für das Nerv-Muskelsystem des Magens unschädlich ist, gibt es nicht; die individuelle Widerstandsfähigkeit ist zu verschieden. Jedenfalls heischt in allen Fällen von Superacidität und verwandten Zuständen der Takakverbrauch — in welcher Form auch immer — sorgfältige Beachtung. R. Korbsch fand gastroskopisch „Sukkulenz der Schleimhaut und Injektion der Kapillaren, namentlich im Zentrum, als Charakteristikum des superaciden Magenkatarrhs, namentlich bei Nikotinabusus“. Es scheint, daß in späteren Stadien die Nikotin-Superacidität nicht selten von schleimiger subacider Gastritis abgelöst wird (S. 116). Daß insbesondere Tabakkauen schwere Grade derselben hervorrufen kann, ist altbekannt, und wohl nur gradweise unterscheidet sich davon der Nachteil, der aus Verschlucken ausgelaugter Zigarren- oder Zigarettenbeize und des Tabakrauches erwächst. Reichhaltige Literatur über Tabakschäden des Magens bei F. Lickint. Vergl. S. 192.

b) Der Mißbrauch alkoholischer Getränke stärkerer Konzentration führt im allgemeinen viel häufiger zu subaciden Katarrhen (S. 117) als zu superaciden Zuständen (S. 33, 115); bei Gewöhnung an übermäßigen und oft schon an mäßigen Genuß leichterer Getränke scheinen uns superacide Zustände zu überwiegen. Besonders schädlich und Superacidität erregend ist regelmäßiger Genuß alkoholischen Getränks bei nüchternem Magen (z. B. Frühschoppen!). Der reichliche Genuß der säurereichen leichten Mosel- und Rheinweine (der sog. „süffigen“ Tischweine, sei es aus Faß, sei es aus Flasche) ist uns als Ursache für das überaus häufige Vorkommen superacider Zustände bei Rheinländern, namentlich bei Weinkostern und Weinhändlern immer verdächtig gewesen. Über Alkohol bei Superaciden S. 170, 180, 201 ff.; — Bd. I, S. 759.

c) Daß Kaffee und Tee, gewohnheitsmäßig in übertriebener Menge genommen, superacide Zustände erwecken können, ist sehr wahrscheinlich, und es liegt nahe, den erregenden Einfluß des Koffeins auf das vegetative Nervensystem als Ursache zu verdächtigen. Daß aber — praktisch genommen — Kaffee und Tee in solcher Form und Menge, wie es bei uns, von seltenen Ausnahmen abgesehen, vor dem Kriege üblich, seit Kriegsausbruch und auch jetzt noch kaum mehr vorkommt, für das Entstehen superacider Zustände starke Bedeutung habe, erscheint uns höchst fraglich. Statistische Angaben nach Art der Fr. Crämer'schen liefern keinen Beweis. Über die angebliche Harmlosigkeit des Tees und die angeblich größere Schädlichkeit des Kaffees bei Superaciden kommt die Erfahrung am Einzelfalle oft zu anderem Schlusse als das theoretische Dogma (S. 35, 135).

Anders liegen die Dinge in Ländern, wo in außerordentlich reichlichem Maße Kaffee genossen wird. Die Levantiner gelangen am Tage oft auf 20—30 Schalen Kaffee, der trotz der kurzen Kochzeit sehr reich an den löslichen Bestandteilen ist. H. Salomon muß auf Grund seiner Erfahrungen in Buenos Ayres die dort weit verbreitete Gewohnheit gehäuften Genusses starken Kaffeegetränks als sehr wichtige und greifbare Ursache für das Entstehen und Beharren superacider Zustände bezeichnen. Das Koffein ist aber daran unschuldig, wie neuerdings A. Bickel abschließend zeigte (vgl. Bd. I, S. 680, 686); die brenzlichen Körper sind der Schädling.

d) Starke Gewürze, bald dieser bald jener Art, praktisch genommen am häufigsten übertriebener Gebrauch von Pfeffer und Paprika, spielen eine unzweifelhafte Rolle in der Ätiologie superacider Zustände; auch den Knoblauch müssen wir beschuldigen (Bd. I, S. 512, 802). Wahrscheinlich ist — zum mindesten teilweise — auf den gewohnheitsmäßigen, übertriebenen Genuß starker Gewürze die oft hervorgehobene, landschaftlich verschiedene Häufigkeit der Superacidität zurückzuführen. Mehr als Zufall dürfte es sein, daß aus Polen, wo sehr starkes Würzen der Speisen üblich ist, die ersten Nachrichten über „superaciden chronischen Magenkatarrh" kamen (A. Gluzinski und W. Jaworski). Die außerordentliche Häufigkeit, mit der wir in Wien bei unseren Patienten aus slawischen Ländern, aus Ungarn und aus den Balkanstaaten — bei Frauen kaum weniger als bei Männern — superacide Zustände antrafen, war im Vergleich mit unseren Erfahrungen bei Patienten aus den germanischen Gebieten Europas sehr auffallend. Vgl. S. 30, 34, 100.

e) Unmäßigkeit! Wir rechnen u. a. hierzu gewohnheitsmäßiges Vielessen. Unter fettleibigen Männern und Frauen, die ihre Fettsucht der Überernährung verdanken (Mastfettsucht, Bd. I, S. 993), finden sich viele Superacide, darunter auch solche, die vorzugsweise durch überreichlichen Fettgenuß fettgeworden sind und bleiben. Wir heben dies hervor, weil fette Speisen als säuretilgend gelten (S. 34) und oft fälschlich als Allheilmittel gegen Superacidität gepriesen werden. Es gilt dies aber nur für gewisse reizarme Fette und Fett-Träger, wie z. B. für rohe oder bei gelinder Hitze zerlassene Butter, für Rahm, für Suppenfett und dergleichen, keineswegs aber für überhitztes Fett (S. 34) und für die mannigfachen, meist sehr gewürzigen und schmackhaften Zubereitungsformen, in denen Fettliebhaber — oft in Verbindung mit reichlichem alkoholischem Getränk — das Fett zu verzehren pflegen. Gewiß verbinden sich mit Unmäßigkeit im Essen oft auch andere diätetische Schädlichkeiten. Es bleiben aber doch genug Fälle von Superacidität übrig, wo ohne Betonung besonders kräftiger Saftlocker Unmäßigkeit im Essen allein die Lage beherrscht. Als offensichtliche Quelle superacider Beschwerden und nachweisbarer Übersäuerung konnten wir ziemlich oft die Verbindung einer sehr reichlichen, meist dazu hastig verzehrten, auch Wein, starken Kaffee und starke Zigarren einschließenden Mittagsmahlzeit mit unmittelbar folgender angestrengter geistiger Arbeit nachweisen. Man begegnet dieser Gewohnheit sehr oft in großstädtischen Industrie-, Kaufmanns- und Bankkreisen. Nachfolgende körperliche Arbeit scheint viel weniger schädlich zu sein. Wer nachmittags in geistigen Berufen angestrengt tätig ist, sollte nur ein kleines Mittagessen nehmen (Bd. I, S. 823ff.). Tatsächlich beseitigte oft wesentliche Vereinfachung des Mittagessens, ohne Zuhilfenahme irgendwelcher anderen Maßnahmen, in verhältnismäßig kurzer Zeit sämtliche Beschwerden und die Superacidität des Chymus. Inwieweit superacider Katarrh das Entstehen von superaciden und supersekretorischen Zuständen aus Unmäßigkeit-, sei es allgemeiner, sei es einseitiger Art — vermittelt, steht noch dahin; wohl recht oft! (S. 116).

f) Starker Fleischverzehr. Starke Esser sind oft starke Fleischverzehrer; beides kommt aber auch unabhängig voneinander vor. H. Lüthje glaubte das häufige Vorkommen von Superacidität in Holstein auf den seit Generationen üblichen sehr reichlichen Fleischverzehr zurückführen zu müssen. Nach eigner Bekanntschaft mit den dortigen Gewohnheiten spielt weniger das einfach gekochte oder gebratene Fleisch als Salz- und Räucherware die beherrschende Rolle. Damit ist die Aufnahme zahlreicher anderer, teils zugefügter, teils beim Räuchern entstandener Reizkörper verknüpft (Bd. I, S. 214). Auch des dort üblichen starken Alkoholkonsums ist zu gedenken. Wenn wir von begleitenden Würzstoffen (s. oben) absehen, scheint uns die ätiologische Bedeutung starken Fleischgenusses für superacide Zustände noch nicht zahlenmäßig begründet zu sein. Daß Fleisch mehr Magensaft anlockt, als Amylaceen (S. 33), genügt nicht, um das Fleisch als Quelle superacider Krankheitszustände zu verdächtigen. Diabetiker, die jahrzehntelang im Durchschnitt erheblich mehr Fleisch verzehren als andere Menschen, leiden nur selten an Superacidität (S. 178). Diese Erfahrung stammt noch aus früherer Zeit, bevor man den Zuckerkranken aus anderen Gründen meist weniger Fleisch verordnete, und wiederholt sich sicher jetzt, nachdem man unter Zurückdrängung von Fett zu reichlicherer Fleischgabe zurückgekehrt ist. Der Erguß reichlicher Saftmengen auf Fleisch ist zweckmäßig; die Säure wird benötigt und verbraucht.

Bei reinen Fleischmahlzeiten (bis zu 300 g zubereitet gewogen) kommt es bei Superaciden zwar auf Höhe der Verdauung zu hohen Säurewerten, aber während und nach verhältnismäßig schneller Entleerung des Magens meist zu keinerlei Beschwerden. Es scheint nach Auswirkung dieses kräftigen, physiologischen Lockreizes oft sogar eine Art Sekretionsschwäche einzutreten. Wenn wir bei Superaciden 5—6 Stunden nach reichlichem Genusse mageren oder mäßig fetten Fleisches in den selbsttätig entleerten Magen ein normales Probefrühstück bringen, erhalten wir fast immer ebenso wie bei Normaciden geringere Säurewerte als morgens; wenn wir aber damit noch weitere 2—3 Stunden warten, so sind die Säurewerte oft viel höher als morgens.

Wir dürfen starken Fleischverzehr nicht ohne weiteres ätiologisch beschuldigen und therapeutisch verdammen. Gewiß ist starkes Vordrängen von Fleisch in der Kost aus mancherlei Gründen nicht zu billigen (Bd. I, S. 203 und a. O.); aber hinter den Anwürfen gegen reichlichen Fleischverzehr als Erwecker superacider Krankheitszustände scheint uns doch mehr Theorie und vorgefaßte Meinung als abwägende Erfahrung zu stecken. Es werde nicht übersehen, daß Menschen, die sehr reichlichem Fleischverzehr huldigen, häufig auch Vielesser und Schnellesser sind und stark gewürzte Speisen bevorzugen; daneben spielen unter Umständen Tabak und Alkohol mit hinein, so daß man nur selten vor klaren Verhältnissen steht.

10. Mangelhafte Ernährung (Kriegs-Superacidität). Es war schon früher bekannt, daß bei mageren und abgemagerten Personen (namentlich solchen jugendlichen Alters) häufig Superacidität gefunden wird. Die mit letzterer verbundenen Magenbeschwerden leicht Ursache spärlichen Essens, was weiterer Abmagerung Vorschub leistet (Bd. I, S. 946 ff.). Häufiger als sonst findet man bei asthenischen jugendlichen Personen Hypotonie des Magens mit Superacidität verknüpft (S. 176). In der Kriegszeit häuften sich bekanntlich die Superaciditätsfälle ganz außerordentlich. Anderseits nahmen auch Sub- und Anacidität und subacide Katarrhe stark zu (S. 118). Je nach Art und Ort ihres Wirkungskreises begegneten die Ärzte mehr super- oder mehr subaciden Zuständen. Unter den Ernährungsverhältnissen der ersten Nachkriegszeit, welche in breiten Bevölkerungsschichten fortschreitend von Jahr zu Jahr schlechter wurden als sie durchschnittlich während des Krieges waren, drängten bei Jugendlichen sehr deutlich die Superaciditäten, bei Älteren die Subaciditäten sich in den Vordergrund. Als Ursache der Kriegsacidität ward unter anderem auch Chlormangel beschuldigt (S. 185). Ausgedehnteren Maßes trifft dies nicht zu. Wir fanden bei zahlreichen Anaciden in der Kriegs- und Nachkriegszeit zumeist recht hohen Kochsalzverzehr und -stoffwechsel; es wurde wegen Mangels an anderen Würzen sehr oft überreichlich Kochsalz den Speisen zugesetzt. Soweit die Tatsachen; über verschiedene Deutungen ward schon berichtet. Auf einzelnes ist hier aber noch einzugehen. Bei Subacidität wiesen wir auf chronischen subaciden Katarrh, auf die allgemeinen Folgen langdauernder Unterernährung und auf mangelhafte Zufuhr wichtiger Ergänzungsstoffe als Ursache hin, ließen aber auch die Mitwirkung hemmender, nervöser Einflüsse zu. Bei Säurehochwerten hat es sich zweifellos auch oftmals um Magenkatarrhe superacider Form gehandelt (S. 121), worüber wir aus eigner Erfahrung Belege haben. Andere Male entstanden infolge der Unterernährung und Abmagerung Hypotonien des Magens, deren Beziehung zu Superacidität schon besprochen ist (S. 46, 49, 176); nach den allgemeinen Erfahrungen bei Neurasthenikern wird man hier auch stärker als in Subaciditätsfällen an psychogene und sonstige neurogene (toxische?) Einflüsse denken dürfen. Das viel häufigere Vorkommen der Superacidität bei Männern, das Überwiegen der jugendlichen Superaciden, sowohl in der Kriegszeit wie namentlich auch später lenkt die Aufmerksamkeit auf das Tabakrauchen als mitwirkenden Schädling hin. Trotz der Teuerung nahm dasselbe bei Jugendlichen in erschreckendem Maße zu und griff auf weit jüngere Altersklassen über als jemals zuvor. Von älteren Leuten wurde dagegen weit weniger geraucht als früher. Durch die ungesunden sozialen und wirtschaftlichen Verhältnisse der Nachkriegszeit kamen die Jugendlichen zu leichtem Verdienste und zu Einnahmen, die gar viele in Verbindung mit drohender Geldentwertung in leichtsinnige, zum Teil unvernünftige und üppige Lebensweise hemmungslos hineintrieben. Die vergnüglichen und geschäftlichen Erregungen (Börsenspekulationen, Warenschiebung, auch bei Liftjungen, Lehrlingen, Schulbuben usw.!), die Speisen und Getränke zweifelhafter Güte in den „Dielen“ usw. haben zahlreiche Fälle von Superacidität und superaciden Katarrhen verschuldet. Wir arbeiteten die Veröffentlichungen über Sub- und Superaciditätsbefunde sorgfältig durch, konnten aus den Angaben aber keine überzeugenden Beweise für einheitliche Ätiologie der subaciden Befunde einerseits, der superaciden andererseits ableiten. Der eine Autor schob diese, der andere jene Teilstücke aus den Erlebnissen und Ernährungsverhältnissen der Kriegs- und Nachkriegszeit in den Vordergrund, aber nicht in Form von Beweisen, sondern von Werturteilen. Wir mußten bei dem hier Gesagten uns daher auch selbst mehr auf eigene Erfahrung und auf eignes Urteil stützen, als auf die Literatur.

11. Nervöse Einflüsse. Schon bei den bisher besprochenen wahrscheinlichen oder sicheren Ursachen superacider Zustände spielen vielfach nervöse Einschläge mit hinein. Aus der Erkenntnis starker Abhängigkeit der Saftsekretion, der Magenbewegungen, des Pylorusreflexes, der Blutdurchströmung usw. vom vegetativen Nervensystem und von den zentralen Quellgebieten der in das autonome System gelangenden Erregungen ergab sich ein viel tieferer Einblick in die Zusammenhänge, und die gleiche Erkenntnis schlug auch die Brücke zu der ansprechenden Ulcustheorie G. v. Bergmann's (S. 172). Die einzelnen vom Nervensystem veranlaßten pathologischen Vorgänge am Magen können einander koordiniert sein. Sie beeinflussen einander aber noch gegenseitig; namentlich in bezug auf Motilität und Sekretion gilt dies.

Die machtvolle Tragweite des psychogenen Sekretionsreizes und psychogener Einflüsse auf die Magenbewegungen und den Magentonus ward auch den stärksten Zweiflern durch das hypnotische Experiment kundgetan (S. 27, 50). Da wir bei allen superaciden und supersekretorischen Zuständen es mit erhöhter Erregbarkeit zu tun haben, ist das starke Hineinspielen extragastraler nervöser Erregungen von vornherein anzunehmen. Indem wir des weiteren auf den Abschnitt „Nervöse Dyspepsien“ verweisen, seien hier nur einige ätiologische Beziehungen zu superaciden und supersekretorischen Krankheitsbildern hervorgehoben:

a) Akute psychische Erregungen (Verdruß, Ärger, Zorn, u. a.) bringen oft superacide Zustände. Gleiche und ähnliche Affekte können aber auch Anacidität und Versiegen der ganzen Saftsekretion auslösen (S. 27). Wozu es kommt, hängt mehr von der persönlichen Einstellung des Nervensystems als von der Art des Affektes ab.

b) Einige psychische Erkrankungen disponieren zu Superacidität, sogar zu hohen Graden derselben. Dahin gehört die stuporöse Form der Melancholie (C. von Noorden [1]). Bei Zyklothymie (G. Dreyfuß) sind periodische Schwankungen der Aciditätswerte nachgewiesen.

c) Vagotonie (H. Eppinger und L. Heß) geht sehr oft mit superaciden Zuständen einher. Schon in der ersten, diesen Gegenstand betreffenden Mitteilung (C. von Noorden [7]) sind Fälle von Superacidität und von übergroßer Reizempfindlichkeit des Magens verzeichnet. Hypertonie des für Magensekretion und -motilität bedeutsamen autonomen Nervenapparates kommt sowohl als Teilstück verbreiteter Vagusneurose, wie als territorial beschränkte Form vor (S. 52).

d) Gastrische Krisen bei Tabes und bei anderen organischen Krankheiten des centralen Nervensystems bringen manchmal Supersekretion mit erhöhten Säurewerten; häufiger werden freilich große Mengen eines subaciden oder gar anaciden Saftes abgeschieden.

e) Geistige Überarbeitung begünstigt das Entstehen superacider Zustände; freilich dürften häufig andere, früher erwähnte Schädlichkeiten sich hinzugesellen. In Zeiten der Ausspannung flauen oft Beschwerden schnell ab, und wir selber haben einige beweisende Belege dafür, daß gleichzeitig — ohne Mitwirken anderer Maßnahmen — auch die Säurewerte des Chymus beträchtlich sinken können. Die Prognose dieser Fälle ist insofern ungünstig, als die Ursachen meist immer aufs neue einwirken; Rückfälle bleiben dann nicht aus. Durch vernünftige Einteilung der Arbeit und langdauerndes Festhalten an einfacher, streng geregelter Ernährungsweise gelingt es aber doch vielen, der Beschwerden und der hohen Säurewerte endgültig Herr zu werden.

f) Bei schmerzhaften Krankheiten verschiedener Art, namentlich der Bauchorgane, können — sei es reflektorisch, sei es toxisch — starke Wirkungen auf die Saftabscheidung ausgelöst werden; häufiger im depressiven als im erregenden Sinne. Superacide Zustände begegneten uns öfters bei Nierenkoliken. Dieselben können, wie H. Salomon einige Male sah, mit so ausgesprochenen und stürmischen Magenbeschwerden (mit Pyloruskrampf, heftigen Magenschmerzen, Erbrechen superaciden Mageninhaltes) einsetzen, daß der Verdacht sich zunächst nur auf ein Magenleiden und nicht auf Nierenkolik richtet. (Über die besonderen Verhältnisse bei Gallenleiden S. 116).

g) Neurasthenie. Wo bei Neurasthenikern Magenstörungen einsetzen, geschieht es in reichlich $^2/_3$ der Fälle in Form von superaciden Zuständen, um die sich dann oft andere Beschwerden gruppieren, darunter besonders häufig hartnäckige Stuhlträgheit. Häufiger als bei anderen Formen entwickelt sich große Ängstlichkeit in bezug auf Qualität und Quantität der Nahrung, und das furchtsame Herumtasten nach einer „unschädlichen Kost" führt nur gar zu oft zu schlechtem Ernährungszustand und Niedergang der Kräfte. Hand in Hand mit Schwächung der Gesamtmuskulatur und mit Abmagerung entwickelt sich dann Hypotonie des Magens und Ptose (Bd. I, S. 950), als Ursache neuer Beschwerden; dieser Circulus vitiosus stempelt die Leute oft in überraschend kurzer Zeit zu bedauernswerten, unglücklichen Individuen. Andererseits sind dies aber auch die dankbarsten Fälle für folgerichtige Behandlung. Planmäßiges Auffüttern, was gleichzeitig die Hypotonie des Magens beseitigt (C. Dapper [2], C. von Noorden [6]), Ausspannung (wenn wirklich nötig!), psychische Beeinflussung, geregelte Arbeit im Rahmen der Leistungsfähigkeit müssen den Kräftezustand und das Selbstvertrauen wieder herstellen. Es kann aber nicht scharf genug betont werden, daß neurasthenische Dysthymie häufig klinische Merkmale der Ulcuskrankheit überlagert und verschleiert, wofür H. H. Berg neue, wertvolle Belege brachte. Ob im Einzelfalle alle Beschwerden vom Ulcus abhängen, oder ob sie teilweise psychogene Zutat sind, ist eine andere Frage (C. von Noorden [10]). Ausführlicheres über neurasthenische Dyspepsie im späteren Abschnitt „Nervöse Dyspepsien".

12. Chlorbereitschaft. Die Voraussetzung für den Erfolg aller die Salzsäuresekretion fördernden Einflüsse ist hinreichende Chlorbereitschaft, zunächst im Drüsenkörper, weiterhin im Gesamtorganismus. Wenn dem Körper, sei es durch Kochsalzhunger (A. Cahn), sei es durch Abfließen des Magensaftes aus Magenfistel bei Scheinfütterung etwa 20% seines Chlorvorrates entzogen sind, so hört die Magensaftabscheidung auf, unter gleichzeitigen schweren Gewebsschädigungen der Magenschleimhaut (R. Rosemann).

Mit Wechselbeziehungen im Chlorhaushalte zwischen Magensekretion und extragastralen Vorgängen beschäftigten sich schon ältere Arbeiten. Früheres, bis auf Bence-Jones (1849) zurückgreifendes, durch breit angelegte neue Untersuchungen stützend und erweiternd, prüften G. Sticker und K. Hübner die Beziehungen zwischen Salzsäureausscheidung und Harnreaktion bei Gesunden und Magenkranken (1887), G. Sticker [2] den Einfluß der Magensaftabsonderung auf den Chlorgehalt des Harns (1887). Erweitert wurden die letztgenannten Befunde damals durch eine unter C. v. Noorden's Leitung gefertigte Dissertation von W. Stroh (1888). Schon damals prüfte C. v. Noorden[12] durch Ermittlung der CO_2-Spannung des Blutes den Einfluß der Magensaftsekretion auf die Reaktion des Blutes. Obwohl die in diesen und anderen älteren Arbeiten benutzten Versuchsanordnungen und Methoden unzulänglich waren, brachten sie neben manchem unklaren doch Ergebnisse, die mit den neuzeitlichen durchaus übereinstimmen und auch jetzt noch beachtenswert sind.

Aus den neuzeitlichen Untersuchungen sei hier nur einiges wichtige mitgeteilt. Einen sehr lesenswerten und klaren, zusammenfassenden Bericht erstattete L. Lichtwitz. Ausführlicheres findet sich bei R. Rosemann und in den Arbeiten von G. Holler und Mitarbeitern.

Der Magen ist trotz seines starken Chloridverbrauches kein endgiltiger Regulator für den Kochsalzhaushalt, da ja bis auf kleine Reste im Kot alle Chloride durch Resorption im Darm wieder ins Blut zurückwandern (von stark diarrhoischen Zuständen abgesehen). Während der digestiven Chlorid- und Salzsäureabscheidung wird fortwährend die Magenschleimhaut aus den Kochsalzreserven der Gewebe neu beschickt. Immerhin sinkt in der ersten Zeit der Sekretion (etwa $^3/_4$ Stunden lang) der Chlorspiegel des Blutes; später gleichen sich Abgabe in den Magen und Nachschub aus den Geweben („überschüssiger Chlorzustrom"; G. Katsch und H. Kalk) wieder aus. Die Senkung des Chlorspiegels im Blute ist am stärksten bei salzsaurer Supersekretion, am geringsten bei schweren Formen der Anacidität. Zumeist freilich wird bei Sub- und Anaciden nur die lokale Salzsäurebildung geschädigt; die Chloride des Saftes (wesentlich Kochsalz) sind dagegen vermehrt, so daß die Menge des Gesamtchlors im Magensaft annähernd normal bleibt (R. Rosemann). In schweren Fällen sinkt aber auch Chloridgehalt des Saftes (G. Katsch). Die Gesamtchlorabgabe im Magen sinkt natürlich auch dann, wenn nur wenig Saft abgeschieden wird, wie es bei manchen Formen der Sub- und Anacidität mit schnellem Abschub des Mageninhaltes in den Darm häufig vorkommt. Bei geringer Chlorabgabe in den Magen kann es durch fortschreitende Chloridmobilisierung aus den Geweben zu vorübergehendem Anstieg des Chlorspiegels im Blute kommen. Je stärker der Magen dem Blute (bzw. letzten Endes den Chlorreserven) Chlor entreißt, desto stärker sinkt in den ersten 1—2 Stunden der Digestionsperiode das Chlor im Harn, also am stärksten bei alzsaurer Supersekretion, am wenigsten oder gar nicht bei Anacidität des Saftes mit gleichzeitigem Darniederliegen der Kochsalzausscheidung im Magen.

Über die von den digestiven Schwankungen unabhängige durchschnittliche Einstellung des Chlorspiegels im Blute, eine alte Streitfrage, lauten bis in neueste Zeit die Angaben verschieden. G. Holler und J. Blöch (dort Literatur) fanden in ihren zahlreichen Analysen ein langsames Absinken der Konzentration des Chlors von den anaciden über die subaciden und normaciden Fälle zu den superaciden. Bei anaciden 343—388, bei Subaciden 306—374, bei Normaciden 300—370, bei Superaciden 278—364 mg %. Ihnen und anderen gegenüber melden F. Boenheim, ferner B. Molnár jun. und G. Hetényi bei Anaciden Neigung zu niederen, bei Superaciden Neigung zu hohen Chlorwerten. Sowohl B. Molnár wie Ch. Achard, ebenso L. Lichtwitz nehmen eine Chloranreicherung im Körper der Superaciden an. Dies kann ebensogut als Ursache der Supersekretion gedeutet werden, wie auch als regulatorische Chlorstapelung zwecks besserer Bereitstellung von Chlor für den stark chlorbedürftigen supersekretorischen Magen. Nach A. Frouin, dem sich Achard anschließt, vermehrt allgemeine Anreicherung des Organismus mit Kochsalz die Salzsäureausscheidung des Magens, das Anreichern des Mageninhaltes aber vermindere sie und gleichzeitig die digestive Kraft des Saftes.

An der Mobilisierung der Chloride aus dem Blute ist das Hormon der Schilddrüse beteiligt (S. 55); ob ihm das Hormon der Thymus dämpfend gegenübersteht, wie F. Boenheim (S. 56) berichtet, kann noch nicht als sichergestellt gelten.

Einiges aus dem hier besprochenen gibt therapeutische Anregungen für superacide Zustände (S. 191). Inwiefern die theoretisch mögliche causale Verknüpfung zwischen Chlorbestand des Gesamtorganismus und kochsalzreicher Kost einerseits und dem Entstehen superacider und supersekretorischer Zustände andererseits klinisch eine Rolle spielt, läßt sich heute durchaus noch nicht sagen. Daß B. Molnár jun. und G. Hetényi die Häufung von Anaciditätsfällen in der Kriegskostzeit auf verminderten NaCl-Gehalt der Nahrung und auf vermehrte NaCl-Ausscheidung nach Pflanzenkost zurückführen, dürfte für eine beschränkte Anzahl von Fällen und für bestimmte Kostverhältnisse wohl zutreffen (S. 181). Man darf daraus nicht schließen, daß kochsalzreiche Kost stets salzsaure Supersekretion erwecke. Der Einfluß von Superposition wirkt biologisch durchaus nicht immer entgegengesetzt dem des Mangels. Letzterem gegenüber ist der Organismus hilflos, ersterer gegenüber verfügt er über regulierende Kräfte. Jedenfalls darf man die bisherigen Erfahrungen im Sinne der sich von Jahr zu Jahr verstärkenden Auffassung verwenden, daß die Superacidität nicht immer eine Lokalerkrankung des Magens darstellt, sondern in innigen Wechselbeziehungen zu anderen chemischen Vorgängen im Körper stehen kann.

Die Beziehungen der Magensaftabscheidung zu den Basen- und Säureverhältnissen im Blute erörtern wir bei Besprechung des supersekretorischen Staumagens mit sekundärer Tetanie, wo allein sie über die Diagnostik hinaus wirklich starken Belanges sind.

III. Diätetische Behandlung superacider Zustände.

Superacidität und Supersekretion gelten als sehr schwer zu beseitigende Übel. Dies gilt sicher nicht für die sog. Superaciditätsbeschwerden, die planmäßiger Behandlung sogar ziemlich schnell weichen. Bei Behandlung der Supersekretion und -acidität wird man um so zahlreichere Mißerfolge sehen, je einseitiger man sie als primäre Magenkrankheit auffaßt, und die Abwehr im wesentlichen auf symptomatische, diätetische und medikamentöse Maßnahmen beschränkt. Immer klarer tritt zutage, daß gerade diese häufigsten aller Magenstörungen, die superaciden Zustände, zwar in Gesellschaft und als Ausdruck wahrer Magenkrankheiten auftreten können (saurer Katarrh, Ulcus, Stenosen, Hypotonie u. a.), daß sie aber in sehr zahlreichen anderen Fällen, einschließlich des Ulcus ventriculi et duodeni, Folgen außerhalb des Magens liegender Einwirkungen sind. Nur wenn breitestes allgemein-pathologisches Wissen und diagnostisches Können diesen Zusammenhängen nachgeht, wird die Behandlung der superaciden Zustände aussichtsreich. Wir erkennen dann oft die Beteiligung von Einflüssen, welche eigentlicher Magenbehandlung gar nicht bedürfen, und bei ihrer Bewertung erzielen wir dann auch Erfolge trotz einer Kost, die ein einseitig orientierter „Facharzt für Magenkrankheiten" als säurelockend und sinnwidrig ablehnen würde.

Demgemäß leistet die Diätetik nur einen Teil der Behandlung. Mit anderen Maßnahmen zusammen muß sie darauf hinzielen: etwaigen neurogen oder hämatogen bedingten pathologischen Reizzustand des sekretorischen Apparates zu dämpfen. Die entsprechenden Maßnahmen liegen großenteils abseits der Diätetik, stehen aber doch in Zusammenhang mit ihr, weil die Umstände, welche die Übererregbarkeit des sekretorischen Apparates bedingen bzw. sie beseitigen sollen (z. B. Einstellung der Psyche), auch Nahrungsaufnahme und Kostwahl beeinflussen. Zumindest gilt es, alimentäre Lockreize fernzuhalten, welche den sekretorischen Apparat stark erregen und dadurch zu Übersäuerung des Chymus bzw. zu Überschwemmung des Magens mit Saft führen. Dies steht in enger Beziehung zu der Aufgabe abnorm langer Verweildauer des Chymus im Magen entgegenzuarbeiten. Hierbei kommt sowohl pathologischer Widerstand am distalen Magenteile wie auch Hypotonie des austreibenden Nerv-Muskelapparates in Betracht. Von diesen Erfordernissen ist das Verhüten langer Verweildauer das praktisch wichtigste.

Dem Wortlaut der Überschrift entsprechend sollte man hier nur die Berücksichtigung solcher Fälle erwarten, wo die Diagnostik keinen Anhaltspunkt für Geschwüre im Magen oder Duodenum ergeben hat. Trotz gewissenhafter Untersuchung ist die Abgrenzung aber nicht immer möglich, und es werden bei der Diagnose „superacider Zustand" stets Fälle von Ulcus mit unterlaufen. Der Nachteil ist nicht allzu groß, da die interne Ulcustherapie großenteils sich in der gleichen Richtung bewegt, wie die der Superaciditätszustände, und da wir zweifellos durch die gegen letztere gerichteten Maßnahmen sehr oft schon alles leisten, was zu vorläufiger Sicherung des Geschwürskranken nötig ist. Gar manches in früher Entwicklung begriffene Ulcus wird heilen, wenn man den durch die Beschwerden verratenen und das Fortschreiten des Ulcus hemmenden Reizzustand des Magens beseitigt hat. Der Reizzustand mit seinen charakteristischen Beschwerden, vielleicht auch von oberflächlichen Erosionen begleitet, ist viel häufiger als wahres chronisches Ulcus. Im übrigen werden wir in jedem der beiden Kapitel auf das andere zu verweisen haben.

1. Über einleitende strenge Diätkuren.

Bei Besprechung der subaciden Katarrhe usw. trennten wir die auf ihre Heilung hinzielende Behandlung im engeren Sinne von den Maßnahmen, welche bei chronischen, nicht heilbaren Zuständen zu ergreifen sind und im wesentlichen prophylaktische bzw. konservative Ziele sich stecken (S. 124ff.). Bei superaciden Zuständen müssen wir ähnlich verfahren. Reiche klinische jahrzehntelange Erfahrung drängte uns immer aufs neue die Gewißheit auf, daß in einem sehr großen Teile der Superaciditätsfälle durchschlagende Erfolge nur deshalb ausbleiben, weil Arzt und Patient nach Ablehnung der Diagnose „Ulcus" sich zu einleitender planmäßiger strenger Kur nicht entschließen und auf laue Maßnahmen sich beschränken, welche zwar extreme Schädlichkeiten ausschalten aber nur gerade hinreichen, lebhaftere Beschwerden zu unterdrücken. Dann kommt es bald nach wochen-, bald nach monatelangen Pausen wieder zu Rückfällen; nach mehrfacher Wiederholung solchen Wechsels entschließt man sich entweder doch noch zu ernster Behandlung, oder die Patienten werden der langweiligen und erfolglosen Kostvorschriften müde und helfen sich mit anfangs langsam, später schnell steigenden Mengen von Natron bicarbonicum u. dgl. (S. 214). W. v. Leube, der wohl eine größere Zahl von Magenkranken als irgendein anderer Arzt klinisch behandelt hat, machte gar kein Hehl daraus, daß unter den Tausenden, die er seiner „Ulcuskur" unterzog, sicher sehr viele funktionell-dyspeptische mit Superacidität und Superaciditätsbeschwerden ohne Ulcus waren. Er wußte, daß er auch diesen durch sein Verfahren nütze. In voller Übereinstimmung mit W. v. Leube sahen auch wir bei solchen Kranken oft von strengen Schonungskuren nicht nur vorübergehend Erfolg, sondern dauerhaftes Freibleiben von allen Magenbeschwerden, so daß in späteren Jahren trotz unbeschränkter Kost nichts mehr an das frühere Magenleiden erinnerte.

Es wäre natürlich falsch, zu behaupten, daß es in jedem Falle solcher weitgehender Maßnahmen bedürfe. Oft genügt es, die aus der Anamnese erkannten, keineswegs immer auf diätetischem Gebiete liegenden Schädlichkeiten auszuschalten, Nahrungsmittel mit starker Reizwirkung (Magenreizmittel erster Ordnung, S. 190) zu verbieten und im übrigen auf strenges Innehalten geregelter, einfacher, der Kotbildung und -förderung dienlicher, unter Umständen mästender Hausmannskost, auf langsames Essen, sorgfältiges Kauen und andere hygienische Maßnahmen zu dringen. Natürlich sind in jedem Einzelfalle über Begriff und

Ausdehnung der „Hausmannskost" Aussprache und Verständigung zwischen Arzt und Patient nötig. Gewohnte Kost und Hausmannskost sind nicht immer identisch; erstere kann reich an Schädlingen sein. Mit einfacher Normalkost gelangt man oft zu Dauererfolgen, ohne den Patienten aus gewohnter Umgebung und Tätigkeit lösen zu müssen. Entsprechende, leicht durchführbare Kostvorschriften S. 201. Ob dies genügt, oder ob man die Behandlung nach Art der Ulcuskuren einrichten soll, ergibt sich dem Erfahrenen aus Lage des Einzelfalles. Natürlich dürfen die milderen Maßnahmen aber nicht zur Verschleppung führen (s. oben). Über „strenge Kostformen" S. 202ff.

2. Allgemeines über Dauerkost.

Während bisher von Kuren im engeren Sinne des Wortes die Rede war, von denen man mindestens völliges Schwinden der Beschwerden, oft bleibenden Erfolg erwarten darf, genügen zur späteren Nachbehandlung und zur Verteidigung des Gewonnenen als Dauerkost mildere Maßnahmen, welche nur fernhalten, was sich ganz allgemein bei superaciden Zuständen und was sich in dem Sonderfalle als hervorragend schädlich erwies. Man wird kein Glück haben, wenn man sich an ein bestimmtes Schema bindet; die persönliche Reaktion ist maßgebender. Sie berücksichtigend, gelangt man zu ganz verschiedenen Kostformen, z. B. zu lakto-vegetabiler oder zu eiweiß- und fleischreicher, zu häufigen kleinen oder zu wenigen großen Mahlzeiten, zu mästender oder zu entfettender Kost usw. Je stärker man die persönliche Reaktion mitsprechen läßt, die teils von der motorischen Leistung des Magens, teils von Einstellung des zentralen und vegetativen Nervensystems, teils von individuell verschiedener Erregbarkeit durch bestimmte Bestandteile der Nahrungsmittel und dergleichen abhängt, desto zuversichtlicher darf man hoffen, daß mit der Zeit nicht nur die Neigung zu Superaciditätsbeschwerden, sondern auch der Supersekretionsbefund (Saftstauung im Magen; S. 171) weicht; letzteres freilich nur dann, wenn kein organisches Leiden den Abfluß des Mageninhaltes hemmt. Wo der Erfolg ausbleibt, ist der Beweis erbracht, daß der eingeschlagene Weg falsch oder zu früh betreten war. Man wird dann durch Wiederholung strenger Kur (s. oben) am schnellsten und sichersten das Ziel erreichen. Wie bei internen Ulcuskuren stets (s. Abschnitt: Ulcus), empfehlen wir auch bei superaciden Zuständen meistens, die liberalere Kostordnung periodisch durch eingeschaltete kürzere diätetische Schonkuren zu unterbrechen. Dies bewährt sich als Prophylaktikum gegen Rückfälle glänzend und trägt vieles dazu bei, erzielte Erfolge auf Lebensdauer festzulegen.

3. Allgemeine Aussichten der Behandlung.

Wie lange Zeit hindurch man strengere Kuren, Übergangskuren, mildere Dauerkost fortführen muß, läßt sich gar nicht allgemein beantworten. Wer den meist leicht erzielbaren ersten Erfolgen zuviel vertraut, muß auf spätere Enttäuschungen gefaßt sein. Bis Übergang zur milderen Dauerkost ratsam ist, vergehen fast immer mehrere Wochen.

Bei richtig eingestellter Therapie weichen zunächst die Superaciditätsbeschwerden; dies ist manchmal in wenigen Tagen erreicht, wie aus den Ulcuskuren bekannt. Fast immer wird das Verschwinden der Beschwerden von Rückgang des Supersekretionsbefundes (Saftstauung) begleitet; dies freilich in erheblich langsamerem Tempo. Günstiger liegen die Dinge, wenn pylorische Spasmophilie, ungünstiger wenn Hypotonie die Saftstauung verursachte; in letzterem Falle kommt man meist viel langsamer voran. Der Enderfolg soll und kann in beiden Fällen neben Beseitigung der Beschwerden völliges oder nahezu völliges Verschwinden supersekretorischer Befunde sein.

Anders steht es mit der Superacidität des Chymus. Mit einiger Sicherheit läßt sich auf Rückkehr normaler Säurewerte nur rechnen bei akuten, meist auch bei chronischen superaciden Katarrhen, und bei solchen Superaciditätsformen, die in deutlicher Abhängigkeit von chronischer Stuhlträgheit stehen (S. 82). Ferner sind die Aussichten ziemlich günstig bei rein neurogener (psychogener) Superacidität, wenn die Ursachen für abnorme seelische Einstellung wegfallen; so dürfte wohl die spontane Rückbildung mancher Fälle von Kriegs-Superacidität zu erklären sein, soweit nicht etwa Abklingen superacider Katarrhe dies veranlaßte (S. 121). Auch paroxysmale Superaciditätsanfälle (S. 170) können völlig verschwinden; sie stehen vielmals in unmittelbarer Abhängigkeit vom Nervensystem. Bei überanstrengten Geistesarbeitern mit unruhigem Leben vereint sich bei einfacher Ausspannung und Entfernung vom Alltage oft überraschend schnell mit dem Weichen von Superaciditätsbeschwerden starkes Sinken der Säurewerte des Chymus. Gesundhaftere Lebensweise nach Rückkehr zur Arbeit könnte den Erfolg dauerhaft machen; die meist unvermeidliche Wiederaufnahme alter Gewohnheiten ist aber ergiebige Quelle für Rückfälle. Günstig liegen die Aussichten auch in vielen Fällen von Hypotonie, wenn man sich nur Geduld nimmt, sie zu heilen (S. 220). Vollen Erfolg bringt manchmal auch völliger Verzicht auf Tabakrauchen (S. 167, 179) oder auf überwürzte Speisen oder gänzliches Umstellen der Kost, z. B. von vorzugsweise animalischer auf vegetabile, aber — wie wir entgegen neuerlich viel verbreiteter Meinung aus eigner Erfahrung behaupten müssen — auch das Umstellen in entgegengesetzter Richtung (S. 205, 210). Es gibt eben eine Anzahl von Fällen, wo die bisherige Lebensweise den persönlichen Verhältnissen nicht angepaßt war, und wo darin die einzige Ursache der superaciden Beschwerden und Befunde lag. Aus solchen noch so schönen Heilerfolgen in besonderen Fällen lassen sich aber keine allgemeingültigen Heilverfahren gegen Superacidität ableiten.

Das therapeutisch erreichbare ins Auge fassend, sprachen wir von Sinken der Superacidität des Chymus. Sie setzt ja einen hohen, aber keineswegs übernormalen Säuregrad des Saftes voraus (S. 168). Wo auch immer Beschwerden auf Superacidität des Chymus fußen und auch sehr oft ohne solche Beschwerden ist sie zu etwas Krankhaftem nur dadurch geworden, daß Supersekretion oder Entleerungsschwierigkeiten, meist beides, vorliegen. Letztere können sogar bei mitlerem und geringem Salzsäuregehalte des Saftes, selbst bei Anacidität (S. 144) das charakteristische Krankheitsbild der „Superaciditätsbeschwerden" bringen.

Je mehr wir die ganze Persönlichkeit, Leib und Seele des Superaciden, seine Vorgeschichte, seine Lebensweise, seine Umwelt mit berücksichtigen, desto häufiger und leichter werden wir wichtige extragastrale Angriffspunkte für die Therapie finden; vielleicht, aber auch nur vielleicht, auch solche, von denen aus wir zu einer Senkung der Säurehochwerte des Saftes gelangen können. Im übrigen aber ist ganz klar: Alle auf den Magen selbst gerichteten therapeutischen Aufgaben richten sich nur geringen Maßes und mit unvollkommener Tragweite gegen die Hochsäure des Saftes, sondern gegen solche Umstände, die derselben krankhafte Auswirkung geben, also in erster Linie gegen Übererregbarkeits- und Reizzustände verschiedener Art und verschiedenen Ursprunges, worunter von organischen Störungen pylorusnaher Katarrh und Ulcus die überwiegende Rolle spielen, daneben aber auch einfach neuropathisch bedingte Übererregbarkeit. Einfaches Wundsein der Schleimhaut, woraus sich natürlich ein Ulcus entwickeln kann, gehört — therapeutisch und auch allgemein-pathologisch gedacht — viel mehr zum Begriffe „Reizzustand" als „Ulcus". Auch der Hypotonie, soweit sie tatsächlich die Entleerung des Magens verzögert und dadurch einen supersekretorischen Zustand bedingt, ist hier wiederum zu gedenken (S. 220).

Wo uns von krankhaft-superaciden Zuständen als Krankheitsrest einfache Superacidität des Chymus übrigbleibt, brauchen wir nicht zu verzagen. Wenn die Beschwerden verklungen sind, und wenn keine supersekretorischen Befunde, keine röntgenoskopisch nachweisbaren Spasmen, keine fortbestehende Hypotonie das scheinbar spontane oder an geringfügige diätetische Seitensprünge gebundene Wiederaufflammen des alten Leiden wahrscheinlich machen, ist die Superacidität des Chymus zumeist harmlos; insofern harmlos, als die Patienten bei Vermeidung quantitativer und qualitativer alimentärer Exzesse, aber bei liberaler, schmackhafter und ausreichender Kost meist frei von den erwähnten Komplikationen bleiben. Es sind Superacide mit gewisser Schonungsbedürftigkeit des Magens.

Praktisch genommen, ist dies so gut wie voller Erfolg, d. h. man hat dem Patienten die gute Bekömmlichkeit einer Kost zurückerobert, deren Breite auch sehr zahlreiche magengesunde Kulturmenschen nicht ungestraft überschreiten dürfen. Wir sagen ausdrücklich „Kulturmenschen". Denn für den Naturmenschen wie für das Tier gilt das Wort G. Hayem's: „Se plaindre de l'estomac est déjà un signe d'infériorité de la race. Les sains, les robustes n'ont pas à conter avec ce viscère, le plus complaisant peut-être de l'organisme." So hohe Ansprüche dürfen wir an den „gesunden" Kulturmenschen nicht stellen. Denn auch der „gesunde" Kulturmensch ist in bezug auf den Magen ein degeneriertes Kunstprodukt, der eine mehr, der andere weniger. Wir dürfen also mit dem erwähnten Erfolge zufrieden sein. Nur solche werden dies ablehnen, die sich darauf versteifen, daß auch die Superacidität selbst verschwinden müsse, ehe man von Zufriedenheit und Heilung sprechen dürfe. Das ist aber ein Standpunkt, der zwar aus der historischen Entwicklung des Begriffes „Superacidität" verständlich, aber in Wirklichkeit falsch ist; denn Superacidität allein darf nicht als Krankheit gedeutet werden (S. 166, 174). Wenn sich der Arzt darauf versteift, bei dem Patienten, der sich wohl fühlt, auch die Superacidität heilen zu wollen, wird er dies meist nicht erreichen; er wird aber oft dem Patienten wesentlich schaden, indem er bei ihm künstlich das Gesundheitsgewissen lähmt und alle möglichen Phobien auf diätetischem Gebiete bei ihm großzüchtet. Daß unter den Patienten, die Superacidität als einzigen Rest des früheren Symptomenkomplexes zurückbehalten, solche sind, die leichter als andere zur Wiederkehr von Superaciditätsbeschwerden neigen, tut dieser Auffassung nicht Abbruch. Ihre nervöse Reizbarkeit, sei es für zentripetale, sei es für zentrifugale Erregungen, ist keine konstante Größe. Wir kennen auch Fälle, wo mit der Zeit frühere Superacidität in spätere Subacidität umschlug, und wo bei den nunmehr Sub- bzw. Anaciden die „Superaciditätsbeschwerden" von Zeit zu Zeit, oft in langdauernden Perioden trotzdem wieder auftauchten, ein deutlicher Beweis, daß bei solchen Beschwerden weniger der Säuregehalt des Chymus als die Einschaltung eines verstärkenden Relais zwischen Reizquelle (Schleimhaut des Antrum oder Duodenum) und Erfolgsorgan (Magenmuskulatur = schmerzerzeugendes Krampforgan) oder Empfindungsorgan (Gehirn) maßgebend ist.

Es wird also für die endgültigen Aussichten sachgemäßer Behandlung zunächst alles darauf ankommen, ob wir die zu krankhafter Auswirkung des bald mehr, bald weniger sauren Chymus führenden Störungen am Magen bzw. Duodenum selbst beseitigen können. Das ist in der Tat häufig der Fall; ein zeitweiliger Erfolg wird sogar fast immer erreicht. Aber einen endgültigen Erfolg werden wir bei wahrer Ulcuskrankheit (im Gegensatz zum Wundsein, s. oben) nicht in höherem Maße erzielen können, als er der inneren Behandlung der Gerschwüre überhaupt beschieden ist (vgl. Abschnitt „Magengeschwür"). Für manche, wohl keineswegs seltenen Fälle von pylorusnahem Katarrh gilt das gleiche. Wir könnten in beiden Fällen bestenfalls durch Ausschalten aller alimentären Schädlinge neuen lokalen Reizzuständen vorbeugen und damit allerdings auch Gefahren wesentlich mindern. Auch der konstitutionell-überreizbare Magen bereitet Schwierigkeiten, ebenso wie dies beim konstitutionell-schwachen subaciden Magen der Fall ist (S. 125, 142). Er wird immer anfälliger bleiben, als der normale Durchschnittsmagen. Dazu kommt, daß die Umwelt den mit konstitutionell-überreizbarem Magen Behafteten oft zu ganz unvernünftigen diätetischen Übergriffen verleitet. Er erliegt mit seinem meist guten Appetit und mit seinem vollkommenen Wohlbefinden in beschwerdefreier Zeit Versuchungen erfahrungsgemäß viel leichter als der Sub- und Anacide. Des weiteren kommt es darauf an, wie sich die extragastralen Reizquellen verhalten, die sowohl auf Motilität wie auf Sekretion, des weiteren auf Blutversorgung des Magens starken Einfluß gewinnen können (27, 50, 53, 182; nervöse Dyspepsien). Man kommt ihnen manchmal schnell, manchmal nur langsam, manchmal gar nicht bei; man wird sie oft gar nicht ergründen. Es hat nach dem hier vorgebrachten eine gewisse Berechtigung, immer aufs neue die Schwerheilbarkeit der superaciden und supersekretorischen Zustände zu betonen. Aber die Zahl der nur vorübergehend besserungsfähigen und zu ständigen Rückfällen neigenden Fälle schrumpft doch ganz erheblich zusammen, wenn man sich nur Geduld nimmt, die lokalen Ursachen, insbesondere krankhaften Reizzustand des Magens vollständig oder doch möglichst vollständig zu heilen.

Ganz anders steht es mit den Säurehochwerten des reinen Magensaftes! Es kommen spontane Senkungen vor (vielleicht auf Grund eines chronischen Katarrhs im Bereich der Pepsindrüsen; z. B. beim Tabakkatarrh, S. 179). Es kommen irgendwie (neurogen, hämatogen usw.) bedingte Aciditätswechsel vor (S. 174). Das Sinken der Hochwerte auf Normalwerte kann auch unverhofftes Ergebnis unserer Therapie sein (am häufigsten wohl bei Tabakmißbrauch und bei Obstipations-Superacidität). Wir sagen unverhofft; denn in der Regel behält der Ausscheider hochsauren Saftes diese persönliche Eigenschaft (S. 166) auch dann, wenn er längst alle Superaciditätsbeschwerden verloren hat, wenn er zu vollem Gesundheitsgefühle gelangt ist, wenn das Röntgenbild normale Form und Motilität des Magens und des Duodenum ergibt, und selbst dann, wenn wir die Säurewerte des Chymus verglichen mit der überwundenen Magenkrankheitsperiode bedeutend erniedrigt finden (eine Folge besserer Entleerung!).

Dies letztere ist der Grund, warum wir — mindestens bei Säurehochwerten die morgendlichen Proben mit Alkohol, Fleischextrakt oder Koffeinmorgentrunk nicht als allein maßgebend anerkennen können. Die Acidität des Saftes und auch die Untersuchung reinen Saftes interessieren uns klinisch viel weniger als die Acidität des Chymus nach richtigen Mahlzeiten.

Ob wir in den die Krankheit überdauernden Hochsäurewerten des Magensaftes ein Merkmal der Krankheitsbereitschaft zu sehen und zu fürchten haben, steht dahin (S. 166, 174). Die Sachlage dürfte fallweise wohl verschieden liegen. Das eine Mal sind die Hochwerte Merkmal durchaus physiologischer Variante, andere Male aber doch wohl Merkmal erhöhter Reizbarkeit der Reizzone (S. 32) bzw. des sekretorischen Apparates und damit Teilstück eines pathologisch-überreizbaren Magens, dem man eine größere Anfälligkeit nicht absprechen darf (S. 189).

4. Gruppierung der Nahrungsmittel.

Im folgenden ordnen wir die wichtigsten Nahrungsmittel und Speisen in gewisse Gruppen und unterziehen einzelne davon besonderer Besprechung. Dies alles kann nur durchschnittlichen bzw. häufig vorkommenden Verhältnissen Rechnung tragen. Wir folgen in erster Linie eignen klinischen Erfahrungen, die sich weder mit den aus Experimenten an gesunden Tieren und Menschen entnommenen Schlüssen (A. Bickel's Tabelle usw.; S. 32ff.) noch mit den ihnen ziemlich sklavisch folgenden Vorschriften mancher Spezialwerke über Magenkrankheiten völlig decken. In sehr vielem aber herrscht volle Übereinstimmung.

a) Magenreizmittel erster Ordnung.

Wir verstehen darunter solche, welche sich erfahrungsgemäß bei den meisten Superaciden als schädlich erweisen. Bei strengeren Kuren fallen sie unbedingt aus; bei Dauerkost sind, je nach der persönlichen Reaktion, kleinere Mengen und schwache Konzentrationen manchmal zulässig. Vgl. früher Gesagtes, S. 33 ff, 178 ff.

Scharfe Gewürze wie Pfeffer, Paprika, Curry, Senf, Piment, Nelken, Kalmus, Muskatnuß, Ingwer usw. (Bd. I, S. 770 ff.); die käuflichen, unter Verwendung solcher Stoffe hergestellten Essenzen, Extrakte, Tunken, Pasten usw. (Bd. I, S. 796 ff.). (S. 180.)

Gewürzgemüse und -früchte, die scharfe Reizstoffe enthalten, wie Rettig, Radies, Meerrettig, Lauch, Knoblauch, rohe und geröstete Zwiebel, Bleichsellerie (Bd. I, S. 508, 770 ff.).

Kochsalz in stärkerer Konzentration. Hierdurch fallen zahlreiche Pökelwaren und fast alle marinierten Konserven aus; ebenso die meisten Wurst- und Pastetenwaren, diese beiden um so mehr, als sie unberechenbar stark gewürzt sind. Kochsalz in isotonischer Konzentration ist ein schwacher Saftlocker (A. Bickel, S. 32). Neuerdings wird dies auch von hypertonischen, sogar recht starken Kochsalzlösungen berichtet (G. Holler, J. Blöch und R. Resch); gerade bei superaciden Fällen setze es die Salzsäureproduktion herab. A. Frouin fand am sogenannten „kleinen‘ Magen im Tierversuche, daß eingeführtes Kochsalz (3—15 g) die Saftsekretion steigere, die ClH-Konzentration des Saftes aber derart mindere, daß die Gesamtausscheidung von ClH sich nicht ändere. Nach Ch. Achard vermindert ein Gehalt des Chymus von 3% NaCl die peptische Kraft des Verdauungsgemisches mit gleicher Kraft wie eine Verminderung des Pepsins um 40—50%. Höher als die an Tier und Mensch erhobenen, übrigens nicht alle gleichsinnig lautenden Befunde über Minderung der Saftproduktion durch mäßig bis stark hypertonische Kochsalzlösungen ist die klinische Erfahrung zu werten, daß starkes Salzen der Speisen dem Superaciden schadet, und daß sehr oft in den Folgestunden nach solcher Mahlzeit lebhafte Beschwerden (unter Umständen acidistische Anfälle) auftreten, die bei sonst gleicher, aber schwach gesalzter Kost ausbleiben (S. 183).

Säuren aller Art, von ganz schwachen Konzentrationen abgesehen; letztere sind — praktisch genommen — meist unschädlich. Der völlige, grundsätzliche Verzicht auf einige Tropfen Essig oder Zitronensaft würde manche brauchbare Fleisch-, Fisch- und Süßspeise schal und unschmackhaft machen, ohne wesentlichen Vorteil zu bringen. Ob Zitronen- oder Essigsäure oder Milchsäure oder als Ersatz dafür saure Milch und saurer Rahm, ist gleichgültig. Es kommt nur auf den Säurewert des fertigen Gerichtes an, bzw. auf den Säurezuwachs, den der Chymus dadurch erhält (Bd. I, S. 47 ff.). Der hohe Säuregehalt spricht auch gegen manche Früchte (roh und gekocht) und andere Vegetabilien, wie Orangen, Mandarinen, Pampelmus (Grape-Fruit), Preißel-, Johannis- und Stachelbeeren, saure Kirschen, manche Äpfelsorten, Rhabarber u. a. (Bd. I, S. 525, 565, 593 ff); ferner auch saure Weine, die sich oftmals als ganz besonders schädlich erweisen. In bezug auf säuerliche Früchte aber ist zu bemerken, daß die persönliche Reaktion der einzelnen Superaciden doch recht verschieden ist. Je ausgesprochener die Saftstauung (supersekretorischer Befund), desto stärker ist gemeinhin die Unbekömmlichkeit. Des weiteren sei darauf hingewiesen, daß saure Früchte, sogar sehr saure Orangen, Grapefruit und Äpfel oftmals recht gut vertragen werden, wenn der Superacide sie ohne Beigabe jeglicher sonstigen Nahrungsmittel in den leeren Magen aufnimmt, während sie als Teilstück gemischter Mahlzeit ihm schlecht bekommen. Wo und in welcher Form auch immer man auf gute Bekömmlichkeit roher Früchte oder ihrer Säfte stößt, sollte man davon Gebrauch machen, schon mit Rücksicht auf ihre Darmwirkung.

Alkalien mindern natürlich zunächst die Acidität des Mageninhaltes. Darnach aber entfalten sie säurelockende Kraft, was sich je nach Form der Alkaligabe und je nach Verdauungsphase verschieden stark auswirkt, unter Umständen auch ausfallen kann. Grundsätzlich aber gehören Alkalien zu den stärksten Säurelockern. Vgl. S. 214 ff.; dort auch über Sonderstellung der Superoxyde.

Rohe Gemüse, insoweit sie sich nicht zu feinem Muse verkauen lassen, weil gröbere Stücke des im Magen unverdaulichen Materiales der Spasmophilie des Pförtners Vorschub leisten. Die meisten Rohgemüse fallen schon wegen ihres Gehaltes an scharfen Gewürzen aus (s. oben). Zarte Salatblätter, ferner fein gehackte milde Gewürzblätter, wie Petersilie, Kerbel, Dill, Borratsch, Sellerie, Esdragon, Thymian, wie sie manchmal roh (gewöhnlich freilich gekocht) Tunken und Salaten zugefügt werden, sind — von strengsten Kuren abgesehen — meist in bescheidenen Mengen zulässig. Im rohen Preßsafte mancher Gemüse, die wir keineswegs den „Gewürzgemüsen“ zurechnen dürfen, fand W. Orlowski u. a. (S. 153) Reizkörper für Magensaftsekretion. So war es bei Blätterkohl, Blumenkohl, Kartoffeln, Kohlrüben, roten Rüben; wahrscheinlich erstreckt sich dies auch auf manche andere Gemüsearten. Auf gekochtes Gemüse scheinen uns diese Befunde nicht ohne weiteres übertragbar zu sein. Dessen Bekömmlichkeit bei Superaciden hängt — praktisch genommen — wesentlich von der Zubereitung ab. Vgl. „Gekochtes Gemüse“, S. 197.

Rohe Früchte, welche sich ihrer physikalischen Beschaffenheit wegen nicht gut zu feinem Muse verkauen lassen. Das sind weitaus die meisten. Am bekömmlichsten sind erfahrungsgemäß ganz reife Bananen, vollsaftiges Fleisch geschälter Birnen, Pfirsiche, Aprikosen, frische Feigen, vollsüße saftige Weintrauben. Aber auch diese passen nicht zu allen Kostformen, und ihre Bekömmlichkeit ist nicht bei allen Superaciden die gleiche. Bemerkenswert ist, daß manchmal gut gekaute Früchte — übrigens auch jeder Gesunde sollte sie gut kauen, — besser vertragen werden als deren ausgepreßter Saft; das Durchspeicheln mindert die Acidität. Wenn die Verweildauer des Chymus nicht oder nur ganz unwesentlich verzögert ist, sahen wir vom Mitverzehren von Schalen und sogar Kernen der Weintrauben recht oft gar keine Nachteile; die chemische Reizwirkung dieser Gebilde ist offenbar gering. Wir machten davon häufig bei der auf Stuhlträgheit beruhenden Superaciditätsform mit Vorteil Gebrauch, selbst in Gestalt von Traubenkuren. An die bessere Bekömmlichkeit aller Früchte bei isoliertem Gebrauche sollte man immer denken (vgl. hierzu oben bei „Säuren“ und über Rohkost S. 208).

Salate in der gewöhnlichen Zubereitungsform. Man kann aber nicht von Reizmitteln erster Ordnung sprechen, wenn die sonst erlaubten Nahrungsmittel, wie gekochte Kartoffeln, Spargelspitzen, zarte Sellerieknollen, junger Blumenkohl, Fischfleisch nach Erkalten mittels einer Mayonnaise aus geschlagenem rohem Eidotter, Oel, etwas Salz, saurem Rahm in Salatform angerichtet sind. Solche Salate haben den gleichen Rang wie gekochte Gemüse. Auch die zarten rohen Blätter des jungen Treiblattichs (Lactuca sativa foliosa praecox, Butter- oder Schmalzlattich) erweisen sich in dieser Form oft als völlig harmlos.

Grobe, in übersaurem Magensafte schlecht zerfallende Brocken jeder Art. Sie reizen, ganz abgesehen von ihrer chemischen Zusammensetzung, zu stärkerem Safterguß durch längeres Verweilen im Magen (S. 41). Sie können aller Art Nahrung entstammen, teils animalischer, teils vegetabiler, sowohl roher wie gekochter. Teils ist Eigenart des Rohstoffes, teils die Zubereitungsart, teils schlechtes Kauen Ursache der unzweckmäßigen Beschaffenheit. Z. B. von tierischem Material: zähfaseriges Fleisch (Bd. I, S. 164ff, 206; dieser Bd. S. 13), schlecht zerkautes Fleisch (S. 9ff), fettdurchzogene gebratene Krusten (S. 29, 34), grobe Stücke von Fettgewebe; — von pflanzlichem Material: Bratkartoffeln, schlecht gekaute gekochte und gebackene Kartoffeln, halbgare und grobstückige Kohl- und Wurzelgemüse und auch viele Arten gekochter Früchte, Nüsse usw., soweit sie nicht zu Mus verarbeitet oder zerkaut sind. Von schlecht gekautem Brote, Kartoffeln, Makkaroni, Nudeln und Mehlspeisen, selbst von Reis fördert die Ausheberung bei Superaciden oft noch in späten Stunden der Verdauungsperiode kaum verändertes Material heraus, während es in feiner und lockerer Form den Magen viel früher verläßt.

Roggenbrot, wenn nicht aus ungewöhnlich feinem Mehl erbacken (Ausmahlung unter 60%; — Bd. I, S. 392), ist für die meisten — freilich nicht für alle Superaciden ein starkes Reizmittel. Noch höheren Maßes gilt dies für nachlässig gebackenes Roggenbrot und für solches aus grobem Mehle und mit starkem Kleiengehalt (Bd. I, S. 414). Besonders hüte man sich vor den sauren Roggenbroten, die aus bestimmter Führung der Säureteiggärung hervorgehen und bei unserer norddeutschen Landbevölkerung sehr beliebt sind. Bei manchen Superaciden genügt es, Roggenbrot durch Weizenbrot zu ersetzen; die Säurebeschwerden verschwinden dann, wenn die übrige Kost einigermaßen vernünftig zusammengesetzt ist. Während des Krieges konnten wir dies oftmals feststellen.

Das **Tabakrauchen** ist zumindest auf sehr bescheidenes Maß zurückzuführen. Milde Zigarren und mittellange Pfeifen werden oft besser vertragen als Zigaretten und kurze Pfeifen. Durchstehendes Gesetz ist dies aber nicht. In schwereren Fällen, bei superaciden Katarrhen, bei stark nikotinempfindlichen Personen, bei vorausgegangenem und ätiologisch beteiligtem Nikotinmißbrauch muß das Tabakrauchen auf Wochen und Monate ganz unterbleiben (S. 167, 178, 188).

Über **Alkohol, Kaffee, Tee** S. 179.

Thermische Reize. Heiße und sehr kalte Getränke, schnell hinuntergespült, lösen bei Superaciden oft sofortigen Schmerz aus, offenbar auf krampfhaften Kontraktionen beruhend, wie sie E. Egan beschrieb. Es ist nicht unwahrscheinlich, daß bei oftmaliger Wiederholung gleicher Reize die begleitenden lokalen Kreislaufstörungen Dauerschäden nach sich ziehen (S. 42). Bei bescheidenem Gebrauch sind heiße Getränke harmloser als sehr kalte, offenbar weil sie meist nur in kleinen Schlücken genommen, kalte Getränke aber oft in großen Mengen und schnell hinabgestürzt werden. Vgl. S. 42 und Bd. I, S. 831. Jäher Wechsel zwischen heißen und kalten Getränken ist zweifellos schädlich. In Kaffeehäusern und bei Teegesellschaften werden oft diese heißen Getränke gleichzeitig mit eisgekühltem Wasser vorgesetzt und abwechslungsweise genommen. Superacide gewöhnen sich zu ihrem Nachteil häufig an, beim Essen von Suppe das Trinken eisgekühlten Mineralwassers einzuschalten.

b) Über einzelne Nahrungsmittel und Speisen.

Es werden hier einzelne Nahrungsmittel besprochen, deren Eignung für Superacide teils strittig teils von Fall zu Fall verschieden ist. Bei den meisten ist sowohl die Form der Gabe wie auch die Mischung mit anderen Stoffen für die Bekömmlichkeit maßgebend. Gerade in diesem Abschnitte weichen wir mehrfach von A. Bickel's Schema ab (S. 32).

Fleischbrühe. Obwohl Fleischbrühe sich der experimentellen Forschung als kräftigster Saftlocker erwies (S. 29) und sich dies auch bei subaciden Zuständen praktisch bestätigt (S. 112, 134), läßt bei Superaciden der therapeutische Ausschlag die Übereinstimmung mit der experimentellen Forschung so häufig vermissen, daß wir das grundsätzliche Verbot der Fleischbrühe nur für berechtigt halten, wenn sie im Einzelfalle tatsächlich schlecht bekömmlich ist. Wenn es bei bescheidenen Mengen bleibt (etwa 200 ccm), und wenn die Brühe nicht ungewöhnlich konzentriert und stark gesalzt ist, trifft dies aber meist nicht zu. Nur bei stark-supersekretorischem Befund und auch bei ausgeprägter Hypotonie verweigern wir die Fleischbrühe als Teilstück größerer Mahlzeiten, aber nicht nur diese sondern überhaupt alle Suppen. Als Einzelgericht bei Zwischenmahlzeiten, z. B. vormittags, sahen wir auch bei diesen Zuständen selten Nachteil davon. — Erheblich weniger günstig müssen wir uns über die käuflichen Extrakte äußern. Sie als Würze nicht völlig verbannend, raten wir doch nur zu bescheidenstem Gebrauche. Der Hefe-Extrakt „Cenovis" ist dem Fleischextrakt vorzuziehen (S. 134, 136).

Suppen als einleitendes Gericht größerer Mahlzeiten genommen erweisen sich bei allen supersekretorischen Befunden, weniger bei einfacher Superacidität des Chymus als nachteilig, selbst wenn sie aus so einfachen Stoffen wie Hafer, Gerste, Grünkern, Reis bereitet sind, und gleichgültig ob die weitere Mahlzeit nur vegetabiles oder auch animalisches Material enthält. Dies ist um so bemerkenswerter, als die gleichen Suppen als Einzelgericht oder als Bestandteil kleinerer Mahlzeiten gut bekömmlich zu sein pflegen. Am schlechtesten bekömmlich vor den Mahlzeiten sind Kartoffel-, Erbsen-, Bohnenmehlsuppen, viel besser durchgeschlagene Suppen aus Linsen, Hafer, Gerste, Reis, Blumenkohl, Karotten, Artischockenböden, Topinambur und Suppen aus den sog. aufgeschlossenen Mehlen (Knorr, Hohenlohe usw.; Bd. I, S. 662). Diese Suppen besserer Bekömmlichkeit verdienen auch als Einzelgerichte oder Teilstücke kleiner Mahlzeiten den Vorzug. S. Erbsenbrei S. 194.

Fette gelten im allgemeinen bei Superaciden als Säuredämpfer, deren Einfluß bei jeder einzelnen Mahlzeit sich wiederhole (S. 33). Demgemäß wird bei solchen Zuständen ein starker, wie uns scheint manchmal übertriebener Gebrauch davon gemacht; und man führt etwaige Beschwerden und nachweisbare Zunahme von Supersekretion und -acidität oft grundsätzlicher und fälschlicher Weise nicht auf übermäßigen Fettreichtum der Mahlzeit zurück. Bei Fettgenuß konkurrieren zwei Wirkungen: Abschwächung der Säureproduktion und verlangsamte Magenentleerung (S. 34; — Bd. I, S. 320). Zu letzterer trägt fettreicher Inhalt des Duodenum reflektorisch bei.

H. Strauß [2] fand zwar bei den verschiedensten superaciden Zuständen keine Verzögerung der Verweildauer durch Fettzugabe. Aber allgemeingültig ist dies zweifellos nicht, auch nicht für Milchfett (Butter, Rahm). In den immerhin recht häufigen Fällen, wo starke Verzögerung eintritt, kann deren Nachteil größer sein als der Vorteil geringerer Säureproduktion; dem begegnet man hauptsächlich bei Patienten mit Chymusstauung und supersekretorischen Befunden, viel seltner bei einfacher Superacidität des Chymus. Auf das Vorkommen schlechter Bekömmlichkeit des Fettes bei jenen Zuständen wies C. von Noorden [2, 8] schon hin, als er zum ersten Male auf stärkeres Heranziehen der Fette bei Magenkranken drang. Trotz etwaiger verzögerter Verweildauer ist wirklich schlechte Bekömmlichkeit reichlicher Gaben guter Fette bei Superaciden aber nur Ausnahme (wir schätzen sie auf höchstens 20% der Fälle). Wenige Jahre nach seiner ersten Mitteilung ließ C. von Noorden in einer Arbeit aus seiner Klinik (C. Dapper [2]) über ausgezeichnete Erfolge sehr fettreicher Kost bei Superaciden berichten [1]).

---

[1]) Fettreiche Kost in die Therapie der Superaciden eingeführt und damit die Möglichkeit eröffnet zu haben, zahlreichen — namentlich den abgemagerten — Superaciden wesentlich zu nützen, ist immerhin ein Verdienst. Daher können wir es nicht unwidersprochen hinnehmen, daß jetzt H. Strauß [2] dieses Verdienst mit folgenden Worten für sich in Anspruch nimmt: „Ich führte die ausgiebige Verwendung von Fetten in die Behandlung der Superaciden ein" und „so habe ich seinerzeit die Fettbehandlung in die Therapie der Superaciditäts- und Supersekretionszustände eingeführt, und es ist diese Methode seither der übliche Behandlungsmodus geworden". In der Publikation, auf welche sich H. Strauß

Über die verlängerte Verweildauer der Speisen im Magen bei Zugabe von Fett brachten schon ältere Arbeiten sichere Nachweise. Unter ihnen sind namentlich die Versuche von M. Wulach beachtenswert, der schon darauf hinwies, daß die Verzögerung bei Superaciden sowohl relativ wie auch absolut erheblich größer als bei normalacidem Chymus sei, und daß ferner die Wahl des Fettes von Belang sei; Gewebefette wie Schweineschmalz verzögerten mehr als Butter. Sehr überzeugend sind auch die neueren Versuche von B. Molnár jun. und M. Sereghy, die die Verweildauer von Erbsenbrei allein, mit Zugabe von Butter und mit Zugabe von gleichen Mengen Butter und wenig Mehl (sogenannte Einbrennform) miteinander verglichen (Röntgenbeobachtung unter Zugabe von Bismutbrei). Die durchschnittliche Verweildauer war in den drei Vergleichsperioden: 82, 121, 143 Minuten. Aber bei Superaciden, unter anderen auch bei Ulcuskranken, erhoben sich die Werte in den beiden Fettperioden weit über den Durchschnitt: bis 190 Minuten. H. Steinitz und M. Sternfeld melden zwar neuerdings niedrigere Säurewerte ohne Verzögerung der Verweildauer bei Superaciden bei Rahmgenuß verglichen mit Milchgenuß, können sich aber nicht auf sonstige Fettgemische und auf Anreicherung dieser oder jener Gerichte mit Fett beziehen; für gewöhnliche Kostverhältnisse sind ihre Befunde daher belanglos. A. L. Molnár und O. Porges kommen ganz eindeutig auf Grund ihrer zahlreichen und sorgsamen Untersuchungen zu dem Schlusse, „man dürfe nicht erwarten, bei superaciden Zuständen durch Fettzugabe zu den Speisen die Acidität herabzusetzen". Diese vorsichtige Formulierung stimmt mit therapeutischen Erfahrungen gut überein. Der vermindernde Einfluß des Fettes auf den Sekretionsreiz kann ausgeglichen und überboten werden durch den verstärkenden Einfluß verlängerter Verweildauer auf die Sekretion. Daraus ergibt sich die Unbeständigkeit klinischer Befunde und die Unmöglichkeit, die Frage nach Einfluß des Fettes auf den Säuregehalt des Chymus bei Superaciden einheitlich zu beantworten.

Wir haben beim Einfluß fettreicher Kost auf Superacide, wie auch bei allen anderen Magenkranken, zwei Wirkungsarten zu unterscheiden:

a) Die unmittelbare Wirkung auf die Magenverdauung der Einzelmahlzeit. Der Vorteil kann größer als der Nachteil, es kann aber auch das Gegenteil der Fall sein (s. oben). Mit Fettanreicherung der Einzelmahlzeit steigt der Vorteil nicht proportional. Es gibt ein Optimum, verschieden für die einzelnen Kranken, verschieden für die einzelnen Phasen der Krankheit und verschieden je nach den sonstigen Bestandteilen der gleichen Mahlzeit. Dieses Optimum zu treffen und nur ja nicht zu überschreiten, ist Sache der ärztlichen Kunst. Allgemeingültige Zahlen lassen sich nicht geben. Die Begleitkost bedarf stärkerer Berücksichtigung als gewöhnlich geschieht. Auch die Zubereitungsform ist von starkem Einfluß. Innige Mischung des Fettes mit Zerealienbreien und Brot (durch Kauen) begünstigt gute Gesamtverdauung des Gerichtes im Magen, ganz unabhängig von dem Säuregrad des Chymus (A. L. Molnár und O. Porges). Dies stimmt mit klinischer Erfahrung völlig überein, namentlich bei Superaciden.

Reine Rahmkur (G. Rosenfeld, S. 203) ist fast immer ausgezeichnet bekömmlich; Rahm zu anderer Kost ist sehr oft schlecht bekömmlich. Man richte sich nach den Erfahrungen im Einzelfalle. Daß im Gegensatz zu H. Strauß' Meinung[3] der säuretilgende Einfluß begleitenden Fettes nicht durchstehende Regel ist, zeigen neben nüchternen klinischen Beobachtungen auch die neuen Untersuchungen von P. Frank, was H. Kalk und W. Dissé bestätigten. Vom Genuß „zersetzten Fettes" meldet P. Frank ausdrücklich starken Anstieg der Säuresekretion. Dies stimmt mit unserer alten Warnung vor überhitztem Fett, wie es sich in geröstetem Speck, Bratenkrusten, Bratentunken usw. findet (Bd. I, S. 327; vgl. auch diesen Band S. 34, 105). Es bleiben genug andere Fettformen übrig: Butter (roh und zerlassen und gekochten Speisen beigefügt; — Knochenmark, Speiseöl, das Fett der Milch und Sahne (bzw. Milch-Rahmgemenge), das Fett der Eidotter, das Fett gesottenen Rindfleisches, das Fett mild gesalzten Schinkens (roh und gekocht), Lebertran u. a. Aber was dem einen Superaciden bekömmlich ist, braucht es nicht auch für den anderen zu sein. Praktisch genommen sind die Unterschiede am geringsten bei Butter, am stärksten bei Gewebefetten (unter anderem Schinkenfett, sowohl roh wie gekocht) und Pflanzenölen. Man hat gerade in bezug auf Fette bei Superaciden oft mit Vorurteilen und Phobien zu kämpfen. Wenn man sie nicht verdrängt oder geschickt umgeht, gefährdet man den Erfolg der Kur.

Daß der dämpfende Einfluß des Fettes auf die Säurewerte des Chymus zu mindest teilweise auf Minderung der Saftsekretion beruht, darf als erwiesen gelten. Es erhellt besonders klar aus den Versuchen von H. Kalk, wobei dem reinen Alkohol-Probe-

---

bezieht (H. Strauß und L. Aldor) sind zwar gewisse Stoffwechseluntersuchungen C. Dapper's erwähnt, aber der literarisch extensiv schürfende Autor versäumt zu erwähnen, daß in der gleichen Arbeit C. Dapper's über fettreiche Kost bei Superaciden berichtet und der damit erzielte Erfolg stark gerühmt wird.

frühstück Fett (50 g Butter) beigefügt oder vorausgeschickt wurde; in $^1/_3$ der Versuche trat die Hemmung nicht ein; einmal folgte kurzer Hemmung erheblich verstärkte und verlängerte Sekretion. Verkürzung der Sekretionsdauer ward nur bei der Hälfte der Versuche gefunden. Die Entleerungszeit (auch bei dieser einfachen Kost) war in $^2/_3$ der Versuche verlängert. Als Reizkörper für die Sekretion wirkten im Gegensatz zur Butter Pflanzenöl und Margarine. An der verlängerten Entleerungszeit ist teils, wie schon D. v. Tabora und H. Dietlen gezeigt hatten, trägere Antrumkontraktion beteiligt; daneben bestätigte H. Kalk auch verstärkten Duodenalrückfluß.

Die praktische Bedeutung dieser theoretisch sehr wichtigen Versuche darf nicht überschätzt werden. Sowohl sie wie ihre Vorgänger beziehen sich im wesentlichen auf die Geschehnisse bei reiner Fettkost oder doch bei sehr einfachen Nahrungsgemischen. Aus ihrem relativ, aber keineswegs durchstehend günstigen Ausschlage darf nicht gleiches Geschehen unter den Bedingungen abgeleitet werden, die jetzt und schon seit langem das ärztliche Handeln herzustellen beliebt, d. h. möglichste Häufung von Fettkörpern (und sei es auch nur die im Einzelversuche am besten abschneidende Butter) zu gemischter Kost und zu allen Mahlzeiten, gleichgültig wie diese zusammengesetzt und welcher Masse sie sind. Bei solchem Gebahren werden nach unseren Erfahrungen die Nachteile nur allzu oft überwiegend. Wir führen zahlreiche Mißerfolge bei Behandlung von Superaciditätszuständen auf solche Unbedachtheit zurück. C. v. Noorden[1], der diesen Fragen seit seiner ersten einschlägigen Arbeit dauernde Aufmerksamkeit widmete, kam zu der Ansicht, daß — die Wahl guter, nicht überhitzter Fette vorausgesetzt — die Magenbekömmlichkeit im wesentlichen abhängt von Zusammensetzung der Gesamtmahlzeit und individuell richtiger Einstellung der Fettmenge, daß es aber keinen klinisch erkennbaren Unterschied bedingt, ob Butter, feines Pflanzenöl oder erstklassige Margarine als Fettträger dient. Über Margarine bei C. v. Noorden[14].

b) Die Allgemeinwirkung des Fettes schätzen wir, alles in allem, noch höher ein als seine unmittelbare Wirkung auf den Verdauungsakt. Indem das Fett mit höchstem Kalorienwert geringstes Volum und Gewicht vereinigt, können wir mit seiner Hilfe den Patienten ausreichend beköstigen, ohne den Magen zu überlasten. Dies ist vor allem bedeutsam in jenen zahlreichen Fällen, wo wir den Ernährungszustand heben wollen und von seiner Besserung günstige Rückwirkung auf den Magen erwarten. Dies letztere trifft hohen Maßes für Hypotonien des Magens und für zahlreiche Patienten mit neuropathisch-superaciden Zuständen, sehr häufig auch bei Ulcuskranken zu. Auf diesen Eigenschaften schien uns von jeher der Schwerpunkt der Heilkraft des Fettes bei Magenkranken zu ruhen, worauf C. von Noorden[2] schon hinwies, als er in bezug auf die absolute Höhe der Fettgabe bei Magenkranken noch viel zurückhaltender war als später. Die trefflichen Erfolge, die P. Cohnheim über Ölkuren bei Superaciden meldete, beruhen unseres Erachtens und Erfahrens auch im wesentlichen auf den hier besprochenen Allgemeinwirkungen.

Die Menge des Gesamtfettes passe sich, wie bei allen anderen Kranken, dem Allgemeinbedarf des Körpers an, Auswahl, Verteilung und Zubereitung der persönlichen Bekömmlichkeit. Mit diesem Grundsatz kommt man weiter als mit viereckiger Gelehrsamkeit. Im allgemeinen ist es zweckmäßig, der Hauptmenge des Fettes Amylaceen- und Milchspeisen beizufügen. Unter Ausschaltung gerösteten Fettes, mancher Räucher- und Pökelwaren und dergleichen (s. oben) beachte man die für Mastkuren erteilten Ratschläge (Bd. I, S. 976). Allerdings wird man die dort erwähnten, auf Magengesunde abgestimmten Tagesmengen selten erreichen und mit Recht auch kaum anstreben. Doch wurden dort auch schon die besonderen Ansprüche der Magenkranken berücksichtigt.

Fleisch, gleichgültig welchen Tieres, ist ein mächtiger Saftlocker (S. 33, 181), und auch seine Verweildauer im Magen ist erheblich (S. 37ff.). Auf beides üben Art und Form des Fleisches starken Einfluß aus. Da bei freigestelltem Fleischverzehr häufig Übertreibungen vorkommen, sind Vorschriften über Menge und Zubereitungsform unerläßlich. Wenn man zwecks möglichster Schonung des Drüsenapparates (strenge Kuren, S. 202) alle chemischen Lockreize auf längere Zeit hinaus möglichst fernhalten will, gehört natürlich das vollständige Fleischverbot zu den ersten Maßnahmen. Von diesem Gesichtspunkte aus sind die lakto-vegetabilen Kostformen bei Superaciden entstanden. Vom klinisch-empirischen Standpunkte aus liegt es bereits im Rahmen einer Schonungskur, wenn wir gebratenes und geröstetes Fleisch verbieten, gekochtes Fleisch in einfacher Zubereitung, krustenfreies kaltes Fleisch, auch mild gesalzenen, gekochten Schinken in gewissen Mengen erlauben. Dabei grundsätzlichen Unterschied zwischen weißem und dunklem Fleisch zu machen, ist nicht gerechtfertigt. Aber sehr zart im küchentechnischen Sinne muß das Fleisch sein, um möglichst schnell verflüssigt zu werden. Auch ist auf gute Zerkleinerung (am besten durch Kauen, S. 9) aus gleichem Grunde Gewicht zu legen. Wieviel sorgsames Zerkleinern und zarte Beschaffenheit ausmachen, sieht man am besten bei sehr hochgradiger Superacidität des Chymus. Da leidet die Pepsinverdauung des Fleisches (S. 168), aber — wovon wir uns wiederholt überzeugten — am wenigsten die des vollkommen gar gekochten zarten Fleisches (Rindfleisch, Mastkalbfleisch, gekochter Schinken, mittelfettes Schweinefleisch, Huhn) und vor allem des gekochten Fischfleisches. Wie schon erwähnt (S. 167, 175), begegnet man bei Magenkranken häufig Heterochylie in dem Sinne, daß nach gleichartiger Mahlzeit je nach Tageszeit die Säurewerte verschieden hoch sind (S. 3). Bei Superaciden ist dies etwas gewöhnliches und prägt sich nach Fleischmahlzeiten in der Regel stärker aus als nach Ewald'schem Probefrühstück (Amylaceenkost), meist derart, daß die Superaciditäts- und Supersekretionsbefunde, ebenso wie etwaige Beschwerden, frühmorgens den tiefsten Stand, mittags einen höheren und abends den höchsten Stand erreichen. Ferner sei die wohl jedem älteren Praktiker geläufige Erfahrung in Erinnerung gebracht, daß ansehnliche Fleischmahlzeiten sehr oft den Superaciden nur dann Beschwerden bringen, wenn sie neben Fleisch auch Amylaceen (z. B. Brot oder Kartoffeln) enthalten; das Vorausschicken von Fleischbrühe und die Zugabe von mäßigen Mengen Fett und von Gemüsemus (z. B. Spinat, Kochsalat), beeinträchtigt die Bekömmlichkeit nicht. In einigen Fällen dieser Art fanden wir nach Fleischbrühe-Fleisch-Gemüse-Fettmahlzeit nur superaciden Chymus, nach Beigabe von Kartoffeln auch Saftstauung. Solche Erfahrungen rechtfertigen die früher häufiger als jetzt benützte proteinreiche Kost (S. 205).

Die beim Lesen der Korrektur dieses Abschnittes uns bekannt werdende, soeben erschienene Arbeit von Fr. Keller und A. L. Molnár beschäftigt sich eingehend mit der Wandelbarkeit der Säurewerte des Chymus im Verlaufe des Tages bei gleicher Probekost. Beim Gesunden fanden sie die niedrigsten Werte morgens. Dann steigen sie. Das Maximum liegt bei manchen mittags, bei anderen abends. Bei depressiven Zuständen macht sich oft im Laufe des Tages bis zum Abend hin eine Ermüdung der Sekretion geltend (Asthenochylie). Bei Superaciden erhielten die Forscher kein deutlich einheitliches Resultat. Wir selbst trafen, wie oben erwähnt, bei Superaciden und zwar namentlich bei gleichzeitig supersekretorischen Befunden überwiegend häufig abends die Höchstwerte an.

Das vorhergehende gibt praktisch beachtenswerte Winke. Wie man sieht, läßt die Frage, ob Fleisch für Superacide zweckmäßig sei oder nicht, sich keinesfalls einheitlich beantworten. In manche Kostformen paßt Fleisch, in andere nicht. Den Ausschlag soll aber stets die Reaktion im Einzelfalle geben.

Eier. Eierklar gilt als schwacher, Eidotter als starker Saftlocker (S. 33). Praktisch genommen sind die Unterschiede ihrer Bekömmlichkeit nicht groß und liegen bei Superaciden innerhalb der Fehlergrenzen. Wir sahen nie von Zugabe des Dotters zum Eierklar irgendeinen Schaden, von Weglassen des Dotters irgendeinen Vorteil erwachsen. Im Allgemeinen gehören Eier zu den brauchbarsten Nahrungsmitteln bei Superaciden. Natürlich sollen starke Reizstoffe (S. 191) den Eierspeisen fernbleiben, und auch das mit hohen Hitzegraden sich vollziehende Braten von Spiegeleiern mit Butter, Speck und dergleichen ist meist unzweckmäßig (S. 194). Dagegen sind Spiegeleier meist gut bekömmlich, wenn die Schale mit den ausgelassenen und mit Butter beschickten Eiern auf einen Topf mit Wasser gestellt wird, das langsam zum Sieden erhitzt wird. Das Eier-Buttergemisch wird dann nicht über 100° C erhitzt.

Von sonstigen Eiern ist hier auch Kaviar zu erwähnen; nur allerbeste, mildgesalzene Ware ist zulässig. Die Bekömmlichkeit ist bei Superaciden von Fall zu Fall verschieden; sie ist erheblich besser, wenn man den Kaviar als Belag von gebuttertem Weißbrötchen als Zwischenimbiß reicht, geringer, wenn er Teilstück einer größeren, mannigfaltig zusammengesetzten Mahlzeit ist.

Milch. Vollmilch und Rahm gelten als schwache Saftlocker (S. 32), Magermilch als starker, dem Umstand entsprechend daß hier die reizstarke Molke überwiegt. Im Einklang damit sind reine Milchkuren (S. 203), wie auch Milch und Sahne als Teilstücke anderer Kostformen schon lange vor der experimentellen Forschung bei Superaciden und Ulcuskranken beliebt gewesen. Als Teilstück herangezogen, sollten bei Superaciden Milch — in welcher Form auch immer — und ebenso Milchspeisen möglichst nur mit Amylaceen, Butter, Käse und höchstens mit gesottenen Eiern oder lockeren Eierspeisen zu einer Mahlzeit vereinigt werden. Mit und unmittelbar nach Fleisch- und Gemüsegerichten greife man über sehr bescheidene Mengen Milch niemals hinaus. Sauermilch und Ya-Urt, theoretisch wegen ihres Säuregehaltes beanstandet, bewähren sich praktisch ebenso gut wie Süßmilch. Auch lehnt Erfahrung die gegen Kefir wegen seines CO_2- und Alkoholgehaltes gerichteten Bedenken ab. Vgl. über Verweildauer S. 15, 40.

Die Bekömmlichkeit von Milch, Abarten der Milch und von Sahne ist bei Superaciden keine unbedingte. Namentlich bei Patienten mit starksupersekretorischem Befund begegnet man immer aufs neue Einzelnen, denen alle diese Stoffe oder der eine und andere von ihnen nach Maßgabe der subjektiven Beschwerden, der Aciditäts- und Sekretionsbefunde schlecht bekommen. Es ist vielleicht mehr als Zufall, daß in solchen Fällen der Übergang zu proteinreicher Kostform sich uns nützlich erwies (S. 205, 210).

Was bisher gesagt wurde, bezieht sich im wesentlichen auf Milch und Abarten derselben als Teilstücke der Gesamtkost. Als Alleinkost (reine Milchkuren; Bd. I, S. 838ff.)

bekommen sie Superaciden in überwiegender Mehrzahl der Fälle recht gut. Wir müssen dies auch vom Ya-Urt trotz seines Säuregehaltes und vom Kefir trotz seines Gehaltes an Säure, Alkohol und Kohlensäure behaupten. Besondere Beachtung hat sich die reine Rahmkur mit Recht erworben (S. 203). Über die Milch bei Staumagen s. daselbst.

Bei guter Bekömmlichkeit — und dies ist ja die Regel — gehören Milch und Rahm zu den wertvollsten Nahrungsmitteln der Superaciden und insbesondere bewährt sich Rahm neben Butter als wichtigster Fett-Träger. Als Ersatz und Ergänzung für Milch müssen wir auch die verschiedenen Sorten vegetabiler Milch rühmend hervorheben (S. 40; Bd. I, S. 311). A. Fischer erwarb sich ein großes Verdienst, als er sie in die Therapie superacider Zustände einführte (vgl. auch C. von Noorden[9]). Säureproduktion und Verweildauer sind viel geringer als bei Kuhmilch. Schon früher hatte J. Boas[4, 5] Nüsse und Mandeln, mechanisch fein verteilt, in verschiedener Zubereitungsform für Superacide stark empfohlen. Uns scheint die Form als „vegetabile Milch" die weitaus geeignetste zu sein. Namentlich als abendliches Getränk, kurz vor der Nachtruhe, lernten wir sie schätzen.

Süßigkeiten. Daß Zucker in starker Konzentration vermieden werden muß, ist ganz alte Erfahrung. Wir brauchen es kaum anzuordnen; die Superaciden empfinden es selbst. Von dieser unzweckmäßigen Form abgesehen, vertragen — im Einklang mit experimentellen Tatsachen — die meisten Superaciden mäßig gezuckerte Speisen (wie einfache Puddings, Aufläufe, Teekuchen usw). und Getränke recht gut, wenn die Konzentration 6—7% nicht übersteigt. Die gute Bekömmlichkeit ist namentlich bei Genuß auf nüchternen Magen erkennbar (J. Boas[4]). Da sie sich nicht nur auf gewöhnlichen Speisezucker, sondern auch auf Milchzucker erstreckt, eignet sich Lösung des letzteren für Superacide und selbst Ulcuskranke zu frühmorgendlichem Tranke bei etwaiger Stuhlträgheit (S. 162, 221). Dagegen knüpfen sich an Genuß von Malzextrakt, Malzzucker, Sirupe, Rübensaft, Obstkraut, Marmeladen, Honig, Kunsthonig, Bonbons und anderes Konfekt usw. recht oft Beschwerden, auch wenn sie als Bestandteile von Speisen und Tränken oder in sonstiger Form keine höhere Zuckerkonzentration des Chymus bedingen als gut bekömmlicher Rohrzucker. Alle diese Zuckerarten (Bd. I, S. 441 ff.) enthalten unkontrollierbare Nebenstoffe, von denen offenbar Sonderreize ausgehen.

Aber alles in allem sind Süßigkeiten jeder Art bei Superaciden doch als fakultative Schädlinge zu bezeichnen. Denn wie beim Fleische (s. oben), ja noch mehr als dort, hängt sehr oft die Bekömmlichkeit von den Begleitspeisen oder — was dem tatsächlichen Geschehen besser entspricht — von den unmittelbar vorausgegangenen Speisen ab. Obwohl im allgemeinen Superacide Gesüßtes (einschließlich gesüßten Tee, Kaffee, Kakao, Gefrorenes) mit bzw. nach Milch, Gebäck mit Butter, Milch-, Zerealien- und Teigwarengerichten, gekochten Eiern und leichten Eierspeisen am besten vertragen, kommen von dieser Regel doch so viele Ausnahmen vor, daß nur die Sondererfahrungen am Einzelfalle Vertrauen verdienen. Als besonders starke Schädlinge erweisen sich meist Gemische von Zucker mit stark sauren Früchten (süßes Kompot von Preißelbeeren, Johannisbeeren, Rhabarber und Essigfrüchten), ferner der Genuß von Süßigkeiten kurz vor den Mahlzeiten und zwischen den Mahlzeiten. Auf die meist gute Bekömmlichkeit von feinem Marzipan (Gemisch von Zucker und feinstverteilter Mandelmasse; s. oben) sei ausdrücklich hingewiesen. Man gestatte es aber nicht im Rahmen größerer Mahlzeiten.

Wir müssen es als Verdienst von J. Boas buchen, daß er schon sehr frühzeitig in seinen Schriften gegen das alte Vorurteil, Superacide müßten Zucker gänzlich meiden, nachdrücklich auftrat.

Gekochtes Obst und Gemüse (vgl. S. 191, 208). In manchen Gemüsen sind starke Saftlocker gefunden. Wie sie sich im Pflanzenreiche auf genießbare Gemüse und Obstfrüchte verteilen, ist noch unbekannt. Einzelne auszuschließen, weil gerade in ihnen Saftlocker entdeckt sind (S. 153) und andere zuzulassen, von deren Gehalt an solchen man noch nichts weiß, ist natürlich Unsinn. Jedenfalls sind wir einstweilen ganz auf klinische Erfahrung angewiesen. Von den eigentlichen Gewürzgemüsen abgesehen, scheint es nun, als ob die Praxis bei Auswahl von gekochtem Gemüse und Obst unter den chemischen Bestandteilen nur etwaigen Säuregehalt zu berücksichtigen habe, daß im übrigen aber Form und Zubereitungsart die Bekömmlichkeit beherrschen. Das heißt, entweder durch Vorarbeit der Küche oder durch Kauen muß das Material in möglichst gleichmäßigen Zustand geringer Partikelgröße gebracht werden, etwa Stufe IV—V der Chr. Jürgensen'schen Skala entsprechend (S. 14); dann darf man auf kurze Verweildauer im Magen rechnen. Praktisch genommen läßt sich die große Mehrzahl der Gemüse derartig zubereiten, daß es in geeigneter Form in den Magen gelangt. Nur die an derben Fasern reichen Gemüse sind davon ausgeschlossen; unter den gangbaren Gemüsen vor allen die meisten Arten grüner Bohnen (Hülsen!) und eine Anzahl von Kohlen, wie Weißkraut und Rotkraut, auch ältere Wurzelgemüse mancher Art, während z. B. Sauerkraut nach gründlichem Auswaschen, langsamem Kochen und späterem langsamem Dämpfen sich leicht in eine geschmeidige, mechanisch und chemisch schwach reizende Form bringen läßt (Bd. I, S. 556). Man stoße sich nie an dem Namen des Gemüses und scheide sie vor allem nicht nach ihrem Namen in gut und schlecht bekömmliche. Viel wichtiger ist die Güte der Ware. Junges und zartfaseriges Gemüse (namentlich bei Wurzel-, Blatt- und Stengelgemüse zu beachten!) liefert dem Superaciden unter allen Umständen ein bekömmlicheres Gericht, als gealtertes. Umgekehrt liegt es bei Obst. Da soll zum Kochen vollreife Ware und nicht halbreifes Obst, wie es nur allzu häufig auf den Markt kommt, benutzt werden. Wenn die küchentechnischen Erfordernisse beachtet werden, wird man nur wenige Gemüse (s. oben) vom Tische des Superaciden grundsätzlich zu verbannen brauchen und dem experimentellen Nachweis ihres Gehaltes an Säurelockern praktisch genommen nicht große Tragweite beimessen. Dies ist der Niederschlag unserer klinischen Erfahrung. Eine andere Frage ist, ob bei diesem oder jenem Gemüse die etwa notwendig werdende weitgehende Zerkleinerung des Materiales (Musform) ein geschmacklich erträgliches, der Natur des Rohstoffes angepaßtes Gericht liefert.

Schwierig liegt die Gemüsefrage in Gasthäusern. Hier sollte stets Musform verlangt werden, weil das Gemüse sehr oft zwecks besseren Bewahrens ansehnlicher Form nicht genügend gar vorgesetzt wird. Andererseits werden bei manchen Gemüsen (z. B. bei Spinat und Kochsalat) die Muse, die immer fader als das Vollgemüse schmecken, mit allerlei Würzen beschickt. Wir meinen, dem Superaciden ist es dann doch bekömmlicher, ein gewürztes Mus als ein nicht ganz gar gekochtes Vollgemüse zu verzehren. Die Würzen erregen im wesentlichen nur die primäre Saftsekretion (Zündsaft, Appetitsaft, S. 26), mechanisch ungeeignetes Material belastet den Magen während der ganzen Verdauungsperiode.

Da nachträgliches Würzen gesottenen Gemüsen Reizkörper schwer berechenbarer Art und Menge zufügt, ist das Garkochen im Dampfstrom, sowohl bei Gemüsen wie bei Früchten, vorzuziehen (Bd. I, S. 492, 515, 572); dann bedarf es keines Nachwürzens. Gutes Fett (nicht gebraten und nicht geröstet!) vertragen Superacide in Gesellschaft von Gemüsen recht gut; daher Zubereiten bzw. Anrichten mit Butter und Rahm zweckmäßig. In dieser Form eignet sich Gemüse sowohl für Suppen wie als Beilage zu Fleisch- und Amylaceengerichten. Von Obst erwies sich uns erstklassiges Dörrobst (Äpfel, große Zwetschgen, Pfirsiche, Aprikosen) meist als bekömmlichstes; es darf aber keine schwefelige Säure enthalten (Bd. I, S. 579). Man lasse es erst in kaltem Wasser voll aufquellen, dann im gleichen Wasser weich dämpfen. Im übrigen ist nur vollreifes Obst zu verwenden (s. oben).

Man sieht, wir verweisen die ganze Obst- und Gemüsefrage im wesentlichen auf das küchentechnische Gebiet. Rohes Obst und Gemüse S. 191, 192.

Amylaceen (besonders Kartoffeln). Wir fassen hier die gesamte Gruppe mehlreicher Speisen zusammen. Über manche Einzelheit ward schon gesprochen (Suppen: S. 193, Brot S. 192, Kuchen und Süßspeisen S. 197). Bei allen Superaciden wird die im Munde begonnene Stärkeverdauung nach Eintritt der Speisen in den Magen viel früher und stärker unterbrochen als bei Normalaciden (S. 8). Dies hemmt sekundär, wegen erschwerter Diffusion, auch den Angriff auf Zell-Zwischenlamellen, was zwar die Gesamtverdauung (einschließlich Resorption im Darm) nicht wesentlich beeinträchtigt, aber zunächst im Magen das Zerfallen von Brocken hindert. Teils das eine teils das andere wirkt sich am deutlichsten bei Teigwaren, Brot und Kartoffeln und ähnlichem aus, so daß das eingebrachte Material bis zum Übertritt in den Darm fast unverändert im Magen liegen bleibt; daraus ergeben sich die bekannten, charakteristischen Ausheberungsbefunde. Diese Verhältnisse erfordern schon theoretisch, sämtlichen Amylaceen, soweit sie nicht in feinster Verteilung als Suppen und glatte Breie mehr getrunken als gegessen werden, sorgfältigste und längere Mundverdauung zu gönnen, und die praktische Erfahrung steht damit in vollem Einklange. Sie lehrt sogar, daß Superacide gut gekaute Kartoffeln und gut gekautes Brot meistens besser vertragen als Suppen und Breie aus gleicher Masse des gleichen Rohstoffes (fein durchgeschlagen oder -gemahlen). Aus dem gut gekauten Material wird ein großer Teil im Munde verzuckert (S. 7) und dann leicht in den Darm entleert. Das Kauen entlastet also den Magen frühzeitig von Masse und saftlockendem Inhalt. Nach den klinischen Erfahrungen über Bekömmlichkeit tritt dagegen etwaiger, vom Kauen abhängiger Lockreiz praktisch ganz zurück (S. 9ff.). Als bekömmlichste Form für Kartoffel erachten wir bei Superaciden junge Kartoffeln gekocht und mit viel frischer oder zerlassener (nicht gebräunter) Butter verzehrt und ältere Kartoffel mit der Schale in Asche, im Ofen oder auf dem Rost gebacken und dann ohne Schale mit frischer Butter verspeist; bestes Kauen in beiden Fällen vorausgesetzt. Aus dem Gesagten ergeben sich ohne weiteres Nutzanwendungen für alle übrigen mehlhaltigen Speisen.

In schwereren Fällen ist es fast immer, in leichteren oftmals unzweckmäßig, die Einzelmahlzeit gleichzeitig mit größeren Mengen von Amylaceen (gleichgültig welcher Art) und mit reichlichen Mengen von Eiweißträgern auszustatten. Je stärkere Saftlocker die Eiweißträger sind (Fleisch!), desto mehr wird bei der Mischung die Gesamtverdauung leiden. Denn wir verbinden in der Mischung Nahrungsmittel, welche reichlichen

Magensaft locken und vertragen mit solchen, deren Magenverdauung unter hohen Säurewerten gehemmt wird. Alles in allem ergibt sich eine ungebührliche Belastung des Magens, die sich in verlangsamter Entleerung deutlich kundtut.

Kohlensaure Tafelwässer. Wir sehen hier ab von den medikamentös verwendeten Heilquellen. Teilweise fallen beide Begriffe zusammen, z. B. beim Fachinger Wasser und bei Vichy Célestin. Kohlensaure Wässer sind zweifellose Säurelocker, wenn sie in den leeren Magen gebracht werden (S. 33) und bei geringer Füllung des Magens dürften sie, ebenso wie das kohlensäurereiche Bier und wie Schaumwein in gleicher Weise wirken. Wenn man sich aber auf klinische Erfahrung stützt, so ergeben sich doch Bedenken, ob jene Befunde zum Ausschluß der kohlensauren Tafelwässer bei Superaciden berechtigen. Es wird zweifellos oft weitgehender Mißbrauch damit getrieben, und dem ist natürlich zu steuern. Von kleineren Mengen aber, z. B. $^1/_4$ bis $^1/_3$ l, als Beitrunk, sahen wir niemals Nachteile für die Bekömmlichkeit der Mahlzeit, gleichgültig ob es sich um Tafelwässer mit höchst geringem Aschengehalte, um Wässer mit geringem Kochsalzgehalt oder um schwach alkalische Wässer handelte. Dies gilt recht häufig auch für Bier. Als vorteilhaft erweist sich bei den meisten Superaciden der Genuß von ein bis zwei Glas alkalisch-kohlensaurem Tafelwasser (besonders Fachinger) etwa 2 Stunden nach der Mahlzeit. Über Alkalien S. 191, 214ff.

c) Die am wenigsten reizenden Nahrungsmittel.

Um nicht nur Einwände gegen den Gebrauch dieser oder jener Nahrungsmittel zu erheben und um den Aufbau geeigneter Kostformen zu erleichtern, stellen wir eine kleine Liste der durchschnittlich am wenigsten reizenden Stoffe zusammen. Bei den einzelnen Gruppen steht die am wenigsten reizende Form voran. Wir verlassen uns dabei mehr auf klinische Erfahrung, als auf das Experiment. Daß die hier aufgeführten Speisen nicht beliebig durcheinander gewürfelt werden dürfen, ergibt sich aus früherem. Einzelne Diätformen, untereinander sehr verschieden (S. 202ff.) schließen ihrer ganzen Anlage nach schon von vornherein bestimmte, hier erwähnte Stoffe aus.

Fleisch: Mus oder Timbale von gekochtem Fleisch, Geflügel, Fisch, Hirn, Kalbsmilcher (Thymus).
Gekochtes oder gedämpftes sehr zartes Fleisch bzw. Fisch (nicht zerkleinert, gut zu kauen) von beliebiger Tierart mit weißer, rahmhaltiger Tunke (nach Art einfachen Hühnerbrustragouts; Holländische Tunke und ähnl.).
Fein gehacktes Fleisch, leicht angebraten, am besten geröstet.
Braten aus zartem Fleisch oder Geflügel, warm oder kalt; ohne die Krusten (S. 195).

Eier: Rohe Trinkeier, geschlagene Eier.
Weichgekochte Eier (4 Minuten). Hartgekochte Eier, gut gekaut.
Spiegeleier, unter Vermeidung des Bräunens zubereitet (S. 196).
Eidotter in Suppen verrührt oder zum Herstellen von Mayonnaisen verwendet. Die Mayonnaise muß säurearm bereitet werden. In solcher Form gilt sie mit Unrecht als schwer bekömmlich. Oft bestehen aber starke Vorurteile bei den Kranken gegen Mayonnaisen aller Art. Darauf ist Rücksicht zu nehmen.
Eierstich, lockere Eierspeisen wie Rührei, Eierauflauf mit Parmesankäse.

Käse: Alle Arten milden Rahmkäses; frischer Topfenkäse, die meisten Arten nicht gewürzten und nicht mit Pilzen geimpften, nicht zu alten Tafelkäses. Ya-Urt-Käse wie „Sofli".

Milch: Gelabte Milch (zu gleichmäßig feiner Masse verrührt oder geschüttelt).
Kefir, zweitägig.
Mandelmilch und andere vegetabile Milch (Bd. I, S. 311 und oben S. 197).
Vollmilch, nach Wunsch mit etwas Kaffee, Tee, Kakao, Hygiama und ähnl.
Milchsuppen mit Einlage von Cerealienmehl, Butter und Eidotter.
Saure Milch, Ya-Urt.

Milchbreie: mit Einlage von Reismehl, feinem Grieß, Tapioka, Arrowroot, Maizena, Mondamin, Hominy, Hygiama, sog. Kindermehlen. Als Zusatz Rahm, Butter, Eidotter, Eierklarschnee zum lockern, Zucker oder etwas Salz.

Rahm: mit Milch gemischt; als Gefrorenes (langsam zu essen, S. 42).
Als Zusatz zu Milchsuppen, Milchbreien und in bescheidenem Umfange auch zu weißen Fleisch- und Gemüsetunken; als Zusatz zu Kartoffelbrei. Mit rohen Eiern geschlagen, kalt oder warm.

Suppen: Milchsuppen (vgl. oben bei Milch).
Durchgeseihte Cerealiensuppen mit Butter.
Durchgeseihte Linsensuppen mit Butter; besser die aufgeschlossenen Präparate (Bd. I, S. 661), als die natürlichen Mehle.
Durchgeseihte Suppen von Kartoffeln, Artischocken, Topinambur, Schwarzwurz, Karotten, Spargel.
Nichtdurchgeseihte Suppen von Hafer-, Gersten- oder Grünkernflocken, von gewöhnlichem oder gepufftem Reis; sehr weich gekocht.
In 200—250 ccm gut zubereiteter, sämiger Suppe lassen sich leicht etwa 50 g Butter unterbringen.

Gemüse in Musform oder als Timbale (durch unterzogenen Eierklarschnee gelockert): Friedenthal'sche Gemüsepulver (Bd. I, S. 484, 555), ferner geeignet: Spinat, Kochsalat, junge Karotten, Artischocken, Topinambur, Spargel, Blumenkohl, Kastanien, frische reife Erbsen, frische mehlige aber nicht vollreife Puffbohnen, Kürbis, Kartoffel, Linsen, Eierfrucht; nach dem Garkochen im Mörser fein zerrieben auch einige Kohle wie Butterkohl und Wirsing, ferner Rosenkohl. Wir erwähnten von trocknen Hülsenfrüchten nur die Linsen, weil sie im Gegensatz zu Erbsen und weißen Bohnen in Musform fast immer gut vertragen werden.
Bei den Gemüsen ist die Musform vorzuziehen, weil sie erfahrungsgemäß beim Kauen meist mangelhaft zerkleinert werden.
Die Gemüsebreie nehmen viel Butter auf. Das Vermischen mit steif geschlagenem Rahm oder steifem Eierklarschnee unmittelbar vor dem Anrichten ist meist zweckmäßig. Zugabe: Holländische Tunke und ähnl.

Mehlspeisen: Kartoffelbrei mit Rahm und Butter bereitet; mehlige Kartoffeln in der Schale gebacken, mit frischer Butter verzehrt. Junge Kartoffeln werden oft auffallend besser vertragen, als ältere (S. 198); die Ursache ist vielleicht die zartere Beschaffenheit der Zellwand.
Reis, weich gekocht.
Nudeln, frisch bereitet.

Süßspeisen: sehr locker und nur schwach gesüßt.
Schneebälle, Flameris (Bd. I, S. 380, 381).
Eierflade.
Schokolade-Maizenapudding mit Milch bereitet.
Eierauflauf schwach gesüßt.
Einfache Rahmspeisen.

Fette: Butter erster Qualität, am besten ungesalzen, weitaus an der Spitze.
Butterersatz: erstklassige Margarine, beste Pflanzenbutter.
Olivenöl, Sesamöl.
Lebertran.
Knochenmark: gekocht, auch als Zusatz zu Suppen, Fleischmus, Gemüsemus zu benützen.

Gebäcke: Einfache Biskuits nach Art der Albert-, Leibniz- und Selberg-Biskuits, „Breakfast" (Huntley und Palmers), Schweizer Salzwaffeln (Knöller, Stuttgart).
Mürbes Weißbrot wie Hörnchen, Kipfel, Einback, feines Weizenbrot gewöhnlicher Art.
Zwieback, leicht geröstetes Weißbrot (Toast).

Getränke: Milch, Mandelmilch siehe oben (bei Milch).
Hygiama von Theinhardt (Cannstatt) altbewährt; Rakahout. Kufeke's Kindermehl.
Tee, fallweise auch Kaffee (S. 35, 179) mit viel Milch. Auch Tee-Ersatz aus getrockneten Himbeeren oder aus Brombeerblättern, auch Lindenblüten.
Mineralwässer schwach alkalischer Beschaffenheit und mit wenig Kohlensäure. Branntwein stark verdünnt (bedarf besonderer Erlaubnis).
Kakao mit Wasser bereitet wirkt stark säurelockend. Bei Verkochen mit Milch verliert er diese Reizwirkung. Auch der vortreffliche, weitgehend entfettete Gral-Kakao von Reichardt (Wandsbeck) wirkt dann reizlos. Solchen stark entfetteten Kakao bei Reizzuständen des Magens (auch beim akuten Katarrh und überhaupt bei allen Schonungskuren) zu benutzen, erscheint uns ratsam. Denn die Reizwirkung haftet am Kokusfett, dessen kratzender Geschmack ja auch die Verwendung des unentölten Kakaos erschwert (Bd. I, S. 711ff.). — Schokolade (Kakao + Zucker) (Bd. I, S. 712, 716) ist reizarm, vorausgesetzt, daß treffliche Ware benutzt wird, da die geringere Ware oft allerhand unberechenbare Zusätze erhält. Schokolade soll aber mit Milch und nicht mit Wasser bereitet werden.

5. Kostformen.

Wie aus dem vorausgegangenen Abschnitte über Nahrungsmittel ersichtlich, sind wir nicht geneigt, in dem Ausscheiden der sog. Saftlocker (nach A. Bickel's Tabelle) das beherrschende Hauptstück der diätetischen Therapie zu sehen. Geeignete Zusammensetzung der Einzelmahlzeit, sorgfältiges Vermeiden von Überlastung des Magens durch zu große Mahlzeiten, gutes Zerkleinern der Nahrung durch küchentechnische Vorbehandlung oder durch Kauen (S. 9), langsames Essen, völlige Regelmäßigkeit der Nahrungsaufnahme sind mindestens ebenso wichtig. Bei Verteilung der Mahlzeiten können und sollen etwaige Säurebeschwerden ein guter Führer sein. Bei manchen können wir denselben vorbeugen und wir vollziehen dann damit zweifellos eine therapeutische wichtige Leistung, wenn wir zwischen die 3 Hauptmahlzeiten des Tages je eine kleine Zwischenmahlzeit einschalten; bei anderen aber erweisen sich solche Einschiebsel als nachteilig. Weder die Höhe der Superacidität, noch die Stärke der Supersekretion, noch die Art der anatomischen Störung sind bei solchen Verschiedenheiten ausschlaggebend; viel maßgebender ist offenbar die Einstellung des Nervensystems. Im großen und ganzen macht man die Erfahrung, daß reichliche und namentlich auch kompliziertere Mahlzeiten von Superaciden abends am schlechtesten vertragen werden und die Nachtruhe durch Säurebeschwerden stören. Es gibt Superacide, die morgens und mittags fast alles ohne Bedrohung durch Säurebeschwerden essen und trinken können, abends aber höchst vorsichtig sein müssen. Namentlich bei geistig stark arbeitenden Männern jenseits mittleren Lebensalters findet man diese Typen, und dann wird man fast immer nach gleichem Probemahl abends wirklich höhere Säurewerte finden als morgens und nachmittags (S. 176, 196). Öfters sahen wir dies sich mit einem Schlage ändern, wenn die Patienten fern vom Alltage sich der Muße und Erholung hingaben; d. h. dann verlor auch das Abendessen seinen schädlichen Einfluß. Aber auch der umgekehrte Typ kommt vor, d. h. Beschwerden zwischen den Mahlzeiten am Tage; wenn sich die Patienten aber 1—2 Stunden nach dem Abendessen zur Nachtruhe hinlegen, völlig beschwerdefreie Nächte. Dieser Typus ist bei Frauen und bei jüngeren Männern der überwiegend häufigere.

6. Kost mit milden Diätvorschriften.

Oft genügt es, die aus der Anamnese erkannten, keineswegs immer auf rein diätetischem Gebiete liegenden Schädlichkeiten (S.176f.) auszuschalten, Nahrungsmittel mit Reizwirkung erster Ordnung zu verbieten (S. 191) und im übrigen auf Innehalten geregelter, einfacher, der Kotbildung und -förderung dienlichen Hausmannskost (S. 108), auf langsames Essen und sorgsames Kauen zu dringen. Wir legen als Beispiel einen Kostzettel vor, der den erwähnten Ansprüchen gerecht wird, und der teils in gleicher teils in einer den jeweiligen Umständen entsprechenden, leicht abgeänderten Form häufig gute Dienste tat bei Leuten, die bis dahin ein sehr unregelmäßiges Leben geführt und an Superacidität mit erheblichen Beschwerden gelitten hatten.

Morgens: Gerade diese Mahlzeit wird oft in großer Hast genommen; dies ist zu vermeiden. Das erste Frühstück zu einer reichlichen und behaglichen Mahlzeit auszubauen, ist meistens zweckmäßig.

Leichter Tee ohne Zucker und Milch oder Kaffee mit reichlich Milch oder Rahm (entsprechend dem Wiener Frühstückskaffee); — weich gedämpfte Hafergrütze (nach schottischer Art = Porridge, Bd. I, S. 378) mit frischer Butter zu verzehren; — 1 bis 2 weichgekochte Eier; — feines Weizenbrot oder gut ausgebackenes und gut zu verkauendes Weizenschrotbrot (S. 34) mit Butter.

Vormittags: 250—300 ccm warme Milch; — 1 bis 2 Weizenzwieback mit Butter. Diese Mahlzeit ist nicht immer nötig und auch nicht immer zweckmäßig (s. oben).

Mittags: Keine Suppe oder 100—150 ccm klare Fleischbrühe, je nach Bekömmlichkeit (S. 193). — Zartes Fleisch beliebiger Art, nach Abschneiden etwaiger Krusten (S. 195), oder gekochter Fisch; — gekochte oder in der Schale gebackene Kartoffeln oder Kartoffelbrei oder weich gedämpfter Reis; — weich gekochter Spargel oder Blumenkohl oder durchgeschlagenes Mus von Spinat, Kochsalat, jungen Karotten, Wirsing, Topinambur; — als Tunke zu den Fleisch-, Fisch-, Kartoffel-, Reis- und Gemüsegerichten zerlassene Butter, Buttertunken verschiedener Art, holländische Tunke und dergleichen. — Weizengebäck mit Butter. — Nach Wunsch und Bekömmlichkeit als Nachtisch Käse (S. 199) oder 2—3 Eßlöffel frisches Apfelmus oder weich gedünstetes und sehr schwach gesüßtes Kompot von Dörrpflaumen oder gedörrten Apfelschnitzel oder statt dessen ein gut gar gebratener Apfel. Sonstige Süßspeisen als Nachtisch werden besser gemieden.

Nachmittags: Tee oder Kaffee wie morgens oder Kakao oder 250—300 ccm Milch (langsam zu trinken); — einige Zwiebäcke oder Biskuits oder 1—2 Scheiben schwach gerösteten Weißbrotes. Butter. — Wie oben bemerkt, ist das Einschalten dieser Zwischenmahlzeit nicht immer zweckmäßig, und man beschränkt sich dann besser auf 1 Tasse Tee oder 1 Glas alkalischen Tafelwassers (Fachinger am besten), S. 199.

Abends: Vor allem ist das Vielerlei zu vermeiden!

Zwei weichgekochte Eier oder lockeres Rührei aus 2 Eiern. — Weizengebäck, Butter, Käse (S. 199) oder statt Käse lockere, leicht gesüßte Mehlspeise (S. 200).

Oder: Kaltes Fleisch, auch zarter, mild gesalzener gekochter Schinken (sog. Prager) oder gekochter Fisch mit Buttertunke; — als Beilage zu beiden eignen sich gekochte oder in der Schale gebackene Kartoffel, Kartoffelmus oder frisch bereitete Nudeln oder gut weich gekochte käufliche Teigwaren mit Parmesankäse überstreut. Oder auch Huhn mit Reis gekocht mit Eidotter-Rahmtunke. — Gebäck mit Butter.

Oder: $^1/_2$ l Milch oder Sauermilch oder Ya-Urt; — oder Grütze bzw. Brei aus Zerealien mit Milch und Rahm bereitet, schwach gesüßt oder gesalzt; — oder als Haupt- und Einzelgericht Nudeln oder Reis oder Spaghetti, weich, mit reichlich Parmesankäse (nach italienischer Art bereitet), gut zu verkauen und langsam zu essen. — Als Nachspeise eignet sich für alles dies: Weizengebäck, Butter, Käse; oder statt Käse lockere, leicht gesüßte Mehlspeise.

Oder: als Hauptgericht etwa 300 g frischer Topfenkäse mit Milch oder besser Rahm gemischt, nach Wunsch schwach gezuckert. Als Nachspeise Gebäck mit Butter.

Ob als Getränk einfaches Wasser, alkalisches Tafelwasser, dünner Tee, 1—2 Glas leichten, nicht sauren Rotweines oder $^3/_{10}$ l Bier statthaft ist, muß von Fall zu Fall entschieden werden. In leichteren Fällen ist gutes Bier bekömmlich; am besten etwa 1 Stunde nach dem Abendessen. Wir empfehlen aber dringend, wenn irgendmöglich, alkoholisches Getränk jeglicher Art aus der Kost zu streichen und seine Bewilligung nur als unliebsame Konzession zu betrachten.

Die angeführte Kost bietet genügend Abwechslung und trägt verschiedenen Geschmäcken Rechnung. Wenn der Abstand zwischen ihr und früherer Kost groß ist, tilgt sie sehr oft alle Beschwerden. Nach einigen Wochen kann sie mit langsamem Vortasten nach dieser oder jener Richtung erweitert werden. Rückfall in frühere Unregel- und Unmäßigkeiten ist natürlich nicht erlaubt.

Besondere Umstände können zu stärkerem Heranziehen oder zu gewisser Beschränkung einzelner Teilstücke dieser Kost führen. Stuhlträgen wird man reichlicheren Genuß von Grahambrot vorschreiben; man kann auch einen frühmorgendlichen Milch- oder Traubenzuckertrank vorschalten (S. 192, 197). Oft wird man eine zeitweilige lakto-vegetabile Kost bevorzugen (vgl. Kostform, S. 204, 207). Fettleibigen wird man die Nahrungsfette beschneiden, die bei dieser Kost als Säureminderer entbehrlich sind. Umgekehrt steht bei Mageren nichts im Wege, von vornherein die Fett-Träger etwas, aber im Beginne nur ja nicht unmäßig stärker heranzuziehen. Man bevorzuge Butter; S. 193ff.

7. Strenge Kostformen.

Zwecks schnellen und sicheren Erfolges muß die Behandlung oft einleitend mit strengeren Diätkuren eröffnet werden. Zur gründlichen Auswirkung bedürfen sie des Loslösens von beruflicher Arbeit und bei vielen, namentlich bei geschwächten und bei leicht erregbaren Kranken, wenigstens im Anfang, sogar der Bettruhe. Daher ist klinische Behandlung der häuslichen vorzuziehen. Man braucht nicht darauf auszugehen, von vornherein die Kost dem Bedarf kalorisch anzupassen. Selbst bei Abgemagerten schadet 5—10tägige Unterernährung nichts; sie wird den schließlichen Erfolg eher begünstigen. Alle bewährten planmäßigen Ulcuskuren sehen auch für mindestens 1 Woche sehr knappe Kost vor und verzeichneten doch vortreffliche Endwirkung. Was wir hier für selbstverständlich halten, darf ohne weiteres auf superacide Reizzustände übertragen werden; wenn man dies frühzeitig tut, wird vielleicht manches Ulcus verhütet. Wir beklagen, daß sich diese Beurteilung der Lage noch nicht allgemein durchsetzte (vgl. S. 187ff.). Die Bettruhe mindert den Kalorienbedarf um 25 bis 40% (je nach Grad der vorausgegangenen Muskeltätigkeit). Sie erleichtert, ohne die Unterbrechung zu weit zu treiben, die Schonung des Magens.

a) Reine Milchkuren stellen ein altbewährtes Verfahren dar (Bd. I, S. 837ff.), am besten mit gleichmäßiger Verteilung von 6 Einzelgaben täglich; die Einzelgabe anfangs $^{2}/_{10}$ l, dann auf $^{3}/_{10}$ l steigend. Meist, freilich nicht bei jedem (S. 193, 196), kann schon von vornherein ein Teil der Milch durch Sahne ersetzt werden (z. B. 3 Teile Vollmilch gemischt mit 1 Teil Rahm von 25% Fettgehalt). Will man reine Milchkost über 1 Woche hinaus fortsetzen, was bei guter Bekömmlichkeit sehr zweckmäßig ist, so gelangt man in der 2. Woche leicht auf 2 l Vollmilch + 500 ccm Rahm (mit 25% Fett) = 2840 Calorien, also zu energetisch voll ausreichender Kost. Nach längstens 2 Wochen aber ist die Milch durch Gebäck mit Butter zu vervollständigen, sei es durch Zulage, sei es durch teilweisen Ersatz. Man wählt, je nach Sachlage (Kotverhältnisse!) Weißbrot oder Weizenschrotbrot (S. 201). In der Regel wird man schon innerhalb der 2. Woche, unter Vermeidung schroffer Übergänge, die Milchkost zur Ovo-Lakto-Vegetabilen Mischkost ausbauen können (s. Nr. 3 und Anweisungen in Bd. I, S. 845). Ebenso wie wir dürften wohl auch andere die Erfahrung gemacht haben, daß nach längeren Milchkuren schneller Übergang zu fleischreicher Kost bei allen Formen von Superacidität unzweckmäßig ist.

Mit A. Fischer halten auch wir teilweisen Ersatz der Milch durch die äußerst reizarme „vegetabile Milch“ aus Mandeln, Paranüssen usw. für sehr zweckmäßig. Dies in größerem Maße und länger als 5—7 Tage zu tun, gelang uns nur mit der leider jetzt nicht mehr erhältlichen Soyamamilch, weil sich dann Widerwille einstellte (vgl. Bd. I, S. 311ff.). Einen Teil der Milch durch vegetabile Milch zu ersetzen, geht immer an. S. 197.

Wie schon bemerkt (S. 196), lassen sich Milchkuren auch durch Ya-Urt- oder Kefirkuren ersetzen, die bei manchen Patienten leichter durchführbar sind. Des weiteren kommt auch bei superaciden und supersekretorischen Zuständen die reine Rahmkur in Betracht. Vgl. darüber im Abschnitt „Ulcus“; daselbst auch über Sippy-Kur.

Bei allen, sich nicht auf wenige Tage beschränkenden Milchkuren versäume man den Zusatz von Vitaminen nicht, insbesondere des trefflichen Vigantol (aktiviertes Ergosterin von Farben J. G. und E. Merck). Eine vollwertige Mischung der verschiedensten Vitamine, die sich zum Einrühren in Milch bestens eignet, ist die sogenannte „Ergänzungsnahrung“ der Nordmarkwerke in Hamburg (Marke Soluga, dreimal täglich ein Teelöffel des Pulvers in Milch eingerührt). Auch die an einigen wichtigen Ergänzungsstoffen reiche Promonta, ferner das Phosphozym (S. 138) sind hier zu nenneu. Keine Frage, daß die reinen Milchkuren, in dieser oder jener Form, bei Superaciden meist treffliche Erfolge zeitigen. Die Reizzustände pflegen alsbald zu schwinden.

b) Zerealiensuppen- und Breikost. Diese Kost, deren Ausbau im Abschnitte „Magenkatarrh“ schon besprochen wurde, und die wir dort rühmend in den Vordergrund stellten (S. 133), ist zwar wegen ihrer Reizlosigkeit und wegen kurzer Verweildauer im Magen auch bei Superaciden sehr geeignet. Praktisch stößt sie aber hier recht oft auf starken Widerstand von Seiten der Patienten, so daß man nicht allzu oft sie benützen wird. Anders wie beim chronischen Magenkatarrh kann man von vornherein die Einzelgabe mit etwa 30 g Butter, später mit erheblich mehr belasten. Weiter kommt man in der Regel mit gemischter Milch-Zerealienkost, wobei entweder abwechselnd Milch und Suppen bzw. Breie oder auch Mischgerichte aus Milch und Zerealien verabfolgt werden. Alle Zerealiengerichte sollen, um ihren Zweck vollkommen zu erfüllen, wenigstens im Anfang der Behandlung durch ein mittelfeines Sieb (1—2 mm Lochweite) getrieben werden. Nach etwa 8—10 Tagen erfolgt langsamer Übergang zur ovo-lakto-vegetabilen Kostform (s. unten).

Eine besonders scharfe Form flüssiger und halbflüssiger Kost ohne Salz vertritt A. Jarotzky unter dem Namen „buttervegetabile Diät". Sie besteht aus Suppen und dünnen Breien, die mit Wasser und Butter gekocht sind und durch ein Sieb gedrückt werden. Material: Kartoffeln, Perlgraupen, Reis, Manna und dergleichen, ferner Karotten, Rüben und dergleichen, ebenso zubereitet. Butter 50—150 g, je nach Lage des Falles. Also höchste Eiweißarmut, worauf Jarotzky besonderen Wert legt, weil der Drüsenapparat dann aus Mangel an Bedarf und Arbeit seine Tätigkeit auf ein Minimum herabsetze. Er meint, man könne damit, im Gegensatz zu allen anderen Methoden, die Supersekretion und Superacidität des Magensaftes endgültig heilen. Er ist doch wohl zu optimistisch. Geringe Säurewerte des Chymus während und nach der wochen- und monatelangen Kur sind sicher zum großen Teil auf mangelnde Chlorbereitschaft zu beziehen. Man sieht sie auch oft nach anderen Kuren, die den Reizzustand des Magens beseitigen und rasche Entleerung wiederherstellen. Das braucht mit Abnahme der Acidität des Saftes nicht das geringste zu tun zu haben. Im übrigen muß doch die Allgemeinbekömmlichkeit einer so einseitigen, langdauernden Ernährungsweise in Frage gestellt werden.

c) H. Lüthje's Kostform für Superacide, welche er mit geringen Abänderungen aus dem H. Lenhartz'schen Diätschema für Ulcuskranke (s. dort) ententwickelte, ist eine besondere, streng und planmäßig aufgebaute ovo-lakto-vegetabile Kost (s. unten) und eignet sich ebenso wie die reine Milch- oder Zerealienkost vortrefflich zu einleitenden Kuren. Sie beansprucht mindestens 8—10tägige Bettruhe. Indem sie sich von der zweiten Woche an, freilich unter Ausschluß von Fleisch, ziemlich stark mit Proteinen anreichert (Eier, Milch), bildet sie eine Art Mittelstufe zwischen der Milch-Zerealien- und der eiweißreichen, fleischführenden Kost (s. unten). Sie bewährt sich als Schonungsdiät. Im Einzelfalle kommt man teils schneller, teils langsamer voran, als das Tagesprogramm angibt. Die Weiterentwicklung zu reicher ausgestalteter fleischfreier Kost durch Aufnahme von Spinat, Kochsalat, Blumenkohl, jungen Möhren, Erbsenmus, jungen Erbsen, Mus von gekochtem Obst, mehr Fett gestaltet sich leicht und einfach. H. Lüthje empfiehlt, erst nach Monaten Fleisch in einfachster Form hinzuzufügen. Wir möchten ausdrücklich hervorheben, daß H. Lüthje jedenfalls das Verdienst zukommt, als erster den bedeutenden Wert sehr strenger, planmäßiger Schonungskuren, nach Art der Ulcuskuren, bei Superaciden gefordert zu haben. Wir benützten das Lüthje'sche bequeme Schema öfters und waren auch in Fällen mit stark-supersekretorischem Befund damit meist zufrieden.

Tag:	1	2	3	4	5	6	7	8	9	10	11	12	13
Eier . . .	2 Stück	3	4	5	6	7	8	8	8	8	8	8	8
Zucker .	—	—	20 g	20	30	30	40	40	50	50	50	50	50
Milch . .	200 g	300	400	500	600	700	800	900	1000	1000	1000	1000	1000
Milchreis.	—	—	—	—	—	100 g	100	200	300	300	300	300	300
Zwieback	—	—	—	—	—	—	—	20 g	40	40	60	60	80
Butter . .	—	—	—	—	—	—	—	—	—	20	40	40	40

Wegen der außerordentlichen Schlackenarmut der Kost wird man oft genötigt sein, den Kotlauf durch leichte Abführmittel zu unterstützen (z. B. abends ein Phenolphthaleinpräparat, gleichzeitig mit $1/2$ bis 1 mg Atropin).

d) Ovo-lakto-vegetabile Kost. Diese Kostform ist dem Sinne nach identisch mit fleischfreier Kost, und als Dauerkost in freierer Form werden wir ihr nochmals begegnen (S. 207). Hier sei ihrer nur als Übergangskost nach den bisher erwähnten Kuren gedacht, und als solche darf sie sich noch nicht breit entfalten.

Sie soll nicht mit einem Schlage, sondern einschleichend an Stelle der anderen Kostformen treten. Grundsätzlich ähnelt sie der H. Lüthj e'schen Kost. Immerhin bietet sie mehr Abwechslung, was sie leichter und länger durchführbar macht.

Wir gestatteten dabei sehr oft kleine Mengen Fleischbrühe und sahen keinen Nachteil davon (S. 193). Ein Beispiel folge:

Morgens: $^3/_{10}$—$^4/_{10}$ l Vollmilch oder Teemilch (Bd. I, S. 702), bzw. Milch mit Rahm (S. 196); — 2 weichgekochte Eier; — 30 bis 50 g Zwieback, feines Weizenbrot oder Weizenschrotbrot (S. 201) mit reichlich Butter.

Vormittags: 200—250 ccm Suppe aus Zerealien, Kindermehlen, aufgeschlossenen Leguminosenmehlen, mit Knochenmark gekocht oder nach dem Kochen mit etwa 30 g Butter versetzt. Gröberes Material ist abzusieben.

Mittags: Je nach Wunsch und Bekömmlichkeit etwa $^2/_{10}$ l mittelstarke Fleischbrühe mit etwas Sago oder Tapioka gekocht; Beigabe einiger Scheibchen gekochten Knochenmarks. — Kartoffelbrei mit Rahm bereitet oder Kartoffel in der Schale gekocht bzw. gebacken mit frischer Butter (sorgsam kauen!) oder Gericht aus frischen Nudeln. — Lockere Süßspeise, schwach gesüßt (Auflauf, Flammeri; Bestandteile: feine Mehle, Milch, Schlagrahm, Eierschnee, Eidotter, wenig Zucker, mildes Gewürz wie Vanille oder Zimt). Die Mengen dieser Gerichte dürfen nur langsam steigen.

Nachmittags: $^3/_{10}$ l Milch oder Teemilch, gelegentlich auch Kaffeemilch (S. 134, Bd. I, S. 688); statt dessen, wenn gut bekömmlich, $^3/_{10}$ l Sahne (etwa 10% Fettgehalt). — 30—50 g Gebäck mit Butter. Statt dieser Getränke kommen auch in Betracht entfetteter Kakao (S. 200) oder Schokolade mit Milch und Rahm bereitet oder Mandelmilch.

Abends: Brei aus Cerealien (namentlich Weizengries, Reis, Tapioka) mit Milch bereitet oder etwa 150 g frischer Topfenkäse mit Rahm und etwas Zucker angerührt. — Etwa 50 g Gebäck mit Butter.

Vor der Nachtruhe läßt sich meist mit Vorteil $^1/_4$ bis $^3/_{10}$ l Mandelmilch einschalten.

Aus solcher Kost wird nach etwa 1—2wöchiger Dauer breitere Dauerkost mit oder ohne Fleisch entwickelt (s. unten).

Diese Kostform bietet Vorteile, wo man auf frühzeitiges Mästen ausgeht; denn sie läßt sich fast beliebig mit Butter usw. anreichern. Andererseits ist sie bei Fettleibigen schwer durchführbar. In schmackhafter Form und Menge mit Butter usw. ausgestattet, führt sie gar zu leicht zu Gewichtsanstieg. Des Fettes stark beraubt, wird sie unschmackhaft und widersteht bald.

e) Eiweißreiche Kost. Aus den Diätvorschriften seiner klinischen Lehrer Th. Jürgensen und F. Riegel übernahm C. von Noorden in die Behandlung Superacider eiweißreiche Kost. Die beiden genannten Kliniker bezogen sich theoretisch auf das starke Salzsäurebindungsvermögen der Proteine, wodurch der Säure die Reizwirkung genommen werde. F. Riegel führt dies auch genauer aus (Erkrankungen des Magens, I. Aufl. S. 217, Wien 1897). In der Hauptsache ließen aber beide Kliniker sich von Erfahrung leiten. Wir wissen jetzt, daß die theoretische Grundlage nicht ganz zutrifft, da gewöhnlich Saftmenge und Acidität des Chymus nicht nur absolut, sondern auch im Verhältnis zum säurebindenden Material der Ingesta bei proteinreicher Nahrung, namentlich bei Fleischmahlzeiten größer sind als bei durchschnittlicher vegetabiler Kost (S. 36). Trotzdem besteht für uns, auf Grund alter und neuer therapeutischer Erfolge, die Erfahrung zu Recht, daß proteinreiche Kost, einschließlich des Fleisches unter Beachtung gewisser Vorsichtsmaßregeln sich sehr oft sowohl bei einfacher Superacidität wie auch bei ihrer Verbindung mit Supersekretionsbefunden vortrefflich eignet, womit solchen Superaciden, die der Milchkost und der wegen notwendigen Verzichtes auf mancherlei Würzen auch etwas schalen, amylaceenreichen Kost abhold sind, ein großer Dienst geleistet wird. Wir lenken hierauf die Aufmerksamkeit der Ärzte, weil heute ja bei Krankheiten der Verdauungsorgane ganz allgemein und bei superaciden Zuständen im besonderen fleischlose oder mindestens fleischarme Kost Trumpf ist. Als maßgebend für gute Bekömmlichkeit erkannten wir einerseits reichlichen Fettgenuß, zeitliche Trennung der Eiweißträger von Amylaceen (mit Ausnahme gut gekauten Gebäckes in kleineren Mengen). Dies ward schon oben erwähnt (S. 196, 198). Des weiteren ist namentlich auch nötig: zeitliche Trennung von Milch, Verabfolgung von Gemüsen in feiner Verteilung und vor allem — worauf auch F. Riegel hinwies — größerer Abstand der Einzelmahlzeiten voneinander, so daß Zwischenmahlzeiten außer leeren Getränkes wegfallen müssen. Alles Material ist gut zu zerkleinern, am besten durch Kauen. Daraus ergibt sich etwa folgender Kostzettel:

Morgens: Tee ohne Zutat. — 2 kernweich gekochte Eier oder 2 Spiegeleier mit Butter gebraten, wobei das Bräunen des Fettes und des Eiereiweißes zu vermeiden ist, oder lockeres Rührei aus gleicher Menge. — 100 bis 125 g zarter, mild gesalzener, gekochter Schinken mit dem anhaftenden Schinkenspeck (es kommt sehr auf Qualität des Schinkens an; mustergiltig der sog. Prager Kochschinken). Statt Schinken kann auch 100 g Holländer, Tilsiter oder frischer, weicher Emmentaler (sog. Edelweiß-) Käse oder 150—200 g frischer Topfenkäse genommen werden. — 50 g feines Weizenbrot oder Weizen-Grahambrot (S. 201). Sehr reichlich Butter.

Mittags: 150—200 ccm mittelstarke Fleischbrühe (bei dieser Zusammensetzung des Mahles niemals schadend) mit Knochenmarkscheiben. — Fleisch jeglicher Tierart zarter Beschaffenheit, die ihm durch küchentechnische Mißhandlung nicht genommen werden darf; gekocht oder gedämpft oder Stücke aus größeren Braten, wobei aber fettdurchzogene Krusten zu entfernen sind; dagegen soll das nicht überhitzte (nicht durch Hitze gebräunte und verkrustete) Fett mitverzehrt werden. Statt Fleisch auch Fisch oder, nach Wunsch beides. Die fetten Fische wie Lachs, Makrele, Karpfen, Aal sind bei einfacher Zubereitung im Rahmen dieser Kost durchaus zulässig. Selbst das als schwer bekömmlich geltende Fleisch von Hummern, Langusten und Krebsen, ebenso wie in kleineren Mengen pastetenartig zubereitete fette Gänseleber und mildgesalzener Kaviar sind Feinschmeckern erlaubt. Kleinere Fleischstücke und Fische werden am besten paniert; die mit geröstetem Fett durchzogenen Brösel müssen aber auf dem Teller entfernt werden. — Als Tunke dienen, je nach Charakter der Fleisch bzw. Fischspeise: Fleischbrühe, frische Butter, zerlassene nichtgebräunte Butter, Eidotter Mayonnaise (Bd. I, S. 252), Ei-Buttertunke (hartgesottene Eier sehr fein gewiegt, dann mit heißer Butter und wenig Salz innig gemischt; auf 1 Ei rechnet man 2—3 Eßlöffel Butter) und ähnliches. — Als Beilage fein durchgeseihtes Mus von Spinat, Kochsalat, Wirsing, Butterkohl, Karotten, Schwarzwurz; von nicht durchgeseihtem Gemüse nur junger Blumenkohl und Spargelspitzen so gar gedämpft, daß sie mit der Zunge zerdrückbar sind. Zum Gemüse viel Butter. — In der Regel wird als Nachtisch gut vertragen Mus von gedörrten Äpfeln oder Pflaumen. — Kartoffeln, Mehlspeisen aller Art bleiben bei dieser Mahlzeit fern, zunächst auch Gebäck; doch kann man letzteres gewöhnlich nach 2 bis 3 Wochen gestatten.

Nachmittags: nach Wunsch leerer Tee oder leicht alkalisches Mineralwasser.

Abends: Um diese Tageszeit steht zur Wahl, die proteinreiche Kost ebenso wie morgens und mittags fortzuführen oder Kohlenhydrate in den Vordergrund zu schieben. Auch Wechsel von diesem und jenem kommt in Frage. Die Bekömmlichkeit entscheidet.

Eier, lockere Eierspeisen, kalter Braten, gekochter Schinken, panierte Kalbrippenstücke oder -schnitzel, panierte Rindfleischscheiben (die mit geröstetem Fett durchsetzte Bröselschicht ist aber auf dem Teller zu entfernen); Geflügel, Fisch (vgl. mittags). Es können auch schwach gesalzte Räucherfische herangezogen werden (Lachs, Makrele, Flunder, Aal, Bückling, Sprott usw.). Nur frische Ware ersten Ranges ist brauchbar; Versandware und minderwertige Ware sind meist stärker gesalzt. Ölfische (Sardinen, Makrelen) bester Beschaffenheit sind gleichfalls zulässig. Dies alles auch zu Mittagsmahlzeiten. Marinierte Fische scheiden aus. Das eine oder andere oder auch mehreres davon. — Gebäck (50 bis 100 g) mit Käse und reichlich Butter.

Oder Topfenkäse mit fettreichem Rahm und ein wenig Zucker als Hauptstück. — Nachher Gebäck mit reichlich Butter.

Oder Risotto, frische Nudeln, weichgekochte Makkaroni, reichlichst mit Parmesankäse bestreut, als Hauptstück. — Nachher Gebäck mit reichlich Butter; — nach Wunsch auch mit Käse.

Oder Zerealienbrei mit Milch und Rahm bereitet als Hauptstück. — Gebäck und Butter.

Oder $^1/_2$ l Vollmilch oder Dickmilch oder Ya-Urt. Dann Gebäck, Butter, Käse.

Die Gesamtkost soll nur mäßige Mengen Salz enthalten, damit bei den Mahlzeiten nicht viel Flüssigkeit begehrt wird. Namentlich bei supersekretorischem Befund ist dies wichtig. Alkoholisches Getränk bei den Mahlzeiten scheide lieber gänzlich aus und werde nur widerwillig ausnahmsweise in kleinen Mengen gestattet (etwa $^1/_4$ l säurearmen Rotweins). Ein empfehlenswertes Tischgetränk, sowohl mittags wie abends ist leichter Tee, der ohne Zusatz von Milch schwach gesüßt, werden darf; Zusatz von 1 Teelöffel Rum zu 1 Tasse Tee wird kaum schaden. Etwa 2 Stunden nach der Mahlzeit darf und soll der

Flüssigkeitsbedarf des Körpers nach Belieben gedeckt werden; vormittags und nachmittags am besten mit einfachem Wasser oder mit schwach alkalischem Mineralwasser. Abends ist dann schon eher etwas alkoholisches erlaubt; etwa $^4/_{10}$ l schwach kohlensaures Mineralwasser oder heißes Wasser mit 20 ccm Weinbrand, Rum oder Whisky; statt dessen auch 300—400 ccm Bier. Aber nur als bedingt zulässig gelte dies; besser ist einfaches Wasser oder leicht alkalisches Mineraltafelwasser. Die Verdünnung des Chymus nach Beendigung der Hauptsekretionsperiode erweist sich bei keiner anderen Kostform so nützlich wie gerade bei dieser.

Falls man im Einzelfalle gute Erfahrung mit derartiger Kost gemacht hat, ist sie Superaciden, die auf Gasthäuser angewiesen sind (z. B. auch auf Reisen) sehr zu empfehlen, weil die einschlägigen Gerichte fast überall leicht und in guter Beschaffenheit erlangbar sind. Die Anwendungsbreite beschränkt sich also durchaus nicht nur auf einleitende strenge Kuren. Wir kennen Patienten, die solche Kost auf eignen Antrieb Jahre hindurch fortführten, weil sie sich dabei magengesunder und körperlich kräftiger fühlten als bei jeder anderen Kostform. Als Gegenanzeige ist zu betrachten, wenn sich dabei wegen geringer Masse kotbildenden Materials starke Stuhlträgheit entwickelt; denn solche darf bei Superaciden nicht geduldet werden. Vielleicht nicht sofort, aber meist schon nach kurzer Zeit, läßt sich bei Darmträgheit die Gesamtmenge des Brotes auf Weizenschrotgebäck (Grahambrot) umstellen; auf Reisen sind die salzfreien Weizenschrotmehl-Krackers von Theinhardt's Nährmittelwerken oder die Krakie der Wiener Ankerbäckerei empfehlenswerte Ersatzgebäcke (beides Dauerware). Wenn die Kost aber im übrigen gut bekömmlich ist, scheuen wir vor der fördernden Hilfe leichter Abführmittel nicht zurück, obwohl wir sie im allgemeinen lieber ausschalten. Als geeignet erweisen sich u. a. die Samenkörner von Psyllium (dreimal täglich 1 Teelöffel), Paraffinum liquidum, ferner abendliche kleine Gaben eines Rhabarber-Natronbikarbonat-Belladonnagemisches oder abends $^1/_2$ mg Atropin und dann morgens, etwa $^3/_4$ Stunden vor dem Frühstück 20—30 g Milchzucker in kaltem Wasser verrührt.

8. Dauerkostformen.

a) Vegetabile Kost. Schon lange ehe man wußte, daß vegetabile Nahrungsmittel durchschnittlich weniger Magensaft locken als animalische, wurde teils empirisch teils von Anhängern vegetarischer Lebensweise als Ausfluß ihrer Lehre rein-vegetarische Nahrung Superaciden empfohlen. Wenn sich dieselbe auf schwach gewürzte Suppen und Breikost mit Beigabe leichteren Gebäckes beschränkt, weicht sie nicht wesentlich von der schon beschriebenen Zerealienkost bei einleitenden Schonungskuren ab. Das kann aber niemals Dauerkost werden, und so haben wir hier nur solche vegetarische Diäten im Sinne, die sich durch breitere Entfaltung von eigentlicher Schonungskost entfernen, indem sie zwar scharfe Gewürze und Gewürzpflanzen, alkoholisches Getränk ausschließen und zunächst für den Verzehr vegetabiler Rohstoffe eine gewisse Auswahl treffen, im übrigen aber die gesamten Vegetabilien gut weich gekocht, gut zerkleinert oder gut kaubar bereitet freigeben. Daß solche Kost, die geschmacklich und energetisch allen Ansprüchen einer Dauerkost genügen kann (Bd. I, S. 887), viele mittelbare und unmittelbare Reizkörper und Saftlocker einschließt, ist klar (S. 197). Dennoch bewährt sie sich jedoch häufig recht gut. Da sie oft, auch gegen ärztliche Absicht, großes Volumen der Einzelmahlzeit mit sich bringt, da ferner in Abhängigkeit von schwierigen äußeren Verhältnissen entgegen unserem Willen und Rat, bald nur ausnahmsweise, bald öfters, die vegetabilen Nahrungsmittel in solcher Beschaffenheit (grobstückig, grobfaserig usw.) den Magen erreichen, daß sie trotz Einwirkung stark sauren Saftes am krampfbereiten Pylorus des Superaciden Widerstand finden, möchten wir allerdings von vornherein Fälle mit ausgeprägtem supersekretorischen Befund, gleichgiltig wie bedingt, davon ausschließen; wir sahen doch manches Beispiel, das abschreckend wirkt. Unter den Fällen von Superacidität mit geringer Supersekretion fallen diejenigen aus, denen starker Verdacht auf Ulcus anhaftet. Ein sehr ansehnlicher Rest bleibt übrig, wo Superacidität allein oder nur geringe Superacidität mit starken Superaciditätsbeschwerden uns klinisch gegenübertritt (S. 174). Das sind meist Fälle mit starkem neuropathischem Einschlage und sehr oft mit Stuhlträgheit verbunden. Gleichgültig ob man theoretisch Superacidität und Obstipation als koordinierte Folgen neuropathischer Konstitution deutet oder der Stuhlträgheit auslösende Kraft für Superacidität einräumt (S. 82, 221), jedenfalls tritt die Umstellung auf vegetabile Kost der Obstipation entgegen, und jedenfalls sind es — praktisch genommen — gerade diese Fälle, welche daraus den größten, oft dauerhaften Nutzen ziehen, so daß zunächst die Beschwerden, mit der Zeit auch die Superaciditätsbefunde im Chymus verschwinden, während auf Verschwinden der Hochwerte des Saftes nicht zu rechnen ist (S. 187ff).

Im Rahmen der rein vegetabilen Dauerkost läßt sich auch von Rohobst ein breiterer Gebrauch machen als gewöhnlich angenommen wird, namentlich von rohen Äpfeln. Wir stimmen darin vollkommen mit J. Boas[3] überein; derselbe rät, sie in geriebener Form vor den Mahlzeiten zu geben, oder statt dessen den Preßsaft roher Äpfel. Wir fanden, und zwar gerade als Einleitung der Mahlzeit, weiterhin brauchbar saftige Birnen, vollreife Bananen, frische vollreife Feigen, vollsaftige süße Weintrauben (sogar mit Schalen und Kernen) und trotz ihres Säuregehaltes Orangen mit zartem saftigem Fleisch; nicht minder statt dessen die Preßsäfte solcher Früchte (S. 191). Wenn dies bekömmlich — es ist meist der Fall im Rahmen dieser Kost —, bieten wegen ihres Vitamingehaltes die rohen Früchte wesentlichen Vorteil vor den gekochten; auch ist die Wirkung auf den Darm eine kräftigere.

Wir haben des weiteren zu berichten, daß selbst die neuzeitliche vegetabile Rohkost bei Superaciden sehr brauchbare Dienste tun kann. Unter ausschließlichem Verzehr von rohem Obst und von rohen Obstsäften (zumeist Weintrauben und Äpfel), 200—300 g zerriebener Nüsse und Mandeln, ferner zwei bis drei rohen Eiern, haben mehrere Superacide unserer Beobachtung in 4—6wöchigen Kuren ihre starken Superaciditätsbeschwerden verloren und konnten danach zu reichlicherer und gemischter Kost übergehen, die ihnen vorher stets bald mehr, bald weniger Beschwerden verursachte. Es kam meistens während der Kur zu Gewichtsverlusten, was aber in den betreffenden Fällen durchaus erstrebenswert war.

Alle diese vegetabilen Kuren erfordern sorgsames Kauen, was der küchentechnischen Zerkleinerung des Rohstoffes weit vorzuziehen ist.

Man sieht, es kommt gar nicht so sehr auf den Ausschluß säurelockenden Materials an. Die Rohkost und auch die gekochte vegetabile Kost ist trotz Ausschlusses der eigentlichen Gewürzpflanzen keineswegs arm daran. Wichtig ist für das Ergebnis die Vereinfachung der Gesamtkost. Daher sehen wir auch die besten Erfolge der rein-vegetabilen und der rohkostlichen Ernährung da, wo bislang die Kost unregelmäßig, überreichlich und verwickelt gewesen ist.

Immerhin können wir in dem Fernhalten animalischer Nahrungsmittel nicht die Vorbedingung günstiger Wirkung erblicken, da wir bei hinreichender Beigabe geeigneter Vegetabilien mindestens gleich gute Erfolge sahen, wenn wir nicht nur Milch nebst ihren Abkömmlingen und Eier, sondern auch Fleisch in mäßigen Mengen gestatteten (s. unten). Über die Verbindung von Milch und Eiern mit Vegetabilien äußerte sich schon H. Lüthje in gleichem Sinne, als er die Wichtigkeit der Kotförderung bei Superaciden erörterte (S. 204).

b) Ovo-lakto-vegetabile Kost. Daß mit solcher Kost alle Ansprüche des Körpers auf die Dauer voll befriedigt werden können, ist sicher (Bd. I, S. 903). Da es mit ihr viel leichter als mit rein vegetabiler Kost ist, den Bedarf an Proteinen und Calorien auf verhältnismäßig geringes Gewicht und Masse zusammenzudrängen, bietet sie die Möglichkeit, sich ihrer auch bei supersekretorischem Befund und bei Hypotonie zu bedienen. Sie wirkt gleichzeitig stuhlfördernd, wenn man gut zu verkauendes Weizen-Grahambrot, Gemüse- und Obstmus, weich gekochte Gemüse, später auch rohe Früchte verschiedener Art (S. 192) reichlich einstellt, wie es die erweiterte Kost H. Lüthje's auch vorsieht. Anderseits hat sie vor Verquickung mit Fleischspeisen erzieherischen Wert bei solchen Kranken, die trotz Warnung immer wieder geneigt sind, aus geschmacklichen oder anderen Gründen, unter Vernachlässigung wichtiger Beikost, den Fleischgenuß in den Vordergrund zu schieben.

Wir haben bei allen chronischen Krankheitszuständen immer Bedenken getragen, einseitig gerichtete Kostformen ununterbrochen fortzuführen, wenn es nicht dringend notwendig war. Daher ließen wir bei langgestreckten rein-vegetabilen und ovo-lakto-vegetabilen Kuren das Einerlei meist ein- bis zweimal wöchentlich durch eine anders gerichtete, aber der Lage des Falles entsprechende Kost ersetzen. Wir messen diesem Grundsatze bei chronischen, diätetische Behandlung heischenden Krankheiten allgemein-therapeutische Bedeutung zu. Bei Superaciden wählen wir als Einschiebsel in vegetabile Kostformen Fleisch- oder Fischtage (S. 205). Ähnliches empfahl auch J. Boas[3].

c) Gemischte fleischhaltige Dauerkost. Auch die Theoretiker der fleischlosen, gegen Superacidität gerichteten Kost müssen damit rechnen, über kurz oder lang ihre Patienten zum Fleischgenuß zurückkehren zu sehen. Denn — praktisch genommen — ist die Gemeinde derjenigen, die aus Furcht vor Superaciditätsbeschwerden oder abgeschreckt durch ärztlichen Rat auf die Dauer dem Fleisch entsagen, doch nur klein. Ärztlichem Rat gegenüber können sie die Tatsache in die Wagschale werfen, daß Versuche mit Fleisch oder Fisch die angedrohten schädlichen Folgen nicht brachte,. Wir müssen diese Wahrnehmung bestätigen, vorausgesetzt daß der Fleischgenuß nicht ausartet und die Vegetabilien ungebührlich verdrängt; dies vor allem mit Rücksicht auf Kotbildung und -förderung. Ferner ist bei den Mahlzeiten zu verhüten, daß die Fleischgerichte etwa mit Speisen zusammentreten, die im allgemeinen bei Superaciden (S. 190ff.) und namentlich im Einzelfalle sich dazu nicht eignen; und schließlich sollen möglichst einfache, erfahrungsgemäß bestbekömmliche Zubereitungsformen der Fleisch- und Fischgerichte ausgewählt (S. 195) und stärkeres Würzen dieser Speisen unbedingt vermieden werden.

Der Vorrang unter den Fleischgerichten gebührt beim Superaciden dem gesottenen und gedämpften Fleisch und Fisch, da die Röstprodukte des Fleisches zu den allerstärksten Säurelockern gehören, und da die mit überhitztem Fett durchzogenen Krusten für den Magensaft schwer angreifbar sind und allzu leicht verlängerte Verweildauer bedingen (S. 194). Bratenfleisch nach Abschneiden der Krusten ist gesottenem Fleisch gleichzusetzen. Im übrigen sei das Rohmaterial wie auch das Küchenprodukt zart (S. 13, 17, 196).

Wir dürfen hier nicht die Bemerkung übergehen, daß mancherorts, gemäß dem französischen und englischen Sprachgebrauch, es gang und gäbe ist, unter „fleischfreier Kost" eine solche zu verstehen, welche nur das Fleisch der Säugetiere ausschaltet, dagegen den Verzehr von Fischen, Hühnern und einigem anderen Geflügel freistellt; manchmal wird auch das weiße Fleisch der Kälber diesen letzteren zugerechnet. Wir halten diesen Standpunkt für verkehrt. Daher sprachen wir nicht von „fleischfreier Kost", sondern gebrauchten die positiven

Ausdrücke „vegetabile“ und „ovo-lakto-vegetabile Kost“. Fleisch ist Fleisch für uns, von welchem Tier es auch stammen möge. Nur auf zarte Beschaffenheit und zweckentsprechende Zubereitung legen wir Gewicht (S. 13, 196 und Bd. I, S. 165 und 171).

In der Regel wird man beim Übergang von fleischfreier zu gemischter, fleischhaltiger Kost den Fleischgenuß zunächst nur einmal und erst nach längerer Zeit höchstens zweimal am Tage erlauben; ob dann mittags und abends oder morgens und mittags oder morgens und abends, richte sich nach Lebensgewohnheiten und Bekömmlichkeit im Einzelfalle. Sobald Fleisch morgens und mittags in der Kost erscheint, verzichte man lieber auf vormittägliche Zwischenmahlzeit, wie dies auch bei Besprechung proteinreicher Kost gefordert wurde (S. 206). Wir schalten fast immer noch auf die Dauer vieler Monate in die gemischte Kost wöchentlich zwei fleischfreie Tage ein (Morgens: 2 Eier, reichlich Gebäck und Butter; mittags: Nudel- oder Makkaronigericht mit Parmesankäse; Gemüsemus; Gebäck mit Butter; — nachmittags: Milchkakao oder Milchkaffee mit Gebäck und Butter; — abends: Reis- oder Grießgericht mit Milch bereitet; Gebäck mit Käse und Butter). Ein Beispiel einfacher, gemischter, oft bewährter Kost ward schon früher angeführt (S. 201). Wir nehmen hier also den grundsätzlich gleichen, aber in diesem Falle anders gerichteten Weg, wie wir ihn oben (am Schlusse von Nr. b dieses Abschnittes) beschrieben: Unterbrechung der beherrschenden Kostform durch anders geordnete Einzeltage. Hier und da wählen wir für den Schalttag auch die eiweißreiche Kostform S. 205, Nr. e).

d) Proteinreiche, amylaceenarme Kost, welche schon unter den strengen Kostformen besprochen wurde (S. 205), ist hier nochmals zu erwähnen, da sie sich bei vielen Superaciden auf die Dauer besser als jede andere bewährt; teils weil sie tatsächlich im besonderen Falle die bekömmlichste ist, teils weil sie allein auf die Dauer der Geschmacksrichtung des Patienten gut liegt und daher gewissenhaft befolgt wird, teils weil sie sich am besten den äußeren Lebensgewohnheiten der Persönlichkeit anschmiegt.

e) Rückblick auf die Dauerkostformen. Es stehen also, wie praktische Erfahrung — zum Teil abweichend von theoretischen Voraussetzungen — lehrt, verschiedene Kostformen für die Dauerernährung Superacider zur Auswahl. Scheitern wird jeder Arzt, der sich einer bestimmten Methode verschreibt und nur mit ihr arbeitet. Die Auswahl richte sich nach Lage des Einzelfalles und nicht nach vorgefaßter Meinung. Diesen so banalen Satz müssen wir hier stark betonen, weil tatsächlich die Superaciden von Jahr zu Jahr mehr in die Zwangsjacke bestimmter einseitiger, von Fall zu Fall wiederkehrender diätetischer Methoden gesteckt werden. Wenn man sich mit uns entschließt, der Dauerkost eine zwar unbequeme und entsagungsreiche, aber doch verhältnismäßig kurze Schonungskur vorauszuschicken, sichert man einerseits den Gesamterfolg und gewinnt anderseits viel größere Freiheit für Auswahl einer der Persönlichkeit angemessenen Dauerkost. Bei Beratung des Kranken über Einzelheiten, namentlich über einzelne Nahrungsmittel, über Zubereitungsformen, über Gruppierung der Speisen zu Mahlzeiten, über Getränke usw. wird das in Abschnitt B (S. 13, 18, 37 ff., 56, 57 ff.) Gesagte gute Dienste tun.

Bei gutem Verlauf der Dinge darf man nach $1/2$ bis 1 Jahr die Rekonvaleszenten allmählich zu frei gewählter Normalkost zurückkehren lassen, wobei aber auf Pünktlichkeit der Mahlzeiten, auf langsames Essen und gutes Kauen, auf Fernbleiben stark reizender Gewürze und vor allem auch auf Mäßigkeit im Genusse alkoholischer Getränke und beim Tabakrauchen zu dringen ist. Alkohol und Nikotin sind die schlimmsten Feinde und die häufigsten Ursachen für Rückfälle.

Wer früher an ungebührlich starke Mahlzeiten und an Mahlzeiten mit zahlreichen Gängen und höchst verschiedenartigen Gerichten gewöhnt war, wird sich in Zukunft unbedingt an einfachere Lebensweise gewöhnen müssen. Er kann alle diese Vorsichtsmaßnahmen auch sachgemäß und mit voller Auswirkung durchführen, wenn seine Umwelt ihn in den breiten Strom gesellschaftlichen Lebens stellt. Ihn dies zu lehren, ist immer eines der wesentlichen Ziele unserer klinischen Behandlung gewesen. Wir können mit Genugtuung feststellen, daß zahlreiche Superacide, ebenso wie geschulte Zuckerkranke, nach erfolgreicher Kur und Belehrung selbst unter den verwickeltsten äußeren Ernährungsverhältnissen sich vollkommen gut zurechtfanden, richtig zu wählen wußten, was und wieviel von dem dargebotenen ihnen bekömmlich sei, und daß sie allen Verführungen gegenüber standhielten. Rückfälle in alte magenfeindliche Gewohnheiten würden unbedingt wieder das überwundene Leiden neu entstehen lassen, vielleicht sogar schlimmeres bringen (z. B. Ulcus).

Vor langem meinten A. Schüle, R. Kaufmann u. a., Superacide gingen selbst aus den sorgfältigsten Diät- und sonstigen Kuren mit gleicher Acidität des Chymus hervor, mit der sie in die Kur eingetreten seien; nur ihre Beschwerden hätten sie zeitweilig verloren. Über die Säureverhältnisse des reinen Magensaftes bei Superaciden war damals nur wenig bekannt. In bezug auf Acidität des Chymus müssen wir die Richtigkeit jenes Lehrsatzes, als Ausdruck durchstehender Erfahrung, bestreiten. Auch theoretisch ist der Lehrsatz nicht mehr haltbar, nachdem man die Wichtigkeit entzündlicher Reizzustände am pylorischen Magenteile und am Duodenum für das Entstehen der Supersekretion, für die Tragweite der Supersekretion beim Entstehen superacider Befunde, für die Verweildauer des Chymus und für deren Einfluß auf die Saftsekretion erkannt hat. Bei diesen Förderern hoher Chymusacidität setzt unsere Therapie an. Sinken hochacider Chymuswerte überraschen uns heute nicht mehr. Erreicht wird das Sinken freilich nicht immer. Die Reizzustände lassen sich ja nicht immer beseitigen, und auch das Fortbestehen hochacider Sekretion trotz Verschwindens der Reizzustände kann dem Chymus weiterhin hochsauren Grad verleihen. Daß die salzsauren Hochwerte des reinen Magensaftes oft nur Ausdruck einer physiologischen Variante und dann durchaus nichts Krankhaftes sind, ward erwähnt (S. 167). Andere Male aber sind sie Ausdruck erhöhter krankhafter Erregbarkeit extragastralen Ursprunges (S. 175ff.) und dann ermäßigen sie sich nur, wenn die Ursache wegfällt. Wenn die Tätigkeit des Magens im übrigen normal ist, und wenn keine sonstigen Restbestände der Magenkrankheit zurückgeblieben sind, stempelt auch das Fortbestehen der sauren Hochwerte ihren Träger nicht mehr zum Magenkranken.

Zum Sinken übrigbleibender extragastral bedingter Säurehochwerte des Magensaftes tragen sonstige allgemeine Maßnahmen weit mehr bei als unentwegtes Festhalten an strengen antiaciden Kostformen.

Vgl. zu diesem Abschnitte namentlich „Aussichten der Behandlung", S. 187ff.

IV. Allgemeine Maßnahmen.

Soweit es sich nicht um Ulcuskranke handelt, finden wir superacide Zustände vorzugsweise in Gesellschaft anderer neuropathischer Einschläge. Diesen ist sorgfältige Beachtung zu widmen. Der Arzt wird vieles tun können, Reibungsflächen abzuschleifen, von denen aus immer neue Anlässe zu Übererregung entspringen; er wird damit auch günstig auf das Geschehen am Magen einwirken (vgl. Abschnitt nervöse Dyspepsie). Wo die therapeutischen Angriffspunkte liegen und was zu tun ist, ergibt sich nur aus Lage des Einzelfalles. Wir treffen Superacidität als Ausfluß neuropathischer Konstitution viel häufiger bei Leuten mit sitzender und doch unsteter Lebensweise, mit anstrengender und aufreibender geistiger Arbeit, als bei Leuten, die wesentlich im Freien leben oder angestrengt körperlich arbeiten. Meist ist aber bei Neigung zur Superacidität zum Erzielen vollen Erfolges für zeitweilige Erholung, fern vom Alltage, zu sorgen; dies auch dann, wenn die Beschwerden zweckmäßiger Diät weichen. Wie diese Forderung zu erfüllen ist, ergibt sich auch nur aus Lage des Einzelfalles.

1. Kurorte. Den unzweifelhaften Nutzen von Trink- und Bäderkuren werten wir im wesentlichen als Folge erholender Ausspannung und zweckmäßiger Lebensweise. Es ist seit Dezennien immer wieder, unter dem Deckmantel tiefgründiger Weisheit, darüber gestritten worden, ob man Superacide nur Kurorten mit alkalischen Quellen wie Karlsbad, Marienbad (Rudolfsquelle), Mergentheim, Neuenahr, Vichy usw. zuweisen müsse oder sie auch in Kurorte mit schwach salinischen, nicht alkalischen Quellen (Typus: Kissingen, Homburg) senden dürfe. Die Erfahrung hat längst gesprochen (C. Dapper[1] und C. von Noorden). Wenn man nicht, wie es in alten Zeiten die Regel und leider auch jetzt noch hin und wieder geschieht, die Kurgäste ganz unsinnige Mengen des „heilkräftigen" Wassers trinken läßt, sondern nur einen den Umständen angemessenen, bescheidenen Gebrauch davon macht, wenn man den Schwerpunkt auf zweckmäßige Diät und auf Erholung des Nervensystems legt, verzeichnet man in beiderlei Kurorten gleiche Erfolge. Die Aufnahme von Sanatorien unter die Kurmittel, wo mehr mit Diät- und Ruhekuren als mit Trinkkuren gearbeitet wird, hat dies ganz klar gestellt, und es ist längst erwiesen, daß die offensichtlichen Erfolge der klinischen Behandlung nicht einmal daran gebunden sind, ob an Ort und Stelle überhaupt eine mineralische Trinkquelle dieser oder jener Art zur Verfügung steht. Nur darauf daß die Behandlung im einzelnen und im ganzen, somatisch und psychisch auf die Persönlichkeit des Kranken richtig eingestellt wird, kommt es an. Die persönliche Einstellung bei Nicht-Sanatoriumsbehandlung in Kurorten ist zwar bedeutend besser geworden als früher, läßt aber in der Hand nur allzu vieler „Badeärzte" doch noch manches zu wünschen übrig.

Einen wesentlichen Vorteil haben freilich die alkalischen Quellen. Das Maximum der Wassermenge braucht nicht so scharf begrenzt zu sein, wie bei den Kochsalzquellen. Bei diesen ist Übertreibung schädlich, bei jenen entweder gar nicht oder doch viel weniger. Gehalt der Mineralwässer an Bittersalzen (Natrium sulfuricum, Magnesia sulfurica) ist günstig (Karlsbad, Kissingen, Marienbad, Mergentheim), da diese Salze die Magensaftsekretion deutlich herabsetzen (F. Heinsheimer). Über Alkalien usw. S. 214.

Über Wahl des Kurortes vgl. auch bei „Störungen des Darmes" (S. 221).

2. Klinische Behandlung. Wie im vorstehenden bereits angedeutet, und worauf auch noch des weiteren Bezug genommen wird, legen wir bei superaciden und supersekretorischen Zuständen auf klinische Behandlung das allergrößte Gewicht. Wir hoben schon eingangs hervor (S. 186ff.), daß auf guten Dauererfolg mit wesentlich höherer Wahrscheinlichkeit zu rechnen ist, wenn eine sehr genau durchgeführte Schonungskur strengster Ordnung die Gesamtbehandlung einleitet. Sehr oft ist sie unersetzliche Vorbedingung für Dauererfolg. Daß man auch bei manchen Superaciden ohne so scharfe einleitende Maßnahmen auskommt und gutes erreicht, ist unbestreibar, darf aber nicht dazu verführen, sie auch da für unnötig zu erklären, wo man es mit schwereren, hartnäckigen Zuständen oder mit immer neuen Rückfällen zu tun hat. Wir führen unsere, im Vergleich zu verbreiteter Meinung, viel günstigeren Erfahrungen über gründliche Heilung superacider Zustände vorzugsweise auf die einleitenden strengen Schonungskuren zurück. Um wieviel schwerer und mit welch geringerer Sicherheit dieselben im Alltag, bei häuslicher Pflege und Kost, ja auch bei dem oft sehr unruhigen Leben in Kurorten durchführbar sind, ist bekannt.

3. Beeinflussung des Ernährungszustandes. Superacide Zustände kommen sowohl bei Normalgewichtlern wie auch bei Fettleibigen und bei Mageren vor.

Der Fettleibigkeit trete der Arzt entgegen, wo er sie findet. Die einfache Kost, derer die Superacidität bedarf, läßt sich sehr bequem zur Entfettung benützen, indem der Fettgenuß entsprechend eingeschränkt wird. Denn was von

Proteinen und Kohlenhydraten in der Kost enthalten, pflegt meistens den Kalorienbedarf nicht zu decken. Unter dem Zwange der lästigen Beschwerden fügen sich viele der einschränkenden Kost, die sonst aus Bequemlichkeit die Energie zu einer Entfettungskur niemals aufgebracht hätten. Die Erziehung zur Mäßigkeit in Speise und Trank zeitigt dann oft doppelten Dauererfolg: Schwinden der Superacidität und Superaciditätsbeschwerden einerseits, Beseitigung der Fettleibigkeit anderseits; ebenso wie oft Fettleibigkeit und Superacidität aus gleicher Ursache, d. h. aus Unmäßigkeit sich entwickeln. Vgl. S. 116, 180.

Ganz so einfach liegen die Dinge nicht immer. Denn es gibt unter den fettleibigen Superaciden auch gar manchen, dessen Energieumsatz konstitutionell niedrig eingestellt ist, und bei dem man bei einigen der vorerwähnten Kostformen leicht zur Überernährung gelangt. Dann müssen die Nahrungsmengen sehr sorgfältig geregelt werden. Am meisten bewährte sich uns dann die eiweißreiche Kost (S. 205) mit reichlichen Mengen mageren Fleisches, mit reichlich Gemüse im Dampf gekocht (S. 198) und mit rohem Obst (S. 192), während alles andere entweder stark zurücktritt oder ganz ausscheidet.

Recht häufig, früher vielleicht häufiger als jetzt, sahen wir, daß Superacide normalen Körpergewichtes und auch solche mit erheblich unternormalem Gewichte (s. unten) in Kuranstalten oder auch zuhause durch stark überfettete Kost, die man zur Bekämpfung der Superacidität anwandte (S. 193), zu wahren Fettlingen umgewandelt wurden und den ebenso unnötigen wie schädlichen angemästeten Ballast dann dauernd behielten. Vor solchen Übertreibungen, die ja auch bei Lungentuberkulose und bei Morbus Basedowii vorkamen und leider noch vorkommen, sei dringend gewarnt.

Mit Magerkeit haben wir es oft zu tun, namentlich bei Jugendlichen. Sie bestand entweder von jeher, und dann handelt es sich meist um konstitutionelle Neuropathen (S. 176 und Bd. I, S. 944 ff.), teils entstand sie auf Grund der Magenbeschwerden durch unzureichende Ernährung; auch hierbei wirken neuropathische Einschläge häufig mit (Phobien, S. 101, 107, 183). Bei beiden Gruppen ist mit allem Nachdruck auf Herstellung annähernd normalen Ernährungszustandes zu dringen. Leitend ist hierbei die Erfahrung, daß dies auf fast alle durch interne Therapie heilbaren Magen- und Darmkrankheiten, besonders auch auf Superacidität und auf Hypotonie, äußerst günstig auch dann einwirkt, wenn die Magerkeit Folge jener Leiden ist. Die Zusammenhänge liegen ziemlich verwickelt. Natürlich ist nicht die Füllung der Fettpolster die heilende Kraft. Aber das Aufmästen setzt erzieherische Schulung der Verdauungsorgane voraus; sonst mißlingt es. Bessere Ernährung erleichtert die Erholung aller Organe, sie erleichtert der Psyche Rückkehr des Selbstvertrauens, des Gesundheitsgefühles und -gewissens. Damit werden psychogene Erregungen und Phobien ausgeschaltet, und dies verhütet Einflüsse, welche die Sekretion steigern und muskulären Krampf auslösen können. Das planmäßige Aufmästen der Superaciden ist keine ganz einfache Sache. Es muß langsam und mit einer durch Erfahrung gewitzigten Vorsicht geschehen, damit der Magen, die Eintrittspforte des mästenden Materials niemals überlastet und überreizt wird. Stete Aufsicht ist dabei nötig. Es kann daher nicht wundernehmen, daß beim Aufmästen der Superaciden die klinische Behandlung weitaus am besten abschneidet. Bestimmend für den Masterfolg ist die Fettzufuhr, von deren Masse, Auswahl und Verteilung alles abhängt. Daß das Fett beim einzelnen Verdauungsakt häufig, zwar keineswegs immer und auch nicht in jeder Form, den Säuregrad des Chymus mindert, betrachten wir nicht als die Hauptsache, wohl aber als willkommene Nebenwirkung (S. 193 ff.). Die stärkere Beanspruchung des Magens zu Mastzwecken einerseits, besserer Masterfolg anderseits verlangen gebieterisch Bettruhe, die von vornherein auf $1\frac{1}{2}$ bis 3 Wochen zu bemessen ist. Wir empfehlen den Patienten, nach kleineren Mahlzeiten mindestens $\frac{1}{2}$ Stunde, nach größeren Mahlzeiten mindestens 1 Stunde lang linke Seitenlage oder wenigstens Halbseitenlage des Rumpfes einzunehmen, damit die Hauptmasse des Mageninhaltes der im rechten, distalen Abschnitte des Magens, also der Zone, von wo aus die hauptsächlichen Lockreize für Salzsäure ausgehen, fernbleibt (H. Schur und S. Plaschkes; S. 33, 42). Beim Aufmästen Superacider bildet sich etwaige Stuhlträgheit fast immer ganz von selbst zurück. Man mag sich die Zusammenhänge zwischen Masterfolg und Beseitigung superacider Zustände bei Mageren theoretisch zurechtlegen wie man will, an der Erfahrungstatsache des Zusammenhanges ist nicht zu rütteln (S. 183, 195).

4. **Hydrotherapie.** Auf allgemeine Maßnahmen wie Bäder, Duschen, Abreibungen gehen wir im einzelnen nicht ein. Für die Wahl ist das Gesamtverhalten des Körpers und namentlich des Nervensystems maßgebend. Doch werde betont, daß man sich bei Superaciden vor allen anstrengenden und offenbar erregenden hydrotherapeutischen Maßnahmen hüten und ein für richtig erkanntes Verfahren keinesfalls übertreiben soll. An Kurorten mit Mineralbädern kommt es leider oft zur Übertreibung, teils mit, teils gegen den Willen des Arztes. — Heiße Umschläge auf den Bauch sind bei strengen Kuren unbedingt anzuraten: bei Bettlägerigen, also im Beginne strenger Kuren (S. 186) zwei- oder sogar dreimal am Tage, mindestens je 1 Stunde lang. Sie treten krampfhaften Bewegungsformen des Magens entgegen (S. 43).

5. **Magenspülungen** sind bei einfacher Superacidität nicht nötig, bei Verbindung mit supersekretorischen Befunden aber mindestens nützlich. Wir führen sie entweder 1 Stunde vor dem Abendessen oder lieber unmittelbar vor der Nachtruhe aus, wobei dann aber darauf Rücksicht zu nehmen ist, daß das Material der letzten Mahlzeit die Sonde leicht passiert. Bei kontinuierlichem Magensaftflusse, überhaupt bei allen Formen wirklich starker Supersekretion tragen solche Spülungen wesentliches zum Vorbeugen von Beschwerden und auch zu schnellerer Heilung bei. Vgl. S. 23.

V. Medikamente.

Im allgemeinen mache man von Medikamenten bei Superaciden möglichst geringen Gebrauch. Immerhin sind manche von ihnen kaum ganz entbehrlich.

1. **Alkalien** sind die weitaus am häufigsten verwendeten. Sie sind aber untereinander nicht gleichwertig.

Kalkpräparate. Calcium carbonicum stumpft zwar überschüssige Säure ab; als Nachwirkung folgt aber in der Regel vermehrte Säureproduktion, was F. Heinsheimer dem Lockreiz der schubweise entbundenen CO_2, P. Rodari dem Lockreize des entstandenen $CaCl_2$ zuschreibt. Es ist aber wohl allgemeine Alkaliwirkung, die beim Kalksalze vielleicht etwas deutlicher hervortritt. Man suchte die Calciumwirkung in Einklang zu bringen mit den neueren Untersuchungen von Fr. Kraus, S. G. Zondek u. a. über den Einfluß der Kationen auf das vegetative Nervensystem. Doch ist Übereinstimmung darüber noch nicht erreicht (S. 54). Frühere ausgedehnte Versuche mit Calcium carbonicum bei Superaciden schoben wir auf Grund der eignen ungünstigen Erfahrungen längst beiseite und benützen das Präparat nur noch, wo sich mit Superacidität des Magens Darmkatarrhe gärungsdyspeptischen Charakters verbinden. Wir geben es dann, aufgeschwemmt in warmem Wasser, in Mengen von 2 g zwei- bis dreimal täglich etwa $1-1\frac{1}{2}$ Stunden nach den Mahlzeiten. Von besonderen Fällen abgesehen, können wir also der mit theoretischen Erwägungen begründeten angelegentlichen Empfehlung des reinen Calciumcarbonates als „idealen

Antacidum" (A. S. Loevenhart und L. A. Crandall) nicht beistimmen. Unsere Patienten lehnten es fast alle nach kurzer Zeit ab, teils wegen unbefriedigender Wirkung, teils wegen nachträglicher Beschwerden. Günstiger schnitt nach unserem Urteil ein Gemisch von Calciumcarbonat mit Magnesia usta ab (s. unten). I. Greenwald empfahl ein Gemisch tertiärer Calcium- und Magnesiumphosphate (anstatt der Carbonate), deren milde Alkalität vorteilhafter sei. Auf Grund einiger Nachprüfungen möchten wir dem beipflichten. Verglichen mit Natronbicarbonat ist übrigens schon bei den wasserschwerlöslichen kohlensauren Erdalkalien langsamere und schwächere Wirkung auf die Aciditätsverhältnisse des Magens festzustellen (E. Silberstein und L. Pirk).

Chlorcalcium intravenös injiziert ist ein kräftiger Erreger der Saftsekretion (M. Sereghy, T. v. Gyurkovich und A. Petrović), übrigens auch vom Magen aus (A. Frouin). Dessen gedenke man, wenn innerliche Gaben von Calcium bei Superaciden in Frage stehen. Von glykonsaurem Calcium Sandoz (nur intravenös oder intramuskulär) sahen wir bei Superaciden keine Beschwerden.

Noch stärker als beim Calciumcarbonate tritt die sekundäre Reizwirkung hervor bei Lithiumhydroxyd und Lithiumcarbonat (M. Mayeda, P. Rodari). Bei Gichtkranken, die früher sehr reichlich mit Lithiumsalzen gefüttert wurden, hatte man oft Gelegenheit, dies festzustellen. Nach 1—2wöchigem Gebrauch der Lithiumsalze klagen die Kranken über Zunahme der Superaciditätsbeschwerden. Der höchst geringe Lithiumgehalt der Lithium-Mineralwässer scheint uns harmlos zu sein.

Über Kalibicarbonat enthält die Literatur so gut wie gar nichts. Wir griffen zu ihm in Form des kalireichen, natronarmen künstlichen Omalkanwassers (Bd. I, S. 97). Es enthält keine Chloride; das ist ein Vorteil.

Das Natriumbicarbonat wird seit alters unter allen Alkalien in der ärztlichen Praxis weitaus am stärksten bevorzugt. Es bildet den beherrschenden Bestandteil zahlreicher Gemische, die unter diesem und jenem Namen im Handverkaufe erhältlich sind, und zu denen Superacide auch ohne ärztlichen Rat greifen; oft zu ihrem Nachteile. Manche dieser „Magenpulver" haben ihr Ansehen viele Jahrzehnte hindurch behauptet. Da sich praktisch genommen alle Erwägungen über den Wert der Alkalitherapie bei Superaciden an das Natriumcarbonat knüpfen, treten wir hier diesen Fragen näher (S. 139, 199). Von Alkaliwirkungen auf den Magen kommen in Betracht:

a) Die vom Alkali im Mageninhalte angetroffene Acidität wird vermindert. Keine Frage, daß die ärztliche Praxis gerade diese primäre Wirkkraft bei der Alkalitherapie hauptsächlich und oft einseitig überwertend ins Auge faßte. Nur wenn die Säuremasse im Chymus mäßige Mengen nicht übersteigt, können die üblichen Alkaligaben (2—4 g Natr. bicarb.) die Acidität nennenswert herabdrücken.

b) Das Sinken der Acidität und das Einfließen eines weniger sauren Mageninhaltes in das Duodenum kann den pylorischen Widerstand wesentlich abschwächen und die Entleerung des Magens begünstigen (S. 44ff.).

c) Das Alkali wirkt des weiteren aber als kräftiger Säurelocker. Der zur Salzsäuresekretion befähigte Magen ist bestrebt, seinem Inhalte möglichst schnell wieder die Reaktion zu geben, die er ihm ohne Beigabe von Alkali verleihen würde. Der hochacid-supersekretorische Magen ist dazu hohen Maßes fähig. Es findet sogar oft beträchtliche Überkompensation statt (H. Kalk, H. Lange, G. Katsch, E. Silberstein und L. Pirk). Dies macht sich stark geltend, wenn das Alkali der Probekost beigemengt wird; nach eigenen älteren Versuchen (fraktionierte Ausheberung nach Probefrühstück) auch noch stark, solange sich der Magen in der Phase starker Sekretion befindet, d. h. vor dem Erreichen des früher als „Höhe der Verdauung" bezeichneten Zeitpunktes. Wenn das Alkali später, zur Zeit wo die Säurewerte des Chymus zu sinken pflegen, in den Magen gegeben wird, wirkt sich sein Lockreiz auf Saft entweder nur schwach oder auch gar nicht mehr aus. Bei Superaciden sind die verschiedenen Befunde in den beiden Phasen meist sehr beträchtlich.

d) Wenn Alkali der Probemahlzeit vorausgeschickt wird, und letztere folgt erst, wenn die vom Alkali gelockte Säureproduktion abgeklungen ist, so verursacht die Probemahlzeit selbst geringere Acidität, als sie es sonst tun würde. C. v. Noorden sah dies schon, als er vor 40 Jahren als Assistent auf der Klinik F. Riegel's mit entsprechenden Versuchen beauftragt wurde. Dieselben erstreckten sich hauptsächlich auf Superacide. Sie wurden zum Anlaß, daß wir das Vorausschicken von Natronbicarbonat $^1/_2$ bis $^3/_4$ Stunden vor der Mahlzeit bei Superaciden therapeutisch sehr viel verwendeten. Seit einigen Jahren greifen wir aber überhaupt viel seltener zu Natronbicarbonat als früher.

Nach den hier und unter c beschriebenen Verhältnissen scheint also nach einer auf starken Reiz hin erfolgten Sekretion eine gleichsam refraktäre Periode zu folgen, in welcher der nachfolgende Reiz weniger stark sich auswirkt. Ob die Ursache beim eigentlichen sekretorischen Apparate liegt (eine Art Ermüdung), oder ob sie bei Änderungen des Basensäuregleichgewichtes im Blut (s. unten e) liegt, steht dahin. Wahrscheinlich sind letztere schon zureichender Grund.

e) Die Säureabgabe in den Magen verschiebt das Säurebasengleichgewicht zunächst, bis die stark alkalische Pankreassekretion einsetzt, nach der alkalischen Seite. Alkaligaben können dies begünstigen, vorausgesetzt, daß sie nicht einen Überschuß von Säure in den Magen locken (vgl. unter c). Direkt ins Blut eingeführt, mindert nach G. Katsch Natronbicarbonat Acidität und Sekretionsdauer des Magensaftes, was T. Matsuyama[1] freilich nicht bestätigen konnte. (Vgl. Abschnitt „Staumagen: Tetanie").

Kurz zu erwähnen sind auch andere Verfahren der Alkalitherapie, insbesondere der Natrontherapie. Wir gehen darauf aber nicht näher ein, weil sie praktisch bedeutungslos sind. Das Eingießen von 5 g Natriumbicarbonat als 10%iger Lösung in das Duodenum (mittels Duodenalsonde) hemmt wesentlich die Magensaftsekretion, wenn es unmittelbar vor der Mahlzeit geschieht. Je mehr Zeit zwischen dem Eingießen und der Probemahlzeit liegt, desto unsicherer ist die Wirkung (T. Matsuyama[1]). Die mehrfach empfohlene Einführung von Natriumbicarbonat ins Rektum, in verschiedener Form und mit verschiedenen Mengen, auch in täglicher Wiederholung durchgeführt, minderte beim Menschen (im Gegensatz zum Tierexperimente) die Acidität des Magensaftes nicht (T. Matsuyama[2]). K. Glässner und J. Loew bewerten 0,4%ige Natronlauge höher als die kohlensauren Salze, namentlich in der Ulcustherapie; die Lauge (400 ccm täglich, mit Pfefferminz schmackhaft gemacht) zerstöre auch das Pepsin, was die Salze nicht täten. Wir sahen keinen besonderen Vorteil vom Ersatz der Carbonate durch Lauge.

Magnesia, teils als Magnesia usta, teils als Magnesium Perhydrol, teils als Magnesium carbonicum, ist praktisch genommen das einzige Alkali, was neben dem Natron in Frage kommt (S. 215) und den Natronpräparaten gegenüber sogar Vorteile darbietet. Es fördert den Kotlauf, was manchmal von Vorteil, manchmal von Nachteil ist. Meist wird diese Eigenschaft den Gebrauch von mehr als 2—3 g täglich verbieten. Einen Teil des Natron durch Magnesia zu ersetzen, was häufig geschieht, ist schon deshalb zweckmäßig, weil die Magnesiasalze nur unvollkommen resorbiert werden und daher das natürliche Kationengemisch des Körpers weniger stark beeinflussen als Natron.

Von den verschiedenen Magnesiumpräparaten ist zunehmenden Maßes seit längerer Zeit das Magnesium Perhydrol (mit 15, besser mit 25%igem MgO_2-Gehalt) als alkalisches Arzneimittel bei Superaciden in den Vordergrund getreten; teils auf Grund mehrfacher experimenteller und literarischer Empfehlung, größtenteils aber auf Grund unmittelbarer ärztlicher Erfahrung. In Übereinstimmung damit deckten jetzt neue Untersuchungen von C. Dienst die Ursache auf. Während nach Magnesiumoxyd nach unmittelbarer Senkung der Acidität des Chymus die sekundäre Mehrproduktion von Saft (S. 139, 215) noch sehr deutlich hervortritt, kommt es zu letzterer nach Magnesiumsuperoxyd nicht oder nur geringen Maßes. Dies beruht auf Ozonwirkung, die, wie es scheint, den Drüsenapparat unmittelbar dämpfend beeinflußt. Sie äußert sich besonders stark beim Verabfolgen des alkalifreien Wasserstoffsuperoxydes; 1 Tablette des Merck'schen Perhydrit auf 300 ccm Wasser liefert die angemessene Konzentration von 0,1% H_2O_2. Ein Mg-Präparat mit noch höherem Gehalte an H_2O_2 (d. h. mehr als 25%) wäre nach dem Urteil C. Dienst's wegen der langsamen Abspaltung von H_2O_2 noch günstiger als Perhydrit. Wir selbst haben seit vielen Jahren Magnesium Perhydrol (25%) den

Natronpräparaten vorgezogen und können es als bestes Alkalipräparat überall da empfehlen, wo man bei Superaciden Alkalitherapie für angezeigt hält, und wo anderseits die leicht abführende Wirkkraft des Magnesia nicht hinderlich ist.

Wenn auch die Indikation für Alkalitherapie weit über symptomatische Bekämpfung von Beschwerden hinausgreift, betrachten wir letztere doch als einen sehr wichtigen und brauchbaren Führer. Denn das krankhafte Geschehen am Magen, das uns die Beschwerden verraten, muß unter allen Umständen vermieden werden. Unbehagen und Schmerz sind oft nicht stark genug, um ihrer selbst wegen Bekämpfung zu heischen. Es ist die motorische Dysharmonie des Pförtnergebietes, welche wir durch das Alkali ausgleichen wollen und unter Umständen müssen.

Alles in allem vereinigt die Alkalitherapie der Superacidität also Wirkkräfte, die teils in erwünschtem, teils in nichterwünschtem Sinne die Saftsekretion beeinflussen. Die Verschiedenartigkeit der Ausschläge wird dadurch verständlich. Im großen und ganzen überwiegen die Bedenken. Der hemmungslose Gebrauch von Natriumbicarbonat, wie er früher üblich war, hat glücklicherweise bedeutend nachgelassen. Es war die denkbar schlechteste Form arzneilicher Behandlung. Die Einwände richten sich nicht gegen vereinzelte Gaben, zu denen der Superacide im Notfalle greift, um quälende Beschwerden schnell zu beseitigen. Sie richten sich gegen den planlosen, lange Zeit hindurch fortgesetzten Gebrauch. Solcher läßt zumeist, ganz gleichgültig in welcher Form und zu welcher Zeit auch immer das Natron genommen wird (s. unten, a bis e), allmählich die Neigung zu starker Säureproduktion anwachsen; auf die Dauer verschafft sich das schädliche Teilstück der Alkaliwirkung, der Lockreiz für Säure, also immer mehr Geltung. Des weiteren überlagert das erste Teilstück der Wirkung (s. oben unter a) die Beschwerden. Die Abstumpfung der Säure unterdrückt ein wichtiges Warnungssignal, und die beste Zeit für durchgreifende Therapie wird verpaßt, mag es sich nun um katarrhalische Reizzustände, um sonstwie bedingte Übererregbarkeit des sekretorischen Apparates oder gar um Ulcus handeln.

Bei den Mahlzeiten kleine Mengen alkalischen Tafelwassers zu trinken (z. B. 200 ccm Fachinger mit 0,36% Natriumbicarbonat), bringt erfahrungsgemäß keinen Nachteil. Darüber hinaus soll der Superacide ohne ausdrückliche ärztliche Erlaubnis nicht gehen (S. 199). Von den therapeutischen Anwendungsformen ist zweifellos die ungünstigste, einige Gramm Natriumbicarbonat gleichzeitig mit den Mahlzeiten oder unmittelbar danach zu verabfolgen (s. oben unter c); wollten wir damit auf Stunden hinaus nachwirkend den Säuregrad des Chymus mindern, so müßten wir schnell steigend zu immer höheren Gaben greifen. Praktisch erprobt sind folgende Verfahren:

a) Alkali wird morgens in den nüchternen Magen gegeben, dann fast immer in Form alkalischer Mineralwässer, wie es namentlich in Kurorten üblich ist. Auf die Salzsäureproduktion beim Frühstück hat dies sicher noch nachwirkenden, hemmenden Einfluß. Daß sich derselbe aber über den ganzen Tag ausdehne, ist mindestens nicht bewiesen. Auch der Gesamterfolg entsprechender Kuren läßt sich nicht dafür heranziehen, da an ihm ja verschiedene andere Heilkräfte mitbeteiligt sind (S. 212).

b) Alkali wird in kleinen Gaben mehrfach am Tage, etwa 25—40 Minuten vor den Mahlzeiten genommen, mit Absicht und Wirkung die auf die folgende Mahlzeit ergossene Saftmenge zu mindern. Sehr oft genügen dafür sehr kleine Mengen Natron bicarbonicum, wie sie z. B. in 150 ccm Fachinger oder Vichy Célestins enthalten sind (0,36% bzw. 0,5%). Oder man gibt 0,5 bis 2 g Natr. bicarb. in Wasser (Verhältnis 1 : 50). Meist schickt man das Natron nur solchen Mahlzeiten voraus, denen erfahrungsgemäß Säurebeschwerden folgen. Wenn man letztere in solcher Weise tatsächlich verhütet, ist dieses Verfahren sehr empfehlenswert. Aber viele Superacide kommen nur kurze Zeit mit jenen kleinen Einzelgaben aus und müssen bald dieselben steigern; dann ist das Verfahren nicht mehr empfehlenswert (S. 216).

c) Man gibt das Alkali etwa 1 Stunde nach solchen kleinen und etwa 3—4 Stunden nach solchen größeren Mahlzeiten, denen erfahrungsgemäß Säurebeschwerden zu folgen pflegen. Es ist dann der größte Teil der chemischen Magenarbeit schon getan, auch ein großer Teil des Chymus bereits abgeschoben; man zielt darauf hin, den Chymus in der kommenden Zeit, die am stärksten durch Übersäuerung und durch Pylorospasmus bedroht ist, auf niedrigem Säuregrad zu halten. Hierzu bedarf man aber größerer Natronmengen (2—5 g Natr. bicarb.), und meist muß man schnell von den kleineren zu den größeren Gaben steigen. Immerhin kommt der Kranke mit weniger Natron aus, als wenn er bis zum Auftreten von Superaciditätsbeschwerden wartet, und zu dieser Zeit verursachen die erforderlichen Mengen oft wegen zu starker Kohlensäure CO_2-Entwicklung auch sehr lästige Gefühle, ja sogar Übelkeit und Erbrechen. Außerdem ist zu bedenken, daß beim Eintritt von Superaciditätsbeschwerden das Übel, welchem man vorbeugen will, d. h. die dysharmonische, spastische Antrum- und Pylorusmotilität bereits in vollem Gange ist. Der Spasmus, der heute geduldet und nur in seinen schlimmsten Ausläufern therapeutisch noch getroffen wird, bahnt aber schon den Weg für neuen Spasmus am nächsten Tage, eine bei den meisten Krampfformen verschiedenster Art wiederkehrende Erfahrung. Wir halten die vorbeugende Alkalitherapie für besonders wichtig, wenn die Superaciditätsbeschwerden nachts aufzutreten pflegen, d. h. in Form des B. Moynihan'schen „Hungerschmerzes", der zweifellos nicht ein pathognostisches Merkmal für Ulcus duodeni, sondern darüber hinaus für eine die normale Sekretionsperiode überdauernde postdigestive Saftproduktion (S. 169) mit Pyloruskrampf ist (S. 64ff.). Es gibt Fälle, wo dieser Symptomenkomplex sich niemals am Tage — selbst nicht nach schwersten Mahlzeiten — meldet, sonnern nur nachts, wenn das vegetative Nervensystem unter verminderter Kontrolle des cerebro-spinalen Nervensystems steht, dadurch erregbarer geworden ist und freieres Spiel hat. Die Beschleunigung der Magenentleerung durch das vorbeugend dargereichte Alkali sichert die Nachtruhe und trägt durch diesen wohltätigen Einfluß schon vieles zur kausalen Bekämpfung der Superacidität bei, so daß recht oft nach einigen Wochen die abendliche Alkalizufuhr vermindert und schließlich unterlassen werden kann.

d) Auch dem Grundgedanken der Sippy-Kur (S. 203) kann man folgen: sehr häufige kleine Mahlzeiten und dazwischen Natron bicarbonicum in solcher Menge und Verteilung, daß der Mageninhalt dauernd bei alkalischer bzw. neutraler Reaktion gehalten wird. Zur besseren Ausheilung der Magen- und Duodenalgeschwüre erdacht, kommt das Verfahren auch bei einfacher Superacidität und -sekretion zur Anwendung. Das planmäßige Alkalisieren des Magens läßt sich nur mit den früher geforderten „strengen Schonungskuren" leicht verbinden, eignet sich aber durchaus nicht mehr, sobald die Kost erweitert wird und normalem Geleise zustrebt. Wir selbst sind keine Anhänger dieser Form der Alkalitherapie und zweifeln auch, ob sie notwendiges Beistück der Sippy-Kur ist. Näheres im Kapitel „Magengeschwür".

Die Überladung des Blutes, bzw. des ganzen Organismus mit sehr großen Alkalimengen (Natr. bicarb. oder Natr. citr.), in der Hoffnung, dadurch die Salzsäureproduktion zu unterdrücken, hat sich nicht bewährt. Auch J. Boas[2], der dies empfahl, ist davon zurückgekommen. Die Alkaliverteilung nach Art der Sippykur scheint nach E. Földes immerhin nicht nur praktisch, sondern auch theoretisch zweckmäßiger zu sein.

Größte Vorsicht ist geboten in Fällen, wo salzsaure Massen erbrochen werden. Große Alkaligaben führen dann leicht zu toxischer Alkalosis (vgl. Tetanie bei Staumagen, s. dort).

2. Atropin ist neben den Alkalien und oft sogar ihnen zuvor das wichtigste Medikament bei Superaciden. Wir haben seit etwa 30 Jahren, von seltenen Ausnahmen abgesehen, keine planmäßige Behandlung schwerer Superaciditätszustände durchgeführt, ohne uns der nützlichen Hilfe des Atropins zu bedienen. Die ihm inzwischen von vielen Autoren (namentlich D. v. Tabora, G. v. Bergmann[2] u. a.) zuteil gewordenen und experimentell gestützten Empfehlungen stimmen mit unseren Erfahrungen überein. Da sich bei fortgesetztem Gebrauche die Atropinwirkung nicht in den der Gabe folgenden Stunden erschöpft, kommt man meist mit abendlichem und morgendlichem Einnehmen aus (maximal: abends $^1/_2$—1 mg, morgens $^1/_2$—$^3/_4$ mg). Idiosynkrasie gegen Atropin besteht nur in dem Sinne, daß man die Menge sorgfältig der persönlichen Atropinempfindlichkeit anpassen muß. Überempfindliche eignen sich sogar besonders gut für Atropinbehandlung; nur muß die Dosis auf $^1/_2$—$^1/_3$ der normalen herabgesetzt werden. Bei Eumydrin machen sich störende Nebenwirkungen etwas weniger als bei Atropin und Extr. Belladonnae geltend; groß ist der Unterschied nicht. Man weiß, daß Atropin nur auf die neurogene Sekretion unmittelbar zu wirken vermag

(S. 26, 53). Neurogene Erregungen spielen gewiß bei jeder klinischen Form der Superacidität und -sekretion eine beträchtliche Rolle. Dennoch schlagen wir, im Gegensatz zu D. v. Tabora diesen Teil der Atropinwirkung nicht hoch an. Viel bedeutsamer ist die Beruhigung übererregter Magenmotilität (S. 51, 53), und die Beseitigung motorischer Dysharmonie im Antrum- und Pylorusgebiete. Wenn durch richtige, dem Einzelfalle angepaßte Dosierung der Übertritt des Chymus vom Magen in das Duodenum geordnet wird, mildern sich automatisch die klinischen Symptome der Supersekretion (S. 168) und der scheinbaren Superacidität (S. 171). Daraus erklärt sich die Rückbildung des superaciden Befundes, die D. v. Tabora schon nach 14tägiger Atropinkur feststellte. Wir beschränken uns nicht auf so kurze Dauer, sondern dehnen die Atropinkur, mit sehr langsam sinkender Dosierung, ebenso wie G. v. Bergmann[2], über viele Wochen und Monate aus, ohne schädliche Folgen gesehen zu haben. Im Beginn der Atropinbehandlung muß man freilich auf einige unbequeme Nebenwirkungen gefaßt sein (Trockengefühl im Munde, erschwerte Akkommodation); sie klingen nach kurzer Zeit ab.

Eine besondere Bedeutung kommt dem Atropin in jenen Fällen zu, wo als mitbeherrschendes klinisches Symptom chronische Stuhlträgheit mit starkem spastischen Einschlag uns entgegentritt. Das sind die von C. v. Noorden[6] schon vor 23 Jahren beschriebenen Superaciditätsformen, bei welchen kotmehrende und kotfördernde, den Magen zwar berücksichtigende aber nicht verzärtelnde Kost in Gemeinschaft mit Atropin erstaunlich schnelle Dauererfolge zeitigt (S. 82).

Papaverin kann zwar das Atropin unterstützen aber nicht ersetzen (S. 53).

3. Bismutum subnitricum (5—8 g), nach A. Kußmaul's Vorgang in den nüchternen Magen und dann durch Drehen um die Längsachse des Körpers mit allen Teilen der Magengegend in Berührung gebracht, beschleunigt die durch blande Kost und Bettruhe angestrebte Linderung der Superaciditätsbeschwerden. Bismutum carbonicum hat günstigeren Einfluß. Auf die Superacidät selbst wirken die Bismutsalze kaum ein. Trotz der sorgsamen Untersuchungen P. Rodari's ist die Pharmakodynamik der Wismutpräparate noch nicht völlig geklärt. Dem Escalin (kolloidales Aluminium) und dem Neutralon (Aluminiumsilicat) sind die Wismutsalze nach unserem Urteil entschieden überlegen. Alle diese Präparate entfalten am deutlichsten ihre Nutzwirkung bei entzündlichem Einschlag (Gastritis superacida). Vgl. Ulcustherapie.

4. Argentum nitricum, in Form von Magenspülungen (Lösung von $^1/_2$ p. M.) wird gerühmt bei offenbar entzündlicher Beteiligung der Schleimhaut (Gastritis superacida). Bei nicht entzündlicher Superacidität überwiegt die Reizwirkung (P. Rodari). Eine neue Form für Anwendung von Silberpräparaten fand P. Saxl in fein suspendiertem Silberchlorid. Von dem Präparat (Silberchlorid-Metem) wird eine zweiprozentige Suspension morgens nüchtern und abends vor dem Schlafengehen genommen (beginnend mit je $^1/_2$ Kaffeelöffel, steigend bis je 1 Eßlöffel). Die Gegenwart von Albuminaten im Magen stört nicht. Die Wirkung muß eine ganz eigenartige sein, denn sehr oft werden alle Superaciditätsbeschwerden und auch Schmerzen bei Ulcus innerhalb weniger Tage unterdrückt. (P. Saxl und R. Strisower). Wir raten zu großer Vorsicht bei allen Silberpräparaten. Manche sind sehr empfindlich dagegen, kommen von Kräften und es entwickelt sich ein Anflug von Argyrosis der Haut, die sich auch auf innere Organe erstreckt. Derartige Vorkommnisse sah H. Salomon schon Ende der neunziger Jahre als Assistent der H. Quincke'schen Klinik in Kiel trotz vorsichtigster Dosierung der Höllensteinspülungen.

5. Gallensäuren. Den säuretilgenden und pepsinlähmenden Einfluß rückfließenden Duodenalinhaltes, insbesondere der Galle, ahmt die medikamentöse

Darreichung von Galle (F. Palfrey), bzw. Gallensäuren (K. Gläßner) nach. Am gebräuchlichsten wurden die mit gallensauren Salzen und kohlensauren Alkalien beschickten Azymonkapseln K. Gläßner's (3—4 mal täglich 2—3 Stück, 1/2 Stunde nach den Mahlzeiten). Daß sie, wenigstens symptomatisch, oft guten Dienst leisten, steht außer Frage. Unabhängig von geeigneter Anti-Superaciditätskost brachten sie uns aber keinerlei Vorteil. Sie verderben oft gründlich den Appetit.

6. Hormone. Schilddrüsenpräparate ergaben in neueren Untersuchungen von Ch. Truesdell Abnahme der Magensaftproduktion und der Acidität. Es stimmt dies nicht überein mit sonstigen Erfahrungen (S. 55), wohl aber mit dem häufigen Vorkommen von Subacidität bei Basedowkranken. Bei letzteren spielen aber so mannigfache nervöse Nebenwirkungen mit hinein, daß die Zusammenhänge unübersichtlich werden. Praktisch genommen sind die neuen Befunde ohne Belang.

Daß Hypophysin die Magensekretion eher mindert als fördert, ward schon berichtet (S. 55). A. Elkeles gab dafür neue starke Belege. Wegen der Nebenwirkungen des Hypophysins ist dies praktisch nicht ausnutzbar.

7. Röntgenstrahlen. Mit Röntgenbestrahlung konnte E. Kolta die Sekretionswerte der Superaciden nur bei einer Minderzahl von Fällen herabdrücken und auch da nur vorübergehend, während G. Holler, J. Blöch und J. Veesler günstiges melden: in einem Falle von superacidem Ulcus sank bereits 18 Stunden nach erster Bestrahlung die Sekretionsenergie. Vom 8. Tage nach der letzten Bestrahlung setzte ausgesprochene Subacidität ein. Die Methode bedarf weiterer Prüfung; abschließendes läßt sich noch nicht sagen. Wir mahnen zur Vorsicht und erinnern daran, daß unerläßliche Röntgenbehandlung anderer Leiden manchmal Zustände nach sich zieht, die durchaus den Charakter toxischer sub- oder anacider Gastritis mit gleichzeitiger toxischer (anaphylaktischer) Durchfallskrankheit tragen; wohl sicher durch Schädigung des Drüsenparenchyms. Man bedenke auch, daß die Strahlen das Pankreas und die Nebennieren nicht unliebsam beeinflussen dürfen.

VI. Zur Behandlung von Hypotonie des Magens und von Darmstörungen.

1. Hypotonie. Über Zusammenhänge und Wechselwirkung zwischen sekretorischen Reizzuständen und Hypotonie war schon mehrfach die Rede (S. 176, 213). Unter allen Umständen ist Hypotonie eine die Lage erschwerende und von der Therapie sehr ernst zu nehmende Störung. Wir begegnen ihr in Verbindung mit Superacidität usw. hauptsächlich bei konstitutionell schwächlichen Personen und bei solchen, die infolge ihrer Magenbeschwerden und daraus folgender Unterernährung muskelschwach geworden und abgemagert sind (Bd. I, S. 950). Nur auf Beseitigung der Sekretionsstörungen hinzuzielen, ist zwecklos. Auch wenn diese Aufgabe fürs erste gelöst würde, wären Rückfälle unvermeidlich. Dauererfolg bringt nur die Heilung der Hypotonie. Es sind also drei Aufgaben zu erfüllen: Vermeidung von Reizen, welche die Superacidität begünstigen; Vermeidung jeder mechanischen Überlastung des Magens, mit Rücksicht auf die Hypotonie; trotz dieser Notwendigkeiten Hebung des gesamten Ernährungszustandes als Vorbedingung für Heilung der Hypotonie. Dies alles ist erreichbar, aber nur langsam. In jedem einigermaßen schwereren Falle erfordert die Kur 3—4 wöchige Bettruhe, und meist müssen noch weitere 2—3 Wochen vergehen, bevor man die Rekonvaleszenten ihrem Berufe wieder ausliefern kann. Nicht die Schwierigkeiten der Behandlung, sondern Mangel an Geduld und übereiltes

Vorgehen bedingen etwaige Mißerfolge. Vergleiche im übrigen späteren Abschnitt: Hypotonie.

2. Obstipation. Über die Häufigkeit der Stuhlträgheit bei Superaciden und über die Zusammenhänge sei auf früheres verwiesen (S. 55, 82). Fast immer sind es dyskinetische Formen der Obstipation mit starkem spastischem Einschlage; fast immer Fälle mit auch anderen vagotonischen Stigmata. Auch wenn das Röntgenbild im wesentlichen Stauung im Colon ascendens anzeigt („Ascendenstypus"), versteckt sich dahinter meist parasympathischer Einschlag im Anfangsteile des Colon transversum; diese Sonderformen bilden aber die Minderzahl. Man kann den Satz aufstellen, daß es nicht gelingt eine Superacidität zu heilen, und daß es höchstens gelingt, Superaciditätsbeschwerden symptomatisch und transitorisch zu unterdrücken, wenn man etwaige Stuhlträgheit duldet. Und man kann ferner behaupten, daß in einer nicht geringeren Zahl von Fällen die Behandlung sogar erstlinig gegen die Obstipation gerichtet sein muß und daß man mit dieser den Kernpunkt des Leidens trifft (S. 82). Unter Umständen muß man freilich zu milden Abführmitteln greifen (S. 207; auch W. Ebstein wies schon darauf hin. In anderen Fällen genügt längere Atropinkur (S. 219). Allem voraus strebe man den Erfolg aber durch diätetische Maßnahmen an; welche Kostformen sich dazu eignen, ward schon besprochen (S. 208, 209). Durch Ausschluß vegetabiler Rohstoffe und durch lockere Zubereitung aller Speisen, namentlich der Vegetabilien, erfährt die Schonungsbedürftigkeit des Magens volle Berücksichtigung. Es kommt bei der Einfuhr kotbildenden und kotfördernden Materials durchaus nicht — wie oft fälschlich angenommen wird — auf grobe Beschaffenheit des Genossenen an, sondern nur darauf, daß die Kost reich ist an Cellulose, Hemicellulosen und Pentosanen; sie mehren die Kotmasse und verleihen ihr lockere und feuchte Beschaffenheit (S. Abschnitt Stuhlträgheit). Meist wird gut ausgebackenes Graham-Weizenbrot dem superaciden Magen nicht schaden, freilich sorgsames Kauen vorausgesetzt. In jedem Falle von Superacidität wo wir es bisher versuchten als gut bekömmlich, erwies sich das feinkörnige mürbe Schrotgebäck (Dauerware) aus Vollweizen von Dr. Theinhardt's Nährmittelfabrik in Stuttgart-Cannstatt, das sowohl salzfrei wie schwach gesalzen erhältlich ist (S. 155); das grobkörnige Dauergebäck gleicher Art und Herkunft eignet sich weniger gut für Magenempfindliche. Auch die trefflichen Wiener Kra-kie mit gleichsinniger Wirkkraft kommen jetzt wieder in den Handel. Vgl. hierzu Abschnitt „Stuhlträgheit".

Unter den Medikamenten erfolge die Auswahl mit Vorsicht; nicht alles ist geeignet. Reines flüssiges Paraffin (Paraffinol, Nujol u. a.) erwies sich uns meist als gut bekömmlich und brauchbar. Gleiches gilt von dem durch seine Quellkraft wirkenden Semen Psylli (Flohsamen), während Semen Lini (Leinsamen) als ganzes Korn doch häufig Beschwerden bringt (Widerstände am Pylorus?), in zermörserter Form aber sich bewährt. Bitterwasser soll nach I. Lorié neben seiner abführenden Kraft auch einen gewissen mindernden Einfluß auf die Magensaftsekretion ausüben. Die klinische Erfahrung spricht zu seinen Gunsten. Wir verwendeten es oft bei der Dreiheit: Superacidität, Fettleibigkeit, Obstipation; am liebsten als isotonische Lösung von Magnesiasulfat (4,1%ige Lösung des kristallwasserhaltigen Salzes), etwa 300—400 ccm morgens nüchtern zu trinken (C. v. Noorden[1]). Patienten gleicher Art pflegen in Kissingen oft 200—400 ccm des weit konzentrierteren Kissinger Bitterwassers mit Na_2SO_4 als wesentlichem Bestandteil zu trinken. J. Boas warnt mit Recht vor den konzentrierteren Bitterwässern, wo auch immer nur Ulcusverdacht besteht. Sehr nützlich ist oft schon der frühmorgendliche Genuß von gekühlten frischen Fruchtsäften (S. 192, 208) oder von 20—30 g Milchzucker, in kaltes Wasser eingerührt (S. 197, 207).

Im allgemeinen ziele man immer darauf hin, in einschlägigen Fällen die Obstipation, unter Ausschluß von Medikamenten jeglicher Art, rein diätetisch und erzieherisch zu heilen; nur dann sichert man Dauererfolg. Unter den Kostformen (S. 201 ff.) finden sich geeignete. Wenn Fettleibigkeit zu berücksichtigen ist (S. 212), kommt proteinreiche Magerkost mit teils rohen, teils gekochten Früchten und dampfgekochtes Gemüse in Betracht; ferner rein vegetabile Magerkost und auch Rohfruchtkost (S. 208).

3. **Diarrhoische Zustände** sind bei Superaciden verhältnismäßig selten. Man hat sie mit gelegentlich vorkommender beschleunigter Magenentleerung und daraus folgender unvollständiger Pepsinverdauung und Desinfektion in Zusammenhang gebracht (S. 84, 78 ff.). Wahrscheinlicher hat allzu hohe Säurekonzentration damit zu tun, indem diese die Lockerung und Lösung sowohl animalischer wie vegetabiler Proteine hemmt (S. 168). Dies hat den Übertritt größerer Nahrungsbrocken in den Darm zur Folge, und je nach Einstellung der zoekalen Darmflora können daraus abnorme Zersetzungsvorgänge fäulnis- oder gärungsdyspeptischen Charakters entstehen, die sich ganz unabhängig von den Vorgängen im Magen weiterentwickeln (C. von Noorden[5]). Andere Male, und zwar ziemlich häufig, sind gelegentliche und kurzdauernde Durchfallsperioden Folgen mechanischer und chemischer Darmschädigung durch Kotstauung. Sie schwinden dann gänzlich, sobald für regelmäßigen Kotlauf gesorgt ist. Weiterhin begegnen wir bei Superaciden schnell kommenden und auch schnell wieder abklingenden Durchfällen in engem Zusammenhange mit nervösen Erregungen dieser oder jener Art; es kommt hierin die vagotonische Einstellung des ganzen Darmnervensystems zum Ausdruck. Ferner sahen wir Superacide, die auf ganz bestimmte Nahrungsmittel hin regelmäßig kurzdauernde Durchfallsattacken bekamen, z. B. kaltes Getränk, Gefrorenes, Fruchtsäfte, Milch, Austern oder anderes. Diese Nahrungsmittel sind unter sich so verschieden, daß man einheitliche Erklärung für die Übererregung des peristaltischen Apparates nicht finden kann. Von solchen leicht vermeidbaren Ereignissen abgesehen, bedürfen nur die zuerst erwähnten chronischen Darmdyspepsien besonderer diätetischer Fürsorge. Sie verlangen, in höherem Maße als der Zustand des Magens es heischt, Ausschluß rohen vegetabilen und animalischen Materials, weiche und lockere Beschaffenheit der gekochten Speisen, Durchseihen der Gemüse, gutes Kauen, langsames Essen. Als wertvolle Hilfsmittel erwiesen sich Pankreas-Dispert, Pankreon und zur Abstumpfung der Acidität Calcium carbonicum statt Natron bicarbonicum (S. 214). Atropin ist nicht am Platze. Kommt man mit so einfachen Hilfsmitteln nicht aus, so hat man nach den für Darmkatarrhe geltenden Regeln zu verfahren, die ja auch den Magen entlasten.

Trefflichen Erfolg hatten wir in zwei Fällen von Superacidität mit quälenden Beschwerden (wahrscheinlich Antrumkatarrh) und mit starker Neigung zu Diarrhöen, die das Durchführen verschiedener Kostformen unmöglich machten und den Kräftezustand arg schädigten, mit 3tägigem Kefir als alleiniger Nahrung (Kurdauer 10 bzw. 14 Tage). Sowohl der Reizzustand des Magens wie die Diarrhöen schwanden völlig und die Säurewerte des Chymus näherten sich nach Probemahlzeit wieder normalem Durchschnitt (S. 187, 196).

Literatur.

Baar: G.: Die Indikanurie. Wien 1912. — Berg, H. H.: Zur differenziellen Diagnose: Ulcus und Magenneurose. D. Ges. f. inn. Med. **36**. 184. 1924. — Bergmann[1], v., G.. Das spasmogene Ulcus pepticum. Münch. med. Woch. **1913**. 169 u. a. O. — Ders.[2]: Ulcusprobleme. Jahreskurse f. ärztl. Fortb. **1921**. Heft 3. — Bickel, A.: Magensekretion beim Menschen. Dtsch. med. Wochenschr. **1906**. Nr. 33. — Boas[1], J.: Diagnostik u. Ther. der Magenkrankheiten. 8. Aufl. Berlin 1925. — Ders.[2]: Diätetik der Magen- und Darmkrankheiten. Leipzig 1926. — Ders.[3]: Hyperaciditätsbeschwerden und Ulcus duodeni. Boas-Arch. **30.** 257. 1923. — Cohnheim, P.: Die Heilwirkung großer Dosen von Olivenöl. Ther. Ggnw. **1902.** 68 und Ztschr. f. klin. Med. **52.** 110. 1904. — Crämer, F.: Einwirkung der Genußmittel auf den menschl. Organismus. München 1907. — Dapper[1], C. (und von Noorden, C.): Über den Einfluß schwacher Kochsalzquellen auf den Stoffwechsel in v. Noorden's Samml. klin. Abhandlungen Heft 5. Berlin 1904. — Ders.[2]: Über den Einfluß der Kochsalzquellen auf den Stoffwechsel des Menschen. Ztschr. f. klin. Med. **30.** 371. 1896. (aus von Noorden's Klinik). — Dreyfuß, G.: Nervöse Dyspepsie. Jena 1908. — Egan, E.: Über die Wirkung heißer und kalter Getränke im Magen. Münch. med. Wochenschr. **1916.** Nr. 2. — Ehrström, R.: Die chronischen Magenkrankheiten. Acta med. scand. **56.** 461. 1922. — Eppinger, H. und Heß, L.: Vagotonie in von Noorden's Sammlg. klin. Abh. Heft 9/10. Berlin 1910. — Ewald, C. A.: Magen- und Verdauungsstörungen bei Erkrankung anderer Organe in Kraus-Brugsch: Spez. Path. u. Ther. **5.** 1193. 1916. — Fischer, A.: Kuhmilch und vegetabile Milch. Boas-Arch. **20.** 13 und 232. 1914. — Frank, P.: Über die Beeinflussung der Säuresekretion durch Fettsubstanzen. Wien. Arch. f. klin. Med. **5.** 591. 1923. — Földes, E.: Zur Phys. u. pathol. Physiologie der Ausscheidungen des Magens. Klin. Wochenschr. **1924.** Nr. 43. — Gläßner[1], K.: Behandlung der Hyperacidität des Magens mit gallensauren Salzen. Med. Klinik **1914.** Nr. 5. — Ders.[2] und Kreuzfuchs, S.: Über den Pylorospasmus. Münch. med. Wochenschr. **1913.** Nr. 11. — Graul, G.: Nervöse Superacidität des Magens und ihre Beziehungen zur kongenitalen Atonie. Boas-Arch. **13.** 627. 1907. — Gregersen, J. P.: Über die Magensekretion während des Ablaufes der Verdauung. Boas-Arch. **19.** 263. 1913. — Gluzinski, A. und Jaworski, W.: Über Hypersekretion und Hyperacidität des Magensaftes. Wien. med. Pr. **1886.** Nr. 52. — Hayem, G.: zitiert nach J. Bauer (S. 497, **3.** Aufl.). — Heinsheimer, F.: Exper. Unters. über den Einfluß von Alkalien und Bittersalzen auf die Magensaftsekretion. Med. Klinik. **1906.** Nr. 24. — Hohlweg, H.: Salzsäureausscheidung des Magens bei Erkrankungen und nach Exstirpation der Gallenblase. Arch. klin. Med. **108.** 255. 1912. — Honigmann, G.: Chron.-kontinuierl. Magensaftsekretion. Münch. med. Wochenschr. **1887.** Nr. 48. — Kalk, H. und Dissé, W.: Über den Einfluß des Fettes auf die Magensekretion. Boas-Archiv. **33.** 117. 1924. — Katsch[1], G.: Über reinen Magensaft und Magenchemismus. Münch. med. Wochenschr. **1924.** Nr. 38. — Ders.[2]: Über Hyperacidität. Klin. Wochenschr. **1922.** Nr. 18. — Kaufmann, R.: Über Magenatonie und Magenchemismus. Zeitschr. f. klin. Med. **57.** 491. 1905. — Kraus, Fr., und Zondek, S. G.: Über die Durchtränkungsspannung. Klin. Wochenschr. **1922.** Nr. 36. — Kuttner, L.: Störungen der Sekretion. Wien 1914 (Handb. Kraus-Brugsch **5.** 515). — Lüthje, H.: Über Magenchemismus. Therapie d. Gegenw. **1917.** Nr. 2. — Mayeda, M.: Über den Einfluß einiger Alkalien (Lithium) auf die Magensaftsekretion. Biochem. Zeitschr. **2.** 332. 1907. — Michaelis, L. und Davidsohn, H.: Bedeutung und Messung der Magenacidität. Zeitschr. f. exper. Pathol. u. Therapie 8. 398. 1911. — von Noorden[1], C.: Über die Magenverdauung bei Geisteskranken. Arch. f. Psychol. **18.** 547. 1887. — Ders.[2]: Ausnutzung der Nahrung bei Magenkranken. Zeitschr. f. klin. Med. **17.** 137; 452; 514. 1890. — Ders.[3]: Zur Pathologie der Tabes (gastrische Krisen). Charité-Ann. **15.** 166. 1890. Ders.[4]: 2. Auflage von Ad. Schmidt's Klinik der Darmkrankheiten. München 1921. — Ders.[5]: Über Durchfalls- und Verstopfungskrankheiten. 2 Vorträge. München 1922. — Ders.[6]: Über Hyperacidität des Magensaftes. Zeitschr. f. klin. Med. **53.** 1. 1904. — Ders.[7]: Über hysterische Vagusneurosen. Charité-Ann. **18.** 249. 1893. — Ders.[8]: Über den Stoffwechsel der Magenkranken und seine Ansprüche an die Therapie. Berliner Klinik. Heft 55. Berlin 1893. — Ders.[9]: Über vegetabile Milch. Therap. Monatsh. **1916.** S. 65. — Palfrey, F.: Administration of ox bile in the treatment of hyperacidity. Americ. journ. of the med. sciences **145.** 796. 1913. — Reichmann: krankhaft gesteigerte Absonderung des Magensaftes. Berlin. klin. Wochenschr. **1882.** Nr. 40, **1884,** Nr. 2, 16. **1887.** Über Magensaftfluß Nr. 12—14 und 16. — Riegel[1], F.: Hyperacidität und Hypersekretion. Dtsch. med. Wochenschr. **1904.** Nr. 20/21. — Ders.[2]: Erkrankungen des Magens 1. Aufl. Wien 1898. — Rodari, P.: Lehrb. der Magen- und Darmkrankheiten. Wiesbaden 1910. — Roßbach, M. J.: Nervöse Gastroxynsis. Arch. f. klin. Med. **35.** 383. 1884. — Rubow, V.: Die Hyperacidität des Magensaftes. Boas-Arch. **12.** 1. 1906. — Zur Pathol. u. Therapie des Magengeschwürs. Boas-Arch. **13.** 577. 1907. — Saxl, P: Über therap. Verwendung einiger Metallsalzemulsionen. Med. Klinik. **1923.** Nr. 2. — Ders.[2] und Strisower, R.: Silbersalzbehandlung des Ulcus ventriculi et duodeni. Med. Klinik **1923.** Nr. 14. — Schur, H. und Plaschkes, S.: Die Bedeutung der Funktion des Antrum pylori für die Magenchirurgie. Mitt. a. d. Grenzgeb. d. Med. u. Chir. **28.** 795. 1915. — Singer, G.: Ulcus duodeni in Kraus-Brugsch Spez. Pathol. u. Therapie **6.** 2. Teil. 625. 1922. — Skaller, M.: Die Entstehung und Behandlung des Magensaftflusses bei Gewohnheitsrauchern. Berlin. klin. Wochenschr. **1909.** 2189. — Sticker, G.: Hypersekretion und Hyperacidität des Magensaftes. Münch. med. Wochenschr. **1886.** Nr. 32/33. — Strauß,

H., und Aldor, L.: Untersuchungen über die Diät bei Hyperacidität. Zeitschr. f. diät. Therapie **1.** 117. 1898. — Strauß[1], H.: Über digestive und alimentäre Hypersekretion. Zeitschr. f. klin. Med. **53.** 133. 1904. — Zur Ätiologie der digestiven Hypersekretion. Bickel's Beitr. **1.** 161. 1910. — Ders.[2]: Diätbehandlung innerer Krankheiten. S. 45. 5. Aufl. Berlin 1922. — Ders.[3]: Fettdiät und Magenmotilität. Zeitschr. f. diät. Therapie **3.** 198. 279. 1900. — Tabora, D. v.: Atropinbehandlung des Magengeschwürs. Münch. med. Wochenschr. **1908.** 1912. — Talma[1], S.: Über die Pathologie des Bauchfellsympathicus. Dtsch. med. Wochenschr. **1890.** Nr. 50. — Ders.[2]: Zur Behandlung der Magenkrankheiten. Zeitschr. f. klin. Med. **8.** 407. 1884.

Ergänzungen.

Achard, Ch.: Troubles des échanges nutritifs. **1.** 42. Paris 1926. — Alzona, F.: Sull' optimum cloro-peptico negli percloridrici. Policlinico, sez. med. **34.** 118. 1927. — v. Bergmann[3], G.: Ulcus pepticum. Handb. d. inn. Med. **3.** 633. 1926. Berlin: Julius Springer. — Bickel, A. und v. Eweyk, C.: Zur Kenntnis der die Magensaftbildung und die Magen-Darmbewegungen anregenden Substanzen im Kaffeeinfus. Zeitschr. f. d. ges. exp. Med. **54.** 75. 1927. — Boas[4], J.: Die diätetische Behandlung der Magenkrankheiten. Zeitschr. f. ärztl. Fortbild. **6.** 593. 1909. — Ders.[5]: Anzeichen und Grenzen der lakto-vegetabilen Diät bei Magen- und Darmkrankheiten. Med. Klinik **1926.** 1911. — Bürger, M. in A. Schittenhelm's Handbuch der Krankheiten des Blutes. **2.** 69. 1925. Berlin: Julius Springer. — Cahn, A.: Die Magenverdauung im Chlorhunger. Zeitschr. f. physiol. Chem. **10.** 522. 1886. — Dienst, C.: Über den Einfluß des H_2O_2 und des MgO_2 auf die Magensekretion. Boas-Arch. **38.** 325. 1926. — Elkeles, A.: Über den Einfluß des Hypophysins auf den Magenchemismus. Zeitschr. f. d. ges. exp. Med. **51.** 147. 1926. — Frouin, A.: Action des chlorures sur la sécretion gastrique. Presse méd. **1922.** 20. Déc. — Glässner, K. und Loew, J.: Zur medikamentösen Behandlung der Magen- und Zwölffingerdarmgeschwüre. Boas-Arch. **31.** 95. 1923. — Greenwald, I.: Gastric antiacids which cannot act as systemic alkalies. Ref. Ber. üb. Physiol. u. Pharmakol. **20.** 436. 1923. — Holler, G. und Blöch, J.: Über den Chlorstoffwechsel bei Sekretionsstörungen des Magens. Boas-Arch. **39.** 388. 1926 (dort frühere Arbeiten Holler's u. a. zitiert). — Ders., Blöch, J. und Resch, R.: Über den Chlorstoffwechsel bei Sekretionsstörungen des Magens. Ebenda **38.** 359. 1926. — Ders., Blöch, J. und Veesler, J.: Über den Chlorstoffwechsel bei Sekretionsstörungen des Magens. Wien. Arch. f. klin. Med. **14.** 21. 1927. — Jarotzky, A.: Über die Möglichkeit, die Magensaftabsonderung durch Diät herabzusetzen. Schweiz. med. Wochenschr. **1925.** Nr. 35. — Kalk, H.: Über den Einfluß der Fette auf die Magensekretion. Boas-Arch. **34.** 333. 1925. — Katsch[3], G.: Pathologische Physiologie des Magensaftes. Handb. d. norm. u. pathol. Physiol. **3.** 1118. 1927. Berlin: Julius Springer. — Ders.[4]: Normale und veränderte Tätigkeit des Magens. Handb. d. inn. Med. **3.** 245ff. 1926. 11. Aufl. Berlin: Julius Springer. — Ders. und Kalk, H.: Statik und Kinetik des Magenchemismus. Boas-Arch. **32.** 201. 1924. — Dies.: Die Chloride des Magensaftes, besonders bei Anacidität. Klin. Wochenschr. **1926.** Nr. 20. — Keller, F. und Molnár, A. L.: Über die Tagesschwankungen der Magensekretion. Boas-Arch. **41.** 262. 1927. — Klee, Ph.: Die Magenbewegungen. Handb. d. norm. u. pathol. Physiol. **3.** 39. 1927. Berlin: Julius Springer. — Kolta, E.: Die Wirkung der Röntgenstrahlen auf die Hyperacidität. Strahlentherapie **18.** 589. 1924. — Korbsch, R.: Zur Kenntnis der chronischen Gastritis. Boas-Arch. **35.** 210. 1925. — Lange, H.: Über den Einfluß des Natr. bicarb. auf die Magensekretion. Diss. Frankf. a. M. 1924. — Lichtwitz, L.: Der Mineralstoffwechsel in Beziehung zu Verdauungs- und Stoffwechselkrankheiten. 6. Tagung d. Ges. f. Verdauungs- u. Stoffwechselkrankh. **6.** 137. 1927. — Lickint, F.: Über den Einfluß des Tabaks auf den Magen. Boas-Arch. **35.** 230. 1925. — Linossier, G.: Journ. des praticiens. **1900.** — Loevenhart, A. S. und Crandall, L. A.: Calcium carbonate in treatment of gastric hyperacidity. Ref. Kongreß-Zentralbl. **47.** 277. 1927. — Lorié, I.: Zur Frage der Einwirkung der Bitterwässer auf die Magensekretion. Boas-Arch. **34.** 25. 1925. — Luzet, Ch.: La Chlorose. Paris 1892. — Matsuyama[1], T.: Über den Einfluß der duodenalen Alkalizufuhr auf die Magensekretion. Journ. of Biochem. **4.** 385. 1925. — Ders.[2]: Über den Einfluß der rektalen Alkalizufuhr auf die Magensekretion. Ebenda **4.** 199. 1924. — Meyer, H. H. und Gottlieb, R.: Exp. Pharmakol. 1925. 7. Aufl. — Michaelis, L.: Some Problems concerning gastric juice. Harvey-Lectures **22.** 59. 1928. — Molnár, B. und Hetényi, G.: Über den Chlorgehalt des Blutserums bei Sekretionsstörungen des Magens und Beeinflussung der Anacidität durch Kochsalz. Boas-Arch. **30.** 8. 1922. — Molnár, B. jun. und Sereghi, M.: Der Einfluß der verschiedenen Zubereitungsformen auf die Magenmotilität. Ebenda **41.** 398. 1927. — v. Noorden[10], C.: Die Bleichsucht. Wien 1912. 2. Aufl. — Ders.[11]: Zur Behandlung der nervösen Dyspepsien. Boas-Archiv **43.** 315. 1928. — Ders.[12]: Magensaftsekretion und Blutalkalescenz. Arch. f. exp. Pathol. u. Pharmakol. **22.**

325. 1888. — Ders.[13]: Zur diätetischen Behandlung der Magen- und Darmkrankheiten. Zeitschr. f. ärztl. Fortbild. **1926**. 409. — Ders.[14], Über die Stellung des Arztes zur Margarine. Ther. d. Gegenw. **1927**. 481. — Ders. und Isaac, S.: Zuckerkrankheit. 8. Aufl. 206. Berlin 1927. — Orlowski: Über die Bedeutung von Gemüsen in der Diät von Kranken. Ref. in Boas-Arch. **41**. 152. 1927. — Petrović, A.: Über die Wirkung von Calcium chloratum auf die Magensekretion beim Menschen. Boas-Arch. **39**. 372. 1926. — Rosemann, R.: Verdauungssäfte. Handb. d. norm. u. pathol. Physiol. **3**. 819. 1927. Berlin: Julius Springer. — Schüle, A.: Über Sekretion und Motilität des normalen Magens. Zeitschr. f. klin. Med. **28**. 461. 1895. — Sereghy, M. und v. Gyorkovich, T.: Über die Einwirkung von Calcium auf die Sekretion und Motilität des Magens. Zeitschr. f. exp. Med. **54**. 271. 1927. — Silberstein, E. und Pirk, L.: Zur Beurteilung der Wirkung antacider Mittel. Boas-Arch. **36**. 86. 1926. — Sticker[2], G.: Über den Einfluß der Magensaftabsonderung auf den Chlorgehalt des Harns. Berlin. klin. Wochenschr. **1887**. Nr. 41. — Ders. und Hübner, K.: Wechselbeziehungen zwischen Sekreten und Exkreten. Zeitschr. f. klin. Med. **12**. 114. 1887. — Stroh, W.: Über die Anomalien der Chlorausscheidung bei Magenkrankheiten. Inaug.-Diss. Gießen 1888. — v. Tabora, D. und Dietlen, H.: Über motorische Magenreflexe. Münch. med. Wochenschr. **1911**. 1038. — Truesdell, Ch.: The effect of feeding thyreoid extract on gastric secretion. Americ. Journ. of Physiol. **76**. 20. 1926. — Vándorfy, J.: Studien über die interdigestive Phase des Magens beim Menschen. Boas-Arch. **38**. 198. 1926 und **40**. 364. 1927. — Wulach, M.: Verweildauer der verschiedenen Nahrungssubstanzen im Magen. Münch. med. Wochenschr. **1911**. Nr. 44. — Zondek, S. G.: Die Identität von Nerv-, Ionen- und Giftwirkung. Klin. Wochenschr. **1925**. Nr. 17.

G. Magen- und Zwölffingerdarmgeschwür.

Wir fassen Magen- und Zwölffingerdarmgeschwür zusammen, da Abgrenzung diätetischer Behandlung des einen und des anderen sich nicht durchführen läßt. Theoretisch wurden zwar solche Versuche gemacht, praktisch haben sie sich aber nicht bewährt.

Dagegen ist hervorzuheben, daß Ulcus vom therapeutischen Standpunkte aus kein einheitlicher Begriff ist, da je nach dem Entwicklungsabschnitt des Leidens verschiedene Ansprüche an die Therapie herantreten.

I. Zur Ätiologie, Diagnostik und Klinik des Ulcus.

1. Ätiologie.

Wir können im Rahmen dieses Werkes auf die Ätiologie des Ulcus nicht genauer eingehen. Noch immer überragen Theorie und Hypothese bei weitem das wahre Wissen. Wir teilen das Urteil L. Krehl's, daß wir zwar eine ganze Reihe von Einflüssen kennen, welche die Schleimhaut schädigen und Schleimhautdefekte bewirken, daß für manche Fälle auch Anhaltpunkte vorliegen, warum die Schleimhautwunde zum chronischen Geschwüre wird (Gefäßkrankheiten!), daß aber für die überwiegende Mehrzahl dieser Übergang vollkommen unerklärt bleibt. Konstitutionelle, aber auch erworbene Eigenschaften der Gewebe spielen dabei zweifellos eine große Rolle (J. Bauer). Die Häufigkeit der Rückfälle, aller diätetischer Vorsicht zum Trotz, spricht in diesem Sinne; und vom gleichen Gesichtspunkte aus hat man bei solcher Anlage von „Ulcuskrankheit" im Gegensatze zum einzelnen Ulcus gesprochen. Dem Ulcus begegnet man bei Angehörigen von Ulcuskranken etwa viermal häufiger als bei Angehörigen Magengesunder (J. Bauer und B. Aschner). Immerhin gelangt J. Bauer bei sehr eingehender Analyse nur zu dem Urteil, daß die wesentlichste Vorbedingung für Ulcus in einer „konstitutionellen Organminderwertigkeit" zu suchen sei: das ist einstweilen mehr ein Wort als ein Begriff.

Unter den verschiedenen Theorien heben sich einige als jetzt viel erörtert heraus.

a) Nervöse Einflüsse. Die Theorie vom „neurogenen Ulcus", die G. v. Bergmann[1, 2] mit seinen Schülern ausbaute und mit wichtigen experimentellen und klinischen Tatsachen stützte, ist eine Erweiterung der alten „angiogenen Theorien", die das

Ulcus auf spastischen Krampf kleiner Arterien zurückführte (S. Talma, S. 172; R. Beneke, K. Koboyashi). In G. v. Bergmann's Beleuchtung ist sie aber doch viel umfassender und wahrscheinlicher geworden. Denn gestützt auf die inzwischen bereicherten Kenntnisse über Physiologie und Pathologie des vegetativen Nervensystems zeigt er, daß durch dysharmonisches Zusammenarbeiten desselben nicht nur die Blutversorgung, sondern auch die motorische und sekretorische Arbeit des Magens wesentlich gestört werde. Hyperkinese mit Neigung zum Krampf und Supersekretion sind gleichgeordnete Folgen vagotonischer Übererregbarkeit im Sinne von H. Eppinger und L. Heß. Der Schmerz, soweit ihn nicht entzündliche Vorgänge an und um den Magen bedingen, ist Folge krisenhaft gesteigerter Muskelspannung (Krampfform), und da diese mindestens teilweise von den Säureverhältnissen im Magen abhängt, letzten Endes auch Folge krankhaft und manchmal krisenhaft gesteigerter Drüsentätigkeit. Die gesteigerte Reaktion des Magens auf Reiz der Ingesta und auf andere Reize ist zunächst nur Merkmal der Neurose. Indem sich die verstärkte Reaktion aber in Störungen der Zirkulation, der Motilität und der Sekretion auswirkt, ebnet sie den Boden für Ulcus pepticum und begünstigt das Fortbestehen und Weiterschreiten etwa entstandener Ulcera. Es schwindet also der grundsätzliche Unterschied von Neurose, superaciden Zuständen und Ulcus. Sie werden zu verschiedenen Entwicklungsstufen und Formen einer Krankheit. Jedes Teilstück kann im Einzelfalle fehlen und auch zum Endstück, dem Ulcus, braucht es nicht zu kommen. Auf diese Fragen wurde schon früher eingegangen (S. 172, 182 und a. a. O.).

Die anfangs heftig, jetzt kaum noch bestrittene Theorie vom „neurogenen Ulcus“ trifft natürlich nur für einen Teil der Fälle zu. Wir haben in den geschilderten Zusammenhängen einen deutlichen Beleg dafür, wie rein nervöse Vorgänge zu schwerem organischen Leiden führen können. Wenn auch vorwiegend, oft sogar ausschließlich das vegetative Nervensystem an dem organischen Geschehen beteiligt ist, bleiben doch genug Fälle übrig, wo die letzte Ursache für die Stürme im vegetativen Nervensystem in Stimmungen, in psychischen Erregungen und Hemmungen verankert sind, so daß selbst der Ausdruck „psychogenes Ulcus“ Anklang fand. Daß gerade an Magen und Duodenum sich nervöse Unstimmigkeiten organisch auswirken können, hängt innig zusammen damit, daß diese Teile des Körpers auf vollste Harmonie zwischen Sekretion, Motilität und Kreislauf angewiesen sind. Der Körper stellt hier einen gewebsgefährlichen Chemismus (starke Mineralsäure; peptische Kraft) in seinen Dienst. Störung der unter starkem nervösen Einfluß stehenden Einzelstücke des Gesamtmechanismus macht aus dem Chemismus, gegen dessen Gefahr die Harmonie des Mechanismus schützt, eine wirksame Gefahr. Solche Summierung von Gefahrpunkten bei funktionellem Versagen nervöser Steuerung finden wir sonst nur am Herzen und an den Blutgefäßen.

Mit Rücksicht auf hormonale Beeinflussung sekretorischen und motorischen Geschehens am Magen, teils auf dem Blutwege, teils durch Vermittlung des vegetativen Nervensystems, und mit Rücksicht auf schädliche, zum Entstehen von Ulcus führende Wirkkraft solcher Einflüsse spricht F. Boenheim von thyreogenem, suprarenalem, ovariellem, hypophysärem Ulcus (S. 55), entsprechende Organotherapie dafür heischend. Das alles ist einstweilen noch recht problematisch.

b) Säureverhältnisse. Was über Ätiologie und Pathogenese der superaciden Zustände gesagt wurde (S. **165**ff., **176**ff.), müßte hier wiederholt werden; es sei darauf verwiesen. Aber es muß beherzigt werden, daß Superacidität, ja sogar Normalacidität des Chymus keine notwendige Vorbedingung für Ulcus sind. Man findet superacide Zustände in dieser oder jener Form bei etwa ein Drittel der Fälle von pylorusfernem Ulcus und bei etwa zwei Drittel der Fälle von Ulcus juxtapyloricum bzw. Ulcus duodeni. Das Vorkommen von Ulcera bei Subaciden läßt sich nicht mehr in Abrede stellen (R. Latzel, M. Faulhaber und E. v. Redwitz, R. Schmidt[1]). R. Latzel berichtet dies aus Tirol (S. 239). Für das dortige überaus häufige Vorkommen von Anacidität macht er die landesübliche, vorwiegend vegetabile Kost verantwortlich. Da aber in manchen anderen Ländern mit ähnlicher Kost Anacidität keineswegs besonders häufig ist, dürfte J. Bauer wohl mehr im Rechte sein, wenn er die außerordentliche Häufigkeit der konstitutionellen Achlorhydrie in Tirol auf kropfige Durchseuchung und Degeneration zurückführt. D. D. Pletnew weist auf die Häufigkeit der Subacidität bei Leuten hin, die chronisch unterernährt sind und an Ulcus erkranken. Ulcus pepticum bei Anaciden ist schwer zu erklären. Zumindest als Vorbedingung für sein Entstehen wird peptische An- und Verdauung des Gewebes noch ebenso hoch gewertet, wie damals als H. Quincke den anatomischen Begriff Ulcus rotundum durch den klinischen Begriff Ulcus pepticum ersetzte. Wir kommen nicht an der Annahme herum, daß da wo wir Ulcus bei Anaciden finden, früher peptisch wirksamer Magensaft abgesondert wurde.

Der unzweifelhafte Selbstschutz der lebenden Magenwand gegen Pepsinverdauung ist starken Maßes eine Eigenschaft aller lebenden und vom Blutstrom gut versorgter Gewebe, kommt aber in besonders hohem Grade der Magen- und Duodenalschleimhaut zu. Dies führte zur Antipepsin-Theorie. Diesem Antiferment schrieb man die Selbstschutzkraft der Magenwand zu. Der chemisch nicht erfaßte „Körper" kommt auch in den Geweben und vor allem im Blute vor. Nach M. Katzenstein und O. Einstein war in 72% sicherer Ulcusfälle das Antipepsin im Blute deutlich vermindert, während dies bei Karzinomkranken nicht zutraf (von V. Orator[1] energisch bestritten!). L. Jarno meint, das sog. Antipepsin des Mageninhaltes sei nichts anderes als Gallensäure, was die stark hemmende Kraft rückströmenden Duodenalinhaltes auf die Pepsinverdauung erklären würde. Nach E. Stolz bindet sich Pepsin zunächst an Albumin und verlöre während der Dauer dieser Bindung seine Kraft anderen Proteinen gegenüber. Dieser Vorgang entspräche der Wirkung von „Paralysatoren". Wenn auch die ganze Antipepsinfrage noch keineswegs geklärt ist, scheint sie uns durch diese beiden und andere ablehnende Arbeiten noch keineswegs aus der Welt geschafft zu sein. Die vorliegenden Arbeiten enthalten doch vieles, was auf tatsächliches Vorkommen eines antipepsinartig wirkenden Körpers im Organismus hindeutet. Bestimmteres läßt sich heute noch nicht sagen. Es sei verwiesen auf die Arbeiten von E. Weinland, M. Katzenstein, L. Blum und E. Fuld, V. Orator, K. Gerner und ferner auf die kritischen Besprechungen der Antipepsinfrage bei I. Boas[1], G. Katsch.

Mit Rücksicht auf das Vorkommen von Ulcus bei Sub- und Anacidität ward auch zur Frage gestellt, ob zurückgeschleuderter Pankreassaft im Magen ein Ulcus trypticum entstehen lassen kann (B. Stuber); es ist nicht wahrscheinlich.

Man wird annehmen dürfen, daß sowohl im Magen wie im Duodenum das Ulcus pepticum nur entsteht, wenn mindestens schwach acider, jedenfalls aber noch peptisch wirksamer Magensaft vorhanden ist. Auf Mitwirken von Superacidität haben manche Autoren doch wohl zu viel Gewicht gelegt; sie wirkt aber stark bei den Beschwerden mit (Pyloruskrampf, Krampfschmerz, S. 64ff.). Das Fortbestehen des Ulcus ist aber nach sicheren klinischen Befunden nicht an Sekretion salzsauren Saftes gebunden. Das Erlöschen der Salzsäuresekretion kann durch fortschreitende katarrhalische Verödung des Drüsenapparates bedingt sein.

c) Chronischer Magenkatarrh, schon früher oftmals als häufige Ursache des Ulcus beschuldigt, ist neuerdings als ätiologischer Faktor wieder mehr in den Vordergrund geschoben, und zwar durch die sehr gründlichen Untersuchungen der Kieler chirurgischen Klinik an Schleimhautstücken, welche bei Magenresektionen usw. entnommen wurden. Aus Arbeiten G. E. Konjetzny's und seines Schülers T. Kalima geht unzweifelhaft hervor, daß Gastritis und Duodenitis chronica sehr häufig Vorläufer von Ulcus sind und daß sie sehr häufig während des Vorhandenseins von Ulcus entstehen oder sich weiterentwickeln. Diese anatomisch gesicherten Tatsachen, an denen man nicht vorbeisehen darf, erklären manche klinische Eigenarten, z. B. auch das nicht seltene Versiegen der Salzsäuresekretion im Verlaufe der Ulcuskrankheit (s. oben); sie erklären viele anamnestische Angaben der Patienten. Sie sind mit anderen Theorien, z. B. mit der G. v. Bergmann'schen gut vereinbar. Sie fordern dazu auf, dem Magenkatarrhe frühzeitig und energisch entgegenzutreten, wie wir es ja auch empfohlen haben (S. 116).

Alles in allem scheint uns die Wertung der chronischen Gastritis, insbesondere des pylorusnahen, superaciden Katarrhs für die Ätiologie der Ulcuskrankheit in starkem Zunehmen zu sein. Außer den auf S. 116 erwähnten Arbeiten sei hingewiesen auf die Arbeiten von G. E. Konjetzny[1—6] und auf das Referat von G. E. Konjetzny und H. Puhl nebst Aussprache, ferner auf die wichtigen stark bejahenden Untersuchungen von V. Orator[1] und von T. Kalima[1, 2].

d) Hypotonie. Von objektiv nachweisbaren Veränderungen ist es in gewissem, von manchen vielleicht zu hoch gewertetem Grade die Hypotonie, welche durch verlängerte Verweildauer der Ingesta ebenso Anlaß zum Entstehen von Magengeschwür wie von Superacidität (S. 176) und von subaciden Katarrhen (S. 125) geben kann. Es gilt dies namentlich für die Formen konstitutioneller Hypotonie, die fast ausnahmslos mit Schlaffheit der Aufhängebänder und Gastroptose bzw. Pyloroptose verbunden sind (Typus B. Stiller), wenn auch W. Hegemann und B. Aschner entgegen B. Stiller's Lehre richtig bemerken, asthenische Konstitution sei keine notwendige Voraussetzung für das Entstehen von Ulcus pepticum: nur in 20% seiner Ulcusfälle traf beides zusammen. Doch kann namentlich für Ulcus duodeni aus den mechanischen Verhältnissen der oberen Duodenalflexur, wie Erschwerung des Abflusses, erschwerter Neutralisierung der Salzsäure, behinderter Blutversorgung, eine verständliche Ursache abgeleitet werden (V. Schmieden[2], O. Strauß). Der schädigende Einfluß schnürenden Druckes ist seit langem bekannt. Wenn auch vielleicht Ulcusbereitschaft vorausgesetzt werden muß, bestimmt der Druck doch den Sitz des Ulcus. Nach G. Schwarz[2] neigt, infolge des Taillendruckes, bei Quer- und Schrägmägen der Pylorus- und Duodenalabschnitt, bei elongierten Hakenmagen die Pars media ventriculi zu Ulcus. Auch G. v. Bergmann und G. Katsch betonen neuerdings Beziehungen des Habitus asthenicus zu gewissen Formen des Ulcus. Hypotonie S. 279.

e) **Chlorose** soll nach älteren, teilweise auch nach neueren Lehrbüchern das Entstehen von Ulcus stark begünstigen. C. von Noorden[5] trat, in Übereinstimmung mit Ch. Luzet, dem schon in der 1. Auflage seiner Monographie über Chlorose entgegen und betonte es noch schärfer in der 2. Auflage. Er stellte fest, daß die Häufigkeit von Ulcus bei Chlorose je nach Örtlichkeit verschieden sei. Häufigem Befund in Gießen stand seltener Befund in Berlin, Frankfurt und Wien gegenüber (vgl. S. 177).

f) **Mediastinale Erkrankungen.** Nahe ätiologische Beziehungen zwischen Lungentuberkulose und Ulcus, von denen früher viel die Rede war, lassen sich nicht mehr aufrechthalten (L. R. Grote[2], W. Hegemann); höchstens in dem Sinne, daß schwächliche Konstitution beides begünstigt. Dagegen wurde von C. Reitter und G. Singer[1] darauf hingewiesen, daß nicht nur funktionelle Störungen im Vagusgebiete (vgl. Theorie G. v. Bergmann's), sondern auch anatomische Schädigung des Vagus im intrathorakalen Raume durch tuberkulöse Bronchialdrüsentumoren zu vagogenem Ulcus führen könne, ebenso wie dies von intrathorakaler Vagusneuritis bei Bleiintoxikation und bei Tabikern bekannt wurde. Obwohl G. Singer[4] auch neuerdings noch an die starke Bedeutung jener anatomischen Vagusleiden erinnert, darf man derartige Zusammenhänge doch nur als seltene Vorkommnisse betrachten (A. Albu, J. Bauer, M. Holzweissig). Namentlich die Untersuchungen von O. Schmid tun dies dar.

g) **Infektion** und **toxische Fernwirkungen** wurden schon frühzeitig mit dem Entstehen von Ulcus pepticum in Zusammenhang gebracht. Dies ging aus von dem gehäuften Vorkommen des Duodenalulcus nach Verbrennungen. Neu belebt wurde die Frage durch R. Roessle's Lehre vom Ulcus als „zweiter Krankheit". Die Möglichkeit solchen Geschehens kann nicht bestritten werden. Doch gilt der bedingende Einfluß vorausgegangener Infektionskrankheiten und wohl auch derjenige toxischer (nekrotisierender) Fernwirkungen mehr als Ausnahme. Das gleiche gilt auch für akute Darminfektionskrankheiten (Dysenterie, Typhus, Streptokokken- und Pyocyaneusinfektionen usw.), denen A. Posselt größere Bedeutung beimaß. F. Smithies[1] beschuldigt unter anderen septischen Krankheiten namentlich die eitrige Paradentose. Einzelne Male mögen wirklich embolische Bakterienherde mit geweblicher Zerstörung Ausgangspunkt für Ulcera sein. Allgemeinere Bedeutung haben ihnen aber fast alle Pathologen und pathologische Anatomen aberkannt. Infektiös-toxische Fernwirkungen sind beim Entstehen von Drüsenschwäche und von subacider Pangastritis jedenfalls ungleich stärker beteiligt, als am Entstehen von Ulcera. Ein Wort noch über Syphilis. Obwohl syphilitische Gastritiden und Ulcera zweifellos vorkommen, haben sie doch ein ganz besonderes Gepräge (W. A. Brams, V. Orator[3] u. a.), und bei uns denkt niemand daran, der Syphilis für die Ätiologie des gewöhnlichen Ulcus pepticum nennenswerte Tragweite beizumessen. In manchen Ländern aber, z. B. in Südamerika, wird der Zusammenhang von manchen namhaften Ärzten mit solcher Energie behauptet und festgehalten, daß in deren Machtsphäre kaum ein Ulcuskranker ohne antiluetische Behandlung durchschlüpft. — Starkes Gewicht zu legen ist auf vorausgegangene peritonitische Erkrankungen irgendwelcher Art, auch an entfernteren Organen (weibliches Sexuale, Appendix usw.). Sie erstrecken ihre Ausläufer oft bis in den Oberbauch. Wenn peritonitische Verwachsungen und Stränge den feinen Bewegungsmechanismus der Magenentleerung irgendwie stören, sind sogleich Möglichkeiten für schädlichen Einfluß des Chemismus auf die Magen- und Duodenalwand vorbereitet (S. 177).

Breite kritische Erörterungen über die verschiedensten ätiologischen Möglichkeiten finden sich bei G. v. Bergmann[6] im Handbuch der inneren Medizin und bei G. v. Bergmann-G. Katsch im Handbuch der normalen und pathologischen Physiologie.

Alles in allem stehen jetzt zweifellos im Vordergrund ätiologischer Wertung der pylorusnahe, eine Übererregbarkeit der spezifischen Reizzone des Magens veranlassende chronische Katarrh und neurogen bedingte, zumindest neurogen stark beeinflußte funktionelle Störungen der motorischen, zirkulatorischen und sekretorischen Vorgänge. Vom Standpunkt der pathologischen Physiologie aus halten wir, ganz gleichgültig, welche letzte Ursache dem Geschehen zugrunde liegt (Katarrh, nervöse Erregungen, Asthenie u.a.), Dysharmonie der motorischen Vorgänge für die wichtigste Vorbedingung des Ulcus. Supersekretion und Superacidität können ihr vorausgehen und sie hervorrufen, sie können sie begleiten, sie können ihre Folge sein, und da das Ulcus bzw. der entzündliche Zustand seiner Umgebung die Reizempfänglichkeit und damit die Antriebe zur Sekretion reflektorisch steigert, ist letzteres oft in hohem Maße der Fall. Aber Supersekretion und Superacidität an sich sind keine Vorbedingungen für Ulcus; wohl aber Erhaltensein peptischer Kraft des Magensaftes ist eine solche (S. 226, 227).

h) Lokale Kreislaufstörungen. So wichtig auch die eine oder andere der erwähnten und sonstigen Einflüsse sein mögen, die unmittelbare Ursache für das Entstehen peptischer Geschwüre im Magen und Duodenum scheinen doch immer lokale Kreislaufstörungen (Gewebsblutung, Infarkte) zu sein, wofür namentlich G. Hauser und G. v. Bergmann[6] auf das nachdrücklichste eintreten. Dies hat einstweilen mehr allgemein-pathologische als klinisch-ätiologische Bedeutung.

2. Zur Diagnose der Geschwüre

sei nur weniges gesagt. Auf Anwesenheit und Fehlen „okkulten Blutes" im Kote wird zu viel Gewicht gelegt (R. Baumstark). Zeitweilige kleine Blutungen in den Darm, wobei das Blut gleichmäßig durch die ganze Kotmasse verteilt wird, können auch aus mancherlei anderen Gründen erfolgen, und dies mahnt den Wert positiver Befunde nicht zu überschätzen. Wo nicht etwa schwere hämorrhagische Entzündung oder hämorrhagische Diathese besteht, zeugt Blut im Kot bei hämoglobinfreier Kost natürlich immer für eine wunde Stelle zwischen Mund und Enddarm. Aber selbst wenn okkultes Kotblut vom Magen herrührt, beweist es im Gegensatz zu stärkerer Blutung doch nur Gegenwart einer wunden Stelle (S. 259) und nicht mit Sicherheit Gegenwart eines wahren Ulcus pepticum. — Umgekehrt darf auch wochenlanges Fehlen von okkultem Blut im Kot (bei hämoglobinfreier Kost) nicht gegen Ulcus entscheidenden Ausschlag geben (G. v. Bergmann[2]). Bei sicherem Duodenalulcus (operativ nachgewiesen), in anderen Fällen nach abgeklungener Melaena ex ulcere sahen wir es öfters wochenlang fehlen. Sehr selten fehlt es bei offenem Pylorusgeschwür und Ulcus der Pars media ventriculi. Freilich vermißten wir okkultes Blut bei Ulcusverdacht öfters nur, solange wir flüssige und breiige Schonkost gaben. Wenn wir dann, nicht etwa mutwillig, sondern aus gewichtigen diagnostischen Gründen, den Magen vorübergehend stärker belasteten, z. B. mit gröberem Schrotbrot, erschien okkultes Blut im Kot, und wir gelangten so zu dem erstrebten Beweis. Über Proben an kleinen Kotmengen: P. Hirsch-Mamroth.

Es sei auch daran erinnert, daß ein Mensch schwer ulcuskrank sein, d. h. unter schweren vom vernarbten und überhäuteten Ulcus abhängigen Motilitätsstörungen leiden und jeder Zeit in Gefahr neuen Aufbruches des Geschwürs sein kann, ohne daß bis dahin eine Spur Blut im Kot zu erwarten ist. Am stärksten beweisend sind okkulte Blutungen, wenn sie periodisch mit dem Anstieg anderer Ulcusbeschwerden zusammenfallen und mit deren Abklingen wieder periodisch verschwinden (C. von Noorden[2]). Solches Verhalten sahen wir oft auch bei Ulcus jejuni postoperativum.

Großen Belanges ist ferner langdauerndes Nachbluten in Form okkulten Kotblutes im Anschluß an vorausgegangene schwere Magen- oder Duodenalblutung. Es kann auch bei sonst günstigem Stand und Gang der Dinge operativen Eingriff veranlassen (S. 260).

In ihrem wertvollen, auf kritischer Bearbeitung des ganzen literarischen Materials und auf reiche Eigenerfahrung gestützten Referate gelangen J. Snapper und S. v. Creveld zu folgendem Schlußsatz:

Die klinische Bedeutung der okkulten Blutungen für die Diagnose des Magenkrebses kann nicht hoch genug bemessen werden.

Beim Ulcus ventriculi oder duodeni ist die Deutung der okkulten Blutungen viel schwieriger. Erstens gibt es viele Fälle (wenigstens 30%), wo nie okkultes Blut nachgewiesen werden kann. Dazu kommt noch, daß auch gelegentliches Auftreten von Spuren von Blut bei Patienten mit Magenbeschwerden nicht auf ein Ulcus hinzuweisen braucht. Dagegen deuten regelmäßig wiederkehrende, wenn auch geringe Blutungen wohl auf ein Ulcus ventriculi oder duodeni.

In den wesentlichen Punkten deckt sich dies mit dem von C. v. Noorden[2, 6] und von G. v. Bergmann[6] vertretenen Standpunkt.

Dem Schmerz wird zur Begründung, dem Fehlen von Schmerz zur Ablehnung der Diagnose Ulcus in der allgemeinen Praxis allzu großer Wert beigelegt. Viele Geschwüre, sowohl juxtapylorische wie auch solche an der kleinen Kurvatur verlaufen Jahre hindurch so gut wie schmerzlos, und schwere Blutung oder Perforation ist dann oft das erste alarmierende Signal. Wir müssen Schmerzen erwarten (F. Bruening):

a) Wenn es zu Krampf oder Dehnung kommt, sei es am Magen, am Pylorus oder am Duodenum. Dies ist ein Muskelschmerz. Schmerzleitung durch sympathische Fasern.

b) Wenn entzündliche Vorgänge das Peritoneum parietale erreichen, oder wenn dieses Serosablatt durch Druck oder Zerrung gereizt wird, bei entzündeter Serosa natürlich eher und stärker als bei nichtentzündeter. Schmerzleitung durch sensible spinale Nerven.

c) Bei Dehnung und Zerrung am Mesenterium, auch hier eher und leichter bei entzündlichen Veränderungen. Schmerzleitung durch sensible Spinalnerven, vielleicht auch durch sympathische Fasern in ihrem Verlaufe von der Magen-Darmwand zu den großen Ganglien. Über Magenschmerzen S. 64, 171; ferner F. Brüning; Ausführliches und Kritisches bei G. Katsch und bei G. v. Bergmann[7].

Bei Ulcuskuren schwindet der spontane Schmerz meist innerhalb weniger Tage, also überraschend schnell, und auch die Druckschmerzhaftigkeit klingt ab, freilich meist etwas langsamer. Nach 2—3 Wochen sind meist beide restlos verschwunden; aber in weitaus den meisten Fällen ist das Ulcus noch nicht geheilt. Ob das Ulcus heilt, lehrt erst die Zeit (Monate und Jahre), und oft bleibt es zeitlebens unentschieden. Die Ulcuskur richtet sich gegen die entzündlichen Vorgänge und gegen die Übererregbarkeit des vegetativen Nervensystems, welche durch motorische Dysharmonie zu Krampf, Dehnung und Zerrung führt (G. v. Bergmann[3], C. von Noorden[2]). H. Schur[3] sagt sicher mit Recht, beim schmerzhaften Magenulcus fänden sich regelmäßig lokale entzündliche Erscheinungen und entzündliche Schwellung der regionären Lymphdrüsen. Es ist klar, daß Entzündungsherde in oder nahe der Muskulatur das Entstehen von Schmerz bei den Muskelkontraktionen begünstigen; aber H. Schur geht doch zu weit, wenn er andere als solche entzündlich-organische Ursachen für Schmerzen, die den Charakter der Superaciditätsschmerzen tragen (S. 171), nicht anerkennen will. Wir dürfen nicht ablehnen, daß bei krankhafter Einstellung des vegetativen Nervensystems schmerzhafter Krampf auch ohne Ulcus entstehen kann. Kommen doch auch an anderen Körperstellen bei Übererregbarkeit, ohne Entzündung, auf kleine Reize hin höchst schmerzhafte Krämpfe vor, z. B. in der Wadenmuskulatur. Wir können daher auch den Spät- oder Hungerschmerz nicht unter allen Umständen als Beweis für Duodenalulcus, bzw. für „entzündliche Affektion in der Pylorusgegend“ (H. Schur[1]) ansehen. Wenn aber dieser Schmerztyp, der in ausgesprochenster Weise Krampfcharakter hat, von kürzeren oder längeren Intervallen unterbrochen, periodisch sich häuft, und wenn solche Anfallsperioden in der Anamnese und im weiteren Verlaufe eine deutliche Rolle spielen, verdichtet sich der Verdacht auf Ulcus juxtapyloricum fast zur Gewißheit. Zur Auslösung des Schmerzes ist das Gefälle zwischen Acidität des Magenchymus zur Alkaleszenz des Duodenalinhaltes nicht minder wichtig als die absolute Höhe der ersteren (S. 144). Keinesfalls darf man übersehen, daß sowohl Störungen im afferenten Nervensystem wie in der Psyche Wesentliches zu Verstärkung des Schmerzes und sogar zur Vortäuschung lokaler Reizzustände beitragen können. Vgl. „Nervöse Dyspepsien“. Anderseits kann auch ohne jeglichen neuropathischen Einschlag ein entzündlicher Reizzustand in der Pars pylorica zu Krampfschmerz führen (S. 145).

Die Röntgenuntersuchung wird von manchen für die Diagnose der Magen- und Darmgeschwüre noch stark unterbewertet. Wer in der Röntgendiagnostik der Verdauungsorgane sehr erfahren ist, die Technik des Verfahrens den Verhältnissen des Einzelfalles anzupassen weiß und sich ein kritisches Urteil bewahrt hat, muß sich über die absprechenden Meinungen wundern. Oft sichert die Röntgenuntersuchung ohne weiteres die Diagnose Ulcus, oft nur im Zusammenhang mit anderen, klinischen und anamnestischen Tatsachen. Kaum jemals wird der Kundige die Untersuchung beenden, ohne daß sie ihn Neues und Wichtiges zur Beurteilung der Lage lehrte. Man beherzige, daß unmittelbar beweisend nur das Nischenbild ist. In der überwiegenden Mehrzahl der Fälle sind Form- und Bewegungsstörungen die einzigen Beweisstücke; sie sind besser zu beurteilen beim Ulcus parapyloricum als beim pylorusfernen Ulcus. Immer bleibt ohne Nischenbild das röntgenologische Ergebnis nur ein Teilstück des Materials, auf dem sich die Diagnose aufbaut. Je inniger die gemeinschaftliche Arbeit des Arztes und des Röntgenologen ist, desto sicherer werden die Schlüsse. Einseitiges röntgenologisches Urteil führt nicht gerade selten fälschlich zur Annahme eines Ulcus. Hier genüge dieses Werturteil. Wir verweisen auf das vortreffliche Werk von G. Schwarz[2] und die ausführliche Darstellung bei G. Katsch.

Über Ätiologie und Pathogenese des Ulcus, über Tatsachen, über alte und neue Theorien unterrichten sehr vollständig die zusammenfassenden Berichte von S. Moeller und von A. Ladwig und die Bearbeitung der Ulcuskrankheit von G. v. Bergmann[6]. Ferner sei auf die sehr beachtenswerten kritischen Erörterungen von J. Bauer verwiesen.

II. Behandlung bei Blutungen.

Blutungen werden oft zum Ausgangspunkte energischer und planmäßiger Ulcusbehandlung, nachdem vorher gegen die bald geringeren, bald stärkeren Beschwerden nur unvollkommene Abwehr ergriffen war. Die Blutung aber ist ein Alarmsignal, das selten unbeachtet bleibt.

Natürlich ist Blutung (Blutbrechen, Melaena) kein pathognostisches Merkmal für das Bestehen von Ulcus pepticum. Doch falls andere Ursachen der Blutung nicht erkennbar sind, wird der Arzt gut tun, auch dann mit der Wahrscheinlichkeit eines Ulcus pepticum zu rechnen, wenn andere anamnestische und objektive Zeichen fehlen. Über die zahlreichen Ursachen von Blutung aus Magen und oberen Darmabschnitten und ihre Diagnostik sei auf die treffliche Darstellung L. Ruetimeyer's verwiesen. Bei ordnungsmäßiger Behandlung ist die Prognose der Einzelblutung nicht schlecht. Man rechnet zwischen 1—6 % Todesfälle durch Blutung; das Ulcus duodeni ist stärker daran beteiligt als das Ulcus ventriculi, Männer mehr als Frauen. Höheres Lebensalter verschlechtert die Aussichten erheblich (Sklerose der kleinen Arterien!). Die Gesamtblutung zieht sich oft in wiederholten Schüben oder anscheinend ununterbrochen und erst allmählich abklingend längere Zeit hin (2—3 Wochen). Auch wenn es nicht zum Verblutungstode kommt, können die nächsten Folgen doch sehr beunruhigend sein: schwere Ohnmachten, äußerste Hinfälligkeit, Herzschwäche, Gefäßlähmung, die tage- und wochenlang bedrohlich bleiben. Nach Stillstand der Blutung und sogar noch vorher setzt Blutneubildung kräftig ein. Immerhin erreichen manche Patienten nach schweren Blutungen aus Ulcus pepticum, namentlich bei öfterer Wiederkehr derselben, den früheren guten Stand der Blutbeschaffenheit niemals wieder und bleiben trotz guter Pflege, diätetischer und medikamentöser Behandlung hämoglobinarm.

1. Hungerkur.

Es ist ein alter und wohlbewährter Grundsatz, ein blutendes Organ möglichst ruhig zu stellen. Schon in weit zurückliegender Zeit wurde er auf Blutung aus peptischen Geschwüren übertragen. Nur war man sich nicht immer einig über den anzustrebenden Grad der Ruhigstellung und über die Mittel wie sie zu erreichen sei. W. Leube[1], der Vater der modernen Ulcustherapie ließ den Magen 2—3 Tage vollkommen leer, F. Riegel 6—8 Tage, andere, z. B. E. Ratjen, 10 Tage und länger. Man half sich während dieser Zeit mit Nährklistieren, legte großes Gewicht darauf und glaubte damit Wesentliches zur Ernährung der

Kranken beizutragen. Wir zeigten schon früher (Bd. I, S. 1066), daß der tatsächliche Nährwert solcher Klistiere unbedeutend sei und weit überschätzt werde. Da bei öfterem Verabfolgen gewöhnlicher Nährklistiere der Darm oft sehr unruhig wird und da dies zweifellos auch Magenunruhe, unter Umständen sogar Magensaftsekretion nach sich zieht (Bd. I, S. 1065), verzichteten wir schon seit mehr als 20 Jahren auf Nährklistiere alten Stiles und verabfolgnen an den 3—5 Fasttagen entweder nur kleine Klistiere isotonischer Kochsalzlösung (C. v. Noorden[2]) oder nach späterem Aufkommen dieser Methode, lieber Tropfklistiere mit 10—15proz. Dextrinlösung (Bd. I, S. 1060). Gerade bei Blutungen aus Ulcus, wo jede sekundäre, reflektorisch bedingte Reizwirkung auf Sekretion und Motilität des Magens zu vermeiden ist, bewähren sich die reizarmen Dextrinklistiere besser als die alten Dextroseklistiere. Bei manchen Kranken sind aber auch in dieser milden Form die Klistiere nicht durchführbar (Reizzustände des Enddarms, psychische Widerstände u. a.). Dann greife man im Falle des unbedingten Wasserbedarfes zur intravenösen Infusion 5—6proz. Dextrose- oder Caloroselösung (Bd. I, S. 1076) in Menge von etwa $^1/_2$ l am Tage. Die sich ergebende mäßige Eindickung des Blutes, woran mehr der Kolloid- als der Mineralgehalt teilnimmt, ist eher nützlich (H. Salomon). Im Notfall greife man zu subkutaner Injektion.

Am I. und II. Tage stärkerer Blutung suche man aber womöglich ohne jede Wassergabe (Klistier, Infusion) auszukommen. Trotz des Durstes läßt sich dies meist durchsetzen. Nervöse Unruhe, durch Durst bedingt, darf aber nicht aufkommen. Da während dieser Frühzeit des Dürstens die Erregung nur von dem Trockengefühl im Munde ausgeht, genügt Befeuchtung desselben. Außer dem vorsichtigen Spülen (s. unten) trägt Sorge für feuchte Luft in der Krankenstube (dauerndes Verdampfen von Wasser, unter Umständen Spray aus angemessener Entfernung) vieles zum Behagen des Kranken bei.

Obwohl mit $^1/_2$ l Infusion der Flüssigkeitsbedarf des Gesamtorganismus einigermaßen gedeckt wird, zeigt sich doch — wie bei jeder Form ausschließlich extrabuccaler Ernährung, daß der Durst, also das Begehren nach Trank, dadurch nicht gestillt wird; die einzelnen Kranken leiden darunter verschieden stark. Eisstückchen lutschen zu lassen, ist bedenklich, weil von dem geschmolzenen Wasser meist ein Teil, vom einen Patienten mehr, vom anderen weniger, verschluckt wird und Wasser, in den leeren Magen gebracht, doch ein kräftiger Saftlocker ist (S. 33). Wir lassen den Mund häufig mit kaltem Wasser spülen, das mit Methylenblau gefärbt ist. Das blaue Wasser spucken die Kranken wieder aus, da sie sich scheuen, es zu verschlucken. Das Spülen dient gleichzeitig zu dem so überaus wichtigen Reinhalten der Mundhöhle; es beugt auch der Parotitisgefahr vor, die nicht zu unterschätzen ist (S. 5).

Frühestens vom III. Tage, oft erst vom IV. oder V. Tage der Behandlung anfügen wir die oben erwähnten Dextrin-Tropfklistiere der Mundbefeuchtung hinzu. Wenn man sich hierauf beschränkt und die zu fauliger Zersetzung neigenden und die zu hämatogener Erregung der Magensaftproduktion anregenden Peptone bzw. Aminosäuren meidet, ist sekundäre Reizwirkung auf das motorische und sekretorische System des Magens äußerst gering (Bd. I, S. 1065). Aber auf diese experimentellen Befunde darf man sich im Einzelfalle doch nicht völlig verlassen. Bei vielen Patienten ziehen auch die reizlosesten Tropfklistiere bei öfterer Wiederholung Unruhe des Darmes nach sich, was sich dann sehr leicht auf den Magen überträgt. Daher setze man den Klistieren auf je 500 ccm Flüssigkeit 0,01 g Pantopon und 0,0005 g Atropin hinzu, ferner gärungswidriges Material. Das Klistierwasser wird entweder mit Thymol stark durchgeschüttelt oder, was uns besser scheint, mit 1 Promille Benzoesäure versetzt.

Nach Maßgabe des Erbrechens und der Kotbeschaffenheit steht in weitaus den meisten Fällen die Blutung vom II. oder III. Fasttage an. Ausnahmen kommen vor. Wenn man sich nicht etwa zur Operation während fortbestehender Blutung entschließt (S. 236), ist dann Verlängerung des Fastens und ausschließliche Beschränkung auf die erwähnte extrabuccale Ernährung der kürzeste und sicherste Weg zur Heilung. Denn das Aufhören der Blutung ist die Hauptsache; wenn sie überwunden, folgt die Erholung schnell.

Das Auftreten von Ketonkörpern im Harn (Aceton, Acetessigsäure, β-Oxybuttersäure) soll keinen Anlaß geben, das Fasten zu unterbrechen. Aus der oft sehr bedeutenden Hungeracetonämie (C. von Noorden[11], S. Morgulis) hat sich beim erwachsenen Nichtdiabetiker noch niemals bedrohliche acetonämische Intoxikation entwickelt. Dextrin-Tropfenklistiere oder intravenöse Zuckerinfusionen, auf die man bei längerer Hungerperiode nie ganz verzichten wird, halten übrigens die Ketonämie auf niedrigem Stand. Man beherzige stark, daß Beigabe von Fett, Eiweiß, Abbauprodukten der Proteine einerseits die Reizwirkung der Klistiere bedeutend verstärkt, anderseits dem Körper keine quantitativ beachtenswerte Menge kalorisch und stofflich unbedingt erforderlichen Materials liefert. Nur Kohlenhydrat läßt sich in nennenswerter Menge und unmittelbar greifbarer Form zur Resorption und Verwendung bringen. Es schützt vor Versiegen der wichtigsten Zellspeise, des Blutzuckers (Bd. I, S. 1066).

Starke, bedrohliche Blutverluste können Bluttransfusion nötig machen. Sie wirkten schon in zahlreichen Fällen lebensrettend. Dem Nutzen des Blutersatzes kann sich blutstillende Wirkung hinzugesellen. A. Krecke[1] bezeichnet Bluttransfusion als mächtigstes Blutstillungsmittel, wenn auch natürlich nicht als unfehlbares. Wo sie diesem Zwecke dienen soll, wo Eile nottut und umständlichere Methoden nicht sogleich zur Hand sind, empfiehlt er, einem Gesunden mit einer 20 ccm fassenden Spritze Blut aus der Armvene zu entnehmen und sofort dem Kranken einzuspritzen. Ganz unbedenklich ist das Verfahren doch wohl nicht. Die Bluttransfusion gibt dem Blute stärkere Neigung zum Gerinnen. Wenn diese Neigung eine gewisse, von vornherein nicht abzuschätzende Grenze übersteigt, droht Gefahr. Dies zu vermeiden ist wichtige Aufgabe der Transfusionstechnik. Vor der Transfusion soll die Gruppenreaktion des Blutes (Gruppen I, II, III, IV) bei Blutempfänger und Blutspender ermittelt und der Spender aus der dem Empfänger entsprechenden Gruppe gewählt werden. Dann wird die Gefahr von Anaphylaxie, Hämolyse, Agglutination so gut wie ausgeschaltet (E. Hempel, R. Stich und W. Lehmann). Verwandtenblut ist vorzuziehen. Technik vor allem bei R. Stich und W. Lehmann.

Wiederaufnahme der Mundernährung soll erst erfolgen, wenn man einigermaßen sicher ist, daß die Blutung seit 2—3 Tagen aufgehört hat.

Dies ist cum grano salis zu verstehen; denn darüber weiß man nicht immer Sicheres. Das Aufhören der Hämatemesis ist nicht beweisend; das Verschwinden von Blut aus dem Kot ist freilich ein sicherer Maßstab; doch dauert es auch ohne frische Blutung oft längere Zeit, bis die letzten Reste Blut den Darm verlassen. Immerhin gibt die Beschaffenheit des Kotes gewissen Anhalt: frische Blutung bringt meist Teerstühle, älteres Blut und unbedeutende Mengen, auf die man nicht mehr allzu ängstlich weitestgehende Rücksicht nehmen muß, sind meist mit dem übrigen Kote zu festen Ballen gemischt und geformt.

2. Wiederaufnahme der Ernährung.

Daß nach Ende der vollkommenen Magenkarenz die Wiederernährung sehr langsam erfolgen muß, lehren sowohl klinische Beobachtungen wie auch die Erfahrungen an Hungerkünstlern. Nach mehrtägigem Fasten ist der Magen äußerst empfindlich und beantwortet unverständige Belastung mit Schmerzen, Übelkeit und Erbrechen. Am I. Fütterungstage sollen nur fünfmal je 50 ccm flüssiger Kost gereicht werden; schon am II. Tage kann man meist auf sechsmalige Gabe von je 100 ccm steigen. Man wählt dafür am besten homogenisierten Rahm (mit etwa 15% Fett), wo dies nicht erhältlich, frischen Süßrahm, der beim Kochen nicht gerinnt. Oder man wählt dünne Suppen aus Kindermehl, feinem Gersten- oder Hafermehl (15 g auf je 100 ccm Suppe), in die etwas Butter eingerührt werden darf. Sehr zweckmäßig ist statt gewöhnlicher Milch die im Magen nicht gerinnende Pflanzenmilch aus Mandeln oder Paranüssen (S. 197; Bd. I, S. 311).

Auf Empfehlung von H. Senator hin pflegen viele Ärzte die Ernährung mit frisch aus Kalbsfüßen bereiteter Gallerte zu beginnen. Dieselben nur aus den käuflichen Gelatineblättern zu bereiten, ist nicht ratsam, weil solche ungewürzten Gallerten äußerst fade schmecken und Widerwillen, sogar Übelkeit und Erbrechen erregen können. Gegen Zusatz von gezuckertem Himbeersaft oder Herstellung von Rahm-Vanille-Gallerten bestehen keine Einwände (Über Gallerten, Bd. I, S. 192). Wir reichen die wenig nahrhaften Gallerten nur als Erfrischungsmittel, da man ihre auf Kalkgehalt beruhende, gerinnungsfördernde Wirkung (Bd. I, S. 103) durch subcutane oder intravenöse Injektionen besser erreicht (S. 215). Man soll jegliche Kost bei mundgerechter Temperatur geben und langsam in kleinen Schlücken in den Magen befördern lassen; dann langen sie dort mit Körpertemperatur an. Alles kalt oder gar geeist zu geben, ist weder nötig noch ratsam (S. 42; Bd. I, S. 831).

Nachdem man an 2 weiteren Tagen die Kost durch Zulage von Sahne (mit 10% Fettgehalt) und 1—2 in heiße Milch oder Suppe fein verquirlte Eier auf 800—1000 ccm erweitert wurde (verteilt auf sechs, höchstens sieben Einzelmahlzeiten), lenkt man sie zu dem entsprechenden Punkte eines Kostplanes über, dem man auch ohne vorausgegangene Blutung bei Ulcuskur folgen will (s. unten). Oft schon vom I., sicher vom III. oder IV. Tage der Wiederernährung an wird extrabuccale Nahrungszufuhr ebenso wie auch Wasserzufuhr unnötig. Vom ersten Beginne an war die Kost äußerst proteinarm. Auf die vorgesehene kurze Zeit ist dies unbedenklich (Bd. I, S. 138 ff.), jedenfalls unbedenklicher als durch rectale Zufuhr von Eiweiß, Albumosen oder Peptonen den Enddarm zu reizen (s. oben). Übrigens resorbiert der Darm einen Teil der im ergossenen Blute befindlichen Proteine (Bd. I, S. 188), und dies macht gerade bei Magen- und Duodenalblutungen Sondergaben von Proteinen unnötiger als bei anderen Anlässen zu kargster Kost (O. Minkowski).

Mit dieser oder jener kleinen Abweichung sind Kostpläne wie der geschilderte bei Blutungen aus peptischen Geschwüren allgemein üblich. Einen wesentlichen Seitensprung machte H. Lenhartz[1], als er unbekümmert um vorausgegangene Blutung sofortigen Eintritt in reichere Ernährung empfahl (vgl. Lenhartz-Schema S. 247). Er ging dabei von dem Gesichtspunkte aus, daß das übliche ältere Leube-Schema (S. 246) eine allzu weitgehende und allzu langdauernde Unterernährung bedinge. Dieser Anwurf ist bedingt richtig; er ist aber doch wohl von H. Lenhartz[2] und von manchen, die ihm folgten, überschätzt worden. Wir wissen heute sowohl aus planmäßiger therapeutischer Unterernährung wie aus den Zwangserfahrungen des Krieges, daß zeitweilige Unterernährung von einigen Wochen Dauer die Erholungsfähigkeit des Körpers durchaus nicht so stark beeinträchtigt, wie H. Lenhartz es annahm und schilderte. Auf dem Wege, die Lenhartz-Diät sofort nach erfolgter Blutung in Kraft treten zu lassen, sind ihrem Urheber nur wenige gefolgt, und insbesondere hat die hausärztliche Praxis solchen Kostplan teils von vornherein abgelehnt, teils wieder verlassen. Trotz zweifellos schöner Erfolge bei dieser Methode wird angesichts etwaiger rückfälliger Blutung (bei H. Lenhartz in 6,4% der Fälle) der Arzt sich doch die Frage vorlegen müssen, ob er wirklich den anerkannt gefahrlosesten Weg eingeschlagen habe; und wenn er es selbst auch glaubt, werden es viele andere verneinen. Das Geschehen am blutenden Gefäß können wir nicht unmittelbar heilend beeinflussen. Weite des Gefäßes, Gesundheitszustand seiner Wandung, Gerinnbarkeit des Blutes beherrschen die Lage.

Die Duodenalsondenernährung, von M. Einhorn bei Magengeschwür dringend empfohlen (s. unten), wendet der Urheber selbst bei frischer Blutung nur ausnahmsweise an. Immerhin berichtet er über einzelne Fälle, wo das schwere Daniederliegen des Kräftezustandes aufforderte, trotz bestehender Blutung dazu überzugehen, und wo das Verfahren zur Heilung führte. Man wird sich dessen in solchen Fällen erinnern müssen; dies um so mehr, als bei drohender Gefahr der Erschöpfung ein etwaiger operativer Eingriff schwerlich überstanden wird. Wenn die Blutung 2 Tage gestanden hat, kann man nach M. Einhorn stets unbesorgt jene Ernährungsform beginnen. Vgl. S. 132 und Bd. I, S. 1044.

Wir müssen es als verständliche aber übertreibende Vaterliebe des Erfinders zu seinem Kinde buchen, wenn M. Einhorn die Duodenalsondenernährung in die Ulcustherapie überträgt und sogar nahzeitlich von Blutung. Wir sind zu solchem Urteil um so mehr berechtigt, als wir in bezug auf andere Magenkrankheiten über diese Ernährungsform aus eigener Erfahrung günstiger urteilen durften, als es in einschlägigen Werken anderer geschah. Die Bedenken werden gestützt durch überzeugende Versuche, wonach sowohl bei Tier wie Mensch Sekretion und Motilität des Magens durch direktes Einbringen von Nahrungsgemischen in das Duodenum auffallend stark erregt werden (A. C. Ivy und G. B. McIlvain, A. L. Garbat). Neuere Empfehlung des Verfahrens bei N. Henning.

3. Unterstützende Maßnahmen.

a) Bettruhe, zunächst mit möglichster Vermeidung jeder Bewegung, welche Spannen der Bauchmuskeln benötigt, ist natürlich unerläßlich. Man hat mit mindestens dreiwöchiger Bettruhe zu rechnen. In der ersten Woche müssen Kot und Urin in Bettschüsseln bzw. Urinale entleert werden. Von Umschlägen mit eisgekühlten Kompressen, Eisblasen, Leiter'schen Kühlschlangen usw. macht die Praxis viel Gebrauch. Mit J. Boas[1] werten wir ihren blutstillenden Einfluß nur gering, schätzen sie aber doch, weil sie den Kranken nötigen, in ruhiger Rückenlage zu verharren. Die von W. Leube[2] für spätere Behandlungszeit so warm empfohlenen heißen Kataplasmen widerrät er bei Hämatemesis und Melaena.

b) Eiswasserspülungen des Magens wurden namentlich von J. Kaufmann zu gelegentlicher Anwendung empfohlen. Nach J. Boas eignet sich das, wie uns scheint, nicht einwandsfreie Verfahren bei starker Füllung des Magens mit geronnenem Blut, die lästiges Druckgefühl, Brechreiz und peristaltische Unruhe des Organs hervorrufen. Eigne Erfahrungen darüber fehlen uns, ebenso auch über Kompression mittels länglicher Rolle, welche das Duodenum gegen die Wirbelsäule drücken soll (G. Kelling[1]).

c) Zur Förderung der Blutgerinnung hat sich Calcium gut bewährt. Es ist der wirksame Bestandteil der Gelatine (K. Zibell; — Bd. I, S. 193). Eine Zeitlang benützte man zur intramuskulären Injektion die Merck'schen Kalzine, ein in Ampullen erhältliches, steriles Gemisch von Gelatine mit 5% Chlorcalcium (A. Müller und P. Saxl). Für subcutane Injektion wählt man lieber 1 proz. Calciumlaktatgelatine (20—40 ccm) wegen geringerer Schmerzhaftigkeit (H. Schmerz und F. Wischo). Die gerinnungsfördernde Eigenschaft verschafft sich erst nach mehreren Stunden Geltung. Sowohl die intramuskulären wie die subcutanen Injektionen dieser Art gaben wir inzwischen wieder auf, weil sie doch öfters nachhaltige Schmerzen bringen, was den zu völliger Ruhe bestimmten Kranken störend beunruhigt. Über Gelatinegerichte Bd. I, S. 193; bei stärkeren Blutungen sind sie nutzlos, eher gefährlich.

Schneller als intramuskuläre und subcutane Injektion wirkt die intravenöse. Ursprünglich empfahl hierfür P. Schenk 5—10 ccm einer 30 proz. Lösung des krystallwasserhaltigen Chlorcalcium; langsam, im Zeitraum von 5 Minuten zu injizieren! Bequemer greifbar ist das in sterilen Ampullen vorrätige Afenil (Chlorcalciumharnstoff 10 proz.; Dosis eine Originalampulle) und namentlich das glukonsaure Calcium Sandoz (in der Ampulle) im Notfall auch i. M. verträglich; von diesem lassen sich im Bedarfsfalle an den beiden ersten Tagen je 2—3 Injektionen in den Venen machen, später je eine täglich, solange Blutungsgefahr besteht (S. 215). Wir verzichten bei stärkeren Blutungen auf die Calciumtherapie niemals und glauben mehr als Scheinerfolge gesehen zu haben.

Gutes ward auch berichtet von intravenöser Injektion hypertonischer Traubenzuckerinjektion (20 proz., 200 ccm; — A. Stühmer, P. Schenk) oder

Kochsalzlösung (100—130 ccm 10proz. Lösung; — P. Schenk). Ebenso wie G. v. Bergmann[6] schließen wir uns dem an. Solche intravenöse Injektionen hypertonischer Lösungen sind namentlich als erste Handlung beim Auftreten von Blutung empfehlenswert, da sie einfacher sind als Bluttransfusion (S. 233); sie wirken unmittelbar und schnell. Später bieten Calciuminjektionen (s. oben) und andere Injektionen (s. unten) größeren Vorteil.

Koagulen-Fonio und Clauden innerlich haben sich nicht als erfolgreich erwiesen. Intravenöse Koaguleninjektionen (50—70 ccm frisch bereiteter 3,5 proz. Lösung) gefolgt von 30—40 ccm gleicher Lösung subcutan wird von A. Fonio sehr gerühmt; auch W. Kausch schließt sich dem an. Es ist jedenfalls ein brauchbares Mittel. Der Verwendung von Koagulen und von Kalzine bei ein und demselben Patienten steht nichts im Wege, wenn auch nicht zu gleicher Zeit. Koagulen (die gerinnungsfördernden Substanzen der Blutplättchen enthaltend) ist jetzt auch in 3proz. steriler Lösung in Ampullen, zum Gebrauche fertig, im Handel. Clauden ist ein lipoid- und proteinreiches Präparat, aus Lungengewebe gewonnen. Die gebrauchsfertigen käuflichen Ampullen zur intravenösen Injektion enthalten 2,5 und 10 ccm. Seine Wirksamkeit wurde von chirurgischer Seite bestritten (G. Düttmann), neuerdings nach E. Merck's Jahresberichten (1926) aber wieder bestätigt. Eigene Erfahrungen fehlen uns über Clauden. Man pflegt die Behandlung mit Koagulen und mit Clauden längere Zeit hindurch fortzusetzen. Vivokoll, aus Rinderblutplasma, bei blutenden unmittelbar zugänglichen Wunden nach A. Krecke[2] gut bewährt, scheint sich für Injektionen nicht zu eignen.

d) Verschiedene Medikamente. Als unbedingt erforderlich ist kein einziges Medikament zu bezeichnen. Bei Blutungen mittleren Grades kann auch von den erwähnten Calciumpräparaten abgesehen werden. Sonstige Medikamente sind nur fallweise am Platze. So wurde zwecks Beruhigung des Darmes bei Klistieren schon des Pantopons und Atropins gedacht. Letzteres und zwar am besten in Verbindung mit Papaverin ist auch, mehr bei Magen- als bei Duodenalblutungen, zur Beruhigung der Magenperistaltik anwendbar. Bei unruhigem Verhalten, psychischer Erregung, Schlafmangel sollte man vor Sedativa nicht zurückscheuen. Da der Magen geschont werden soll, kommt nur subcutane Darreichung in Frage. Pantopon und ähnliche Präparate leisteten uns da die besten Dienste. Exzitantien nach Bedarf, trotz ihrer Anregung der Herztätigkeit. Das beste Exzitans bei schweren Blutverlusten ist Bluttransfusion (S. 233).

e) Operation. Sowohl auf direktes Angehen des blutenden Gefäßes wie auf weitergreifende Operationen (Resektion usw.) hat man zur Zeit der Blutung früher sich höchst ungern eingelassen, weil bei den durch Blutverlust geschwächten Kranken die Mortalität sehr groß war. Es war eine kühne Tat H. Finsterer's, die auf dem Chirurgenkongreß von 1906 durch R. U. Krönlein aufgestellten Indikationen wesentlich erweitert und die Berechtigung hierzu gestützt zu haben. Wesentliches Hilfsmittel zum Erlangen besseren Erfolges war der Übergang zur Lokalanästhesie, unter Beigabe geringer als Excitans dienenden Äthermengen. Ehe es zu niederwerfender Anämie gekommen, bezeichnet H. Finsterer die Resultate selbst der ausgedehntesten Resektionen zur Zeit akutester Blutung als fast ebensogut wie bei gleicher Operation ohne Blutung. Je früher man nach Eintritt der Blutung (sei es aus Magen, sei es aus Duodenum) zur Operation schreite, desto günstiger sei der Gesamterfolg. Bei Duodenalulcus empfiehlt H. Finsterer, wenn die Resektion technische Schwierigkeit bereitet, Zuschnüren des Pylorus, hintere Gastroenterostomie und ausgiebige Gazetamponierung zwischen Bauchdecke und Duodenum, um die Blutung zu stillen.

Allgemeingültigkeit hat die Indikation zur Operation sicher nicht; auch H. Finsterer sprach sie ihr nicht zu. Obwohl von einigen Seiten Zustimmung kam (H. v. Haberer), auch von Internisten (J. Grober), hat bisher ablehnendes Urteil bei Internisten und Chirurgen vorgeherrscht. Besonders scharf äußert sich G. v. Bergmann[6], indem er anführt, beste Chirurgen berichteten nur über 40 bis 60% Lebensrettung durch Operation wegen Magenblutung, während man im allgemeinen nur mit wenigen Prozent tödlichen Ausganges rechne. Demgegenüber muß aber bedacht werden, daß man bisher fast nur in schwersten, unmittelbar bedrohlichen Fällen zur Operation schritt. I. Boas vertritt insofern einen vermittelnden Standpunkt, dem wir uns anschließen möchten, daß Operation wesentlich bei wiederholter Blutung in Betracht komme, dann aber sofort und nicht erst nach Eintritt bedrohlicher Schwäche. (Vgl. S. 229, 260).

In weitere Erörterung der einschlägigen Fragen treten wir in diesem, anderen Zwecken dienenden Werke nicht ein.

III. Die gewöhnlichen Ulcuskuren.

Wenn auch stärkere Blutungen sehr oft den ersten Anstoß zu energischer Behandlung der Ulcuskrankheit geben, werden doch weitaus häufiger planmäßige Kuren bei Geschwüren eingeleitet, die noch nicht zu Hämatemesis oder Melaena führten. Dies durchgesetzt zu haben, ist das Verdienst W. Leube's. Durch frühzeitige Behandlung kann viel späteres Unheil verhütet werden. Daß nicht nur oberflächliche, sondern auch tiefere Geschwüre, sowohl am Magen wie am Duodenum, von selbst so ausheilen können, daß sie bis zu dem aus anderen Ursachen erfolgenden Tode keine Beschwerden mehr machen, ist bekannt. Es darf aber nicht dazu auffordern, die Hände in den Schoß zu legen und auf solch günstigen Ausgang zu warten; sondern die Möglichkeit selbsttätiger Heilung des diätetisch nicht geschonten Geschwüres fordert erst recht dazu auf, durch Herstellen günstigerer Bedingungen den Heilvorgang zu erleichtern. Dies um so mehr, als gerade die beschwerdefreien und daher nicht behandelten Ulcera verhältnismäßig oft zu unerwarteten starken Blutungen und zu Durchbrüchen Anlaß geben. Es ist öfters berichtet, daß stärkere Blutung von Rückgang, ja völligem Verschwinden anderer ulcusverdächtiger Beschwerden gefolgt sei. Der Zusammenhang ist klar. Sehr oft sind ja periulceröse entzündliche Zustände Ursache der Beschwerden, besonders der Schmerzen (S. 64 ff., S. 230). Die Blutung wirkt antiphlogistisch wie (mutatis mutandis) anderen Ortes die Blutentziehung durch Blutegel. Des weiteren gibt oft erst die Blutung dem Arzte Anlaß zu planmäßiger Behandlung oder dem Patienten die Energie, entlastenden ärztlichen Schonungsvorschriften zu gehorchen.

1. Prophylaxis.

Planmäßige Behandlung soll nicht auf ernstere Krankheitsmerkmale warten. Sie soll spätestens beginnen, sobald die Diagnose Ulcus gesichert ist. Dies ist jetzt durch stärkere Wertung der Anamnese, durch Beachtung okkulten Blutes im Kote und durch die leider noch nicht hoch genug eingeschätzte Röntgendiagnostik in viel früherem Zeitabschnitte möglich als ehemals. Die Behandlung soll aber auch dann schon beginnen, wenn Beschwerden und sonstige klinische Merkmale die Ulcusdiagnose einigermaßen wahrscheinlich machen. Es werden dann freilich gar manche und, wenn man allzu ängstlich ist und allzuviel Einzelsymptomen vertraut, vielleicht sogar viele Fälle als Ulcus behandelt, wo in Wirklichkeit nur einfach superacide Zustände und nervöse Stigmata vorliegen. Wenn auch anfechtbar bei etwaiger Verallgemeinerung und sicher auch in vielen Einzelheiten der unterlegten Zusammenhänge, hat die neurogene Ulcustheorie unter allen Umständen das Gute gehabt, die grundsätzliche Sonderstellung dieser

Krankheitsbilder dem Ulcus gegenüber zu zertrümmern; sie hat dem Arzte eindringlicher als jede andere Ulcuslehre zum Bewußtsein gebracht, daß hinter und neben Superacidität und nervösem Magen oder besser allgemeiner gesagt Verdauungsbeschwerden verschiedenster Art sich häufig Ulcus pepticum versteckt. Sie hat uns gelehrt, wie schwer es oft ist, jene Krankheitszustände diagnostisch mit vollster Sicherheit vom Ulcus zu trennen, und sie zeigte uns zum mindesten die Möglichkeit, wir meinen sogar die Wahrscheinlichkeit, daß erstere zu letzterem überleiten können. Wir müssen uns darüber klar sein, daß wir — bei nicht ganz nach positiver oder negativer Richtung hin beweisender Sachlage — häufig zunächst oder sogar dauernd im unklaren bleiben, ob wir ein Ulcus behandeln oder nur funktionelle Störungen motorischer, sekretorischer, sensibler Art, wie sie Ulcera häufig begleiten. Im Hinblick auf die Zusammenhänge können wir dies auch so formulieren: wir wissen nicht immer, ob wir Ulcustherapie oder Ulcusprophylaxis treiben. Dies ist zwar ein bedauerliches Unvermögen unserer diagnostischen Kunst; wenn wir uns nur an die unklaren Grenzfälle halten und nicht hemmungslos jede Superacidität und jede nervöse Dyspepsie für ein verkapptes Ulcus nehmen, ist es aber — praktisch genommen — ungleich häufiger ein Vorteil als ein Nachteil für die Kranken. Wir schließen uns hier dem oft fälschlich bekrittelten Standpunkte W. Leube's an. Dies zu tun, ist um so mehr ein Vorteil, als gleichgerichtete Therapie sich für das eine wie für das andere überwiegend häufig nützlich erweist, und als interne Ulcustherapie sowieso vorzugsweise eine indirekte ist. Sie will durch geringere Inanspruchnahme motorischer und sekretorischer Tätigkeit entlasten und durch Vermeidung schädlicher Überreize Übererregbarkeit bekämpfen; sie will Unordnung (Dysharmonie) der zum Verdauungsakte notwendigen Funktionen beseitigen. Sie will durch solche Schonung den natürlichen Heilkräften der Magen- und Duodenalwand Gelegenheit zum Heilen geben. Genau das gleiche Verfahren ist unsere Aufgabe bei funktionellen Störungen ohne Wunde. Was wir neben der Entlastungstherapie zur Wundheilung direkt tun können, ist alles zweifelhaften Wertes. Bei Wunden und Geschwüren der Haut und sichtbaren Schleimhäute ist dies — abgesehen von chirurgischen Eingriffen — kaum anders.

Zur Prophylaxis im engeren Sinne muß eine der Leistungsfähigkeit des Magens angepaßte Ernährung gerechnet werden. Dies gilt hier ebenso wie bei anderen Krankheiten der Verdauungsorgane. Es kann auf die allgemeinen hygienischen Vorsichtsmaßregeln (Bd. I, S. 821 ff. u. a. O.) und auf die ätiologischen Betrachtungen über Magenkatarrh und superacide Zustände (S. 98, 115, 176) verwiesen werden.

Unzweckmäßige, den Magen quantitativ oder qualitativ überlastende Kost kann zu Unstimmigkeiten der pylorischen Motilität und zu Überreizung der Magendrüsen führen und damit die Grundlage für Ulcus schaffen. Anpassung der Ernährung an die Leistungs- und Widerstandsfähigkeit des Magens würde wohl der Mehrzahl der Magen- und Duodenalgeschwüre vorbeugen. Solche persönliche Anpassung bleibt in der Regel ein frommer Wunsch. Denn von Kindheit an pflegt die Ernährung aller in gleichmäßige ausgetretene Bahnen einzulenken, nach Schicht und Landschaft zwar verschieden, bei gleichen äußeren Verhältnissen aber auf gewohnheitsmäßigen Durchschnitt berechnet. Ob die Durchschnittskost der Persönlichkeit angepaßt ist, hängt von deren konstitutioneller Wertigkeit ab; sie bedeutet für viele eine Überlastung (S. 99). Dies wirkt sich dann in Verdauungsstörungen, u. a. in Störungen aus, deren Endglied das Ulcus bildet. Der auf Wertung konstitutioneller Eigenart eingestellte und die diätetische Kunst beherrschende Hausarzt könnte der Entstehung manchen Geschwüres vorbeugen.

In welchem Maße vorwiegende oder ausschließlich vegetabilische Kost oder auch nur starkes Zurücktreten von Fleisch in der Kost der Geschwürskrankheit vorbeugt, ist noch nicht schlüssig, weil bei solchen Statistiken und Behauptungen meist wichtige Nebenumstände übersehen werden. Z. B. bezieht R. Latzel die relative Seltenheit von Superacidität und von Ulcus bei der Tiroler Landbevölkerung auf die dort übliche fast fleischlose Kost, während J. Bauer als Ursache für die überraschende Häufigkeit der An- und Subacidität den daselbst weitverbreiteten hypothyreotischen (kretinoiden) Einschlag vermutet (S. 226). In den Tropen ist Ulcus seltener als bei uns. Nach C. D. de Langen sind die Salzsäureverhältnisse des Magens dort wie bei uns; er macht höheren Tonus des sympathischen Nervensystems für das Ausbleiben der zum Ulcus führenden Störungen verantwortlich. Auch bei der Akklimatisation stellt sich das Nervensystem nach dieser Richtung um. Wir wollen nicht untersuchen, inwieweit solche Erklärungen richtig sind. Wir erwähnen sie nur als Beispiel dafür, daß landschaftliche Verschiedenheit der Ernährungsform nicht ohne weiteres für häufigeres oder selteneres Vorkommen von Ulcus verantwortlich gemacht werden darf.

Festere Grundlage gibt die Berücksichtigung anderer Magenkrankheiten. Unter ihnen heben sich superacide Zustände, chronische bzw. rezidivierende akute Magenkatarrhe, Hypotonien als besonders wichtig heraus (vgl. Ätiologie, S. 225ff.). Auch der nervösen Dyspepsien der Jugendlichen ist zu gedenken; teils versteckt sich hinter ihnen schon ein Ulcus, teils begünstigen neurogene Unregelmäßigkeiten der Sekretion und Motilität das Entstehen eines Ulcus (G. v. Bergmanns Theorie, S. 225). Gerade diese Theorie sollte davor warnen, den nervösdyspeptischen Magen kurzer Hand für gesund zu erklären und den alleinigen Angriffspunkt der Therapie bei der Psyche zu suchen. Denn der auf rein nervöser Grundlage sekretorisch, motorisch und zirkulatorisch krankhaft beeinflußte Magen ist schwer notleidend. Je nach Art jener Einflüsse ist seine Leistungsfähigkeit in diesem oder jenem Teilstück geschädigt; und Unstimmigkeit eines Teilstückes zieht die Störung anderer Teilstücke nach sich (Wechselbeziehungen zwischen Motilität und Sekretion!). Wenn man den unordentlich arbeitenden Magen über die neurogen bedingte Minderung seiner Leistungsfähigkeit hinaus belastet, kommt er in Gefahr zu erkranken (C. v. Noorden[10, 12]; s. auch Abschnitt: nervöse Dyspepsien). — Es sei ferner an die Überempfindlichkeit des Magens während und nach Infektionskrankheiten und an die Warnung vor hemmungslosem Überfüttern zu solchen Zeiten erinnert (S. 103, 117).

Wenn man bei katarrhalisch, nervös oder sonstwie bedingten superaciden Zuständen mit ernsten Maßnahmen nicht solange wartete wie es nur allzuoft geschieht, würde manches Ulcus verhütet und wenn man mit ernsten, planmäßigen Kuren nicht so häufig wartete, bis sich der Verdacht des Ulcus gebieterisch aufdrängt, würde sicher manche Ulcuskrankheit verhütet werden.

2. Allgemeines über Geschwürskuren.

Die innere Behandlung des Ulcus pepticum ist eine im wesentlichen diätetische, und jedes Verfahren läuft auf Schonungstherapie hinaus. Mechanische Schädlichkeiten (grobes Material) und thermische Reize sind leicht ausschaltbar, ebenso einzeitige Überlastung durch ungebührliche Masse. Die Inanspruchnahme der Sekretion und Motilität des Magens kann zwar herabgesetzt aber nicht ausgeschaltet werden, sobald man sich an die naturgemäße Form der Ernährung hält. Flüssige, flüssig-breiige Beschaffenheit der Kost, weiche und glatte Beschaffenheit aller Speisen, gehöriges Zerkleinern durch Küchentechnik oder Kauen sollen die Entleerung des Magens begünstigen. Die gleichen Eigenschaften des Genossenen in Verbindung mit weiser Beschränkung starker Saftlocker (vgl. Superacidität, S. 33ff., 190) sollen die Übersäuerung des Chymus hindern.

a) Dauer der Kur. Klinische Behandlung. Die Dauer planmäßiger Ulcuskur, d. h. die Zeit bis der Patient von unmittelbarer ärztlicher Beaufsichtigung der täglichen Nahrungsaufnahme gelöst und auf selbsttätiges Befolgen der noch notwendigen diätetischen Vorsichtsmaßregeln angewiesen werden darf, erstreckt sich mindestens über 6 Wochen, manchmal auf noch viel länger. Zumindest 2—3 Wochen entfallen auf völlige Bettruhe.

Die Ulcuskur wird in der ärztlichen Praxis sehr oft fehlerhafterweise viel zu lax durchgeführt. Manche Ärzte lassen sich zu leicht durch die Patienten, die sich alsbald beschwerdefrei fühlen und denen langes Bettliegen ebenso wie die reizlose und breiter Abwechslung unfähige Kost langweilig wird, zu allerlei Konzessionen drängen, die den Erfolg des Ganzen in Frage stellen; und so müssen wir leider sagen, daß Magen- und Duodenalgeschwüre zu den Krankheiten gehören, die ebenso wie manche andere Störungen des Stoffwechsels, der Verdauung und der allgemeinen Ernährung in der häuslichen Umgebung mit erschreckender Häufigkeit unzulänglich behandelt werden. Wir sind daher nur in die Fußtapfen A. Kußmaul's und W. Leube's[2] getreten, die gleiches schon vor langem beklagten, wenn wir es wie sie lieber ablehnten, Ulcuskuren außerhalb klinischen Betriebes durchzuführen. Es wurden neuerdings, angesichts der ganzen wirtschaftlichen Lage, auch ambulante Ulcuskuren befürwortet (J. Boas[2], O. Porges[2]). Empfohlen sollte dies nicht werden; man sollte es immer nur als Notbehelf werten. Kurz sei erwähnt, daß das früher übliche Verfahren, Ulcuskranke zwecks Heilung durch Trinken alkalischer Quellwässer nach entsprechenden Kurorten zu senden, durch die planmäßige klinische Behandlung in seiner Wirksamkeit längst überholt ist. Bei Sanatorien in Kurorten ist die klinische Behandlung, nicht die durch Trink- und Badequellen gegebene Eigenart des Ortes der maßgebende Heilfaktor.

b) Allgemeines über Kostpläne. Zahlreiche Kostpläne dienen den erwähnten Aufgaben. Ihrer gibt es viele Dutzende. Wenn man sie auf ihre Wesenheit prüft, heben sich nur einzelne durch bemerkenswerte Eigenart heraus. Die meisten unterscheiden sich mehr nach Form als durch wesentliche Stücke. Mehr persönliche Eitelkeit als der statistische Zwang besseren Erfolges ließ manchen Autor in seinem Kostplan Wichtiges und Neues erkennen. Doch kann der sachliche Kritiker kaum die eine über die andere werten. Letzten Endes ist immer Lage des Einzelfalles bestimmend für Wahl des Kostplanes und den Gang seiner Erfüllung. Aber auch die persönliche Einstellung des Arztes auf diese oder jene Methode ist von größter Tragweite. Wenn er sich mit einer guten Methode, welche den grundsätzlichen Anforderungen entspricht, vertraut gemacht hat, weiß er sie dem Einzelfalle entsprechend zu modeln und Schrittchen um Schrittchen den Erfolg richtig abzuschätzen. Das ist praktisch ungleich bedeutsamer, als wenn er an einem Schema klebt, das ihm z. B. vorschreibt: an dem 3. Behandlungstage sollst du dieses, am 6. Tage jenes Stück der Kost zufügen usw. Zu solchem sklavischen Handeln wird der Arzt natürlich leicht verleitet, wenn er immer wieder nach neuesten und angeblich besten Kostplänen hascht.

Für alle Ulcuskuren gilt als durchstehendes Gesetz, daß man die Kost nicht erweitern darf, ehe das bisher Dargereichte beschwerdelos vertragen wird. Ergibt sich bei Erweiterung Unbekömmlichkeit, so soll man mindestens auf die Vorstufe oder noch besser auf kurze Zeit auf weiter zurückliegende Kost, unter Umständen Einschalten eines Fasttages, zurückgreifen. — Eine sachgemäße interne Ulcuskur hat stets mit 4—7 Wochen Dauer zu rechnen.

3. Einleitende Hunger- und Unterernährungsperiode.

Nicht nur unmittelbar nach Blutungen (S. 231), sondern jegliche planmäßige Ulcuskur empfehlen wir mit ein- bis dreitägigem Fasten zu beginnen. Die Leerkontraktionen des Magens im Hunger (S. 58) sind erfahrungsgemäß ohne schädlichen Belang. Da reflektorische Erregung des Magens vom Mastdarme aus weniger zu scheuen ist als nach Blutung, steht vom zweiten Tage an Dextrose-

oder Dextrin-Tropfklistieren nichts entgegen (S. 232). Über Stillen des Durstes S. 232. Das Vorschalten solcher Periode sichert und beschleunigt den Gesamterfolg. Kostplänen, welche nach Wiederbeginn der Magenernährung schon innerhalb weniger Tage volle Deckung des Kalorienbedarfs anstreben, können wir grundsätzlichen Vorteil nicht zuerkennen. Es genügt, diese Höhe der Zufuhr nach 2—2$^1/_2$ Wochen zu erreichen; man läuft dann nicht Gefahr mit der Nahrungszufuhr wieder zurückweichen oder gar den Kostaufbau von neuem beginnen zu müssen. Der langsam und bedächtig Schreitende kommt schneller und sicherer zum Ziele als der Eilende.

4. Unterstützende Maßnahmen.

a) Kataplasmen. Dem altbewährten Verfahren, ausgiebigen Gebrauch von Prießnitz'schen Umschlägen und während der ersten 1—2 Wochen auch von den W. Leube'schen heißen Kataplasmen (zweimal täglich je 2 Stunden) zu machen, sind wir treu geblieben. Den äußerst günstigen Einfluß auf Schmerzen bestätigen fast alle Kranken, gleichgültig ob wir im Einzelfalle die Schmerzen mehr von peritonealer Entzündung oder von Spasmen ableiten müssen (S. 43). Die Supersekretion beseitigen die Umschläge nicht, beschleunigen aber die Magenentleerung und bekämpfen krankhafte Spasmen; damit nützen sie wesentlich (L. v. Friedrich).

Denn abweichend von älterer Auffassung haben wir nach neuerer Erkenntnis viel mehr als der Superacidität der motorischen Unruhe in den pylorusnahen Zonen des Magens und des Duodenums sowohl die Ursache für Schmerzen wie auch ein Hemmnis für Geschwürsheilung beizumessen. Die Gastritis dieser Reizzone (Motorgastritis; V. Orator[2]), wenn auch nicht charakteristisch für Ulcus allein, sondern ganz allgemein für Reizgastritis spielt dabei eine starke Rolle.

b) Medikamente als Hilfsmittel der Ulcusbehandlung S. 254.

c) Bekämpfung von Stuhlträgheit. Stuhlträgheit darf bei Ulcuskuren nicht geduldet werden. Wenn es sich wie so häufig bei Bettruhenden nur um Trägheit des Enddarms handelt, sind kleine Einläufe das mildeste und einfachste Verfahren. Bei Hypotonie und Dysharmonie des neuro-muskulären Dickdarmapparates mit spastischem Einschlage wirkt Atropin (S. 53, 207, 254) oft schon hinreichend als Ordner des Kotlaufes. Vom Magen aus darf man Magn. usta, besser (S. 216) Magn. perhydrol. zu Hilfe nehmen.

Auch Milchzucker (15—30 g morgens früh nüchtern in Wasser; S. 221) ist zumeist ein für Magen und Duodenum unschädlicher Kotförderer (Bd. I, S. 302). In letzter Zeit gaben wir schon in sehr frühen Zeiten der Ulcuskur (nach der I. Woche) fein gemahlenen Leinsamen oder Psylliumsamen, mit gutem Erfolg und ohne jeden Nachteil für den Gang der Magenkur, als Quellmittel für den Kot (s. Abschnitt Stuhlträgheit im Kapitel Darmkrankheiten). In späterer Periode der Ulcuskur lassen sich unbedenklich kotmehrende Nahrungsmittel in fein verteilter Form der Kost beifügen, wie Mus von gekochtem Obst und Gemüse (S. 221); auch das diätetische mürbe Schrotgebäck aus fein zermahlenem Vollweizen von Dr. Theinhardt's Nährmittelwerken (Dauerware) erwies sich uns in dieser Kurperiode bei gutem Kauen als harmlos für Ulcuskranke und als trefflicher Kotförderer (5—8 Stück täglich). Falls unbedingt nötig, sind Phenolphthaleinpräparate als Erreger des neuromuskulären Dickdarmapparates nicht abzulehnen. Meist genügen kleine Öl- oder Paraffinölklistiere.

5. Berücksichtigung des Ernährungszustandes.

Man darf und soll erforderlichen Falles die planmäßige Ernährungs- und Ruhekur der Ulcuskranken dazu benützen, kümmerlichen Ernährungszustand aufzubessern, und wenn dies geschieht, erweist man vielen Kranken, die durch monate- und jahrelange Magenbeschwerden aus Furcht vor Beschwerden sich unterernährten, einen großen Dienst. Sie gelangen dann seit geraumer Zeit zum ersten Male wieder zu erfreulichem Kräftezustand. Jede Kostform für Ulcuskranke läßt sich in ihrer zweiten Hälfte (d. h. $2^1/_2$—3 Wochen nach Beginn) spielend leicht zu wirksamer Mastkur ausbauen; es ist nicht eine Eigentümlichkeit der Lenhartz-Kur, deren Masterfolge K. Kißling an vielen schönen Beispielen zeigte. Praktisch genommen, hängt der Masterfolg nur davon ab, ob man nach der vorausgegangenen Hunger- und Unterernährungsperiode (S. 240) die Kost mit viel Fett irgendeiner gut bekömmlichen Form anreichern will und kann. Alles in allem möchten wir nicht dazu raten, Ulcuskuren gleichsam zum Erzielen von Mästungsrekorden zu benützen, sondern während der eigentlichen Ulcuskur nur das unbedingt Notwendige für Wiedergewinnung guten Ernährungszustandes zu tun, im übrigen die Nichtüberlastung des schonungsbedürftigen Magens immer als erste Pflicht zu betrachten und sicher darauf zu vertrauen, daß der gesundete Magen bedachtsamer weiterer Besserung des Ernährungszustandes willig zur Verfügung stehen wird. Auf etwa erforderliches Mästen gleich im Anfang der Ulcuskur hinzuzielen, wie es H. Lenhartz plante, möchten wir unbedingt abraten.

Wir müssen auch auf den nicht seltenen Unfug hinweisen, daß Ulcuskranke bei den Diätruhekuren nicht nur gut, sondern geradezu überfüttert und künstlich zu fettleibigen Personen herangemästet werden. Dahin wirkt oft der wohlgemeinte aber bedachtlos und ohne erforderliche Einschränkung erteilte Rat, auch nach eigentlicher Ulcuskur weiterhin und abweichend von früheren Gewohnheiten reichlich und namentlich fettreich zu essen. Gar manche fettleibige Frau führt auf derartige Übertreibungen ihre belästigende und nicht mehr weichen wollende Korpulenz zurück. Wir sahen solche Erfolge namentlich aus der Heilwerkstätte eines Arztes hervorgehen, der jede Ulcuskur mit dem Rate beschloß, fernerhin nach jeder Mahlzeit ein Glas Sahne zu trinken, weil dies die Magensäure niederdrücke; der tägliche Sahnenverzehr belief sich auf $^3/_4$—1 l. Kein Wunder, daß dann das Gewicht in 1 Jahre um 15—20 kg den optimalen Ernährungszustand überwucherte! Wozu der Unsinn? (S. 213, 238).

6. Wiederholung der Schonkuren.

Wie C. von Noorden[7] schon vor längerer Zeit mitteilte, empfehlen wir seit etwa 30 Jahren jedem Ulcuskranken, der bei uns eine diätetische Kur durchgemacht hat, während der nachfolgenden 2—3 Jahre in höchstens halbjährigen Zwischenräumen derartige Schonungskuren mit flüssig-breiiger Kost und Bettruhe von zehn- bis zwanzigtägiger Dauer zu wiederholen. Dies soll geschehen, auch wenn die erste Kur voll befriedigte, und wenn auch das fernere Befinden einwandfrei blieb. Es ist eine wichtige prophylaktische Maßnahme, da wir nie wissen, ob die uns und den Patienten befriedigende Ulcuskur das Ulcus wirklich heilte; wir müssen sogar mit großem Grad von Wahrscheinlichkeit damit rechnen, daß sie es nicht tat. Die erzielten Dauererfolge, das Nichtwiederauftreten von Blutungen und anderen akuten Symptomen bei Patienten, die dem Rate gewissenhaft folgten, läßt uns unser Verfahren als äußerst wertvoll erscheinen. Bei geeigneten äußeren Verhältnissen sind solche Wiederholungskuren ebensogut in der Häuslichkeit wie in Krankenhäusern und Sanatorien durchführbar. Zur Beurteilung der erwähnten Erfolge müssen wir aber einschränkend bemerken, daß sie sich nicht auf alle Formen von Ulcuskrankheit erstrecken, da wir bei schwereren Formen der Ulcuskrankheit der Zuständigkeit interner Behandlung keine unbeschränkten Grenzen einräumen (S. 257ff.).

IV. Verschiedene Kostformen.

a) C. von Noorden's und H. Salomon's Kostordnung. Einen scharf abgezirkelten Kostplan können wir nicht vorlegen, sondern nur Richtlinien andeuten, da die Art der Durchführung von Fall zu Fall wechselt (S. 2, 240). Die

Wiederzufuhr von Nahrung, nach vorgeschickten Fasttagen (S. 240), beginnt in flüssiger Form, und an dieser halten wir mindestens 1 Woche lang fest. Die Tagesmenge derselben beträgt 500 ccm, wozu ergänzend zum Löschen des Durstes 200—300 ccm dünner Tee oder schwach alkalisches Mineralwasser, z. B. Neuenahrer, treten kann. Ganz langsam, durch Vergrößerung der 8—10 Einzelgaben, erhebt sich die Tagesmenge im Laufe der ersten Woche auf 1200 bis maximal 1500 ccm.

Als flüssige Nahrung wird zumeist Milch empfohlen. Sie ist den meisten Kranken auch am willkommensten, und die große Mehrzahl verträgt sie in der Tat vollkommen gut. Theoretisch gedacht, ist sie nicht das geeignetste Material, weil trotz langsamsten Trinkens (teelöffelweise!) derbe Gerinnsel entstehen (S. 40; Bd. I, S. 270); so ist es verständlich, daß manche Ulcuskranke über Druckgefühl und sonstiges Unbehagen nach Milchgenuß klagen, häufiger bei Magen- als bei Duodenalgeschwür. Dies läßt sich vermeiden durch Verabreichen homogenisierter oder gelabter und dann gut durchgeschüttelter Milch (Bd. I, S. 297 bzw. 279); ebenso durch Verkochen mit Kindermehlen oder mit sehr feinem Gersten- bzw. Hafermehl, dessen schleimförmiges Kochprodukt derbe Gerinnsel verhütet. Im gleichen Sinne wirkt auch das Verquirlen rohen Eidotters in die auf etwa 50° C abgekühlte Milch (1/2—1 Dotter auf 200 ccm). Ferner sind Ya-Urt (Bd. I, S. 281) und zweitägiger, durch feinstes Haarsieb gestrichener Kefir (Bd. I, S. 292) brauchbar. Die Bildung derben Gerinnsels wird auch erschwert, wenn man mit 3 Teilen Milch 1 Teil hochwertigen Rahmes verkocht (Rahm von 25—30% Fettgehalt, frisch zentrifugiert oder sterilisiert; Bd. I, S. 307); dies ist schon vom 3.—4. Tage an zulässig und erhöht den kalorischen Wert der Kost beträchtlich. Im gleichen Sinne wirkt Schlagrahm, der genußfertigen Milch eingerührt. Nachdrücklich sei auch an den Ersatz der Milch durch „vegetabile Milch" aus Mandeln oder Paranüssen erinnert (S. 41, Bd. I, S. 311); ein Gemisch solcher Nußmilch, die für sich allein meist nicht gern in größeren Mengen genommen wird, mit gleichen Teilen Kuhmilch gibt ein sehr angenehmes und niemals klumpig gerinnendes Getränk.

Sehr gern halten wir uns in dieser Frühperiode der Behandlung, statt der soeben erwähnten Milch und Abarten der Milch, ausschließlich an Süßrahm mit 15—20% Fett, nach Art der G. Rosenfeld'schen Rahmkur (S. 248). Am geeignetsten erwies sich uns der homogenisierte Rahm, der jetzt wohl in den meisten Großstädten jederzeit greifbar ist. Rahm als einzige Nahrung ist freilich nicht jedem Ulcuskranken bekömmlich; die Ursache liegt meist auf geschmacklich-psychischem Gebiete, seltener beim Verhalten des Magens. Gerade vom Rahm gilt, daß er bei geringem Reiz auf die Säuredrüsen in der Regel keinen verzögernden Einfluß auf die Magenentleerung ausübt (S. 34, 193). Wo aber sein Genuß auf psychischen Widerstand stößt, ist dies immerhin möglich und sogar wahrscheinlich. Bei willfährigem Nehmen des Getränks ist Rahm (homogenisiert) wohl die reizloseste Nahrung und darum gerade für die Eröffnung der Diätkur bei Ulcuskranken empfehlenswert. Ein Teil des Rahmgetränks darf durch Rahmgefrorenes ersetzt werden (s. unten).

Es steht natürlich nichts im Wege, in besonderen Fällen ganz auf Milch zu verzichten und statt dessen Suppen von feinen Zerealienmehlen bzw. durch feinstes Sieb getriebene Suppen aus gröberen Mehlen, Grießen, Körnern zu benützen. Sie können der Schmackhaftigkeit wegen mit dünner Knochenbrühe, dünner Rindfleisch- oder Hühnerbrühe hergestellt und mit Butter angereichert werden; schädliche Reizwirkung sahen wir nicht davon. Sie vertragen fast immer von vornherein reichliches Buttern (10—15%, je nach Konzentration der Suppe). Solche Suppen, die wir seit etwa 30 Jahren teils als ausschließliche Nahrung, teils und zwar häufiger für einzelne Mahlzeiten der Ulcuskranken benützen, lassen sich mit feinen Eiweißmehlen an (Plasmon, Sanatogen, Lezithin-Eiweiß usw.; Bd. I, S. 622ff.) oder mit der von E. Egan und O. Porges dafür empfohlenen Fortose anreichern. E. Egan und O. Porges wiesen überzeugend die gute Bekömmlichkeit und Eignung solcher Gerichte bei Ulcuskranken nach. Fortose beeinflußt den Geschmack nicht. Dagegen stößt das Anreichern der Suppen mit ungewohnten Eiweißmehlen doch öfters auf geschmacklichen Widerstand. Um die Eiweißarmut der übrigen Kost einigermaßen zu beheben, darf man schon frühzeitig einzelne Suppen aus den sehr feinkörnigen und mit nur schwacher Reizkraft ausgestatteten sog. präparierten (aufgeschlossenen) Mehlen der Leguminosen einschieben (Bd. I, S. 661, 662), während sowohl frische und getrocknete Hülsenfruchtkerne selbst bei feinster Verteilung nicht als reizarm gelten dürfen (S. 194). Auch „Eierschnee" (durch starkes Schlagen gekühlten Eierklars hergestellt; Bd. I, S. 252) läßt sich nach annähernd genußreifem Abkühlen in die Suppen einschlagen. Gleiches gilt von Eidotter und geschlagenem Ganz-Ei bei langsamem Eintropfen in die noch heiße Suppe, wobei unter ständigem Rühren die eingetropfte Masse zu feinen Fäden gerinnt. — Des weiteren haben wir kein Bedenken, schon von Anfang angesüßtes und mit etwas Vanille versetztes Rahm-Gefrorenes zu reichen, falls es langsam genossen wird (S. 42).

Etwa vom Beginne der 2. Woche erlangt ein Teil des Genossenen breiige Beschaffenheit. Man hält sich am besten an Milchbreie, mit feinem Reis-, Mais-, Buchweizenmehl bereitet; schwaches Zuckern oder Salzen ist erlaubt. Auch einfache Maismehlflammeris, durch untergezogenen Eierklarschaum gut gelockert, werden statthaft. Einzelportionen der Milch, die auch fernerhin einen wichtigen Bestandteil der Kost bildet, können aus geschmacklichen Gründen Zusatz von Kakao, Schokolade, Hygiama u. dgl. erhalten. Mehrere Eier treten in die Kost ein, teils unter starkem Quirlen in heiße Suppe eingetropft, teils nach dreiminutigem Sieden im Glase gleichmäßig verrührt, teils als Eierstich lockerster Beschaffenheit. Frühestens vom zweiten Teile der II. Woche an reicht man zu jeder Mahlzeit etwas feinstes, mürbes Weizengebäck, wie Albert-, Selberg-, Leibnizbiskuits, Zwieback nach Friedrichsdorfer oder Bielefelder Art (wir nennen hier nur die in Deutschland üblichen Marken); gutes Zerkauen zu gleichmäßig durchgespeicheltem Brei ist unbedingte Voraussetzung. Der Eintritt des kaubaren Materials wird freudig begrüßt und begünstigt die Speichelsekretion (S. 7, 9). In der II. Woche täglich 6—8 Einzelgaben von je 125—150 g Gewicht.

Von etwa der III. Woche an sind bei gutem Gang der Dinge Erweiterungen möglich, die aber schrittweise, nacheinander oder unter Abwechslung vollzogen werden sollen: Quarkkäse mit süßem Rahm angemischt, Mus von Kartoffeln, Spinat, Kochsalat, Blumenkohl, Artischockenböden, Karotten, Kastanien, mehligen frischen Erbsen; Omelette soufflée. Aufläufe aus Reis oder feinem Gries; schwach gezuckertes Milch- oder Rahmgelee, wobei die mit Gelatinelösung zu versetzende Milch bzw. Sahne auch Zusatz von Kakao erhalten darf. Wenn es nicht schon vorher durch reichliches Buttern der Suppen und Breie oder durch Verwendung von Rahm geschehen, muß von der III. Woche an durch entsprechendes Heranziehen von Fetten die Kost mindestens auf den kalorischen Wert der Erhaltungskost (Bd. I, S. 111) gebracht, bei besserungsbedürftigem Ernährungszustande mit gebotener Vorsicht darüber hinaus gesteigert werden. In Dienst dieser Aufgabe darf neben Butter vor allem Rahm treten, den sowohl Amylaceengerichte wie Gemüsemuse willig aufnehmen. Ferner gekochte Knochenmarkscheiben und — oft besonders zweckmäßig — auch Lebertran, der, in den nüchternen Magen gebracht, den Stuhlgang fördert (vgl. Ölkur, S. 252). Auf die treffliche Eignung des Haferbreifrühstückes (A. Kußmaul, S. 247) etwa vom Beginne der III. Woche an sei besonders hingewiesen. Abweichend von A. Kußmaul lassen wir auf den Brei, wenn er dem Kranken heiß vorgesetzt wird, 15 bis 20 g ungesalzte frische Butter geben. Viele unserer Patienten hielten an dem Genuß dieser trefflichen Speise auf die Dauer fest (Bd. I, S. 378), anfangs durchgeseiht, später ungeseiht. — In der III. Woche Gewicht der Einzelmahlzeiten: 150 bis 200 g.

Während der 2 ersten Wochen stößt die an appetitreizenden Gerichten arme Kost kaum auf ernstlichen Widerstand. Der Kranke fügt sich, dem Zwang der Lage entsprechend, der einfachen und blanden Kost. Masse und Nährwert reichen auch knapp zu wahrer Sättigung aus, so daß ein gewisses Hungergefühl den Arzt unterstützt. Von spätestens Mitte der III. Behandlungswoche an versäume man aber nicht, die Kost wahrhaft schmackhaft zu machen, wozu breitere Verwendung von Fleischbrühe, von Gemüsebouillon, von Abkochungen verschiedener einfacher Küchenkräuter (z. B. Thymian, Kerbel, Kümmel), ferner bei Süßspeisen Zimmt, Vanille, Dekokte von Anis, von Zitronen- und Orangenschale wesentliches beitragen. Die Geschmacksrichtung des Kranken muß um Rat gefragt werden. Auch in bezug auf das Salzen der Speisen darf und muß man den Wünschen vernünftigen Maßes entgegenkommen. Die Befürchtung, durch solche Zutaten zu viel Saft zu locken, muß gegenüber der erfahrungsmäßigen Erkenntnis ihrer Unschädlichkeit in dieser Behandlungsperiode zurücktreten. In allen Fällen, wo interne Behandlung überhaupt zum Ziele führen wird, ward inzwischen die motorische Übererregbarkeit der pylorusnahen Zonen genügend gedämpft, und dies ist viel wichtiger als etwas mehr oder weniger Saft (S. 188). Natürlich sind scharfe Gewürze, welche als schädliche Reize auf das Schleimhautgewebe wirken könnten, zu vermeiden. Preßsäfte frischen Obstes (Orangen, Äpfel, Pfirsiche, Ananas, Melone, Himbeeren) reichen wir wegen ihres Vitamingehaltes stets von der III. Woche an, manchmal schon früher. Die Auswahl richte sich nach Bekömmlichkeit im Einzelfalle. Auch K. Gutzeit empfahl dies jüngst.

Von der IV. Woche an sollte die Kost reichlich Proteine enthalten, was 4—5 Eier täglich und reichlicher Gebrauch von Käse gewährleisten. Jeder milde und zu weichem Brei verkaubare Käse ist verwendbar. Suppen und fein durchgeschlagene Muse aus trockenen Hülsenfrüchten in kleinen Mengen bieten hin und wieder dem Geschmack erwünschte Abwechslung. Auf Fleischgerichte, einschließlich Fisch, verzichten wir noch gänzlich. Sie sind unnötig und hindern die notwendige Kontrolle über etwaiges okkultes Blut im Kote. Von Gemüsen können weichgekochte, mit der Zunge zerdrückbare Spargelspitzen, von Gebäck nicht zu frisches feines Weizenbrot (geröstet oder ungeröstet) in langsam steigender Menge herangezogen werden. Man sollte bis gegen Ende der IV. Woche womöglich bis zu 200 g Gebäck gelangt sein, und um diese Zeit darf man auch zu mürbem Gebäck aus fein gemahlenem Vollweizen als Kotförderer greifen (S. 221). Aber stets bestes Kauen bei allen Gebäcken vorausgesetzt! Auch schwach gesüßtes Mus gekochten Obstes wird zu dieser Zeit gegeben, am besten zunächst aus dem säurearmen Dörrobst bereitet; durch Unterziehen von steifem Eierklarschnee erhält das Mus äußerst lockere Beschaffenheit. Fruchtsaft- und Rahmgefrorenes, schwach gesüßt; langsames Essen zwecks Vorwärmens auf Körpertemperatur notwendig (S. 42). Kaffeemilch und Teemilch (Bd. I, S. 688, 702). In der IV. Woche kommt man in der Regel mit sechs Mahlzeiten aus. Gewicht der einzelnen Mahlzeit höchstens 250 g, bei rein flüssig-breiigen Mahlzeiten bis 300 g. Am Ende der IV. Woche und der nächstfolgenden Kurwochen wird ein Extraschontag mit rein flüssiger Kost eingeschaltet (S. 256).

Etwa mit Beginn der V. Woche treten frisch bereitete Nudeln und käufliche Fadennudeln hinzu. Als sehr willkommen und bei gutem Kauen unbedenkliche Speisen dienen junge Kartoffeln in der Schale gesotten und Kartoffeln in der Schale gebacken, natürlich beides ohne Schale zu genießen (S. 198). Über Gewürze vgl. oben. Gewicht der Einzelmahlzeit 250—300 g. Der Verzicht auf Fleisch bis in die V. Behandlungswoche hinein ermöglicht dauernd den Kot auf das Vorhandensein von okkultem Blute zu überwachen. Zulage von zartfleischigem, saftigem Obst wird meist schon gut vertragen.

Damit ist, wenn alles nach Wunsch gegangen, bis Anfang oder Mitte der V. Woche eine Kost erreicht, die — theoretisch gedacht — nach Form und Inhalt sehr lange Zeit ausreichend und durchführbar wäre. Es drängt sich aber nunmehr die Notwendigkeit auf, die Kost nach Auswahl, Zubereitung und Verteilung allmählich den Lebensverhältnissen anzupassen, in welche der Patient nach der eigentlichen Kur zurücktritt. So sehr man sich auch während der Diätkur bemüht, im Rahmen des Erlaubten und Möglichen den Wünschen und der Eigenart der Persönlichkeit Rechnung zu tragen, es bleibt doch immer eine Kostform, welche auf klinischen Betrieb bzw. auf die Krankenstube abgestimmt ist. Des weiteren haben wir aber mit der ungeheuren Mannigfaltigkeit äußerer Einflüsse zu rechnen. Ohne auf grundsätzliche Notwendigkeiten zu verzichten, müssen wir eine dem Einzelleben angepaßte Form finden. Der Rekonvaleszent wird in der sich über Monate erstreckenden Schonzeit den Verzicht auf bestimmte und sogar recht zahlreiche Speisen viel weniger unangenehm empfinden, als wenn ihm die Verbote Unbequemlichkeiten bringen und wenn er auf Schwierigkeiten stößt, das Erlaubte in richtiger Form zu erlangen. Nach eingehender Besprechung der Möglichkeiten auf künftige Ernährungsweise geschult, befolgt er diese viel genauer. Auf Ausproben und Eingewöhnung sind 10—14 Tage zu rechnen.

Über diätetische Nachkur und Dauerkost S. 255.

b) Kostschema von W. Leube[3]. Bei frischen Blutungen gehen dem folgenden Schema mehrere Hungertage, dann 2—3 Tage mit sehr kleinen Gaben Milch voraus (S. 243). Während Durchführung des Schemas fünf Mahlzeiten am Tage. Gewicht bzw. Volum einer Mahlzeit 250—300 g bzw. ccm. Bettruhe 3—4 Wochen. Heiße Breiumschläge am Tage, Prießnitzumschläge nachts. Die angegebenen Fristen bedeuten natürlich nur Durchschnittszeiten.

I. Periode (10 Tage): Gekochte Milch, Leube-Rosenthal'sche Fleichsolution (1 Büchse täglich), Fleichbrühe; 2 eingeweichte, nicht gezuckerte Zwiebäcke und 4 Cakes; Wasser oder natürlicher kohlensäurearmer Säuerling.

II. Periode (7 Tage): Kost I und schleimige Suppen; Reismehl, Sago, Tapioka in Milch weichgekocht, mit Eierklarschnee unterzogen; rohe und weiche Eier; gekochtes Kalbshirn, Kalbsbries, junge Taube, junges Huhn.

III. Periode (5 Tage): Kost I und II teilweise ersetzt bzw. ergänzt durch gekochte Kalbsfüße, geschabten rohen Schinken, geschabtes halbrohes Lendenbeefsteak, Kartoffelbrei, wenig Kaffee oder Tee mit Milch. Wenig Weißbrot.

IV. Periode (7 Tage): Weitere Zulage bzw. Abwechslung durch: zartes Roastbeef (rosa gebraten); gebratenes Huhn, Taube, Rebhuhn, Reh (ohne Tunke); frische Nudeln, Makkaroni, Bouillonreis (dies alles weich gekocht und durch ein grobes Sieb gedrückt).

V. Periode (etwa 1 Woche lang): Weitere Zulagen und Abwechlung durch Kalbsbraten (besonders kalt), gesottenen Hecht und Zander, leichteste Soufflées und Aufläufe aus Reis, Sago, Maizena; 1—2 Gläser leichten Weines erlaubt.

Dieses Kostschema, mit kleinen und sachlich unwesentlichen Abänderungen (z. B. F. Penzoldt) hat mindestens 3 Jahrzehnte hindurch die diätetische Therapie des Ulcus pepticum beherrscht, und es sind damit zweifellos sehr viel mehr Fälle von Ulcus behandelt worden, als mit irgendeiner anderen Methode.

Man hat versucht, seine Heilwirkung gegenüber anderen Kostformen abzuschätzen (H. Lenhartz[2], W. v. Leube[2], E. Wirsing u. a.). Wir beurteilen die Beweiskraft solcher Statistiken ungemein skeptisch (S. 240, 259). Es ward, namentlich von H. Lenhartz und seinem Schüler M. Wagner der Leube-Kost vorgeworfen, daß sie zu kalorienarm sei und daher den Patienten unnötig schwäche und die Erholung zu lange hinausziehe. In bezug auf die ersten 1—2 Wochen ist die Tragweite dieses Einwandes gering (S. 241). Es läßt sich aber nicht leugnen, daß er aber für die späteren 2—3 Wochen zutrifft. C. von Noorden, der als Assistent der F. Riegel'schen Klinik und im Anfange seiner Assistentenzeit bei C. Gerhardt die Ulcuskuren streng nach Leube's Vorschriften durchführte, mußte sich sehr oft von unbefriedigender Erholung des Kräfte- und Ernährungszustandes überzeugen. Die Ursache war, daß W. v. Leube viel zu ängstlich in Gewährung von Butter und anderen Fetten war. Nachdem C. von Noorden in seinen Studien über den Stoffwechsel Magenkranker (1890 u. ff.; S. 131, 193) die außerordentliche Bedeutung und die Zulässigkeit von guten Speisefetten bei Magenkranken erkannt hatte, verstärkte er die Leube-Kost von spätestens der II. Woche an durch anfangs kleine und dann vorsichtig steigende Fettgaben (hauptsächlich Butter; S. 34 u. a. O.). Damit schwand sofort die kalorische Unterernährung, und es wurden — ganz nach Ermessen — beliebig starke Gewichtszunahmen erreicht. Die Fettanreicherung bedeutete eine wichtige Verbesserung und Ergänzung, aber keine grundsätzliche Änderung der Leube-Kost. Dennoch löste sich C. von Noorden (und später H. Salomon mit ihm) alsbald von der Leube-Kost, weil längeres Durchführen rein flüssiger und breiiger Milch- und Zerealienkost doch auffallend schneller zu gutem Resultate führte, und weil wir viel seltener als bei der Leube-Kost wegen dieser oder jener unbefriedigenden klinischen Symptome auf frühere Stufen der Kostordnung zurückgreifen mußten. Wenn man das Leube-Schema vom heutigen Standpunkt unserer Kenntnisse aus kritisch betrachtet, hat es freilich im Vergleich mit gewöhnlicher Hausmannskost den Charakter einer Schonungskost, aber durch das sofortige Einreihen von Fleischbrühe, Fleischsolution, leichtem Gebäck und den alsbaldigen Eintritt von Fleisch trägt es dem Schonungsgrundsatz keineswegs voll und ganz Rechnung; wie es scheint sogar weniger als die Lenhartz-Kost. Es ist vielleicht paradox, aber nach unserer Erfahrung sicher, daß die mit Lockreizen für Salzsäure ausgestattete Leube-

Kost sich für Ulcuskranke mit Normal- und Superacidität noch eher eignet, als für die keineswegs seltenen Fälle mit Sub- und Anacidität. Die Schwerverdaulichkeit des Fleisches im sub- und anaciden Magen dürfte die Ursache sein. Alles in allem scheint uns die Leube-Kur in der ärztlichen Praxis jetzt ganz zu verschwinden. Wir berichteten hier über die Entwicklung persönlicher Erfahrung, die bis in den Anfang der achtziger Jahre zurückgreift. Sie scheint uns wichtiger als die Statistik und liefert zugleich ein Stück historischer Entwicklung der praktischen Ernährungslehre.

c) **Die A. Kußmaul-W. Fleiner'sche Kostform,** beschrieben bei W. Fleiner, ist besonders hervorzuheben, weil sie in höherem Maße als die W. Leube'sche Reizkörper vermied und die älteste planmäßige Schonkost im modernen Sinne des Wortes war. Die von uns oben beschriebene Kost fußt auf den von A. Kußmaul schon vor mehr als 40 Jahren vertretenen Grundsätzen. Sie weicht nur durch früheres und stärkeres Heranziehen von Fett davon ab, ein allerdings für viele Fälle bedeutungsvoller Unterschied, da es mit Hilfe des Fettes möglich wurde, das Volum der Kost zu verringern und den Ernährungszustand besser zu stützen bzw. zu heben.

Beginn der Ernährung entweder mit gekühltem lockeren Fleischgelee oder in der Regel mit zwei- bis dreistündlicher Gabe von je 50 ccm gekühlter Milch.

Nach erwiesener Bekömmlichkeit allmähliches Steigen der Milchgabe auf stündlich je 100 ccm, etwas später aller $1^1/_2$—2 Stunden 150—200 ccm, nach der 2. Woche zweistündlich je 250—300 ccm. Einzelne Milchgaben werden ersetzt durch 1 Ei mit etwas Milch verquirlt.

Des weiteren, nach guter Bekömmlichkeit, Steigerung des Nährwertes der Einzelgabe durch Einkochen von Reismehl, Arrowroot, Maizena, Racahout, Hygiama, Haferkakao oder Zumischen von 1—2 Eidotter.

Nach erwiesener Bekömmlichkeit dieser Stufe: morgens nüchtern 100—150 ccm Vichywasser und $^1/_2$ Stunde später 300—400 ccm durchgesiebten Haferbreies (bereitet aus 60—70 g schottischer Hafergrütze für 600—700 ccm fertiges Gericht; ausgiebiges Kochen erforderlich; Haarsieb!); nach 2—3 Stunden 300 ccm Milch; nach weiteren 2—$2^1/_2$ Stunden 1 Teller durchgetriebene Fleischbrühschleimsuppe aus Gerste, Hafer, Grünkern oder Reis; nachmittags noch zweimal je 250—300 ccm Milch; abends Schleimsuppe oder leichter Mehlbrei; vor dem Schlafen nochmals 250—300 ccm Milch.

Nach der IV. Woche Versuch mit Hühnerfleisch, gewiegt, in Schleimsuppe. Nach guter Bekömmlichkeit desselben zum Mittagessen langsam steigende Mengen weißen Fleisches (Huhn, Rebhuhn, Taube, Fisch, Kalbsmilcher, zartes Kalbfleisch) mit etwas ungeschmälztem Kartoffelbrei, weichgekochtem und durchpassiertem Reis, in Fleischbrühe gekochten Nudeln oder Makkaroni; bei gutem Fortgang der Dinge auch Auflauf aus Milch, Mehl und Eiern.

Übergang zur Dauerkost: Erst von der VI. Woche ab oder besser noch später rotes Fleisch, aber nur mittags. Abends weißes Fleisch oder eine leichte Eierspeise oder einen Mehl-, Gries- oder Reisbrei. Um 10 und 5 Uhr Milch als Zwischenmahlzeit. Allmählich treten in die Kost ein: Mus von grünen Erbsen, Karotten, Spinat, Blumenkohl, Spargelköpfen. Gekochtes Obst nur, wenn es kein Säuregefühl veranlaßt. Vor Mittag- und Abendessen je 1 kleines Glas Vichy.

Zwischen IV. und VI. Woche erstmaliges Aufstehen. Nach jeder Nahrungsaufnahme müssen sich die Kranken hinlegen und dies nach jeder Hauptmahlzeit noch Monate hindurch fortsetzen.

Über Dauerkost S. 255.

Auswahl und Zubereitungsart machen diese Kost leicht vitaminarm. Wir möchten empfehlen, bei ihrer Durchführung schon frühzeitig mindestens vom Beginn der III. Woche an Vitaminpräparate zuzufügen, z. B. die Dr. V. Klopfer-sche Materna (Bd. I, S. 642) oder die an verschiedenen Vitaminen reiche Soluga der Nordmarkwerke. Diese und andere Vitaminpräparate taten uns bei verschiedensten Diätkuren mit beschränkter Kostwahl schon treffliche Dienste. Desgleichen Obstsäfte (S. 245).

d) **H. Lenhartz-Kostordnung.** Das Schema sieht Ernährung sofort nach „letzter" Hämatemesis vor. Bei gewöhnlicher Ulcuskur (ohne Blutung und andere bedenkliche Komplikation) kann mit der Kostordnung des II. oder III. Tages begonnen werden (vgl. S. 248). Die Eier werden anfangs roh, geschlagen, später teils weich gekocht, teils in Form von Eierschnee mit Zucker (Soufflée) gereicht, die Milch geeist, löffelweise, das Fleisch auf zweimal verteilt. Vgl. unten: H. Lüthje's Kostordnung. Vgl. auch S. 234.

	Tage nach letzter Hämatemesis.												
	1.	2.	3.	4.	5.	6.	7.	8.	9.	10.	11.	12.	13.
Eier	2	3	4	5	6	7	8	8	8	8	8	8	8
Zucker zum Ei	—	—	20 g	20	30	30	40	40	50	50	50	50	50
Milch	200 g	300	400	500	600	700	800	900	1000	1000	1000	1000	1000
Rohes Schabefleisch (Rind)	—	—	—	—	—	35 g	70	70	70	70	70	70	70
Milchreis	—	—	—	—	—	100 g	100	200	200	300	300	300	300
Zwieback	—	—	—	—	—	—	—	20 g	40	40	60	60	80
Rohschinken	—	—	—	—	—	—	—	—	—	50	50	50	50
Butter	—	—	—	—	—	—	—	—	—	20	40	40	40
Kalorien:	280	420	637	777	955	1135	1588	1721	2138	2478	2941	2941	3007

e) **H. Lüthje's Kostordnung,** ist aus der Lenhartz-Kost entwickelt und unterscheidet sich von ihr durch den zweifellos sehr vernünftigen Verzicht auf frühzeitige Einstellung von Fleisch. Von Rohfleisch und -schinken sollte man unbedingt absehen und sie durch Fleischtimbal und zartesten Kochschinken ersetzen. H. Lüthje's Schema S. 204.

f) **G. Rosenfeld's Sahnenkur.** Als einleitende Diät bei verschiedensten Magenkrankheiten, darunter auch Magengeschwür, empfahl G. Rosenfeld 4—5tägige Ernährung ausschließlich mit Sahne (13—17% Fettgehalt); er nannte dies: „Nichts-als-Sahnekost".

Rahm solcher Fettkonzentration hat vor reiner Milch den Vorteil, im Magen keine großklumpigen und derben Gerinnsel zu bilden (S. 243) und demgemäß leichter und schneller spastische oder organische Pylorusstenosen zu überwinden. Als Normalmenge bezeichnet G. Rosenfeld dreimalige Gabe von je $^1/_3$ l Sahne täglich (zusammen etwa 1680 Kalorien; Bd. I, S. 307). Bei Ulcus wird man lieber mit weniger beginnen und man kann diese, freilich sehr proteinarme Kost in angegebener Weise meist ohne Bedenken etwa 10 Tage, fortsetzen. Wir reicherten sie gewöhnlich vom IV. Tage durch täglichen Zusatz von 30 bis 40 g Sanatogen oder Nutrose oder Plasmon an, oder wir ließen etwa 100—120 g frisch bereiteten Labmilchkäse oder auch Sauermilchkäse (Quark) der Tagesmenge von 1 l Sahne zumischen (Bd. I, S. 330). Dies stört die Bekömmlichkeit nicht. Nach etwa 10 Tagen wird ein Teil der Sahne durch andere Bestandteile der früher erwähnten Kostordnungen allmählich ersetzt (Zerealiensuppen und -breie, weiche Eier, Zwieback mit Butter).

Wir können die G. Rosenfeld'sche Sahnenkur mit den angegebenen kleinen Veränderungen sehr empfehlen. Namentlich da wo starke Schmerzhaftigkeit (sowohl peritonitischen wie spastischen Ursprunges) das Krankheitsbild beherrschen oder wo mäßige Stenose am Pylorus vorliegt, leistete sie uns, übereinstimmend mit G. Rosenfeld's Angaben, treffliche Dienste.

g) **H. Strauß' Kostordnung.** (S. Tabelle S. 249). Diese Kostform ist sehr sorgfältig und zu bequemem Gebrauche ausgearbeitet. Ihre Einfachheit und Bequemlichkeit haben in der Praxis zu allzu schematischem und sklavischem Gebrauch geführt, was sicher nicht im Sinne des Autors lag (S. 2). Das System steht und fällt mit der Bekömmlichkeit des Rahmes, der vom XIII. Tage an mit etwa 850 Kalorien den Nährwert der Gesamtkost beherrscht. Während bei sehr einfacher und karger Kost (IV. — XII. Tag) die Sahne fast jedem Ulcuskranken gut bekommt (vgl. G. Rosenfeld's Kostform), ist dies beim Hinzutreten anderer Nahrungsmittel und bei reicherer Kost (vom XIII. Tage an) keineswegs immer der Fall (S. 194). Dann bleibt man besser bei 300 g Rahm und ersetzt je 100 g der darüber hinausgreifenden Rahmmengen des Schemas durch je 20 g ungesalzte Butter. Die Kost schwillt auch vom XVI. Tage an zu überaus starkem Proteinreichtume an. Es ist ratsamer, bei etwa 110—120 g Protein zu verharren und statt dessen mehr Kohlenhydratträger einzusetzen (Zerealien-

Tag:	1—3	4—6	7—9	10—12	13—15	16—18	19—21	22—24	25—27
Sahne[1]), Pepton, Pankreon	2 Klysmata	1 Klysma	—	—	—	—	—	—	—
Bouillon, Rotwein, Traubenzucker	1 Tropfklysma[2])	1 Tropfklysma	1 Tropfklysma	—	—	—	—	—	—
Sahne[4])	—	100 g	250 g	400 g	500 g	500 g	500 g	500 g	500 g
Milch	—	100 g	250 g	400 g	500 g	750 g	750 g	750 g	750 g
Mehlsuppe	—	—	200 g	200 g	400 g	400 g	400 g	400 g	400 g
Eidotter	—	1	3	4	6	6	6	6	6
Zucker	—	15 g	45 g	45 g	45 g	45 g	45 g	45 g	45 g
Butter	—	—	30 g	45 g	90 g	90 g	90 g	90 g	90 g
Milchgelee	—	—	—	250 g	250 g	250 g	250 g	250 g	250 g
Weißer Käse	—	—	—	—	150 g	150 g	150 g	150 g	150 g
Grießbrei	—	—	—	—	—	150 g	150 g	150 g	200 g
Zwieback	—	—	—	—	—	—	2	4	4
Gemüsemus	—	—	—	—	—	—	—	75 g	200 g
Gewiegtes Tauben- oder Hühnerfleisch	—	—	—	—	—	—	—	50 g	100 g
Eiweiß	11	15	29	53	116	129	132	146	161
Fett	39	43	92	138	224	238	238	254	254
Kohlenhydrate	32	50	101	153	189	233	249	257	297
Kalorien	etwa 540[3])	680	1400	2100	2950	3320	3400	3620	3980
Gewichtsbelastung des Magens	—	231 g	823 g	1404 g	2031 g	2431 g	2455 g	2604 g	2829 g

[1]) Die Sahnenklistiere bestehen aus: 250 g Sahne, 25 g Pepton, 5 g Pankreon. [2]) Die Tropfklistiere bestehen aus: 250 g Fleischbrühe, 30 g Traubenzucker, 30 g Rotwein, 700—800 g Wasser. [3]) Bei den Nährklistieren ist die Resorption auf etwa 50%, bei den Tropfklistieren auf etwa 75% berechnet. [4]) Es wird Sahne mit 15% Fett gereicht.

suppen und -breie). Die Einförmigkeit — einförmig trotz der allmählichen Erweiterung — und die Schwierigkeit, den Speisen einen verschiedenartigen, das Geschmacksorgan befriedigenden Charakter zu verleihen, erschwerten uns und wie wir wissen auch anderen öfters die Durchführung des Kostschemas. Auch bei dieser Kostform, wie bei Nr. 3, ist Zusatz von Vitaminpräparaten wünschenswert.

h) B. W. Sippy's Kostordnung. Im Jahre 1911, dann mit stärkerer Betonung im Jahre 1915 schildert B. W. Sippy eine Ulcuskur, welche betreffs Auswahl der Nahrung grundsätzlich den vorher schon bekannten strengsten Kostformen wie reiner Milchkost, Rahmkost, Suppenkost entsprach, sich aber durch Häufigkeit der Nahrungszufuhr und planmäßiges Alkalisieren des Mageninhaltes davon unterschied. Auf stete Bindung der abgesonderten Säure und Umwandlung der sauren in alkalische Reaktion wird entscheidendes Gewicht gelegt.

In der amerikanischen Literatur ward die Sippy-Kur häufig gerühmt, u. a. von B. Moynihan und von Ch. Mayo. In der deutschen Literatur erscheint sie zuerst in einem ausführlichen Referate (Kongr.-Zentralbl. **14**. 47. 1920) über eine Arbeit von J. Friedenwald und Th. H. Morrison, und seitdem wurde sie bald hier, bald dort, u. a. auch von uns angewendet. So unbekannt, wie F. Umber meint, blieb sie in Deutschland nicht; aber erst eine Mitteilung von A. Orlianski machte sie weiteren Kreisen zugänglich. Bemerkenswert ist die auf breiterer Erfahrung fußende Statistik J. Friedenwald's und Th. H. Morrison's: Anscheinende Heilung wurde erzielt bei 94% der leichteren, bei 84% der mittleschweren und bei 80% der schweren, schon früher mit nachdrücklichen inneren Kuren oder chirurgisch vergeblich behandelten Fälle. Früher hatte J. Friedenwald unter gleichen Beobachtungsbedingungen in einer Statistik über 1000 Ulcusfälle 72% Heilungen bei W. Leube-Kur, 66% Heilungen bei der F. Lenhartz-Kur errechnet. Von 94 nach B. W. Sippy behandelten Kranken, die dauernd in Beobachtung standen, blieben 68 drei Jahre und länger geheilt (72%).

Bei Wertung der vergleichenden Statistik ist zu berücksichtigen, daß J. Friedenwald und Th. H. Morrison zum Vergleich nicht die weitestgehenden Schonungskuren heranzogen, sondern nur diejenigen beiden Verfahren, welche zwar die verbreitetsten waren, deren Schonungskraft aber durch andere weit übertroffen wird. Wir reihen die Sippy-Kur unbedingt in die Gruppe der weitestgehenden Schonkuren. Ob ihre Erfolge über die anderen Verfahren der gleichen Gruppe derart hinausragen, daß gerade die Sippy-Kur und keine andere in ihrer Vertretung „immer zu versuchen ist, bevor man den Ulcuskranken dem Chirurgen überweist" (A. Orlianski), bedarf doch noch weiterer Auswertung. Sehr Günstiges berichtet M. T. D. Koolman. O. Porges[1] rühmt auch Erfolg bei dem diätetisch so schwer zu beeinflussenden Ulcus pepticum jejuni.

Kostvorschriften der Sippy-Kur: Gemisch von Milch und Rahm zu gleichen Teilen, stündlich je 70—100 ccm von 7 Uhr morgens bis 7 Uhr abends. In die Mitte der Nahrungspausen und dann noch um 8 Uhr und um 9 Uhr abends abwechselnd je eines der beiden folgenden Pulver: a) Magnesia usta 0,5 g; Natron bicarbonicum 0,5 g. — b) Calcium carbonicum 0,5 g; Natron bicarbonicum 1,5 g. Abends $9^1/_2$ Uhr soll der Magen ausgehebert werden, damit man vom Stande und Rückgang der Säurewerte Kenntnis erlangt. Bei Befund saurer Reaktion abends Steigerung der Alkaligaben um 30—50%.

Nach 2 Tagen Zulage von 1 weichem Ei (vormittags) und etwas Zwieback oder Weißbrot mit Butter zu den Milchgaben. Nachmittags statt einer Milchgabe gut durchgeschlagener Reis- oder Hafermehlbrei.

Nach 1 Woche werden täglich 2—3 Eier und 200—300 g Brei als Zulagen zu den stündlichen Milch-Sahnegaben verteilt; gelegentlicher Ersatz einer Milchgabe durch 100 g Kartoffelbrei. Einzelmahlzeit 100 bis höchstens 125 g.

Nach zehntägiger Kur Verlassen des Bettes, nach vierwöchiger Kur Wiederaufnahme der Tätigkeit. Dann drei Mahlzeiten täglich im Gewichte von 300—400 g, breiförmig, zusammengesetzt aus Milch, Rahm, Zerealien, Kartoffel, Gemüse, gekochten Früchten. Dazwischen mit 1stündlichen Abständen die Milch-Rahmgaben wie früher (100 g) und Fortführen der geforderten Alkalisierung. Dies wird 1 Jahr lang beibehalten; nur wird es aller 6 Wochen durch fünftägige Perioden gleicher Kost aber ohne Alkali unterbrochen.

Mit Recht betont O. Porges[2] das überaus schnelle Schwinden aller Beschwerden bei Sippy-Kur; falls nicht besondere Komplikationen vorlägen, sei nach wenigen Tagen nichts mehr von Beschwerden übrig. So verlockend und erfreulich dies auch ist, ist es doch nicht der einzige Zweck der Ulcuskur, und die Gefahr besteht, daß der eigenartige Aufbau der Kost mitsamt der langgestreckten Alkalibehandlung das Fortbestehen der Ulcuskrankheit verschleiert. Daß die Dinge häufig so liegen, zeigen die Erfahrungen G. v. Bergmann's[6], der zu völliger Ablehnung der Sippy-Kur gelangt. Eigene Versuche zeigten uns, daß die Daueralkalisierung des Mageninhaltes trotz genauen Befolgens der Sippy'schen Vorschriften meist nicht gelingt, was bei dem starken Lockreiz des Alkali für Saft von vornherein auch zu erwarten war (S. 215). Wenn wir die vorgezeichnete Kost ohne Alkali durchführten, war der Einfluß auf die Beschwerden genau der gleiche wie mit Alkali. Dann bleibt aber nur eine Schonungskost erster Ordnung übrig, die in ihrem Gesamtresultat vor den Kostformen 1, 3, 6 mindestens keine Vorzüge mehr hat. Wie G. Katsch berichtet, erzeugte bei der Sippy-Kur das langdauernde Alkalisieren öfters alkalotisch-toxische Zustände (S. 218). In einer sehr eingehenden Arbeit (hier ausführliche Literaturangaben) lehnt J. Schrijver die Sippy-Kur sowohl von theoretischen Gesichtspunkten wie von praktischen Erfahrungen aus ab.

i) A. Jarotzky's[1] Eiweiß-Butter-Kur. Als weitestgehende und wirksamste Schonungskur empfiehlt A. Jarotzky eine 10tägige Kur mit ausschließlich Eierklar und ungesalzter Butter in langsam steigender Menge. Am ersten Tage der Kur das rohe Eierklar eines Hühnereies und 20 g Butter, jedes davon für sich allein, nie beides vereint; am X. Tage sind erreicht: 8 Eierklar und 180 g Butter. Dann allmählicher Ersatz dieser Kost durch Umstellung auf eine solche, die der geschilderten Kussmaul'schen Kostform ähnlich ist (Kostform 3). Sehr schonend ist diese Kost zweifellos. Eigene Erfahrungen stehen uns nicht zu Gebote (Vgl. S. 204).

k) M. Einhorn's Duodenalsondenernährung. Dieses Verfahren ist bei peptischem Ulcus des Magens und des Duodenum von keinem anderen so nachdrücklich empfohlen worden wie von M. Einhorn. Man kann dem Verfahren entgegenhalten, daß ihm in einzelnen Fällen Blutung folgte (Bd. I, S. 1049). Es wäre aber entschieden ungerecht, aus solchen Vorkommnissen, wenn sie wie bisher vereinzelt bleiben, dem Verfahren einen Strick zu drehen. Sie sind auch bei anderen Verfahren nicht unbedingt abwendbar. Das weiß jeder Arzt, der häufige Ulcuskuren durchführt. Grundsätzlich erscheint das Einbringen von Nahrung an eine abwärts der Wunde gelegene Stelle des Verdauungskanales vernünftig. Da die Sondenspitze ziemlich weit in das Duodenum vordringt, lassen sich auch Duodenalgeschwüre umgehen.

In seiner letzten Abhandlung berichtet M. Einhorn über ungefähr 500 Fälle ausschließlicher Duodenalernährung; darunter zahlreiche Ulcuskranke. Nach Blutungen schickt M. Einhorn 2—3 Tage Rectalernährung voraus. Dann wird die Duodenalsonde eingeführt. Sie bleibt 10—14 Tage dauernd liegen, falls nicht Verstopfung oder andere Umstände zu zeitweiligem Herausnehmen zwingen. Von Blutungen berichtet M. Einhorn nichts, und er äußert sich über die Erfolge sehr günstig, sowohl in bezug auf Heilung der Ulcera wie in bezug auf Hebung des Kräftezustandes (S. 234). Einer so großen Erfahrung gegenüber, wie M. Einhorn sie besitzt, ist es natürlich mißlich, theoretische Bedenken vorzubringen. Man darf nicht übersehen, daß das Duodenum unmittelbar im Gebiete der Reizzone liegt, von der aus sowohl die Motilität des pylorusnahen Magenteiles und des Pylorus selbst wie auch die Saftsekretion gesteuert und erregt werden; dies in höchstem Maße, wenn ulceröse und entzündliche Zustände im Duodenum selbst vorliegen. Solche Reizwirkungen vom Duodenum aus sind bei Duodenalernährung auch nachgewiesen worden (S. 235). In Deutschland ist Duodenal-Sondenernährung nicht nur bei blutendem Ulcus, sondern ganz allgemein bei Ulcus ventriculi et duodeni abgelehnt worden.

l) **P. Cohnheim's Ölkur.** Nach vorausgegangenen guten Erfahrungen bei mäßigen Stenosen des Pylorus[2] empfahl P. Cohnheim[1] seine Ölkur auch bei Ulcus pepticum; er rühmt den schmerz- und krampflindernden Einfluß neben dem Vorteil starker Kalorienzufuhr. Mehrere zustimmende Mitteilungen folgten (u. a. K. Walko, F. Merkel). Sehr günstig äußerten sich K. Petrén, K. Levenhagen und J. Thorling. K. Walko betont die Abnahme der Acidität. P. Cohnheim gibt entweder 150—200 ccm reines Olivenöl in den nüchternen Magen (bei Inhaltsstauung nach vorherigem Ausspülen) oder drei- bis viermal täglich je 50 ccm Öl etwa 1 Stunde vor den Mahlzeiten. Nach dem Trinken des Öles soll der Patient 20—25 Minuten auf der rechten Seite liegen. Dabei trägt die übrige Kost Schonungscharakter. Wir haben in früheren Jahren diese Ölkur öfters angewendet, gaben sie aber später wieder auf, weil sie uns keinen Vorteil vor anderen bewährten Methoden zu haben schien und weil wir die Angabe P. Cohnheim's, daß die Patienten das Öl gerne tranken oder sich gerne in den Magen eintrichtern ließen, durchaus nicht bestätigen konnten. In abgeschwächter Form leistete uns die Ölkur aber auch weiterhin treffliche Dienste, wenn wir mit hartnäckiger Stuhlträgheit und mit Bildung harter, schwer austreibbarer Kotmassen zu tun hatten. Meist genügen 50—60 ccm, morgens in den leeren Magen gebracht; unter Umständen ist die Gabe auf 100 ccm zu erhöhen. Rechte Seitenlage ist erforderlich. Das Trinken von etwa 150—200 ccm mäßig kalten Wassers, 15—20 Minuten nach dem Öl, befördert den Erfolg. Leinöl wirkt etwas stärker stuhlfördernd als Olivenöl und Lebertran.

Erhebliche Milderung von Pylorospasmen wird durch kurze (2—4tägige) Ölkur zwar ziemlich sicher erzielt. Gleiche Wirkung hat aber in angenehmerer Form reine Rahmkur (Nr. 6). Zwischen beiden steht P. Cohnheim's Ölemulsion (Ol. amygd. dulc. 30—40; Vitelli ovis unius; Aqua ad 300; 3stündlich; Eßlöffel vor den Mahlzeiten). Vgl. S. 195.

m) **Allgemeine Wertung der verschiedenen Kostformen.** Unter die hier geschilderten Kostformen lassen sich alle anderen einreihen, auch wenn sie durch diese oder jene Besonderheit scheinbar davon abweichen. Auf Werturteile über die Heilwirkung verzichten wir, weil es mehr darauf ankommt, wie im Einzelfalle die Kur durchgeführt wird, als wie das allgemeine Schema lautet (S. 2). Immerhin lassen sich die Kostformen in zwei Gruppen teilen, deren einzelne Glieder wir in der Reihenfolge aufführen, wie sie der Zufall oben gruppierte:

Schonkuren I. Ordnung: Kostordnung C. von Noorden und H. Salomon (S. 242); — Kostordnung A. Kußmaul-W. Fleiner (S. 247); — Kostordnung G. Rosenfeld (S. 248); — Kostordnung B. W. Sippy (vgl. die Bedenken! S. 250); A. Jarotzky's Eierklar-Butter-Kur (S. 251).

Schonkuren II. Ordnung: Kostordnung W. Leube (S. 246); — Kostordnung H. Lenhartz (S. 247); — Kostordnung H. Lüthje (S. 247); — Kostordnung H. Strauß (S. 248).

Die Einhorn-Kur (Nr. 10) wagen wir nicht als Schonkur zu bezeichnen. Die P. Cohnheim'schen Ölgaben sollten nur Teilstücke sonstiger Kostform sein.

V. Proteinkörpertherapie, Röntgenstrahlen.

Von der Theorie des neurogenen Ulcus pepticum ausgehend, behandelte G. Holler Ulcuskranke mit Injektionen von Vaccineurin; er sah davon schnelles Weichen der subjektiven Beschwerden und glaubte aus dem Gesamtverhalten Heilungsvorgänge ableiten zu dürfen. Als heilende Kraft betrachtet er die Einwirkung auf das vegetative Nervensystem (G. Holler und J. Vecsler). Eindrucksvoller wurden die unabhängig von G. Holler gewonnenen Erfahrungen B. O. Pribram's[1] über intravenöse Injektionen von Novoprotin (0,2—1,0 ccm in Abständen von je 3—4 Tagen; Maximum = 10 Injektionen; bei mangelndem Erfolg nach einiger Zeit weitere Kur mit kleineren Gaben). Im Beginn kommt es meist zu einer „Herdreaktion" (stärkere Magenschmerzen, manchmal Erbrechen; Dauer etwa 24 Stunden). Bei günstigem Gange der Dinge schwinden von der II.—III. Injektion an Schmerzen und Krämpfe und die von letzteren abhängigen schweren Motilitätsstörungen. B. O. Pribram[2] führt den Erfolg auf den allgemeinen Gewebsreiz zurück, der sich besonders am reizempfindlichen Krankheitsherde auswirkt (ähnlich wie bei anderen chronischen Entzündungen, z. B. bei torpiden Hautgeschwüren, und chronischen Gelenkentzündungen); außerdem sei eine Wirkung auf das vegetative Nervensystem mitbeteiligt, und zwar im Sinne einer Dämpfung des Sympathicus (Ausschaltung von Gefäßspasmen?). Das Bemerkenswerteste an B. O. Pribram's Befunden ist, daß die Erfolge ohne Zuhilfenahme diätetischer Maßnahmen erzielt wurden. Dagegen erwiesen sich Alkalien als gutes Unterstützungsmittel. Von den Patienten blieben mehr als die Hälfte weiterhin beschwerdefrei. Sehr günstig äußerten sich über diese Behandlungsform L. R. Grote[1], F. Hampel. Ebenso stimmten R. Schmidt[2] und mit ihm die meisten Redner in der sich anschließenden Aussprache auf der IV. Tagung für Verdauungs- und Stoffwechselkrankheiten der Proteintherapie des Ulcus pepticum zu. Es entstand eine sehr weitläufige Literatur über die Proteinkörperbehandlung (auch Caseosan u. a. außer Novoprotin). Mehr oder weniger zustimmend äußerten sich u. a. L. G. Grote und H. Bergmann, F. Perutz, P. Ceranke, F. Rothschild. E. F. Müller und W. F. Petersen sahen nach Injektion von Aolan als unmittelbare Wirkung Nachlaß krampfhafter Kontraktionen am Magen und Aufhören von Schmerzen, während die Sekretion eher zunimmt. Sehr vorsichtig äußerte sich F. Penzoldt: es sei wohl nicht alles Ulcus gewesen, was derart behandelt und geheilt sei. Einige schlossen sich dem günstigen Urteile nur insoweit an, als sie vorläufige Beseitigung der Schmerzen bestätigen, ein auch bei anderen organischen Leiden häufiger, aber wahre Heilung nicht anzeigender Erfolg der Proteinkörpertherapie (H. Kalk, G. v. Bergmann[4], M. T. D. Koolman). Kalk sieht in ihr keinen Vorteil (G. v. Bergmann'sche Klinik). Anfangs steigt meist die Schmerzhaftigkeit (Lokalreaktion); dies wird als günstiges Vorzeichen betrachtet. Wir selbst gewannen weder aus klinischer noch aus ambulanter Behandlung mit Novoprotin bisher den Eindruck, daß man ihm durchschlagende Heilkraft zusprechen dürfe; bei Magenschmerz, insbesondere auch Krampfschmerz, ist es aber ein brauchbares Hilfsmittel. Verzicht auf altbewährte Diätbehandlung möchten wir nicht empfehlen, ebensowenig wie G. v. Bergmann[6], der neuerdings sehr nachdrücklich gegen die Proteinkörpertherapie Stellung nimmt und — das ist besonders wichtig — hervorhebt, daß mehrfach unter dieser Therapie eine alte, zum Stillstand gekommene Lungentuberkulose wieder aufflackerte!

Wenn die Proteinkörpertherapie versagt, hält B. O. Pribram[3, 4] operatives Vorgehen für unbedingt geboten, während er wochenlange Bett- und Diätkuren mehr oder weniger beiseite schiebt. Es scheint recht zweifelhaft zu sein, daß die Proteinkörpertherapie als wahre Ulcuskur sich durchsetzen, behaupten und die altbewährten Diätkuren verdrängen wird.

Neuerdings wird auch Gutes von Röntgenbestrahlung der Ulcera berichtet (A. Schulze-Berge, R. Lenk, G. Holzknecht und H. Sielmann). Es handelt sich hier vielleicht auch um eine Proteinkörperwirkung. Abschließendes Urteil über die Erfolge ist noch nicht möglich. Auch O. Strauss, ebenso wie G. v. Bergmann[6] und J. Boas[1], äußern sich zurückhaltend. Auch die Aussprache über Röntgentherapie des Ulcus auf der 6. Tagung der Gesellsch. f. Verdauungs- und Stoffw.-Krankheiten (1926) brachte keine endgültige Entscheidung (Verhdl. VI. 231. 1927).

VI. Medikamentöse Behandlung.

Man kann bei der Ulcustherapie sehr oft ohne jegliches Medikament auskommen. Immerhin bieten doch einige Medikamente unter Umständen derartige Vorteile, daß man nicht grundsätzlich darauf verzichten wird.

a) **Atropin** oder Extr. Belladonnae, später auch Eumydrin wurde von uns in den meisten Ulcusfällen herangezogen, seitdem C. v. Noorden als Assistent der Riegel'schen Klinik in Gießen (1884—1889) dessen beruhigenden Einfluß auf die Schmerzen der Ulcuskranken kennen gelernt hatte. Über den eigentlichen Mechanismus der Atropinwirkung war damals noch fast nichts bekannt. Erst erheblich später brachten F. Riegel's[2] Versuche über die säuremindernde Wirkkraft des Atropins einigen Aufschluß. Zu allgemeinerer Anwendung gelangte es aber erst, als später D. v. Tabora, wesentlich gestützt auf klinische Erfahrungen an der gleichen Klinik in einem sehr eindrucksvollen Aufsatze das Atropin für die Ulcustherapie angelegentlichst empfahl. Er legte dabei aber doch wohl zu großes Gewicht auf die Dämpfung der Salzsäuresekretion. Erst viel später erkannte man seine dämpfende Wirkung auf Tonus und Peristaltik, namentlich auf die Motilität des Antrum, während die Wirkung auf krampfhafte Einstellung des Pylorus selbst viel unsicherer ist (S. 53). Man legt auf die motorische Dämpfung jetzt mit Recht das größere Gewicht (G. v. Bergmann[3, 6] u. a.). Wir stimmen I. Boas[1] bei, daß man auch ohne Atropin auskommen kann. Aber anderseits bringen Atropinpräparate den Kranken überall, wo Beschwerden auf dysharmonische bzw. krampfhaft gesteigerte Antrum- und Pylorusmotilität hinweisen (gesteigerte Reflexerregbarkeit durch Hyperästhesie, Katarrh, Perigastritis, Periduodenitis usw.) soviel Erleichterung, daß man unter solchen Umständen auf Atropin nicht verzichten sollte. Anfangs reichen wir in der Regel 3—5 Einzelgaben von 0,25 bis 0,5 mg am Tage; später in der Regel abends je 1 mg, morgens je 0,3—0,5 mg. Wir setzen dies oft noch wochenlang nach Schluß der eigentlichen Ulcuskur fort. Daß man die Menge je nach Atropinempfindlichkeit herab-, seltener heraufsetzen muß, ward erwähnt (S. 218). Das Atropin kann durch entsprechende Mengen Extr. Belladonnae oder Eumydrin ersetzt werden.

b) **Papaverin** ist nur ausnahmsweise imstande das Atropin völlig zu ersetzen. Es ist aber ein sehr brauchbares Unterstützungsmittel des Atropins, wo Pyloruskrampf eine starke Rolle spielt. Durchschnittlich schien uns die Mischung von 4 cg Papaverin mit 0,5 mg Atropin am vorteilhaftesten zu sein. Näheres über Gabe und Wirkungsart S. 53.

c) **Bismutum.** Die A. Kußmaul'sche Methode der Wismuttherapie behielten wir bei (morgens nüchtern 5—7 g Bismutum subnitricum, besser Bismutum carbonicum, in $^1/_4$ l warmem Wasser aufgeschwemmt; der Patient bleibt dann je 5 Minuten in Rücken-, linker Seiten- und Bauchlage, dann 15—20 Minuten in rechter Seitenlage). Neben der wichtigen Dämpfung etwaiger entzündlicher Vorgänge (Gastritis, P. Rodari, S. 219; G. E. Konjetzny, S. 227) wirkt das Verfahren zweifellos stark mildernd auf spastische Zustände und Schmerzen. Einbringen der Wismutaufschwemmung in das Duodenum mittels Duodenalsonde (C. von Noorden[3]) verwenden wir nicht mehr.

d) **Aluminium.** Das Eskalin, das wir eine Zeit lang viel verwendeten, gaben wir zugunsten des Bismutum carbonicum wieder auf, da seine beruhigende und schmerzstillende Wirkkraft hinter letzterem zurücksteht. Über colloidales Aluminium haben wir keine persönliche Erfahrung. Es ward neuerdings mehrfach gerühmt.

e) **Alkalien** bildeten ein Hauptstück in der Ulcustherapie, seit man vor etwa 40 Jahren das überwiegend häufige Vorkommen superacider Zustände bei Ulcus erkannte. Nachdem man schon lange vorher das Natron bicarbonicum als symptomatisches Beruhigungsmittel bei Schmerzen der Ulcuskranken schätzen gelernt hatte, schien es damals den Rang eines wahren Heilmittels zu erlangen. Daß es den Säuregrad des Chymus nur vorübergehend mindert, daß es stark saftlockende Eigenschaft besitzt, daß wir ihm wieder den ursprünglichen Rang eines nur vorübergehend lindernden Arzneimittels zuweisen dürfen, ward schon erwähnt (S. 214 bis 218). Auch das starke Alkalisieren mit großen und lang fortgesetzten Gaben hat seine Schattenseite (S. 218, 251). Gelegentlichen Gebrauch von Alkalien wird man bei Superaciditätsbeschwerden den Ulcuskranken nicht versagen, wobei zu bemerken ist, daß es im Beginne der Beschwerden am hilfreichsten ist; denn der Mechanismus des acidistischen Anfalles bringt es mit sich, daß die schnell zunehmende Erregbarkeit der pylorusnahen Reizzone die Gesamtmenge des sauren Saftes alsbald stark vermehrt. Magnesium Perhydrol ist offenbar vorzuziehen, wobei der sekretionsdämpfende Einfluß des aktiven Sauerstoffs eine Rolle zu spielen scheint (A. Petri). Wenn nach bestimmten Mahlzeiten regelmäßig Säurebeschwerden auftreten, bewähren sich 1,0—1,5 g Natron bicarbonicum (besser Magnesium Perhydrol) etwa 15—30 Minuten vor der Mahlzeit in 150 ccm Wasser oft recht gut. Auch $^{2}/_{10}$ l Fachinger oder Vichy Grande Grille kann dafür eingesetzt werden. Von frühmorgendlichem Trunke eines Glases Karlsbader Mühlbrunnen, Vichy Grande Grille oder Fachinger sieht man oft wesentlichen, vorbeugenden Einfluß auf die befürchteten Beschwerden des Tages. Vgl. zu Alkalien S. 214ff.

f) **Beruhigungsmittel** sind manchmal nicht zu umgehen. Von Opiaten aller Art sehe man möglichst ab. Luminal ist sehr brauchbar (abends 5—10 cg, oder 4—6 mal täglich eine Luminalette (= 0,0125 g Luminal).

VII. Diätetische Nachkur und Dauerkost.

Während in allen Werken über Magenkrankheiten seit mehr als 50 Jahren verlangt wird, daß der eigentlichen Ulcuskur mindestens noch $^{1}/_{2}$—1 Jahr eine zwar milde, aber dem Schonungsprinzipe treubleibende diätetische Nachkur folgen soll, wird diesem Verlangen nur allzu häufig nicht oder nur scheinbar entsprochen. Ursache ist meist der Mangel planmäßiger Überleitung von Kranken- bzw. Klinikkost zur häuslichen Lebensweise. Es werden oft — wir möchten sagen, ganz gedankenlos — Vorschriften erteilt, deren Durchführung im praktischen Leben der betreffenden Persönlichkeit auf Schritt und Tritt Schwierigkeiten begegnet. Wir sahen in Händen von Ulcusrekonvaleszenten Vorschriften, welche jeglicher Anschmiegung an die äußeren Verhältnisse bar waren. Der Arzt soll nicht vergessen, daß die Diätetik erst dann zur Kunst wird, wenn ihre Lehren dem praktischen Leben angepaßt werden. Was über die Überleitung zur Dauerkost auf S. 245 gesagt wurde, gilt für jede Form der diätetischen Ulcustherapie.

a) **Grundsätze für Nachkur.** Man strebe mittels der Übergangskost auf eine der Kostformen hin, welche für Dauerbehandlung superacider Zustände empfohlen wurden (S. 207ff.). Aber nicht jede von ihnen ist für jeden Fall geeignet. Die Auswahl untersteht der Beurteilung der Gesamtlage des Einzelfalles, unter starker Berücksichtigung der äußeren Lebensverhältnisse des Patienten.

Für grundsätzlich am richtigsten halten wir mit H. Lüthje (S. 204, 248) und J. Boas[1], eine lakto-ovo-vegetabile Kost noch einige Monate hindurch fortzusetzen (Milch, Rahm, Eier, Zerealiensuppen und -breie; lockere schwach gesüßte Milch-Eier-Mehlspeisen; Reis, frisch bereitete Nudeln; lockeres Weizengebäck; Mus von Kartoffeln und Gemüsen; Fett, wie Butter, Knochenmark, Öl, Suppenfett je nach Ansprüchen des Ernährungszustandes; Kakao, Hygiama, leichter Tee u. dgl.). Dies sollte unbedingt geschehen, wenn es sich um zweifellos veraltete Fälle von Ulcus handelt, wenn die Ulcuskrankheit von starker Superacidität begleitet war, wenn diese Superacidität die Ulcuskur überdauert (Ausheberungsbefund!), wenn auch ohne objektiven Superaciditätsbefund sog. Superaciditätsbeschwerden fortbestehen, und schließlich wenn man auch weiterhin den Kot auf okkultes Blut zu kontrollieren wünscht. Da gerade in der Nacht die Dysharmonie der gastro-duodenalen Motilität am stärksten ausgeprägt zu sein pflegt (man gedenke des nächtlichen sog. „Hungerschmerzes"; S. 65), ist größtes Gewicht darauf zu legen, daß noch lange Zeit das Abendessen einfach und von einer Beschaffenheit sei, die kurze Verweilsdauer im Magen gewährleistet (S. 37ff., S. 201, 257).

Wenn bei solcher Kost an gutem Kauen, Regelmäßigkeit der Nahrungsaufnahme, beschränkter Größe der Einzelmahlzeit, Fernhalten scharfer Gewürze, größter Zurückhaltung in bezug auf alkoholische Getränke festgehalten wird, schließt diese Kostform ganz automatisch sowohl im Haushalt wie in Gasthäusern am sichersten Speisen starker Reizkraft aus.

Praktisch genommen ist es aber weder in jeglichem Falle durchführbar noch unbedingt erforderlich, mangels besonderer Gründe, über die V. bis VI. Behandlungswoche hinaus auf Fleisch gänzlich zu verzichten. Zurückblickend auf die Gesamtheit unserer eignen Erfahrungen müssen wir ablehnen, daß bei durchschnittlichen Verhältnissen das weitere Schicksal der Ulcuskranken davon abhängt, ob man von der genannten Zeit an Fleisch in geeigneter Form (S. 195) gewährt oder nicht.

Als bequeme und monatelang durchführbare, mit wenig Fleisch ausgestattete Kost erwies sich folgende:

Morgens: Tee mit Rahm oder Teemilch (Bd. I, S. 702) mit wenig Zucker, Haferbrei (S. 247) mit frischer Butter; 1—2 weiche Eier; Zwieback, feines Weizenbrot mit Butter.

Vormittags: $^3/_{10}$ l Milch oder Gemisch von $^2/_{10}$ l Milch und $^1/_{10}$ l Rahm (15—20% Fett); Zwieback oder bei Stuhlträgheit feines mürbes Vollweizengebäck (S. 221, 245).

Mittags: keine Suppe; gekochter Fisch mit lockerem Kartoffelmus oder mit jungen Kartoffeln (mit frischer Butter, gut gekaut); später auch gekochtes Huhn (Brustfleisch, gedämpftes zartes Kalbfleisch, gedämpftes junges Geflügel verschiedener Art, panierte Steaks aus fein gehacktem Hühner-, Kalb- oder Rindfleisch (ohne Panierung zu verzehren), zarter kalter Braten (ohne Kruste zu verzehren), zarter, milder, kalter Kochschinken von jungen Schweinen, bestes Suppenrindfleisch. — Als Beilagen: Kartoffelmus mit Rahm bereitet, junge Kartoffeln mit Butter, gekochte Kartoffelscheiben mit Rahmtunke, gut weich gekochte Bouillonkartoffeln, Reis, Nudeln, Fadenmakkaroni; Gemüsemuse verschiedener Art. — Als Nachtisch Gebäck wie oben mit Butter oder lockerer Auflauf; Kompot wie unten (Nr. 2, Kleindruck) angegeben. Zartestes Obst versuchen!

Nachmittags: Milch wie vormittags. Als Beilage: Zwieback, geröstetes Weißbrot mit Butter, mürbes Vollweizengebäck, Hygiamazwieback.

Abends: 2—3 Eier; — durchgetriebene Suppe von Hafer, Gerste, Reis, Buchweizen u. dgl. mit Milch bereitet. — Gebäck wie oben mit Butter und weichem Käse. Kompot wie oben.

b) Grundsätze für Dauerkost. Aus solchen oder ähnlichen Kostplänen wird dann eine der vollständigeren und abwechslungsreicheren Superaciditätskostformen entwickelt, welche beliebig lang durchführbar sind (S. 207 ff.). Auf Dauer von mindestens 1 Jahr schieben wir wöchentlich je einen Schontag mit ausschließlicher Milch-, Milch-Rahm- oder mit sonstiger blander, flüssig-breiiger Kost ein; besonders gut eignet sich dafür die G. Rosenfeld'sche Rahmkost (S. 248). Aller 6 Monate im Laufe der beiden ersten Jahre werden auch bei völligem Wohlbefinden zwei- bis dreiwöchige strenge Ulcuskuren mit mindestens zweiwöchiger Bettruhe wiederholt (S. 242). Über allgemeine Wertung eingeschobener Schontage S. 209.

Von allgemeinen Vorschriften sind manche dauernd, mindestens 1 bis 2 Jahre lang, zu beachten. Sie zielen auf kurze Verweildauer und das Vermeiden von Superacidität hin:

Gutes Kauen. Die Speisen sollen gut, aber nicht übertrieben gekaut werden (kein „Fletschern“). Langsames Füllen des Magens, auch beim Genuß flüssigen und breiigen Materials; dies ist namentlich wichtig bei heißen und sehr kalten Speisen und Getränken, zwecks Ausgleiches der Temperatur (S. 42).

Rohe Gemüse verboten, später zartblätteriger junger Lattich erlaubt (S. 192).

Gekochte und gedämpfte Gemüse müssen durch und durch gar und weich sein („schmelzend weich“). Wo dies nach Art des Gemüses nicht angängig, wird es durch ein mittelfeines Sieb gedrückt; in solcher Form sind auch Kohle erlaubt. Der Rohfasergehalt ist an sich nicht schädlich, eher wegen seiner kotfördernden Kraft nützlich. Nur die Eigenschaft der Gerüstsubstanz, das genossene Gemüse in groben Brocken zusammenzuhalten, soll ihm durch das Sieben genommen werden. Spinat, den man wegen seines „Sekretins“ (S. 153) jetzt häufig untersagt, ist — praktisch genommen — harmlos.

Speisen und Getränke ausgesprochen sauren Charakters sollen gemieden werden, darunter auch saure Weine und saure Fruchtsäfte starker Konzentration. In bezug auf stärkere Säuren sei man vorsichtiger als bei Säurehochwerten des Chymus ohne Ulcus. Saure Milch gestattet. Über schwaches Säuern vgl. S. 191.

Rohes Obst verbieten wir in der Regel auf die Dauer eines Jahres, abgesehen von vollreifen, aber noch nicht durch Autolyse erweichten Bananen und den äußerst säurearmen, schmelzend weichen Birnen (geschält; Kerngehäuse entfernt); auch vollreife Zuckermelonen sind meist gut bekömmlich. Dies ist aber doch fallweise verschieden! Von Preßsäften rohen Obstes mache man reichlich Gebrauch (S. 245).

Gekochtes Obst. Während 2—3 Monaten der diätetischen Nachkur größte Vorsicht! In dieser Zeit nur Mus säurearmer Früchte, am besten von Dörrobst (S. 198), Winteräpfeln, vollreifen Pfirsichen oder Aprikosen, Bananen; Lockern der schwach gesüßten Muse durch Unterziehen steifen Eierklarschnees sehr zweckmäßig. Kompot und Eingemachtes aus frischen Kirschen, Pflaumen und Zwetschen sind weniger geeignet.

Süßigkeiten und überhaupt Speisen und Getränke mit höherem Zuckergehalte als etwa 10% sind zu meiden. Damit scheiden u. a. Marmelade, Honig, Sirupe aus. Über die verschiedene Bekömmlichkeit des Zuckers vgl. S. 197. Milchzucker in 10—20proz. Lösung, nüchtern als stuhlförderndes Mittel genommen, wird in der Regel gut vertragen.

Fleischbrühe, vgl. S. 193.

Roggenbrot jeder Art schalten wir für mindestens 1 Jahr völlig aus (S. 193).

Scharfe Gewürze sind zu meiden (S. 180, 191).

Alkoholika. Größte Vorsicht! Insbesondere betreffs konzentrierter Formen (S. 179).

Tabakrauchen: Größte Vorsicht! Bei Gefahr der Übertreibung besser völliges Verbot.

Alkalien. Falls man überhaupt zu Alkalien greifen will (S. 214), reicht man am besten vor dem Schlafen, $2^1/_2$—3 Stunden nach letzter Mahlzeit, 2—3 g Magnesium Perhydrol oder Natron bicarbonicum in $^2/_{10}$ l Wasser. Die Menge wird später sehr langsam vermindert. Vgl. auch S. 214ff.

Magenruhe nachts! Die Rekonvalenszenten sollen nicht mit vollem Magen sich zur nächtlichen Ruhe hinlegen. Der Magen braucht nicht gerade leer zu sein; doch soll er alsbald nach dem Hinlegen leer werden. Daher müssen wir durch entsprechende quantitative und qualitative Gestaltung der abendlichen Mahlzeit auf kurze Verweildauer im Magen und auch durch Verlegen des Abendessens auf etwas frühere Stunde hinwirken. Einige kontrollierende spätabendliche Magenheberungen lehren, ob das angestrebte Ziel erreicht wird. Wenn dies nicht der Fall, muß abendliches Leerspülen des Magens noch einige Zeit hindurch stattfinden, wobei darauf zu achten ist, daß die letzte Mahlzeit nur Material enthält, welches die Sonde anstandslos passiert. Wir halten diese Maßregel für äußerst wichtig (S. 23). Häufig leistet das Beschicken des Magens mit Alkali (s. oben) schon das gleiche, was man mit dem Aushebern anstrebt, indem die Abschwächung der sauren Reaktion den pylorischen Widerstand lockert (S. 218). Über Abendessen auch S. 65.

Vom strammen Durchführen der diätetischen Nachkur und der weiterhin folgenden Dauerkost hängt ungeheuer viel ab. Sie ist für den Gesamterfolg viel entscheidender als die Wahl dieser oder jener Methode bei einleitender Schonkur.

VIII. Interne oder operative Behandlung.

Bis vor etwa 20—25 Jahren entschloß man sich nur im äußersten Notfalle zum operativen Angehen der Ulcuskrankheit. Dann gewann unter dem Eindrucke wesentlich verbesserter chirurgischer Technik und unter dem starken persönlichen Einflusse hervorragender und höchst erfolgreicher Chirurgen aller Kulturländer von Jahr zu Jahr die Auffassung an Boden, daß jedes sicher oder mit hohem Grad von Wahrscheinlichkeit diagnostizierte Ulcus pepticum eine „chirurgische Krankheit“ sei, d. h. zur Operation nicht nur berechtige, sondern sie fordere. Demgegenüber ist anfangs mit geringem, später mit stärkerem Erfolge geltend gemacht worden, daß 1. nach Maßgabe klinischer Erfahrung sehr viele Geschwüre nach sorgfältiger innerer Behandlung, manchmal auch ohne dieselbe, im späteren Leben niemals wieder Beschwerden irgendwelcher Art machen, und daß 2. nach Maßgabe anatomischer Befunde sehr oft gut überhäutete Narben peptischer Ulcera gefunden werden, selbst in Fällen, wo aus der Vorgeschichte der Verstorbenen nichts über frühere Ulcuskrankheit sich ergab. Vom Magenulcus wußte man dies lange; für das Duodenalulcus wies es u. a. — wir zitieren ihn als einen für alle — C. Hart nach (s. a. Monographie E. Melchior's). Diese Tatsachen gewähren der internen Therapie, allzu weitgehenden Ansprüchen der Chirurgie gegenüber, guten Rückhalt. Keine Frage, daß die durch unzählige Autopsien in vivo gefestigte Erkenntnis von der schweren Heilbarkeit der Ulcera und von den oft über Erwarten bedeutsamen anatomischen Veränderungen und Folgezuständen die interne Therapie mächtig beeinflußte. Wuchtig hämmerte diese Erkenntnis den Ärzten ins Bewußtsein, daß 1. die Ulcuskuren mit größter Strenge und größter Folgerichtigkeit durchzuführen sind, daß 2. sie viel früher als ehemals üblich, d. h. nicht nur bei quälenden oder bedrohlichen Symptomen, sondern bei jedem sicher erkannten Ulcus, ja sogar bei Wahrscheinlichkeit und selbst bei Möglichkeit eines bestehenden Ulcus einzuleiten seien, und daß 3. durch planmäßiges, strenges Vorgehen gegen superacide Zustände ohne einstweiligen Ulcusverdacht (S. 187) sehr vieles zur Verhütung der Ulcuskrankheit geschehen könne (S. 236).

Soviel wir überschauen, hat sich dieser Umschwung der internen Therapie dahin ausgewirkt, daß man in den letzten 3—5 Jahren mit Überweisung der Ulcuskranken an die Chirurgie erheblich zurückhaltender wurde und nicht mehr die sichere oder wahrscheinliche Diagnose Ulcus, sondern besondere Umstände als Richtschnur für operativen Eingriff betrachtet. Man hat zur internen Therapie einen großen Teil des durch chirurgisches Urteil niedergeschmetterten Vertrauens zurückgewonnen. Auch in Nordamerika, wo er am stärksten war, ist durch Verallgemeinerung kraftvoller interner Therapie der Drang zur Operation deutlich abgeflaut; dies bewirkten die Erfolge der Sippy-Kur (S. 250), welche besseres leistete als die früher dort üblichen Methoden. Des weiteren trug dazu bei das Aufkommen der Proteinkörpertherapie, von der B. O. Pribram[2], vielleicht nicht mit Recht (S. 252), wesentliche Einschränkung operativen Vorgehens verhieß.

1. Aussichten der internen Therapie.

Bei durchschnittlichen Verhältnissen leistet die interne Behandlung zweifellos sehr Befriedigendes. Der erste Erfolg ist das Verschwinden der Beschwerden und die Möglichkeit, die Patienten wieder ausreichend und regelmäßig zu ernähren. Die spasmogenen und ebenso die von peritonitischen Reizzuständen abhängigen Schmerzen schwinden. Hierbei leistet die Proteinkörpertherapie öfters beschleunigende Hilfe (s. S. 252). Wir dürfen auch als sicher annehmen, daß die diätetische Schonkur etwaigen Katarrh (S. 227) heilt oder bessert. Die Ulcuskur beseitigt Hemmnisse, welche der Heilung des Ulcus im Wege stehen; die Heilung selbst müssen wir den natürlichen Kräften des Organismus überlassen.

Was ist damit aber auf die Dauer geleistet? Daß mit Abschluß der 5 bis 6wöchigen eigentlichen Ulcuskur wahre Heilung des oder der Geschwüre erfolgt ist, dürfte wohl nur für kleine und oberflächliche Geschwüre mit einiger Wahrscheinlichkeit zutreffen. Sicher haben wir in so kurzer Zeit nicht die „Ulcuskrankheit“ geheilt, wozu auch die Vorbedingungen für Wiederaufbruch des alten und für das Entstehen neuer Geschwüre gehören. Wir stehen in dieser Hinsicht, dank der operativ-anatomischen Erfahrungen, heute auf ganz anderem Standpunkte als früher, wo der Arzt es als selbstverständlich ansah, mit einer lege artis durchgeführten Ulcuskur das Ulcus geheilt zu haben. Wir erkennen die ungeheure Tragweite der „Nachkur“ (S. 255); von ihr erst erwarten wir ausschlaggebende Hilfe. Ob und wann das Ulcus bzw. die Ulcuskrankheit wahrhaft geheilt ist, erfahren wir kaum jemals mit voller Sicherheit. Unser klinisches Urteil endet gewöhnlich mit dem Satze: Die Ulcusbeschwerden sind geheilt. Und wenn wir Jahr um Jahr dieses Urteil wiederholen dürfen, besteht auch gewiß ein hoher Grad von Wahrscheinlichkeit dafür, daß wir es zu dem Satze erweitern dürfen: Das Ulcus ist geheilt. Von objektiven Zeichen, die im gleichen Sinne sprechen, ist am wichtigsten das radiologisch nachweisbare dauernde Verschwinden von Spasmen und von pathologischen Bewegungsvorgängen am Antrum, am Pylorus und am Duodenum und das Verschwinden etwaiger Nischen; des weiteren das dauernde Fernbleiben periodischen Auftretens von okkultem Blute im Kot.

Trotz dieser Unsicherheit über wahre Heilung redet die klinische Erfahrung, mangels bestimmter zur Operation drängender Umstände, mindestens dem ernsten Versuche interner Therapie dringend das Wort. Nicht die Diagnose „Ulcus pepticum des Magens oder Duodenum“, sondern das begründete Urteil „Unheilbar durch interne Behandlung“ oder „Gefahrdrohend bei längerem Zuwarten“ und ähnliches sei das Stichwort für operatives Handeln.

Als Wertmesser therapeutischer Erfolge gilt die Statistik; mit Recht, wenn sie den Anforderungen statistischer Wissenschaft genügt und über hinlänglich großes, nach einheitlichen Methoden statistisch durchgearbeitetes Material verfügt. Zur Beurteilung bestimmter operativer Methoden, die bei Ulcus in Frage kommen, werden die statistischen Angaben wohl bald genügen. Über die Prognose des peptischen Magen- und Duodenalgeschwürs im allgemeinen, über die Aussichten interner Behandlung im allgemeinen, über die Aussichten einzelner interner Behandlungsmethoden verglichen mit anderen besitzen wir aber keine nur annähernd zuverlässige Statistik. Wie schwer ist dies aber auch bei einer Krankheit, die so überaus verschiedenen Verlauf nehmen kann, und von der wir wissen, daß zahlreiche Frühformen unerkannt bleiben und auch ohne therapeutisches Handeln ausheilen können! Wie schwer ist es bei einer Krankheit, über deren Abgrenzung noch keine volle Einigkeit herrscht! Selbst diagnostizierbare Wundstellen (erkennbar aus Beschwerden, motorischen Reizzuständen, okkultem Blute, ja sogar Nischenform im Röntgenbilde), die „Ulcuscula“ bzw. Erosionen G. Hauser's brauchen im klinischen Sinne des Wortes noch keine Ulcera peptica oder gar Ulcuskrankheit (A. Plaut) zu sein. Wie weitherzig einerseits, wie engherzig anderseits gehen die verschiedenen Ärzte und ganze Ärztegruppen mit der Diagnose Ulcus um! P. Morawitz gelangte sogar zu einem Begriff „Ulcuskrankheit ohne Ulcus“, der die nicht zu unterschätzenden diagnostischen Schwierigkeiten in manchen Fällen kennzeichnen soll.

2. Indikationen der Operation.

Einleitend ist zu fordern, daß jeder Ulcusoperation — falls nicht besondere Umstände zu sofortigem Handeln zwingen — eine diätetische Schonungskur mit Bettruhe unmittelbar vorausgehen soll, um möglichst alle akut entzündlichen Reizzustände zu beseitigen.

Praktisch genommen war dies wohl ausnahmslos der Fall, wenn Ulcuskranke von internen Abteilungen aus dem Chirurgen zur Operation überwiesen wurden. Es klingt daher dem Internisten befremdlich, wenn V. Schmieden[1] meint, mit der Forderung solcher Vorbereitungskur etwas Neues eingeführt zu haben. Freilich erhalten die Chirurgen auch häufig Ulcuskranke aus der hausärztlichen Praxis überwiesen, wo jenes Erfordernis nicht erfüllt ist. Es ist dann aber ausschließliche Schuld des Chirurgen, wenn er das Versäumte nicht nachholt. Es sind uns selbst nicht wenige Fälle bekannt, wo Chirurgen Ulcuskranke, welche sie ein- oder zweimal in der Sprechstunde sahen, sofort — ohne hinreichende Orientierung über vorausgegangene Therapie — zur Operation bestellten und die dann nach eintägiger sog. „Vorbereitung“ vornahmen. Wenn V. Schmieden nur solche chirurgische Unbesonnenheiten ins Auge faßte, hatte er zweifellos recht. Die interne Medizin verurteilte dieselben stets, beging aber vielleicht den Fehler, sie nicht scharf genug zu rügen. Als diätetische Schonkur für Ulcuskranke, welche unvorbereitet in die chirurgische Klinik eintreten, möchten wir in erster Linie die G. Rosenfeld'sche Rahmkur empfehlen (auf die Dauer von 3—5 Tagen; S. 248), und zwar gerade diese wegen ihrer Einfachheit. Auf Einfachheit ist um so mehr Gewicht zu legen, als — mit rühmlichen Ausnahmen — „Diätkuren" auf chirurgischen Kliniken kein besonderes Vertrauen verdienen.

Ohne auf Einzelheiten einzugehen, sind hier die wichtigsten Gesichtspunkte für operatives Vorgehen zusammenzustellen.

1. Bei Perforationen in die freie Bauchhöhle ist möglichst sofort zu operieren. Jede Stunde Zögerns verstärkt die Gefahr des Kollapses und septisch-toxischer Peritonitis. Nach 12 Stunden ist die Gefahr schon groß, nach 20 Stunden kaum noch überwindbar (A. Mülleder und J. Neuberger). Bis zur Operation Eisblase; keinerlei Nahrungsaufnahme. Morphium nur bei bevorstehendem größerem Transport zum Krankenhause.

2. Bei gedeckter Perforation, neben peritonitischem Schmerzcharakter sich radiologisch manchmal durch Nischen und den Nachweis von Adhäsionen verratend, steht Operation fast immer in Frage. Falls alles zu sofortiger Operation bereit ist, ist es aber weit vorzuziehen, durch vorausgeschickte interne Ulcuskur Abklingen örtlicher, akut-entzündlicher Zustände und Kräftigung des Organismus anzustreben. Solche Fälle werden zwar manchmal auch ohne Operation wieder beschwerdelos und bleiben auch für die Zukunft manchmal gefahrlos. Sicherer aber ist operatives Handeln. Bei kleineren Ulcusnischen führte interne Behandlung schon oft zu erwünschtem Erfolge, so daß man sie heute nicht mehr als unbedingte Indikation für Operation ansieht (s. oben).

3. Starke Blutungen gestatten nach Urteil einiger Chirurgen, wenn frühzeitig d. h. vor Eintritt von Anämie angegangen, die Operation. Ist dieser Zeitpunkt verpaßt, gilt es abzuwarten; nur im äußersten Falle, als Akt verzweifelter Notwehr, wird man sich dann zur Operation drängen lassen, bevor der Patient sich gut erholt hat. Im allgemeinen fand der Rat H. Finsterer's zur Frühoperation bei Blutungen aus Magen- und Duodenalgeschwüren aber wenig Anklang (S. 236). Bei jüngeren Leuten raten wir schon nach einmaliger starker Blutung, unter allen Umständen aber nach Wiederholung einer solchen, zur Operation. Erst recht ist dies der Fall bei chronischen, teils wirklich ununterbrochenen, teils schubweise auftretenden kleinen Blutungen, wobei zwar der Blutverlust in der Zeiteinheit nur gering und die Anämie nicht unmittelbar bedrohlich, wo aber doch das Eintreten chronischer Anämie und Erschöpfung des Knochenmarks vorauszusehen ist. Schon nach erstmaliger größerer Blutung besteht manchmal wochen- und monatelanges Nachbluten, das nur durch stark positiven Ausfall der Proben bei Untersuchung des Kotes auf okkultes Blut erkennbar ist. Man warte mit der Operation nicht bis zum Eintritt der Blutverschlechterung. Vgl. S. 229, 236.

4. Stenosen am Antrum, Pylorus oder Duodenum mit verzögerter Magenentleerung als Folge, fordern unbedingt zur Operation auf. Wenn es auch hier und da gelingen mag, trotz bestehender Stenose ein Ulcus durch interne Kur zu heilen, ist die Wahrscheinlichkeit doch sehr gering, und ohne dauernde äußerste Magenschonung wird der Patient nie in einen beschwerde- und gefahrlosen Zustand kommen, solange die Stenose wirksam ist. Im gleichen Sinne ist adhäsive Perigastritis und Periduodenitis zu beurteilen, wenn dadurch die Bewegung und die fördernde Arbeit des Antrum, des Pylorus oder des Duodenum deutlich gehemmt wird. Vgl. Abschnitt: Staumagen.

5. In der Regel glaubt man erst dann zur Empfehlung der Operation berechtigt zu sein, wenn mehrere vorausgegangene strenge Ulcuskuren entweder gar keinen oder nur unbefriedigenden Erfolg gebracht haben. Wir legen größeres Gewicht auf das Wort „streng" als auf das Wort „mehrere". Wenn nach einer Leube-, Lenhartz-, Lüthje-Kur oder nach ähnlichen Kuren alsbald oder innerhalb der nächsten Monate die alten Beschwerden sich wieder melden, so würden wir daraus nicht die Notwendigkeit operativen Vorgehens ableiten. Denn diese Methoden werden nicht den berechtigten weitestgehenden Ansprüchen des Schonungsprinzipes gerecht, da sie den Magen zu früh wieder ernstlich belasten. Wenn aber nach anderen, weit strengeren Kuren und trotz gewissenhafter Erfüllung der Nachkurpflichten (S. 255ff.) noch während der mindestens einjährigen Nachkur oder bald darauf sich ein Rückfall meldet, würden wir in solchem Mißerfolg in der Tat eine dringende Mahnung zur Operation erblicken; sowohl bei Ulcus ventriculi wie bei Ulcus duodeni, und namentlich dann, wenn die Diätkur durch begleitende oder eingeschaltete Proteinkörpertherapie unterstützt bzw. ergänzt worden ist. Die Wahrscheinlichkeit, daß eine neue gleich strenge Kur nur Zeitverlust verursacht, ist groß. Bei der Entscheidung sprechen persönliche und soziale Fragen mit (s. unten).

6. Bei Ulcus callosum liegt die Indikation zum Operieren näher als beim einfachen, nicht callösen Ulcus; es kann ja freilich auch ausheilen, wie alte und neue anatomische Erkenntnis lehrt. Aber die Aussichten sind doch erheblich geringer. Es sind gerade diese Formen, auf welche früher viel Zeit und Mühe für wiederholte interne Kuren vergeudet

wurden. Das callöse Ulcus ist zweifellos seltener geworden, da in zahlreichen Fällen seit geraumer Zeit sehr oft schon vor Ausbildung des einfachen Ulcus zur callösen Form chirurgisch eingegriffen wird. Diagnostisch macht es keine unüberwindlichen Schwierigkeiten mehr, Ulcus callosum vom einfachen Ulcus abzugrenzen.

7. Ulcus duodeni ist spontaner Heilung sicher nicht schwerer, eher leichter zugänglich als Magengeschwür. Oft ist der Verlauf nahezu beschwerdelos. Wenn aber ernste Beschwerden oder gar bedenkliche Komplikationen einmal aufgetreten sind (Blutung, Perforationsneigung, Periduodenitis mit Beteiligung von Nachbarorganen), sind die Aussichten auf Heilung oder auch nur auf Erzielung eines erträglichen Dauerzustandes geringer als beim pylorusfernen Magengeschwür. Dies befürwortet frühzeitigen chirurgischen Eingriff.

8. Die viel erörterte Gefahr späterer Karzinomentwicklung auf dem Boden eines Ulcus scheint uns nicht als wirklich so bestimmt erwiesen, daß sie eine ausschlaggebende Rolle spielen darf. Wohl aber bei starker hereditärer Belastung mit Karzinom müssen wir jener Gefahr gedenken. Vgl. Abschnitt: Magenkarzinom.

9. Ulcus bei jungen Leuten, namentlich rückfälliges Ulcus, Ulcusblutungen, Ulcusnischen, rezidivierende Perigastritis bzw. Periduodenitis drängen viel stärker zur Operation als bei älteren Personen. Letztere können durchschnittlich viel leichter ihren Magen schonen, Lebens- und Ernährungsweise dem kranken Zustande des Magens anpassen, etwaigen Beschwerden Rechnung tragen, Verschlimmerungen vorbeugen, als junge Leute, welche ihren Lebensweg erst zu bahnen haben oder auf der Höhe der Tätigkeit stehen. Daher ist — naturgerechte Verteilung der Berufs- und Erwerbstätigkeit zwischen Mann und Frau vorausgesetzt — die Operation auch bei Frauen leichter vermeidbar als bei Männern. Bei Menschen jenseits des 55. Lebensjahres sind wir mit dem Rat zur Operation sehr zurückhaltend.

10. Soziale und wirtschaftliche Fragen sind für die Entscheidung bedeutungsvoll. Berufsform, aber auch die gesamte wirtschaftliche Lage des Kranken und seiner Familie kann der Art sein, daß sich eine erfolgreiche interne Ulcusbehandlung schlechterdings nicht durchführen läßt, oder daß man mit einer an Sicherheit grenzenden Wahrscheinlichkeit Rückfall auf Rückfall voraussehen muß. Verzögerung der Operation bedeutet dann unverantwortliche Vergeudung von Zeit und Geld und zertrümmert unter Umständen die ganze wirtschaftliche Lage des Kranken und seiner Familie. Über soziale Gesichtspunkte vgl. die bemerkenswerten Ausführungen von G. E. Konjetzny[2].

3. Aufgaben und Methoden der Ulcusoperationen.

Wir treten hier nicht in genauere Besprechung der verschiedenen Methoden ein. Nur vom internistischen Standpunkte aus können die wichtigsten Operationstypen gewürdigt werden.

Die Exzision des Ulcus nebst zugehöriger Narbe und stenosierendem Gewebe galt eine Zeitlang als wesentlich erstrebenswertestes Ziel. Als Selbstzweck der Operation wird dies nicht mehr betrachtet. Die einfache Gastroenterostomie verzichtet von vornherein darauf und erwartet Heilung des Ulcus von Entlastung des Magens bzw. des Duodenum. Bei den Resektionen wird die Exzision des Ulcus wenn irgend möglich gleichzeitig vollzogen. Die Exzision allein schützt in keiner Weise vor rückfälliger Geschwürsbildung.

Die Gastroenterostomie, jetzt meist in Form der Gastroenterostomia retrocolica posterior empfohlen, beherrschte bekanntlich mehr als 2 Jahrzehnte hindurch das Handeln der Chirurgen. Sie hätte ihren Ruf nicht so lange behaupten und immer aufs neue namhafte Fürsprecher gewinnen können, wenn sie nicht im Vergleich zur grundsätzlich-konservativen Therapie stattliche Erfolge aufwiese. Nach V. Schmieden[2] rechnet man jetzt auf 60—70% Heilungen des Pylorus- und Duodenalgeschwürs durch Gastroenterostomie. Unbedingt gerechtfertigt ist die Gastroenterostomie bei starken Pylorusstenosen, wenn es zunächst nur darauf ankommt, ausreichende Ernährung des Kranken zu sichern (S. 267).

Die Gastroenterostomie schaltet weder die pathologischen Bewegungsformen des Antrum und des Pylorus (Spasmen, ganz allgemein „Dysharmonie") unbedingt aus, noch beugt sie der Superacidität des Magenchymus sicher vor. Freilich nimmt meist die Acidität ab, verglichen mit den Befunden vor Anlegen der Fistel; dies ist u. a. auf Rückströmen alkalischen Duodenal- und Jejunalinhaltes in den Magen zurückzuführen (H. Schur, H. Lorenz und H. Schur; hier Bericht über frühere Untersuchungen); mehr noch dürfte die geringere Verweildauer großer Chymusmassen im Magen zur Verhütung superacider und supersecretorischer Befunde beitragen. Es liegt kein Grund vor, warum nach Gastroenterostomie die pyschogene Sekretion (S. 26), die vom Antrum ausgelöste chemo-reflektorische (gastrinogene, S. 28) und jegliche Art hämatogener Sekretion (S. 29) gelähmt sein sollten. Vielleicht jede von ihnen, vielleicht auch nur die eine oder andere kann den Abschub des Chymus durch die Fistel überdauern.

Jedenfalls muß man in allen Fällen, wo nicht besondere Umstände die Salzsäuresekretion lähmen, auf Eintritt peptisch wirksamen Saftes bzw. Chymus in das Jejunum gefaßt sein. Kein Wunder, daß man nach einfacher Gastrojejunostomie mit mindestens 10—15% Wahrscheinlichkeit auf späteres Ulcus pepticum jejuni zu rechnen hat. Vom physiologischen, allgemein-pathologischen und klinischen Standpunkte stimmen wir V. Schmieden zu, der die „neue Propaganda" für die Gastroenterostomie nicht als „Rückkehr", sondern als folgenschweren „Rückschritt" brandmarkt.

Für Resektion bei Magen- und Duodenalgeschwür sind zahlreiche Verfahren empfohlen. Sie wird immer mehr Methode der Wahl. Als wesentliches Stück der Operation gilt Entfernung des Antrum und Pylorus. Das Ulcus juxtapyloricum wird selbstverständlich (falls technisch durchführbar), das Magenulcus wenn irgend möglich (eventuell unter Excision der „Magenstraße" nach V. Schmieden[1]) mitentfernt. Das pylorusferne Duodenalgeschwür läßt sich meist nicht excidieren. Es bestehen aber günstige Heilungsbedingungen für dasselbe, nachdem das Duodenum vom Magen getrennt und am oberen Ende verschlossen ist. Mit Recht wird jetzt besonderer Wert auf Exstirpation des Antrum gelegt, von dem aus die stärksten Lockreize für Salzsäure ausgehen.

Für diese Einstellung der modernen Chirurgie kommt zweifellos der Arbeit von H. Schur und S. Plaschkes hervorragende Bedeutung zu. Bei Erweiterung der Resektion auf $^1/_3$ des Gesamtmagens sahen H. Lorenz und H. Schur die Acidität in der Regel auf 0 freie und maximal 0,07% gebundene ClH sinken. Auch H. Kloiber, neuerdings wiederum H. Schur und Kronfeld berichteten ähnliches. Immerhin genügt Resektion des Antrum- und Pylorusteiles nicht unbedingt, die Salzsäuresekretion derartig zu unterdrücken, daß das Entstehen eines Ulcus jejuni unmöglich wird (G. Singer[2, 4], H. Smidt). Die primäre, neurogene Sekretion bleibt unbeeinflußt. Obwohl dies wohlbekannt ist und zugelassen werden muß, ist die auf Entfernung der wesentlichen Reizzone hinzielende sog. „große Resektion des Magens" (etwa 12 cm oberhalb des Pylorus) die weitaus üblichste Operation geworden. Als ihre namhaftesten Vorkämpfer und Fürsprecher sind zu nennen von Internisten: G. Kelling[2], G. v. Bergmann[6], I. Boas[1]; auch wir schließen uns dem an; — von Chirurgen: V. Schmieden, H. v. Haberer, N. Guleke. Man ging über die sog. große Resektion noch erheblich hinaus. Weitestgehendes Sinken der Acidität, bis zur völligen Anacidität des Magenchymus, rühmt H. Finsterer[3]) von Ausdehnung der Resektion auf $^1/_2$ bis $^2/_3$, ja sogar auf $^3/_4$ bis $^4/_5$ des Gesamtmagens. W. Denk, G. Singer[2, 3], W. Zweig u. a. stimmen zu. Diese Operation wird aber von anderen Chirurgen, als zu weitgehend und dennoch nicht unbedingt sicher das Ulcus jejuni verhütend, beanstandet bzw. abgelehnt (H. v. Haberer[1] u. a.). O. Porges berichtet uns schriftlich, er habe doch, trotz solcher weitgehenden Resektion des drüsentragenden Magenkörpers, eine Anzahl späterer Jejunalgeschwüre gesehen. Weitere Erfahrungen müssen entscheiden.

Vom Standpunkt der inneren Medizin ist Wert darauf zu legen,

1. daß die Anastomose möglichst hoch oben im Darm mündet;
2. daß die Pepsin-Salzsäure zwar stark gebändigt aber nicht völlig unterdrückt wird; dies zwecks Andauung und Desinfektion der Ingesta;
3. daß in der Regel (ganz vermeiden läßt es sich nicht!) keine Sturzentleerungen vorkommen. Die Entleerung des Magens soll und muß beschleunigt, d. h. auf etwa $^1/_3$ der normalen Zeit verkürzt sein; die Forderungen 2 und 3 werden bei der sog. großen Magenresektion (12 cm oberhalb des Pylorus) erfüllt.
4. daß etwa katarrhalisch erkrankte Teile des Magens mitentfernt werden. Dies leistet nur die Resektion, nicht aber die Gastroenterostomie, weil bei Ulcuskranken das Antrum am stärksten und hartnäckigsten katarrhalisch erkrankt zu sein pflegt (G. E. Konjetzny[2]).

Ob man die Verbindung mit dem Darm nach Billroth I oder Billroth II, bzw. ähnlichen Verfahren herstellen soll, wird gerade in letzter Zeit sehr lebhaft erörtert. Namentlich H. v. Haberer[2] und H. Finsterer[3] treten stark für Billroth I ein, ein Verfahren, das man eine Zeitlang zugunsten von Billroth II vernachlässigte. Im Einzelfalle müssen darüber die bei der Laparotomie sich kundgebenden anatomischen und technischen Möglichkeiten entscheiden, die häufiger für Billroth I als für Billroth II ungünstig liegen (namentlich bei Ulcus duodeni). Vom Standpunkt des Physiologen und des Internisten aus ist natürlich möglichst hohe Einmündung des Magenstumpfes in den Darm, also Billroth I, die erwünschtere Operation, da sie volle Gewähr für Neutralisierung des Chymus im Duodenum und unmittelbare Mitwirkung von Galle und Bauchspeichel bei der Verdauung des den Magen verlassenden Materials und damit beste Sicherung gegen Ulcus jejuni bietet. An einfacher Gastroenterostomie ohne Resektion hielt von deutschen Chirurgen vor allem noch der vielerfahrene G. Garré fest; auch in Amerika ist sie bei den meisten Chirurgen noch die Operation der Wahl. Obwohl klinisch, statistisch, experimentell (E. Enderlen) ausgiebig und eingehend darüber gearbeitet wird, ist die Frage noch nicht entschieden, ob es überhaupt irgendeine Operationsmethode gibt, welche das spätere Entstehen von Ulcus pepticum jejuni mit völliger Sicherheit verhütet, und — wenn dies nicht der Fall — welche unter den bisherigen Methoden zugleich für unmittelbaren Erfolg, für nahe und ferne Zukunft die unbedingt günstigste ist. Auch H. v. Haberer[4] äußert sich mit gewichtigem Urteil dahin, es gebe keine Ulcusoperation, die mit voller Sicherheit das Entstehen eines Ulcus pepticum jejuni verhüte. Es scheint uns, daß in den langgestreckten Erörterungen bei manchen Chirurgen nebensächliche Einzelfragen, kleine Besonderheiten der Technik, einseitige Gesichtspunkte zu sehr überwucherten.

Als Notoperation, bei ungünstiger Lage der anatomischen Verhältnisse, ist Jejunostomie und vorläufige Ernährung durch Jejunalfistel (Bd. I, S. 1042) zu bezeichnen.

IX. Ernährung nach Gastroenterostomie. Diätetische Maßnahmen gegen Ulcus jejuni und gegen Darmkatarrh.

Noch vor etwa 10 Jahren gab es — praktisch genommen — keine diätetische Nachbehandlung gastroenterostomierter oder sonstwie operierter Ulcuskranker bzw., was wir hier einreihen können, Magenkrebskranker. Ohne jede Rücksicht auf biologische Verhältnisse und auf die nackte Erfahrung, daß viele Operierte über kurz oder lang wieder zu Schwerleidenden werden, erklärte die Mehrzahl der Chirurgen den gastroenterostomierten Ulcuskranken nach 10—14tägiger Schonkost für gesund und für fähig, sich wieder wie ein Gesunder zu ernähren. Ein Teil der Schuld trifft den praktischen Arzt und den Internisten, welche ihre Fürsorgepflicht mit Verweisung des Kranken an den Chirurgen für abgeschlossen betrachteten. Wir teilten niemals diesen Standpunkt, mußten aber leider häufig die persönliche Erfahrung machen, daß unserem Verlangen nach planmäßiger diätetischer Nachkur von chirurgischer Seite nicht nur nicht nachgekommen, sondern sogar entgegengearbeitet wurde. C. von Noorden[2] brachte diese Klage bereits an anderer Stelle zu scharfem Ausdrucke. Erst seit etwa 8 bis 10 Jahren wird die Wichtigkeit der Nachkur schärfer betont (H. Küttner und andere Redner auf dem 42. Chirurgenkongreß, H. v. Haberer[4, 5], L. Kuttner, J. Boas und G. Kelling, J. Hohlbaum, E. Heller, W. Zweig[2]). Mit kurzer, 10—14tägiger diätetischer Nachkur, die wohl niemals ganz versäumt, wohl aber oft viel zu lax gehandhabt wurde, ist durchaus nicht alles getan. Die eigentliche Gefahr von seiten unzweckmäßiger Kost droht erst später, und gegen das Übersehen dieser Gefahren richteten sich die Vorwürfe. C. von Noorden[1] arbeitete, unter Darlegung der Gefahrpunkte, genauere Anweisungen aus, deren Grundsätze dann andere übernahmen und ausbauten (G. Singer, H. Schur, W. Lehmann, W. Zweig[2] u. a.).

Die bedenkliche, bei dieser Operationsmethode stärkere, bei jener seltenere Häufigkeit von Ulcus jejuni und von anderen Darmstörungen lenkte zunehmenden Maßes die Aufmerksamkeit auf die besonderen biologischen Verhältnisse des operierten Magens und auf die Folgezustände dieser Verhältnisse am Darm, so daß in dankenswerter Weise das Handbuch der normalen und pathologischen Physiologie einen besonderen Abschnitt über die Geschehnisse nach größeren Magenoperationen erhielt (O. Goetze).

Die wesentlichen Betriebsstörungen im Verhalten des Magens zum Darm sind bei allen Ulcusoperationen (am wenigsten wohl bei Billroth I und den kleinen inzwischen üblich gewordenen Modifikationen dieses physiologisch wundervoll durchdachten Verfahrens):

1. Wegfall der pylorischen Steuerung der Magenentleerung, was auch mangelhafte Regulierung der Saftsekretion und der Acidität des Chymus nach sich zieht.

2. Die Entleerung erfolgt wesentlich durch hydrodynamischen Druck, wenn auch eine gewisse, aber doch nur mangelhafte und unzuverlässige Hilfe von Tonus und Peristaltik zu erwarten ist. Der hydrodynamische Entleerungstyp beherrscht aber die Lage. Er genügt nicht nur, sondern es ist auch in der Regel wegen Wegfall der pylorischen Steuerung und Widerstände die Verweildauer des Chymus im Magen wesentlich gegenüber der Norm verkürzt, oft ganz außerordentlich („Sturzentleerung"). Dabei wird das Genossene, entgegen der Norm (S. 39ff.) flüssiges, breiiges, fein- und grobbrockiges, ganz wahllos in den Darm entleert.

3. Die Acidität und Menge des Magensaftes pflegt nach Gastroenterostomien zunächst zu sinken (O. Goetze), was wesentlich begünstigt wird, wenn die pylorusnahe Zone des Magens exstirpiert ist und wegen ihres Wegfalles Lockreize für Saft die Pepsin-Salzsäuredrüsen des Fundus nicht erreichen (S. 263); noch ausgesprochener ist dies bei den ganz großen, nur kleine Teile des Fundus schonenden Resektionen H. Finsterer's (S. 264). Die Säure gewinnt sich zwar wenig Einfluß auf den rasch in den Darm abgegebenen Speisebrei; nachteilig aber kann sich auswirken die bei Gastroenterostomierten häufige und besonders schädliche postdigestive Saftsekretion in leeren Magen (O. Goetze). Bei solchem Geschehen fällt stark peptisch wirkender Saft in das Jejunum.

4. Peptisch aktiver Saft ist stets eine Gefahr für das unmittelbar getroffene Jejunum, dessen Schleimhaut weit geringere natürliche Schutzkräfte gegen solchen Saft besitzt, als die des Magens und des oberen Duodenum (S. 226). Unmittelbare Bereitschaft neutralisierenden bzw. alkalisierenden Pankreassaftes ist, abgesehen von Billroth I (S. 263), nicht völlig gesichert.

5. Gleichgültig ob der Magen peptisch wirksamen Saft liefert oder nicht, das Genossene wird chemisch gar nicht oder doch nur ganz mangelhaft vorverdaut in den Darm befördert. Näheres darüber und über die daraus erwachsenden Gefahren S. 84. Inwiefern der mechanische Zerteilungsgrad (S. 14ff.) dem Darm angemessen ist, wird nicht mehr vom Magen, sondern von der Beschaffenheit der Speisen und von dem Zerkleinern durch Kauen abhängen.

Von rein technischen, möglichste Gefahrlosigkeit der Operation anstrebenden Erwägungen abgesehen, sind es die soeben berichteten Beziehungen zwischen Magen- und Darmverdauung, welche bei den Chirurgen in den Erörterungen über die Wahl der Operationsmethode jetzt im Vordergrund stehen. Vergleiche hierzu die experimentelle Arbeit von E. Enderlen, E. Freudenberg und E. v. Redwitz, ferner die gründliche klinische Arbeit von W. Lehmann und die zusammenfassende Darstellung von O. Goetze.

1. Postoperative Diät.

Auf die Vorbereitungskost vor Narkose und Operation gehen wir nicht ein. Es bestehen dafür seit Jahrzehnten feste und erprobte Gewohnheiten, die zwar nicht an allen Kliniken vollkommen die gleichen sind, dem Wesen nach aber übereinstimmen.

Nach der Operation, gleichgültig, um welche besondere Form es sich handelt, läßt man den Magen 36—48 Stunden lang völlig frei von Speise und Trank; der Flüssigkeitsbedarf wird durch Tropfklistiere gedeckt (S. 110), wobei häufiges Säubern des Mundes nicht zu vergessen ist. Weniger die Rücksicht auf Wunde und Naht, als die Gefahr postoperativer Magenparese begründet die Vorsicht. Bei Magenparese kommen Hypophysin (subcutan) und zur Ausschaltung der hemmenden sympathischen Innervation intralumbale oder paravertebrale Novokaininjektionen in Frage; außerdem vorsichtiges Absaugen des Mageninhaltes mit dünner weicher Sonde und Nachspülen mit möglichst kleinen Mengen harmloser desinfizierender Flüssigkeit (Benzoesäure 1 : 600), bei möglichst geringen Druckdifferenzen. Vgl. Abschnitt Hypotonie, S. 279ff.

Nach Wiederaufnahme der Ernährung wird für die nächstfolgenden Wochen jetzt auch von den Chirurgen weit größere Vorsicht als früher empfohlen.

N. Guleke reicht in der I. Woche nur Flüssiges (Tee, Schleimsuppen, Milch), in der II. Woche Dünnbreiiges, in der III. Woche Dickbreiiges. H. Jarotzky empfiehlt als postoperative Diät angelegentlichst seine Roh-Eierklar- und Butterkost, von der schon die Rede war (S. 204, 251). H. v. Haberer[4, 5, 6] dehnt die flüssige Kost 12—14 Tage lang aus. Das Heilen der Wunde selbst verlangt sicher nicht so lange Zeit hindurch rein flüssige Ernährung. Sie hat aber den Vorteil, schnell in den Darm abzufließen und durch die Kürze der Verweildauer wenig Saft zu locken. Vor der postdigestiven Sekretion (siehe oben) sichert sie aber nicht. Es wundert uns nicht, daß N. Guleke die Milch, auch verdünnt, als manchmal schlecht bekömmlich erkannte. Bei gewöhnlicher Milch muß man immer auf grobklumpiges Gerinnen gefaßt sein; sie wird im Magen leicht zum festen Körper, oft zu sehr festem Körper, der dann erhebliche Mengen Säure locken und der Entleerung Schwierigkeit bereiten kann (S. 40). Daß sich Gastroenterostomierte nach Abschluß der 2—3wöchigen postoperativen Behandlung in chirurgischer Klinik noch unter strenger diätetischer Kontrolle in internen Kliniken nachbehandeln lassen, kommt immer noch selten vor, obwohl es von manchen Chirurgen ihnen jetzt dringend empfohlen wird. Daher sollte die Nachbehandlung auf der chirurgischen Klinik benützt werden, Magen und Darm zwar recht vorsichtig mit Nahrungsmitteln geringer Lockkraft für Saft, aber doch mit breiterer Mannigfaltigkeit frühzeitig an eine Kost zu gewöhnen, die den Grundstock für die Ernährung in nächstfolgender Zeit bilden kann. Sonst ist häufigst der Sprung von der klinischen in die häusliche Kost allzu groß (s. unten). Falls nicht besondere Umstände anderes bedingten, haben wir seit langem den Chirurgen, die unsere Ulcuskranken operierten, mit gutem Erfolge etwa Folgendes empfohlen:

3 Tage lang flüssige Kost mit Bevorzugung ungerinnbarer Milch. Dahin gehört die homogenisierte Milch und gelabte Milch, die sich durch Labessenz oder Pegnin leicht bereiten läßt (Bd. I, S. 279); ferner Schleimsuppen (etwa 15 g feines Mehl auf 100 ccm Suppe), zunächst ohne Butterzusatz. Diese Nahrungsmittel werden am I. Tage in Mengen von je 50 ccm einstündlich, am II. Tage in Mengen von je 100 ccm zweistündlich, am III. Tage in Mengen von je 150 ccm zweistündlich gereicht und sollen in kleinen Schlücken langsam getrunken werden. Nachts bleiben mindestens 10 Stunden völlig nahrungsfrei. Auf Tropfklistiere kann man in dieser Zeit nicht immer ganz verzichten.

Am IV.—VI. Tage: Zulage von leichtem Gebäck in Form von lockeren Keks, Biskuits, Zwieback aus feinem Weizenmehl (anfangs nur zu einzelnen Mahlzeiten, dann zu etwa fünf derselben, nicht zur letzten des Tages); gutes Kauen wird vorausgesetzt. Ferner Zulage von Butter, teils zu den Suppen, teils zum Gebäck. Tagesmengen sowohl von Gebäck wie von Butter anfangs 40 g, dann von Tag zu Tag um je 20 g auf 80 g steigend.

Am VII. und VIII. Tage Einzelmenge der flüssigen Kost auf 200 ccm einzustellen. Gebäck und Butter auf je 100 g täglich. Zulage von 2 Eiern (weich gekocht und dann im Glase verrührt, Eiertropf oder Eierstich in Schleimsuppen. Reis- oder Griesbrei (mit Milch gekocht).

Vom IX. Tage an Beschränkung auf fünf Mahlzeiten täglich. Ausbau der Kost durch lockere Aufläufe und Flammeris, Mus von Gemüse und gedörrten Äpfeln, Pfirsichen,

Aprikosen (säurearm, S. 192); ferner Topfenkäse (nach Wunsch mit Zucker und Zimt); Kakao, Tee, schwacher Kaffee. Dies ist natürlich nicht alles zu gleicher Zeit der Kost einzuverleiben, sondern es soll Auswahl getroffen und Abwechslung geboten werden. Der Zwieback usw. kann auf Wunsch allmählich durch geröstete Weißbrotscheiben und durch Weißbrötchen ersetzt werden. Die Gebäckmenge steigt auf 200 g täglich, natürlich auch nur allmählich. Butter nach Belieben und Bedarf; andere Fette werden besser noch vermieden. Die Tageskost enthalte womöglich zumindest 1 l Milch, teils als Getränk, teils als Bestandteil anderer Gerichte. An Stelle homogenisierter oder gelabter Milch kann jetzt gewöhnliche Vollmilch treten. Ein Teil der Milch läßt sich durch Mandelmilch ersetzen (S. 197). Milch, 2 Eier, Topfenkäse, Gebäck enthalten genügend Proteine; nach Ermessen läßt sich der Proteingehalt der Kost ohne Bedenken durch 20—30 g Lezithineiweiß (Bd. I, S. 640), Lactana-Milcheiweiß, Sanatogen usw.) als Beigabe zu Zerealiensuppen, Breien, Milch erhöhen.

Nach etwa 1 Woche solcher Kost wird die Nahrung allmählich zu derjenigen Form übergeleitet, die man zur erweiterten Nachkur noch längere Zeit beibehalten will (s. unten).

Eine sehr zweckmäßige Ernährungsform (vom III. Tage nach der Operation an) ist auch planmäßige Sippy-Kur (etwa 10—12 Tage lang); auch anfangs besser ungerinnbare Milch. Von Alkali mache man nur vorsichtigst Gebrauch (S. 214), s. unten.

Die vorstehende Kostordnung setzt voraus, daß bei der Operation kein Ulcus zurückgelassen wurde, welches mit der eingeführten Nahrung oder mit dem Magensafte in Berührung kommen kann. Diese Voraussetzung trifft zu, wenn nicht wegen Ulcus, sondern wegen Stenose und Staumagen ex ulcere gastroenterostomiert wurde, oder wenn der ulcerierte Abschnitt völlig exstirpiert werden konnte, oder wenn das ulcustragende Duodenum völlig vom Magen abgetrennt ist und an seinem oberen Teile als Blindsack endet. Auch auf Carcinomkranke darf man diese Form der postoperativen Kost übertragen. Sie ist aber nicht angebracht, wenn ein zurückgelassenes Ulcus von Mageninhalt bespült wird. In solchen Fällen muß eine diätetische Ulcuskur allerstrengster Form (S. 252) der Operation folgen. Wir halten es für ein schweres, leider noch ziemlich oft vorgekommenes Versäumnis, wenn dies unterbleibt, und wenn man sich darauf verläßt, das entlastete Ulcus werde schon von selbst heilen. Falls ein blutendes Ulcus zurückgeblieben ist, pflegt man nach den vorausgegangenen Fasttagen (S. 231, 240) die Ernährung mit frisch bereiteten lockeren Gallerten, dünnen Suppen, homogenisiertem Rahm, nicht aber mit gewöhnlicher Milch zu eröffnen (S. 233; Bd. I, S. 192).

Mit den geschilderten Maßnahmen erfüllt man alles, was die Diätetik leisten kann. Aber die Diätetik hat in dieser, der Operation unmittelbar folgenden Zeit doch nicht alles in der Hand. Die Gründe, warum es trotz aller diätetischer Vorsicht doch hier und da zu postoperativer Gastroplegie (s. oben) oder zu gefährlichen Diarrhöen kommt, sind teils toxischer Art (Narkotika, Anaphylaxie, Darminfektion), teils vielleicht in diätetisch kaum zu beeinflussenden Zuständen des vegetativen Nervensystems verankert. Es ist eher Regel als Ausnahme, daß man bei ein und demselben Patienten zunächst mit postoperativer Magen-Darmparese und dann erst mit stürmischen Diarrhöen zu tun hat (erst sympathische Reizung, dann sympathische Lähmung oder Überwiegen der Vagotonie?).

Über die glücklicherweise seltenen, erschöpfenden, meist ganz akut einige Tage nach der Operation einsetzenden und bedrohlichen Frühdurchfälle besteht eine umfangreiche Literatur (ausführlich zusammengestellt bei W. Lehmann). In den etwa 15—20 Fällen von Frühdiarrhöen, wegen derer wir im Laufe der letzten drei Dezennien von chirurgischen Kliniken zu Rate gezogen wurden, ließ sich niemals ein Diätfehler nachweisen; auch war nicht ein einziger Fall darunter, wo vor der Operation Diarrhöen bestanden. Daß eine persönliche Überempfindlichkeit bestimmten Nahrungsmitteln gegenüber bestanden habe, ist ja freilich eine auswegige bequeme aber — wie uns scheint — doch recht gekünstelte Erklärung. Zwischen diarrhoisch-dyspeptischen und kolitisch-dysenteroiden Zuständen bei diesen Anfällen grundsätzlich zu unterscheiden, geht nicht an; das sind nur verschiedene Stufen des gleichen Leidens. Die postoperativen Frühdiarrhöen setzen viel stürmischer und bedrohlicher ein, als die Darmdyspepsien späterer Zeit (S. 271).

Auf Grund eigener Erfahrungen müssen wir in bezug auf die gefürchteten Frühdiarrhöen nach Magenoperationen noch einiges hinzufügen:

Vielleicht zu wenig beachtet (G. Kelling geht etwas genauer darauf ein) ist die unmittelbare Bedrohung des Darmes durch pathogene Keime. Schon die nekrotisierenden Wundränder der Naht liefern aus dem keineswegs sicher sterilen Magen bedenkliche Keime in den Darm. Wegen Anwesenheit solcher Keime kommen wohl auch jene Frühdiarrhöen am häufigsten vor nach Gastroenterostomie bei nicht-exstirpierbarem, stenosierendem Carzinom. Man gedenke ferner des Eintritts von Keimen mit verschlucktem Speichel; die Mundhöhle ist ja immer reich an den mannigfachsten darmgefährlichen Keimen. Sorgsame Mundpflege ist ein wichtiges Stück der Prophylaxis nach Gastroenterostomie (S. 4).

Wir sahen mehrfach die unstillbare postoperative Diarrhöe sich unmittelbar anschließen an Darreichung eines Abführmittels. Der ursächliche Zusammenhang drängte sich so eindrucksvoll auf, daß wir von dem Gebrauch darmreizenden Laxans oder Purgans in postoperativer Frühzeit warnen.

Kaum davon zu trennen sind einige Fälle, wo nach alsbaldigem Beginn einer Sippy-Kur mit ihren großen Gaben von Natron bicarbon. (S. 215, 250) vom II. oder III. Tage derselben an, die heftigen Diarrhöen begannen. Dieses Alkalisalz, direkt in den Darm gebracht, wirkt wie ein Laxans.

Beim Eintritt von Frühdiarrhöen empfiehlt G. Kelling vorsichtiges Spülen des Magens; man wird aber damit rechnen müssen, daß ein Teil des Spülwassers schnell in den Darm abläuft, was nicht immer erwünscht sein dürfte. Der Flüssigkeitsbedarf muß durch intravenöse Infusionen mit 6—8%iger Dextroselösung gedeckt werden. Erste Nahrung: Dünner Tee mit Traubenzucker (Bd. I, S. 463). Dies ist um so ratsamer, als die Frühdurchfälle fast stets fäulnis- und nicht gärungsdyspeptischen Charakter tragen (S. 21 und Abschnitt: Darmkrankheiten).

Der sehr quälende und auch für die Wundheilung nicht günstige Singultus kommt nach größeren Resektionen häufiger als nach einfachen Gastroenterostomien vor (G. Kelling). Er kann Zeichen einer Stauung im Magen sein (postoperative Parese, S. 265) und dann scheinen vorsichtige Magenspülungen das beste Hilfsmittel zu sein. Andere Male ist Peritonitis oder es sind zentrifugale nervöse Erregungen verschiedener Art (auch portnarkotisch-toxische) die Ursache. Gegenstand diätetischer Therapie ist der Singultus kaum, da man am besten während seines Bestehens den Magen nicht belastet. Das oft empfohlene Schlucken kleiner Mengen von Eiswasser oder gar Eisstückchen kann auch den unseren Wünschen entgegengesetzten Erfolg haben. Wir gaben öfters Chirurgen, die uns wegen des Singultus befrugen, den Rat drei- bis viermal mit etwa zweistündlichen Pausen je eine kleine Tasse (100 ccm) starken Kaffee mit 0,25 g Chloralhydrat und 0,02 g Extr. Belladonnae in kleinen Schlücken langsam trinken zu lassen; stets, dies mag Zufall sein, mit sehr gutem Erfolg.

2. Über Dauerkost.

Es ist niemals ganz sicher, ob nach chirurgischer Behandlung eines Ulcus, insbesondere nach einfacher Gastroenterostomie der Operierte jemals wieder fähig wird, sich auf die Dauer ebenso rücksichtslos zu beköstigen wie der Magengesunde. Daß es eine Zeitlang so scheint, ist eher Regel als Ausnahme.

Wenn G. v. Bergmann[5] angibt, daß bei etwa $^1/_3$ der Operierten der Heilerfolg sich nach dieser oder jener Richtung als unbefriedigend erweise, so faßt er nur die nächstfolgenden Monate und Jahre ins Auge. Gerade in bezug hierauf dürfte wohl die Verdrängung der einfachen Gastroenterostomie durch Resektion der Reizzone usw. (S. 261ff.) erheblich günstigere Verhältniszahlen bringen. In diesem Sinne sprechen eigne Erfahrungen; immerhin ist es vielleicht zu früh, darüber schon jetzt abschließend zu urteilen.

In den genannten Zeitabschnitten kommen Folgen unzweckmäßiger Operationstechnik, Entwicklung neuer Ulcera, vor allem — die Statistik geradezu beherrschend — Ulcus pepticum jejuni als Grundlage der Beschwerden zur Geltung. Die Beschwerden, anfangs unbedeutend, veranlassen immerhin vorsichtige Ernährungsweise und schützen damit ganz automatisch vor Darmdyspepsien. Beschwerdefreiheit am Magen, Duodenum, Jejunum läßt aber nur allzu leicht diätetische Vorsicht vergessen, und dann können sich ganz erhebliche Darmkrankheiten entwickeln. Man darf sagen: wenn es am Magen und Darm zu ernsten postoperativen Nachkrankheiten kommt, liegt entweder Ulcus jejuni oder Darmkatarrh vor, selten beides vereint.

Unter Einbeziehung der oft erst nach vielen Jahren einsetzenden Darmkatarrhe halten wir die von G. v. Bergmann angegebene Verhältniszahl nicht für zu hoch.

a) Diät zur Verhütung von Ulcus pepticum jejuni. Eine Operationsmethode, welche das Ulcus jejuni ganz sicher verhütet, gibt es noch nicht (H. v. Haberer[1, 5, 6]; S. 261), aber es gibt auch keine diätetische Methode, welche Ulcus pepticum jejuni unzweifelhaft verhütet. Bei wahrhaft Anaciden bzw. Achylikern haben wir wohl am wenigsten damit zu rechnen. Häufig kehrte, nach anfänglich an- und subaciden Befunden, später normaler Säuregehalt des Magenchymus zurück (J. Berberich, A. Wydler u. a.). Daß selbst nach H. Finsterer's weitgehenden Resektionen (S. 262) peptisch wirksamer Magensaft in das Jejunum gelangen kann, beweist der Umstand, daß auch hierbei Ulcus jejuni nicht immer fernbleibt. Es ist zu hoffen, daß Einpfropfen des Magenstumpfes in das Duodenum (modifizierter Billroth I), also nicht allzu fern von der Papilla Vateri, schnelles und den physiologischen Verhältnissen nahekommendes Neutralisieren des Magensaftes gewährleisten wird (S. 263). Die „automatische Regulation" des Abflusses aus dem Magen durch die Fistel in das Jejunum — offenbar abhängiger von abwehrenden Spasmen des Jejunum als von der Motilität des Anastomosenringes — bietet keinen sicheren Schutz. Sturzentleerung des Magens begünstigt offenbar mehr das Entstehen von Darmdyspepsien als von Ulcus jejuni. Bei Sturzentleerung ergießt sich das Genossene fast unmittelbar in das Jejunum hinein.

Dauernd mit oder nach den Mahlzeiten so viel Alkalien zu reichen, daß nur neutralisierter Inhalt den Magen verläßt, geht auch nicht an. Schon nach wenigen Wochen, beim einen früher, beim anderen später, erweckt dieses Verfahren Neigung zu Diarrhöen (s. oben); andere macht es appetitlos und nervös übererregbar (Alkalosis, S. 218, 251). Wir müssen hervorheben, daß nach eigenen praktisch-diätetischen Erfahrungen von Gastroenterostomierten große Alkaligaben bei reichlichem Gehalte der Kost an Fleisch und Eiern viel schlechter vertragen werden und viel leichter diarrhoische Darmdyspepsie verursachen als bei Beschränkung auf Milch, Käse, Butter und Zerealien. Dies hängt wahrscheinlich mit dem Verhalten der Darmflora zusammen (s. unten).

Man sprach früher viel von „Alkalikachexie", welche der Überfütterung mit Alkalien folge. Bei superaciden Zuständen des nichtoperierten Magens kommt es praktisch genommen niemals dazu; bei superacidem Staumagen liegen die Dinge schon anders (S. 218). Die alte Lehre erscheint in neuem Lichte, seitdem man die „Alkalosis" und ihre Beziehungen zur Tetanie kennen gelernt hat, und seitdem man weiß, wie bedenklich es ist, das Kationengleichgewicht des Körpers zu stören (S. 308; Bd. I, S. 69 ff.). Der unvermittelte Eintritt von Alkalien in den Darm durch eine Anastomose schafft ganz besondere Verhältnisse. Das Alkali verteilt sich über weite Abschnitte des Dünndarmes, für welche neutrale bis schwach saure Reaktion das Optimum darstellt; es kann dort die Gestaltung der Bakterienflora beeinflussen, die äußerst empfindlich auf die H-Konzentration reagiert (V. v. d. Reis). Mit Änderung der chemischen Reaktion und der Darmflora müssen sich die Spaltprodukte der Proteine ändern. Auch die Schicksale vitaminartiger Nahrungsbestandteile müssen von der Reaktion im Darme abhängen. Über die Schnelligkeit der Alkaliresorption im Dünndarme wissen wir nichts Genaues. Alle diese Fragen sind nicht spruchreif. Genauere Kenntnis würde wohl klarlegen, warum Gastroenterostomierte auf die Dauer reichliche Alkalizufuhr schlecht vertragen. Auf gelegentliche Alkaligaben beziehen sich die Bedenken nicht.

Praktisch genommen bleibt kein anderes Mittel, als eine Kost zu wählen, die möglichst wenig Saft lockt. Überleitend, auf die Dauer von mindestens 4—6 Wochen, scheint uns die erweiterte lakto-ovo-vegetabile Kostform H. Lüthje's (S. 204) die geeignetste und bequemste zu sein. Vegetabile Rohstoffe scheiden aber vorläufig aus. An die gute Bekömmlichkeit kaseinreicher Nahrungsmittel sei besonders erinnert (Topfenkäse; aber auch anderer milder Käse, wenn weich und gut verkaut); Kasein ist ein kräftiger Säurebindner. Auf gutes Kauen und Durchspeicheln werde gerade bei Gastroenterostomierten größtes Gewicht gelegt (vgl. auch unten). Der längere Verzicht auf Fleisch bedeutet vielen ja schmerzliche Entsagung, ist aber notwendig. Die Übergangskost gewöhnt den Darm an die Aufnahme sauren Materials, macht ihn säurefester.

Nach 1—2 Monaten darf Fleisch und Fisch in die Kost eintreten, anfangs nur in kleinen Mengen und zunächst lieber gesotten als gebraten, wenn gebraten, unter Ausschluß der Krusten. Scharfe Gewürze, stark saure Speisen bleiben fort. Die Kost erweitert sich dann allmählich zu dem, was wir als „Dauerkost" bei Superaciden vorschlugen (S. 209). Damit kann jeder auskommen. Wenn dann innerhalb $1\,^1/_2$—2 Jahren keinerlei verdächtige Zeichen aufgetreten sind, besteht eine gewisse Wahrscheinlichkeit, daß auch die Zukunft kein Ulcus jejuni bringen wird. Uns scheint es nach eigenen Erfahrungen ziemlich sicher, daß diese „gewisse" Wahrscheinlichkeit zu einer großen wird, wenn sich die Gastroenterostomierten dauernd an eine durch die Lage geforderte vorsichtige Kost halten, immer eingedenk, daß sie nicht nur vom theoretisch-physiologischen Standpunkte aus, sondern auch praktisch-empirisch Magen-Darm-Krüppel sind und bleiben. Man könnte wohl bei alleiniger Bezugnahme auf den Magen die Kost über die Dauerkostform der Superaciden hinaus (siehe oben) beträchtlich erweitern; aber die unmittelbare Reizwirkung des Genossenen auf das Jejunum und die sonstige Anfälligkeit des Darms (s. unten) warnen davor. Im Rahmen der erlaubten Kost kommen noch andere Vorsichtsmaßnahmen in Betracht, die auch in späterer Zukunft noch ein Ulcus jejuni bringen. Bedenklich sind u. a. schlechtes Kauen, hastiges Essen, sehr heißes und sehr kaltes Getränk, übergroße Einzelmahlzeiten, scharfes Würzen und Salzen der Speisen. Von Fetten ist nur das Beste gerade gut genug.

Leider werden nur allzu oft im gefestigten Gesundheitsgefühle allmählich die gebotenen Vorsichtsmaßnahmen vergessen oder in den Wind geschlagen. Wir haben uns oft in Verwandten- und Freundeskreisen persönlich davon überzeugt, daß Personen, von denen wir wußten, daß sie gastroenterostomiert seien, und die in anderen Dingen sehr ängstlich auf ihre Gesundheit achteten, ihren Magen bei geselligen Anlässen geradezu herausfordernd überlasteten. Bei solchem Verhalten, das sicher auch im alltäglichen Leben wiederkehrte, besteht natürlich für alle Zukunft keine Sicherung gegen das Entstehen von Ulcus pepticum jejuni.

Nicht unerwähnt dürfen Beobachtungen über Wirkung von Alkohol bei Gastroenterostomierten bleiben. Einige unserer Patienten berichteten, daß sie nach Genuß von alkoholischen Getränken, welche nach Art und Menge das gewohnte und erfahrungsgemäß gut bekömmliche nicht überschritten, mehrfach ganz unerwartet einen kleinen Rausch bekommen hätten (vgl. Achylie, S. 150). Es liegt nahe, an Sturzentleerung des genossenen alkoholischen Getränkes in den Darm und überschnelle Resorption daselbst zu denken. Die Entleerung des Magens durch die Fistel ist ja keine so geordnete und gesetzmäßige wie durch den Pylorus. Entleerung und Resorption erfolgen bald schneller, bald langsamer. Das hängt u. a. von zufälligen rein mechanischen Verhältnissen ab, z. B. von den Begleitspeisen und auch von Gasfüllung des Darmes und Stand der Darmschlingen.

Über Gastritis nach Magenoperationen, worüber früher kaum etwas Genaueres gebucht war, berichtete P. Clairmont ausführlicher. Nach Billroth II kommt sie öfters vor, viel häufiger aber nach Gastroenterostomie. P. Clairmont versucht ihr Entstehen mit Art der Operationsmethode in Zusammenhang zu bringen, ohne jedoch zu sicherem Ergebnis zu kommen. Wir selbst sahen auch manchen derartigen Fall. Hier und da trug sie superaciden Charakter, zumeist aber sub- oder anaciden. In 6 Fällen war einfache Gastroenterostomie ausgeführt. Bei 3 dieser Patienten bestand nach Anamnese und operativem Befund schon vor der Operation Gastritis (S. 116). In 3 anderen Fällen aber war nach jahrelangem völlig beschwerdefreiem Zustand die Gastritis subacida erst später aufgetreten, und in jedem dieser 3 Fälle hatte nachgewiesenermaßen ganz rücksichtslose Belastung bzw. Überlastung des Magens stattgefunden.

Von Medikamenten sei des Antipepsinpräparat Amynin gedacht (E. Fuld und M. Katzenstein).. Bei Gastroenterostomierten wird man es bereits $^1/_2$ bis 1 Stunde nach den Mahlzeiten geben müssen (je 1 Teelöffel des Pulvers). Wir besitzen über die Wirkung keine eignen Erfahrungen. Auch das Atropin sei erwähnt. Da mit Wegfall des Antrum die chemischen Lockreize für Salzsäure ausgefallen oder mindestens stark abgeschwächt sind, und da das Atropin im wesentlichen die erhalten gebliebene neurogene Sekretion herabdrückt, ist von ihm Gutes zu erwarten. Dies ist aber doch wohl nicht das Entscheidende. Atropin ist ein Antispasmodicum für den Darm, und dies dürfte sich wohl am Jejunum auswirken, den Abfluß des übertragenen Chymus in tiefere Abschnitte begünstigend. Wir ließen nach Magenoperationen oft 1—2 Jahre lang etwa $^1/_2$ Stunde vor den Mahlzeiten je 0,25—0,3 mg Atropin nehmen. Niemals mit nachteiligen Folgen; wieviel therapeutischen Gewinn wir dem Atropin zu verdanken haben, läßt sich schwer beurteilen, da es nur ein Teilstück der gesamten, gleichsinnig gerichteten Prophylaxis war.

Es ist uns nicht bekannt, daß irgendein Patient, den wir nach Ulcusoperation, welcher Art auch immer, nach dem oben geschilderten Plane vorsichtigen Schrittes durch diätetische Kur auf die neue Lage einstellten, und der dann gewissenhaft zuhause den erweiterten Vorschriften folgte, an Ulcus pepticum jejuni erkrankte.

b) Behandlung des Ulcus pepticum jejuni, einmal entstanden, ist ein höchst undankbares Gebiet für diätetische Therapie. Es ist sehr zweifelhaft, ob ein solches Geschwür, wenn es bereits sicher diagnostizierbar ist (über Diagnose vgl. C. von Noorden[2], G. v. Bergmann[5] und röntgenologische Handbücher), noch durch interne Behandlung geheilt werden kann. Fast immer muß der Chirurg eingreifen und kann erst nach Befund entscheiden, wie er operativ vorgehen soll. Es kommen fast immer recht heikle Operationen (Resektionen) in Frage. Wer die Operierten genau überwacht, wird aber schon frühzeitig Verdacht auf ein sich entwickelndes Ulcus jejuni schöpfen können, den jetzt die verfeinerte Röntgenoskopie durch Nachweis von Nischen und Bewegungsstörungen am Jejunum verstärken kann. Die Frühdiagnose wird dadurch erschwert, daß viele Patienten aus Furcht vor neuer Operation beginnende und oft schon ganz erhebliche Beschwerden verheimlichen und durch eigenmächtige starke Beschränkung der Kost, welche auf frühere Erlebnisse bei diätetischen Ulcuskuren zurückgreift, erträglich zu machen versuchen.

Von zweifelhaften Fällen mit noch unbestimmten Beschwerden wurden uns im Laufe der Jahre ziemlich zahlreiche zur Untersuchung und Behandlung zugewiesen. Wir gingen stets mit allerstrengsten Ulcuskuren vor (S. 242ff), unter Beihilfe von Atropin und Fachinger Wasser ($^1/_4$ l etwa 30 Minuten nach den Mahlzeiten). Später wurde die Kost ebenso wie nach Magengeschwürskuren weiter ausgebaut. Von 10 Patienten blieben 5 Jahre hindurch beschwerdefrei.

In einigen Fällen von Ulcus jejuni, dessen Diagnose unzweifelhaft sichergestellt war, erzielte H. Salomon gleichfalls jahrelangen Dauererfolg durch interne Behandlung mit Rückbildung aller auf Ulcus jejuni hinweisenden Merkmale. Gerade mit Hinblick auf diese Fälle und mit Berücksichtigung, daß die Operation bei Ulcus jejuni fast immer eine viel ernstere ist als bei Magen- und Duodenalgeschwüren, möchten wir doch raten, abseits von unmittelbarer Gefahr, den Erfolg einer ernsten internen Kur abzuwarten, ohne uns selbst und den Patienten zu verhehlen, daß dies nur ein Versuch ist und daß die Wahrscheinlichkeit spätere Operation zu umgehen doch nur gering ist. Bei früherkanntem Ulcus jejuni sind natürlich die Aussichten erheblich günstiger, als bei verschlepptem Leiden. Von den Ulcuskuren scheint uns die Eröffnung mit 8—10tägiger G. Rosenfeld'scher Rahmkost (S. 248) am vorteilhaftesten zu sein.

c) Vorsorge gegen Darmdyspepsien. Ungleich häufiger als Ulcus jejuni begegnen dem Internisten Darmdyspepsien, welche sich manchmal schon frühzeitig, meist erst Jahr und Tag nach Gastroenterostomien melden, nachdem die Operierten ohne jede Rücksicht und wahllos zur Kost des Gesunden zurückgekehrt sind. Über die postoperativen Frühdiarrhöen S. 266.

Der Darm arbeitet dauernd, welcher Art die Operation auch sein mag, unter ganz abnormen, unphysiologischen Verhältnissen (S. 264):

Die Pepsin-Salzsäureverdauung wird aufgehoben oder doch abgekürzt und unvollständig gemacht. Damit fällt nicht nur chemische Vorarbeit, sondern auch vorbereitende Quellung und Lockerung gröberer Brocken tierischen und pflanzlichen Materials weg. Gleichzeitig wird der desinfizierende Einfluß der Salzsäure stark geschwächt. Es ist aber vielleicht nicht überflüssig zu bemerken, daß wir späte Darmkatarrhe sich kaum seltener bei erhaltener als bei erloschener Salzsäureproduktion des mit dem Darm durch Anastomose verbundenen Darmes entwickeln. Auch W. Lehmann hob dies schon in seiner trefflichen, die frühere Literatur ausgiebig berücksichtenden Arbeit hervor. P. Morawitz berichtete gleichfalls darüber. Weitere Literatur über postoperative Enteritis bei A. Posselt.

Die Austeilung der Ingesta an den Darm erfolgt nicht mehr nach gesteuertem Rhythmus, sondern nach mehr zufälligen mechanischen Verhältnissen. Es können Sturzentleerungen in den Darm vorkommen (S. 262); die von W. Keppler und F. Erkes geschilderten Beschwerden bei stark verkleinertem Magen hängen wohl großenteils damit zusammen. Auf den starken, unberechenbaren Wechsel der Entleerungsgeschwindigkeit wurde schon hingewiesen (S. 264; — C. von Noorden[2]).

Die Durchmischung der Ingesta mit Galle und dem stark alkalischen, fermentreichen Pankreassafte ist erschwert.

Wenn auch bei gut erhaltener Salzsäuresekretion, die man aus anderen Gründen gar nicht wünscht (Ulcus jejuni, S. 268), der Magen einen gewissen Einfluß auf die Ingesta behält, vermindert ist der Einfluß stets, und Verlaß ist nicht einmal auf einen Rest desselben. Die Bedingungen, unter welchen der Darm arbeitet, ähneln denen bei Achylia gastrica, sind aber wegen erschwerter Mischung des Materials mit Galle und Pankreassaft noch ungünstiger als hier, wenn auch vielleicht — wie es bei Achylie vorkommt (L. Bogendörfer und G. Kühl; S. 87, 146) — Trypsin kompensatorisch reichlicher geliefert wird. Es kann nicht wundernehmen, daß die Resorption manchmal leidet. Fr. Heinsheimer wies solches namentlich für Fett an Patienten der C. von Noorden'schen Klinik nach. Je tiefer die Anastomose am Darme mündet, desto gefährdeter ist die Fettresorption; immerhin blieben die Fettverluste in erträglichen Grenzen (10,8—19,5%, — C. von Noorden[2]). Dies redet möglichst hoher Einpflanzung des Magens in den Darm das Wort (S. 263). H. Oehnell fand bei 24 unter 30 Gastroenterostomierten nach Ad. Schmidt'scher Probekost die Bindegewebsreste im Kote vermehrt, darunter 16mal in starkem Maße. Wenn man rohen ungekochten geräucherten Schinken als Probekost gibt, scheint uns sehr reichlicher Übergang von Bindegewebe in den Kot Regel fast ohne Ausnahme zu sein. Wir betrachten die schlechte Verdauung des Bindegewebes mehr als diagnostisches Merkmal unzulänglicher Verdauung denn als Krankheitsursache (S. 85; — C. von Noorden[8]). Sie führt aber jedem Arzte, der meint, er könne dem Gastroenterostomierten diätetisch alles zumuten, seinen Irrtum sehr deutlich vor Augen. Die digestiven Kräfte des gesunden Darmes können ja freilich den Ausfall der Magenverdauung kompensieren (S. 87, 146). Aber der Eintritt grobstückigen, schlecht desinfizierten, namentlich rohen vegetabilischen Materials, die mangelhafte Regulation der Magenentleerung bringen für den Darm so viele Gefahrpunkte, daß es fast Zufall ist, ob er gesund bleibt oder nicht (C. von Noorden[9]). Je längere Zeit nach der Operation vergangen, desto rücksichtsloser pflegt die Kost zu werden. Die Häufigkeit von anfangs vorübergehenden akuten, später chronisch werdenden Katarrhen darf nicht überraschen. Wir fanden nicht, daß typisch fäulnisdyspeptische Katarrhe vorherrschen, wie man es nach Ad. Schmidt's Lehre vielleicht bei Ausfall der Magenverdauung erwarten sollte (vgl. Achylie, S. 145); gärungsdyspeptische Katarrhe sind mindestens ebenso häufig. Es scheint uns sogar, daß die meisten Spätkatarrhe bei Gastroenterostomierten als Gärungsdyspepsie beginnen, wahrscheinlich deshalb, weil rohe und schlecht zerkleinerte Vegetabilien praktisch genommen für den Darm die wirksamsten Schädlinge sind. Dies gilt insbesondere für vegetabile Rohstoffe, teils wegen ihres chemischen und physikalischen Aufbaues, teils der nur bei geschältem Obst sicher erreichbaren Keimfreiheit des beschleunigt in den Darm gelangenden und sich dort schnell bis in tiefere Abschnitte verbreitenden Materials. Späterer Umschlag in fäulnisdyspeptische Zustände, nach Einstellung der Darmschleimhaut auf überstarke Sekretion, kommt häufigst vor, und dann erweisen sich die Diarrhöen und Katarrhe als viel hartnäckiger.

Über die Häufigkeit diarrhoischer Katarrhe des Darms nach Gastroenterostomie und dergleichen besitzen wir keine annähernd zuverlässige Statistik. Sie zu erlangen, wird immer schwierig bleiben. Die Katarrhe entstehen oft erst Jahre und Jahrzehnte nach der Operation, und der Chirurg erfährt nichts von jener Folgekrankheit. Andererseits kann auch kein Hausarzt und kein Facharzt feststellen, in welchem Verhältnis die Zahl seiner Fälle postoperativer Spätdiarrhöen zur Zahl der Operierten steht. Wir selbst hatten recht häufig mit solchen Zuständen zu tun; namentlich zur Zeit unserer gemeinsamen Wiener Tätigkeit (1906—1913) war dies der Fall, später seltener.

Man darf das Auftreten der diarrhoischen Attacken niemals leicht nehmen. Der Einzelanfall läßt sich freilich meist bald überwinden, zumal wenn er — wie zumeist und im Gegensatz zu den Frühformen (S. 266) — gärungsdyspeptischen und nicht fäulnisdyspeptischen Charakters ist (s. oben). Aber bereits nach einer ersten Attacke bleibt der Darm meist anfälliger, als er in der vorausgegangenen Zeit gewesen ist, und gewöhnlich setzt jeder neue Katarrh der Heilung größere Schwierigkeit entgegen als der vorausgegangene. Wir sahen manche Fälle, wo schließlich nur überaus strenge, dauernd durchgeführte Schonkost neue erschöpfende Diarrhöen verhütete. Besonders starken Widerstand leisten der Therapie solche Fälle, wo die Fettresorption deutliche Einbuße erlitten hat. Wie uns zwei Autopsien lehrten, kommt dies auch bei vollkommen normaler Beschaffenheit des Pankreas und seines Ausführungsganges vor. Schließlich ist hier noch zu erwähnen, daß die postoperativen Spätdiarrhöen viel hartnäckiger sind nach Gastroenterostomien bei inoperablem Magenkarzinom, als bei Ulcus. Andererseits scheinen sie uns bei jenen Kranken doch nicht besonders häufig zu sein, wahrscheinlich weil die Carzinomkranken während der verhältnismäßig kurzen Lebensdauer nach der Operation sehr vorsichtig und stets unter ärztlicher Aufsicht ernährt zu werden pflegen.

In den ersten Wochen und Monaten, bis der Darm sich an die neue Lage gewöhnt hat, ist natürlich die weitestgehende Vorsicht erforderlich. Dem ist Genüge getan, wenn man sich an die Kost hält, die bereits zur Verhütung des Ulcus jejuni empfohlen wurde (S. 268). Bei Übergang zu reicherer Kost lege man — als Teilstück der allgemeinen Ernährungshygiene — vor allem Gewicht auf

Langsames Essen und Trinken.

Vermeidung überreichlicher Mahlzeiten. Für zahlreiche Gastroenterostomierte ist es zweckmäßig, kleine Zwischenmahlzeiten einzuschieben und dadurch die drei Hauptmahlzeiten des Tages zu entlasten. Auch kann möglichst weitgehende Trennung von festem und flüssigem Material erforderlich sein. Durchstehende Regeln dafür aufzustellen, ist nicht möglich.

Mahlzeiten mit fester Kost etwa nach 1 Stunde je 1 Glas ($^{2}/_{10}$ l) Fachinger Wasser folgen zu lassen, erwies sich uns als zweckmäßig. Es muß langsam getrunken werden, um den Darm nicht zu überfluten. Schädliche Alkaliwirkung auf den Darm sahen wir von diesen kleinen Gaben nie. Es schien bei Patienten, die zu Diarrhöen neigten, die Anfälligkeit zu mindern. Das Wasser wirkt wie eine kleine Spülung des Magens, etwaige zur Gärung neigende Speisereste mit sich reißend.

Gute Zerkleinerung der Speisen, am besten durch gründliches Kauen. Dies bezieht sich namentlich auf Fleisch und auf sämtliche Rohvegetabilien.

Größte Vorsicht in Auswahl und Genuß von Rohstoffen unter Berücksichtigung ihrer Eigenschaft als Träger darmschädlicher Keime ist geboten (S. 78ff., 269; Bd. I, S. 833). In Betracht kommen wesentlich Vegetabilien Wasser, Milch. Von animalischen Nahrungsmitteln sind Austern zu beanstanden, unter seltenen Umständen auch Butter (Bd. I, S. 315ff.). Rohe Eier sind in bezug auf Mikroben unverdächtig, Kaviar bester Qualität gleichfalls. Andere animalische Rohstoffe kommen praktisch genommen nicht in Betracht.

Im übrigen sei auf die prophylaktischen Maßregeln hingewiesen, denen Achyliker ohne sonstige Krankheitszeichen zu folgen haben (S. 148). Dem ist hinzuzufügen, daß immer eine gewisse Vorsicht in bezug auf Fette geboten ist. Bei manchen ist der Darm für gebratenes Fett überempfindlich, und nur bei Ausschluß desselben bleiben Darmreizzustände aus. Auch sollte die Einzelmahlzeit nicht zu fettreich sein (möglichst etwa 40 g nicht überschreiten); sehr viele wissen dies aus eigner Erfahrung und achten darauf von selbst, oft in solchem Maße, daß man das Vorurteil gegen Fett bekämpfen muß. Zu seiner besseren Bekömmlichkeit trägt Pankreon oder besser noch pulverisiertes Pankreas-Dispert Wesentliches bei (nach den Mahlzeiten 1 g; — von beiden Präparaten in diesen Fällen nur Pulver, keine Tabletten!). Gelegentliches Wechseln der Präparate ist zweckmäßig. Es sei aber ausdrücklich bemerkt, daß weder auf die Fettresorption noch auf die Diarrhöen im allgemeinen Pankreaspräparate bei Gastroenterostomierten gleich energisch und gleich erfolgreich wirken wie bei Achylikern, wo diese Präparate den normalen Weg durch das ganze Duodenum nehmen.

Bei bestehendem Katarrh des Darms muß man den Grundsätzen folgen, die für gleichartige Katarrhe der Nichtoperierten gelten. Wir verweisen auf den Abschnitt: Darmkrankheiten. Man verhüte jegliche Verschleppung und gehe von vornherein energisch und zielbewußt vor. Den von C. v. Noorden[2] gegebenen Rat, ohne Furcht vor erschöpfender Schwäche die Behandlung mit zwei, unter Umständen sogar drei Hungertagen zu beginnen, übernahm auch W. Zweig[2]. Leichter Tee mit ein wenig Rum, immer nur einige Schluck auf einmal, wird fast immer gut vertragen und genügt meist zur Deckung des notwendigsten Flüssigkeitsbedarfs. Immerhin mußten wir einige Male zur intravenösen Zuckerinfusion greifen (S. 110). Des weiteren richtet sich Entwicklung der Kost darnach, ob die Kotbeschaffenheit gärungs- oder fäulnisartige Vorgänge im Darm anzeigt. Wenn die Diarrhöen sich als schwer heilbar bzw. chronisch erweisen, hat man es nach unserer Erfahrung vorzugsweise mit Colitis, seltener mit Enteritis und Enterocolitis zu tun.

Man hat aber nicht nur mit Durchfallskrankheiten, sondern ebenso wie bei Achylikern auch ziemlich oft mit Darmträgheit zu tun. Dies ist manchmal Folge zu „leicht verdaulicher", d. h. höchst schlackenarmer Kost und läßt sich dann ohne Bedenken durch reichlichere Gaben weichgedünsteter Gemüse und Früchte und durch Weizenschrotbrot u. ähnl. überwinden. Milchzucker, morgens nüchtern, wird meist gut vertragen und erweist sich als gut wirksam. Aber auch bei durchschnittlich genügendem Reichtum an kotbildendem Material kommt

Stuhlträgheit vor. Da man dasselbe nicht, wie bei normal-anatomischen Verhältnissen, beliebig bzw. bis zu zwingender Wirksamkeit häufen darf, ohne dem Dünndarme zu viel zuzumuten, kann man auf Abführmittel nicht immer verzichten. Am brauchbarsten erwiesen sich uns bei Gastroenterostomierten Bittersalz; Paraffinöl; Rhabarber; Cascara sagrada, auch in seiner Bindung an Agar-Agar (=Regulin); Phenolphthaleinpräparate. Die Wahl richtet sich nach Erfahrung am Einzelfalle. **Oftmals bewähren sich die Quellstoffe am besten (Hemizellulosen, Pektine; näheres darüber im Kapitel: Darmträgheit).** Weniger Gutes sahen wir von Magnesia usta und -perhydrol, falls mehr als sehr bescheidene Mengen (0,5—1 g) sich als nötig erweisen. **Beim Bedarf größerer Mengen muß** man bei Gastroenterostomierten immer darauf gefaßt sein, daß nach scheinbar geringer Wirkkraft Magnesia ganz unerwartet eine Überwirkung nach sich zieht. Nie sollten die Abführmittel bis zum Entstehen wahrer Diarrhöen gesteigert werden. Wie in der postoperativen Frühperiode schließen sich daran öfters schwer bekämpfbare und erschöpfende diarrhoische Zustände an (S. 266), stets fäulnisdyspeptischen Charakters. Hier und da erweist sich die Auswirkung von Abführmitteln als so wechselnd und unberechenbar, daß kleine Klistiere immerhin noch am schonendsten und gleichmäßigsten helfen.

Wo spastische Einschläge vorherrschen (keineswegs selten!) greift man auch bei Gastroenterostomierten mit Vorteil, ohne Nachteil, zu Atropin.

Literatur.

Albu, A.: Konstitution und Verdauungskrankheiten. Zeitschr. f. angew. Anat. u. Konstitutionslehre **6**. 205. 1920. — Bauer, J.: Konstitutionelle Disposition zu inneren Krankheiten. 3. Aufl. Berlin 1924. — Ders. u. Aschner, B.: Konstitution und Vererbung bei Ulcus pepticum. Klin. Wochenschr. **1922**. Nr. 25/26. — Baumstark, R.: Der diagnostische Wert des Nachweises okkulten Blutes. Dtsch. med. Wochenschr. **1918**, Nr. 25 und **1919**, Nr. 1. — Beneke, R.: Über die hämorrhagischen Erosionen des Magens. Verhandl. d. dtsch. pathol. Ges. **1908**. 284. — Berberich, J.: Nachuntersuchungen von Gastroenterostomie. Bruns' Beitr. z. klin. Chirurg. **119**. 194. 1921. — v. Bergmann[1], G.: Zur Pathogenese des chronischen Ulcus pepticum. Berlin. klin. Wochenschr. **1918**. Nr. 22 u. a. O. — Ders.[2]: Das spasmogene Ulcus pepticum. Münch. med. Wochenschr. **1913**. Nr. 4. — Ders.[3]: Ulcusprobleme. Jahreskurse f. ärztl. Fortbild. **1921**. Nr. 3. — Das Schmerzgefühl der Eingeweide. Arch. f. klin. Chirurg. **121**. 774. 1922. — Ders.[4]: Ulcus duodeni. Mitt. a. d. Grenzgeb. d. Med. u. Chirurg., Suppl. **4**. 20. 1923. — Ders.[5]: Die Funktion des operierten Magens im Röntgenbilde. Verhandl. d. dtsch. Röntgenges. **13**. 1922 (Berlin). — Blum, L. und Fuld, E.: Über Vorkommen eines Antipepsins im Magensaft. Zeitschr. f. klin. Med. **58**. 505. 1906. — Boas[1], J.: Diagnostik und Therapie der Magenkrankheiten. 8./9. Aufl. Berlin 1925. — Ders.[2]: Ambulante Ulcuskuren. Dtsch. med. Wochenschr. **1924**. Nr. 24. — Ders. und Kelling, G.: Diätetik der Magen- und Darmkrankheiten. Leipzig 1926. — Bogendörfer, L. und Kühl, G.: Über den Fermentgehalt des menschlichen Dünndarmsaftes. Arch. f. klin. Med. **142**. 301. 1923. — Brüning, F.: Die Lehre vom Bauchschmerz. Klin. Wochenschr. **1924**. Nr. 17. — Cohnheim[1], P.: Weitere Mitteilungen über die Heilwirkung großer Dosen von Olivenöl. Zeitschr. f. klin. Med. **52**. 110. 1904. — Ders.[2]: Die Heilwirkung großer Dosen von Olivenöl usw. Therapie d. Gegenw. **1902**. 68. — Denk, W.: Über Ätiologie und Prophylaxis des postoperativen Jejunalgeschwüres. Wien. klin. Wochenschr. **1921**. Nr. 1. — Düttmann, G.: Untersuchungen über Clauden. Bruns' Beitr. z. klin. Chirurg. **128**. 96. 1923. — Egan, E. und Porges, O.: Eine Mehlbuttersuppe in der Diätbehandlung des Ulcus ventriculi. Wien. med. Wochenschr. **1915**. 1770. — Einhorn[1], M.: Diagnose und Behandlung von Magen- und Darmgeschwüren. Boas' Arch. **20**. 543. 1914. — Ders.[2]: Die Methoden der künstlichen Ernährung. Halle a. S. 1922. — Ders.[3]: Die Duodenalsonde und ihre Anwendungsmöglichkeit. Leipzig 1924. — Enderlen, E., Freudenberg, E. und v. Redwitz, E.: Experimentelle Untersuchungen über die Änderung der Verdauung nach Magen-Darmoperationen. Zeitschr. f. d. ges. exp. Med. **32**. 41. 1923. — Eppinger, H. und Heß, L.: Vagotonie. Berlin 1910. — Faulhaber, M. und v. Redwitz, E.: Zur Klinik und Behandlung des pylorusfernen Ulcus. Mitt. a. d. Grenzgeb. d. Med. u. Chirurg. **28**. 150. 1914. — Finsterer[1], H.: Über akute Magen- und Darmblutungen und ihre chirurgische Behandlung. Zeitschr. f. Chirurg. **158**. 44. 1920. — Ders.[2]: Chirurgische Behandlung der Magen- und

Darmblutungen. Wien. med. Wochenschr. **1922**. Nr. 20—22. — Ders.[3]: Der Wert der Frühoperation bei akuten Blutungen aus Magen- und Duodenalgeschwüren. Klin. Wochenschr. **1922**. Nr. 25. — Ders.[4]: Ausgedehnte Magenresektion bei Ulcus duodeni. Zentralbl. f. Chirurg. **1918**. 26. — Ders.[5]: Über die Bedeutung des Pylorusringes für das Ulcusrezidiv und das Ulcus pept. jejuni. Arch. f. klin. Chirurg. **120**. 111. 1922. — Ders.[6]: Behandlung des nichtresezierbaren Ulcus duodeni. Ebenda **131**. 119. 1924. — Fleiner, W.: Krankheiten der Verdauungsorgane **1**. Stuttgart 1896. — Fonio, A.: Über die Wirkung der intravenösen und subkutanen Injektion von Koagulen. Mitt. a. d. Grenzgeb. d. Med. u. Chirurg. **27**. 642. 1914. — Friedenwald, J.: A clinical study of 1000 cases of ulcer. Americ. journ. of the med. sciences **144**. 157. 1912. — Ders. and Morrison, Th. H.: Some observations on the Sippy treatment of peptic ulcer. Southern med. journ. **13**. 318. 1920. — v. Friedrich, L.: Einfluß äußerer thermaler Reize auf die Magenfunktion. Zeitschr. f. diät. Therapie **28**. 52. 1924. — Fuld, E. und Katzenstein, M.: Die Antifermentbehandlung des runden Magengeschwürs. Therap. Monatsschr. **1918**. 380. — Dies.: Die Antifermentbehandlung des Magengeschwürs mittels Amynin. Ebenda **1918**. 380. — Grote[1], L. R.: Über Novoprotinbehandlung des Magengeschwürs. Münch. med. Wochenschr. **1923**. 894. — Ders.[2]: Beziehungen zwischen Magengeschwür und Lungentuberkulose. Münch. med. Wochenschr. **1920**. 1246. — v. Haberer[1], H.: Verhindert eine unserer bisherigen operativen Maßnahmen mit Sicherheit Ulcusrezidiv bzw. Ulcus jejuni? Arch. f. klin. Chirurg. **122**. 534. 1922. — Ders.[2]: Zur Frage des Ulcus pept. jejuni. Ebenda **119**. 712. 1922. — Ders.[3]: Die wechselvolle Auffassung der Rolle des Pylorus bei der Geschwürskrankheit. Graz 1925. — Ders.[4]: Auslösende Ursachen des Ulcus pept. jejuni. Wien. klin. Wochenschr. **1919**. 357. — Ders.[5]: Über Prophylaxe und Therapie des Ulcus jejuni. Therap. Halbmonatsh. **1921**. 193. — Hampel, F.: Über Proteinkörpertherapie bei Ulcus ventriculi. Med. Klinik **1923**. Nr. 26. — Hart, C.: Erhebungen und Betrachtungen über das Geschwür des Zwölffingerdarms. Mitt. a. d. Grenzgeb. d. Med. u. Chirurg. **32**. 91. 1919. — Hegemann, W.: Über die angeblichen Beziehungen des Ulcus ventriculi zum asthenischen Habitus und zur Lungentuberkulose. Med. Klinik **1921**. Nr. 14. — Heinsheimer: Stoffwechseluntersuchungen bei Gastroenterostomie. Mitt. a. d. Grenzgeb. d. Med. u. Chirurg. **1**. 348. 1896. — Heller, E.: Chirurgische Indikationen bei Magengeschwür. Zeitschr. f. ärztl. Fortbild. **18**. 1 u. 39. 1921. — Hohlbaum, J.: Zur chirurgischen Therapie des chronischen Duodenalgeschwüres. Arch. f. klin. Chirurg. **113**. 499. 1920. — Holler, G.: Proteinkörpertherapie des Ulcus ventriculi und duodeni. Boas' Arch. **29**. 123, 275. 1922. — Ders. und Vecsler, J.: Proteinkörpertherapie des Ulcus ventriculi und duodeni. Ebenda **31**. 189. 1923. — Holzweissig, M.: Über die Entstehungsbedingungen peptischer Affektionen im Magen und Zwölffingerdarm. Ebenda **31**. 175. 1923. — Hurst, A. F.: New views on the pathology, diagnosis and treatment of gastric and duodenal ulcer. Brit. med. journ. **1920**. No. 3095. — Jarno, L.: Über das Antipepsin des Magensaftes. Boas' Arch. **30**. 191. 1922. — Kalima[1], T.: Pathologisch-anatomische Studien über die Gastritis als Ursache des Ulcusmagens. Arch. f. klin. Chirurg. **128**. 20. 1924. — Kalk, H.: Proteinkörpertherapie des Ulcus ventriculi und duodeni. Klin. Wochenschr. **1923**. Nr. 28. — Katzenstein[1], M.: Beiträge zur Entstehung des Magengeschwürs. Ebenda **100**. 939. — Ders.[2]: Der Schutz des Magens gegen Selbstverdauung. Berlin. klin. Wochenschr. **1908**. Nr. 39. — Kaufmann, J.: Treatment of diseases of the stomach. New York 1914. — Kausch, W.: Über Koagulen. Dtsch. med. Wochenschr. **1914**. 754. — Kelling[1], G.: Zur Behandlung lebensgefährlicher Magenblutungen. Kongr. f. inn. Med. **32**. 324. 1920. — Keppler, W. und Erkes, F.: Zur Klinik des pylorusfernen Ulcus. Arch. f. klin. Chirurg. **111**. 871. 1919. — Kißling, K.: Unterernährungszustände und Lenhartz'sche Ernährungskur. Ergebn. d. inn. Med. **12**. 914. 1913. — Kloiber, H.: Die Salzsäureverhältnisse nach Resektion des Magens wegen Ulcus rotundum. Med. Klinik **1921**. Nr. 2. — Koboyashi, K.: Über experimentelle Erzeugung von pept. Erosionen. Frankfurt. Zeitschr. f. Pathol. **3**. 566. 1909. — Konjetzny[1], G. E.: Die chronische Gastritis des Ulcusmagens. Zentralbl. f. Chirurg. **1923**. Nr. 26. — Ders.[2]: Chronische Gastritis und Duodenitis als Ursache des Magenduodenalgeschwürs. Beitr. z. pathol. Anat. u. z. allg. Pathol. **71**. 595. 1923. — Ders.[3]: Zur Pathologie und chirurgischen Behandlung des Ulcus duodeni. Dtsch. Zeitschr. f. Chirurg. **184**. 85. 1924. — Ders.[4]: Zur chirurgischen Beurteilung der chronischen Gastritis. Arch. f. klin. Chirurg. **129**. 139. 1924. — Ders.[5]: Gesichtspunkte für Beurteilung der Ätiologie und chirurgischen Behandlung des Magen-Duodenalgeschwürs. Ebenda **133**. 559. 1924. — Koolman, M. T. D.: Zur Therapie des Magen- und Duodenalulcus. Dtsch. med. Wochenschr. **1924**. Nr. 18. — Krehl, L.: Pathologische Physiologie. 10. Aufl. Leipzig 1920. — Küttner, H.: Ulcus duodeni. Chirurgenkongr. **42**, II. 37. 1913. — Kuttner, L.: Das Ulcus duodeni. 2. Tagung über Verdauungs- u. Stoffwechselkrankh. (Homburg) S. 6. Berlin 1921. — Ladwig, A.: Die Pathogenese des Ulcus pepticum. Ergebn. d. inn. Med. **20**. 199. 1921. — de Langen, C. D.: Pathogenese des Magengeschwürs. Tijdschr. voor Geneesk. **1919**. 11. Jan. (ref.

Dtsch. med. Wochenschr. **1919**. 166). — Latzel, R.: Zur Frage des Ulcus ventriculi rotundum. Med. Klinik **1910**. Nr. 40. — Lehmann, W.: Die Beziehungen zwischen Magen und Darm bei den nach Magenoperationen auftretenden Darmstörungen. Arch. f. klin. Chirurg. **123**. 433. 123. — Lenhartz[1], H.: Über Behandlung des Magengeschwürs. Jahrb. d. Hamburger Kr.-Anst. **10**. 345. 1906. — Ders.[2]: Über Behandl. des Magengeschwürs. Verhandl. d. dtsch. Kongr. f. inn. Med. **26**. 232. 1909 (Diskussion hierzu S. 266). — Lenk, R.: Holzknecht, L., Sielmann, H.: Konservative ätiologische Ulcustherapie. Wien. Arch. f. inn. Med. **6**. 137. 1923. — Leube[1], W.: Therapie der Magenkrankheiten. Volkmann's Samml. klin. Vortr. **1873**. Nr. 62. — Ders.[2]: Zur Behandlung des Magengeschwürs. Dtsch. med. Wochenschr. **1909**. Nr. 22. — Ders.[3]: Krankheiten des Magens in v. Ziemßen's Handb. d. inn. Med. **7**. — Lorenz, H. und Schur, H.: Über den Wert der Antrumresektion. Arch. f. klin. Chirurg. **119**. 239. 1922. — Luzet, Ch.: La chlorose. Paris 1892. — Melchior, E.: Chirurgie des Duodenum. Stuttgart 1917. — Merkel, F.: Über die Anwendung von Olivenöl bei Erkrankung des Magens und des Duodenum. Arch. f. klin. Med. **84**. 299. 1905. — Minkowski, O.: Zur Therapie des Magengeschwürs. Med. Klinik **1905**. Nr. 52. — Möller, S.: Die Orthogenese des Ulcus ventriculi. Ergebn. d. inn. Med. **7**. 520. 1911. — Morgulis, S.: Hunger und Unterernährung. Berlin 1923. — Mülleder, A. und Neuberger, J.: Zur Resektion beim perforierten Magen-Duodenalulcus. Wien. klin. Wochenschr. **1923**. Nr. 42. — Müller, A. und Saxl, P.: Über Kalziumgelatineinjektion. Therap. Monatschr. **1912**. 777. — von Noorden[1], C.: Über interne Nachbehanlung nach Gastroenterostomie. Therapeut. Halbmonatsh. **1921**. 196. — Ders.[2]: Klinik der Darmkrankheiten von Ad. Schmidt. 2. Aufl. München 1921. — Ders.[3]: Zur interne Behandlung der Duodenalgeschwüre. Berlin. klin. Wochenschr. **1916**. Nr. 18. — Ders.[4]: Handb. der Pathol. des Stoffwechsels **2**. 533. 1907. — Ders.[5]: Die Bleichsucht. Wien 1897 (2. Auflage. Wien 1912). — Ders.[6]: Krankheiten des Verdauungskanals. In: J. Schwalbe's Diagn. u. therap. Irrtümer. 2. Aufl. Hft. 6. Leipzig 1923. — Ders.[7]: Über Diätetik in Kurorten. Zeitschr. f. Balneol. **1908**. Nr. 1. — Ders.[8]: Über Durchfalls- und Verstopfungskrankheiten (zwei Vorträge). München 1922. — Ders.[9]: Magen und Darm. Dtsch. med. Wochenschr. **1924**. Nr. 49. — Oehnel, H.: Verdauungsstörungen nach Gastroenterostomie. Münch. med. Wochenschr. **1919**. Nr. 18. — Orlianski, A.: Die Sippy-Kur in der Ulcustherapie. Klin. Wochenschr. **1923**. Nr. 29. — Penzoldt, Fr.: Zur Lehre von der menschlichen Magenverdauung. Dtsch. Arch. f. klin. Med. **51**. 535. 1893 und **53**. 209. — Pletnew, D. D.: Über die Acidität des Magensaftes bei Ulcus im Zusammenhange mit Unterernährung. Dtsch. med. Wochenschr. **1923**. Nr. 34. — Porges[1], O.: Die Sippykur in der Ulcustherapie. Klin. Wochenschr. **1923**. Nr. 39. — Pribram[1], B. O.: Parenterale Reizbehandlung des Magen- und Duodenalgeschwürs. Med. Klinik **1922**. Nr. 30. — Ders.[2]: Zur Theorie der parent. Proteintherapie. Münch. med. Wochenschr. **1922**. Nr. 28. — Ders.[3]: Proteintherapie und chirurgische Therapie des Magengeschwürs. Klin. Wochenschr. **1923**. Nr. 46. — Ratjen, E.: Ulcus ventriculi, ausschließlich mit Nährklistieren behandelt. Dtsch. med. Wochenschr. **1896**. Nr. 52. — v. d. Reis, V.: Die Bakterienflora des menschlichen Darmkanales. Klin. Wochenschr. **1922**. Nr. 31 (u. a. O.). — Reitter, C.: Vagotonischer Magen und Tuberkulose. Wien. klin. Wochenschr. **1917**. 621. — Riegel[1], F.: Erkrankungen des Magens. Wien 1897. 2. Aufl. 1903. — Rosenfeld[1], G.: Diätetik bei Magenkrankheiten. Balneol. Zentralzeitg. **1903**. Nr. 18 — Ders.[2]: Zur Behandlung der Magenkrankheiten. Verhandl. d. Kongr. f. inn. Med. **26**. 262. 1909. — Rößle, R.: Das runde Geschwür des Magens und des Zwölffingerdarms als „zweite Krankheit“. Mitt. a. d. Grenzgeb. d. Med. u. Chirurg. **25**. 766. 1912. — Rütimeyer, L.: Magenblutungen. In: Kraus-Brugsch's Handbuch **5**. Teil 1. 1087. 1921. — Salomon, H.: Über Durstkuren. In: von Noorden's Samml. klin. Abh. H. 6. Berlin 1905. — Schenk, P.: Der Einfluß intravenöser Injektion hypertonischer Lösungen auf Gerinnungsfähigkeit des Blutes. Zeitschr. f. d. ges. exp. Med. **11**. 166. 1920. — Schmidt[1], R.: Zur Klinik des Nischenulcus. Med. Klinik **1920**. Nr. 50/51. — Ders.[2]: Proteinkörpertherapie. Klin. Wochenschr. **1924**. 2360. — Schmerz, H. und Wischo, F.: Über die gerinnungsfördernde Wirkung der Gelatine bzw. der Kalziumsalze. Mitt. a. d. Grenzgeb. d. Med. u. Chir. **30**. 90. 1918. — Schmieden[1], V.: Über Exzision der Magenstraße. Zentralbl. f. Chirurg. **1921**. Nr. 42. — Ders.[2]: Diskussion über Ulcus duodeni. Chirurgenkongr. **1913**. I. 84. — Münch. med. Wochenschr. **1913**. 892. — Ders.[3]: Über chirurgische Behandlung des Ulcus duodeni. Tagung über Verdauungs- u. Stoffwechselkrankh. **2**. 64. Berlin 1921. — Schulze-Berge, A.: Über Heilung von Magengeschwüren durch Röntgentiefenbestrahlung. Strahlentherapie **14**. 650. 1922. — Schur[1], H.: Hyperaciditätsbeschwerden und Ulcus ventriculi. Med. Klinik **1911**. Nr. 24 u. 25. — Ders.[2]: Die Genese des Hungerschmerzes und ihre Bedeutung für die Ulcusdiagnose. Wien. klin. Wochenschr. **1922**. Nr. 32. — Ders.[3]: Medikamentöse und diätetische Nachbehandlung des opererierten Ulcus pepticum. Wien. med. Wochenschr. **1923**. Nr. 16. — Ders. und Kornfeld, F.: Über die Folgen der Resektion des parapylor. Magenteils. Boas-

Archiv **34.** 131. 1925. — Ders. und Plaschke, S.: Die Bedeutung der Funktion des Antrum pylori für die Magenchirurgie. Mitt. a. d. Grenzgeb. d. Med. u. Chirurg. **28.** 795. 1915. — Schwarz[1], G.: Verdauungsorgane. In: A. Schittenhelm's Lehrb. d. Röntgendiagnostik **2.** 659. 1924. — Ders.[2]: Röntgenologische Beiträge zur Lehre vom Ulcus. Münch. med. Wochenschr. **1918.** Nr. 22. — Senator, H.: Über die diätetische Behandlung des Magengeschwürs. Dtsch. med. Wochenschr. **1906.** Nr. 3. — Singer[1], G.: Autonome und vegetative Magenstörungen und ihre Beziehung zur Lungentuberkulose. Wien. klin. Wochenschr. **1917.** Nr. 20. — Ders.[2]: Zur Pathogenese und Klinik des Duodenalgeschwüres. Boas' Arch. **28.** 131. 1921. — Ders.[3]: Interne Nachbehandlung nach Magenoperationen. Med. Klinik **1924.** Nr. 16/17. — Ders.[4]: Ulcus duodeni. In: Kraus-Brugsch: Spez. Pathol. u. Therapie **6,** Teil 1. 625. 1922. — Ders.[5]: Versuch einer konservativen Behandlung des pept. Jejunalgeschwürs. Med. Klinik **1921.** Nr. 18. — Sippy, B. W.: Handbook of pract. treatment **3.** 1911 (Musser) und Journ. of the Americ. med. assoc. **64.** 1915. 15. May. — Smidt, H.: Experimentelle Untersuchungen am kleinen Magen (Pawlow) über die sekretorische Arbeit nach Resektionen. Arch. f. Chirurg. **125.** 26. 1923. — Stiller, B.: Die asthenische Konstitutionskrankheit. Stuttgart 1907. — Strauß, H.: Diätbehandlung innerer Krankheiten. 4. Aufl. Berlin 1922. — Strauß, O.: Die Gastro-Coloptose in radiologischer Beleuchtung. Dtsch. med. Wochenschr. **1915.** Nr. 24. — Stuber, B.: Zur Ätiologie des Ulcus ventriculi. Münch. med. Wochenschr. **1914.** Nr. 23. — Stühmer, A.: Über einige Methoden medikamentöser Blutstillung. Fortschr. d. Med. **30.** 407. 1912. — Talma[1], S.: Zur Behandlung von Magenkrankheiten. Zeitschr. f. klin. Med. **8.** 407. 1884. — Ders.[2]: Zur Kenntnis des Leidens des Bauchsympathikus. Arch. f. klin. Med. **49.** 206. 1892. — Umber, F.: Sippy-Kur bei renitenten Fällen von Ulcus. Klin. Wochenschr. **1923.** 951. — Wagner, M.: Zur Behandlung des Magengeschwürs. Münch. med. Wochenschr. **1904.** Nr. 1 und 2. — Walko, K.: Über Behandlung des Ulcus ventriculi mit Olivenöl. Zentralbl. f. inn. Med. **1902.** 1113. — Weinland, E.: Über Antifermente. Zeitschr. f. Biol. **44.** 1 u. **45.** 1903. — Wirsing, E.: Zur Diagnostik und Behandlung des Magengeschwürs. Boas-Arch. **11.** 197. 1905. — Wydler: Zur Chirurgie des Magen- und Duodenalgeschwürs. Mitt. a. d. Grenzgeb. d. Med. u. Chirurg. **35.** 103. 1922. — Zibell, K.: Warum wirkt Gelatine hämostatisch? Münch. med. Wochenschr. **1901.** Nr. 42. — Zweig[1], W.: Magenblutungen nach Gastroenterostomie. Med. Klinik **1920.** Nr. 22. — Ders.[2]: Nachkrankheiten nach Magenoperationen (daselbst auch H. Haberer und andere Redner). Tagung für Verdauungs- u. Stoffwechselkrankh. **4.** 229. Berlin 1924.

Ergänzungen.

v. Bergmann[6], G.: Ulcus pepticum. In: Handb. d. inn. Med. **3.** 633. Berlin: Julius Springer 1926. — Ders.[7]: Das vegetative Nervensystem und seine Störungen. Ebenda **5.** 1076. Berlin: Julius Springer 1926. — Ders. und Katsch, G.: Pathologische Physiologie spezieller Krankheitsbilder. In: Handb. der norm. u. pathol. Physiol. **3.** 1159. (Abschnitt: Verdauung und Verdauungsapparat.) Berlin: Julius Springer 1927. — Boenheim, F.: Die pathogenetische Bedeutung der Blutdrüsen für das Ulcus ventriculi. Med. Klinik **1925.** Nr. 24 und Boas-Arch. **35.** 186. 1925. — Brams, W. A.: Über das Ulcus syphiliticum multiforme ventriculi. Boas-Arch. **27.** 375. 1921. — Ceranke, P.: Über den Erfolg der Reizkörpertherapie bei Ulcus. Wien. Arch. f. klin. Med. **13.** 391. 1926. — Clairmont, P.: Gastritis nach Magenoperationen. Verhandl. d. Ges. f. Verdauungs- u. Stoffwechsel-Krankh. **6.** 79. 1927. — Ten Dornkaat Koolmann, M.: Zur Therapie des Magen- und Duodenalulcus. Dtsch. med. Wochenschr. **1924.** Nr. 18. — Einstein, O.: Über die verdauungshemmende Wirkung von Antipepsin des Blutserums. Med. Klinik **20.** Nr. 45. 1924. — Flörcken, H. und Steden, E.: Zur Entstehung und Therapie des Ulcus jejuni nach Magenaperationen. Arch. f. klin. Chirurg. **143.** 173. 1926. — Garbat, A. L.: Gastric secretion in reponse to duodenal feeding. Arch. of internal Med. **32.** 771. 1925. — Garré, G.: In P. Krause's und C. Garré's Therapie innerer Krankheiten. **2.** 506. Jena 1927. — Gerner, K.: Über die aktivierende Tätigkeit des menschl. Blutserums auf den Magensaft. Boas-Arch. **40.** 373. 1927. — Goetze, O.: Motilität und Sekretion des operierten Magens im Handb. d. norm. u. pathol. Physiol. **3.** 1199. Berlin: Julius Springer 1927. — Grober, J.: In Schwalbe's Sammelwerk: Behandlung akut-bedrohlicher Erkrankungen. 2. Aufl., 234. Leipzig 1922. — Grote, L. G. und Bergmann, F.: Über Novoprotinbehandlung des Magengeschwürs. Zentralbl. f. inn. Med. **1924.** Nr. 18. — Guleke, N. (mit H. Nieden und H. Smidt): Die Chirurgie des Magens und Zwölffingerdarms in „Die Chirurgie" von M. Kirschner und O. Nordmann 363ff. Berlin 1926. — Gutzeit, K.: Einfluß vitaminreicher Rohfruchtsäfte auf die Magenarbeit. Dtsche. Ges. f. inn. Med. **40.** 220. 1928. — v. Haberer[6], H.: Nachkrankheiten nach Magenoperationen. Verhandl. d. Tagung für Verdauungs- und Stoffwechsel-Krankh. **4.** 197. 1925. — Ders.[7]: Ulcus pepticum. Boas-Arch. **28.** 1. 1921. — Hauser, G.: Peptische Schädigungen des Magens und Darms in F. Henke's und O. Lubarsch's Handb.

d. spez. pathol. Anatomie **4.** I. Teil. 1926. — Hempel, E.: Bluttransfusionen in der Chirurgie. Bruns' Beitr. z. klin. Chirurg. **132.** 7. 1924 und Über die Bedingungen der Entstehung der Bluttransfusionsschädigungen. Münch. med. Wochenschr. **1924.** Nr. 48. — Henning, N.: Duodenale und jejunale Ernährung. Boas-Arch. **41.** 321. 1928 und **42.** 1. 1928. — Hirsch-Mamroth, P.: Blutnachweis in kleinen Fäcespartikelchen, ib. **43.** 207. 1918. — Ivy, A. C. and Mc Ilvain, G. B.: The excitation of gastric secretion by application of substances to the duodenal and jejunal mucosa. Americ. Journ. of Physiol. **67.** 124. 1925. — Jarotzky[1], A.: Eine Ulcusdiät, die dem Magen vollkommene Ruhe gewährt. Schweiz. med. Wochenschr. **1925.** Nr. 23. — Ders.[2]: Eine postoperative Diät nach den Magenoperationen. Zentralbl. f. Chirurg. **1925.** Nr. 15 u. 34. — Kalima[2], T.: Über die Bedeutung der chronischen Gastritis für die Ulcusgenese und für die chirurg. Behandl. des Magenduodenalgeschwüres. Acta chirurg. scandinav. **58.** 122. 1925. — Katsch, G.: Normale und veränderte Tätigkeit des Magens. In: Handb. d. spez. Pathol. und Handb. d. inn. Med. **3.** 245. Berlin: Julius Springer 1926. — Katzenstein[2], M.: Über Entstehung und Behandlung des peptischen Magengeschwürs. Dtsch. med. Wochenschr. **1925.** Nr. 39. — Kelling[2], G.: Über die Beziehungen zwischen Pylorusausschaltung und peptischem Jejunalgeschwür. Arch. f. klin. Med. **117.** 68. 1921 und Ulcus pepticum jejuni und Pylorusausschaltung. Boas-Arch. **28.** 317. 1921. — Konjetzny[6], G. E.: Entzündliche Genese des Magen-Duodenalgeschwürs. Boas-Arch. **36.** 189. 1925. — Ders. und Puhl, H.: Über die Bedeutung der Gastritis und Duodenitis für die Pathogenese des Magenduodenalgeschwürs. Verhandl. d. dtsch. pathol. Ges., XX. Tagung **1925.** 165. — Krecke[1], A.: Über Blutstillung. Münch. med. Wochenschr. **1925.** 352. — Ders.[2]: Vivokoll, ein neues Blutstillungsmittel. Ebenda **1926.** 742. — Morawitz, P.: Zur Therapie des Magengeschwürs. Ebenda **1925.** Nr. 47. — Müller, E. F. und Petersen, W. F.: Über die Wirkung der Proteinkörperinjektion auf die Mageninnervation. Ebenda **1927.** Nr. 13/14. — v. Noorden[10], C.: Zur Therapie der nervösen Dyspepsien. Boas-Arch. **43.** 315. 1928. — Ders.[11]: Handb. d. Pathologie des Stoffwechsels **1.** 480. 1906. (Absch.: Hunger). — Ders.[12]: Über diätet. u. physikal. Therapie d. Magen- u. Darmkrankh. Ztschr. f. ärztl. Fortb. **1926.** Nr. 13. — Orator[1], V.: Das Pepsin-Antipepsinverhältnis im Magensaft und Blut bei Ulcuskranken und Ulcusfreien. Arch. f. klin. Chir. **134.** 733. 1925. — Ders.[2]: Das Magen-Duodenal- und postoperative Jejunalgeschwür. Virchow's Arch. f. d. pathol. Anat. u. Physiol. **255.** 639. 1925. — Ders.[3]: Nicht-carcinomatöse Tumoren und Entzündungen des Magens. Ebenda **256.** 230. 1925. — Ders. und Metzler, F.: Zur Frage der Pathogenese und malignen Entartung des Magen-Duodenalgeschwürs. Dtsch. Zeistchr. f. Chirurg. **202.** 167. 1927. — Penzoldt, F.: Bemerkungen zu der parenteralen Eiweißkörpertherapie. Reizkörpertherapie. Fortschr. d. Therapie **1.** 229. 1925. — Perutz, F.: Parenterale Eiweißkörpertherapie beim Ulcus ventriculi. Münch. med. Wochenschr. **1923.** Nr. 52. — Petri, A.: Einfluß des H_2O_2 auf die Sekretion des Magens. Boas-Arch. **14.** 479. 1908. — Plaut, A.: Ulcusträger und Ulcuskranke. Münch. med. Wochenschr. **1918.** 1119. — Porges[2], O.: Über die Alkalitherapie des Ulcus ventriculi und über ambulatorische Ulcusbehandlung. Wien. klin. Wochenschr. **1925.** Nr. 39. — Ders.[3]: Über Alkalitherapie des Ulcus ventriculi und duodeni und über ambulatorische Ulcusbehandlung. Ebenda **1925.** Nr. 39. — Posselt, A.: Enterogene Entstehung des Magen- und Zwölffingerdarmgeschwürs. Halle a. d. S.: C. Marhold 1924 und Boas-Arch. **34.** 222. 1925. — Pribram[4], B. O.: Proteintherapie und chirurgische Therapie des Magen- und Duodenalgeschwürs. Dtsch. med. Wochenschr. **1925.** Nr. 4. — Riegel[2], F.: Medikamentöse Beeinflussung der Magensekretion. Zeitschr. f. klin. Med. **37,** 381. 1899. — Rothschild, F.: Magensekretion und duodenaler Rückfluß vor und nach Behandlung des Ulcus mit Novoprotin. Klin. Wochenschr. **1926.** 102. — Schmid, O.: Über das Verhalten des N. vagus bei Ulcus ventriculi et duodeni. Wien. med. Wochenschr. **1925.** Nr. 33. — Schmidt, R.: Proteinkörpertherapie bei Erkrankungen des Digestionstraktes und des Stoffwechsels. Verhandl. d. Ges. f. Verdauungs- u. Stoffwechsel-Krankh. **4.** 42. 1925 (mit Aussprache). — Schrijver, J.: Die Behandlung des Ulcus ventriculi und duodeni mittels der Sippy-Kur. Boas-Arch. **38.** 203. 1926. — Schur[4], H.: Klinik des peptischen Magen- und Duodenalgeschwürs. Wien. med. Wochenschr. **1926,** Nr. 8—11. — Smithies[1], F.: Observations upon the nature, diagnosis and clinical management of gastric ulcer. Americ. Journ. of the Med. Sciences **166.** 781. 1923. — Ders.[2]: A Consideration of Factors concerned in the production and the healing of peptic ulcer. Ann. of clin. Med. **4.** 468. 1925. — Snapper, J. und v. Creveld, S.: Über okkulte Blutungen. Ergebn. d. inn. Med. u. d. Kinderheilk. **32.** 1. 1927. — Stich, R. und Lehmann, W.: Therapeutische Technik in F. Krause und C. Garré, Ther. inn. Krankheiten **1.** 427. 1926 Jena: G. Fischer. — Stolz, E.: Über das Antipepsin. Biochem. Zeitschr. **141.** 483. 1923. — Strauß, O.: Über die Strahlenbehandlung des Ulcus ventriculi. Dtsch. med. Wochenschr. **1923.** Nr. 13. — v. Tabora, D.: Atropinbehandlung des Ulcus ventriculi. Münch. med. Wochenschr. **1908.** Nr. 38.

H. Hypotonie (Atonie) des Magens. Gastroenteroptose. Akute Magenparese.

I. Begriffsbestimmung.

Unter Hypotonie des Magens verstehen wir Minderwertigkeit der austreibenden Kräfte. Wir sprechen im allgemeinen lieber von Hypotonie als von Atonie, weil dies — abgesehen von seltenen Fällen (z. B. akuter Magenparese) — den Tatsachen besser sich anschmiegt (S. 46). Mit der Definition ist gleichzeitig gesagt, daß wir die Ursache der Hypotonie in Minderleistung des neuro-muskulären Apparates verlegen, wobei wir es offen lassen, ob im Einzelfalle der Kraftausfall mehr auf Innervationsstörungen (z. B. primäre Mindererregbarkeit des Auerbach'schen Plexus, Schwäche parasympathischen Antriebes, Überwiegen sympathischer Hemmung) beruht oder auf Schwäche der Muskulatur (mangelhafte Entwicklung der Muskeln). Die Zusammenhänge sind manchmal erkennbar, manchmal zweifelhaft oder nicht erkennbar. Die Hypotonie kommt in allen Stufen vor, von leichtesten bis zu schwersten Graden; dies berechtigt nicht, die verschiedenen Stufen für grundsätzlich verschiedene Krankheitsformen zu erklären.

Wir übernehmen in dieses Kapitel auch die Gastroenteroptose, weil sie gewissen häufigen Formen der Hypotonie koordiniert vorkommt, und weil beides — praktisch genommen — in vieler Hinsicht zusammengehört und unter Umständen gleicher diätetischer Behandlung bedarf.

In reiner Form handelt es sich bei Hypotonie nur um eine Verminderung des Muskeltonus, der Peristole, der Kraft, mit welcher der Muskelschlauch des Magens den Inhalt umschließt. Das Machtverhältnis zwischen Tonus des Magens und des Pylorus beherrscht die Entleerungszeit (S. 41). Die Normalperistaltik erhöht nicht den fördernden Gesamtdruck; aber bis zum Pylorusring vordringend, öffnet sie ihn, gleichzeitig Inhalt zum Antrum und Pylorus verschiebend. Gerade diese Vorgänge sind bei hypotonischem Magen von besonderer, ausgleichender Bedeutung. Unter dem Einflusse extragastraler, nervöser Erregung kommen auch mächtige, die größte Menge des Mageninhaltes gegen den Pylorus werfende, gleichzeitig den Pylorus öffnende und damit magenentleerende peritaltische Wellen vor. Sie bewirken eine Art Sturzentleerung. Im klinischen Bilde der Hypotonie spielen sie aber keine Rolle. Begleitende Schwäche der Peristaltik wird jedenfalls die des verminderten Tonus übler gestalten. Vergleiche zu diesem Abschnitte Ph. Klee[2].

Das röntgenologische Bild bei Hypotonie ist wohlbekannt. Man bemißt den Grad des Tonus (Normotonie, Hypotonie, Hypertonie) aus dem Widerstand, den die Magenwand dem belastenden und dehnenden Einfluß der Röntgenmahlzeit entgegensetzt (E. Schlesinger[1]). Wir verweisen auf die treffliche zusammenfassende Darstellung von G. Schwarz und auf die ergänzenden Befunde von F. A. Hurst.

Oberflächliche Röntgenuntersuchung gab schon oft Anlaß zur Täuschung. Normalerweise besteht zwischen Tonus der Pars pylorica und des Fundus ein gewisser Antagonismus. Bei starkem Kontraktionszustand des Antrum und Pylorus kann eine in Wahrheit nur temporäre physiologische Hypotonie des Fundus fälschlich für Dauereigenschaft des Magens gehalten werden.

Die Austreibungszeit kann bei reiner Hypotonie ganz normal sein, indem normale und sogar gehäufte Peristaltik den Tonusausfall kompensiert (B. Stiller[1], L. v. Krehl u. a.). Wir dürfen solchen Zustand aber nur dann für etwas Harmloses, gleichsam für einen inneren Schönheitsfehler erklären, wenn die motorische Akkommodationsbreite als Ganzes nicht nur kleiner und durchschnittlicher Belastung genügt, sondern ohne üble Folgen auch wiederholter starker Belastung, wie sie der Normalgesunde sich ungestraft leisten darf und angesichts seiner Abhängigkeit von äußeren Verhältnissen auch häufig leisten muß. Beim Hypotoniker ist die Akkommodationsbreite zu gering.

L. Kuttner wählte für die beiden Formen der Motilitätsstörung die etwas umständlichen Bezeichnungen: „Peristolische Insuffizienz von chronischer Dauer" und „chronische evakuatorische Insuffizienz". „Peristolische bzw. peristaltische Schwäche des Magens" ist kürzer und sagt alles. Die peristaltische Schwäche bedeutet, wenn nicht der Muskel selbst geschädigt ist, immer Untererregung oder Untererregbarkeit des Auerbach'schen Plexus, genau wie beim trägen Dickdarm. Praktisch genommen vereinigt sich im Krankheitsbilde der Hypotonie, wenn dasselbe nur einigermaßen deutlich entwickelt ist, beides: peristolische und peristaltische Schwäche. Obwohl es theoretisch nicht richtig ist, umfaßt der klinische Begriff Hypotonie auch Fälle, wo zwar die Peristole gut, die Peristaltik aber kümmerlich ist. Für den therapeutischen Erfolg scheint die Wiederherstellung ausreichenden Tonus das Wichtigere zu sein.

II. Ursachen der Hypotonie.

Erschöpfend ist die folgende Aufstellung sicher nicht; wir kennen eben nicht alle Ursachen der Hypotonie.

a) Myasthenia universalis congenita (B. Stiller[2]). Schwäche und leichte Ermüdbarkeit der Magenmuskulatur ist häufig Teilerscheinung der konstitutionellen Asthenie. Für diese Form ist der Ausdruck „primäre" Hypotonie gerechtfertigt; im übrigen aber ist die Abgrenzung primärer und sekundärer Hypotonie großenteils willkürlich. Die konstitutionelle Hypotonie meldet sich mit ihren Anfängen oft schon in der Kindheit. Sie äußert sich dann in schwachem Appetit, und es kommt bei Überschreiten der Leistungsfähigkeit des Magens häufig zu akuten Katarrhen. Kümmerliche Entwicklung ist die Folge (Bd. I, S. 948). Bei sorgsamer Pflege und bei vorsichtig ausgewählter Kost bleibt die Anomalie zunächst verborgen. Das Krankhafte tritt daher oft erst in der zweiten Hälfte der Kindheit, jenseits der Pubertät, in die Erscheinung, d. h. zu einer Zeit, wo größere Ansprüche an die Körpermuskulatur und an die Leistungsfähigkeit des Magens gestellt werden, und wo meist auch die Aufsicht über Essen und Trinken nicht mehr so scharf ist wie früher.

Diese konstitutionelle Hypotonie ist meistens mit Langmagen und mit enteroptotischer Anlage verbunden (sog. „enteroptotische Elongation").

Es muß ausdrücklich hervorgehoben werden, daß normal arbeitender Langmagen (S. 283) nicht nur bei schwächlichem Körperbau vorkommt, sondern — freilich viel seltener — auch bei durchaus muskelstarken, gedrungen gebauten Menschen. Ebenso kommt bei Menschen, die im übrigen durchaus muskelkräftig sind, eine nur auf den Magen beschränkte Hypotonie gelegentlich vor, die man wohl als konstitutionell bezeichnen muß (A. F. Hurst).

b) Neuropathische Hypotonie. Untererregung bzw. Untererregbarkeit des Nerv-Muskelapparates ist oft Teilstück der asthenischen Konstitution. Aber auch unabhängig von solcher kann Dysharmonie des vegetativen Nervensystems oder seiner zentrifugalen Steuerung Hypotonie erzeugen, teils als vorübergehenden, teils als dauernden Zustand. Endokrine Drüsen spielen mit hinein; doch ist Sicheres darüber noch nicht bekannt. Die ansehnliche Beeinflußbarkeit des Magentonus durch nervöse, insbesondere psychische Einflüsse ergaben die Hypnoseversuche G. R. Heyer's mit überzeugender Kraft (S. 50). Siehe Abschnitt: nervöse Dyspepsien.

Bemerkenswert sind drei Fälle unserer Beobachtung, wo mit Einsetzen jeder Menstruation neben anderen Beschwerden regelmäßig der Magen, unter gleichzeitigem Rückgang der Salzsäurewerte stark hypotonisch wurde (röntgenologisch nachgewiesen); dies überdauerte die Menstruation 1—2 Tage lang. Bemerkenswert ist auch das von J. Mangelsdorf beschriebene Erschlaffen des Magens bei gewissen Formen von Migräne, wovon wir auch einige Beispiele sahen. Altbekannt ist die Atonie des Magens bei gastrischen Krisen der Tabiker. Bei genügend starker Atropinwirkung (Vaguslähmung) sinkt der Magentonus (O. Bruns, C. H. Lasch); Vagusdurchschneidung schwächt Tonus und Peristaltik stark ab (S. 50; Ph. Klee[1]; namentlich auch W. Koennecke).

Wir führen dies alles nur als Beispiele an. Es soll dartun, daß organische und funktionelle Erkrankungen des Nervensystems, ganz unabhängig von „Konstitution" am Magen schwerhypotonische Zustände bedingen können. Wahrscheinlich greifen auch die noch zu erwähnenden sonstigen Schädlichkeiten, die Hypotonie bedingen können, mehr am endogastralen Nervenapparate als am Muskel selbst an. Genau abzugrenzen ist dies aber nicht, weil die histologische Forschung noch versagt. Was sich uns klinisch als „nervöse Dyspepsie" darstellt, ist oft ein mäßiger Grad funktioneller, neuropathisch bedingter Hypotonie. Daß appetitlos, nicht durch Trieb sondern durch den Willen erzwungene Mahlzeiten den Magen lange beschweren und „wie ein Stein im Magen liegen", und daß niederdrückende Einflüsse, welche einer mit Appetit verzehrten Mahlzeit folgen, die gleichen Gefühle bringen, ist wohlbekannt. Sie sind Ausdruck einer zeitweiligen Parese des neuromuskulären Apparates, woran auch Parese des sekretorischen Apparates beteiligt sein kann, aber nicht unbedingt zu sein braucht. Klinisch-experimentell deckten u. a. die Verbalhypnoseversuche C. R. Heyer's diese Zusammenhänge auf. Die neurogenen Depressionen der Magenmotilität waren eine Zeitlang etwas zu wenig beachtet, da sich das Interesse mehr den neuropathischen Übererregungszuständen (Spasmen u. dgl.) zuwandte. Es sei aber hier daran erinnert, daß Hypotonie des Fundus einerseits und Spasmen der Pars pylorica, d. h. ins pathologische gesteigerte Verschlußformen anderseits, in der Ätiologie des Ulcus eine so große Rolle spielen, sich keineswegs ausschließen, daß in ihrem Nebeneinander sogar eine physiologische Gesetzmäßigkeit zum Ausdruck kommt (S. 45, 46).

Als neurogen ist auch die von E. Schlesinger[2] beschriebene, im wesentlichen den distalen Teil des Magens betreffende, schwere Form der Hypotonie zu deuten, welche öfters bei tiefgreifenden pylorusnahen Geschwüren der kleinen Kurvatur vorkommt und zwar verbunden mit Parese der Pylorusmuskulatur. G. Katsch nimmt wohl mit Recht an, daß an jener Stelle durch die ulcerösen und periulcerösen Zustände wichtige Teile des Reizleitungssystems geschädigt werden können. Dieser Zustand kann mit Staumagen durch Stenose verwechselt werden, falls Röntgenuntersuchung unterbleibt.

c) Schwächende Einflüsse verschiedener Art. Chronische Unterernährung kann zur Hypotonie des Magens führen; wir sagen ausdrücklich „kann"; durchstehendes Gesetz ist es nicht; man vergleiche die Kriegserfahrungen. Vorbedingung für die Wirksamkeit dieser Ursache ist doch wohl konstitutionelle Minderwertigkeit des Organs. Welch entscheidenden Einfluß die Unterernährung hat, erfährt man aus dem Verschwinden der Hypotonie nach Mast- und Kräftigungskuren (S. 287). Im allgemeinen dürfte wohl alles, was die Gesamtmuskulatur des Körpers schwächt, auch der Leistungsfähigkeit des Magenmuskelapparates gefährlich sein. Aber doch ist etwaige Hypotoniebereitschaft des Magens mitbestimmend.

Z. B. findet man bei Schwerdiabetikern, welche jahrelang in muskelschwachem ausgemergeltem Zustande verharren, keineswegs oft ausgeprägte Formen der Hypotonie. Erst in präkomatöser Zeit kommt es fast immer dazu; das ist aber als toxische Auswirkung zu deuten. Wahrscheinlich ist konstitutionelle Anlage auch Voraussetzung für das Entstehen von Hypotonie bei Chlorose. Von manchen Autoren wurde sie als ungemein häufige Begleiterscheinung der Chlorose bezeichnet (Literatur bei C. von Noorden[1]). Bei der neuerlichen Seltenheit der Chlorose ist es schwer, die Angaben zu kontrollieren. Wir selbst begegneten am häufigsten dem schon von C. von Noorden und N. v. Jagic beschriebenen Typus: anfangs normale Peristaltik bei gutem Tonus des Magens; später auffallendes Nachlassen derselben; die Perioden peristaltischer Tätigkeit wurden auch in der weiteren Verdauungsperiode oft durch lange Ruhepausen und gleichzeitigen Nachlaß des Tonus unterbrochen. Wir deuteten dies als Ermüdungserscheinung. Alles in allem nur mäßige Verzögerung der Magenentleerung. Mit Heilung der Chlorose und Besserung des allgemeinen Kräfte- und Ernährungszustandes verschwindet auch die Hypotonie.

d) **Infektionskrankheiten** bringen oft schon im Beginne, häufiger bei längerer Dauer hypotonischen Zustand des Magens. Nach akuten Infektionskrankheiten, selbst nach langdauerndem Abdominaltyphoid, verschwinden sie meist überraschend schnell; immerhin überdauern sie, namentlich nach schwerer Influenza und nach Streptokokkeninfektionen, die Krankheit häufig genug, um beim Auffüttern der Rekonvaleszenten Berücksichtigung zu heischen (S. 117). Bei fieberhafter Tuberkulose, aber auch bei Lungentuberkulose ohne Fieber, wird man eine gewisse Hypotonie des Magens selten vermissen (H. Herz); höhere Grade trafen wir nur bei ungeschickter Überfütterung der Patienten an. In Einzelfällen mögen andere Ursachen vorliegen; z. B. bezog A. Leb atonische Zustände des Magens auf tuberkulös-entzündliche, den N. vagus beteiligende Vorgänge an den Lungenwurzeln. Wahrscheinlich ist die Hypotonie bei Infektionskrankheiten toxisch bedingt. Sehr deutlich ist dies bei Cholera und Dysenterie, Dysenteroiden und Colitis ulcerosa.

e) **Intoxikationen** verschiedener Art haben lähmenden Einfluß auf die austreibende Tätigkeit des Magens. Ein typisches Beispiel liefern die freilich seltenen schweren akuten Paresen des Magens nach Chloroformnarkosen. Schwächere, nicht beunruhigende Grade der gleichen Störung sind nach akuter Alkoholintoxikation häufig. Nahrungsmittelvergiftungen, welche zu paralytischem Ileus führen (C. von Noorden[2]), ziehen in gleichem Sinne auch den Magen in Mitleidenschaft. Bei Atropingenuß, selbst in arzneilichen Gaben, sieht man öfters gewisse motorische Schwäche der Fundusmuskulatur. Auch der Autointoxikationen ist zu gedenken, z. B. bei schwer acidotischen Zuckerkranken (s. oben) und bei Morbus Addisonii. Die früher als „Reflexlähmung" gedeuteten Hypotonien bei Ileus und Subileus, bei schwerer Peritonitis u. dgl. beruhen wahrscheinlich auf Giftwirkung.

f) **Magenkatarrh** geht in seinen akuten Formen sehr häufig mit Hypotonie einher. Bei chronischem Katarrh findet man Hypotonie in einer gewissen Zahl von Fällen. Wenn der pylorische Widerstand gering, wie es sub- und anacide Zustände ja meistens mit sich bringen, wird durch beschleunigte Entleerung allerdings stärkeren Graden der Hypotonie vorgebeugt; zumindest wirken sie sich nicht in verlängerter Verweilsdauer aus (S. 46). Umgekehrt begünstigt Hypotonie das Entstehen von Magenkatarrh (S. 125). Über die Ursachen der Hypotonie bei Magenkatarrh besteht keine Klarheit. Am ehesten ist an veränderten Chemismus der Magenwand zu denken, wodurch die Erregbarkeit des intramuralen motorischen Apparates herabgesetzt wird (Cholinmangel? S. 51, 54). Wo man starke Hypotonie mit Achylia gastrica zusammen antrifft, dürfte letztere fast immer chronisch-katarrhalischen Ursprunges sein (S. 144). Konstitutionelle Achylie (S. 142) bedingt selten Hypotonie.

g) Bei **Pyloruscarcinom** entwickelt sich Hypotonie öfters auch dann, wenn der Tumor freie Passage des Magenchymus zuläßt. Dies ist wahrscheinlich toxischen Ursprunges. Bei allgemeinem Magenscirrhus aber durcheilen die Ingesta den Magen wie ein starres Rohr, ohne jede muskuläre Hilfe (L. R. Grote[1]).

h) **Supersekretion** und **Ulcus pepticum** einerseits, Hypotonie anderseits können einander begünstigen, häufiger in dem Sinne, daß klinisch die Hypotonie vorausgeht. Wo Salzsäureproduktion vorhanden, besteht der Lockreiz für Säure bei Hypotonikern länger als bei normaler Entleerungszeit. Etwaiger Spasmus an der Pars pylorica verstärkt den ungünstigen Einfluß (S. 46, 176).

i) Unmäßigkeit in Speise und Trank wird, namentlich in älteren Schriften, als häufige Ursache der Hypotonie angegeben. Die Annahme liegt nahe, weil solche Vorkommnisse verhältnismäßig oft Anfälle akuter Magendehnung veranlassen (S. 20), und ihre häufige Wiederholung natürlich zu bleibender Schwäche des Nervmuskelapparates führen könnte. Praktisch genommen, scheint sich nach unseren Erfahrungen aber stets ein anderes chronisches wahres Magenleiden, allen voran chronischer Magenkatarrh als verbindendes Glied einzuschieben. Daß Vielessen nicht unbedingt zur Magenhypotonie führen muß, lernen wir aus der Pathologie des Diabetes. Ehe man zu weiser Beschränkung der Kost überging, waren fast alle Zuckerkranken Polyphagen. Wohl führte dies oft zu größerer Aufnahmefähigkeit des Magens (Megalogastrie), aber nur selten zu Hypotonie; die Verweildauer der Ingesta blieb normal (S. 281). Der konstitutionelle Hypotoniker neigt nicht zu Unmäßigkeit im gewöhnlichen Sinne des Wortes, weil frühzeitige Beschwerden ihn immer aufs neue warnen; eher ist er von Haus aus ein schwacher Esser. Dagegen kann ihm Belastung, die wir für durchschnittlich normal oder sogar unternormal erklären müssen, gefährlich werden und aus der schlummernden Anlage wahre Krankheit machen. Dann kann man von „Hypotonie durch relative Unmäßigkeit" sprechen.

k) Stauungshypotonie. Wenn aus irgendwelchen Gründen — praktisch genommen sind es am häufigsten Narben- und Tumorstenosen, manchmal auch Spasmen ohne anatomische Hindernisse — die Entleerung des Magens erschwert ist, verstärkt und vertieft sich zunächst die Peristaltik. Bei gutartiger anatomischer Pylorusstenose findet man meist auch Zunahme des Tonus (Peristole); bei carcinomatöser Stenose läßt der Tonus meist schon frühzeitig nach (Giftwirkung?); bei rein spastischer Stenose am Antrum und Pylorus ist die peristolische Kraft verschieden, meist abgeschwächt (vgl. über Antagonismus, S. 45, 281). Einerseits Überanstrengung des peristaltischen Apparates, anderseits und vor allem aber die stark verlängerte Gewichtsbelastung des Magens, welche bei stärkerer Stenose zur Dauerbelastung wird, schwächen mit der Zeit die motorische Leistungskraft des Magens — ein immerhin seltenes Vorkommnis; der Magen wird hypotonisch, ein Vorgang, der sich an anderen Hohlmuskeln wiederholt, z. B. am Herzen und an der Harnblase. Natürlich begünstigt und beschleunigt hypotonische Anlage dies Geschehen, so daß dann mäßige Stenosen die motorische Gesamtleistung des Magens ebenso schwer schädigen wie beim muskelkräftigen Magen starke Stenosen. Daß es sich bei reiner Stenose nur um Ermüdungsfolgen handelt, lehrt das schnelle Schwinden der Hypotonie bei planmäßigem Ausspülen stagnierender Nahrungsreste und bei Verabfolgen einer die Stenose leicht passierenden Kost. Nur wenn die Behandlung zu spät einsetzt und die Erschöpfung des Nervenmuskelapparates zu weit vorgeschritten ist, tritt die Erholung nicht ein. Bei Krebskranken bleibt sie fast immer aus (s. oben); auch bei konstitutionell muskelschwachem Magen ist die Erholung unsicher, vor allem bei älteren Leuten.

Die Stauungshypotonie ist eine wahre „sekundäre Hypotonie".

l) Gastroenteroptose. Vor allem bei konstitutioneller Ptose, aber auch bei den durch chronische Unterernährung und schwächende Krankheit erworbenen Formen bildet sich häufig eine mehr oder weniger ausgesprochene Hypotonie des Magens aus. Der Magen nimmt bei Gastroenteroptose stets ausgesprochene Hakenform an („enteroptotische Elongation"), und als wichtiges Merkmal derselben wächst die Hubhöhe zwischen tiefstem Pol und Pylorus beträchtlich. An und für sich ist dies kein Grund für verzögerte Magenentleerung; ein so geformter und gelagerter Magen braucht keinerlei Beschwerden zu bringen, kann allen berechtigten Ansprüchen genügen und ist dann, wie L. R. Grote[2] sich ausdrückt, nur als innerer Schönheitsfehler zu werten. Aber eine gewisse Gefahr bedeutet jener Zustand immer. Bei konstitutioneller Enteroptose ist die Akkommodationsbreite der motorischen Leistung in der Regel unternormal, und erst recht ist dies der Fall bei den erwähnten Formen, wenn mit der Erschlaffung des Bandapparates auch die Energie der austreibenden Muskeln am Magen gelitten hat. Welche besondere Ursachen auch immer zur Entwicklung von Hypotonie hindrängen, stets wird begleitende Enteroptose bei wesentlich vergrößerter Hubhöhe die Lage verschärfen. Größere Hubhöhe verlangt größere Kraft, wirkt also gleichsinnig wie größere Belastung. Sie begünstigt das Entstehen und Fortbestehen von Hypotonie.

Die Beziehungen zwischen Gastroptose und Hypotonie sind vielfach erörtert worden. In diese Erörterungen spielt auch die Langmagenform hinein. Treffend, kurz und bündig lautet der Satz von M. Bönniger: weite Thoraxappertur — kurzer Magen; enge Thoraxappertur — langer Magen. Der gastroptotische Langmagen ist also eine Funktion des Körperbaues. Praktisch genommen deckt sich dies mit der Lehre B. Stiller's[1]. Auch Kn. Faber's Messungen stimmen im wesentlichen damit überein, und er bestätigt aufs neue, daß die motorische Leistung des Langmagens in keiner Weise hinter der des Kurzmagens zurückzustehen braucht. Hypotonie des Magens in dem von uns gefaßten klinischen Sinne (S. 279) und gastroptotischer Langmagen haben zunächst nichts miteinander zu tun. Als erfahrener Kliniker sagt Kn. Faber aber mit Recht: „Daß die Atonie im Krankheitsbilde der Gastroptose von Bedeutung ist, darüber besteht kein Zweifel, und sie verlangt daher ständige Aufmerksamkeit der Kliniker und fortgesetzte Untersuchungen.“ Wenn bei Vereinigung beider auf die gleiche Persönlichkeit auch nicht immer die Ptose die beherrschende Ursache der Hypotonie sein mag, ein Circulus vitiosus besteht jedenfalls. Durch entsprechende Behandlung läßt sich die Hypotonie mit ihrer Auswirkung auf das motorische Geschehen vollkommen heilen, der konstitutionelle Langmagen aber bleibt bestehen (S. 280); dies schadet nichts, wenn er wieder wie ein gesunder Langmagen arbeitet.

Bei rein mechanisch bedingter Splanchnoptose ist das Fehlen von Hypotonie die Regel. Dahin gehört der Hängebauch der Schwangerschaften (Maternitäts-Gastrokoloptose), der Hängebauch nach Fettschwund im Gekröse, Verdrängung der Baucheingeweide abwärts durch Schnürwirkung u. dgl. Wenn aber andere Umstände Hypotonie bedingen (s. oben: Ätiologie), wirkt auch hier die Ptose als erschwerende Komplikation.

Nicht zu übersehen ist, daß bei jeder Gastroenteroptose der Anfangsteil des Duodenum mehr oder weniger spitzwinklig in die Pars media duodeni umbiegt. Dies kann zu verzögertem Durchlauf führen; indem es dann auch die Magenentleerung verzögert, begünstigt es das Entstehen sekundärer Hypotonie, ähnlich wie Stenosen es tun. Man hat diese Gestalt- und Förderungsstörung am Duodenum auch mit der relativen Häufigkeit von Ulcus pepticum bei Ptotikern in Zusammenhang gebracht (S. 227).

Vergl. zu diesem Abschnitt auch: nervöse Dyspepsien.

III. Zur Klinik der Hypotonie und Gastroenteroptose.

a) Hypotonie und Magendehnung. Begrifflich rechnet die Klinik bei Hypotonie nur mit zwei objektiv nachweisbaren Merkmalen: Schwäche des peristolischen Tonus und Schwäche bzw. schnelles Ermüden der Peristaltik. Magendilatation gehört nicht dazu; vielmehr gleicht der hypotonische Magen einem Körper mit vollkommener Elastizität, der nach Aufhören des gestaltändernden Druckes oder Zuges seine Ruheform wiederherstellt. Daß ohne Entleerungshindernis (Stenose) aus Hypotonie wahre Magendehnung, die auch bei entleertem Magen dauernd fortbesteht, sich entwickelt, ist allerdings recht selten (A. Kußmaul, W. Kausch, F. Crämer, C. Wegele, L. Kuttner u. a.); nur der belastete Magen ist erweitert, ähnlich wie eine dünne Kautschukstrippe durch gleiche Last stärker gedehnt wird als eine dickere. Immerhin sollte man den Satz:

„Magenhypotonie verursacht keine wahre Magendehnung“ begrifflicher Systematik zuliebe doch nicht so auf die Spitze treiben, wie es vielfach geschah. Auch die Lehre, daß der hypotonische Magen sich über Nacht stets völlig entleere, trifft nur für die große Mehrzahl, nicht für die Gesamtheit der Fälle zu. Wenn man den Hypotoniker abends eine Mahlzeit nehmen läßt, die das gewohnte und erfahrungsgemäß gut bekömmliche Maß um etwa 50% übersteigt, wird man gar nicht selten morgens, 12 Stunden nach der Mahlzeit, Inhalt finden, der weit größer ist als die auf 10 ccm bemessene sog. „kleine Retention“ Sk. Kemp's.

b) Krankheitsbild. Die Hypotonie kommt, wie wir sahen, im Gefolge vieler anderer Krankheiten sowohl des Magens wie auch entfernter Organe und Organsysteme vor. Sie wird dann häufig von den Symptomen der anderen Krankheiten derart überlagert, daß sie darunter verschwindet. Wenn man die in den Spezialwerken beschriebenen Merkmale wie Gefühl von Druck, Schwere und Völle nach dem Essen, langes Andauern dieser Gefühle, vorzeitiges Sättigungsgefühl, Aufstoßen von Luft oder vom Geschmack des zuletzt Genossenen, Stuhlträgheit ins Auge faßt, so erkennt man darin eine Gruppe von Beschwerden, welche sowohl bei den meisten Magenkrankheiten wie auch bei zahlreichen sonstigen Krankheiten (z. B. bei den meisten Fieberzuständen) uns entgegentreten. Leichte Erzeugbarkeit von Plätschergeräusch kann den Verdacht auf Hypotonie verstärken; Beweiskraft hat es nicht. Den Beweis für Hypotonie und Magenträgheit erbringen nur Magenheberung und Röntgenoskopie.

Das vorschnelle Sättigungsgefühl ist das am meisten charakteristische und jedenfalls folgenschwerste Merkmal der Hypotonie. Nur beim akuten Katarrh und beim Carcinom tritt es gleich regelmäßig und gleich stark oder noch stärker uns entgegen. Das vorzeitige Sättigungsgefühl (S. 56, 61) im allgemeinen, ein paar in den Nahrungspausen genommene Bissen, zu schnelles Essen im Beginne der Mahlzeit, psychische Eindrücke dieser oder jener Art u. a. können den Hypotoniker zu dem kategorischen: „Ich kann nicht mehr essen; ich bin satt; es würde mir übel, wenn ich mehr äße“ veranlassen, längst ehe das Normalmaß von Nahrung aufgenommen ist. Leicht schieben sich, das Übel verstärkend, akute Magenkatarrhe ein, wahrscheinlich veranlaßt durch den Reiz des allzu lange im Magen verweilenden Chymus (S. 125).

Man findet Hypotonie verbunden mit normaler, verminderter und erhöhter Acidität des Chymus. Bei Sub- und Anaciden herrschen die geschilderten leichten Beschwerden, vor allem das vorschnelle Sättigungsgefühl vor. Bei Superaciden überlagern Superaciditätsbeschwerden (S. 171) das Bild. Superacide Hypotoniker leiden in der Regel mehr als subacide (S. 46, 176); oft schwanken Hypotonie und superacide Befunde parallel auf und ab (S. 176). Es ist bemerkenswert, daß auch viele superacide Hypotoniker über vorzeitiges Sättigungsgefühl klagen. Sie beginnen die Mahlzeit meist mit größtem Appetit, ja mit einer Art Heißhunger. Aber bald sind sie satt; es wird nur noch pflichtgemäß gegessen, oft geradezu mit Widerwillen.

Es ward häufig die Frage aufgeworfen, ob es Hypotonie als selbständige Krankheit überhaupt gäbe. In unserem Sinne des Wortes, d. h. Verbindung von Hypotonus mit peristaltischer Trägheit ganz gewiß, genau so wie am Darm. Beim Darm aber liegt der klinische Schwerpunkt des Geschehens beim Versagen der fördernden Peristaltik. Mögen ihre Ursachen noch so verschieden sein, mag die Systematik auch noch so dringend fordern, daß man die Hypotonie nur als „Symptom der Grundkrankheit“ auffaßt, einmal entstanden und in funktionellen Folgen sich auswirkend, gewinnt ebenso wie Darmträgheit auch die Hypotonie für den Arzt Bedeutung, und die ganze Frage löst sich auf in einen Streit um Worte. Aber als Verlegenheitsdiagnose, als Deckmantel für Nichtwissen sollte man das Wort Hypotonie meiden.

c) Bedeutung der Frühformen. Wir möchten die Aufmerksamkeit besonders auf die geringfügigen Grade der Hypotonie richten, wobei uns nur die oben kurz erwähnten Beschwerden und auch diese nur schwach entwickelt und nicht einmal vollzählig entgegentreten, während sowohl Magenheberung nach Probemahlzeit wie auch Röntgenoskopie berichten, daß die Entleerung des Magens noch innerhalb normaler Grenzen liegt, und wo kein Zeichen für andere organische Krankheit des Magens zu finden ist. Die Patienten sind meist ganz beschwerdefrei, wenn sie recht mäßig und gleichförmig leben. Jede ungewohnte Belastung, jede zufällige Unregelmäßigkeit der Ernährung, jedes allgemeine körperliche oder seelische Unbehagen aber fördert jene Magenbeschwerden zur Gänze oder stückweise zutage. Kein Wunder, daß mangels objektiven Befundes nur allzu oft das ganze Symptomenbild auf „Nervosität" abgeschoben wird. Man hat damit insofern recht, als tatsächlich — bei Abwesenheit begründeter anderer Magenkrankheiten — die Veranlassung zur Magenmuskelschwäche und -trägheit fast immer im steuernden endogastralen oder übergeordneten Nervensystem sich abspielt (als vegetative Neurose oder sogar als Ausfluß der Psyche). Die Auswirkung am Magen aber ist eine funktionelle Störung, d. h. sie schädigt und hemmt normales Geschehen. Die Folgen dieser Motilitätsstörung werden empfunden, und es ist falsch, diese Empfindungen als eingebildete, als autochthon-psychogene abzutun. Es ist sogar ein Glück, daß sie empfunden werden. Da die objektive Störung am Magen noch zu gering ist, um unseren recht groben Untersuchungsmethoden erkennbar zu sein, sind die subjektiven Beschwerden das einzige Warnungssignal. Wenn wir es beachten, treiben wir verständige Prophylaxis; wenn wir es vernachlässigen, können mancherlei Magenübel entstehen. Nach dem Gesagten berühren sich Hypotonie und „nervöse Dyspepsie" auf das engste (S. 50, 279, 281 und Abschnitt: nervöse Dyspepsien).

Das Mißverhältnis zwischen Empfinden und objektivem Befund bei unbedeutenden Graden von Hypotonie hat im wesentlichen zwei Gründe: 1. Bei dem so häufigen neuropathischen Einschlage der Hypotoniker werden durch Fesselung der Aufmerksamkeit auf den Magen Beschwerden leichter und stärker ins Bewußtsein treten, als bei völliger Normothymie. 2. Man sollte auf die üblichen, den Magen nicht besonders belastenden Proben (einschließlich Röntgenuntersuchung) nicht allzuviel Gewicht legen, wenn sie gegen Störungen durch Hypotonie sprechen. Bei hinreichendem Verdacht darauf sind viel stärkere Belastungen nötig. Wir sagten, beim Hypotoniker sei die Akkommodationsbreite des motorischen Entleerungsmechanismus vermindert (S. 280), und erwähnten die über Nacht verlängerte Verweildauer von Chymus bei stärkerer Belastung (S. 285).

Die Mahnung, den Frühformen Beachtung zu schenken, bezieht sich vor allem auch auf Kinder und junge Leute asthenischer Gesamtkonstitution und solche mit neuropathischer Überempfindlichkeit; beides geht oft, aber keineswegs immer Hand in Hand. Das Nichtgedeihen solcher Jugendlicher (vgl. die Schilderungen bei B. Stiller und W. Fleiner) hat häufig ihre unmittelbare Ursache in Triebstörungen (Bd. I, S. 949), speziell in mangelhaftem Nahrungstrieb, und dieser wiederum fußt häufiger als die heutige, der Hypotonie des Magens nicht voll gerecht werdende klinische Medizin anzunehmen scheint, auf tonischer und peristaltischer Schwäche des Magens, meist vergesellschaftet mit Hypoperistaltik des Dickdarmes. Es sind die leisen, vielleicht schon im Unterbewußtsein strandenden Beschwerden, welche jenen Zuständen entspringen und voller Entfaltung des Ernährungstriebes entgegenarbeiten. Wenn die Therapie richtig eingreift, läßt sich dieses Hemmnis überwinden. Denn die Triebe lassen sich erziehen und die Hypotonie läßt sich heilen. Dann schreitet die körperliche Entwicklung und der Ausbau der Leistungsfähigkeit erstaunlich voran. Wir retten diesen Schwächlingen damit die Zukunft.

IV. Behandlung der Hypotonie und der Gastroenteroptose.

Erfahrungsgemäß ist es zweifellos richtig, Augenmerk und Behandlung in erster Stelle auf sonstige, aus objektiver Untersuchung sich ergebende Magen- und andere Krankheiten zu richten, in der Erwartung, daß mit deren Heilung die Störung der motorischen Magenfunktion schwinden wird. Anderseits darf nicht übersehen werden, daß Hypotonie die Heilung aller Magenkrankheiten erschwert. Denn sie verbietet jede Starkbelastung des Magens; sie wirkt als Hemmnis bei allen Ernährungskuren, vergleichbar der Reibung in der Mechanik. Bei chronischer Gastritis, bei superaciden Zuständen, bei Ulcus pepticum, bei chronischen Schwächezuständen — vor allem nach Infektionskrankheiten und bei chronischer Tuberkulose — kann sich das Übersehen der Hypotonie schwer rächen; sie tut es sicher, wenn wir bei diesen oder jenen Schwächezuständen planlos und unverständig überfüttern (S. 282). Wo auch immer wir mit Hypotonie des Magens zu tun haben — mag es eine sog. primäre oder sog. sekundäre und mehr symptomatische Form sein —, stets wird sie der diätetischen Therapie besondere Aufgaben stellen.

1. Diätetische Behandlung.

Der Kostplan des Hypotonikers muß sich natürlich danach richten, ob nur auf Hypotonie und auf allgemeinen Ernährungszustand Rücksicht zu nehmen ist, oder ob besondere Zustände des Magens (Sekretionsanomalien, chronischer Katarrh, Ulcus pepticum usw.) bzw. Krankheiten anderer Art bestimmte Ansprüche an die Auswahl der Nahrung stellen. Es hält niemals schwer, solche Sonderansprüche derart zu befriedigen, daß die Kost gleichzeitig der Hypotonie Rechnung trägt. Die meisten früher besprochenen Ernährungsformen bei chronischen Katarrhen, bei Superaciden, bei Ulcus pepticum erfüllen diese Aufgabe ganz von selbst oder lassen sich doch sehr leicht auf begleitende Hypotonie einstellen. Die Grundsätze bleiben immer dieselben.

Allgemeine Grundsätze. Das Wichtigste läßt sich kurz zusammenfassen:

a) Die Verweildauer der Speisen im Magen soll möglichst kurz sein.
b) Die einzeitige Gewichtsbelastung des Magens darf nicht zu groß sein.
c) Die Ansprüche an den Magen sollen langsam steigen.
d) Der Magen soll nachts leer sein oder mindestens alsbald leer werden.
e) Für Hebung eines kümmerlichen Ernährungs- und Kräftezustandes ist nachdrücklich zu sorgen.
f) Der Magen soll, allmählich und planmäßig, möglichst bis zu Bekömmlichkeit von Normalkost erzogen werden.

Bei Besprechung dieser Forderungen können wir die einzelnen Punkte nicht scharf voneinander trennen, da fließende Übergänge sie verbinden.

a) Diät der Hauptkur. Bei höheren Graden von Hypotonie, vor allem aber bei starkem Hervortreten von Appetitmangel und frühzeitigem Sättigungsgefühl, was dem Grad der Hypotonie nicht immer parallel geht, ist es ratsam, die Behandlung mit 1—2 Hungertagen zu beginnen. Ein besseres Mittel, jene störenden Empfindungen auszuschalten, gibt es nicht. Mit oder ohne Vorschalten völligen Fastens sei an den beiden ersten Ernährungstagen die Kost so karg bemessen, daß es zur Sättigung überhaupt nicht kommt, vielmehr die Lust auf reichlichere Kost wachgehalten wird.

Im allgemeinen ist die Verweildauer flüssiger und breiiger Kost am kürzesten, und an sie halte man sich zunächst. Wir wählen dafür an den beiden ersten Ernährungstagen entweder 1 l Süßrahm (mit etwa 15% Fett = 840 Kalorien, Bd. I, S. 307) oder lieber ½ l Rahm und ½ l sämige Schleimsuppe mit 15% Butter angereichert (etwa gleicher Nährwert wie das ½ l Rahm); die ganze Masse über den Tag gleichmäßig verteilt.

Statt dessen reine Vollmilch (roh oder gekocht) zu wählen, ist wegen ihrer Neigung zu grobklumpiger Gerinnung nicht ratsam. Bei niedrigen Säurewerten würden die Klumpen sehr langsam aufgelöst, aber auch bei Normalsäure könnte dies wegen geschwächter Peristaltik und daraus entspringender schlechter Durchmischung des Mageninhaltes der Fall sein. Gegen homogenisierte Milch und gegen Mandelmilch bestehen keine Bedenken. Auch Sauermilch, Ya-Urt, zweitägiger Kefir (entweder das eine oder das andere von den beiden letzteren) taten uns öfters teils als einzige Nahrung, teils als Hauptstück derselben, bei Eröffnung der Kur gute Dienste. Sie verdienen auch in späterer Zeit ein Bestandteil der Kost zu bleiben.

Nicht sofort, aber etwa $^1/_2$ Stunde nach Genuß der erwähnten Flüssigkeiten soll 30—40 Minuten lang halb-rechtsseitige Lage innegehalten werden, um die Magenentleerung zu begünstigen. Volle Rechtslage ist unnötig und verursacht bei Hypotonie oft lästige Empfindungen. Über Ruhekur S. 291, 292.

Die rein flüssige Ernährung daure nur kurz. Schon nach wenigen Tagen läßt sich jede Rahm- bzw. Milchmahlzeit durch Zulage von 25—30 g gerösteten Weißbrotes mit Butter, jede Suppenmahlzeit durch Zulage eines eingetropften Eies verstärken. Wir bleiben bei dieser einfachen, etwas langweiligen Kost, bis Verlangen nach mehr oder nach Abwechslung sich meldet. Lehnen andere Gründe (besondere Magen- und Darmstörungen, andere Krankheiten) dies nicht ab, so kommen wir dem Wunsche nach Abwechslung weitest entgegen, halten uns aber an folgende Regeln:

Die Gewichtsmasse der Einzelmahlzeit soll zunächst etwa 300 g nicht übersteigen.

Das nichtflüssige Material (Kartoffel, Gemüse, Kompot, Fleisch) wird zunächst noch als Mus oder in höchst lockerer Beschaffenheit (Auflauf, Flammeri, mit Eierklarschnee oder geschlagenem Rahm gesteifter Crême, Timbal u. dgl.) gereicht oder in solcher Form, daß es zu gleichmäßigem Brei verkaubar ist (lockeres Gebäck).

Flüssiges und nichtflüssiges Material wird auf verschiedene Mahlzeiten verteilt mit Ausnahme lockeren Gebäckes (mit Butter), das auch die Flüssigkeiten begleiten darf.

Die Gesamtkost wird auf sechs Mahlzeiten verteilt. Es soll lansgam gespeist werden; Dauer der Einzelmahlzeit, auch bei flüssigem Material, = 15 Minuten.

Wenn der Ernährungszustand es verlangt (s. unten), was fast immer der Fall ist, wird die Kost langsam und planmäßig mit Fett angereichert. Tägliches Steigen um je 15 g Fett — sei es in dieser, sei es in jener Form —, bis man zur gewünschten Höhe gelangt, ist meist leicht durchführbar.

Doch ist die Bekömmlichkeit der Fettzulage scharf zu beaufsichtigen. Sowohl in bezug auf Art wie auf Menge des Fettes ist sie fallweise verschieden, bei Hypotonikern geradezu unberechenbar, was wohl mit seinem verzögernden Einfluß auf die Verweildauer zusammenhängt (S. 193). Daß man bei begleitendem sub- oder superacidem Katarrh besonders achtsam sein muß, ward an entsprechender Stelle erwähnt (S. 131, 193). Je nach Bekömmlichkeit wird die Butter dem Gebäck, den Suppen, den Kartoffeln, dem Gemüse beigefügt; auch der Milch und den Aufläufen in Form von Rahm (am besten Schlagrahm) beigemengt.

Ein von uns oft verwendeter Kostzettel, bei dem wir absichtlich nicht die Menge aller einzelnen Nahrungsmittel festlegen, war:

8 Uhr: $^1/_4$ l Tee- oder Kaffeemilch, bereitet mit homogenisierter Milch (ohne Wasser; Bd. I, S. 688, 702). 40 g Gebäck mit Butter.

$10^1/_2$ Uhr: $^1/_4$ l sämige Suppe aus Hafer, Gerste, Reis, Grünkern, Linsenmehl u. dgl. mit kräftiger Fleischbrühe bereitet. 1 Ei eingetropft.

13 Uhr: Keine Suppe. — Fisch oder zartes Fleisch; letzteres anfangs noch durch feinsiebige Wurstmaschine getrieben, später nur gut gekaut. — Gemüse in Musform. — Kartoffel als Mus oder in der Schale gebacken und gut gekaut; statt dessen auch Reis. — Lockerer Auflauf s. oben. Gerade bei dieser Mahlzeit achte man darauf, daß ihre Gesamtmenge das gewünschte Maß nicht übersteigt.

$15^1/_2$ Uhr: $^3/_{10}$ l homogenisierte Milch, Sauermilch, Ya-Urt, Kefir oder Mandelmilch (s. oben). Gebäck und Butter. Statt Milch auch Kaffeemilch, Teemilch oder Trinkrahm. Zucker nach Belieben.

18 Uhr: Etwa wie um $10^1/_2$ Uhr.

20 Uhr: $^3/_{10}$ l Milch wie um $15^1/_2$ Uhr. Kein Gebäck zu dieser Zeit.

Das in diesem Kopfzettel erwähnte Maß von Flüssigkeit genügt vollkommen, wenn überschüssiges Salzen vermieden wird.

Nach etwa 10—12 Tagen, vom Beginne der Kur an gerechnet, wird man meist — sorgsames Kauen vorausgesetzt — artlich fast alles gewähren dürfen, was bestausgewähltem zartem Rohmaterial entstammt und was sorgsame Küchentechnik nach den Regeln guter Hausmannskost zubereitet hat. Ausgeschlossen bleiben aber zunächst noch — mit wenigen Ausnahmen (s. unten) — rohe Vegetabilien, grobfaseriges und grobstückiges, durch Kauen schwer zu zerkleinerndes gekochtes Material sowohl pflanzlicher wie tierischer Herkunft, fettdurchzogene und hartgeröstete Krusten (z. B. von Fleisch, Bratkartoffeln u. a.). Die Gewichtsmenge der Mahlzeiten, zunächst einzelner, dann aller (mit alleiniger Ausnahme etwaiger Spätabendmahlzeit) wird auf 350 g, maximal 400 g erhöht. Um die Kost weiter abzurunden, wird Kompot langsam steigend durch rohes Obst ersetzt; es eignen sich dafür aber nur Früchte mit schmelzend weichem Fleisch: saftige und vollreife Birnen, Pfirsiche, Aprikosen, Bananen, Khakifrucht (Persimonen), vollreife Melonen, konservierte Datteln bester Qualität, große in wenig Wasser gequollene und dann durch ein Sieb geseihte kalifornische Dörrpflaumen; diese letzteren bei Stuhlträgheit besonders zweckmäßig. Über Gebäck S. 296.

Man ist mit diesen Erweiterungen zu einer geschmacklich voll befriedigenden und breite Abwechslung ermöglichenden Kost gelangt. Wenn man überlegend und langsam genug vorging, wurde auch alles gut vertragen. Bei glattem Gange der Dinge hat man bis zu diesem Punkte durchschnittlich 4 Wochen benötigt, bei leichten und namentlich frischen und nicht durch andere Krankheiten komplizierten Fällen weniger. Bei veralteten Fällen und auch bei starkem psychopathischem Einschlage dauert es länger, vor allem deswegen, weil in dieser frühen Zeit und oft noch viel länger mit Rückschlägen in Appetitlosigkeit und verfrühtes Sättigungsgefühl zu rechnen ist. Man überwindet dies manchmal mit belehrendem und ermunterndem Zuspruch, vergeudet damit aber oft Zeit, weil es doch nicht zum Ziele führt. Besser ist sofortiges Einschalten eines Hungertages, an dem nur kräftige Fleischbrühe, kalte Bouillongallerte, Fruchteis gereicht wird. Nach 2—3 Tagen Übergangszeit mit sehr kleinen, möglichst der Geschmacksrichtung und den Wünschen angepaßten Mahlzeiten wird man das alte Programm wieder aufnehmen können. Ohne den Grundsätzen untreu zu werden, muß man aber oft — wie bei Mastkuren (Bd. I, S. 982, 990) — Auswahl, Zubereitung und Geschmack der Gerichte ändern. Da mangels anderer Komplikationen Gewürze durchaus erlaubt sind, bereitet dies dem denkenden Diätetiker keine Schwierigkeit. Immerhin beanspruchen solche Zwischenfälle und Programmänderungen Zeit, und dann kommt man erst in 5—6 Wochen zum gleichen Ziele wie bei glattem Verlaufe in 3—4 Wochen.

Auf zeitraubende Hemmungen muß man immer gefaßt sein, wenn sich die Hypotonie mit wesentlichen Störungen der Sekretion verbindet; weniger bei begleitender Supersekretion und Säure-Hochwert, die im Verlaufe der Kur meist sehr bald auf das Günstigste beeinflußt werden; erheblich mehr bei allen Formen depressiver Sekretionsstörung, weil hier die Appetitlosigkeit, namentlich in den beiden ersten Wochen, nur allzu oft störend dazwischen tritt. Bei Mastkuren (Bd. I, S. 935) sind es fast immer Fälle ausgesprochener Hypotonie des Magens, die den glatten Verlauf trüben und unter Umständen das erstrebte Ziel verfehlen lassen.

Wo starke Appetitlosigkeit wesentlich stört, und zwar vor allem da, wo nicht schwere Sekretionsstörungen des Magens allein sie begründen, sondern wo ein starker psychischer Einschlag dahinter steckt, erreicht man oft noch recht Gutes durch die von H. Salomon empfohlene abwechslungsreiche „Stundendiät". Hierbei schaltet man zwar gröbste Schädlinge natürlich aus, braucht aber bei der Auswahl der Nahrungsmittel weniger ängstlich zu sein, weil die Kleinheit und die einheitliche Zusammensetzung der Einzelmahlzeit deren Bekömmlichkeit genügend sichern. Das Gewicht der Einzelmahlzeit übersteige bei der Stundendiät niemals 150 g. Bei festem Material (im folgenden Programm um 10, 12, 13, 17 Uhr) schwankt das Gewicht der Einzelmahlzeit zwischen 70 und 100 g. Beispiel:

8	Uhr:	Milchtee oder Milchkaffee. Weißbrot oder Grahambrot mit Butter.
9	„	Hafer- oder Gerstensuppe mit wenig Butter.
10	„	Geröstetes Weißbrot oder beliebiges sonstiges Brot. Butter. Milder Käse.
11	„	Gekochtes Obst.
12	„	Omelette soufflée.
13	„	Gekochter Reis mit Milch oder Fleischbrühe bereitet.
14	„	Gefrorenes (aus Rahm oder Fruchtsaft bereitet).
15	„	Gekochtes Obst oder Datteln oder Bananen.
16	„	Milchtee. Gebäck und Butter, wie 8 Uhr.
17	„	Gebäck und Butter; Käse oder milder Kaviar.
18	„	Tapioka oder Maizenaauflauf.
19	„	Gekochtes Obst.
20	„	Kartoffelmussuppe oder Milch.

Bei der Appetitlosigkeit, welche so oft die Ernährungskuren der Hypotoniker aufhält, handelt es sich nur zum kleinen Teil um Rückfall an die zur Gewohnheit gewordene allgemeine Triebstörung. Wo dies der Fall ist, steht dem Versuch mit Insulinkur nichts im Wege. Überragend Gutes, was über Wirkkraft einer geschickt und planmäßig geordneten Mastkur alten Stiles hinausführt (Bd. I, S. 935 ff.), haben wir freilich vom Insulin bei Nichtdiabetikern überhaupt nicht gesehen. Mastkuren werden seit ein bis zwei Jahrzehnten, sicher mit Recht, bei weitem nicht mehr so extensiv und so intensiv angewandt wie zuvor, wo sie geradezu für zahlreiche diätetische Kuranstalten das wirtschaftliche Rückgrat bildeten, und wo sowohl in bezug auf Umfang der Indikationen wie in bezug auf das Ausmaß des Anmästens gar manche beklagenswerte Übertreibungen vorkamen. Wenn jetzt eine jüngere Ärztegeneration zum Aufmästen der Hilfe des Insulins zu bedürfen glaubt, d. h. eines doch nicht unbedingt harmlosen Stoffes (Gefäßsystem !), so scheint es fast so, als ob ihr Technik und Machtsphäre der Mastkuren alten Stiles nicht mehr hinreichend vertraut wären. Bei Hypotonikern sind es aber weniger allgemeine Triebstörungen, die die Appetitlosigkeitsanfälle herbeiführen, als eine vom Magen selbst ausgehende Reaktion gegen die ungewohnte Belastung. Wir waren daher nicht darüber erstaunt, daß uns zum Überwinden dieser Störungen Insulin viel weniger nützte als zeitweilige Verminderung der Magenbelastung. Immerhin gibt es einzelne Kranke, auch unter den Hypotonikern, auf deren Appetitlosigkeit Insulin günstig einwirkt. Bei der großen Maßzahl aber ist kein Verlaß darauf.

b) Diät der Nachkur. Wenn man mit oder ohne Zwischenfälle so weit ist, daß die oben geschilderte Kost gern genommen und gut vertragen wird, hat man meist sehr befriedigende Hebung des Allgemeinbefindens, stark gebesserten Kräfte- und Ernährungszustand, Lust und Freude am Essen, und in bezug auf diese Kost völlige Rückbildung der tonischen und peristaltischen Magenstörungen erreicht. Damit darf man sich aber nicht zufrieden geben. Denn nur in den seltensten Fällen wird der Patient schon den unberechenbaren Belastungen gewöhnlicher Haus- und Gasthauskost gewachsen sein. Er ist solcher Kost gegenüber noch ein Magenkrüppel und fühlt dies auch; er ist es psychisch vielleicht mehr als in Wirklichkeit. Entläßt man ihn als „genesen", so wird er arge Enttäuschungen erleben und das Vertrauen verlieren. Er muß unbedingt, als „Nachkur", noch längere Zeit d. h. Wochen und Monate auf das vorsichtigste den wesentlichen Grundsätzen der durchgemachten Hauptkur sich anpassen. Er kann dies unter den allerverschiedensten äußeren Lebensverhältnissen ohne Bedenken zu Hause tun, vorausgesetzt, daß die Kostvorschriften sich den äußeren Lebensumständen anschmiegen. Praktisch genommen hat die Hauptkur fast immer schönen Erfolg. Aufgewendete Zeit, Geduld und Geld sind aber vergeudet, wenn die Nachkur ausbleibt. Ihr ist es vorbehalten, den Erfolg zu sichern und weiter auszubauen. Damit der Wechsel der äußeren Umstände sicher keinen Schaden bringt, stellen wir bei Entlassung aus klinischer Behandlung die Rekonvaleszenten oft fürs erste auf strengere Kost als am Schlusse der Nachkur schon gereicht wurde. Wie oft haben wir erfahren, daß Hypotoniker bei Entlassung aus Kuranstalten und Kliniken auf ihre weitere Schonungsbedürftigkeit nicht einmal aufmerksam gemacht wurden. Das ist schweres Unrecht und macht die Hypotoniker immer neuer Kuren bedürftig.

Mit den Flüssigkeitsmengen, welche durch Maximalgewicht von 300—350 g für die Einzelmahlzeit stark beschränkt waren, reicht der Patient erfahrungsgemäß auf die Dauer nicht aus, meist schon deshalb, weil man auf hinreichende Salzarmut der häuslichen Kost nicht rechnen darf. Es werde aber an dem Grundsatz festgehalten, bei den beiden Hauptmahlzeiten möglichst wenig trinken zu lassen. Da wir an dem Maximalgewicht von etwa 350 g einstweilen noch festhalten müssen, würde sonst der Nährwert der Kost zu stark leiden. Wir streichen daher auch die einleitenden Suppen, lassen aber, ohne Anrechnung auf die Gewichtsmenge, Ausnahmen zu, falls sich herausstellt, daß eine kleine Tasse kräftige schwach gesalzte, im übrigen beliebig gewürzte Fleischbrühe (100—125 ccm), am besten leicht gelatiniert und gut gekühlt, den Appetit wesentlich reizt und die gute Bekömmlichkeit der Mahlzeit nicht stört. Durch ihren Gehalt an Milch, Dickmilch, Kaffee- und Teemilch (S. 134), Milchkakao, Rahm oder Milch mit Rahm, schwach gesalzten Zerealiensuppen usw. werden die kleinen Mahlzeiten (morgens, vormittags, nachmittags) genügend flüssigkeitsreich, aber der Gesamtbedarf wird doch nicht gedeckt. Man ergänze ihn durch die Gewähr von je 200—250 ccm chlorfreien leeren Getränkes frühmorgens im Bett (danach noch $^1/_2$ Stunde Bettruhe!), etwa $1^1/_2$ Stunden nach dem Vesperimbiß und abends beim Zubettegehen. Das genügt unbedingt. Zur Wahl stehen gewöhnliches Trinkwasser, bei Wunsch nach warmem Getränk auch dünne Aufgüsse von Tee oder Tee-Ersatz (Bd. I, S. 705). Bei Alkalibedarf ist allem anderen voran das chlorfreie und höchst natronarme, kalireiche Omalkanwasser (S. 215) zu empfehlen, das auch den Vorteil hat, sich schneller als einfaches Wasser und andere neutrale Flüssigkeiten den Weg ins Duodenum zu bahnen. Von alkalischen Säuerlingen suche man die chlorärmsten aus, z. B. Wildunger Georg-Viktorquelle, Gießhübl, Teinacher Hirschquelle, Salzbrunner Kronenquelle und Oberbrunnen, Neuenahrer Sprudel, Preblauer, Birresborner, Biliner, Vichy Célestins, Fachinger. Wässer mit mehr als etwa 0,4 Promille Chlor sind nicht empfehlenswert. Sinn der Chlorbeschränkung ist hier nur, das Verlangen nach Flüssigkeit einzuschränken. In diesem Sinne ließen wir bei begleitender Stuhlträgheit auch frühmorgens $^1/_4$ Liter ausgepreßten Fruchtsaft oder Milchzuckerlösung trinken. S. 245, 296.

Alkoholisches Getränk ist, mangels besonderer Anzeigen oder Gegenanzeigen, bei Hypotonikern grundsätzlich sowohl entbehrlich wie erlaubt. Ratsam ist Wein oder auch etwas Branntwein, wenn er gut vertragen wird und die Nahrungsaufnahme fördert. Wir ziehen kleine Mengen starken Südweins vor (50—150 ccm am Tage); bei alkoholschwachen Weinen überwiegt der Nachteil größerer Flüssigkeitszufuhr. Das hier Gesagte gilt auch für die ersten Kurwochen.

Kaffee. Über die Zulässigkeit von Kaffee bei Magenkranken sind die Meinungen bekanntlich sehr geteilt. Übertriebener Kaffeegenuß wird von uns ebenso verurteilt wie von anderen; mäßigem Genuß stehen wir aber nicht so ablehnend gegenüber, wie es meist üblich ist (Allgemeines S. 35; Subacidität S. 135; Superacidität S. 179). Schon im I. Bande dieses Werkes (S. 680, 686) ward erwähnt, daß man es beim Kaffeegenuß mit einer Summe von Einzelwirkungen zu tun habe, und daß deren Resultante je nach Umständen für den jeweiligen Zustand des kranken Magens günstig oder ungünstig sein könne; es käme auf das Ausproben am Einzelfalle an. Es wurde dort gleichfalls schon erwähnt, daß in bezug auf Wirkkraft der Unterschied zwischen Vollkaffee und koffeinfreiem Kaffee unwesentlich sei, und daß den Röstprodukten, die den beiden Getränken gemeinsam sind, ein ansehnlicher Teil sekretorisch und motorisch erregenden Einflusses innewohne. Die experimentellen Befunde von A. Bickel und C. v. Eweyk bestätigten dies. Die stark verschiedene persönliche Reaktion auf Kaffee — sowohl in bezug auf Psyche, Großhirnrinde, zentrales und peripherisches vegetatives Nervensystem —, der höchst verschiedene Konsum von Kaffee in bezug auf Konzentration und Getränkmenge, die zeitliche Verschiedenheit des Kaffeegenusses erklären das Nichtübereinstimmen der Meinungen. Für die Kost der Hypotoniker bietet der Kaffee, wenn nicht Übererregbarkeit des zentralen Nervensystems und der Kreislauforgane widersprechen, bemerkenswerte Vorteile. Denn Kaffee ist eines der wenigen Genußmittel, die einen unzweifelhaft fördernden Einfluß auf die motorische Gesamtleistung des Magens ausüben. Auch hier steht die Wirkkraft des koffeinfreien Kaffees der des Vollkaffees sehr nahe (A. W. Bauer). Bei subaciden Hypotonikern wirkt er gleichzeitig saftlockend, bei superaciden muß das Ausprobieren seiner Bekömmlichkeit entscheiden. Klinisch stellten wir mehrfach fest, daß eine Brötchenmahlzeit mit Kaffee den hypotonischen Magen erheblich früher verläßt als eine solche mit gleichen Mengen Tee. Auch eine Tasse sehr starken Kaffees nach den Mahlzeiten (sog. Mokka der Gasthäuser) wird von den meisten Hypotonikern als sehr wohltätig empfunden.

Verteilung der Mahlzeiten. Man halte auch für die Nachkur und überhaupt solange Hypotonie besteht, an fünf Mahlzeiten täglich fest. Während wir beim Gesunden nichts dagegen einwenden, das Abendessen qualitativ und quantitativ stärker zu belasten als die mittägliche Mahlzeit, und dies nach Lebens- und Arbeitsweise sogar empfehlen (Bd. I, S. 823 ff.), ist den Hypotonikern meist davon abzuraten. Freilich setzt diese Stellungnahme für die Zeit nach dem Mittagsmahle unbedingt mindestens einstündiges Liegen (Rücken- oder Halbrechtslage[1]), S. 43) voraus; dies wenigstens so lange wie Magenbeschwerden noch vorhanden und verzögerte Entleerung noch nachweisbar ist. Dabei verordne man für die Nachkur zum Abendessen sehr leichte Kost, d. h. Kost kurzer Verweildauer, z. B. Zerealienbreie mit Rahm oder Milch und Butter bereitet, mit Salz oder mit Zucker; — weich gekochte Eier; — Topfenkäse; — Dickmilch; — Ya-Urt; — gut verkaubares Gebäck mit Butter; — Gemüsepuré u. dgl. Nach 1—2 Wochen der Nachkur kann auch mit Fisch, Fleischpuré, Kartoffelmus, Reis, frisch bereiteten Nudeln ein Versuch gemacht werden. Man soll sich aber überzeugen, mit welcher Magenfülle der Patient sich zur Nachtruhe hinlegt. Wenn der größte Teil des Genossenen den Magen verlassen hat, darf man zufrieden sein, da er dann die völlige Entleerung alsbald besorgen wird. Der Spülbefund ist also maßgebend für die Wahl der abendlichen Kost. Daß die Magenwände nachts völlig entlastet sind, ist von größter Bedeutung während der gesamten Dauer einer Hypotoniebehandlung; an Nichterfüllung dieser Aufgabe scheitert oft der Erfolg. Über Magenspülung S. 23.

Nun gibt es aber zahlreiche Menschen, denen bei Wiederaufnahme ihrer Tätigkeit die Berufspflichten nicht gestatten, sich nach Tisch solange hinzulegen, wie es nach mittäglicher Hauptmahlzeit erforderlich ist. In solchen Fällen trugen wir kein Bedenken, das zwischen 7 und 8 Uhr fallende Abendessen qualitativ und quantitativ weitaus am stärksten zu belasten, aber der noch Schonungsbedürftige soll sich danach sofort ruhig hinlegen und liegenbleiben, bis er nach 2 oder 3 Stunden zu Bette geht. Dieses Verfahren, welches den Erfordernissen Rechnung trägt, hat sich uns vortrefflich bewährt. Gelegentliche Kontrolle, wie weit der Magen bis zum Beginne der Nachtruhe entleert ist, ist wünschenswert. (Vgl. Magenspülung S. 293.)

Schontage. Als ein sehr nützliches, aber doch nicht für alle Fälle unentbehrliches Hilfsmittel zur Behauptung und weiteren Förderung des erreichten Zustandes erkannten wir das Einschalten besonderer Schontage während der Nachkur. An 1 Tage wöchentlich kehrt die Kost zu einfachstem Material kurzer Verweildauer zurück (Rahm, Zerealiensuppen, einfaches Gebäck mit Butter, eingetropftes Ei), wie für die ersten Tage der Hauptkur angegeben wurde, mit gleicher Verteilung, aber der Menge nach um 50% gesteigert (S. 287). Schwächliche Personen müssen an diesen Schontagen im Bett oder auf Liegestuhl ruhen.

2. Unterstützende Maßnahmen bei den Diätkuren.

a) Ruhekur. Wir bestehen unbedingt darauf, daß im Beginne der Hauptkur strenge Bettruhe durchgeführt wird. Dies ist schon deshalb nötig, weil man anfangs zwecks Magenschonung den Kranken kalorisch unzureichend ernähren

[1]) Auf S. 33, vorletzter Absatz von unten, in dessen 7. Zeile von unten wurde ein sinnentstellender Schreibfehler bei der Korrektur übersehen. Es muß dort heißen »linke Seite« statt »rechte Seite«. Dies wolle man im Buche korrigieren!

muß, und das Außerbettsein den stofflichen und energetischen Bestand des Körpers zu stark mindern würde. Die Bettruhe erleichtert die regelmäßige Nahrungszufuhr, sie erleichtert und beschleunigt den Übertritt des Magenchymus in den Darm, und dies läßt sich durch das Einnehmen halbrechter Seitenlage nach den Mahlzeiten noch begünstigen (S. 43). Wann der Zeitpunkt für das Aufgeben dauernder Bettruhe gekommen ist, läßt sich zahlengemäß nicht festlegen. Er ist gekommen, wenn der Magen eine den Kalorienbedarf nicht nur deckende sondern trotz wiedereinsetzender Körperbewegung überragende Nahrung motorisch ordnungsmäßig und beschwerdelos bewältigt. Die Körpermuskeln müssen gekräftigt werden (S. 295); bei Bettruhe ist das nicht erreichbar. In welchem Tempo die Bettruhe aufgegeben, durch Außerbettsein und Muskelübung ersetzt werden soll, ist von Fall zu Fall verschieden. Zunächst bestehen wir noch auf 1 stündigem Liegen nach dem Frühstück, auf $1-1^1/_2$ stündigem Liegen nach dem Mittagsmahl, auf Bettruhe nach dem Abendessen, die dann ohne Unterbrechung zur Nachtruhe überleitet. Das Liegen nach Mittag- und Abendessen ist solange durchzuführen, wie überhaupt Beschwerden oder sonstige Zeichen der Hypotonie bestehen.

b) Anstaltsbehandlung. Natürlich sind Diät- und Ruhekuren auch zu Hause mit Erfolg durchführbar. Aber in höherem Maße als bei allen anderen Magenkrankheiten, selbst beim Ulcus pepticum, erwies sich erfahrungsgemäß die Anstaltsbehandlung der häuslichen als weitaus überlegen. Es genüge, darauf hinzuweisen, daß die meisten Mastbedürftigen Hypotoniker sind, und daß umgekehrt die Hypotoniker (erworbene Hypotonie und B. Stiller'scher Typus, mit oder ohne Enteroptose) die erhebliche Mehrzahl unter den Patienten bilden, die seit Dezennien diätetische Kuranstalten aufsuchen. Man kann geradezu sagen, daß den Erfolgen bei Zuständen, die mehr oder weniger mit Hypotonie des Magens verknüpft sind, viele diätetische Kuranstalten ihre Existenzmöglichkeit verdanken (Bd. I, S. 987).

Spezielle Kurorte sind nicht hervorzuheben. Immerhin ist die Gelegenheit, im späteren Verlaufe der Behandlung von Kurmitteln wie Trinkquellen, Mineralbädern u. a. vorsichtigen Gebrauch zu machen, für manche Fälle mit Vorteil ausnutzbar. Kurorte mit leicht abführenden und solche mit eisenhaltigen Trinkquellen, bei erregbaren Kranken solche mit einfachen Thermalbädern (Baden-Baden) bewähren sich dann am besten. Aber auch in den Kurorten ist Anstaltsbehandlung weitaus vorzuziehen. Aber nicht die Anstalt als solche ist Hauptsache, sondern die Persönlichkeit des Arztes.

c) Magenspülungen sind für erfolgreiche Behandlung der Hypotoniker nicht unerläßlich, insofern bei vielen von ihnen Diät- und Ruhekur genügen, frühzeitige und vollständige Entleerung des Magens und damit ausreichende Druckentlastung des Organs zu sichern. Daß dies wirklich geschieht, und daß auch weiterhin bei steigender Belastung der Magen diese Aufgabe erfüllt, muß aber erwiesen sein; dazu sind öftere kontrollierende Ausheberungen unerläßlich. Nicht diese selbstverständlichen Kontrollspülungen, sondern planmäßiges Leerspülen zu therapeutischen Zwecken haben wir hier im Sinne. Bei allen einigermaßen erheblichen Graden von Hypotonie und Hypoperistaltik des Magens beschleunigt dasselbe zum mindesten in starkem Maße den Erfolg, in schweren und hartnäckigen Fällen ist es unbedingte Voraussetzung dafür. Wir wählen zum Leerspülen stets späte Abendstunde, am liebsten 22 Uhr, etwa $2^1/_2$ Stunden nach dem Abendessen, um völlige Druck-Entlastung für die Nacht zu sichern. **Vergl. S. 23 ff.**

Diese Zeit wählen wir grundsätzlich für alle Fälle, wo wir mit verzögerter Verweildauer des Magenchymus zu tun haben, gleichgültig, ob bedingt durch Schwäche der austreibenden Kräfte oder durch Hemmungen an der Austrittspforte. Von zauberhafter, dem Patienten sofort auffallender Wirkung sind sie namentlich in allen Fällen mit supersekretorischem Befund. Alle etwaigen nächtlichen Beschwerden schwinden sofort. Wir legen dem abendlichen Leerspülen des hypotonischen Magens so großen therapeutischen Wert bei, daß wir raten, nur dann darauf zu verzichten, wenn sie sich im Einzelfalle als belanglos und überflüssig erweisen. Wir betonen dies, weil manche Gastrologen das Spülen bei Hypotonie für überflüssig halten.

Bei verzögerter Entleerung wird frühmorgendliches Spülen nur dann zur Ergänzung herangezogen, wenn sich in der Nacht stets größere Mengen sauren Magensaftes anhäufen; insbesondere also bei sog. „kontinuierlicher Supersekretion" (S. 170). Wenn der Magen morgens leer ist, sind sie barer Unsinn.

Wie lange Magenspülungen fortzusetzen, ob und in welchem Umfange sie auch für die Nachkur übernommen werden sollen, entscheidet natürlich die Lage des Einzelfalles. Bei etwaigen Beschwerden, die während der Nachkur und weiterhin auf mangelhafte Entleerung des Magens hinweisen, sollen die Patienten in erster Linie zeitweilig zum abendlichen Leerspülen zurückkehren, was dann weitere Verschlechterung des Zustandes verhütet. Sie tun es gerne, weil sie die günstige Wirkung sofort empfinden.

Allen abendlichen Leerspülungen des Magens soll mindestens 1stündige Bettruhe mit halbrechter Seitenlage vorausgehen, damit noch möglichst viel Mageninhalt in den Darm geleitet und dem Spülrohr entzogen wird.

Das spätabendliche Leerspülen läßt sich in Kuranstalten jeder Art leicht durchführen. Die Patienten sollen möglichst bald lernen, das Spülen allein oder mit leichter Hilfe vorzunehmen; geschulte Schwestern sind nicht immer zur Hand. Natürlich darf das letzte Mahl nur Material enthalten, das die Sonde bequem passiert (S. 25). W. Fleiner lehnte das abendliche Spülen mit Unrecht ab, weil es die Patienten mehr als das morgendliche Spülen angriffe, und weil man damit nutzbares Material aus dem Magen entferne. Das erstere können wir nicht bestätigen. Gerade Hypotoniker empfinden das morgendliche Spülen meist als unnötige Belästigung, das abendliche Spülen aber als Wohltat. Dem zweiten Einwand gegenüber ist zu sagen, daß bei gut durchgängigem Pylorus nach vorherigem Liegen (s. oben) der bei Hypotonikern ausgespülte abendliche Rückstand kalorisch kaum ins Gewicht fällt, bei pylorischen Widerständen (wahre Stenose, Krampf) die gänzliche Entlastung des Magens vor der Nachtruhe therapeutisch aber wichtiger ist als die volle resorptive Ausnützung des Genossenen. Die nächtliche Entlastung gestattet, am Tage den Verlust überreichlich wieder einzubringen. Jedenfalls hat niemals das abendliche Spülen uns in der angestrebten Aufbesserung des Ernährungszustandes irgendwie gehemmt.

d) Hebung des Ernährungs- und Kräftezustandes. Nur verhältnismäßig wenige Hypotoniker befinden sich in einem Ernährungs- und Kräftezustand, den wir nicht zu bessern brauchen (S. 280 ff.). Wo dies ausnahmsweise der Fall, genügt es fast immer, schädliche und unvernünftige Gewohnheiten im Essen und Trinken auszuschalten. Zu planmäßigen Kuren gelangen beinahe ausschließlich Patienten, die von der Hypotonie abhängige Beschwerden haben, bei denen Hypotonie das Abheilen anderer Magenkrankheiten erschwert, oder bei welchen wir im Fortbestehen und im Weiterschreiten des hypotonischen Verhaltens Gefahren für die Zukunft erblicken müssen (S. 286). Bei allen diesen bleibt der Ernährungs- und Kräftezustand hinter dem Optimum mehr oder weniger, oft sehr bedeutend zurück.

Bei schwächlichen Patienten mit Enteroptose wurden Mastkuren schon sehr frühzeitig ausgeführt, und als wichtiger Nebenerfolg ergab sich Schwinden von Magenbeschwerden, die auf Hypotonie zurückzuführen waren. Doch scheint auf diesen Sondererfolg früher wenig geachtet zu sein. Überzeugende Beweisstücke legte C. v. Noorden[3] vor. Vergleichende Röntgenaufnahmen ergaben in 9 Fällen, bei Gewichtszunahme um 4—7 kg, Hebung des unteren Magenpoles um 3—8 cm. Teilweise beruht dies auf Fettanreicherung des Bauches, die hebend wirkt, also das leistet, was man vergeblich durch stützende Binden anstrebt; großenteils ist aber daran Rückkehr des normalen Magentonus beteiligt. Gleichzeitig bessert sich die Peristaltik, oft in erstaunlichem Grade. Wir glaubten anfangs, das Hauptgewicht auf passive Hebung des Magens, also gleichsam Bindenersatz, legen zu müssen, überzeugten uns aber später, daß Kräftigung der Magenmuskulatur der bedeutsamere Erfolg ist (Bd. I, S. 962). Wo nur größerer Fettreichtum der Bauchhöhle den Magen hebt, bleibt der Dauererfolg aus. Umgekehrt sahen wir zahlreiche Fälle, wo die Hebung des unteren Magenpoles nur 2—3 cm betrug, die Beseitigung der tonischen und peristaltischen Schwäche aber eine vollkommene war. Wer gemäß seines Körperbaues einen gastroptotischen Langmagen hat, behält diese Magenform auch nach Heilung der Hypotonie (S. 284). Über den Einfluß der Mästung auf den hypotonischen Magen vgl. auch G. Schwarz.

Wo auch immer wir den Magen entlasten müssen, und das trifft ja gerade bei Hypotonikern zu, sind wir beim Aufmästen auf Fette angewiesen, die größten Kalorienreichtum mit geringstem Volum und Gewicht verbinden (Bd. I, S. 973). Bei Überwiegen der Kohlenhydrat- und Eiweißträger bringt das Aufmästen übermäßige Gewichtsbelastung des Magens mit sich. Von den allerersten Zeiten der Hypotoniebehandlung abgesehen, lassen wir Fett mindestens die Hälfte, manchmal sogar bis $^2/_3$ der Kalorienzufuhr decken. Bei geschickter Auswahl und Unterbringung der Fette stößt dies — praktisch genommen — auf keine Schwierigkeiten. Im einzelnen sei auf die Anleitung bei Mastkuren (Bd. I, S. 973ff.) und bei anderen Magenkrankheiten verwiesen.

Schon während der Hauptkur soll die Fettzufuhr auf ansehnliche Höhe gebracht, der Magen an reichliche Fettgaben gewöhnt, gleichsam für sie abgehärtet werden. Diese auf Fettgenuß hinzielende Schulung ist um so wichtiger, als Hypotoniker in der Regel von Haus aus schwache Fettesser sind. Das muß anders werden, wenn der Masterfolg fortbestehen oder gar während der Nachkur vervollkommnet werden soll. Die Fettmenge richtet sich natürlich nach Aufnahme- und Leistungsfähigkeit von Magen und Darm, weiterhin nach dem angestrebten Mastgewinn und nach dem Tempo, in welchem man ihn erreichen will. Bei manchen kommt man mit dem Steigern der Fettzufuhr ziemlich rasch voran. Im allgemeinen ist bei Hypotonikern langsames Vorgehen anfangs ratsamer; später kommt man schneller voran. Über Vorsichtsregeln S. 288.

Mit einem Gewichtszuwachs von 4 kg in 4 Wochen, während der Hauptkur, sollte man sehr zufrieden sein. Wir selbst gingen früher auf stärkere Gewichtszunahme aus und erzielten ohne besondere Schwierigkeiten in der genannten Zeit oft 6—8 kg Zuwachs. Dies hat aber nur allzuoft den Nachteil, daß der Gewinn an allgemeiner Muskelkraft nicht gleichen Schritt hält mit der Gewichtszunahme. Wenn es auch in einer Kuranstalt nicht deutlich hervortritt, macht es sich doch nach Rückkehr in den Alltag dem Patienten fühlbar; dem anfänglichen Aufschwung der Kräfte folgen dann nur allzuoft Schlappheit und leichte Ermüdbarkeit. Wenn ein Gewichtszusatz von 8—10 kg benötigt wird, um das Normalgewicht (Bd. I, S. 115, 937, 992) zu erreichen, sollten etwa 4 kg, höchstens 5 kg während der Hauptkur gewonnen werden. Was noch fehlt, muß der Patient abseits vom Gängelbande täglicher und stündlicher ärztlicher Bevormundung durch willensstarkes Befolgen der Vorschriften während der Nachkur nach und nach hinzuerwerben. Wie unendlich besser und dauerhafter sind dann die Erfolge! Wir haben durch Gewöhnen an Fettkost, durch planmäßiges Schulen des Magens, durch das psycho-therapeutisch so ungemein wichtige Erwecken des persönlichen Verantwortungsgefühles und der persönlichen Mithilfe zur Vollendung und Sicherung des Erfolges gar viele Hypotoniker und insbesondere solche mit gleichzeitiger kongenitaler enteroptotischer Elongation des Magens (Typus B. Stiller) zu kräftigen und ausdauernden, allen Ansprüchen an den Magen gewachsenen Menschen erzogen. Selbst bei Menschen mit chronischem Magenkatarrh, der ernährungstechnisch heikelsten Komplikation der Hypotonie (S. 282), gelang uns dies.

Niemals soll man bei Hypotonie allein auf Mästung ausgehen. Nie soll man die Kräftigung der Muskeln versäumen, was Fettansatz allein nicht leistet (Bd. I, S. 935 u. a. O.). Falls nicht besondere Umstände es benötigen, soll man daher den Hypotoniker nur so lange bei Bettruhe und Liegekur halten, bis der Magen sich gewöhnt hat, Nahrungsquanten, welche etwa der Erhaltungskost entsprechen (Bd. I, S. 111), zu bewältigen. Wenn es nötig ist, den Magen abends noch leer zu spülen, so soll dies das Aufstehen und das Üben der Muskeln nicht verzögern. Der Patient selbst nimmt das zeitweilige Beibehalten des Spülens gern in den Kauf. Über Liegekur und Aufstehen S. 292, über Art allmählicher Muskelübung Bd. I, S. 964, 987. Daß sich die Beanspruchung der Muskulatur der wahren Leistungsfähigkeit richtig anpaßt, daß die jeweilige Leistungsfähigkeit voll ausgenützt, erschöpfende Übermüdung aber unbedingt vermieden wird, ist Hauptsache. Welche besondere Form von Muskelschulung man heranzieht, ist Nebensache.

e) Regelung des Stuhlganges. Die Mehrzahl der Hypotoniker leidet an Stuhlträgheit, freilich zumeist nur an geringeren Graden derselben. Teils handelt es sich nur um träge Peristaltik, also eine gleichsinnige Störung wie am Magen. Später gesellt sich aber häufig spastischer Einschlag hinzu, mehr bei Superaciden als bei Sub- und Anaciden. In späteren Abschnitten der Behandlung macht es natürlich gar keine Schwierigkeit, die Kost so auszuwählen, daß der Dickdarm genügend Anregung findet. Auf die bedeutende Hilfe, welche dabei das feine mürbe Weizenschrotgebäck leistet (S. 221), sei hingewiesen. Grahambrot und andere Brote aus Weizenvollkorn sind schon frühzeitig — am besten in langsam steigender Menge — brauchbar, vorausgesetzt, daß sie sehr gut ausgebacken sind und sorgsam gekaut werden. In den meisten Großstädten findet man jetzt reichliche Auswahl solcher Brote aus fein — und aus weniger fein gemahlenem Vollkorn. Dagegen ist Vollkornbrot aus Roggen den Hypotonikern sehr oft schlecht bekömmlich; erst nach völligem Ausgleich der hypotonischen Motilitätsstörung wird es zu einem sehr wertvollen Nahrungsmittel.

In den ersten 2—3 Wochen müssen wir oft besondere Maßnahmen treffen; je einfachere, desto besser; womöglich ohne Heranziehen von Medikamenten.

Milchzucker oder Lävulose (20—40 g), sofort nach dem morgendlichen Erwachen, in 125—150 ccm Wasser. Oder $^1/_4$ l Frucht-Preßsaft, namentlich aus vollreifen Weintrauben, Melonen, Orangen oder Tomaten; besser frisch als käufliche, sterilisierte Ware.

Lebertran zu gleicher Stunde (2 Eßlöffel); nach 15 Minuten 100—125 ccm kaltes Wasser oder schwach alkalisches Mineralwasser.

Fruchtmus, gekocht, gut durchgeseiht aus Datteln, Feigen, Prunellen, Dörrpflaumen, Rhabarberstengeln gemischt; Mus aus kalifornischen Dörrpflaumen, fein durchgeseiht, Kochen unnötig.

Suppen aus Leguminosen oder Vollweizen, nur bis zur genügenden Erweichung gekocht; sodann durch ein mittelfeines Sieb getrieben.

Das eine oder andere oder die Verbindung mehrerer davon genügen meist. In hartnäckigen Fällen greifen wir bei Superaciden am liebsten zu Magn. Perhydrol (zwei- bis viermal täglich 1 g), bei Subaciden zu Magn. sulfur. (5—6 g über den Tag verteilt). Quellstoffe (Agar-Agar, Pektin, Leinsamen, Semen Psylli usw. eignen sich für Hypotoniker zumeist nicht, da sie den Appetit leicht schädigen. Von Paraffinölen usw. sahen wir oft gleiches.

Bei spastischem Einschlag (s. oben) sind kleine Atropingaben unentbehrlich (etwa dreimal täglich je 0,25 mg). Größere Mengen sind bei Hypotonie unzweckmäßig, weil sie den Tonus herabdrücken (S. 53).

Durchfälle sind immer eine unangenehme Komplikation. Manchen Hypotonikern eignet schon aus früher Jugend Neigung zu Durchfällen. Oft tragen die Durchfälle der Hypotoniker ausgesprochen nervösen Charakter; sowohl wenn sie gruppenweise plötzlich auftreten und nach kurzer Zeit ohne Diätmaßnahmen wieder verschwinden, wie auch in jenen Fällen, wo sich die Diarrhöen in ein bis zwei wässerigen Entleerungen morgens erschöpfen, während der Darm die ganze übrige Zeit hindurch vollkommen ruhig und beschwerdefrei bleibt. Solches Geschehen kann wochen- und monatelang sich täglich wiederholen. Es handelt sich dann nur um vermehrten Wassergehalt des Kotes (vermehrte Darmsekretion, manchmal mit glasigem, lichtem Schleim), während die mikroskopische und chemische Untersuchung des Kotes und alle Funktionsprüfungen des Darmes ein völlig normales Resultat ergeben. Mit Kräftigung des ganzen Ernährungszustandes pflegen diese Formen zu heilen; sehr zweckmäßig ist dabei aber das Verabfolgen von Kalkpräparaten (am besten Calcium carbonicum, morgens und abends in etwas heißes Wasser verrührt). Bei wahren Darmdyspepsien und -katarrhen ist natürlich die Kost entsprechend zusammenzustellen. Die Grundsätze der Magenhypotonie- und der Darmkatarrhbehandlung lassen sich, wenn man der Sonderlage des Einzelfalles Rechnung trägt, leicht verbinden, und beide Störungen lassen sich gleichzeitig zur Heilung bringen. Die an sich seltenen wahren Darmkatarrhe sind bei sub- und anaciden Hypotonikern häufiger als bei normo- und superaciden; bei den obenerwähnten nervösen Durchfällen überwiegt aber die Zahl der Superaciden.

f) Massage. Elektrizität. Im Gegensatz zu manchen anderen schätzen wir den Heilerfolg der Massage des Bauches, speziell des Magens, bei Hypotonie nicht hoch ein. Nur bei etwaiger Schwäche der Bauchwandmuskeln ist sie nützlich. Dann bewährt sich auch Massage der Rücken- und Gliedermuskeln.

Ebensowenig wie Massage betrachten wir percutanes und intrastomachales Elektrisieren als wesentliches Stück der Hypotoniebehandlung. Dagegen kann jedes von ihnen oder beides zusammen als Suggestivum oft recht brauchbare Dienste tun. Doch hüte man sich, neuropathische Hypotoniker daran zu gewöhnen; sie werden leicht zu Sklaven der Massage und Elektrizität.

g) Stützbinden. Bei Hypotonie hat das Tragen von Stützbinden gar keinen Sinn. Bei Gastroptose wird immer aufs neue die hebende Kraft derselben gelobt. Durch Stützbinde können gesunkene Organe (Gastrokoloptose) tatsächlich gehoben werden, mit deutlich therapeutischem Erfolge aber nur bei den durch Hängebauch verursachten Ptosen (Typus: Maternitätsptosen); sie werden nur ausnahmsweise von Hypotonie des Magens begleitet. Bei mageren Personen mit Gastrokoloptose (Typus: virginelle Ptosen bei myasthenischer Konstitution) bleibt aber Dauererfolg aus, wenn man sich auf Stützapparate beschränkt. Seine Hoffnung darauf zu setzen, ist ein therapeutischer Irrtum (C. v. Noorden[4]). Die Binde mag kurz nach dem Anlegen noch so schön sitzen und die gesunkenen Organe auch tatsächlich heben, wenn man einige Zeit nachher aufs neue am Röntgenschirm untersucht, ist fast immer der untere Magenpol wieder herabgerutscht. Wie C. v. Noorden[3] in einer die Bandagentherapie bei Ptose und Hypotonie kritisierenden Arbeit betonte, und wie auch A. Borgbjärg und J. F. Fischer, A. v. Rothe und K. Pollack u. a. bestätigten, beseitigen die Stützbinden häufig subjektive Beschwerden der Ptotiker; selbst für manche Fälle nichtptotischer Hypotonie geben wir dies zu. Wenn der leichte, von außen einwirkende Druck angenehm empfunden wird, ähnlich wie ein einfacher Prießnitzscher Umschlag auf die Magengegend des Bettruhenden, kann und soll man davon Gebrauch machen. Der Erfolg — vielleicht oft nur ein suggestiver — erleichtert dann das Durchführen diätetischer und anderer Maßnahmen. Dafür genügt aber leichte und flache Druckwirkung. Wir möchten sagen: je besser die Stützbinde der Absicht, Querkolon und Magen zu heben und zu stützen entspricht, wie es z. B. der technisch mustergültige, von Th. Rovsing empfohlene W. A. Lanesche Stahlfedergürtel tut, desto bedenklicher ist sie. Die Bewegungsformen des Magens und des Querkolons werden dadurch ganz unnatürliche, und selten vertragen die Patienten die Stützbinden auf lange Zeit. Vgl. zu diesem Abschnitt die Erörterungen über Enteroptose bei C. v. Noorden[3].

Sowohl beim Anlegen von Stützgürteln und -binden, wie auch von Kleidungsstücken ist sorgfältig darauf zu achten, daß der Magenkörper keinen umschriebenen Druck empfängt. Wie häufig — allen ärztlichen Mahnungen zum Trotz — die Kleidung der Frauen unheilvollen Druck ausübt, ist bekannt. Der hypotonische und der gastroptotisch elongierte Magen leidet darunter weit mehr als der normale.

h) Medikamente. Komplikationen können natürlich die Anwendung verschiedenster Medikamente bedingen. Hier sei nur erwähnt, was auf die Hypotonie Bezug nimmt. Vor allem müssen etwaige spastische Hemmungen von seiten des Pylorus ausgeschaltet werden, und da kann es notwendig sein, mit Alkalien vorzugehen. Wir verweisen auf früher Gesagtes (S. 214). Für gleichen Zweck ist Atropin zulässig, aber nur in sehr kleinen Mengen (zwei bis drei Einzelgaben von höchstens je 0,25 mg); sonst lähmt es den neuromuskulären Apparat (s. oben). In älterer Zeit wurde Nux vomica (Strychnin) als Tonusverstärker hoch bewertet; später warf man es als nutzlos beiseite. Man wird niemals entscheidende Erfolge von Strychnin sehen. Als Untersützungsmittel ist es aber brauchbar, sowohl als appetitsteigerndes Stomachicum, wie auch als Verstärker des Muskeltonus; dies letztere ergaben die Versuche von A. v. Müller und P. Saxl aus C. v. Noorden's Wiener Klinik. Wenn keinerlei Neigung zu Pylorospasmus besteht, und wenn solche nach röntgenologischem Befunde auch unter Gebrauch des Mittels nicht auftritt, leisteten uns im Anfange der Kur kleine Gaben von Physostigminum salicylicum manchmal gute Dienste (dreimal täglich 0,25 mg; aber nicht länger als 1 Woche lang; sonst kommt es leicht zu Darmspasmen). In manchen Fällen erwiesen sich uns recht nützlich radioaktive Substanzen. Sicher verlassen darf man sich nicht darauf. Wir gaben 20 000 bis 25 000 Mache-Einheiten, teils in Form von Thorium-X, teils in Form von Radiumemanation in wenig Wasser, $^1/_4$ Stunde vor den Mahlzeiten. Nach radiologischem Befund wurden sowohl Tonus wie Peristaltik dadurch gesteigert. Unsere Erfahrungen darüber reichen aber nicht aus, um über die Tragweite dieser Therapie abschließend zu urteilen, obwohl die Versuche bis in die Zeit unserer gemeinsamen Wiener Tätigkeit zurückreicht. W. Falta berichtete schon darüber.

Bei subacider Hypotonie ist Salzsäure am Platze, am besten in solcher Anordnung wie beim subaciden chronischem Katarrh (S. 159). Man erinnere sich auch der Anregung des Drüsenapparates durch Fruchtsäfte, die oben (S. 296) bei Bekämpfung von Stuhlträgheit bereits erwähnt wurden. Desgleichen dürfen Alkoholklistiere (300 ccm 5%iger Alkohol) als starke Erreger der Saftsekretion des Magens in Betracht gezogen werden (H. Steinitz und R. Schereschewsky); bei Hypotonie weit besser als alkoholisches Getränk! Über Kaffee wurde schon als brauchbares Medikament wegen seiner tonussteigenden Wirkkraft berichtet (S. 291).

i) Operative Behandlung der Hypotonie ist fast immer unnötig. Je gründlicher der Arzt die diätetische Kunst beherrscht, desto seltener wird er überhaupt daran denken. Auch die operative Behandlung der Gastroptose gibt so wenig sichere und durchschlagende Erfolge (N. Guleke, H. Nieden und H. Smidt; eingehende Besprechung bei E. Wehner und H. Böker, E. Liek, R. Göbell), daß man sich nur im Notfalle dazu wird drängen lassen. Die früher in Skandinavien nach Th. Rovsing's Methode häufig ausgeführte Gastropexie scheint dort jetzt beanstandet zu werden. Kn. Faber meldet, er selbst habe davon schöne Resultate gesehen, aber auch sehr schlechte. Wir sahen uns unter Hunderten von Fällen nur dreimal genötigt, bei gleichzeitigem Bestehen starker sog. virgineller Gastroenteroptose und beträchtlicher Hypotonie des Magens eine Gastroenterostomie (niemals eine Gastropexie) ausführen zu lassen. In allen drei Fällen ergab sich die Notwendigkeit daraus, daß eine klinisch diagnostizierte und bei der Operation bestätigte Knickung am Duodenum zwar keinen typischen Staumagen erzeugte, wohl aber in Verbindung mit der Innervationsschwäche des Magens die Magenentleerung derart verzögerte und derartige Beschwerden brachte, daß hinreichende Ernährung nicht mehr gesichert war. Wenn auch der Gesamtzustand sich wesentlich besserte, war der Erfolg doch nicht befriedigend.

k) Psychotherapie, im engeren Sinne des Wortes, kann unter Umständen wertvolle Hilfe leisten. Der im hypnotischen Experiment nachweisbare Einfluß auf den Magentonus (S. 50) scheint uns dabei nicht das Ausschlaggebende zu sein. Der Dauererfolg ist vielmehr gebunden an Verdrängung der beschwerlichen Empfindungen und der Phobien, die sich an stärkere Belastung des Magens knüpfen. Die Bereitwilligkeit zu reichlicherer Nahrungsaufnahme bessert dann den allgemeinen Kräftezustand und mit ihm die Hypotonie bzw. die Erschlaffung der Bänder.

Faßt man, wie es durchaus richtig ist, den Begriff, „Psychotherapie“ weiter, so bieten sich freilich bei Hypotonie sehr häufig wichtige Anhaltspunkte. Denn depressive Zustände verschiedenster Art wirken sich in Schwächung der tonischen Innervation des Magens aus. Alles was die Stimmung hebt, wird zur Überwindung der Hypotonie mithelfen. Vor allem gilt es, den oft durch Mißerfolge sehr verzagten Patienten Hoffnung, Mut und Selbstvertrauen wiederzugewinnen.

Nach den neueren Untersuchungen von W. Ruhmann (Verhandl. d. Ges. f. Verdauungs- und Stoffwechselkrankh. VI. 252. 1927) ist es im wesentlichen Schwäche der Längsmuskulatur des Magens, deren Innervationsschwäche das Heben des Mageninhaltes („Anastole“) nach sich zieht. Sympathicusreiz (Adrenalin) führt zur Hypotonie bzw. Gastroptose durch Lähmung dieser Innervation. Parasympathicus-Reiz (azetyliertes Cholin) führt gleichfalls zur Senkung der großen Kurvatur, aber nur deshalb, weil sich der Dünndarm kontrahiert und die Stützpunkte des Magens tiefer rücken; hier handelt es sich also nur um eine Anpassung des Magens an die veränderte Lage der Bauchorgane.

3. Rückblick.

Die Frage ist berechtigt, welche Dauererfolge die Behandlung der Hypotonie verspricht. Können wir sie wirklich heilen? Im Gegensatz zu der früheren pessimistischen Beurteilung, die sich im wesentlichen auf die Darlegungen B. Stiller's und auf die Erfahrungen mit unzulänglichen diätetischen Schonungsmaßregeln und physikalischen Verfahren gründeten, muß die Frage unbedingt bejaht werden. Von Patienten abgesehen, deren Erholungskraft durch Alter oder durch schwere Krankheit auf immer gebrochen ist (z. B. schwere Tuberkulose), widersteht keine Hypotonie folgerichtiger Behandlung. Man muß aber von der Vorstellung sich lösen, daß mit einmaliger mehrwöchiger Mastkur, die ja stets einen gewissen Erfolg bringt, die Behandlung beendet sei. Das trifft nur unter ganz bestimmten Voraussetzungen zu, am häufigsten bei den durch akute Krankheit oder schlechte Ernährungsverhältnisse erworbenen Formen, manchmal auch dann, wenn die Hypotonie Teilerscheinung oder Hauptstück erworbener nervöser Dyspepsie ist. In den viel hartnäckigeren Fällen konstitutioneller Hypotonie ist zwar das Aufmästen leicht; es liefert aber nur vorübergehende Scheinresultate, wenn das Errungene nicht festgehalten und planmäßig weiterentwickelt wird, für zahlreiche Fälle der neurogenen Hypotonie gilt das gleiche. Die Hartnäckigkeit der Hypotonie kann nicht wundernehmen, wenn wir bedenken, daß die Therapie meist gutzumachen hat, was jahre- und jahrzehntelang in der Ernährung versäumt wurde und daß die Patienten nach Beendigung einer erfolgreichen Mastkur nur gar zu oft, durch kleine Störungen veranlaßt, in den alten Ernährungsschlendrian zurückfallen.

In schweren Fällen wird immerhin 1 Jahr und mehr vergehen, bis die Patienten voller Widerstandskraft und Leistungsfähigkeit des Magens sicher sind und auch die objektive Untersuchung keine Zeichen rückfälliger motorischer Insuffizienz mehr nachweist. Die weitaus günstigsten Resultate erhält man bei jugendlichen Individuen. Wir behandelten vor Jahrzehnten Jugendliche mit ausgesprochener Magenhypotonie, die dann dauernd allen Strapazen und jeglicher vernünftiger Belastung des Magens gewachsen blieben.

Öftere Kontrolle des jeweiligen Zustandes ist in den folgenden Jahren dringend notwendig, um etwaige Rückschläge baldigst abzufangen. Viele unserer Patienten fühlen deren Auftreten sehr frühzeitig und stellen bei abendlichen Kontrollspülungen dies auch selbst fest. Ein- bis zweiwöchige Rückkehr zu vorsichtiger Kost, wie im zweiten Teile der durchgemachten Kur (S. 290), zugleich mit Sorge für abendliche völlige Entleerung des Magens durch Aushebern und kurzem Nachspülen beseitigen dann den Rückfall.

V. Akute Magendehnung (Gastroplegie).

Aus dem Zusammenhang mit chronischer Hypotonie muß man vom theoretisch-systematologischen Standpunkte aus jene Formen reinlich scheiden, wo akute Magendehnung durch ein akut einsetzendes Entleerungshindernis entsteht. Typisch hierfür ist der sog. „arterio-mesenteriale Darmverschluß", der nichts anderes ist als ein hochsitzender Ileus. Wegen hauptsächlichen Vorkommens nach Bauchoperationen, die mit längeren Narkosen einhergingen, spielt er in der chirurgischen Literatur eine große Rolle. Sicher ist gelegentlich primäre Abknickung des unteren Duodenum durch die nach abwärts verschobene und straff gespannte Radix Mesenterii die wahre Ursache des Leidens (H. v. Haberer; hier ausführliche Literatur. V. Schmieden und R. Scheele). Für die Mehrzahl der Fälle nehmen wir mit W. Braun und H. Seidel, E. Melchior u. a. an, daß es sich um primäre toxische oder durch Schock oder durch beides bedingte Lähmung des Magens handelt, und etwaige Abknickung an der Gekrösewurzel nur Folge der Schwere und der Zerrung des sich mit Sekret füllenden Magens ist (C. v. Noorden[2]).

Die Verhältnisse liegen oft so eigentümlich, daß es schwer ist, die letzte Ursache richtig zu deuten; man erkennt diese Schwierigkeiten deutlich aus der gründlichen Arbeit H. v. Haberer's. Wenn der krankhafte Zustand vom Magen den Ausgang nimmt, hat man sich seine Entwicklung in folgender Weise zu erklären: Zuerst toxische oder neurogene Lähmung der Muskeln des Magenkörpers bei gleichzeitigem Spasmus der Pars pylorica, deren Tonus schon physiologisch antagonistisch eingestellt ist (S. 45). Solange der Pylorus geschlossen bleibt, imponiert dies klinisch als Magenlähmung. Schon die Schwere des durch Sekret sich immer stärker füllenden Magens kann die Knickung des Duodenum vorbereiten. Wenn der Widerstand des Pylorus nachläßt und nunmehr Magen mit Duodenum ein ununterbrochenes Röhrensystem bilden, wird die schnelle Überlastung des Duodenum die vorbereitete Knickung vollenden. Dann imponiert der ganze Zustand dem Kliniker und dem Operateur als arterio-mesenterialer Darmverschluß (Duodenalileus). Vielleicht erstreckt sich die primäre Lähmung auch gleichzeitig auf die Duodenalmuskeln, was das Entstehen der Knickung begünstigen würde; darüber ist aber nichts Sicheres bekannt.

Jedenfalls ist klar, daß es sich beim primären arterio-mesenterialen Ileus und bei primärer Magenlähmung um zwei grundverschiedene Leiden handelt, die nur in wichtigen klinischen Symptomen übereinstimmen, und wo im zweiten Falle primäre Lähmung, bei erstgenannter Krankheit nur terminale Schwäche Ursache des Magenzustandes ist. Den neuro-muskulären Lähmungscharakter der akuten Magenparese erkannte schon frühzeitig (1862) W. Brinton. F. v. Herff, A. Payer u. a. brachten dies später zu voller Anerkennung. Neuere Literatur siehe auch bei G. Katsch und bei N. Guleke, H. Nieden und H. Smidt.

1. Klinisches.

Dem praktischen Arzte begegnen die akuten schweren Gastroplegien hauptsächlich als Folge von Nahrungsmittelvergiftung und außergewöhnlichen Fressereien und Saufereien. In Erinnerung an ihr gelegentliches Auftreten nach Chloroformnarkosen und an die leichte, aber deutliche Magenhypotonie im unmittelbaren Anschlusse an jegliche Chloroformnarkose (A. Payer), darf man dem Alkohol und esterförmigen Nebenbestandteilen der alkoholischen Getränke auch bei den alimentären Exzeßlähmungen Mitwirkung zuerkennen. Manche Erfahrungen weisen darauf hin, daß bei allgemeinem Schwächezustand, namentlich auch während und unmittelbar nach schweren akuten Infektionskrankheiten, die Neigung zur Gastroplegie sich verstärkt. Daher dürfen wir an die Warnung erinnern, bei Rekonvaleszenten das Wiedererwachen des Appetits nur mit Vorsicht auszunützen (S. 103). Es ist alte volkstümliche Lehre, bei Menschen und Tieren, welche längere Zeit gehungert haben, nur vorsichtigst Nahrung einzuflößen. Wenn sich nach langer Entbehrung die Hungernden mit Gier auf das Essen stürzen, entstehen Zustände, welche teils den Charakter der akuten Gastroplegie, teils den des paralytischen Ileus tragen; beides sind gleichsinnige Störungen. Wie beim paralytischen Ileus ist wahrscheinlich Reizzustand des Sympathicus und nicht Ausfall des Vagustonus unmittelbare Ursache der Gastroplegie (G. A. Wagner; S. 50). Auch die Gastroplegien bei Querschnittlähmungen des Rückenmarks sprechen dafür (W. Kausch).

Wir stehen mit R. Stähelin durchaus auf dem Standpunkte und brachten dies schon mehrfach zum Ausdruck (S. 20, 99), daß abgeschwächte Formen der Gastroplegie (also akute Magenparesen) etwas recht Häufiges sind; sie sind eine ganz gewöhnliche Folge alimentärer Exzesse. Daran anknüpfend meint J. Boas, daß Magenparesen oft mit akuter Gastroenteritis verwechselt worden seien. Das sind aber keine Gegensätze. Die erste krankhafte Folge kann Magenparese mit Pylorusspasmus sein. Akute Gastritis bzw. Gastroenteritis sind dann weitere Folgen des gleichen Exzesses oder der gleichen Vergiftung.

Es sei hier auch an die Lähmungszustände erinnert, die bei übermäßigem, auf Einzelmahlzeit zusammengedrängtem Genuß rohen Obstes, namentlich in Verbindung mit reichlichem Wassertrinken entstehen können und alljährlich zur Zeit der Obstreife Opfer fordern (Bd. I, S. 607). Meist betreffen sie mehr den Darm (paralytischer Ileus) als den Magen, können aber auch diesen in Form akuter Gastroplegie erfassen. Sie sind z. T. durch starke Quellung des Fruchtfleisches (also mechanisch), zum größeren Teile aber wohl mikrobiell durch starke Gärung und Gasblähung bedingt. Zusammenfassendes bei W. Groß.

Man beherzige, daß leichtere Paresen des Magens meist harmlos verlaufen, daß die Entwicklung der akuten motorischen Schwäche zu völliger Lähmung aber stets einen lebensgefährlichen Zustand schafft. Der Übergang zur schweren Form kann ätiologisch bedingt sein, z. B. durch übermächtige Giftwirkung; ihn dann zu verhüten, steht nicht immer in unserer Macht. Aber auch durch Versäumnis rechtzeitigen Eingreifens kann aus der Schwäche wahre Lähmung werden.

Manchmal verlaufen gastrische Krisen der Tabiker unter einem Bilde, das mit akuter Magenparese sonstigen Ursprunges größte Ähnlichkeit hat und damit verwechselt werden kann. Meist freilich beherrschen charakteristische

Schmerzen sofort einleitend, schon vor Beginn des Erbrechens und des Magensaftflusses das Krankheitsbild, während bei den alimentär-toxischen Paresen eigentliche Schmerzen nur untergeordnete Rolle spielen. Die massenhafte, sich immer wieder erneuernde Sekretion, die Übelkeit, das Erbrechen, die starken Wasserverluste des Körpers, die Schwäche sind aber gemeinsame Symptome. Den tabischen Ursprung vieler solcher Fälle erkannte H. Sahli. Nachdem C. v. Noorden[5] einige derartige Fälle beschrieben hatte, achteten wir sehr genau darauf. Mehrfach begegneten wir Fällen unzweifelhaft tabischer Krise, wo die Schmerzen ganz in den Hintergrund traten, und wo Parese mit gewaltiger Supersekretion nebst Erbrechen das ganze Krankheitsbild beherrschten. Sie gingen früher bekanntlich unter dem rein symptomatischen Namen: periodisches Erbrechen (E. v. Leyden). So sehr auch die Kranken durch das Erbrechen usw. herunterkommen, bildet sich die tabische Parese fast ausnahmslos wieder selbständig zurück. Nach unserer Erfahrung scheinen sich diese Kranken (mit tabischer paretischer und supersekretorischer Krise) oft besser zu befinden, wenn man sie erbrechen läßt und nicht den Magen mit Sonde entleert. Freilich trifft dies nicht immer zu. Man richte sich nach Lage des Einzelfalles.

Gastroplegische Zustände, ohne oder mit Schmerzen (letzterenfalls der tabischen Krise ähnlich) kommen gelegentlich auch bei Basedowkranken vor.

Zu den leichten akuten Paresen des Magens, die keiner weiteren Therapie als vorübergehender Schonung (mehrstündiges oder eintägiges Fasten) bedürfen, sind zu rechnen die Schreck- und Ekellähmungen des Magens; sie kommen auch bei Migräneanfällen vor, und zwar derart, daß sie leichteren echten gastrischen Krisen durchaus ähnlich sind.

2. Therapeutisches.

Wie wir sehen, interessieren die akuten Gastroplegien und Magenparesen die Diätetik im wesentlichen vom prophylaktischen Standpunkte aus. Sobald der krankhafte Zustand einmal vorliegt, schweigt die diätetische Kunst, d. h. jegliche Belastung des Magens ist verboten, solange er anhält. Der allgemeine Zustand erfordert aber oft extrabuccale Ernährung, namentlich Versorgung mit Wasser. Intravenöse Infusion von Dextrose oder Calorose, Tropfklistiere von Dextrin oder Dextrose genügen (Bd. I, S. 1075, 1050ff.); später langsame Wiederaufnahme buccaler Ernährung. Prophylaktische Weisungen für die Zukunft.

Bei Gastroplegie bewährt sich oft die von J. Schnitzler empfohlene und auch von A. Payer gerühmte Bauch- oder Knie-Ellenbogenlagerung des Kranken, welche das Duodenum am Orte der Knickung unter dem hydrostatischen Drucke entfaltet. Die gestaute Masse kann dann abfließen. Damit ist die unmittelbare Gefahr überwunden. Weiterbehandlung mit Magenwaschungen (s. unten), zunächst extrabuccaler, dann vorsichtig steigender normaler Ernährung. Dies alles bezieht sich vorwiegend auf den echten arterio-mesenterialen Ileus. Die J. Schnitzler'sche Lagerung kann aber nur Erfolg haben, wenn der Pylorusring bereits erschlafft ist, Magen und Darm zu einheitlichem Rohre verbindend. Auf Magenentleerung mittels Sonde wird man aber doch nicht verzichten. Es erleichtert, wie uns schien, die Auswirkung der J. Schnitzler'schen Lage.

Bei primärer Magenparese (abgesehen von tabischer Krise, s. oben) ist Magenentleerung mittels Sonde unerläßlich. In leichteren Fällen (Gastroparese) kommt man oft mit 1—2 Ausheberungen zum Ziele, wobei man Rechtslagerung des Körpers und Hochlagerung der rechten Hüfte durch untergeschobenes Kissen zur Hilfe nehmen wird, um selbsttätigen Abfluß des Mageninhaltes durch den gelähmten Pförtner in das Duodenum und darüber hinaus zu begünstigen. Schon nach $^1/_2$—1 Tag kann Wohlbefinden zurückgekehrt sein (S. oben).

In schwereren Fällen (Gastroplegie) muß die Entleerung des Magens häufig wiederholt werden, einesteils um üble Zersetzungen des Mageninhaltes zu verhüten, anderseits um es nicht zum Abknicken des Duodenum an der Gekrösewurzel kommen zu lassen. Nachspülen bewährt sich im allgemeinen nicht; es greift die Patienten zu sehr an. Vor der ersten künstlichen Entleerung hatte sich der Magen zwar meist schon durch Erbrechen teilweise entleert, aber starke Sekretion eines nur ganz schwach sauren Saftes hat ihn immer wieder gefüllt. Später wird wegen Schwäche der Muskulatur und Nachlassen der Reflexfähigkeit das Erbrechen immer unwirksamer. Bei milderen Formen (Paresen) kann Erbrechen ganz fehlen; bei vielen Menschen kommt es ja trotz starker Übelkeit nur schwer zum Erbrechen (S. 72). Das Entleeren des Magens mit dem Schlauch stößt auf Schwierigkeit, da der Tonus des Magens nicht mithilft. Man kommt oft ohne vorsichtiges Aspirieren, entsprechend dem veralteten Verfahren des Magenauspumpens, nicht aus. Am besten läßt man eine Duodenalsonde im Magen liegen und aspiriert von Zeit zu Zeit. Da nach Entfernung der Speisereste kein verstopfendes Material, sondern nur leicht flüssiger Saft (manchmal mit etwas Blut vermengt) im Magen zugegen ist, genügt solches Verfahren meist.

Der neuro-muskulär geschwächte Magen muß einige Zeit völlig geschont werden. Wir kamen mit Dextrin-Tropfenklistieren und gelegentlichen intravenösen Infusionen von Dextrose als Nahrungsersatz immer aus. Auch in 3 Fällen tabischer Krise mußten wir, im Hinblick auf die starken Flüssigkeitsverluste durch Magensaftsekretion und Erbrechen dazu greifen. Bei beginnender Wiederernährung durch den Magen greife man zunächst zu breiiger Zerealienkost, den weiteren Wasserbedarf einstweilen noch rektal und intravenös deckend.

Von operativem Vorgehen wird abgeraten (E. Melchior). Es käme unseres Erachtens nur Jejunostomie zwecks vorübergehender Entlastung in Frage.

Falls keine Abknickung besteht und der Auerbach'sche Plexus überhaupt noch erregbar ist, wäre von subcutanen Hypophysininjektionen (1—2 Ampullen) Erfolg zu hoffen. Auch das Injizieren von Tropokokain (0,1—0,15 g in etwa 8 ccm Liquor cerebrospinalis gelöst) in den Duralsack, auf Höhe des VII. bis VIII. Wirbels, um die Leitfähigkeit der sympathischen, motorischhemmenden Fasern zu lähmen, kommt in Betracht; entsprechend dem von G. A. Wagner bei Ileus paralyticus empfohlenen Verfahren; oder auch paravertebrale Novokaininjektionen (vgl. Darmlähmung). Cholin und Physostigmin (letzteres auf Grund der Erfahrungen bei Darmparese) sind des Versuches wert (S. 54).

Die Aussichten der Behandlung werden wesentlich von der Ursache des Leidens mitbestimmt. Vergiftungen, die auch andere Nervenabschnitte mitbetreffen, führen natürlich meist, trotz aller Bemühungen, zum Tode.

Literatur.

Boas, J.: Diagnostik und Therapie der Magenkrankheiten. 8./9. Aufl. Berlin 1925. — Bönniger[1], M.: Die Gastroptose und ihre Entstehung. Berlin. klin. Wochenschr. **1910**. Nr. 10. — Ders.[2]: Zur Frage der Gastroptose. Klin. Wochenschr. **1923**. Nr. 32. — Borgbjärg, A. und Fischer, J. F.: Die Wirkungen der Binde bei Gastroptose. Boas' Arch. **18**. 441. 1912. — Braun, W. und Seidel, H.: Zur Frage der akuten Magenerweiterung. Mitt. a. d. Grenzgeb. d. Med. u. Chir. **17**. 533. 1907. — Crämer, F.: Magenerweiterung, motorische Insuffizienz und Atonie des Magens. München 1903. — Faber, Kn.: Die Gastroptosenfrage. Klin. Wochenschr. **1923**. Nr. 18. — Fleiner, W.: Krankheiten der Verdauungsorgane. Stuttgart 1897. — Grote[1], L. R.: Funktionsprüfung des Magens. Klin. Wochenschr. **1924**. Nr. 18. — Ders.[2]: Grundlagen ärztlicher Betrachtung. Berlin 1921. — H. v. Haberer: Arteriomesent. Darmverschluß. Arch. f. klin. Chir. **108**. 307. 1917 und **132**. 202. 1924. — Herz, H.: Störungen des Verdauungsapparates als Folge anderer Erkrankungen. Berlin 1914. — Heyer, G. R.: PsychischeEinflüsse auf die Motilität von Magen und Darm. Klin. Wochenschr. **1923**. Nr. 50. — Kausch[1], W.: Über funktionelle

Ergebnisse nach Operationen am Magen. Mitt. a. d. Grenzgeb. d. Med. u. Chirurg. **4**. 347. 1899. — Ders.[2]: Über Magenektasie bei Rückenmarksläsion. Ebenda **7**. 569. 1901. — Kemp, Sk.: Studien über die motorische Magenfunktion. Bickel's Beitr. **2**. 61. 1911. — Klee[1], Ph.: Die Magenform bei gesteigertem Vagus- und Sympathicustonus. Münch. med. Wochenschr. **1914**. 1044. — Könnecke, W.: Experimentelle Innervationsstörungen am Magen und Darm. Zeitschr. f. d. ges. exp. Med. **28**. 384. 1922. — Ders. und Meyer, H.: Über den Einfluß von Vagus und Sympathicus auf Magen und Darm. Mitt. a. d. Grenzgeb. d. Med. u. Chirurg. **35**. 297. 1922. — v. Krehl, L.: Pathologische Physiologie. 11. Aufl. Leipzig 1921. — Kußmaul, A.: Über peristaltische Unruhe des Magens. Volkmann's Samml. klin. Vortr. **1880**. Nr. 181. — Kuttner, L.: Störungen der Motilität. In: Kraus-Brugsch: Spez. Pathol. u. Therapie **5**. 723. 1915. — Lasch, C. H.: Röntgenologische Untersuchungen über den Einfluß des Atropins auf die Magenmotilität. Klin. Wochenschr. **1922**. Nr. 17. — Mangelsdorf, J.: Über ein Phänomen am Magen bei Migräne und Epilepsie. Berlin. klin. Wochenschr. **1903**. Nr. 44. — Melchior, E.: Chirurgie des Duodenum. Stuttgart 1917. — Müller, A. und Saxl, P.: Über den Tonus der glatten Muskulatur. Wien. med. Wochenschr. **1909**. 1640. — v. Noorden[1], C.: Die Bleichsucht. 1. Aufl. Wien 1897. — Ders.[2]: Klinik der Darmkrankheiten (2. Aufl. von A. Schmidt's Werk). 1921. — Ders.[3]: Zur Therapie der Gastroptose. Therapie d. Gegenw. **1910**. Nr. 1. — Ders.[4]: Krankheiten des Verdauungskanals. In: J. Schwalbe's Samml. diagn. u. therap. Irrtümer. Leipzig 1923. — Ders. und v. Jagič, N.: Die Bleichsucht. 2. Aufl. Wien, 1912. — Payer, A.: Die postnarkotische Magenlähmung. Mitt. a. d. Grenzgeb. d. Med. u. Chirurg. **22**. 410. 1910. — v. Rothe, A. und Pollack, K.: Zur Diagnose des Duodenalulcus. Dtsch. med. Wochenschr. **1915**. 586. — Rovsing, Th.: Die Gastrokoloptose. Leipzig 1914. — Schmieden, V. und Scheele, K.: Darmstenosen, Ileus. In: Kraus-Brugsch: Spez. Pathol. u. Therapie **6**. 403. 1922. — Schnitzler, J.: Aus dem Kapitel der Darmstenosen. Wien. klin. Rundschau **1911**. 401, 442. — Schwarz, G.: Verdauungsorgane. In: Lehrb. d. Röntgendiagnostik (Enzyklopädie d. inn. Med.) **2**. 659. 1924. Berlin. — Stähelin, R. in Mohr-Stähelin: Handb. d. inn. Med. **3**. II. 568. 1918. — Stiller[1], B.: Grundzüge der Asthenie. Stuttgart 1916. — Ders.[2]: Die asthenische Konstitutionskrankheit. Stuttgart 1907. — Wagner, G. A.: Behandlung des paralytischen Ileus. Berlin. klin. Wochenschr. **1919**. 1221. — Wegele, C.: Zur Frage der atonischen Magenerweiterung. Münch. med. Wochenschr. **1905**. Nr. 19.

Ergänzungen der Literatur.

Bauer, A. W.: Über die Wirkung des entkoffeinisierten Kaffees auf den schlaffen (ptotisch-hypotonischen) Magen. Boas' Arch. **42**. 225. 1928. — Bickel, A. und v. Eweyk, C.: Zur Kenntnis der die Magensaftbildung und die Magen-Darmbewegungen anregenden Substanzen im Kaffeeinfus. Zeitschr. f. d. ges. exp. Med. **54**. 75. 1927. — Brinton, W.: Die Krankheiten des Magens (aus dem englischen). Würzburg 1862. — Faber, Kn.: Die Krankheiten des Magens und Darmes. Berlin: Julius Springer 1924. — Falta, W.: Behandlung innerer Krankheiten mit radioaktiven Substanzen. **1918**. 126. — Göbell, R.: Die Ergebnisse der chirurgischen Behandlung der Gastroptose. Arch. f. klin. Chir. **144**. 266. 1927. — Groß, W.: Über Erkrankungen und Tod nach Obstgenuß. Münch. med. Wochenschr. **1928**. 212. — Guleke, N., Nieden, H. und Smidt, H.: Die Chirurgie des Magens und Zwölffingerdarms. In: M. Kirschner und O. Nordmann's: Die Chirurgie. Wien 1927. — v. Herff, F.: Über schwere Magen- und Darmlähmungen, insbesondere nach Operationen. Zeitschr. f. Geburtsh. u. Gynäkol. **44**. 251. 1901. — Hurst, A. F.: On so-called gastric hypotonus and gastroptosis and atonic dilatation of the stomach. Brit. Journ. of Radiol. **32**. 131. 1927. — Katsch, G.: Spezielle Pathologie des Magens. In: Handb. d. inn. Med. **3**. I. 479. 1926. Berlin: Julius Springer. — Klee[2], Ph.: Die Magenbewegungen. In: Handb. d. norm. u. pathol. Physiol. **3**. 399. 1927. Berlin: Julius Springer. — Leb, A.: Eine durch Tuberkulose des Lungenstiels bedingte Form der Magenatonie. Münch. med. Wochenschr. **1924**. Nr. 44. — v. Leyden, E.: Über periodisches Erbrechen. Zeitschr. f. klin. Med. **4**. 605. 1882. — Liek, E.: Sollen wir den Senkmagen operieren? Arch. f. klin. Chir. **137**. 174. 1925. — v. Noorden[5], C.: Zur Pathologie der Tabes dorsalis (gastrische Krisen). Charité-Ann. **15**. 166. 1890. — Sahli, H.: Über das Vorkommen abnormer Mengen freier Salzsäure im Erbrochenen bei gastr. Krisen der Tabiker, Korresp.-Blatt für Schweizer Ärzte **1885**. 105. — Salomon, H.: Die Vorzüge der Stundendiät. Boas' Arch. **41**. 24. 1927. — Schlesinger[1], E.: Zur Motilitätsprüfung des Magens mittels Röntgenstrahlen. Berlin. klin. Wochenschr. **1910**. 280. — Ders.[2]: Chronische Gastroparese als Ursache schwerer motor. Insuff. bei freiem Pylorus. Grenzgeb. d. inn. Med. u. Chirurg. **32**. 30. 1920. — Steinitz, H. und Schereschewsky, R.: Die Wirkung rektaler Alkoholklistiere auf die Magensekretion. Boas-Arch. **42**. 520. 1928. — Wehner, E. und Böker, H.: Überblick über die operative Behandlung der Gastroptose und ihre Resultate. Münch. med. Wochenschr. **1923**, Nr. 2.

J. Der Staumagen.

Mit diesem, nach dem technischen Ausdrucke „Staubecken" geformten Worte bezeichnen wir einen Zustand, bei dem der Abschub des Magens in den Darm durch irgendein Hindernis gehemmt ist. Die Hemmung kann stark oder schwach, dauernd oder vorübergehend, organisch oder funktionell sein, immer ist der Ausdruck Staumagen gerechtfertigt, wenn nicht Mangel an austreibender Kraft, sondern ein Weghindernis die Entleerung des Magens über das normale Maß hinaus verzögert, bzw. mehr oder weniger unmöglich macht. Freilich verbinden sich unter Umständen Stauung und neuro-muskuläre Schwäche, wie wir schon besprachen (S. 283), und worauf wir noch zurückkommen.

I. Klinische Formen.

a) Vorübergehende Stauung durch Pyloruskrampf. In dieser Form kommt Stauung ungemein oft vor. Wir begegneten ihr beim akuten Katarrhe, bei superaciden Zuständen, bei Ulcus pepticum und als Ausdruck neurogener pylorischer Dysharmonie. Wir lernten, daß der hemmende, die Entleerung des Magens verzögernde Krampf diesen Krankheitsbildern einen bezeichnenden Stempel aufdrückt, und daß er Wesentliches zum Entstehen von Beschwerden, Verschlimmerungen und Komplikationen beiträgt. Beim pylorusnahen Ulcus spielt er eine besonders große Rolle, und zwar oft in früher Zeit, wo anatomische Hindernisse (geschrumpfte Narben, chronische Perigastritis und Periduodenitis usw.) noch keine Spur organischer Stenose bedingen (S. 260). Die spasmogene Stauung ist bei den genannten ähnlichen Krankheitsbildern unlösbar mit anderen Teilstücken des krankhaften Geschehens verbunden. Wir verweisen daher auf die betreffenden Abschnitte. Aber wahre Stenose und Pylorospasmus schließen keineswegs einander aus (s. unten).

Die soeben erwähnte Form des Pylorospasmus, der nur zeitweilig, d. h. in gewissen Phasen der Verdauung die Entleerung des Magens hemmt, schließt auch das ein, was man unter „idiopathischem Pylorospasmus" (A. Kußmaul[1]) versteht. Wenn er unabhängig von jeder lokalen Reizquelle auftritt, müssen wir eine neurogene Störung des motorischen Reflexapparates annehmen. Der Verdacht eines durch andere Zeichen sich nicht verratenden kleinen Geschwürs am Pylorus liegt aber immer nahe. Es ist daher verständlich, daß Milchkuren (S. Jonas) und überhaupt alle wahren Schonkuren den krankhaften Zustand, der uns klinisch nur als Spasmus entgegentritt, zur Heilung bringen. Neuerdings wurden zur Bekämpfung des Pylorospasmus intracutane Adrenalininjektionen empfohlen (0,1—0 5 mg) kurz vor jeder Mahlzeit (S. Paul). Atropin ließ uns öfters im Stich. Papaverin (S. 53) leistet besseres, da es in wahrhaft wirksamen Gaben (subcutan) längere Zeit hindurch einverleibt werden kann. Auch das bei Dickdarmspasmen äußerst wirksame Rivanol-Höchst = 2-Aethoxy-6,9-diamino-aczidinlactat, 3 mal täglich eine Originalkapsel, scheint uns gute Dienste zu leisten. Es ward schon gar manche Gastroenterostomie ausgeführt, wo man ein Ulcus vermutete, wo aber nur Spasmus vorlag. Von Operation (Gastroenterostomie) wird bei Pylorospasmus mit Recht abgeraten (S. Mintz).

Alle vorgenannten Formen führen beim Erwachsenen nicht zu Staumagen im engeren Sinne des Wortes, d. h. zu chronischen Erscheinungen und Folgen der Stenose.

b) Staumagen durch organische Stenosen. Wenn auch zugelassen werden kann, daß ausnahmsweise durch Zusammenspiel ungünstiger Umstände Spasmen vorübergehend, vielleicht sogar einige Tage und Wochen lang ungewöhnlich starke Stauung des Mageninhaltes bringen, so daß der Verdacht organischer Stenose auftaucht, bildet sich das wahre Bild des Staumagens als chronischen Leidens mit weit hinausgezogener Entleerungszeit, unter Umständen mit Dauerretention, mit verstärkter Peristaltik, kompensatorischer Muskelhypertrophie, mit Magensteifungen, mit späterer Dehnung des Magens (Gastroektasie) und entsprechenden klinischen Folgen doch nur bei anatomischer Stenose aus.

Die weitaus häufigste Ursache sind Folgezustände des Ulcus pepticum (Narben, chronische Perigastritis und Periduodenitis) und maligne Geschwülste der Pars pylorica. An die viel selteneren Stenosen durch syphilitische und tuberkulöse Ulcera, durch äußeren Druck oder Zug (entzündliche und neoplasmatische Tumoren der Nachbarorgane, stark vergrößerte Gallenblase, Organverlagerung u. ähnl.) sei nur kurz erinnert.

Als seltenes Vorkommnis sei die stenosierende Pylorushypertrophie erwähnt, die von ihrem Entdecker her früher auch als „Affection de Cruveilhier" bezeichnet wurde. Wahrscheinlich handelt es sich da um kongenitale Enge des Pylorus mäßigen Grades; die höheren Grade mit ihren schweren Folgen sind der Kinderheilkunde wohl bekannt. Die Enge wird jahre- und jahrzentelang durch kompensatorische Hypertrophie der Pylorus- und Antrummuskulatur gut ausgeglichen. Später türmt aber gerade diese anfangs wohltätige Hypertrophie neues Hindernis auf. Aus der mäßigen Stenose macht die zunehmende Wandstärke des Pylorusringes wahre Stenose und weiterhin wahre Staukrankheit. Die von Anatomen oft gefundenen histologischen Veränderungen der hypertrophierten Muskeln und die gleichfalls nicht seltenen chronischen Gastritiden scheinen sekundärer Natur zu sein. Wir sahen vor kurzem einen solchen Fall, wo Resektion des Pylorus vorgenommen werden mußte (Literatur zu stenosierender Pylorushypertrophie bei A. Tilger und L. Kuttner).

c) Staumagen bei offenem Pylorus. Das klinische Bild des Staumagens, freilich ohne kompensierende Hypertrophie der Magenmuskulatur und ohne Steifungen kann auch bei der von E. Schlesinger beschriebenen Form der Magenparese entstehen (S. 281). Das ist natürlich kein Staumagen im Sinne des oben umschriebenen Begriffes. Die diätetische Behandlung ist hier die gleiche wie bei Hypotonie des Magens (S. 286). Der arterio-mesenteriale Ileus (S. 300) in seiner chronischen Form (Subileus) kann aber zu wahrem Staumagen führen.

II. Beurteilung des Grades der Stenose.

Sobald Staukrankheit des Magens festgestellt ist, muß zunächst erforscht werden, ob die stenosierende Ursache derart ist, daß sie ihrer selbst wegen operativen Vorgehens oder spezifischer Maßnahmen (Syphilis !) bedarf. Sowohl Krankheiten des Magens (Karzinom des Pylorus !) wie stenosierende Krankheiten der Nachbarorgane können dies ganz unabhängig von dem Grad der Stenose verlangen. Bei den meist sehr einfachen, oft aber auch recht schwierigen diagnostischen Problemen erinnere man sich der gerade in solchen Fällen wichtigen Dienste der Gastroskopie. Wegen der prognostischen Tragweite frühzeitigen bzw. verspäteten Erkennens der Sachlage (Karzinom ! Perforationsgefahr eines Ulcus usw.), ist Probelaparatomie manchmal nicht zu umgehen. Sie wird ergeben, ob das Grundleiden überhaupt der Operation bedarf, welcher Eingriff im bejahenden Falle der zweckmäßigste ist, oder ob es für radikales Vorgehen nicht zu spät ist. Bei der Röntgenuntersuchung wird manchmal die Wegsperre geringer eingeschätzt als sie in Wirklichkeit ist.

Erst wenn erkannt, daß das Grundleiden einer Operation nicht bedarf, ist zu entscheiden, ob man hoffen darf, durch interne Behandlung und insbesondere durch die hierbei ausschlaggebende diätetische Kunst die Beschwerden des Kranken auf ein erträgliches Maß zurückzuführen, den Kräfte- und Ernährungszustand auf befriedigender Höhe zu halten, die von lokaler Krankheit, z. B. Ulcus, unmittelbar drohenden Gefahren zu beseitigen. Es gibt ziemlich zahlreiche Fälle, wo man dieses Ziel erreichen und das erreichte auf die Dauer festhalten kann. Für letzteres ist allerdings Voraussetzung, daß die Stenose sich nicht fortschreitend weiter verengt. Darunter sind auch Fälle, wo anfangs die Lage sehr ungünstig erscheint, nach kurzem aber als verhältnismäßig günstig sich entpuppt (S. 314). Daher wird man fast immer, wenn die Natur des Übels nicht zur Operation zwingt, mindestens den Versuch machen, mit interner Behandlung auszukommen. Bei einigermaßen starker Stenose betrachte man dies aber von vornherein wirklich nur als Versuch und erwecke nicht allzuviel Hoffnung auf dauernde Umgehung operativen Handelns.

Kompensation und Dekompensation. Solange der Magen mittels verstärkter Austreibungskraft, insbesondere verstärkter Arbeit des Antrum, soviel Nahrungsmaterial in den Darm treibt, daß Kräfte- und Ernährungszustand auf befriedigender Höhe bleiben und ernstere Folgen (z. B. massiges Erbrechen) nicht auftreten, sprechen wir von kompensierter Stenose. Man hat verschiedene Proben erdacht und empfohlen als Gradmesser für die „motorische Insuffizienz". Das ist vorgespiegelte Exaktheit, das ist Pharisäismus der Exaktheit. Die Befunde sind von vielen Zufälligkeiten abhängig; sie sind heute nicht so wie gestern und morgen nicht so wie heute. Sobald wegen Zunahme der Stenose oder Erlahmung der austreibenden Kräfte die Ernährung nicht mehr gesichert ist, sprechen wir von dekompensierter Stenose; dies deckt sich zumeist mit dem Zustand, den die funktionelle Diagnostik als „Motorische Insuffizienz II. Grades" bezeichnet. Dekompensierte Stenose ist ein relativer Begriff, indem bei bestimmter Kostform, bei stark herabgesetztem Energieverbrauche des Körpers, bei Bettruhe, Durchgängigkeit des Pylorus und Muskelkraft des Magens noch hinreichen mögen, bei anderen Kostformen und anderen sonstigen Verhältnissen aber versagen. Nur in Fällen äußerster Stenose oder äußerster Schwäche der Magenmuskeln fallen relative und absolute Dekompensation nahezu zusammen. Es muß aber hervorgehoben werden, daß man langdauernde Formen hochgradiger Stenose mit starker Magenerweiterung und deren klassischem Symptomenbilde seit etwa 2 Jahrzehnten nur noch selten zu sehen bekommt, weil Operation diesen Auswüchsen der Krankheit meist vorbeugt. Dagegen kommt es jetzt ebenso häufig wie früher vor, daß eine vorher gut kompensierte mäßige Stenose durch entzündliche oder neoplasmatische Vorgänge oder durch Einkeilung von Nahrungsstücken plötzlich völlig oder nahezu völlig unwegsam wird, und überraschend schnell das Bild des Magenileus sich entwickelt.

III. Interne Behandlung des Staumagens.

a) **Magenspülung** gehört bei Staumagen so innig zur allgemeinen diätetischen Behandlung des Staumagens, daß wir dieses wichtige Stück der Therapie an die Spitze stellen. Nur in Grenzfällen darf man darauf verzichten. Wenn trotz Auswahl geeigneter Kost (s. unten) morgens im nüchternen Zustande noch Reste der tags zuvor genossenen Nahrung im Magen liegen, ist Magenspülung unbedingt geboten. Verzicht darauf würde das Übel allmählich verstärken.

Wenn in Fällen hochgradiger Stauung zum ersten Male der Magen durch die Sonde entleert und rein gespült wird — was keineswegs immer bei der ersten Spülung vollkommen gelingt —, ist meist die unmittelbare Erleichterung erstaunlich, sowohl bei narbiger wie auch bei carcinomatöser Stenose. Es gibt Fälle, wo einmaligem Leerspülen des gedehnten und gewaltig gefüllten Staumagens sofort tage- und wochenlanges relatives Wohlbefinden folgt, obwohl die Patienten sofort zu gewohnter Lebensweise zurückkehren. Die Patienten entziehen sich dann manchmal, bis zu neuer Verschlimmerung, der Behandlung. Es sind dies Fälle, wo offenbar neben Ulcusnarben und wahrscheinlich fortbestehendem Ulcus Pyloruskrampf oder wohl noch häufiger und gewichtiger periulceröse entzündliche Zustände die Stenose wesentlich verschlimmerten, und wo Entlastung des Magens den krankhaft gesteigerten Pylorusreflex nicht nur vorübergehend löst, sondern nachwirkend mildert. Oder es sind Fälle, wo das Spülen einen obturierenden Brocken aus dem engen Durchlaß entfernt. In seltenen Fällen hebt die Spülung auch eine durch die Magenlast bedingte Duodenalknickung auf, was schon A. Kußmaul[2] erwähnte (S. 302).

In der Regel wird das erstmalige, sei es zu diagnostischen, sei es zu therapeutischen Zwecken vorgenommene Aushebern und Leerspülen des Magens Ausgangspunkt der weiteren Behandlung.

Für therapeutische Spülungen bevorzugen wir unbedingt die Abendstunden. Dies ward schon früher begründet (S. 23) und untersteht auch den bei Hypertonie besprochenen Gesichtspunkten (S. 293). Erst recht, wo die austreibenden Kräfte schwer gelitten haben, wirkt abendliches Spülen günstiger, und es erhebt sich nur die Frage, ob und in welchem Umfange außerdem morgendliches Reinspülen zweckmäßig ist. Desinfizierende oder sog. adstringierende Substanzen dem Spülwasser zuzusetzen, ist meistens unnötig (S. 25).

Überraschend und wohltätig erweist sich abendliches Spülen bei carcinomatösen Stenosen und ferner bei solchen Patienten, die nachts von Krampfschmerzen und anderen superaciden supersekretorischen Beschwerden geplagt werden. Bei letzteren folgt dem abendlichen Spülen nach halbstündigem Warten der Genuß von $^3/_{10}$ l eines fett- und damit kalorienreichen Getränkes (z. B. Schleimsuppe mit reichlich Butter oder Rahm).

Die Behandlung mit planmäßigem Magenspülen kann und darf oft nicht in dem Maße durchgeführt werden, wie man es theoretisch wünschen möchte. Karzinomkranke jenseits der Operationsmöglichkeit fühlen sich nach Magenspülung oft sehr angegriffen, so daß sie selbst wie ihre Angehörigen bitten, davon abzusehen. Nicht selten verstärkt öfteres Spülen unverkennbar das Bluten der ulcerierten Geschwulstfläche, was den Gesamtverfall des Körpers beschleunigt. Da bei solchen Kranken das Magenspülen keine Heilzwecke verfolgt, sondern nur zur Erleichterung der Beschwerden, besonders dem Vorbeugen des Erbrechens dienen soll, wird man es auf das unbedingt Notwendige beschränken und sich nur nach der augenblicklichen Lage richten.

b) Tetanie. Höchst selten bei Karzinomkranken, und auch dann fast nur in den spärlichen Fällen mit Supersecretio hydrochlorica, hat man mit Tetanie zu rechnen. Schon L. Bouveret und E. Devic erwähnen in ihrer trefflichen Studie über gastrogene Tetanie, daß dieselbe an supersekretorische Zustände gebunden schiene; insbesondere bestand in allen ihren Fällen auch kontinuierliche Supersekretion (N. Reichmann-Typus, S. 170). Wenn auch Ausnahmen vorkommen, leicht erklärlich aus zufälligem Vorausbestehen starker Veranlagung zur Tetanie (Hypoparathyreose) oder aus endemischen Einschlägen, haben sich die Angaben der genannten Autoren im wesentlichen voll bestätigt. Wenn wir absehen von Fällen, wo nur einzelne Symptome, wie z. B. Chvostek'sches Phänomen auf Tetanie hinwies, und wenn wir nur Fälle mit ausgesprochenen klinischen Zeichen, vor allem spontan auftretenden Tetaniekrämpfen in Betracht ziehen, so handelte es sich in den etwa 20 Fällen eigner Beobachtung über Tetanie bei Staumagen stets um Kranke, die schon seit langem mit Stenose behaftet waren, die häufig erbrochen hatten und nach Maßgabe genauerer Untersuchung mindestens an starker, z. T. an sog. „kontinuierlicher“ salzsaurer Sekretion litten. Wenn S. Jonas und C. Rudinger ein rein zufälliges Zusammentreffen annehmen („Magendilatationstetanie ist nichts anderes als Tetanie, akquiriert bei bestehender Magendilatation“), so gehen sie in voreingenommener Theorie viel zu weit. L. v. Frankl-Hochwart, der gründliche Kenner der Tetanie, äußert sich viel skeptischer; diese Tetanieform paßt nicht in sein Schema, und er läßt die Frage nach ihrer Ursache offen. Auch H. Eppinger spricht sich zurückhaltend aus. Nach jetzigem Stande der Kenntnisse wird man weder die Austrocknung der Gewebe (A. Kußmaul[1]), noch Bildung toxischer Produkte im Gärkessel des Staumagens (L. Bouveret und E. Devic, W. Fleiner) als beherrschende Ursache der Dilatationstetanie ansehen, und man braucht vielleicht nicht einmal mit J. Bauer konstitutionelle Minderwertigkeit der Epithelkörperchen als Vorbedingung anzunehmen. Denn solche Minderwertigkeit könnte auch im Verlaufe der Krankheit durch qualitativ oder quantitativ ungenügende Ernährung erworben sein. Für eine stattliche Zahl ist zweifellos der gewaltige Säureverlust und die hieraus entspringende Hyperalkalosis der wesentliche Schädling. W. G. MacCallum brachte schöne experimentelle Belege dafür.

Daß die Salzsäuresekretion das Basen-Säure-Gleichgewicht des Gesamtorganismus nach der alkalischen Seite zu verschieben strebt, war von jeher klar. Dies am Blute zu erweisen, strebten schon frühzeitig (1888) an tierexperimentelle Untersuchungen C. v. Noorden's (S. 184); sie ergaben aber bei den damals noch groben Methoden kein klares Bild. In den Versuchen von O. Porges, A. Leimdörfer und E. Marcovici (aus C. v. Noorden's Wiener I. Medizinischen Klinik) u. a. erkannte man aus Anreicherung der Kohlensäure im Blute nach Mahlzeiten deutlich diese Auswirkung; bei dem späteren Einsetzen alkalischer Pankreassekretion stellt sich das durchschnittliche Gleichgewicht wieder her. Eine weitere Kompensation besteht darin, daß der Periode der salzsauren Sekretion Zunahme der Harnalkaleszenz entspricht. Bei salzsaurer Supersekretion ist dies alles am deutlichsten; bei Anaciden bleibt die Zunahme der CO_2-Spannung des Blutes aus. Dies sind sichergestellte Tatsachen. Manche gehen so weit, primäre oder sonstige, magenfern bedingte Verschiebungen des Kationen-Anionen-Verhältnisses im Blute verantwortlich zu machen für die chronischen Krankheitsbilder der Superacidität und der Sub- und Anacidität (E. Földes, E. Földes und L. Detré, R. Balint u. a.). Für gewisse extreme Zustände mag dies wohl zutreffen; ihm allgemeinere Bedeutung zuzuerkennen, ist doch wohl verfrüht.

Unmäßige salzsaure Saftproduktion des Magens, Saftstauung, Entfernung der Säure aus dem Körper durch Erbrechen und Magenspülen begünstigen unbedingt das Entstehen einer Alkalosis, und damit ist die Grundlage für das Entstehen von Tetanie gegeben. Wir zitieren von Arbeiten aus jüngster Zeit (daselbst Literatur) A. Eckstein und E. Rominger: „Die Tetanie ist eine Alkalosis" und L. Lichtwitz' Schüler F. Mainzer: „Bei dem klinisch scheinbar intakten Säurebasenhaushalt eines Tetanikers ergibt also die Funktionsprüfung durch Säurebelastung eine alkalotische Tendenz, die sich in übernormaler Kompensation der experimentellen Acidosis äußert." Unzweifelhaft hat die gewaltig überwiegende Menge gewöhnlicher Tetaniefällen gar nichts mit Säureverlusten durch Magensaft usw. zu tun. Es gibt noch viele andere Ursachen für Tetanie und für Auswirkung dieser Ursachen am Säurebasenhaushalt, wobei auch das sicher bedeutsame Verhältnis zwischen festgebundenen und freien Calciumionen im Blute mitbetroffen wird. Für einzelne Fälle mag ganz ausnahmsweise das von S. Jonas und C. Rudinger fälschlich in den Vordergrund geschobene „zufällige" Zusammentreffen von Tetanie und Staumagen in Frage kommen (S. 308), z. B. bei den höchst seltenen Fällen von anacidem Staumagen mit Tetanie. In der Regel aber müssen wir jetzt die Sonderform Tetanie bei Staumagen als Folge starken Säureverlustes auffassen. Ob unter allen Umständen eine gegebene konstitutionelle Anlage zu Tetanie (Minderwertigkeit der Nebenschilddrüsen u. a.) Voraussetzung für Ausbruch der Tetanie bei superacidem und supersekretorischem Staumagen mit Säureverlusten ist, steht noch dahin. Diese Frage wurde in den neueren Arbeiten nur nebensächlich berücksichtigt, vielleicht weil die typische Staumagentetanie wegen frühzeitiger Magenoperationen so überaus selten geworden ist.

Erörterung neuzeitlicher Tetaniefragen, insbesondere auch über alkalotische Tetanie bei D. Adlersberg und O. Porges, G. Peritz, H. Westhues. Vgl. über Tetanie auch Abschnitte: Epithelkörperchen im II. Teil dieses Bandes.

Die oben besprochenen Verhältnisse geben Anhaltspunkte für Prophylaxis und Therapie der Tetanie bei Staumagen. Die Tetanie bricht oft ganz überraschend aus. Man braucht sich aber nicht überraschen zu lassen, wenn man auf Vorboten achtet. Wo auch immer man bei Staumagen großer HCl-Verluste durch Erbrechen und Spülen sicher ist, sollte man täglich auf Eintreten des Chvostek'schen und Trousseau'schen Phänomens achten. Namentlich die erhöhte Reaktionsfähigkeit der Muskeln bei der Chvostek-Probe geht dem eigentlichen Tetanieanfalle stets voraus; die Trousseau-Probe fällt oft erst später positiv aus.

Gewissen Anhalt für drohende Tetaniegefahr gibt auch das Sinken des Harnchlors auf weniger als 1 g täglich trotz mehrgrammiger Kochsalzzufuhr. Bis in die Nähe dieses Punktes sinkt das Harnchlor sehr oft bei Stenosen mit Supersekretion. C. v. Noorden konnte schon in seinem Lehrbuch der Stoffwechselpathologie über zahlreiche Befunde solcher niedriger Harnchlorwerte bei Staumagen berichten.

Wir sahen in früherer Zeit, als die Zusammenhänge noch unbekannt waren und man noch mit einer Mortalität von etwa 80 % und mehr bei Magentetanie rechnete (F. v. Müller), und als Gastroenterostomien noch überaus seltene Operationen waren, mehrfach Tetanie im Verlauf planmäßiger Spülkuren ausbrechen; ein Ereignis das um so unliebsamer war, als die Patienten selbst schon mehrere Tage zuvor angegeben hatten, die künstlichen Magenentlastungen bekämen ihnen nicht mehr so gut wie früher; sie fühlten sich darnach schlapp und erregt. Zweimal hatten wir mit Tetanieanfällen zu tun, alsbald nachdem die Patienten wegen Säurebeschwerden teelöffelweise (3—5 mal am Tage) Natron bicarbonicum genommen hatten. Man sei mit Alkaligaben in solchen Fällen sehr vorsichtig (S. 218) und gestatte es nur dann gelegentlich, wenn man nicht mit Erbrechen oder Ausheberung großer Mengen salzsaurer Massen zu rechnen hat. Wo man Tetanie befürchtet, gebe man eine an Proteinen reiche Kost, natürlich in einer der Stenose angemessenen Form (S. 312); sie sind starke Säurequellen. Auch Orangensaft wird neuerdings empfohlen (M. S. Chaney). Wirksam dürfte hier die Zitronensäure des Orangensaftes sein, die Erdalkalien im Körper festhält; daher gehören auch

Zitronen in die gleiche Reihe. Innerliche Gabe von Salmiak wird bei Staumagen sehr schlecht vertragen, und auch bei rektaler Einverleibung ist starke Reizwirkung zu fürchten. Nach J. B. Youmans und T. W. Greene eignet sich dieses stärkste, die Säfte ansäuernde Medikament auch zu intravenöser Infusion; mit 400 ccm einer 0,82 proz. Lösung von Ammoniumchlorid erzielten sie in einem Falle bereits ausgebrochener Tetanie guten Erfolg. D. Adlersberg und O. Porges erkannten Monoammoniumphosphat als wirksamer. Aber alles dies sind doch nur kleine Behelfe. Ein tetaniebedrohter Fall von Staumagen ist unbedingt operationsbedürftig. Je früher man vorgeht, wenn auch vorläufig nur mit entlastender Gastroenterostomie, desto besser. Nach Anlegen derselben bleiben die sauren Ionen dem Körper zur Verfügung.

c) Bettruhe. Bei akutem Ausbruche von Dekompensation werden Kranke mit Staumagen gewöhnlich rasch so hinfällig, daß sich die Notwendigkeit der Bettruhe von selbst ergibt. Aber auch ohne dies wird man immer gut tun, die Behandlung mit mindestens 1—2wöchiger Bettruhe zu eröffnen. Bei Verzicht hierauf erreicht man in einigermaßen schweren Fällen von Staumagen mit dem Nährwert der resorbierten Nahrung kaum die Höhe der Erhaltungskost. Aber auch in leichteren Fällen ist es zweckmäßig, den Magen zunächst nicht mit dem Plus zu belasten, welches der Aufenthalt außer Bett erfordert. Des weiteren entscheidet natürlich die Ursache der Stauung (S. 305), ob längeres Bettliegen nötig ist. Dies wäre z. B. der Fall, wenn man nicht nur auf Besserung des Abflusses, sondern auch auf innere Behandlung eines etwaigen Ulcus pepticum hinzielt. Bei Carcinomatösen aber kürze man das Bettliegen möglichst ab.

d) Wasserversorgung des Körpers ist eine der wichtigsten Aufgaben bei Staumagen. Der Magen resorbiert so gut wie kein Wasser. Bei den oft plötzlich auftretenden akuten Verschlimmerungen des chronischen Staumagens kommt man bis zur Wiederherstellung leidlichen Abflusses ohne künstliche Wasserversorgung nicht aus, rectal oder intravenös (S. 110; — Bd. I, S. 1050 und 1075). Aber auch über den Zeitpunkt unmittelbarer Gefahr hinaus kann dieses Verfahren eine Zeitlang wünschenswert bleiben, um den motorischen Apparat möglichst zu entlasten; namentlich wenn Zeichen begleitender sekundärer Nerv-Muskelschwächie (Hypotonie; S. 283) vorliegen. Zum Vermeiden nächtlichen Dürstens und Trinkens verabfolgen wir dann abends nach der künstlichen Magenentleerung $^{3}/_{10}$ l Glykose- oder Dextrinlösung als Tropfklistier, was etwa $^{1}/_{2}$ Stunde beansprucht. In Fällen aber, wo man auf längere Zeit oder gar auf die Dauer den Körper nicht auf natürlichem Wege ausreichend mit Wasser versorgen kann, ist baldiges operatives Vorgehen unabweisbar.

Solange der Staumagen genügende Mengen anderer Nährstoffe in den Darm abschiebt, kommt es — praktisch genommen — niemals zu ungebührlicher Wasserverarmung des Blutes und der Gewebe. Immerhin ist mit Rücksicht auf gewichtliche Überlastung der Magenwände jede überschüssige Wasserzufuhr in den Magen zu vermeiden; er selbst resorbiert ja kein Wasser!

e) Kostformen für strenge Diätkuren. Wenn nicht die Art des Hindernisses zu schneller Operation drängt, und wenn man sich zum Versuch mit interner Behandlung entschlossen hat, gilt es festzustellen, ob die motorische Gesamtleistung wirklich auf die Dauer so schwer geschädigt ist, wie es zunächst den Anschein hat, oder mit anderen Worten, ob der Grad des Hindernisses sich etwa verkleinern, der Grad der austreibenden Kraft sich etwa erhöhen läßt.

Solche Verschiebung der beherrschenden Größen in günstiger Richtung erleben wir in der Tat recht oft, wenn wir durch planmäßiges Aushebern und durch Auswahl volumarmer Kost den Magen mechanisch entlasten, und wenn wir teils durch die gleichen Maßnahmen, teils durch Reizarmut der Kost etwaige entzündliche Schwellungen am Magenausgang und Spasmophilie des Pylorus ausschalten. Wie im einzelnen die Kost zu wählen, hängt u. a. von der peptischen Kraft des Magensaftes ab; unter allen Umständen muß sie aber so beschaffen sein, daß nach Auswirkung der verfügbaren chemischen Kräfte des Magens kein Material übrig bleibt, welches überhaupt nicht oder nur bei Aufwand verstärkter Arbeit durch die Stenose schlüpfen kann.

Zu diesem Zwecke bewährt sich uns immer aufs neue die früher beschriebene G. Rosenfeld'sche Rahmkur (S. 248) am besten und zwar derart, daß 3 bis 5 Tage lang nur 1 l Rahm (mit etwa 18% Fett; etwa 1900 Kalorien, Bd. I, S. 307), verteilt auf die Zeit von morgens 8 bis abends 6 Uhr, gereicht wird; gegen Anreicherung mit 25 g Milchzucker auf 1 l Rahm ist nichts einzuwenden. Dann Erweiterung der Kost durch zwei eingeschobene, fein durchgesiebte Suppen aus je 30 g Zerealienmehl auf $^{2}/_{10}$ l Masse und angereichert mit je 30 g Butter, später durch feinstes Weizengebäck. Dabei natürlich Bettruhe mit Rückenlage und abwechselnd auch rechter Seitenlage. Mit dieser Kur gelang uns oft überraschend schnell das Verdrängen aller subjektiven Beschwerden, und der abends zwischen 9 und 10 Uhr beim Aushebern gefundene Rückstand verminderte sich von Tag zu Tag, so daß man es bald wagen konnte, nach abendlicher Entleerung des Magens zwecks Verstärkung der Kost noch 200—300 ccm der oben erwähnten Zerealiensuppe trinken zu lassen. Die Kost wurde von Superaciden ausnahmslos, von Sub- und Anaciden fast immer gut vertragen. Bei letzteren muß man aber langsamer die Kost erweitern als bei Superaciden und namentlich mit den Fettzulagen recht vorsichtig sein (vgl. Abschnitt: Subacide Zustände, S. 157ff.).

Bei stärkerem katarrhalischem Einschlage eröffnet man die diätetische Kur besser mit mehrtägiger Zerealienkost (fettarme, sämige, glatte Suppen), obwohl man damit zunächst weit hinter dem Kalorienbedarf zurückbleibt.

Zu einleitenden Hungertagen entschließt man sich bei Staumagen wegen des meist sehr kümmerlichen Ernährungszustandes natürlich nur ungern. Wenn irgend möglich, schicke man aber doch mindestens einen solchen Tag der Ernährungskur (Rahm usw.) voraus. Wie bei verschleppten Katarrhen und superaciden Zuständen erleichtert dies oft wesentlich das weitere Vorgehen (S. 130).

Entsprechend der dringenden Empfehlung P. Cohnheim's versuchten wir bei Stenosen des Pylorus und Staumagen auch öfters seine „Ölkur" (S. 252). Wir kamen davon aber wieder ab, weil sie praktisch viel schwieriger durchzuführen ist als die Rahmkur. Grundsätzlich stehen beide einander nahe.

Nach etwaiger 8—12tägiger Schonungskur (Rahmkur und beschriebene Zulagen) läßt sich häufig feststellen, daß nicht nur diese Kost (Rahm und Zulagen) motorisch gut bewältigt wird, was sich auch in beträchtlichem Gewichtsanstieg kundgibt, sondern auch eine viel kompliziertere gemischte Kost, z. B. eine solche, welche vor Beginn der Kur sehr schlecht vertragen wurde. Inwieweit Rückgang hinzugetretener entzündlicher Schwellung, Nachlaß von Spasmen, Erholung austreibender Kraft usw. diesen Erfolg bedingen, läßt sich diagnostisch nicht immer abgrenzen.

Folgende vergleichende Untersuchung vor und nach zehntägiger Rahmkur bei einem Patienten mit Narbenstenose des Pylorus (später durch Operation bestätigt) und starker salzsaurer Supersekretion ist lehrreich. Am Versuchstage (Bettruhe) wurde der Magen morgens früh leer gespült, die Nahrung von morgens 8 bis abends 6 Uhr zweistündlich verteilt, der Nahrungsrest abends 10 Uhr ausgespült. Die Nahrung bestand aus Hafermehl, feinem Weizengebäck, Milch, Spinatmus, Butter, 2 Eiern und 100 g fein geschabtem magerem Rindfleisch, schwach angebraten (50 g morgens, 50 g mittags). Sie enthielt nach Analyse: 72 g Stickstoffsubstanz, 102 g Fett, 195 g Kohlenhydrat, 1550 g Gesamtwasser (Getränk und Gehalt der Speisen). Wiedergefunden wurden im Magen

vor der Kur:	34 g N-Substanz,	52 g Fett,	92 g K.H.,	1720 g Wasser
nach „ „	9 g „	17 g „	22 g „	570 g „

J. Boas gab eine Serie von Entlastungs- und Belastungskostformen an; mit Hilfe solcher abgestufter Probekostformen schlug er vor, die Verschiebungen der motorischen Gesamtleistung genau abzuschätzen. Gegen seine Kostformen ist der Einwand zu erheben, daß sie zu wenig voneinander abweichen, und daß daher die Unterschiede zu gering sind im Vergleich mit der Größe der Fehlerquellen. Vor allem aber ist zu betonen, und dies gilt auch für unser Beispiel, daß der Ausfall eines solchen Versuches die Lage oft günstiger erscheinen läßt als sie ist. Was unmittelbar nach Schonungskur einmal gut vertragen und motorisch befriedigend bewältigt wird, erweist sich bei öfterer Wiederholung oft als schädlich und überlastend.

Zumeist wird das Grundleiden, z. B. das Bestehen eines Ulcus, lange Dauer strenger Schonungskur benötigen. Man kann dazu eine der Kostformen wählen, welche im Abschnitt Magengeschwür beschrieben sind, z. B. H. Lüthje's Kostform (S. 204); ferner für Fälle von Staumagen mit übermäßiger Säureproduktion die früher erwähnte Eiweiß-Fettkost (S. 205), die wir für den vorliegenden Zweck etwas umgestalteten:

Morgens, je nach Umständen (s. oben), Spülung. Nach $^1/_2$ Stunde: Haferbrei aus 40 g Hafermehl mit Butter; feines Weizengebäck mit Butter; Obstmus. — 10 Uhr: 2 Eier; am besten hartgekocht, in Scheiben geschnitten; die Scheiben dick mit Butter bestrichen. — 1 Uhr: Zartes Fleisch, das gut gekaut werden soll oder als lockere Fleisch-Mark-Klößchen; dazu fein durchgetriebenes und stark mit Butter durchschwenktes Gemüse wie Spinat, Kochsalat und dgl. — Um 4 Uhr: $^1/_4$ bis $^3/_{10}$ l Dickmilch bzw. Ya-Urt oder vegetabile Milch (S. 197); gewöhnliche Milch wird besser gemieden, da sie in dem sauren Magenchymus zu grobklumpig gerinnt. — Zwischen 6 und 7 Uhr: entweder wie mittags, oder 250—300 g frischer Topfenkäse mit dickem Rahm und etwa 30 g Butter innig verrührt. Um 10 Uhr Spülung. Dann wieder das gleiche wie zum ersten Frühstück.

f) Dauerkost. Obwohl sich im Rahmen solcher und ähnlicher Kost mannigfache Änderungen und Abwechslungen anbringen lassen, ist es doch praktisch unmöglich, einen Menschen dauernd auf eine so rigorose Diät festzulegen. Was kalorisch bei Bettruhe ausreichen mag, wird keineswegs genügen, bei Wiederaufnahme der Arbeit den Kräfte- und Ernährungszustand zu bessern oder mindestens zu behaupten. Auf die Dauer muß die Kost viel freier werden. Je nach peptischer Kraft des Magens wird man auf eine Kost hinstreben, die etwa der Dauerkost bei subaciden bzw. bei superaciden Zuständen entspricht (S. 148, 207). Allerdings ist hierbei alles Material auszuschalten, welches nicht infolge seiner natürlichen bzw. küchentechnisch oder durch Kauen erzielten Beschaffenheit oder nach Einwirkung der chemischen Kräfte des Magens befähigt ist, die Stenose glatt zu durchschlüpfen. Letzten Endes kommt es im Einzelfalle auf Ausprobieren an. Grad der Stenose und der Acidität sind nicht allein maßgebend. In manchen Fällen begegnen wir überraschenden Absonderlichkeiten, ganz abweichend von dem was wir erwarteten. Sehr wichtig ist offenbar Beschaffenheit des Nahrungsgemisches, und dies klärt manche Eigentümlichkeiten auf. Z. B. kann es vorkommen, daß von Milchreisbrei, morgens früh genossen, keine Spur bei abendlicher Spülung gefunden wird; gibt man aber den gleichen Brei mittags, wenn sich bereits wieder reichlich Salzsäure im Magen gesammelt hat, so erscheint fast die ganze Menge mit kaum verändertem Aussehen abends im Ausgeheberten. Über einige Nahrungsmittelgruppen lassen sich Regeln aufstellen, die für die weitaus meisten Fälle zutreffen.

Fleisch muß zartester Beschaffenheit sein. Bei erhaltener peptischer Kraft kann das Zerkleinern gutem Kauen überlassen bleiben. Bei schlechtem Kauen tritt küchentechnisches Zerkleinern dafür ein. Als Zugaben eignen sich sämige, mit saurem Rahm bereitete Tunken und Gemüsemus; weniger gut Amylaceengerichte (s. unten). Bei mangelhafter Pepsinverdauung ist jegliches Fleisch, eingeschlossen Fisch, nur in feinst vermahlenem Zustand brauchbar (nach Art von Timbale oder feinen Pasteten). Denn das nicht-pepsinverdaute Fleisch rutscht selbst bei mäßiger Stenose nur schwer in den Darm und verstopft anderseits auch gern die Fenster des Spülschlauches. Eine Zeitlang könnte man mit den staubfeinen Eiweißpulvern wie Plasmon, Sanatogen, Dr. Klopfer's Lezithin-Eiweiß oder mit wasserlöslichen Albuminosen wie Witte-Pepton, Riba u. a. auskommen

(Bd. I, S. 622ff.). Auf die Dauer wäre dies aber kaum durchführbar und auch nicht erlaubt, da wertvolle Nebenstoffe der natürlichen Nahrungsmittel ausfielen. Daniederliegen der Pepsinverdauung kommt nicht nur bei anacidem Staumagen (Karzinom, Katarrhe u. a.) vor, sondern auch bei zu hohen Säurewerten (S. 168).

Eier lassen sich roh gequirlt als feinfadiger Eintropf und als Bestandteil vieler lockerer Speisen leicht in sehr brauchbarer Form anbringen. Fast unbeschränkt ist die Anwendbarkeit von Eidotter, den man gerade für Dauerkost wegen seines hohen Gehaltes an Nährsalzen und Vitaminen stark heranziehen sollte (teils roher, teils nach dem Kochen verriebener Dotter). Von festgeronnenem Eierklar (Kochzeit von 3 Minuten an aufwärts; Spiegelei u. dgl.) finden sich im anaciden Staumagen meist ansehnliche Reste.

Milch ist brauchbar, falls sie unter den Sonderverhältnissen des Einzelfalles keine groben derben Gerinnsel langen Bestandes bildet. Bei guter peptischer Kraft lösen sich freilich solche Gerinnsel frühzeitig genug wieder auf. Aber auch bei Hypo- und Achlorhydrie bilden sich oft wegen reichlichen Vorhandenseins organischer Säuren (milchsaure, essigsaure und buttersaure Gärung) im Staumagen derbe, schwer lösliche und natürlich schädliche Gerinnsel. Man wähle daher Formen (S. 40, 196), die solche Gerinnsel nicht entstehen lassen (gelabte Milch, gequirlte Dickmilch, Ya-Urt, homogenisierte Milch; Bd. I, S. 273 und 279ff.). Auch der aus Mandeln und Nüssen gewonnenen vegetabilen Milch sei gedacht (Bd. I, S. 311). In solchen Formen ist Milch bei jeder Stenose, die überhaupt noch Vollernährung des Körpers auf natürlichem Wege gestattet, trotz der großen Flüssigkeitsmenge gut geeignet. Die letztere läßt sich übrigens wesentlich einschränken, wenn man den Nährwert der Milch durch Rahm, Eidotter, Zucker verstärkt und die Milch z. T. in Form fein durchgesiebter, schwach gebutterter Milch-Zerealienbreie reicht. Meistens wird diese Kost auch durch fein kaubares Weizengebäck (Zwieback, Toast, Keks, auch lockerer Kuchen), ferner durch ausgepreßten Obstsaft und fein durchgesiebtes Obst- und Gemüsemus ergänzbar sein. Solcherart erweitert, mit Milch und Rahm als Hauptbestandteil, läßt sich eine Kost herstellen, die quantitativ und qualitativ vollkommen auf die Dauer genügen würde, aber freilich durch ihre Einförmigkeit harte Anforderungen an Geduld und Entsagungskraft stellt.

Käse. Auf das Überführen brockigen Käses in verflüssigte Form ist nur bei guter peptischer Kraft des Magens zu rechnen. In der Tat verträgt der normal- und superacide Staumagen Käse in der Regel gut, der hypo- und anhydrochlorische Magen dagegen oft schlecht. Immerhin lassen sich auch bei ihm kleine Mengen anbringen, wenn der Käse in sehr feiner Verteilung gereicht wird (z. B. frischer Topfenkäse mit Rahm und etwas Zucker zu feinstem Korn innig verrieben; auch Parmesankäse in Fleischbrühe, Zerealiensuppen und -breien, Gemüsemus fein verrieben).

Amylaceen. Sowohl Gebäck, wie auch Teigwaren aller Art, ferner Kartoffeln, Reis und andere Zerealien (Graupen, Mehlspeisen), Hülsenfrüchte usw. sind im superaciden Staumagen geradezu als Schädlinge zu werten, wenn sie nicht in überaus fein zerkleinertem Zustande ihn betreten. Dies gilt namentlich bei gleichzeitiger Aufnahme von Fleisch und anderen Eiweißträgern. Wegen des alsbald erreichten hohen Säurewertes stockt die Amylolyse vollständig, und in makroskopisch kaum veränderter Form erscheinen die verzehrten Amylaceen im Ausgespülten wieder. Günstiger liegen die Dinge, wenn man Weißbrot, Zwieback, Kartoffeln, Reis und andere Mehlspeisen gut gekaut, zusammen mit Rahm und Butter, in den frisch ausgespülten Staumagen bringt. Vorherige Gabe von etwas Alkali ist gelegentlich nützlich (S. 214). Es vergeht — mindestens bei zahlreichen Kranken — genügend lange Zeit, bis so viel Salzsäure sich ergossen hat, daß die im Munde begonnene Amylolyse ins Stocken gerät (S. 7). Voraussetzung ist freilich gründlichstes Durchspeicheln jeglichen Bissens im Munde. Dieser in der ärztlichen Praxis nicht gebührend beachteten Erfahrung sollte man gedenken; denn was auch immer man von den genannten Kohlenhydratträgern und ähnlichen ohne Schädigung des Magens und ohne Stauungsgefahr einbringen kann, ist von Vorteil. Obwohl der superacide Staumagen auch feinstverteilte Amylaceen (I.—III. Grad der Chr. Jürgensen'schen Skala, S. 14) chemisch nicht oder nur ganz ungenügend angreift, ist solches Material (feinst durchgeseihte Suppen und Breie; — Haarsieb!) in bezug auf Stenose und Stauung doch nur wie Wasser und nicht gerinnbare Milch zu werten (s. oben; S. 39). Es läßt sich auch mit Fleisch, Fisch, Eiern, Käse zusammen darreichen (s. oben), da es den peptischen Angriff nicht stört.

Im hypo- und anhydrochlorischen Staumagen liegen die Verhältnisse für Amylaceen im allgemeinen günstiger, vorausgesetzt, daß planmäßiges Spülen und das Verabfolgen unschädlicher Desinfizienzien (benzoesaures Natron!) dem Magen annähernd frei von abnormen Gärungen hält. Dann können gut gekaute Amylaceengerichte und feines Gebäck zur Hauptstütze der Ernährung dienen. Mit nichtgerinnbarer Milch (S. 196), Rahm, Butter, Eidotter, Kakao, Gemüsemus, gezuckertem Obstmus gestatten Amylaceensuppen und -breie, gut gekaute feine Gebäcke und lockere Mehlspeisen eine annehmbare und ausreichende Ernährung ermöglichende Dauerkost, die so lange durchgeführt werden kann, wie überhaupt interne Behandlung hinreicht.

Vor Beginn der Spülbehandlung und bei ungenügendem Magenspülen (Karzinom! — S. 307, 318ff.) liegen die Dinge freilich anders. Da kommt es im hypo- und anhydrochlorischen Staumagen, oft auch bei regelrechter Acidität, zu lebhaften Gärungen, die sehr quälende Beschwerden zu bringen pflegen (Aufstoßen, Spannung, Übelkeit, Erbrechen). Daß dabei ansehnliche Mengen von Alkohol entstehen können, einmal in 1700 ccm ausgeheberten Inhaltes 23,6 g, ward erwähnt (Bd. I, S. 52).

Wie sich die Amylaceen im normalaciden Staumagen verhalten, muß im Einzelfalle ausgeprobt werden; meist sind die Verhältnisse ähnlich wie bei Superaciden.

Zucker, als wasserlöslicher Stoff, verhält sich der Stenose gegenüber wie Wasser und andere glatte Getränke. Ob er bekömmlich ist und in welcher Form, Menge und Mischung, ist von Fall zu Fall verschieden. Dies trifft ja auch für andere Magenkrankheiten zu (S. 155, 197). Neigung zu Gärung wird durch Zucker verstärkt. Verhältnismäßig gut verträgt sowohl der super- wie der subacide Staumagen den Milchzucker, und dies kann zur Anregung der Darmperistaltik ausgenützt werden (S. 221).

Fett wird in Form fetter Speisen in der Regel schlecht vertragen, besser als Bestrich leichter, lockerer Gebäcke, manchmal auffallend gut in Form von Rahm, wenn derselbe als unvermischtes Getränk gereicht wird (G. Rosenfeld's Rahmkur, S. 248).

Gemüse und Obst. Die Zulässigkeit dieser wertvollen Nahrungsmittel hängt von der Form ab, in welcher sie genossen werden. Das Material muß die Stenose leicht passieren können. Bei Rohobst, in üblicher Form, wird dies nur ausnahmsweise zutreffen; aber auch die gemeinübliche Zubereitungsart gekochter Früchte und Gemüse sichert nicht bequemen Übertritt in den den Darm. Gerade gekochte Gemüse und Früchte sind es am häufigsten, die in die enge Pforte eingepreßt werden und sie dann blockieren (S. 307). Über seltenere Fälle von Pylorusverstopfung vgl. J. Friedenwald.

Das pflanzliche Fasergewebe der Gemüse und Früchte wird weder bei erhaltener noch bei fehlender peptischer Kraft hinlänglich gelockert und zerkleinert. Selbst mäßige Stenose erschwert den Austritt. Da auch das Kauen hinreichende Zerkleinerung nicht gewährleistet, muß jenen wertvollen Nahrungsmitteln durch Kugelmörser und enges Sieb die Form feinen Muses gegeben werden. Was aus technischen Gründen nicht in solche Form gebracht werden kann, muß ausscheiden; es bleibt aber reichste Auswahl übrig. Für schnellen Bedarf empfiehlt es sich, in der häuslichen Küche die H. Friedenthal'schen Gemüsepulver vorrätig zu halten (Bd. I, S. 484). Im allgemeinen bevorzuge man natürlich die frischen Gemüse. Obstsäfte sind in bezug auf die Stenose wie Wasser zu werten. Frische Preßsäfte sollen bevorzugt werden. Alle Arten saftiger Früchte kommen in Betracht. Erdbeeren, Himbeeren, Brombeeren, Pfirsiche, Bananen, Apfelsinen lassen sich zu Mus verreiben; man preßt sie dann durch ein feines Sieb, um faseriges Material auszuschalten, und bereitet daraus Gefrorenes.

Besondere Umstände, z. B. Magenkatarrh, Geschwüre, Säureverhältnisse, Zustand des Darmes u. a., können der Verwendung von Gemüse und Obst weitere Beschränkung auferlegen.

Alkohol wird zwar im Gegensatz zu Wasser vom Magen selbst resorbiert. Im allgemeinen vertragen aber Kranke mit Staumagen alkoholische Getränke jeder Art sehr schlecht. Ausnahmen kommen vor.

g) Grenzen der internen Behandlung. Solange das Entleerungshindernis den Durchtritt hinreichender Mengen zweckmäßig dargebotenen Materials gestattet, gibt es nach dem Gesagten zahlreiche Nahrungsmittel, Gerichte und Kostformen, welche sich einerseits den Erfordernissen der Stenose, anderseits auch den peptischen Kräften und pathologischen Zuständen des Magens (Katarrhe, Geschwüre usw.) anschmiegen. Bei nichtmaligner Stenose — über die Sonderverhältnisse bei Karzinom s. Abschnitt: k — lassen sich in klinischer Behandlung durch Verbindung von Diät und Magenspülungen Ernährungs- und Kräftezustand oft staunenswert heben und Beschwerden wie Übelkeit, Erbrechen, Schmerzen — sogar bei fortbestehendem Ulcus juxtapyloricum und trotz kontinuierlichen Magensaftflusses — auf kaum beachtenswertes Maß zurückführen. Abgesehen von Fällen sehr geringer Stenose und von Fällen, wo ausgleichbare Komplikationen wie z. B. Schwellung, Spasmen, Schwäche des austreibenden neuromuskulären Apparates (z. B. nach erschöpfenden anderen Krankheiten) die Lage vorübergehend verschärften, bleiben Kranke mit Staumagen aber Magenkrüppel und sind in weit höherem Maße als andere Magenkranke auf die Dauer unfrei in bezug auf Speise und Trank. Wir kennen freilich gar manchen Patienten mit Staumagen (namentlich unter Gelehrten und Bureaubeamten), die dieses Joch auf sich nahmen und bei peinlich regelmäßiger Lebens- und Ernährungsweise jahre- und jahrzehntelang sich frisch und leistungsfähig erhielten. Die meisten Kranken mit Staumagen geraten aber allmählich, teils durch äußere Umstände gezwungen oder verführt, teils durch Leichtsinn auf diätetische Abwege und versäumen anfangs nur hin und wieder, später immer häufiger die anempfohlenen Magenwaschungen. Über kurz oder lang ist der frühere üble Zustand wieder da. Bei anderen stellt sich heraus, daß der Mechanismus des Staumagens zwar ausreichte, den Kalorienbedarf bei ruhigem Verhalten in Krankenstube oder Krankenhaus dem Darme zuzuführen, daß dies aber nicht mehr möglich ist, wenn Arbeit den Energiebedarf steigert. Auch der Zwang, den ganzen Tag über in aufrechter Stellung zu verharren, kann bei weitem Höhenabstand des unteren Magenpoles vom Pylorus trotz gewissenhaften Befolgens aller anderen Vorschriften Unheil bringen. Sehr oft wird daher ein Fall, wo man anfangs glaubte mit innerer Behandlung auskommen zu können, später doch zur Operation reif. Sinken des Körpergewichts weist oft schon lange vor Wiedereintritt lästiger und quälender Beschwerden darauf hin, daß dem Mechanismus des Staumagens zu viel zugemutet wird oder daß die Stenose zunimmt oder daß die austreibenden Kräfte erlahmen.

Zum Schutz des erzielten Erfolges dienen vor allem:

a) Peinliches Innehalten der als richtig erkannten Kostvorschriften, sowohl hinsichtlich der Qualität des Genossenen wie auch der Quantität der Einzelmahlzeit. Pünktlichkeit der Nahrungsaufnahme.

b) Mindestens einstündige Rücken- oder besser Halbrechtslage nach Mittag- und Abendessen.

c) Spätabendliches oder morgendliches Ausspülen des Magens (vgl. Näheres S. 307).

d) Einmal, womöglich zweimal im Jahre zweiwöchige Liegekur mit Rückkehr zu einer Kost wie im Beginne der Behandlung. Ähnliches wurde für Ulcuskranke empfohlen (S. 242). Wir glauben dieser Anordnung manchen schönen Dauererfolg bei Staumagen zu verdanken.

e) Stuhlträgheit darf nicht geduldet werden. Sie ist rein diätetisch meist nur schwer überwindbar, weil es nicht gelingt, genügende Mengen kotbildenden Materials in den Darm überzuführen. Bei Stenosen, die volle Deckung des Wasserbedarfs durch den Magen gestatten — und nur solche kommen für konservative Behandlung in Betracht (S. 316) — tritt von wasserlöslichen Abführmitteln fast immer eine die Wirksamkeit gewährleistende Menge in den Darm über, ebenso von Rizinusöl. Es sei namentlich auf Milchzucker, Magnesiumsulfat und auf Phenolphthalein hingewiesen. Meist kommt man mit kleinen Wasser-, Glyzerin-, Seifenwasser- oder Ölklistieren aus, z. B., sehr empfehlenswert, mit zweitäglich wiederholten Ölklistieren von je 200 ccm. Unter Umständen greift man gelegentlich zu subcutaner oder intramuskulärer Injektion geeigneter Medikamente (Peristaltin, Sennatin, Neohormonal u. a.). Sehr wichtig ist oft Atropin (subcutan oder als Suppositorium), weil bei Staumagen die Stuhlträgheit meist mit starkem colospastischem Einschlage sich verknüpft; wo letzteres zutrifft, sind nur in Verbindung mit Atropin als äußerstes Hilfsmittel auch Klistiere zulässig. Ob flüssige Paraffinpräparate ohne Nachteil brauchbar sind, muß von Fall zu Fall entschieden werden. Stuhlfördernde Stoffe mit starker Quellkraft sind ebensowenig wie bei Hypotonie (S. 296) empfehlenswert.

IV. Chirurgische Behandlung.

Wir brauchen hier nicht zu erörtern, daß die Natur des Grundleidens zur Operation zwingen kann (umschriebenes Karzinom u. a.). Auch die Frage, ob fortbestehendes Ulcus — dies trifft für die Mehrzahl nichtmaligner Stenosen zu — zur Operation drängt oder nötigt, braucht hier nicht wieder angeschnitten zu werden (S. 257). Wir fassen hier nur die Erfordernisse des Staumagens ins Auge.

Entlastung des Staumagens durch Sorge für unbehinderten Übertritt des Magenchymus in den Darm ist unbedingt geboten, wenn mittels einer auf die Dauer annehmbaren Kost der Kräfte- und Ernährungszustand nicht mehr auf angemessener Höhe gehalten werden kann. Daß hierbei die Umstände, unter denen der Kranke lebt, das Maß der Arbeitsbeschränkung, der diätetischen Schonung und Fürsorge, dem er sich auf die Dauer unterwerfen kann und will, stark ins Gewicht fallen, geht aus früher Gesagtem hervor. Die Erfahrung, daß das Vertrauen auf die Zulänglichkeit dieser Maßnahmen häufigst getäuscht und eigentlich nur unter seltenen, ganz besonders günstigen Verhältnissen gerechtfertigt wird, macht es dem Arzte zur Pflicht, nicht immer aufs neue interne Kuren unbeständigen Erfolges zu versuchen und die entlastende Operation immer wieder hinauszuschieben. Monate und Jahre arbeits- und lebensfroher Zeit werden damit verloren. Wenn ein einziger, planmäßig durchgeführter Versuch mit den geschilderten Hilfmitteln interner Behandlung mißlingt, ist die Zeit für operatives Vorgehen gekommen. Oft wird man die Unmöglichkeit, mit der internen Behandlung durchzudringen, sofort oder doch sehr bald erkennen, oft erst nach einiger Zeit, d. h. erst nach Wiederaufnahme der Lebenspflichten. Nach gewonnener Erkenntnis soll sobald wie möglich operiert werden. Man warte nicht, bis die Kräfte wieder auf bedrohlichen Tiefstand gesunken sind; schlechter Kräftezustand gefährdet das unmittelbare, Zunahme der Magendehnung das Dauerresultat der Operation. Es scheint uns, nach eignen Erfahrungen, daß ältere Leute bei gutartiger Pylorusstenose mit Staumagen erheblich bessere Aussichten haben, an der Operation vorbeizukommen als jüngere.

Bei dieser Gelegenheit sei noch einer Arbeit über Ulcus gedacht, die wir erst nach Reindruck des Kapitels Magengeschwür kennen lernten. A. C. Nickel und A. R. Hufford melden aus der Mayo-Klinik, Streptokokkenherde verschiedensten Sitzes (Zahnwurzel, Tonsillen, Prostata u. a.) hätten sehr oft ursächlichen Belang für septische Geschwüre, und Entfernung solcher Herde trüge wesentliches zur Verhütung von Geschwürsrückfällen, damit natürlich auch zur Prophylaxis gegen Pylorusstenosen und Staumagen bei. Wir melden dies berichtend, nicht empfehlend.

Womöglich wird der Chirurg das Grundübel angehen und eine Resektion des erkrankten Teiles vornehmen (wie bei Ulcus, S. 262). Wenn dies nach anatomischer Lage der Dinge unmöglich oder angesichts des Kräftezustandes auf spätere Zeit vertagt werden muß, ist Gastrojejunostomie die Operation der Wahl. Bei nichtoperablem Carcinom der Pars pylorica oder benachbarter Organe kommt überhaupt nichts anderes in Frage; die Gastroenterostomie kann dem hoffnungslos Kranken Monate eines beschwerdefreien oder doch beschwerdearmen Lebens sichern. Bei nichtmaligner Stenose kann nach gründlicher Erholung starke Magenerweiterung spätere Resektion eines Magenabschnittes wünschenswert machen, da Gastroenteroanastomosen am erweiterten und erschlafften Magen oft ungünstige mechanische Bedingungen für Entleerung des Magens und für Arbeit des Darmes schaffen. Auch etwaiges Fortbestehen starker salzsaurer Supersekretion mahnt wegen Gefahr des Ulcus pepticum jejuni zu späterer ausgiebiger Magenresektion (S. 262).

Wenn die Operation gut überstanden wird — und das ist fast durchstehende Regel, wenn man mit dem Eingriff nicht bis zur Erschöpfung der Kräfte gewartet hat —, pflegt die Erholung nach Anlegen der Anastomose eine wunderbar gute und schnelle zu sein. Es gibt nicht viele andere Operationen, die so unmittelbar befreiend und umstimmend wirken, wie Gastroenterostomie bei Staumagen.

Wir sprachen bisher von den unbedingt notwendigen Operationen am Staumagen, d. h. von Fällen, wo die Operation lebensrettend wirkt oder dauerndem Siechtum abhilft. Größer aber ist die Zahl der Fälle, wo zwar nicht für den Augenblick und wahrscheinlich auch nicht für die nächsten Monate und Vierteljahre schwere Gefahr droht, wo es aber gilt den Kranken von den Sklavenketten zu befreien, welche ihm die stete Rücksicht auf seinen Magenzustand auferlegt, und ihm wieder ein Maß von Bewegungsfreiheit zu verschaffen, das volle und stete Arbeitstüchtigkeit sichert. Das bedeutet chirurgisches Eingreifen in früheren Abschnitten der Krankheit; bei nichtmaligner Stenose bedeutet es fast immer auch Beseitigung des Grundübels, also zumeist Resektion eines geschwürigen Magen- oder Duodenalabschnittes oder das Unschädlichmachen eines nicht operablen Ulcus duodeni. Anatomische Stenose ist eine so üble Komplikation des Magengeschwüres, daß wir sie auch bei geringer Entwicklung als drängenden Hinweis auf operatives Vorgehen bezeichneten (S. 260).

Über Operation bei Tetanie S. 310.

Oft wird der Operierte noch lange Zeit, vielleicht sogar dauernd auf seinen Magen diätetische Rücksicht nehmen müssen, z. B. bei fortbestehendem Geschwür oder Katarrh oder bei Darmstörungen nach Gastroenterostomie. Das sind aber Vorsichtsmaßnahmen, die nicht zu vergleichen sind mit den schweren Entsagungen bei Staumagen.

Literatur.

Bauer, J.: Die konstitutionelle Disposition zu inneren Krankheiten. 3. Aufl. Berlin 1924. — Boas, J.: Diagnostik und Therapie der Magenkrankheiten. 8/9. Aufl. Berlin 1926. — Bouveret, L. und Devic, E.: Sur la tétanie d'origine gastrique. Rev. de méd. **12**, Nr. 1/2. 1892. — Eppinger, H.: Die Tetanie. In: Kraus-Brugsch: Spez. Pathol. u. Therapie **1**, 2. Hälfte. 601. Berlin-Wien 1916. — Fleiner, W.: Tetania gastrica. Münch. med. Wochenschr. **1903**, Nr. 10/11. — v. Frankl-Hochwart, L.: Die Tetanie der Erwachsenen. 2. Aufl. Wien 1907. — Jonas, S.: Über Störung der Magenmotilität bei Ulcus ad pylorum und die spastische Pylorusstenose. Boas' Arch. **17**, 35. 1911. — Jonas, S., und Rudinger, C.: Über das Verhältnis der Tetanie zur Dilatatio ventriculi. Klin.-therap. Wochenschr. **1904**, Nr. 1. — Kußmaul[1], A.: Die peristaltische Unruhe des Magens. Volkmann's Samml. klin. Vortr. Nr. 181. Leipzig 1880. — Ders.[2]: Über Behandlung der Magenerweiterung. Dtsch. Arch. f. klin. Med. **6**. 455. 1869. — Kuttner, L.: Störungen der Motilität. In: Kraus-Brugsch: Spez. Pathol. u. Therapie **5**, 723. 1915. — Mac Callum, W. G. (und Mitarbeiter): The effect of pyloric obstruction in relation to gastric tetany. Bull. of Johns Hopkins hosp. **31**, Nr. 347. 1920. — Mintz, S.: Mißerfolge der Gastroenterostomie. Boas' Arch. **22**, 523. 1916. — von Noorden, C.: Lehrb. d. Pathol. d. Stoffwechsels. Berlin 1893. — Paul, S.: Zur Pathogenese und Therapie des Pylorospasmus. Klin. Wochenschr. **1924**. 1123. — Tilger, A.: Über die stenosierende Pylorusstenose. Virchows Arch. f. pathol. Anat. u. Physiol. **132**, 290. 1893.

Ergänzungen.

Adlersberg, D. und Porges, O.: Die Einwirkung von Säuren und Alkalien auf die Tetaniekrankheit. Zeitschr. f. d. ges. exp. Med. **42**. 678. 1924. — Balint, R.: Unters. über die Pathogenese des Ulcus ventriculi. Wien. klin. Wochenschr. **1926**. Nr. 1 und: Extraventrikuläre physik.-chem. Faktoren in der Pathogenese des Magengeschwürs. Verhandl. d. Ges. f. Verdauungs- u. Stoffwechselkrankh. **5**. 328. 1926. — Chaney, M. S. und Blunt, K.: The effect of orange juice on the Ca, P, Mg, N retention and urinary organic acids of growing childern. Journ. of Biol. Chem. **66**. 829. 1925. — Eckstein, A. und Rominger, E.: Ernährung und Ernährungsvorgänge im Kindesalter. Handb. d. norm. u. pathol. Physiol. **3**. 1293. Berlin: Julius Springer 1927. — Földes, E.: Zur Physiol. und pathol. Physiol. der Ausscheidungen des Magens. Klin. Wochenschr. **1924**. 1951. — Ders. und Detré,

L.: Zur Physiol. und pathol. Physiol. der Ausscheidungen des Magens. Zeitschr. f. d. ges. exp. Med. **41**. 342. 1924. — Friedenwald, J.: Das Vorkommen von Pylorusverstopfung durch einige seltene Ursachen. Boas' Arch. **43**. 489. 1928. — Katsch, G.: Spez. Pathol. d. Magens. In: Handb. d. inn. Med. **3**. 479. Berlin: Julius Springer 1926. — Lichtwitz, L.: Der Mineralstoffw. in seinen Beziehungen zu Verdauungs- und Stoffwechselkrankh. Verhandl. über Verdauungs- u. Stoffwechsel-Krankh. **6**. 137. 1927. — Mainzer, F.: Über eine Störung des Säurebasengleichgewichtes bei der idiopath. Tetanie des Erwachsenen. Zeitschr. f. d. ges. exp. Med. **52**. 103. 1926 und Kongr. d. dtsch. Ges. f. inn. Med. **38**. 427. 1926. — Müller, F. v.: Tetanie bei dilatatio ventriculi. Charité-Ann. **1888**. 273. — Nickel, A. C. and Hufford, A. R.: Elective localisation of Streptococci isolated from cases of peptic ulcer. Amer. Arch. of Int. Med. **41**. 210. 1928. — Peritz, G.: Die Nebenschilddrüse in M. Hirsch's Handb. d. inn. Sekretion **3**. 959. 1928. — Porges, O., Leimdörfer, A. und Marcovici, E.: Über die Kohlensäurespannung des Blutes bei pathol. Zuständen. Zeitschr. f. klin. Med. **73**. 389. 1911 und **77**. 447 und 464. 1913. — Westhues, H.: Klinisches zur genuinen und parathyreopriven Tetanie. Klin. Wochenschr. **1928**. Nr. 15. — Youmans, J. B. und Greene, T. W.: Gastric tetany. Report of a case treated with ammonium chlorid. Journ. of the Americ. Med. Assoc. **84**. 808. 1925.

K. Magenkrebs.

Die experimentelle Forschung ist seit längerer Zeit und neuerdings in verstärktem Maße bestrebt, etwaigen Einfluß der Kost auf Entstehen und Wachstum bösartiger Neubildungen aufzudecken, und auch die Klinik hat dahin zielende ältere Bestrebungen neuerdings verstärkten Maßes wieder aufgenommen. Alles in allem sind die bisherigen praktischen Ergebnisse für Prophylaxis und Therapie noch äußerst dürftig. Wir werden am Schlusse dieses Abschnittes auf Fragen, die vielleicht für das ganze Krebsproblem in Zukunft größte Bedeutung erlangen, näher eingehen (S. 334ff.). Die Ergebnisse sind noch nicht so gefestigt, daß wir auf sie bei Sonderbesprechung des Magenkrebses uns stützen und auf ihrer Grundlage nach Art und Menge umgrenzte Kostvorschriften für dieses Leiden vorschlagen dürfen.

Im großen und ganzen hat einstweilen bei allen bösartigen Geschwulsten des Magens, ebenso wie aller anderen Organe die Diätetik nur symptomatische Aufgaben. Sie steht im Dienste der Pflicht, die Beschwerden möglichst zu mildern und die Kräfte möglichst hoch zu halten.

I. Über Frühdiagnose.

Behandlungsmethode der Wahl ist natürlich immer Radikalexstirpation der Geschwulst. Es ist Sache der Diagnostik, den bösartigen Charakter des Leidens frühzeitig zu erkennen, um die Aussichten der Operation und die Möglichkeit ihrer Durchführung so günstig wie möglich zu gestalten. Wir nehmen keine Stellung zu den statistischen Berechnungen über Dauererfolge, da sie für das Geschehen im Einzelfalle gar nichts bedeuten. Bei Grenzfällen, wo es zweifelhaft ist, ob die Totalexstirpation noch möglich oder ob der operative Versuch gelungen ist, scheint die Nachbehandlung mit Röntgenstrahlen die Aussicht auf Dauererfolg oder doch auf beträchtliche Verzögerung von Rezidiven wesentlich gebessert zu haben. Hierbei sowohl wie bei nichtexstirpierbaren Magenkarzinomen hat Röntgentiefenbestrahlung, auch ohne Voroperation oft beachtenswerte, für Linderung von Beschwerden und für Verlängerung der Lebensdauer wichtige, aber stets nur vorübergehende Rückbildung von krebsigen Magengeschwülsten gebracht. Das von H. Finsterer[1] empfohlene operative Freilegen der Geschwulst zum Zwecke der Bestrahlung wurde durch die verbesserte Technik der Tiefenbestrahlung überflüssig.

Auf die Diagnostik gehen wir nicht ausführlich ein; einige Hinweise wurden in früherem gestreift. Es sei auf die Lehr- und Handbücher der inneren

Medizin und auf Sonderwerke über Magenkrankheiten verwiesen, außerdem auf die Besprechung diagnostischer und therapeutischer Irrtümer von C. von Noorden [1].

Als zuverlässigste diagnostische Hilfsmittel gelten jetzt Röntgenuntersuchung und Gastroskopie. Über erstere schrieb M. Haudek vor kurzem: „Die Röntgendiagnostik des Magenkarzinoms ist von der klinischen Symptomatologie und dem Beschwerdekomplex nahezu unabhängig geworden. Mit großer Verläßlichkeit läßt sich damit die positive Diagnose stellen und mit sehr großer Wahrscheinlichkeit auch die negative Diagnose, d. h. das Karzinom ausschließen, auch wenn klinische Verdachtsmomente vorliegen". Freilich nur ein so großer Meister wie M. Haudek durfte so sprechen. Nicht jeder, der sich mit Röntgenuntersuchungen abgibt, darf dies unterschreiben. Aber Fortschritte werden allerorts gemacht, und es ist für überall, wo Höchstleistung röntgenologischer Kunst zur Verfügung steht, richtig, wenn M. Haudek hinzufügt: „Probe- und Fehllaparatomien sind zu großen Seltenheiten geworden". Die noch nicht zum Allgemeingut der Diagnostik vorgeschrittene Gastroskopie setzt sich immer mehr durch. Gerade in bezug auf Frühdiagnose des Karzinoms ward ihre Tragweite bis vor kurzem angezweifelt. Sehr bemerkenswert ist, daß ein so trefflicher Beherrscher und kritischer Beurteiler der Endoskopie wie R. Korbsch, der früher der Skepsis zuneigte, neuerdings den hohen Wert des Verfahrens für Frühdiagnose stark hervorhebt.

Auf weitere diagnostische Hilfsmittel, gewissermaßen Beweisstücke II. Ordnung, ist kurz zu verweisen. Ihr positiver oder negativer Ausschlag sind einzeln betrachtet nicht so unmittelbar beweisend wie die vorgenannten Verfahren. Gleichmäßig positive oder gleichmäßig negative Ausschläge mehrerer Proben summieren sich aber doch zu diagnostischer Tragweite.

a) Die H. Salomon'sche Eiweißprobe stützt sich auf die Tatsache, daß ulzerierte Geschwulstflächen andauernd eiweißhaltiges Sekret absondern. Der Kranke erhält am Vortage nur flüssige, eiweißfreie Kost. Abends wird der Magen gespült, bis das Spülwasser klar wieder abläuft. Morgens nüchtern läßt man 400 ccm Kochsalzlösung durch Sonde in den Magen einlaufen, hebert dies aus, läßt das ausgeheberte noch mehrfach wieder einlaufen und durch die Sonde wieder austreten. Dann wird das Ausgeheberte auf Eiweiß untersucht. Wenn mit Esbach'schem Reagens rasch flockige Trübung entsteht oder wenn 100 ccm Spülflüssigkeit 20 mg Stickstoff (bzw. noch mehr) enthalten, ist der Magen erfahrungsgemäß karzinomverdächtig. Da solcher Befund schon bei kleinen Geschwülsten — sofern sie ulzeriert sind — vorkommt, ist er frühdiagnostischen Belanges. E. Payr und J. Hohlbaum rühmen die Probe sehr (dort Literatur). Wir setzten diese Probe voran, weil sie bei positivem Ausschlage unter allen indirekten Beweisstücken uns die zuverlässigste zu sein scheint.

b) Okkultes Blut im Kote, bei sachgemäßer Kost dauernd wiederkehrend, spricht für Karzinom, aber doch nur dann, wenn andere Blutquellen von den obersten Wegen bis zum Unterdarm mit voller Sicherheit ausgeschlossen werden können. Dafür besteht selten volle Sicherheit. Zuverlässiger spricht dauerndes oder fast dauerndes Fehlen okkulten Blutes im Kot gegen ein ulzeriertes Karzinom, nicht aber mit gleicher Sicherheit gegen Frühformen desselben.

c) Anazidität bzw. Achylie sind an sich für die Krebsdiagnose nicht verwertbar, angesichts der großen Mannigfaltigkeit ihrer Ursachen (S. 113, 141). Wichtiger ist ein starkes „Salzsäuredefizit", auf das und auf dessen Ermittlung als erste bereits C. v. Noorden und G. Honigmann hinwiesen; Untersuchung nach C. A. Ewald'schem Probefrühstück oder noch besser nach Fleischbrühfrühstück (S. 29) gibt die sichersten Resultate. Von stark erhöhter Beweiskraft ist das allmähliche Zunehmen des Salzsäuredefizits. Die Tragweite des Milchsäurenachweises in dem vorher von Gärungsgut durch Reinspülen befreiten und dann mit Wasser, Tee oder verdünntem Alkohol beschickten Magen ward schon frühzeitig erkannt. Der Befund erhielt eine theoretisch gefestigte Bedeutung, nachdem O. Warburg[1] die anoxybiotische Entstehung von Gärungsmilchsäure im Krebsgewebe dargetan hatte. Die Anwesenheit der B. Oppler'schen sog. „langen Milchsäurebazillen" wird diagnostisch nicht mehr so hoch gewertet wie früher (S. 324). In der Regel findet man Milchsäure in ansehnlicheren Mengen nur bei Staumagen, weil sie bei freiem Pylorus schnell in den Darm abwandert. Seit Bekanntwerden der Warburg'schen Entdeckung setzten wir nach Reinspülen mit 2 p. M. Benzoesäure auch dem folgenden Probefrühstück (Tee, Alkohol) 2 p. M. Benzoesäure zu, um mikrobielle Gärung auszuschalten, und fanden trotzdem öfters bei ulzerierten Magenkarzinomen kräftige Milchsäurereaktion. Alle diese Säureproben sind jedoch für die Frühdiagnose von geringem Belang, da in früher Zeit doch allzuoft noch beachtenswerte Mengen Salzsäure abgeschieden werden. Höchst verdächtig aber ist es, wenn man bei der soeben beschriebenen Methode neben freier Salzsäure Milchsäure findet. Das Nebeneinander von freier Salzsäure und positiver Milchsäurereaktion kommt bei dem gewöhnlichem Ausheberungsverfahren so gut wie niemals vor; bei dem soeben erwähnten Verfahren fanden wir aber doch einzelne Male beides und zwar beides mit schwachem, aber immerhin deutlichem und sicherem Ausschlage nebeneinander.

H. Lawaczeck nimmt an, das Versiegen der Salzsäureproduktion bei Karzinom und bei perniziöser Anämie sei, wenigstens teilweise, auf die bei diesen Krankheiten nachgewiesene Hyperalkalescenz des Blutes zurückzuführen.

d) Die Plasmaflockungsreaktion in G. v. Gerloczy's Anordnung (Ausflockung des Citratplasma durch kombinierte Wirkung von Hitze und Salzen) lobt G. v. Bergmann. Sie gab in 75% der Tumorfälle positive Resultate; auch für Frühdiagnose nützlich.

e) Blutkörperchensenkungsgeschwindigkeit im Citratplasma. Wenn auch überwiegend häufig bei Karzinomen verschiedensten Sitzes der Vorgang beschleunigt ist, darf man dem doch keine allzu hohe Tragweite beimessen, da die Beschleunigung bei sehr mannigfachen Krankheiten gefunden wurde. Gleichmäßiger öfterer Befund von Nichtbeschleunigung spricht freilich stark gegen Karzinom.

f) Die H. Kahn-P. Potthoff'sche Methode (Hemmung der Natrium-Oleathämolyse) und H. Kahn's Flockungs-Trübungsreaktion geben zwar bei Karzinom nahezu immer positive Ausschläge, aber desgleichen auch oft bei verschiedenen anderen, den Ernährungszustand schädigenden Krankheiten. Ihr negativer Ausschlag spricht gegen Karzinom.

g) Die interferometrische Methode von P. Hirsch, eine Verfeinerung des E. Abderhalden'schen Verfahrens (Nachweis von Abwehrfermenten im Blute Krebskranker) ergab nach schriftlicher Mitteilung P. Hirsch's vom 20. März 1928 (Pharmagans, Oberursel) bei 78% der auf Magen- und Darmkarzinom untersuchten Fälle ein richtiges Resultat. M. Fröhlich meldete 74% richtige Resultate bei seinen gesamten, auf zahlreiche verschiedene Krankheiten sich erstreckenden Untersuchungen. Die Methode gehört also zu denen, die nicht für sich allein, sondern nur in Übereinstimmung mit anderen indirekten Methoden Geltung erlangen (S. 319). Eine im ganzen ablehnende Experimentalkritik der Methode bei E. Küster und K. Koulen.

h) Die H. Salomon-P. Saxl'sche Untersuchung des Harns auf Schwefelpeptide (wesentlich Oxyproteinsäuren) nach 3—4tägiger fleischfreier Kost erwies sich uns als wertvoll; gerade bei Magen und Darmkarzinomen auch für die Frühdiagnose. Aber nur dann, wenn sie mehrfach deutlich positiv ausfällt. In etwa 75% der Fälle trifft der positive Ausschlag das richtige; negativer Ausschlag spricht aber nicht gegen Karzinom. Wertung der Methode auch bei C. v. Noorden[1] und damit gut übereinstimmend bei H. Zöppritz, J. Boas.

Die Diätetik selbst liefert gewisse, freilich mehrdeutige, aber doch recht oft pfadweisende Anhaltspunkte für die Frühdiagnose. Wenn ein Mensch im krebsverdächtigen Alter oder gar schon früher ohne offensichtlichen oder durch gründliche Untersuchung erkennbaren anderen Grund den vorher gesunden Appetit verliert, wenn er — sonst genügsam in seinen Ansprüchen — den Speisen und Getränken gegenüber auffallend wählerisch wird, wenn er früheren Lieblingsspeisen Abneigung entgegenbringt und namentlich Widerwillen gegen früher bevorzugte Fleischgerichte bekundet (besonders häufig und frühzeitig gegen gebratenes und gegen dunkles Fleisch), oft auch gegen Tabakrauchen, so muß dies auch dann den Verdacht auf Magenkrebs lenken, wenn keinerlei Magenbeschwerden im engeren Sinne des Wortes geklagt werden, und die einfache Untersuchung des Bauches nichts Krankhaftes am Magen erkennen läßt. Solchen Triebänderungen, deren Zusammenhänge noch dunkel sind, bei denen aber wahrscheinlich chemisch-toxische Einflüsse mitbeteiligt sind (S. 324), gesellt sich gewöhnlich langsamer Gewichtsverlust hinzu, weil die Nahrungsaufnahme als Ganzes sinkt; auch schlechtes blasses Aussehen, namentlich in den Morgenstunden ist auffallend. Aber nicht immer kommt es schon im Beginne zu Gewichtsverlust. Denn obwohl es den Kranken nicht mehr „schmeckt", obwohl sie die alte Lust am Essen verloren haben, nehmen manche doch noch unter dem Drucke des eignen Willens, durch Übergang von der gewohnten zu sehr abwechslungsreicher Kost, unter dem Zuspruch der Angehörigen genügend Nahrung zu sich, um wesentliche Abnahme zu verhüten. Natürlich können hinter den erwähnten Zeichen auch Karzinome anderen Sitzes stehen, natürlich auch

Leiden ganz anderer Art (z. B. chronisch-suburämische Zustände bei Schrumpfniere, Harnstauung bei Prostatahypertrophie, fieberfreie Alterstuberkulose u. a.). Bei Karzinomen anderen Sitzes, selbst bei solchen des Darmes und der Speiseröhre, treten — wenn nicht ernste lokale Beschwerden die Psyche belasten — jene Störungen des Nahrungstriebes selten so frühzeitig und so beherrschend auf. Unversehrter Trieb schließt freilich das Bestehen eines Magenkarzinoms nicht aus; wenn Karzinom besteht, hat es dann meist seinen Sitz fern vom Pylorus.

Alles in allem sind die beschwerdlichen Klagen bei Magen- und Darmkarzinomen, solange keine Stenose vorliegt, häufig recht unbestimmt und wenig charakteristisch. Dies hat früher weit häufiger als jetzt verschuldet, daß man „nervöse Dyspepsie" annahm und die günstigste Zeit für aussichtsvolle Operation verstreichen ließ. Der Magenkrebskranke verdränge oft seine Beschwerden im Gegensatze zum Geschwürskranken, sagt V. v. Weizsäcker.

II. Gesichtspunkte für prophylaktische Behandlung.

Es ist nicht müßig, die Frage aufzuwerfen, ob der diätetischen Behandlung auch prophylaktischer Wert zukomme. Freilich, bis wir über Ätiologie und Pathogenese des Karzinoms genaueres wissen, fehlt der sichere Boden. Immerhin scheinen einige Anhaltspunkte gegeben. Einen solchen bietet die Theorie, daß Ulcus ventriculi späteres Entstehen von Magenkarzinom wesentlich begünstige, und in chirurgischen Schriften finden wir neuerdings recht oft diesen Gefahrpunkt unter den Indikationen für Magenresektion bei Ulcus der Pars pylorica stark betont (S. 261). Wenn sich jener Zusammenhang bestätigt, verstärkt er natürlich auch die Forderung nach frühzeitiger und nachdrücklicher interner Behandlung des Magengeschwürs, wie wir dies ja in früherem Abschnitt vertraten, namentlich bei starker hereditärer Belastung mit Karzinom.

Es läßt sich einstweilen aber nicht bestreiten, daß die ätiologische Bedeutung des Ulcus für späteren Magenkrebs noch nicht gesichert ist (Literatur bei Gg. B. Gruber und E. Kratzeisen). Beides sind häufige Krankheiten; und daß verhältnismäßig oft die Vorbedingungen für Ulcus und die Anlage zu Karzinom sich auf denselben Menschen vereinen, kann nicht wundernehmen. Man übersehe auch nicht, daß auf dem Boden eines Ulcus duodeni, das doch mindestens so häufig ist wie Ulcus ventriculi, nur überaus selten ein Karzinom entsteht, wie auch H. Finsterer[3] berichtet, der am nachdrücklichsten von allen Chirurgen die Gefährdung Ulcuskranker durch späteren Krebs betont (H. Finsterer[4]: in 32,2% von Resektionen wegen Krebs). Ausgiebige Resektion des Magens wegen Ulcus entfernt zweifellos eine der krebsgefährdetsten Zonen des Körpers.

Weitere Gesichtspunkte für diätetische Prophylaxis würden sich ergeben, wenn der chronischen Gastritis eine bedeutsame Rolle in der Ätiologie des Magenkrebses zufällt, wie namentlich O. Stoerk und G. E. Konjetzny vertreten (S. 261). Dies verstärkt den Nachdruck, mit welchem wir frühzeitige und planmäßige diätetische Behandlung des oft allzusehr vernachlässigten chronischen Katarrhes verlangten (S. 124ff.).

Eine vorsichtige, kritische, im wesentlichen ablehnende Besprechung über die ätiologische Bedeutung von Ulcus und chronischem Katarrh für späteres Magenkarzinom findet sich bei G. v. Bergmann.

Alle diese Fragen stehen in engem Zusammenhang mit den jetzt wieder in starkem Flusse befindlichen Erörterungen über allgemeine Geschwulstätiologie. Wir verweisen auf die Kongreßverhandlungen in Wiesbaden (1928). In einem zusammenfassenden Vortrage knüpft B. Fischer-Wasels[1], einer der besten Kenner der Geschwulstpathologie, an die besonders abgeartete, von anderen Zellen charakteristisch abweichende Eigenschaft der Geschwulstzellen an. Er sagt: „Im Organismus sehen wir derartige Entwicklungsvorgänge mit Bildung neuer spezifischer Zellarten nur bei zwei typischen Prozessen auftreten, embryonal bei der charakteristischen Bildung und Differenzierung der Organe und spezifischen Organzellen, und postembryonal bei der Regeneration. In gleicher Weise ist die Bildung der Geschwulstzelle stets an einen embryonalen oder regenerativen Entwicklungsvorgang geknüpft.“ In bezug auf Regeneration wird u. a. auch an die bösartigen „Narbengeschwulste“ erinnert. Theoretisch steht man heute der ätiologischen Verknüpfung von Krebs und vorausgegangener Gewebsschädigung weniger ablehnend gegenüber als früher. Vgl. S. 339.

III. Diätetische Behandlung.

Abgesehen von der Unmöglichkeit das Wachsen der Geschwulst diätetisch nennenswert zu beeinflussen, und abgesehen von hinzutretenden besonderen Komplikationen haben wir bei Karzinom des Magens mit bestimmten. häufigst wiederkehrenden Schwierigkeiten zu rechnen. Je nach den motorischen und peptischen Leistungen des karzinomatösen Magens liegen für die Diätetik die Dinge verschieden. Diese und andere Umstände müssen von Fall zu Fall den Weg weisen.

Wir verweisen hier ausdrücklich auf den Abschnitt IV dieses Kapitels (S. 329), worin allgemeine Gesichtspunkte über die Ernährung Krebskranker erörtert werden. Sie können bei allen Kostplänen, auch Magenkrebskranker, berücksichtigt werden. Namentlich die Ausführungen über Vitamine sind beachtenswert, da es nicht ausgeschlossen ist, daß die Zumessung von Vitamin-B zumindest für gewisse Phasen der Krebskrankheit belangreich ist.

a) Staumagen. Stenosen, welche zu Stauung von Mageninhalt führen, entwickeln sich bei pylorusfernem Karzinom in der Regel nicht; ausnahmsweise kommt es vor. Bei dem diffusen Karzinom der Magenwand wird der Gesamtmagen gewöhnlich in ein starres Rohr verwandelt, durch welches sich der Mageninhalt beschleunigt und hemmungslos in das Duodenum ergießt. Die Verdauung des Genossenen obliegt dann dem Darm, ähnlich und sogar noch ausgesprochener als bei völliger Achylia gastrica und breiter Gastrojejunalanastomose mit schnellem Abflusse (S. 145, 263). Dagegen führt das am Pylorus und Antrum sich entwickelnde Karzinom in der überwiegenden Mehrzahl der Fälle zu Stenose und Staumagen, bald früher, bald später, je nach Sitz und Umfang der Geschwulst; und ebenso ist es bei Geschwulsten, welche von Nachbarorganen ausgehen, das Rohr durch Druck verengen und erst sekundär die Wand des distalen Magens ergreifen. Begünstigend auf die Stauung wirken diffuse karzinomatöse Infiltration der Antrummuskulatur und frühzeitiges hypotonisches Erlahmen des gesamten neuromuskulären, Peristole und Peristaltik besorgenden Magenapparates (S. 282). Diese Umstände machen, auch bei bester interner Behandlung des Staumagens, die Erholung der austreibenden Kräfte von vornherein viel unwahrscheinlicher als bei gutartiger Stenose. Allerdings erlebt man auch bei Pylorus-Karzinom, daß nach Abklingen hinzugetretener entzündlicher Schwellung oder intratumoraler Blutung zeitweilige Verschlimmerungen der Stenose sich zurückbilden; der Gewinn pflegt aber nur von kurzer Dauer zu sein. Bei weicher Geschwulst (Markschwamm) kommt es vor, daß trotz starken Wachstums die Lichtung genügend weit bleibt, wenn starker Zerfall des geschwulstigen Gewebes an der zur Innenseite des Rohres gerichteten Oberfläche mit der Wucherung Schritt hält. Solcher Zerfall kann auch eine früher hochgradige Stenose beträchtlich erweitern; das ist aber recht selten.

Grundsätzlich stimmt die diätetische und sonstige Behandlung des karzinomatösen Staumagens mit der im vorausgehenden Abschnitte geschilderten überein (S. 305ff.). Praktisch genommen ist aber selbst bei nur mäßiger karzinomatöser Stenose wegen starker Neigung zu rasch fortschreitender Verengerung, wegen Appetitlosigkeit, wegen Unzulänglichkeit der Magenspülungen die Aussicht, den Kräfte- und Ernährungszustand auf möglichstes Optimum, die Beschwerden auf das möglichste Minimum zu führen, äußerst gering. Daher ist in jedem Falle, wo es sich überhaupt lohnt, noch eine zeitweilige Besserung anzustreben, und wo es für Radikalexstirpation der Geschwulst zu spät ist, die Gastroenterostomie auszuführen. Man sollte dies beim ersten Auftreten von Stauungsmerkmalen tun, bevor es zu nennenswerter Stauungsdilatation des Magens und zu schwerem Niedergang des Ernährungszustandes gekommen ist. Je früher man freien Abfluß des Mageninhaltes in den Darm sichert, desto günstiger sind die Aussichten für Verlängerung des Lebens und vor allem für das Niederhalten von Beschwerden. Nach früh angelegter Anastomose bleiben sehr oft ernste Magenbeschwerden, insbesondere Schmerzen bis zu dem durch Metastasen, kachektischer Schwäche oder sonstwie erfolgenden Tode aus, ein Geschehen, das man bei Magenkarzinomen ohne Stauung ja auch öfters antrifft. Freilich bringt auch bei voll entwickeltem Staumagen die Gastroenterostomie rasche und wesentliche Erleichterung und oft auch ein wesentliches Wiederaufblühen der Kräfte. Aber dies führt niemals so weit wie frühzeitiges operatives Handeln, wo doch recht oft auf Monate hinaus ein wahres Gesundheitsgefühl wiederkehrt. Wenn erst bei erheblicher Magendehnung die Anastomose angelegt wird, ist das Zurückbleiben oder Wiedererscheinen späterer Magenbeschwerden eher Regel als Ausnahme, weil der Tonus des Magens sich nur schwierig und langsam, oft gar nicht, erholt und weil die Entleerung aus dem tiefhängenden Magen in den Dünndarm sich nicht immer glatt vollzieht. Weiteres über Diät bei Staumagen S. 310.

Gar nicht selten ergibt sich bei der Laparotomie, daß die Magenwand an der großen Kurvatur bereits in ausgedehntem Maße krebsig infiltriert ist. Dann ist es zwecklos, ja sogar gefährlich, die Gastroenterostomose anzulegen. Als einziger Rettungsanker, der dem Lebensschifflein noch eine Zeitlang Bestand ermöglicht, bietet sich dann die Jejunostomie. Sie wird neuerdings wieder häufiger als früher ausgeführt. Über Ernährung durch Jejunalfistel Bd. I, S. 1042.

b) Beeinflussung der Diät durch das Verhalten der Salzsäure. In rund 75 bis 80% aller Fälle von Magenkarzinom kommt es auf Höhe der Verdauung nicht zur Entwicklung eines sog. „Salzsäureüberschusses", d. h. zu solcher Konzentration der Wasserstoffionen, daß die üblichen Farbenreaktionen auf „freie Salzsäure" positiv ausfallen. Es handelt sich keineswegs immer um völlige Achlorhydrie. Die Salzsäurewerte pflegen in der Regel geradlinig oder wellenförmig weiter zu sinken (S. 319). Für die Diätetik ist natürlich das Verhalten der Salzsäure von großem Belang; auch die möglichen Ursachen verschiedenen Verhaltens sind hier kurz zu erörtern.

Bei ausgedehnten Karzinomen des Magenkörpers, welche meist ohne Stauung des Mageninhaltes verlaufen, besteht fast immer Salzsäuremangel. Dies ist ohne weiteres verständlich, weil der Drüsenkörper dieses Abschnittes die Salzsäure zu liefern hat. Über das Verhalten der Salzsäure bei frühen Entwicklungsformen, d. h. zu einer Zeit, wo die krebsige Infiltration sich auf kleine Gebiete beschränkt, wird wenig berichtet. Wie O. Porges durch Umfrage ermittelte, und wie es auch mit eigener Erfahrung durchaus übereinstimmt, ist unter solchen Umständen (Kardia- und hochsitzendes Funduskarzinom) die Magensaftsekretion meist noch gut erhalten.

Bei Karzinom der Pars pylorica, mit und ohne Staumagen, kommt es in mindestens 85—90% der Fälle, bald früher, bald später, zu ausgesprochenem Salzsäuremangel. Die Prozentzahlen scheinen jetzt im Sinken zu sein, weil zahlreiche Karzinome dieses Abschnittes jetzt schon sehr frühzeitig erkannt und operiert werden (Resektion). Man nimmt an, daß in Fällen, wo sich Karzinom auf dem Boden eines alten Ulcus entwickelt, verhältnismäßig oft Normal- oder gar Supersekretion von Magensaft bestehen bleibt. Erwiesen ist dies nicht. Wahrscheinlich wäre es richtiger zu sagen, daß in Fällen, wo früher langjährige Supersekretion — gleichgültig welchen Ursprunges — bestand, die Salzsäuresekretion nicht so leicht erlischt (s. unten).

Jedenfalls findet sich beim distalen Magenkrebs und bei umfangreichen Krebsgeschwülsten des Magenkörpers Salzsäuremangel mit so überwältigender Häufigkeit, daß gesetzmäßige Ursachen bestehen müssen, die aber keineswegs einheitliche zu sein brauchen.

Es lag zunächst nahe, begleitende chronische Gastritis zu beschuldigen, eine übrigens schon alte Lehre, die damals freilich noch nicht durch histologische Forschung gesichert war. Auf entsprechende Sektionsbefunde durfte man nicht allzuviel Gewicht legen. Jedenfalls erfuhr man nicht, ob 1/2 oder 1 Jahr zuvor, als Salzsäure schon fehlte, die Schleimhaut bereits sekretionsuntüchtig gewesen war. Nachdem jetzt, teils durch Untersuchung kleiner, bei Operationen entnommener Schleimhautstückchen, teils durch Gastroskopie das häufige und frühzeitige Vorkommen von Gastritis bei Magenkrebs erhärtet ist, und vorausgegangene Gastritis sogar in ursächlichen Zusammenhang mit späterem Krebsleiden gebracht wird (s. oben; G. E. Konjetzny, O. Stoerk u. a.), muß man der Gastritis jedenfalls größere Tragweite für den Salzsäuremangel im Karzinommagen zuerkennen, als es früher geschah.

Im gleichen Sinne wie Gastritis muß geschwulstige Zerstörung der Reizzone im distalen Magenabschnitt wirken. Wenn auch die I. Sekretionsphase (S. 26) nicht gestört zu sein braucht, so liefert dieselbe für sich allein doch nicht genügend Saft. Es ist aber mehr als wahrscheinlich, daß die krebsig entarteten Abschnitte die wichtigen gastrogenen Lockreize für Salzsäure nicht weiterleiten können (S. 28ff.).

Des weiteren werden wir immer wieder zu der Annahme gedrängt, daß toxische Produkte, aus der Geschwulst oder ihren Zersetzungsprodukten stammend, auf dem Blutwege die Salzsäuredrüsen des Magenkörpers lähmen (hämatogene Anacidität; — S. 102, 116). Demgegenüber meint O. Porges, dann müsse man auch bei Karzinomen anderer Organe die gleiche Fernwirkung erwarten. Bei Kolon- und bei Lungenkarzinomen ist dies nach unseren Befunden keineswegs selten der Fall. Wir betrachten den toxischen Einfluß aber nicht als einzige Ursache für das Versiegen der Salzsäureproduktion, sondern nur als Teilstück der zwangsläufigen Auswirkung, die die besonderen Umstände gerade des Magen- und zumal des pylorusnahen Karzinoms nach sich ziehen.

Daß es sich tatsächlich um Versiegen der Säuresekretion, nicht nur um zu starke Bindung abgeschiedener Säure handelt, wird jetzt wohl allgemein angenommen. F. Kauders und O. Porges erwiesen dies als erste auch durch den Befund, daß der normale Anstieg der CO_2-Spannung in der Alveolarluft nach Probefrühstück bei anhydrochlorischen Fällen von Magenkarzinom ausbleibt. Der normale Anstieg erfolgt, weil dem Blute plötzlich durch die ClH-Sekretion große Mengen Cl-Ionen entzogen werden. C. von Noorden[2] war auf anderem Wege (durch direkte Untersuchung des CO_2-Gehaltes im arteriellen Blute) dieser Frage schon nahe getreten, fand auch im Tierexperimente einzelne Male während der ClH-Produktion beträchtlichen Anstieg der Blut-CO_2 (= Ersatz saurer Ionen durch CO_2); aber den angestrebten Nachweis gesetzmäßiger Beziehungen konnte er nicht erbringen. Dazu war, wie wir jetzt wissen, die Methode auch nicht ausreichend. Die Bestimmung der CO_2-Spannung in der Alveolarluft liefert viel brauchbarere Ausschläge; sowohl F. Kauders und O. Porges wie unabhängig von ihnen T. J. Bennet und E. C. Dodds wiesen den Einfluß der Salzsäuresekretion auf die CO_2-Spannung der Alveolarluft so unzweideutig nach, daß man das Ausbleiben des Spannungszuwachses als Merkzeichen sub- oder anacider Sekretion werten darf. Hierfür sind im Laufe der letzten Jahre von verschiedensten Seiten so zahlreiche Belege beigebracht, daß man die geschilderten Zusammenhänge als gesicherte Tatsache buchen darf.

Wenn der Drüsenkörper aus konstitutionellen oder anderen dauerhaften Gründen früher auf überreichliche Produktion salzsauren Saftes eingestellt war, wird er hemmenden Einflüssen (s. oben) nicht so leicht und nicht so schnell erliegen, wie bei früher normo- oder subacider Einstellung. Genauer lassen sich die Zusammenhänge nicht formulieren, da wir zwar manches über klinische Ätiologie, aber fast nichts über die chemisch-physikalische Pathogenese der Supersekretion wissen.

Immerhin erklärt das vorerwähnte nur die Abnahme bzw. das gänzliche Schwinden der Salzsäureproduktion, nicht aber das Entstehen und die allmähliche, oft sogar sehr schnelle Zunahme des „Salzsäuredefizits"; durchschnittlich am stärksten bei Staumagen mit geschwüriger Geschwulstfläche. Letztere liefert starke proteolytische Fermente in den Magen (Ch. P. Emerson). Im Magenchymus finden sich reichliche Mengen basischer, säurebindender Abbauprodukte des Eiweißes, wie Arginin, Leucin, Lysin, Tyrosin (H. Fischer). Wir möchten aber noch weiter gehen. Der Säuregehalt des Chymus ist meistens sehr hoch, wenn auch überwiegend durch organische Säuren bedingt, und zwar vorzugsweise — im Gegensatze zu den weitaus meisten Fällen einfacher Anazidität, bzw. Verbindung derselben mit verzögerter Magenentleerung — durch Milchsäure (C. v. Noorden und G. Honigmann). Im Lichte neuzeitlicher Forschung (O. Warburg[1, 2, 3]) ist es wahrscheinlich, daß zumindest ein ansehnlicher Teil dieser Milchsäure aus der Krebsgeschwulst stammt (S. 319, 329), wie schon B. Mendel und W. Engel, A. Lasnitzki begründeten. In Gemeinschaft mit Fermenten aus der verschwärten Geschwulst oder mit restlicher Pepsinabsonderung muß die Milchsäure reichliche Mengen von Albumosen, Polypeptiden und Peptiden aus dem eiweißhaltigen Geschwulstsekrete (S. 319) und aus Nahrungseiweiß binden. Bei der Titration des Chymus verdrängt zugesetzte Salzsäure zunächst Milchsäure aus diesen Bindungen. Nach alter, für praktische Zwecke auch heute noch ausreichender Gewohnheit berechnet man die Größe des „Salzsäuredefizits" aus der Menge Salzsäure, die man zusetzen muß, bis sog. Reaktionen auf freie Salzsäure, in Wahrheit Reaktionen auf bestimmte Wasserstoffionenkonzentration, auftreten.

Bei gut erhaltener Salzsäureproduktion ohne Stauung leidet die Magenverdauung des Krebskranken wenig oder gar nicht. Bei solchen Kranken bestätigt sich oft und deutlich das J. P. Pawlow'sche Schlagwort: „Appetit ist Saft" (S. 26). Sie bleiben zunächst gute Esser und magern nicht ab. Leichte, unbestimmte, wechselnde Magenbeschwerden, in Verbindung mit dem Befunde rechtzeitiger Magenentleerung und regelrechter Azidität führen nicht zur Diagnose Karzinom; nur Röntgenbefund, Gastroskopie, dauernde Anwesenheit okkulten Blutes im Kote, die Spülsaftprobe (S. 319) können die Diagnose sichern. Therapeutisch darf und muß günstiger Stand der peptischen Kraft voll ausgenützt werden. Trotz guten Appetits, der freilich mit fortschreitender Krankheit sicher erlahmen wird, müssen wegen Blutungsgefahr hastiges Essen, Überlastung durch große Mahlzeiten, grobe, durch Küchentechnik oder Kauen schlecht zerkleinerte Brocken, grob faseriges, zähes, hartes Material aus Tier- und Pflanzenreich, starke Alkoholika, größere Mengen von Bier und Wein, essigreiche Speisen vermieden werden. Sonst ist grundsätzlich alles erlaubt, was gern genommen und beschwerdefrei vertragen wird, wie z. B. nicht selten Gewürze, selbst Paprika und Curry. Die experimentellen und praktischen Erfahrungen über fördernden und hemmenden Einfluß bestimmter Nahrungsmittelgruppen auf das Wachsen von Krebsgeschwulsten (S. 329ff.) sind noch nicht derartig gesichert, daß wir den hoffnungslos Erkrankten auf einen engumschriebenen, theoretisch aufgebauten Ernährungsplan beschränken dürfen, über dessen Rahmen ihn die eigenen Wünsche hinausführen. Vor allem hüte man sich vor der Anordnung flüssig-breiiger Kostform, woran manche Ärzte immer noch festhalten, wenn die Diagnose Magenkrebs gesichert ist. Diese, dem Gaumen auf die Dauer meist widerstehende Kost ist nur da berechtigt, wo wir entweder dringende Gefahren mit ihr verhüten oder wesentliche Vorteile, insbesondere wahre Heilung mit ihr erzielen können.

Trotz der durch peptische Verdauungskraft und rechtzeitige Entleerung des Magens geschaffenen günstigen Vorbedingungen, macht sich auch bei dieser Gruppe von Magenkrebskranken recht oft beachtenswerte Stellungnahme für oder gegen diese oder jene Nahrungsmittel oder Zubereitungsarten geltend, z. B. gegen Fleisch und für gewürzreichere Zubereitung der Kost. Man willfahre dem, wenn nicht unzweifelhaft begründete Gegenanzeigen vorliegen.

Wenn irgendwie möglich, begünstigen wir bei Magenkrebskranken wie übrigens bei den meisten Krankheitszuständen die Verwendung rohen Obstes. Auch bei Rücksichtnahme auf dessen Vitamine bleibt breite Auswahl (S. 334). Ob man bei Magenkrebs Früchte beliebiger Art oder nur Früchte mit schmelzend-zartem Fleische oder nur frisch bereitete Preßsäfte reichen darf, hängt von der jeweiligen Empfindlichkeit des Magens ab. Früchte werden offenbar oft deshalb besser vertragen als Preßsäfte, weil die Fermentation langsamer vor sich geht. Entscheidend für die Wahl ist natürlich die Bekömmlichkeit im Einzelfalle.

Bei Salzsäurearmut und -mangel ohne Stauung hat man fast stets mit Appetitlosigkeit zu kämpfen, die allmählich zunimmt, vielleicht zeitweilig von kurzen, besseren Perioden unterbrochen. Solange die Entleerung nicht durch verengenden Tumor oder durch krebsige Infiltration der austreibenden Antrummuskulatur behindert ist, pflegt die Verweildauer im Magen eher verkürzt als verlängert zu sein. Bei dem diffus infiltrierenden flachen Karzinom (Scirrhus) des Gesamtmagens ist dies fast durchstehende Regel (S. 322). Die Kost hat auf den Darm, der die ganze Verdauungsarbeit leistet, Rücksicht zu nehmen. Darmdyspeptische Zustände diarrhoischen Charakters müssen möglichst verhütet werden; sie beschleunigen den Niederbruch der Kräfte (S. 329). Angesichts der Aussichtslosigkeit des Gesamtzustandes ist man vielleicht geneigt, solche Ereignisse nicht allzu tragisch zu nehmen. Aber das Hinzutreten einer Durchfallskrankheit bringt dem geschwächten Patienten in der Regel höchst lästige neue Beschwerden; dies ist um so ernster, als bei anazid-karzinomatösem Magen die einmal entstandenen diarrhoischen Dyspepsien des Darmes (vielleicht von akuten ein- bis zweitägigen Stößen abgesehen) überaus hartnäckig sind und meist den Rest des Lebens quälend beschatten. Bei anazid-krebskrankem Magen kann ein gesunder Darm seinen stellvertretenden Pflichten noch in vollkommender Weise nachkommen. C. von Noorden machte im Anschluß an seine Arbeiten über die Ausnützung der Nahrung bei einfacher Anazidität und bei anaziden Katarrhen (S. 85, 146) auch einige Ausnützungsversuche bei solchen Karzinomkranken; die Resorption von Proteinen, Fetten und Kohlenhydraten unterschied sich nicht von der des Magengesunden. Erstaunlich ist, wie oft und wie lange der Darm den besonders ungünstigen Umständen gewachsen bleibt. Man hat mit dauerndem Abflusse mikrobenreichen Sekretes von der geschwürigen Oberfläche in den Darm zu rechnen; oft genießen die Kranken, um sich Abwechslung zu verschaffen und dadurch den Appetit anzuregen, auch Material, das man bei nichtkarzinomatöser Achylie nur ungern gestatten würde. Trotz alledem kommt es in weitaus den meisten Fällen nicht zu Gärungs- oder Fäulnisdyspepsie. Eher hat man nach wie vor mit Stuhlträgheit und Härte des Kotes zu kämpfen. Solche Fälle, die jedem Arzte geläufig sind, warnen, die bakterizide Schutzkraft der Salzsäure zu überschätzen und jedesmal, wenn sich diarrhoische Dyspepsie oder gar Kolitis mit Achylia gastrica vereint findet, ohne weiteres von „gastrogener" Krankheit zu sprechen (S. 84, 145).

Manchmal findet man bei Magenkrebskranken ohne Inhaltsstauung, sowohl bei normaler wie bei anazider Beschaffenheit des Magensaftes, auffallend hohe Indikanwerte im Urin, ohne daß sonstige Merkmale gestörter Darmtätigkeit vorliegen. Sie pflegen sehr hartnäckig zu sein. Auch bei den von C. v. Noorden auf Resorptionsvermögen untersuchten Fällen (s. oben) war es so. Man könnte vielleicht durch sehr strenge diätetische Maßnahmen, etwa reine Milchkost oder Milch-Zeralienkost, der Hyperindikanurie Herr werden. Aber es lohnt sich in diesen Fällen nicht; es wäre hier mehr Behandlung eines Symptomes als des Kranken.

Trotz der in vielen Fällen überraschend sich bewährenden Widerstandskraft des Darmes sollte man im allgemeinen nicht über eine Kost hinausgreifen, welche man als Dauerkost bei chronischer Achylie gewährt (S. 148, 152). Im Rahmen derselben bemühe man sich aber um möglichste Abwechslung, sowohl in bezug auf Auswahl der Rohstoffe wie auf Zubereitung. Arzt, Angehörige, pflegende Schwestern und Küche müssen in inniger Fühlung mit den geschmacklichen Liebhabereien, Wünschen und Launen des Kranken stehen. Dies ist weniger Sache wissenschaftlicher Überlegung als kulinarischen Empfindens und Verständnisses. Wie in der Welt der Töne ist solches Empfinden und Verständnis ein künstlerisches, und daher nicht jedem gegeben. Bei sicherem Darm wird man mit Vorsicht bald an dieser bald an jener Stelle den Rahmen der erwähnten Kost überschreiten dürfen, falls dadurch bessere Nahrungsaufnahme gesichert wird.

Gewisse Vorsichtsmaßregeln ergeben sich auch aus dem Wunsche, stärkere Blutungen möglichst zu verhüten (S. 325). Je weiter die Krankheit vorschreitet, desto mehr sollen alle Bedenklichkeiten schwinden, und ohne jede Rücksicht auf den Magen und Darm und auf etwaige Folgen reiche man das, was im Augenblicke willkommen ist. Es wird als Wohltat empfunden. Dem Kranken in solchen Zeiten unerwünschte Nahrung aufzunötigen, ist Quälerei.

Aus dem Gesagten leite man aber nicht ab, daß der Arzt dem Kranken keine ausführlichen Kostvorschriften geben könne und solle. Nur von unnötigen Verboten halte er sich frei. Verzicht auf bestimmte Kostordnung macht dem Kranken und den Angehörigen nur allzu leicht die Aussichtslosigkeit des Zustandes klar. Die Mühe, die sich der Arzt mit Ordnung der Kost gibt, erfüllt den Kranken mit neuer Hoffnung; d. h. der psychotherapeutische Einfluß eines richtunggebenden Kostzettels überwiegt hier bei weitem den Wert seines Inhaltes. Ein solcher, auf durchschnittliche Verhältnisse bei appetitschwachem Kranken Rücksicht nehmender Kostzettel wäre z. B. folgender:

Morgens: Tee oder Kaffee mit Milch oder Milch allein. — Zwieback oder Biskuit oder geröstetes Weißbrot mit Butter. — Saft einer halben Grape-Fruit oder zweier Orangen.

Zwischenmahlzeit: Geröstete oder ungeröstete Weißbrotscheiben mit Butter und Kaviar oder mildem Käse oder mit Sardellen (in Milch gut ausgewaschen) oder mit Streichpastete (z. B. Potted Meat, Bd. I, S. 220). Nach Wunsch und wenn gut bekömmlich ein kleines Glas Südwein, Wermutwein oder gut abgebrauster Sekt.

Mittags: Durchgeseihte Zerealien oder Gemüsesuppe; — Fisch oder zartes Geflügel oder geschabtes Rindfleisch in Form kleiner Beefsteaks am Rost gebraten; — Kartoffelmus oder die Mehlteile gebackener Kartoffeln oder Reis; — weich gedünstetes zartes Gemüse oder Mus davon, je nach Geschmack und nach Kaufähigkeit. — Als Nachtisch: Kompott oder frisches zartes Obst oder Gefrorenes oder leichter Auflauf mit Fruchttunke.

Nachmittags: Tee oder Kaffee mit Milch oder Sauermilch oder Ya-Urt; — Zwieback oder dergl. mit Butter.

Abends: Suppe wie mittags; — Reis- oder Nudelgericht mit Kompott oder nach italienischer Art bereitet oder gekochte Eier oder leichte, lockere Eierspeise; — Gebäck mit Butter.

Im Einzelfalle sollte der Arzt nicht zu viele „Entweder — oder“ erlauben, sondern lieber ganz bestimmte Tagesprogramme ausarbeiten oder sich zur Billigung bzw. Abänderung vorlegen lassen.

Gegen Wein und Bier sind keine Einwände zu erheben: anderseits liegt auch kein Grund vor, sie dem Kranken aufzunötigen. Die Bekömmlichkeit im Einzelfalle wird für den Arzt wie auch für den Kranken dabei Wegweiser sein.

Bei Staumagen folge die Kost den früher besprochenen Grundsätzen (S. 310), unter Berücksichtigung, daß der anazide Staumagen anderes Material wie der normal- und superazide verlangt. Aber auch mittels einer Kost, deren Bestandteile nach Maßgabe späteren Obduktionsbefundes die Stenose eigentlich leicht hätten überwinden müssen, ist es bei karzinomatösem Staumagen äußerst schwer, meist ganz unmöglich, den Kranken hinreichend zu ernähren; bei Anaziden gewöhnlich schwerer als bei Gegenwart freier Salzsäure. Groß ist aber der Unterschied nicht, selbst wenn man letzteren Falles die peptischen Möglichkeiten voll ausnutzt. Die Unmöglichkeit mit Spülungen planmäßig und in wünschenswertem Maße vorzugehen, trägt vieles dazu bei. Bei jeder etwas stärkeren Stenose ist die Ernährung fast nur eine scheinbare. Von dem wenigen was man dem Magen anvertraut, wird das meiste doch wieder erbrochen, nicht ohne daß die Aufnahme des Gebotenen und das Verweilen des Genossenen im Magen dem Kranken zur Qual wurde. Die Beschwerden sind oft größer, wenn der Magen freie Salzsäure enthält, als bei Anazidität. Um die Beschwerden zu vermindern und um eine das Leben — freilich auch das Siechtum — verlängernde Ernährung zu ermöglichen, soll man daher beim krebsigen Staumagen, wenn Totalexstirpation des Tumors unmöglich ist, unbedingt die Gastroenterostomie ausführen, falls die anatomischen Verhältnisse und der Kräftezustand es noch erlauben und zwar so früh wie möglich (S. 323). Die Frage, ob Anazidität, Normal- oder Superazidität besteht, ist dabei ganz unwesentlich.

Magenkrebskranke mit Staumagen, Oesophaguskrebskranke mit Kardiastenose, Darmkrebskranke mit chronischem Subileus gelangen sehr oft zu schneller und bewundernswerter Scheinblüte, wenn das Weghindernis im Verdauungskanal behoben ist, auch wenn die Geschwulst selbst fortbesteht und weiterwächst. Was dann von verlorenem Gewichte mühelos wiedergewonnen wird, ist das durch Unterernährung verlorene.

c) **Magenspülungen.** Falls es nicht zu Inhaltsstauungen kommt, sind Magenwaschungen unnötig. Sie belästigen nur den Kranken und können Blutung veranlassen. Bei Staumagen wird von Krebskranken das Ausspülen in der Regel schlecht vertragen (S. 308). Ausnahmen kommen vor und können ausgenützt werden, falls das Ausspülen den Blutverlust aus der geschwürigen Fläche nicht steigert. Das Ausspülen bessert ja immerhin etwas die Ernährungsmöglichkeiten und lindert vor allem die Beschwerden. Im übrigen sei auf früheres verwiesen (S. 23). Schonender ist es, nach Einführen des Magenschlauches nur zu entleeren, was von selbst bzw. unter Mithilfe der Bauchpresse aus dem Magen stürzt (morgens oder abends). Wenn nicht sofort nach Einführen der Sonde oder nach erstem Pressen Inhalt herausgeschleudert wird, werden 250—300 ccm Wasser durch den Trichter schnell in den Magen gegossen, was fast automatisch Pressen auslöst (E. Schütz). Dieses Verfahren, von J. Boas „trockene Expression" genannt, läßt freilich große Teile des Inhalts zurück, bringt aber doch meist willkommene Erleichterung.

d) **Blutungen.** Starke Blutungen wie beim Magen- und Duodenalgeschwür kommen beim Magenkrebs nur ausnahmsweise vor. Dagegen ist bei jedem Karzinom mit geschwüriger Oberfläche Dauerblutung die Regel; meist nur in kleinem Ausmaße, aber immerhin genügend stark, um dauernd okkultes Blut in den Kot zu liefern, ein diagnostisch höchst wichtiges Geschehen. Für die Stärke des Blutens sind maßgebend Zustand der Gefäße, weichere oder derbere Beschaffenheit des geschwulstigen Gewebes, Umfang der geschwürigen Fläche. Bei längerem Verweilen im Magen nimmt das Blutrot durch Einwirkung anorganischer oder organischer Säuren und durch fermentativen Abbau eigenartig braunschwarze Farbe an („kaffeesatzartiges Aussehen des Erbrochenen"). Da der dauernde Blutverlust sehr vieles zu raschem Niederbruch der Kräfte (Kachexie) beiträgt und bekanntlich solchen Einfluß auf die Blutbeschaffenheit gewinnen kann, daß das Blutbild dem bei Anaemia perniciosa ähnelt, sollte alles vermieden werden, was nach Maßgabe des Blutbefundes im Kote, im Erbrochenen oder Ausgeheberten die Blutung verstärkt (S. 325). Daß grobstückiges Material, an unverdaulichem Fasergewebe reiche Brocken, hastiges Essen, starke Gewichtsbelastung des Magens, starke Reizmittel wie Essig und Branntwein das Bluten begünstigen, läßt sich manchmal recht deutlich erkennen. Noch auffälliger ist in vielen Fällen der blutunglockende Einfluß der Magenwaschungen. Geringer sind die Bedenken gegen „trockene Expression" (s. oben). Wir sahen Fälle, wo sie wochenlang durchgeführt werden konnte, ohne das Bluten zu verstärken.

e) **Medikamente bei Schmerzen, Stuhlträgheit, Diarrhöen.** Natürlich fordern besondere Umstände mancherlei sonstige Hilfsmittel. Gedacht sei schmerzhafter Zustände, denen wir namentlich bei Übergreifen des Neoplasma auf Peritoneum und andere Nachbarorgane begegnen. Wenn man der Schmerzen, einschließlich der von Bewegungen und Krampfzuständen des Magens und von Peritonitis herrührenden, sonst nicht Herr wird, greife man unbedenklich zur Morphium- oder Eukodalspritze und karge nicht, wenn die Gabe erhöht werden muß. Verhältnismäßig oft fordert der Darm unsere Sorge. Stuhlträgheit ist häufig. Bei gut durchgängigem Pylorus bietet sich die Möglichkeit, die verschiedensten Abführmittel anzuwenden. Sie sind meist unentbehrlich, da man der Kost kaum genug stuhlfördernde Nahrungsmittel beifügen kann. Bei Stenose sollte man lieber ganz auf Abführmittel verzichten und gegebenenfalls den Stuhlgang mit kleinen Öl- oder Paraffinklistieren, unter Umständen auch mit Wasser oder Seifenwassereingüssen erzwingen. Diarrhöen, wenn sie nicht nach wenigen Tagen wieder von selbst verschwinden, sind stets recht schwer zu bekämpfen (S. 326). So zurückhaltend wir sonst bei Durchfällen mit Opiaten sind, so nachdrücklich möchten wir sie bei Magenkarzinom empfehlen; bei Staumagen natürlich stets vom Rectum aus. Alle anderen Präparate, Bismut, Tannin und seine Abkömmlinge, Uzara usw. versagen fast ausnahmslos. Darmerregende Nahrungsmittel, namentlich aus den Obst- und Gemüsegruppen, müssen natürlich ausscheiden. Wir versuchten öfters, entsprechend den A. Schmidt'schen Grundsätzen, nach vorausgegangener Probekost die Ernährungsform etwaigen fäulnis- oder gärungsdyspeptischen Zuständen des Darmes anzupassen. Der therapeutische Gewinn war aber kläglich, und wir wurden immer wieder darauf zurückgeworfen, uns im wesentlichen nur nach dem Zustande des Magens zu richten, unter Vermeidung unbedingter Darmschädlinge.

So aussichtslos für das Grundleiden die interne Behandlung des Magenkarzinoms auch ist bei Kranken, denen noch eine längere Lebenszeit bevorsteht, läßt sich durch richtige Auswahl der Kost, durch das Anschmiegen an die funktionellen Möglichkeiten, durch Rücksichtnahme auf die somatische und psychische Eigenart doch außerordentlich viel zur Linderung der trostlosen Lage, für leidlichen Kräftezustand und später für beschwerdeärmeres Hinsiechen tun.

IV. Allgemeines über Stoffwechsel- und Ernährungsfragen bei Krebskrankheit.

Wir nahmen im vorstehenden im wesentlichen nur auf die Sonderheiten der Magenkarzinome Rücksicht, wollen aber diese Gelegenheit benutzen, einiges über das Ernährungsproblem bei Krebskrankheit im allgemeinen, gleichgültig welchen anatomischen Sitzes, hinzufügen, wobei auch auf gewisse Abänderungen des Stoffwechsels bei Krebskranken Rücksicht genommen werden muß. Was man über antikarzinomatöse diätetische Prophylaxis und Therapie heute sagen kann, ist höchst dürftig. Von wenigem abgesehen, ist alles noch Hypothese und fußt auf widerspruchsvollen Einzelerfahrungen bei experimentellen bösartigen Impfgeschwulsten, ganz weniges nur auf Erfahrungen beim Menschen. Über ersteres berichtet ausführlich und übersichtlich C. Lewin, über das letztere E. Grafe.

a) Milchsäureproduktion. O. Warburg[1, 2] lehrte uns, daß Karzinomzellen im O_2-gesättigten Serum neben der Atmung Zucker zu Milchsäure spalten, und zwar bilden sie davon 5—10% des Gewebegewichtes in einer Stunde, d. h. so viel wie ein stark arbeitender Muskel in tötender Erstickung (d. h. bei Sauerstoffmangel). Zur Vergärung von Zucker zu Milchsäure ist neben dem oxydativen Kohlenhydratabbau durch Atmung an und für sich jede Körperzelle befähigt, und sie macht davon in der Not bei O_2-Mangel Gebrauch. Durch die aerobe Gärung aber unterscheidet sich das Karzinom grundsätzlich von dem normalen Wachstum und — wenn man von der Netzhaut absieht — von dem Stoffwechsel der intakten Körperzellen überhaupt. Durch ihre Fähigkeit, nicht nur durch Atmung, sondern auch durch Gärung Energie zu gewinnen, ist die Tumorzelle der Normalzelle an „Vitalität" weit überlegen. Wie die Zellen zu solcher Abartung kommen und sie weiter vererben, ist heute noch wie früher das Geheimnis der Krebsgenese. Man vergleiche darüber die untereinander abweichenden, aber jede für sich anregenden Hypothesen O. Warburg's[1], W. Caspari's, B. Fischer-Wasels'[1, 2], C. Lewin's.

Der normale Körper zerstört Milchsäure (insbesondere auch eingeführte Milchsäure), das Karzinom bildet sie. Das abfließende Tumorblut enthält 150—200% mehr Milchsäure als das zufließende. Von der abströmenden Milchsäure (über Milchsäure im Magenchymus S. 324) dürfte wohl das meiste von gesunden Geweben abgefangen und zerstört werden. Immerhin wies C. v. Noorden[3] als erster bei einer Patientin mit Magenkrebs und gewaltigen Metastasen in der Leber ansehnliche Mengen von Milchsäure im Urin nach, bei einer Patientin mit Uteruskrebs spärliche Mengen (Pathologie des Stoffwechsels, S. 465). Wie er selbst schon damals vermutete, scheint es, daß Schädigung der Leber das Erhaltenbleiben der Milchsäure bis zum Übertritt in den Harn verursacht oder mindestens begünstigt (A. Adler und H. Lange, E. Grafe, H. Schumacher).

Alles in allem überwuchert also in den Tumorzellen als energiespendend beim Wettstreit zwischen Atmung und Gärung als charakteristische (altruistische oder erworbene?) Eigenschaft die Gärung. Wie O. Warburg[3] abschließend bemerkt, „klingt die Aufgabe, das Karzinom zu heilen, jetzt einfach. Gibt es kein Karzinom, dessen Atmung nicht gestört ist, so könnte man das Karzinom heilen, wenn man die Störung der Atmung rückgängig machen könnte. Nun wissen wir zwar, was das Atmungsferment ist; wir wissen aber nicht, was das Gärungsferment ist, und wir kennen nicht den Mechanismus, nach dem die Atmung die Gärung hemmt. Es fehlen also noch notwendige Vorkenntnisse, und ich würde es für einen Kunstfehler halten, schon heute die Arbeitsrichtung nach praktischen Zielen zu orientieren".

Dieser Schlußsatz des O. Warburg'schen Vortrages richtet sich, wenn auch nicht ausgesprochen, so doch deutlich gegen den Vorschlag und die Versuche B. Fischer-Wasels'[3], das Einatmen von Sauerstoffgas therapeutisch zu verwenden. Um den atmungshemmenden Einfluß des Sauerstoffes auszuschalten, wird ihm CO_2 in gewisser Menge beigemischt, außerdem werden bestimmte eisenhaltige Präparate injiziert, um die O_2-Übertragung auf die Zellen zu begünstigen. Auch Insulin-Glykoseinjektionen wurden zur Unterstützung herangezogen. Diese Versuche sind noch nicht abgeschlossen, Urteile über Erfolge und Nichterfolge noch verfrüht. Unter allem, was B. Fischer-Wasels[4] zugunsten der Methode anführt, scheint uns am bemerkenswertesten zu sein, daß Tumorimpfungen von Tieren (malignes Chondrom der Maus), die mit dem Gasgemisch behandelt waren, bei den Impflingen nicht angingen, eine Erfahrung, die es nahelegt, Metastasen maligner Geschwulste auf solche Weise vorzubeugen. Angesichts des „Non liquet" können wir auf diese Behandlungsmethode nicht näher eingehen. Vgl. die Kritik von W. Caspari[4].

b) Ältere Ernährungsvorschriften für Krebskranke wurden neben allen sonstigen von der nichtoperativen Heilkunde empfohlenen Methoden in mustergültiger Weise von J. Wolff zusammengestellt. Es finden sich darunter manche älteste und alte Berichte über wachstumhemmenden Einfluß besonderer Ernährungsformen auf Krebsgeschwulste, die vielleicht im Lichte neuerer Forschung als pfadweisende Anläufe zur Anerkennung gelangen werden. Beachtenswert ist, wie knappe Ernährung und sogar Hungerkuren immer aufs neue herangezogen wurden; ebenso vegetarische Lebensweise, wofür sich namentlich vor 50 Jahren R. Beneke (sen.) stark einsetzte, und von der P. H. Eijkman (zitiert nach J. Wolff) eine wesentliche Unterstützung bei Röntgenbehandlung inoperabler Karzinome rühmt. Wir lassen hier zwei, seinerzeit viel beachtete und viel verordnete Speisezettel für Krebskranke folgen:

R. Beneke sen. (1880): Morgens: Kräftiger Tee oder Kakao mit Zucker und Rahm, viel Butter, dazu einige Kartoffel mit Butter.

Vormittags: Frisches oder gekochtes Obst, Biskuits, ein Glas Wein.

Mittags: Frucht- oder Weinsuppe mit Sago oder Maizena, Kartoffelsuppe, 50 g Fleisch mit Kartoffeln oder in Form von Frikandellen (gebratene Fleischklöße); Wurzelgemüse, Salate; Apfelreis, Fruchteis; Mosel- oder Rheinwein, auch Champagner. Bier nur in kleinen Mengen erlaubt.

Nachmittags: Schwarzer Kaffee mit Zucker und Sahne und Biskuits.

Abends: Suppe wie mittags, Reis mit Obst, Kartoffel mit Butter, einige Ölsardinen, Anchovis, frischer Hering, Buchweizengrütze, leichter Wein.

Fr. v. Esmarch (1878), zitiert nach J. Wolff, S. 416:

Verboten sind: Fleisch, Fische, Krebse, Austern, Eier, Käse, Hülsenfrüchte, Wein

Erlaubt: Frische Gemüse, Kartoffeln, Obst, Zucker, Fett, Butter, wenig Brot.

Getränke: Nichtkalkhaltiges Wasser, Tee, Schokolade, leichter Moselwein, wenig Milch.

Diese vegetarische, eiweißarme Kost wurde mit starken Arsengaben verbunden.

Wir haben gegen längeres Durchführen solcher eiweißarmer Kost doch starke Bedenken und sind schon zu einer Zeit wo sie noch recht üblich war (etwa 1900) davon abgerückt. Krebskranke neigen zu aplastischer Anämie (H. Eppinger und D. Charnas, H. Salomon und D. Charnas, M. J. Roessingh u. a.). Daß dieser, den Kräfteverfall wesentlich beschleunigenden Anämie in gewissem Grade vorgebeugt werden kann, bestätigen die neueren Erfahrungen über Fleisch- und Leberkost. Vgl. Abschnitte: Leber- und Blutkrankheiten.

c) Kalorienumsatz und Kalorienbedarf. In einer ersten, diese Fragen betreffenden Arbeit glaubten Fr. Kraus und Fr. Chvostek den Kalorienumsatz Krebskranker als durchschnittlich normal ermittelt zu haben. Wenn ihre Werte wirklich dem wahren Grundumsatz entsprachen (dies ist unwahrscheinlich, weil damals die nötigen Vorsichtsmaßnahmen noch nicht genügend beachtet wurden), so müßte man nach heutiger Erkenntnis die Befunde als Beleg für starke Erhöhung des Energieumsatzes deuten. Nach einigen zwischenliegenden kleineren Versuchsreihen anderer ergaben die planmäßigen E. Wallersteiner's und weitere neuere Untersuchungen (E. Grafe[1, 2]; hier Literatur und eigene Befunde) das starke Überwiegen von Fällen mit pathologisch erhöhtem Kalorienumsatz. Besonders wichtig sind die Mitteilungen von A. Heindl und R. Trauner: In 70% der Fälle fanden sie Erhöhungen des Umsatzes über 10%, in 56% über 15% bis maximal 47%. Fast alle Fälle mit normalem Umsatz waren noch operabel. Geschwulste des Verdauungsschlauches und der Gallenblase neigten am stärksten zu hohen, Epitheliome und Mammakarzinome zu normalen oder nur wenig erhöhten Werten. Das ist für die operative Prognose brauchbar.

Quantitative Beziehungen zur Kachexie bestanden nicht.

Der Bedarf der Krebskranken fordert also theoretisch durchschnittlich normale bzw. sogar stark überdurchschnittliche Zufuhr von Nährwerten. Sonst müssen die Kranken fortschreitend abmagern. Angesichts des so häufigen Appetitmangels (S. 32) wird die Erhaltungskost in der Regel nicht erreicht, und dies begründet sicher großenteils den Verfall des Ernährungs- und Kräftezustandes. Daß die Ernährung nicht immer Not leidet, ward schon erwähnt (S. 325) und entsprechend frühzeitigen Angaben von G. Klemperer weiß jeder in Krankenernährung erfahrene Arzt, daß bei sorgfältig ausgewählter kalorienreicher Kost, leistungsfähiger Küchenkunst und suggestiver Beeinflussung des Eßwillens mindestens da, wo dem Speisebrei und dem Magen-Darminhalte keine Weghindernisse begegnen, ansehnliche Gewichtszunahmen als Folge der Überernährung gewonnen werden können. Das geht aber, von seltenen Ausnahmen abgesehen, nur eine Zeit lang. Mit Fortschreiten des Geschwulstwachstums bleibt schließlich doch die Appetitlosigkeit Sieger.

Praktisch genommen soll man selbst durch kümmerlichen Ernährungszustand bei operablen bösartigen Geschwulsten mit Aufmästen keine Zeit verlieren. Den

Gefahren des Zusammenbruches durch Operation beugt man am besten vor mittels reichlichster Kohlenhydratzufuhr, womöglich durch den Magen. Dafür wählt man in der Regel: Rohes, saftiges Obst, gezuckertes gekochtes Obst, Obstsaft, Honig; lockere Mehl- und Zerealienspeisen, sowohl gesüßt wie ungesüßt; polierter Reis, Milch und Milchspeisen; leichtes Gebäck verschiedenster Art, daneben aus anderen Nahrungsmittelgruppen, was von Speisen und Getränken gern genommen wird, darunter recht viel Zucker; je nach Bekömmlichkeit auch kräftige Weine und Biere. Es darf aber nicht unerwähnt bleiben, daß neuerdings, namentlich nach Operationen und Röntgenbestrahlungen vitamin-B-reiches Material bei Krebskranken beanstandet wird (S. 334). Wenn sich dies bestätigt, müßte bei der Auswahl auf die W. Stepp'sche und A. Scheunert'sche Vitamin-B-Tabelle (S. 336ff.) Rücksicht genommen werden. Wo der Magenweg versagt, wie meistens bei Geschwulsten der oberen Wege und der Bauchorgane, und als Vorbereitung für die Operation und unmittelbar nachher kommen in Betracht Dextrose- (bzw. Dextrin-) Alkoholtropfenklistiere (Bd. I, S. 1066ff.) oder oft noch besser und sicherer Dextroseinfusionen in die Blutbahn (Bd. I, S. 1075), wobei man sich der Mithilfe von Insulin bedienen kann. R. Bauer und W. Nyiri warnten zwar vor Insulin bei Krebskachexie. Wie E. Grafe[2] halten wir ihre Bedenken unter genannten Umständen zu vorübergehendem Gebrauche nicht für berechtigt, wenn auch das neuzeitliche starke Lob des Insulins als Appetitweckers bei Mastkuren von Nichtdiabetikern sicher übertrieben ist. Die zielbewußte und, solange Gefahr des Zusammenbruchs besteht, immer neu wiederholte Beschickung des Körpers mit Kohlenhydrat, eventuell verstärkt durch Alkohol, müssen wir aber auf das dringendste empfehlen, und zwar nicht nur für hinfällige Karzinomkranke, sondern für hinfällige Kranke aller Art vor, bei und nach Operationen. Proteine und Fette dürfen den Kohlenhydraten gegenüber zu solcher Zeit ganz in den Hintergrund treten oder zunächst völlig ausscheiden. Derartige Kost, soviel unmittelbar greifbares Material sie auch in Form von Kohlenhydrat zur Verfügung stellt, hat kalorisch betrachtet natürlich meist den Rang einer Unterernährung, wenn es auch an einzelnen Tagen gelingen mag, den Kalorienbedarf damit zu decken. Um nicht mißverstanden zu werden, erinnern wir daran, daß die vorstehenden Ratschläge (kohlenhydratreiche Unterernährung) sich auf kurze Zeiten, keineswegs auf Dauerbehandlung beziehen.

Wie sollen wir nun, abgesehen von solchen besonderen Aufgaben (Verhütung unmittelbaren Zusammenbruches bei Operationen) in bezug auf Nährwertquantum uns bei Krebskranken verhalten? In der Forschung über Angehen und Gedeihen tierexperimenteller Impfgeschwulste wird diese Frage jetzt stark beachtet, aber einstweilen mit widerspruchsvollen Ergebnissen (umfassende Darstellung bei C. Lewin). Alles in allem scheint sehr guter Ernährungszustand vor der Impfung und in erster Wachstumsperiode des Impftumors die Entwicklung der Geschwulst zu begünstigen; umgekehrt hemmt vorausgegangene und weitergeführte Unterernährung das Angehen der Impfung und wohl auch das anfängliche Wachstum angegangener Geschwulst. Für spätere Wachstumsperioden trifft dies aber nicht mehr zu (Literatur bei C. Lewin). Zuverlässige statistische Belege zu diesen Problemen lassen sich einstweilen aus der menschlichen Pathologie nicht beibringen. Unser eigenes ärztliches Urteil geht dahin, daß wir durch reichliche und gar mästende Kost dem Krebskranken nicht nützen und vor allem nichts oder nur sehr wenig zur Erhaltung und Besserung seines allgemeinen Kräftezustandes beitragen. Man wird freilich in frühen Zeiten, wenn Operation nicht in Frage kommt, und wenn durch unberechtigte Vernachlässigung der Ernährung der Ernährungs- und Kräftezustand stärker heruntergekommen ist, als dem Stande des Krebsleidens entspricht (ein häufiges Ereignis!), sich bemühen, den Gesamtorganismus und dessen Leistungsfähigkeit zeitweilig durch bessere und reichlichere Kost zu stärken. Nur zeitweilig ist darauf zu rechnen; aber oft gelingt es doch noch auf Wochen und gar Monate in erfreulichem Maße, und diese zeitweilige Erholung kann für den Kranken, für seine und seiner Familie wirtschaftliche Lage von großer Tragweite sein. Von wahrem Aufmästen, im eigentlichen Sinne des Wortes, sahen wir aber niemals Ersprießliches. Fälle, in welchen die Krebskranken bei starkem Fettpolster kraftlos dahinsiechen, beleuchteten diese Erfahrung mit besonderer Schärfe, wie C. v. Noorden[3] schon vor langem hervorhob (Pathologie des Stoffwechsels, S. 456). Wir haben dem Kräftezustand mancher fettleibiger Krebskranken wesentlich genützt, wenn wir durch entwässernde und vorsichtig entfettende Maßnahmen das für die verkümmernde Muskulatur zu schwere Körpergewicht verminderten. Dieses, dem Kranken unter solchen Umständen zweifellos nützliche Verfahren, stößt praktisch oft auf Widerstand, weil die Angehörigen jeglichen Gewichtsverlust meist fälschlich als Raub am Kräftevorrat werten. Anderseits gewannen wir niemals den Eindruck, daß Unterernährung (s. oben) das Wachstum bösartiger Geschwülste aufhielt und glauben, daß dies auch der allgemeinen ärztlichen Erfahrung entspricht. Hier macht sich die größere „Vitalität" der Krebszellen (S. 329) im Vergleich zu den Normalzellen geltend.

Was die Auswahl der Hauptnährstoffe (Proteine, Fett, Kohlenhydrate) betrifft, so schienen einige frühere Arbeiten weitgehender Kohlenhydratbeschränkung das Wort zu reden. W. Caspari[1], der anfangs eigene Versuchsreihen bei Impftumoren im gleichen Sinne deutete, mußte diese Lehre später zurückweisen. Die diätetische Therapie ist in der Frage, welche von den Hauptnährstoffen vorzuziehen, welche zu beschränken seien, noch nicht zu sicheren Unterlagen gekommen. Literatur über das bisher vorliegende Material (meist tierexperimenteller Art) bei C. Lewin.

d) Körpereiweißzerfall, Kachexie. Fr. v. Müller[1] zeigte als erster, daß Krebskranke zu stärkerem Eiweißzerfall und zu stärkeren Stickstoffverlusten neigen, als Gesunde unter gleichen Ernährungsbedingungen, und er bezeichnete diese Neigung zum Eiweißschwund als eine der Grundlagen für die „Krebskachexie". Spätere Versuche von S. Lauter und M. Jenke aus Fr. v. Müller's Münchener Klinik erhärteten dies mit anderen Methoden nochmals. Daß diese Erscheinung nicht bei allen Krebskranken nachweisbar ist, wissen wir heute bestimmt. Manche bestreiten, daß ein von Ernährung und Gesamtumsatz unabhängiger, gesteigerter, toxogener Eiweißzerfall bei Krebskranken überhaupt vorkommt (E. Grafe[1, 2]). Ob das Karzinomgewebe selbst, sein Reichtum an Proteasen und Polypeptidasen oder jauchige Zersetzungsprodukte die Giftquelle für etwaigen „toxogenen Eiweißzerfall" sei, blieb unentschieden. Versuche, spezifische Giftstoffe in Geschwulstextrakten usw. nachzuweisen (R. Seyderhelm und W. Lampe, V. E. Mertens u. a.), brachten kein abschließendes Ergebnis. Aus etwaigem Stickstoffansatz bei verbesserter Nahrungsaufnahme dürfen nicht, wie es irrtümlich geschehen ist, Einwände gegen das Vorkommen toxogenen Eiweißzerfalles abgeleitet werden. Ein solcher läßt sich durch Überernährung, nach vorausgegangener Unterernährung sogar bei Herstellung von Erhaltungskost verstecken, kompensieren und selbst überkompensieren. Dabei kommt es nicht darauf an, was die Ursache des sog. toxischen Eiweißzerfalles ist. Diese Erfahrung stammt schon aus den Kinderjahren der Stoffwechselpathologie (G. Klemperer bei Karzinom; C. v. Noorden[3] bei Fieberkranken u. a.).

C. v. Noorden[4] wies zuerst, und zwar bei Diabetikern darauf hin, daß man den Zerfall von Körper-Kernsubstanz auch bei bestehendem N-Gleichgewicht und selbst bei einem durch Mast erzwungenen N-Ansatze aus hohen Harnsäurewerten in Perioden purinfreier Kost ableiten könne; später hat Fr. v.

Müller[2] diese Lehre verallgemeinert. Wie neuerdings Fr. v. Müller[3] haben wir bei nichtfiebernden Krebskranken (Magen-, Darm- und Lungenkarzinome) mehrfach — freilich nicht immer — während 8—10tägiger Perioden purinfreier Kost die Harnsäureausscheidung um 40—75% höher gefunden, als den höchsten Normalwerten bei gleicher Kost entspricht.

Als anatomisch-histologische Merkmale der Kachexie bezeichnet O. Lubarsch: 1. den Schwund der Fette und der Lipoide (Störungen des Lipoidstoffwechsels); 2. die Atrophien der großen parenchymatösen Organe, oft verbunden mit Ablagerung proteinogener Pigmente (Störungen des Eiweißstoffwechsels); 3. die Zerstörung der roten Blutkörperchen und Schädigung der blutbildenden Organe mit nachfolgenden mehr oder weniger ausgedehnten Ablagerungen eisenhaltiger Pigmente in verschiedene Organe. Wie er ausdrücklich hervorhebt, ist dies nicht spezifisch für Karzinome, sondern kommt auch bei mannigfachsten anderen Unterernährungszuständen vor. Bei Karzinomen ist die Schwere dieser Merkmale in der Hauptsache mitbedingt: 1. durch den Sitz der Gewächse, vor allem ihr Verhältnis zum Verdauungsschlauch und den Verdauungsdrüsen; 2. durch den bakteriellen und nichtbakteriellen Zerfall der Gewächse; 3. durch Ausdehnung und Mächtigkeit der Metastasen. Wir möchten diesen Sätzen O. Lubarsch's noch als weiterhin bestimmend und äußerst wichtig anreihen: dauernde kleine Blutverluste aus geschwürigen Flächen.

Obwohl die Forschung Ursache, Mechanismus und Wesen der Krebskachexie noch nicht befriedigend aufklärte, vermögen Ärzte und Kliniker sich nicht von dem Eindruck zu lösen, daß wir da einem eigenartig bedingten, toxische Einschläge verratenden Verfalle gegenüberstehen, der aus unbekannten Gründen (vgl. aber die vorerwähnten „Mitbedingungen“) das eine Mal frühzeitig, das andere Mal erst spät und wiederum andere Male gar nicht in die Erscheinung tritt. Wir hielten stets daran fest, und auch bei der Aussprache über das Krebsproblem in Wiesbaden kam dies von klinischer Seite scharf zum Ausdruck (Fr. v. Müller[3], Fr. Volhard).

Die diätetische Therapie erzielt diesem Verfalle gegenüber höchstens Scheinerfolge. Das Fortbestehen des übrigens oft periodisch an- und abschwellenden Kernzerfalles (endogene Harnsäure; s. oben), trotz kalorisch reichlicher Kost und trotz N-Ansatzes, lehrt dies. Freilich legen wir auf das klinische Gesamtverhalten das größere Gewicht. Beiläufig bemerkt, läßt sich durch purinreiche Kost der Purinverlust des Körpers ebenso überkompensieren wie der Eiweißzerfall durch Überernährung (S. 333). Wie wenig dies für das wahre Geschehen beweist, ersieht man beim Einschalten einiger gänzlich purinfreier Tage (am besten gleichfalls kochsalzfrei; C. v. Noorden[5]). Dann kommt es sofort zu gewaltiger Harnsäureflut im Harn, vorausgesetzt, daß die Nieren nicht krank sind.

e) Vitamine, Proteinkörpertherapie. Die Vitamine wurden natürlich auch in das Krebsproblem mit hineingezogen. Sowohl die tierexperimentellen wie auch die klinischen Berichte lauten sehr verschieden und widerspruchsvoll. Es sei auf die ausführliche Besprechung bei C. Lewin verwiesen. Hier zu erwähnen sind die Untersuchungen K. Kottmann's, der zum Schlusse kommt, die Krebskachexie sei eine „Avitaminose“, dadurch bedingt, daß das Krebsgewebe alles Vitamin an sich reiße und verbrauche. Dies ist vereinbar mit der 7. These W. Caspari's[2]: „Reichliche Vitamin-B-Zufuhr genügt bei völligem Fehlen von Vitamin A zum regulären Wachstum des Tumors und setzt in manchen Versuchen einen enormen Wachstumsreiz.“ An diese tierexperimentelle Erfahrung knüpft dann W. Caspari die klinisch-therapeutisch bemerkenswerte 10. These: „Als praktische Konsequenz dürfte sich ergeben, daß man in der Diät Krebskranker, besonders nach Operation oder Bestrahlung, stark vitaminhaltige Kost möglichst zu vermeiden hat. Vitamin-A-Zufuhr (gemeint sind die beiden, früher zusammen als Vitamin-A bezeichneten fettlöslichen Vitamine A [antixerophthalmisch] und D [antirachitisch]) in mäßigen Grenzen dürfte ohne Wirkung sein, dagegen scheint eine möglichste Einschränkung von Vitamin B geraten. Daß dabei die Grenze der Schädigung des

Gesamtorganismus durch Vitamin-B-Mangel vermieden wird, ist Sache der ärztlichen Behandlung und ärztlichen Kunst." In 1. These wird darauf hingewiesen, daß nach dem heutigen Stande unserer Kenntnisse der Genuß von vegetabiler sowohl wie von animalischer Rohkost als ätiologisches Moment der Krebsentstehung nicht mehr übersehen werden dürfe. Wenn ein so erfahrener und kritischer Forscher wie W. Caspari[2] den Standpunkt vertritt, daß die heutigen experimentell sichergestellten Tatsachen als Grundlage für so tief einschneidende praktische Ratschläge genügen, so verlangt dies vom Arzte Aufhorchen und sorgsame klinische Prüfung. Gerade jetzt, nachdem allerorts eine stürmische, teilweise berechtigte, aber sicher auch nicht ganz unbedenkliche (C. v. Noorden[6]) Propaganda für vegetabile Rohkost eingesetzt hat. Gerade im Hinblick auf das Entstehen bösartiger Geschwulste ist nach experimentellen Erfahrungen Rohkost nicht schlechthin als unbedenklich zu bezeichnen. Anlehnend an M. Askanazy hat J. Fibiger schon vor langer Zeit durch das Verfüttern von Nematodenlarven (vorkommend in der Muskulatur von Schaben), andere durch das Verfüttern von Katzenkot, der reichlich Eier von Katzenbandwurm (Taenia crassicollis) enthielt, bei verschiedenen Kleintieren Karzinome bezw. Sarkome erwecken können. Diese Befunde sind immerhin starke Warnungssignale, die es rechtfertigen, unseren Magendarmkanal sorgfältiger als es früher üblich war vor parasitenhaltigem Material zu bewahren, das möglicherweise Parasiteneier oder -larven enthält (Gemüsearten!). Abgeschlossen ist die Reihe dieser Forschungen noch keineswegs. Es handelt sich um Fragen, die mit den Aufgaben der Diätetik auf das engste verbunden, aber doch noch nicht spruchreif sind. Daß vegetabile Rohstoffe mit den mikroskopisch kleinen frühen Entwicklungsformen übler Parasiten verunreinigt sein können, und daß einfaches Reinigen mit Wasser ohne Anwendung von Siedehitze das Material nicht sicher einwandfrei macht, ist bekannt. Vgl. hierzu das Referat von K. Löwenthal.

F. Ludwig[1] konnte durch vorausgeschickte 10—12tägige vitaminfreie Ernährung die Empfänglichkeit weißer Mäuse für übertragenes Karzinom völlig unterdrücken, während die Impfung bei Normalernährung zu 90—100% anging. Der bemerkenswerte Unterschied wird auf den Gehalt der akzessorischen Nährstoffe an „Wachstumsstoffen" zurückgeführt (die Existenz eines besonderen wachstumsfördernden Vitamins ist noch strittig; — W. Stepp). Nachdem bei normal ernährten Mäusen sich einmal Karzinom entwickelt hatte, übte vitaminfreie Kost keinen hemmenden Einfluß auf deren Wachstum mehr aus. Bei Impfung mit Sarkom (Ratten) waren die Unterschiede viel undeutlicher (F. Ludwig[2]).

Erwähnenswert sind auch die von R. Erdmann und E. Haagen vorgebrachten Gesichtspunkte: plötzlicher Wechsel von Lebens- und Ernährungsform müsse vermieden werden. Dies begründet sich auf Versuche bei Impftumoren der Ratten. Aus der menschlichen Pathologie scheinen uns keine stichhaltigen Anhaltspunkte zugunsten dieser These vorzuliegen.

Bekanntlich hat in den letzten Jahren eine sehr starke Propaganda für vitaminreiche und -reichste Kost eingesetzt, auch zum Zwecke der Karzinomprophylaxis. Teilweise sind die Darstellungen der Lage sehr unkritisch und überschreiten sowohl in bezug auf Begründung wie in bezug auf Verheißung von Erfolg das zulässige Maß, wie z. B. in der verbreiteten Schrift von J. E. Barker, die mehr persönliche Überzeugung und Begeisterung als besonnene Kritik verrät.

Es scheint uns nicht überflüssig, an dieser Stelle die Bemerkung einzuflechten, daß mit Betonung der „Vitaminarmut unserer Kost" jetzt ein übertreibender Unfug getrieben wird. Fast alle chronischen Krankheiten werden, bald von dieser, bald von jener Seite, darauf zurückgeführt; selbst die natürliche Abnutzung des Körpers durch Altern mit ihrem Gipfeln im Tod. Gewiß sind mancherlei Anwürfe gegen die heute in allen Kulturländern üblich gewordene Ernährungsweise und gegen unzweckmäßige sowohl fabrikatorische wie küchentechnische Vorbehandlung der Nahrungsmittel zu erheben (Bd. I an zahlreichen Stellen, namentlich bei

Getreide, Brot, Gemüse, Obst). Daß aber die freigewählte Kost, von verhältnismäßig spärlichen, teils örtlich, teils persönlich bedingten Ausnahmen abgesehen, zu vitaminarm sei und dadurch weitverbreitete Krankheiten bedinge, ist nicht nur nicht erwiesen, ist vielmehr höchsten Maßes unwahrscheinlich. Anders bei Zwangskost, die großen Stiles in den Jahren des Weltkrieges vorlag und über deren schädlichen Einfluß aus der Seefahrtei, aus Kasernen, aus Fabriken, aus Armenhäusern und Armenspeisehäusern, aus Gefängnissen, selbst aus Krankenhäusern alte und neue Berichte vorliegen. Als Zwangskost sind auch unbedachte und über allzu lange Zeiten sich erstreckende, die Kostwahl engbegrenzende ärztliche Diätvorschriften zu buchen, worauf wir in diesem Werke schon mehrfach hinwiesen.

Gegenüber der starken Betonung vitaminreicher Kost als Vorbeugemittel und Wachstumshemmer bei Karzinomen muß hervorgehoben werden, daß überschüssige Zufuhr von Vitamin-B das einzige Stück aus den Zusammenhängen zwischen Ernährung und Karzinom ist, dem auf Grund der experimentellen Forschung fördernder Einfluß auf Entstehen und Wachstum der Krebsgeschwülste mit einiger Wahrscheinlichkeit beigemessen werden könnte (Literatur bei E. Vogt, ausführlich bei C. Lewin); vielleicht wird dieser Einfluß verschärft durch Mangel an Vitamin-A, wie M. T. Burrows vertritt, W. Caspari (S. 334) aber in seinen oben erwähnten Thesen bestreitet. Die Lehre greift jetzt auf die diätetische Behandlung Krebskranker über. Ob es sich lohnt, bei nichtoperablen Karzinomen mit einer vitamin-B-armen Kost vorzugehen, ist sehr zweifelhaft. Entsprechend den experimentellen Forschungsergebnissen liegt diese Berechtigung aber wohl jetzt schon vor im Anschluß an Operationen und Röntgenbehandlung (W. Caspari[2]), um das Aufkommen von Metastasen zu verhüten. Denn das Angehen von Krebsimpfungen — und dies entspricht dem Angehen verschleppter Keime (Metastasen) — wird experimentell am deutlichsten durch Vitamin-B-Mangel verhütet.

In Anbetracht der klinisch-therapeutischen Bedeutung, die die Rücksichtnahme auf Vitamin-B vielleicht erlangen wird, geben wir hier (nach W. Stepp) eine Übersicht über das Vorkommen von Vitamin-B in den wichtigsten Erzeugnissen des Tier- und Pflanzenreiches; in bezug auf Vegetabilien bestehen noch starke Lücken. Diese Tabelle krankt daran, eine aus verschiedensten Quellen stammende Zusammenstellung zu sein; mangels einheitlicher Durchführung der Versuche sind daher die erhaltenen Ergebnisse unter sich nicht gleichwertig. Vgl. unten die Ergebnisse der einheitlich durchgeführten Untersuchungen A. Scheunert's.

1. Höchster Gehalt: in Bierhefe.
2. Sehr hoher Gehalt: in Weizenkeimlingen.
3. Hoher Gehalt: in Vollei, Eidotter; Tomaten (roh, erhitzt, konserviert), Spinat, Weißkohl, Rotkohl, Wirsing, Spargel, Kartoffeln roh, Hirse, Erdnuß, Bohnen und Erbsen, Saatkörner, Weizen ganzes Korn, Weizenkleie, Gerste, Roggen, Reiskleie, gekeimte Samen aller Art; Niere, Leber, Hirn.
4. Kleinere Mengen: in Milch Junifütterung, Magermilch; Orange, Zitrone, Grapefruit (Pampelmuse), Apfel, Kastanie, Hickorynuß, Karotten jung und gekocht, Kohl gekocht, Artischocken roh, Lattichsalat, Kartoffeln gebacken, Mangold, Kohlrabiknollen, Gurken, Radieschen, frische Erbsenkörner, Erbsenbrei, Sojabohne Saatkorn, Mais Saatkorn, Hafer Saatkorn, Reis unpoliert (mit „Silberhäutchen"); Pankreas; Bäckerhefe, Feldchampignons, Roggenbrot, Kommisbrot, Weizenvollmehl; Sellerie.
5. Sehr kleine Mengen: in Ei Trockenkonserve, Milch (außer Juni, s. oben), Sauermilch, kondensierte Milch, Trockenmilch, Buttermilch; Vollmilchkäse und Magerkäse; Rhabarber, Pflaume, Weintraube, Birne, Zwetschge; Paranuß, Walnuß, Mandel, Haselnuß; Artischockenböden, Kürbis, Runkelrübe Knollen und Blätter, rote Rüben, Kartoffeln 15 Minuten gekocht, gebackene Kartoffeln, Eierpflanze, Sauerampfer, Löwenzahn, Endivien, grüne Bohnen, Linsen Saatkörner und frisch; Milz, Kalbsherz, Thymus (Kalbsbries), Fleisch frisch, Fische, Gefrierfleisch, Büchsenfleisch, Fischeier, Hering, Blut, Lungen; Bier; die meisten Pilze; Algen, Bambusschößlinge; Hafermehl, Maismehl, Kaffeebohnen, Honig.

6. Null oder Spuren: in Lebertran verschiedener Art, Butter, Rahm, Fett von Rindern, Schweinen, Hammeln; vegetabile Öle und sonstige Fette aller Art; Hühnereierklar; Banane, Apfelgelee, Kokos, Mango; feine weiße Mehle, Teigwaren aus weißen Mehlen (ohne Eizusatz); Fleischextrakt; Malzextrakt; feines Weizenbrot; feinpolierter Reis; Zucker raffiniert; Stärkemehl; Kunsthonig; Erdbeeren, Himbeeren.

Das Vitamin-B (auch Anti-Beri-Beri-Vitamin genannt) ist jetzt in gut krystallisierenden Salzen rein dargestellt von B. C. P. Jansen und W. F. Donath. Es hat die chemische Formel: $C_6H_{10}ON_2$ und scheint einen Amidazol- oder Pyrimidinring zu enthalten. Als tägliche Präventivdosis gegen Beri-Beri wurde etwa 1 mg berechnet (nach W. Stepp).

Über seine einheitlichen und verläßlichen Untersuchungen berichtete uns A. Scheunert brieflich. Seine ausführlichen Mitteilungen werden erscheinen unter dem Titel „Der Vitamingehalt der deutschen Nahrungsmittel" in „Die Volksernährung", Veröffentlichung aus dem Tätigkeitsbereich des Reichsministeriums für Ernährung und Landwirtschaft, Verlag J. Springer, Berlin 1929. Mit A. Scheunert's Erlaubnis teilen wir die uns gemachten Angaben im folgenden mit. Wo die Stepp'sche Tabelle und die Befunde A. Scheunert's voneinander abweichen, halte man sich an die letzteren:

Das Vitamin-B hat eine fast allgemeine Verbreitung in den Nahrungsmitteln, kommt aber zumeist nur in verhältnismäßig geringen Mengen vor. Eine Ausnahmestellung nimmt infolge ihres außerordentlich hohen Gehaltes die Hefe, insbesondere Trockenhefe (Nährhefe) ein. Auch die an Vitamin-B reichsten natürlichen Lebensmittel kommen nicht über 10 bis 5% des Vitamin-B-Gehaltes guter Nährhefe hinaus. Da weder das übliche Kochen noch das Konservieren nach Weck-Verfahren den Vitamin-B-Gehalt der Nahrungsmittel wesentlich schädigt, gelten die folgenden Angaben auch für entsprechend zubereitetes Gemüse und Obst.

1. Sehr hoher Gehalt: Hefe, insbesondere Trockenhefe, Nährhefe und damit hergestellte diätetische Präparate.

2. Hoher Gehalt: Getreidekeimlinge und daraus hergestellte Nährpräparate, z. B. Dr. Klopfer's „Materna"; ferner Getreidekleien; Niere, Leber, Hirn.

3. Mittlerer Gehalt: Eidotter, Vollei; Tomaten, Erbsen, Grünkohl (Winterkohl), Kartoffeln (gedämpft und gekocht), Möhren, Karotten, Kohlrübe, Mairübe, Sellerie, Rettich, Holunderbeeren, Spinat, Mangold (Römisch-Kohl), Rotkraut, Wirsingkohl, Kopfsalat und Lattich, Blumenkohl, Kohlrabi; Getreide-Vollkornmehle und Vollkornbrote, Schrotbrot, Kommißbrot, Pumpernickel, Schwarzbrote; Pflaume, Aprikose, Sauerkirsche, schwarze Herzkirsche.

4. Sehr kleine Mengen: Fleisch, Fisch; Milch, Sauermilch, kondensierte Milch, Trockenmilch, Buttermilch, Vollmilch- und Magerkäse, gekochter Spargel (ohne Kochwasser), Weißkrautgemüse, Bohnengemüse, Gurken, Kürbis, Artischocken, rote Rüben, Bratkartoffeln (pommes frites), polierter Reis, weiße Mehle und Brote, sowie Teigwaren daraus; weiße Bohnen; Äpfel, Birnen, Brombeeren, Heidelbeeren, Johannisbeeren, Stachelbeeren, Himbeeren, Pfirsiche, rote und blasse Kirschen.

Beim Errichten einer Kost, die kein überschüssiges, aber immerhin ausreichendes Vitamin-B enthält (vgl. W. Caspari[2], S. 334), sind die Nahrungsmittel aus Gruppe 5—6 der Stepp'schen Tabelle, bzw. Gruppe 4 der Scheunert'schen Tabelle, zu wählen. Man sieht, daß in bezug auf Fleisch und Fette, sowohl tierischer wie pflanzlicher Herkunft, die Auswahl so gut wie unbeschränkt ist. Von Vogeleiern ist nur das Eierklar brauchbar. Ebenso fällt, von einzelnen Ausnahmen abgesehen, Milch nebst ihren Abarten und Abkömmlingen (Butter, Käse) in den Rahmen dieser Kost. Von Zerealien sind nur die Feinmehle heranzuziehen, d. h. die Teilstücke des Mahlgutes, welche als erstes Mehl aus den zentralen Schichten des Saatkornes in das Mahlprodukt übertreten. Es entspricht dies einer Ausmahlung des Mahlgutes bei Weizen bis 60%, bei Roggen bis 65%; die sog. Hochmüllerei stellt aus jeglichem Getreide solches Mehl ohne Schwierigkeit dar (Bd. I, S. 392). Obwohl nicht über alle Zerealien Berichte vorliegen, dürfte es doch wohl gemeinsame Eigenschaft aller Getreidesamen sein, nur in den Keimlingen und in den äußeren Schichten, nicht in den an Proteinen ärmsten, an Stärke reichsten inneren zentralen Teilen des Mehlkerns Vitamin-B zu enthalten. Das allerfeinste Weizenmehl, oft gemischt mit dem höchst vitamin-B-armen feinen Maismehl, benutzt die Normalbäckerei im wesentlichen zum Herstellen von feinen Zwiebäcken, Biskuits und Keks, mancherorts (z. B. in Wien) auch für hochwertige Weißbrotlaibe und Weißbrötchen. Das normale gute Weißbrot (bzw. Weißbrötchen) ohne Zusatz von Roggenmehl — seit dem Kriege nicht mehr überall in Europa erhältlich — entspricht einem Ausmahlungsgrade des Mahlgutes von 60% und hält sich damit immer noch an der oberen Grenze des für vitamin-B-arme Kost zulässigen Gebäckes. Im Bedarfsfalle läßt sich im Backraum jedes guten Küchenherdes aus dem in Feinbäckereien leicht erhältlichen Weizenmehl geringeren Ausmahlungsgrades (40—50%) Weizenbrot ohne Schwierigkeit backen. Vollkommen frei von Vitamin-B sind die sog. Stärkemehle (Bd. I, S. 359), wie Weizen-, Reis-, Maisstärke, Sago, Arrowroot usw., die in der Küche zum Herstellen feiner Mehlspeisen reichlich verwendet werden; ebenso Zucker verschiedener Art. Etwas eingeengt ist die Auswahl unter den Gemüsen und Früchten, da gar manche den gehaltreicheren Gruppen angehören. Beim Kochen geht zwar etwas Vitamin-B verloren. Aber der Verlust ist so gering, daß der Vitamin-B-Charakter des Rohstoffes nicht geändert wird. Man beachte die Korrektur, welche die Stepp'sche Tabelle in bezug auf Kartoffeln durch A. Scheunert erfährt. Selbst im Drucktopf gekochte Kartoffeln enthalten nach Scheunert noch reichlich Vitamin-B, während die hocherhitzten gebackenen und in Pfanne oder im siedenden Fett gebratenen Kartoffeln davon das meiste verloren haben.

Während die Gemüsegruppen ziemlich genau durchgeprüft sind, trifft dies bei Obstfrüchten nicht zu. Es ist zu erwarten, daß unter den Obstfrüchten sich noch zahlreiche als höchst arm an Vitamin-B erweisen werden; im allgemeinen sind Früchte viel reicher an dem antiskorbutischen Vitamin-C.

Alles in allem ersieht man aus dieser Übersicht, daß es nicht schwer ist, eine nahrhafte und schmackhafte Kost aus Nahrungsmitteln zusammenzustellen, die überschüssige Zufuhr von Vitamin-B vermeidet.

Nichtspezifische Proteinkörpertherapie schien bei manchen Geschwulstarten, darunter auch bei einzelnen Krebsarten, hemmenden Einfluß auf die Impftumoren auszuüben. Alles in allem waren die Ergebnisse widerspruchsvoll. Über die Behandlung menschlicher Krebsgeschwulste mit diesen Methoden liegen ermunternde Erfahrungen nicht vor. Immerhin sei erwähnt, daß zeitweilige Proteinkörpertherapie als Unterstützung der Röntgenbestrahlung mehrfach gelobt wurde. Ausführliche Besprechung der bisherigen Ergebnisse bei C. Lewin.

f) Rückblick. Alles in allem wissen wir jetzt zur Genüge, daß das Entstehen von Krebs nicht nur an endogene Vorgänge gebunden ist, daß vielmehr auch exogene Einflüsse stark in Rechnung zu stellen sind. Wir brauchen nur an die Berufs- und Beschäftigungskarzinome zu erinnern, z. B. Anilinkrebs, Paraffinkrebs, Röntgenstrahlenkrebs usw. Zu den exogenen Einflüssen mächtigster Auswirkung gehört unzweifelhaft die Art der Ernährung. Im kleinen, z. B. in kurzen Versuchsreihen, bei wochen- und sogar monatelanger Folge mag jegliche Ernährungsform jeglicher Wirkung auf das Entstehen und Wachstum bösartiger Geschwülste bar oder zum mindesten unerkennbar und folgenlos sein. Abgesehen von dünnen Bevölkerungsschichten, bleibt die freigewählte Kost des Einzelmenschen, ja sogar ganzer Völker, wenn auch bei weitem nicht gleichen Maßes wie bei der des freilebenden Tieres, etwas Jahre und Jahrzehnte hindurch gleichbleibendes. Die Abwechslung bezieht sich mehr auf Nahrungsmittel verschiedenen Geschmackes, als auf die wesentlichen Hauptnährstoffe und deren Mischung. Wer könnte es heute wagen zu sagen, daß das, was die Menschheit (Kulturvölker und

Halbkulturvölker) im Laufe der Jahrzehntausende sich als Nahrung erkoren hat, das Gesundbleiben aller Organe und aller Zellen gewährleistet und nicht die Quelle für zelluläre Entartung in sich trägt? Wir sehen da ganz ab von offenkundigen Schädlingen, die wir kennen und deren schädliche Kraft und deren Angriffspunkte wir pharmakologisch erfassen können (wie Alkohol, Alkaloide u. a.); auf solche den Makel „falscher Ernährung" abzuwälzen, ist sehr bequem, aber auch sehr kurzsichtig, wenn es sich um die Frage der Karzinomgenese handelt. Es ist durchaus möglich, daß bei dem Mischungsverhältnis der Hauptnährstoffe und der Nährstoffträger (= Nahrungsmittel), bei Auswahl der Nahrungsmittel mit ihren zahlreichen, großenteils noch unbekannten, über die Gruppe der Hauptnährstoffe hinausgreifenden Begleitstoffen (nicht nur Vitamine!), kurz bei der Zusammenfassung des eßbaren rohen, gekochten oder sonstwie vorbearbeiteten Materials zur Kost der Menschheit vielleicht schon seit undenklichen Zeiten Irrwege eingeschlagen worden sind, die zu exogenen Ernährungsschädlingen wurden und der Menschheit — offenbar bei Kulturvölkern höheren Maßes als bei sog. Naturvölkern (darüber bei C. Lewin) — die starke Anlage zu bösartigen Geschwülsten brachten, und die sich auch im Einzelleben durch jahre- und jahrzehntelange stete Wiederholung krebserweckend auswirken können.

Es drängt heute alles hin auf das Erfassen der Zusammenhänge zwischen exogenen Schädlingen und Karzinomgenese (Berufskrebse s. oben; Magenkrebs S. 321, 335). Den weitaus mächtigsten und allgemeinsten exogenen Dauereinfluß auf den Körper übt die Ernährung aus, und wenn nicht alles trügt, ist es ein durchaus richtiges Bestreben neuzeitlicher Krebsforschung, den Zusammenhängen zwischen Ernährung und Karzinomgenese nachzuspüren. Das aber ist ein weiter Weg. Nur umfassendste Arbeit, die auf vergleichender, alle Völker in Betracht ziehender Ernährungskunde fußt, kann zum Ziele führen. Jetzt stehen wir erst bei den kleinsten Anfängen dieser Arbeit.

Wir wollen bei allen diesen Ausblicken aber nicht vergessen, daß bösartige Geschwulste in ganz entsprechender Weise wie beim Menschen auch bei allen Säugetieren, bei Vögeln, überhaupt bei allen Wirbeltieren bis zu den Amphibien herab vorkommen. Die Haustiere leiden freilich anscheinend häufiger daran als die wildlebenden, Pflanzenfresser und Fleischfresser in kaum verschiedenem Maße. Umfassende Übersicht über die Verteilung der Geschwulste in der Tierreihe bei G. Roussy und Maurice Wolf. Beim Pferd, das ebenso stark wie der Mensch zu Karzinom neigt, ist die Möglichkeit, daß die vom Menschen erdachte zwangsmäßige und damit auch einseitige Ernährung einen Einfluß auf die Veranlagung ausübe, keineswegs ausgeschlossen. Selbst das herdenweise Züchten auf freier Steppe sichert nicht unbedingt vor einer gewissen Einseitigkeit der Nahrung.

Wir sind uns bewußt, bei Besprechung der Ernährungsprobleme nur einige wichtige Gesichtspunkte herausgegriffen zu haben. Weiteres Ausgreifen hätte uns auf sehr unsicheres Gelände geführt. Die zahlreichen angeschnittenen, aber noch gänzlich ungeklärten Fragen aus älterer Zeit sind bei J. Wolff, die aus neuerer Zeit bei C. Lewin mit ausgiebigen Literaturangaben besprochen.

Literatur.

Bennett, T. J. und Dodds, E. C.: The gastric and respiratory reponse to meals. Brit. journ. of exp. pathol. **2**. 58. 1921. (Fortsetzung in: Journ. of physiol. **55**. 381. 1921 u. Internat. journ. of gastro-enterol, **1**. 121. 1921.) — Boas, J.: Diagnostik und Therapie der Magenkrankheiten. 8./9. Aufl. Leipzig 1925. — Emerson, Ch. P.: Der Einfluß des Carcinoms auf die gastrischen Verdauungsvorgänge. Dtsch. Arch. f. klin. Med. **72**. 415. 1902. — Gruber, Gg. B. und Kratzeisen, E.: Neuere Anschauungen vom Wesen des Ulcus pepticum. Halle a. S. 1922. — Finsterer[1], H.: Zur Therapie inoperabler Magen- und Darmcarcinome. Strahlentherapie **6**. 205. 1915. — Ders.[2]: Zur Frage des Ulcuscarcinoms des Magens. Med. Klin. **1923**. Nr. 43. — Fischer, H.: Zur Kenntnis des carcinomatösen Mageninhaltes. Dtsch. Arch. f. klin. Med. **93**. 98. 1908. — Kauders, F. und Porges, O.: Über die Beziehungen der CO_2-Spannung der Alveolarluft zur Pathologie der Magensaftsekretion. Wien. Arch. f. klin. Med. **5**. 379. 1923. (Zuerst berichtet in Wien. biol. Ges. 21. VI. 1921; Dtsch. med. Wochenschr. **1921**. Nr. 47.) — Konjetzny, G. E.: Über die Beziehungen der chronischen Gastritis und des chronischen Magenulcus zur Entwicklung des Magenkrebses. Bruns' Beitr. z. klin. Chirurg. **85**. 455. 1913 und Zur chirurgischen Beurteilung der chronischen Gastritis. Arch. f. klin. Chirurg. **129**. 139. 1924. — von Noorden[1], C.: Magen- und Darmkrankheiten. In: Schwalbe's Samml. diagnost. u. therap. Irrtümer H. 6. Leipzig 1923. — Ders.[2]: Magensaftsekretion und Blutalkaleszenz. Arch. f. exp. Pathol. u. Pharmakol. **22**. 325. 1888. — Ders. und Honigmann, G.: Verhalten der Salzsäure im carcinomatösen Magen. Zeitschr. f. klin. Med. **13**. 87. 1887. — Porges, O.: Die Pathologie der Achylia gastrica. Wien. med. Wochenschr. **1922**. Nr. 23. — Schütz, E.: Über Wert und Technik der therapeutischen Magenausspülungen. Wien. med. Wochenschr. **1914**. Nr. 8. — Stoerk, O.: Über Gastritis chronica. Wien. klin. Wochenschr. **1922**. Nr. 44.

Ergänzungen.

Adler, A. und Lange, H.: Der Milchsäuregehalt des Blutes bei Leberkrankheiten. Dtsch. Arch. klin. Med. **157**. 129. 1928. — Askanazy, M.: Zur Aetiologie und Pathol. der Katzenegelerkrankung beim Menschen. D. Med. Woch. **1904**. 689. — Barker, J. E.: Krebs, seine Ursachen und sichere Verhütung. Dresden 1925 (Verlag J. Pahl). — Bauer, R. und Nyiri, W.: Unters. zu den neuesten Fragen der Krebsforschung. Wien. klin. Wschr. **1925**. Nr. 31/32. — Beneke, R. (sen.): Pathologie des Stoffwechsels. Berlin 1874 und namentlich Berl. klin. Wschr. **1880**. Nr. 11. — Bergmann, G. v.: Das Magenkarzinom, in Handb. d. inn. Med. **3**. 831. 1926 (Berlin: Julius Springer). — Burrows, M. T.: The effect of vitamin feeding on the growth of cancer. Ref. Ber. Physiol. **41**. 35. 1927. — Caspari[1], W.: Das Problem der Entstehung des Krebses. Arch. klin. Chir. **146**. 711. 1927. — Ders.[2]: in Aussprache über das Krebsproblem. Dtsch. Ges. f. inn. Med. **40**. 75. 1928. — Ders.[3]: Probleme der Krebstherapie. Fortschr. Ther. **1**. 669 u. 706. 1925. — Ders.[4]: Über Gasbehandlung bösartiger Geschwülste und kachektischer Zustände. Klin. Wschr. **7**. 645. 1928. — Eppinger, H. uud D. Charnas, Was lehren uns quantitative Urobilinbestimmungen im Stuhl. Zt. klin. Med. **78**. 387. 1913. — Erdmann, R. und Haagen, E.: Krebsentstehung und Ernährung. Dtsch. Ges. f. inn. Med. **40**. 48. 1928. — Fibiger, J.: Über eine durch Nematoden hervorgerufene papillomatöse und karzinomatöse Geschwulstbildung im Magen der Ratte. Berl. klin. Wschr. **50**. 289. 1913 und: Virchow's Reiztheorie und die heutige experim. Geschwulstforschung. Dtsch. med. Wschr. **1921**. Nr. 48/49. — Finsterer[3], H.: Bedeutung des Ulcuskarzinoms für die Indikationsstellung bei Behandlung des Magengeschwürs. Wien. klin. Wschr. **1925**. Nr. 11/12. — Ders.[4]: Unmittelbare und Spätresultate der Magenresektion wegen Karzinom. Med. Klinik **1929**. 218. — Fischer-Wasels[1], B.: Das Geschwulstproblem. Dtsch. med. Wschr. **1928**. 1151. — Ders.[2]: Allgemeine Geschwulstlehre, im Handb. d. norm. u. pathol. Physiol. **14**. 1341. 1927 (Berlin: Julius Springer). — Ders.[3]: Über Gasbehandlung bösartiger Geschwülste und kachektischer Zustände. Klin. Wschr. **1928**. Nr. 2, 3, 4. — Ders.[4]: Zur Gasbehandlung bösartiger Geschwülste. Dtsch. Ges. f. inn. Med. **40**. 56. 1928 (Wiesbaden). — Fröhlich, M.: Erfahrungen mit der Abderhalden-Reaktion. Med. Welt **1927**. Nr. 31. — Gerlóczy, G. v.: Die Kombination der Hitzewirkung und Hofmeister's Anionreihe als Plasmalabilitätsreaktion. Klin. Wschr. **1922**. Nr. 43. — Grafe[1], E.: Die pathol. Physiologie des Gesamtstoff- und Kraftwechsels bei der Ernährung des Menschen. München 1923. — Ders.[2]: Klinische Beobachtungen über den Einfluß des Krebses auf den Stoffwechsel. Ges. f. Dtsch. Ges. f. inn. Med. **40**. 18. 1928 (Wiesbaden) und Pathol. des Gesamtstoffwechsels im Handb. der norm. u. patholog. Physiologie **5**. 277. 1928 (J. Springer). — Haudek, M.: Wandlungen in der Magendiagnostik. Münch. med. Wschr. **1928**. 1111. — Heindl, A. und Trauner, R.: Der Grundumsatz von Karzinomkranken. Mitt. Grenzg. Med. u. Chir. **40**. 416. 1927. — Kahn, H.: Über eine einfache Flockungs-Trübungsreaktion bei malignen Tumoren. Strahlenther. **15**. 808. 1923. — Kahn, H. und Potthoff, P.: Über Hemmung der Natriumoleathämolyse bei verschiedenen Krankheiten. Z. exper. Med. **29**. 169. 1922 u. **31**. 423. 1923. — Klemperer, G.: Über den Stoffw. u. das Koma Krebskranker. Berl. klin. Wschr. **1889**. Nr. 40 und Unters. über den Stoffw. und die Ernährung in Krankheiten. Zt. klin. Med. **16**. 581. 1889. — Korbsch, R.: Gastroskopische Ergebnisse. Boas-Arch. **43**. 273. 1928. — Kottmann, K.: Über biologische Aktivatoren. Klin. Wschr. **1922**. 653; ausführlicher: Schweiz. med. Wschr. **1922**. Nr. 28. — Kraus, Fr. und Chvostek, Fr.: Über den Einfluß von Krankheiten auf den respirat. Stoffwechsel. Wien. klin. Wschr. **1891**. Nr. 33. — Küster, E. und Koulen, K.: Experimentelle Untersuchung zum interferometrischen und chemischen Nachweis von Abderhalden'schen Serum-

Fermenten. Fermentforschung. 9. 265. 1928. — Lasnitzki, A.: Untersuchungen über den Stoffwechsel der Karzinomzelle. Zt. Krebsforschg. **22.** 531. 1925. — Lauter, S. und Jenke, M.: Über den Eiweißstoffwechsel bei verschiedenen Krankheiten. Dtsch. Arch. klin. Med. **146.** 323. 1925. — Lawaczeck, H.: Über primäre und sekundäre Hyperacidität des Magens. Klin. Wschr. **7.** 2194. 1928. — Lewin, C.: Die Ätiologie der bösartigen Geschwülste. Berlin 1928. — Löwenthal, K.: Einige Grundfragen der experimentellen Geschwulstformen. Med. Klin. **1928.** 1263. — Lubarsch, O.: in Aussprache über das Krebsproblem. Dtsch. Ges. f. inn. Med. **40.** 68. 1928. — Ludwig[1], F.: Einfluß der Ernährung auf das Wachstum des Mäusekarzinoms. Schweiz. med. Wschr. **1924.** 232. — Ders.[2]: Über den Einfluß der vitaminfreien Ernährung. Arch. Gynäk. **125.** 510. 1925. — Mendel, B. und Engel, W.: Über die Milchsäurebildner beim Magenkarzinom. Boas-Arch. **34.** 370. 1925. — Mertens, V. E.: Auf der Suche nach dem Geschwulstgift. Münch. med. Wschr. **1924.** Nr. 33. — v. Müller[1], Fr.: Stoffwechseluntersuchungen bei Krebskranken. Z. klin. Med. **16.** 496. 1889. — Ders.[2]: in Aussprache über das Krebsproblem. Dtsch. Ges. f. inn. Med. **40.** 65. 1928. — Ders.[3]: Stoffwechselprobleme. Dtsch. med. Wschr. **1922.** Nr. 16/17. — v. Noorden[3], C.: Lehrb. d. Pathol. des Stoffwechsels. Berlin 1893. — Ders.[4]: Handb. d. Pathol. d. Stoffw. **2.** 90. Berlin 1907. — Ders.[5]: Abschnitt Gicht in P. Krause-C. Garré's Therapie der inneren Krankheiten. **2.** 194. 1927 (II. Auflage; Jena: G. Fischer). — Ders.[6]: Über Obstkuren und Rohkost. Ther. Gegenw. **1928,** Juliheft und „Rohkost“: Die Umschau 1928. Nr. 52.— Payr, E. und Hohlbaum, J.: Geschwülste des Magens, in Kraus-Brugsch, Spez. Path. u. Ther. **5.** I. Teil, S. 1260. 1921. — Roessingh, M. J.: Zur Pathogenese der Carcinomanämie. Dtsch. Arch. klin. Med. **139.** 310. 1922. — Roussy, G. und Wolf, Maur.: Le cancer chez les animaux. Ann. de méd. 8. 462. 1920. — Salomon, H.: Zur Diagnose des Magenkarzinoms. Berl. klin. Wschr. **1903.** Nr. 31. — Salomon, H. und Charnas, D.: Über die Differenzialdiagnose zwischen Ulcus, Karzinom und Perniciosa. Dtsch. med. Wschr. **1917.** 1556. — Salomon, H. und Saxl, P.: Eine Schwefelreaktion im Harn Krebskranker. Wien. klin. Wschr. **1911.** Nr. 13. — Schumacher, H., Milchsäuregehalt des Blutes bei Karzinomkranken. Klin. Wschr. **1926.** 497. — Seyderhelm, R. und Lampe, W.: Über die Frage eines spezifischen Krebsgiftes. Dtsch. med. Wschr. **1924.** 1050. — Stepp, W. und György, P.: Avitaminosen. Berlin: Julius Springer 1927. — Vogt, E.: Vitamine und Fortpflanzung. Med. Klin. **1928.** Nr. 8/10. — Volhard, Fr.: in Aussprache über das Krebsproblem. Dtsch. Ges. f. inn. Med. **40.** 79. 1928. — Wallersteiner, E.: Über das Verhalten von Gesamtstoffwechsel und Eiweißumsatz bei Karzinomatösen. Dtsch. Arch. klin. Med. **116.** 145. 1914. — Warburg[1], O.: Über den Stoffwechsel der Karzinomzelle. Klin. Wschr. **1925.** Nr. 12 u. 50. — Ders.[2]: Über den Stoffwechsel der Tumoren. Berlin: Julius Springer 1926. — Ders.[3]: Stoffwechsel der Karzinomzelle. Dtsch. Ges. f. inn. Med. **40.** 11. 1928 (Wiesbaden). — v. Weizsäcker, V.: Der neurotische Aufbau bei Magen- und Darmkrankheiten. Verhdl. der Ges. f. Stoffw.- u. Verdauungskrankheiten **6.** 222. 1927. — Wolff, J.: Die Lehre von der Krebskrankheit. III. Teil: Bd. 2: Nichtoperative Behandlungsmethoden. Jena 1914. — Zöppritz, H.: Der Nachweis okkulten Blutes im Stuhl usw. Mitt. Grenzgeb. Med. u. Chir. **24.** 538. 1912.

L. Nervöse Dyspepsien.

I. Vorbemerkungen. Begriff. Diagnose.

Was man unter „nervöser Dyspepsie“ zu verstehen habe, war vom ersten Auftauchen des Begriffes an strittig. Rückschauend auf den Entwicklungsgang der Frage charakterisiert G. v. Bergmann[1] scharf, wenn auch etwas schematisch, im ganzen aber mit Recht, ihre großen Wendepunkte: W. Leube hielt funktionelle Störungen des Magens für das Primäre (1879): erst durch diese Störungen würden die Menschen nervös. A. v. Strümpell kehrte den Satz um (1902): nicht das Magenleiden mache den Menschen zum Hypochonder, sondern die Hypochondrie mache ihn magenkrank. A. v. Strümpell's Aufsatz, der die Zusammenhänge in besonders glücklicher und anziehender Form schilderte, führte die Lehre von der psychogenen Natur des Leidens zum Siege. Weiteren Ausbau und kräftige Stütze, man könnte sagen vorläufigen Abschluß, brachte die an Tatsachen und Gedanken reiche Monographie von G. L. Dreyfus, der die Abhängigkeit der nervösen Dyspepsie von verschiedenen Gruppen der Psychopathien (namentlich Hysterie, Zyklothymie und Neurasthenie) genauer analysierte. Des weiteren gehen wir auf die ältere Entwicklung der Lehre nicht ein; es sei verwiesen auf die umfassenden Literaturangaben bei G. L. Dreyfus.

In neuerer Form faßte E. Leyser die Grundlage der v. Strümpell'schen Lehre in klaren Worten zusammen:

„Ein Magenleiden ohne organische Grundlage nennt man nervöse Dyspepsie oder Magenneurose. Vom Standpunkt des Neurologen und Psychiaters ist es selbstverständlich, daß in solchen Fällen nicht der Magen allein, sondern die ganze betroffene Persönlichkeit neurotisch bzw. psychotisch erkrankt sein muß, und daß nur die Beschränkung der sonst so mannigfachen Symptome der Störungen auf den Magen allein diese Bezeichnung überhaupt einigermaßen aus praktischen Gründen rechtfertigt." — Diese Definition E. Leyser's berücksichtigt aber nur die rein psychogenen Formen und deckt nicht alles, was wir unter nervöser Dyspepsie verstehen müssen (S. 347), ebensowenig wie die Darstellung bei G. L. Dreyfus sämtlichen Ursachen und klinischen Formen nervöser Magenstörungen gerecht wurde.

Eine starke Stütze fand der psychogene Ursprung nervöser Dyspepsie in dem Nachweis (G. R. Heyer, F. Glaser, K. Hansen[1] u. a.; vgl. S. 28, 50), daß sich beim gesunden Menschen durch hypnotische Suggestion Abänderungen und Störungen der Magentätigkeit erwecken und beim Psychopathen verdrängen lassen, welche uns am Kranken als „nervöse Dyspepsie" ohne anatomische Organkrankheit gegenüberzutreten pflegen; nicht nur schnell vorübergehend, sondern — je nach Inhalt der Suggestion — auch längere Zeit sich hinschleppend. Auf solche Weise wurden super- und subacide Zustände, Antro- und Pylorospasmus, Hypotonie mit verlängerter Verweildauer, Aufstoßen und Erbrechen, von Empfindungen: Appetitlosigkeit, gieriger Hunger, Übelkeit, Ekel, Magendruck und Magenschmerzen usw. erzeugt. Ohne daß es zu fixierter Neurose zu kommen braucht, können depressive und exzitative Stimmungen, vor allem jäher Stimmungswechsel gleiche oder ähnliche Störungen bringen.

Es braucht sich aber durchaus nicht um sinnfällige und ungewöhnliche Störungen zu handeln, wie z. B. Schreck, Angst, Trauer, Zorn, jähe Freude usw. Auch der alltägliche, fast allstündliche Stimmungswechsel, der abhängig ist vom somatischen Allgemeinbefinden, von Kraftgefühl und Abspannung, von Gelingen und Nichtgelingen einer Absicht, von gedeihlicher oder von fruchtloser oder langweiliger Arbeit, von sexuellen Erregungen usw., kann sich am vegetativen Nervensystem und seinen Erfolgsorganen auswirken.

Das ist altbekannt und war schon lange vor den beweisenden hypnotischen Experimenten Grundlage für die Theorie der psychogenen Dyspepsie. Mit starkem Rechte nimmt J. Bauer vom Standpunkt der Konstitutionslehre darauf Bezug. Zustandekommen und Ausschläge seelischen Geschehens im Bereich der vegetativnervös gesteuerten Organe hängen weitgehend von Beschaffenheit der ganzen Persönlichkeit ab (F. Kraus[1-3] u. a.), aber im Rahmen der einzelnen Persönlichkeit auch von zeitlicher Bereitschaft des Erfolgsorgans. Auch die irgendwie entstandene Vorstellung, dieses oder jenes Vorkommnis werde dem Magen schaden (z. B. der Genuß unschuldiger, aber nachträglich zu Unrecht verdächtigter Pilze), kann die übelsten Magenstörungen auslösen (wie Übelkeit, Erbrechen, Ekel, Anorexie, Krampf usw.). In solchen Ereignissen, vor denen auch der orthothymische Mensch nicht geschützt ist, haben wir eine Zwischenstufe zwischen natürlichem Erleben und hypnotisch-suggestivem Experiment vor uns; Autosuggestion ist dabei wirksam.

Manche Erregungen und Vorstellungsbilder wirken sich im Tierexperiment geradezu zwangsläufig als Friedensstörer bestimmter Tätigkeitsformen der Verdauungsorgane aus. Erinnert sei an den plötzlich eintretenden und langwährenden Stillstand bis dahin regelrechter Magen- und Darmbewegungen, wenn unlusterregende Reize Katzen oder Hunde treffen (Beobachtungen röntgenologisch und durch Bauchfenster). Dies ist nur ein Beispiel und kann nicht ohne weiteres auf den Menschen übertragen werden, bei dem der Einbruch psychischer Einflüsse in die Aufgaben des vegetativen Systems — durchschnittlich normales Verhalten der Gesamtpersönlichkeit vorausgesetzt — doch weit stärkeren, sichernden Hemmungen begegnet. Das Wesentliche an der Wirkung eines Affektreizes ist, wie H. A.

v. Wyß sagt, nicht der Affektgehalt als solcher, sondern das jeweilige Verhalten des Gesamtindividuums gegenüber der Außenwelt. Welch ungeheuere Verschiedenheiten da vorkommen, von kleinsten, gleichgültigen Erregbarkeitswellen bis zur giftartigen Lähmung lebenswichtiger vegetativer Funktionen (z. B. manchmal Tod des Primitiven, wenn er erfährt, unbewußt ein durch mystisches Gesetz verbotenes Nahrungsmittel gegessen zu haben, L. Levy-Bruhl), schildert K. Hansen[3] reizvoll in seinem die psychische Beeinflussung des vegetativen Nervensystems darlegenden Vortrag. Krankhaft wird die Beeinflussung, wenn sie eine gewisse Größe überschreitet. Die Funktionsstörungen, die als sogenannte psychogene Symptome auftreten und mit denen wir es klinisch, namentlich auch im Bereiche der Verdauungsorgane häufigst zu tun haben, treten innerhalb eines psychisch bedeutungsvollen Zusammenhanges unabhängig von jedem oder ohne zureichenden primären Organdefekt auf (K. Hansen[3]).

Für die Wahl des Organes, an dem sich der psychische Einfluß störend auswirkt, und für die besondere Form in der es geschieht, sind zweifellos Erinnerungsbilder von größtem Belang, die durchaus nicht im klaren Bewußtsein fortzuleben brauchen, sondern auch im Unterbewußtsein verankert sein können. Z. B. wer einmal einen wahren akuten Magenkatarrh ex Ingestis (S. 98ff.) mit seinen depressiven Folgen für das allgemeine Gesundheitsgefühl durchgemacht hat, wird bei späteren ähnlichen psychischen Unebenheiten mit gewisser Wahrscheinlichkeit auf Grund des Erinnerungsbildes wieder leicht ähnliche funktionelle Störungen der Verdauungsorgane bekommen, die ihm seiner Zeit das Organleiden brachte. Dies ist, selbst bei Menschen die man kaum das Recht hat als Psychopathen zu bezeichnen, ein ungemein häufiger Vorgang, der gar nicht selten durch Analogieschluß zu Fehldiagnosen führen kann.

Wenn Dysthymie (seelische Verstimmung) einmal oder wiederholt Magenstörungen hervorruft (bei anderen mögen es Darm- oder Herz- oder Gefäßstörungen sein usw.), kommt es nur auf Einstellung der Psyche an, ob sie nach Einsicht in Ursache und Zusammenhang belacht werden und nur als unangenehme Erinnerung fortleben (normale Psyche) oder ob sie, eine wahre Magenkrankheit nachahmend, fixiert werden (abnorme Psyche); letzteren Falles ist wahre, chronische, nervöse, rein psychogene Dyspepsie entstanden.

Wissend, in welchem Umfang durch stimmungsändernde Beeinflussung der Psyche, durch Freude, Leid und seelische Konflikte, insbesondere auch — wie namentlich V. v. Weizsäcker stark betont — durch zermürbende Konflikte zwischen Pflicht und Zwang einerseits, Können, Wollen und Streben andererseits die im täglichen Erleben bedeutungsvollen sekretorischen und motorischen Leistungen des Magens und Darmes gestört werden können, und in welchen Ausmaße selbst einfache Suggestion, gleichgültig ob mit Hypnose verbunden oder nicht, in das funktionelle Geschehen eingreift, müssen wir der Psyche, dem Unterbewußtsein und den Zentren des vegetativen Nervensystems einen noch viel stärkeren Einfluß auf das Entstehen und Bestehen wahrer Magen- und Darmkrankheiten einräumen, als es einst A. v. Strümpell tat. Neurogene An- und Subacidität, Supersekretion, Hypotonie des Magens, Pylorospasmus, pylorische Insuffizienz, beschleunigte und verlangsamte Peristaltik des Darmes, Spasmen des Darmes, Anämie und Hyperämie der Schleimhäute usw. sind nicht gleichgültige Abarten der Geschehnisse an Magen und Darm. Regelwidriger Chemismus und Mechanismus erschweren allemal die Harmonie der zur Gesamtleistung der Verdauungsorgane sich vereinigenden Einzelstücke. In welchem Maße sich gestörter Chemismus und Mechanismus als Schädling für die Schleimhaut auswirkt, hängt von Schwere und Dauer der Störung ab, von konstitutioneller und erworbener Empfindlichkeit des Organs, von Schonung und Überlastung des funktionell notleidenden Organs in quantitativer und qualitativer Hinsicht, wohl auch von manchen Nebenumständen und Zufälligkeiten, die wir nicht allgemeingültig festlegen, aber im Einzelfalle doch meist aufdecken können. Wenn wir uns daran gewöhnt haben, einer so schweren Krankheit wie Ulcus pepticum die Möglichkeit neurogener Ätiologie und Pathogenese zuzugestehen (S. 225), müssen wir dies bei akuten und chronischen Schleimhautschädigungen des akuten und des chronischen Katarrhes (S. 125) gleichfalls tun. Ob das neurogen geschädigte, funktionell notleidende Organ geweblich erkranken wird oder nicht, ist ganz unberechenbar. Nicht allgemeine Betrachtungen führen weiter, sondern nur das besondere Geschehen im Einzelfalle entscheidet.

Wir stehen durchaus auf dem Standpunkt, daß es rein psychogene, besser und allgemeiner gesagt rein neurogene Dyspepsien des Magens und Darmes, verschieden nach Art und Abstufung, gibt, deren klinisches Bild wahre Gewebskrankheiten des Magens und Darmes vortäuscht. Solange keine Sekundärkrankheit entstanden, sind sie sicher „reversibel", dem von A. v. Strümpell zitierten alten Worte „cessante causa cessat effectus" entsprechend. Die neuere Psychotherapie gab ihm darin Recht.

Ebenso nachdrücklich stehen wir aber auf dem Standpunkt, daß nicht nur ausnahmsweise, sondern recht oft die ursprünglich rein neurogenen Störungen über kurz oder lang zu sekundärer wahrer Gewebskrankheit führen, oder daß durch lange Dauer psychogener Hemmung u. dgl. die Ansprechbarkeit muskulärer und sekretorischer Apparate sich derart abstumpft oder erhöht, daß ihre Regelwidrigkeit vom Fortbestehen ihrer primären Ursache unabhängig wird. In solchen Fällen gilt nicht mehr im A. v. Strümpell'schen Sinne das „cessante causa cessat effectus".

Dies alles hat starken und stärksten therapeutischen Belang. Wir lehnen es auf das entschiedenste ab, wenn neuerdings wieder mancherseits gesagt wird, bei nervöser Dyspepsie dürfe die Behandlung überhaupt nicht am Magen oder Darm angreifen, und insbesondere solle die Diätetik aus dem Spiele bleiben. Solche Worte zeugen für sehr geringes biologisches und klinisches Verständnis. Vorhandenen Funktionsstörungen muß sich die Therapie und insbesondere die Diätetik anpassen; nicht erst dann, wenn das notleidende Organ histologisch erkrankt ist, sondern schon vorbeugend, damit es nicht erkrankt. Wir können und dürfen nicht warten, bis Psychotherapie u. a. den psychischen Einschlag verdrängt hat. Oft genug wäre das eine Vertagung ad calendas graecas. Man vergleiche hierzu die ausführlicheren Aufsätze C. v. Noorden's (aus 1927[5] und namentlich aus 1928[6]). Vgl. S. 352ff.

Zweifellos ward die Diagnose „nervöse Dyspepsie" mit fortschreitender Verfeinerung der Diagnostik immer seltener und immer weniger berechtigt. Vor allem ist jedem Arzte jetzt geläufig, daß er bei Reizzuständen des Magens (Superacidität des Chymus, Supersekretion, Acidismus, Pylorospasmus usw.) stets starken Verdacht auf Ulcus pepticum haben muß. Auch der wieder zu Ehren gekommene chronische Magenkatarrh, Hypotonie mit ihren leicht erklärlichen Beschwerden bei allgemeiner Schwäche der Muskeln und deren Innervation, selbst beginnendes Karzinom des Magens und des Darms können Klagen verursachen, die man früher nur allzu oft als „nervöse" abfertigte. Auch die verfeinerte Diagnostik der Jetztzeit kann nicht jegliche anatomische Magen-Darmerkrankung in jeder beliebigen Phase des Verlaufes aufdecken; und was ein Meister vermag, kann nicht jeder erfahrene tüchtige Arzt. So wird es wohl in aller Zukunft bleiben.

Jedoch die Diagnose „nervöse Dyspepsie" fällt und steht nicht damit, ob ein anatomisches Organleiden entdeckt wird bzw. vorliegt oder nicht. Dies ist mit geringem Widerspruch in den Vorträgen über nervöse Dyspepsie auf der Tagung für Verdauungs- und Stoffwechselkrankheiten auch allgemein anerkannt worden (F. Kraus[3], F. H. Lewy, V. v. Weizsäcker, G. Katsch[1,2] und folgende Aussprache). Oft genug war das Organ schon vorher erkrankt, aber der primäre Organdefekt allein war kein zureichender Grund für die Funktionsstörungen (K. Hansen[3]).

Nervöser Einschlag bestimmend für Stärke und Inhalt der Klagen und für die Art wie sie vorgebracht werden, aber darüber hinaus auch nervöser Einschlag bei sekretorischen und motorischen Vorgängen begleiten die meisten echten Magenkrankheiten und zwar erfahrungsgemäß weniger häufig und nachdrücklich bei bedrohlichen als bei lang sich hinschleppenden leichteren Krankheitszuständen. Man kann geradezu sagen: die Wucht schwerer lokaler Krankheitsfolgen überlagert nicht nur, sondern verdrängt oft sogar nervöse Einschläge.

Ganz und voll stimmen wir bei, daß stets die ganze Persönlichkeit erfaßt und in ihren Wechselwirkungen verstanden werden muß, aber nicht nur in dem Sinne, daß bei anatomischen Magen-Darmkrankheiten der neurogene Anteil des Gesamtbildes herauszuschälen ist, sondern auch in dem Sinne, daß bei psychogenen (allgemeiner: nervösen) Leiden das krankhafte erkannt und berücksichtigt werden muß, was sich an den Verdauungsorganen abspielt, ihre funktionelle Leistungsfähigkeit notleidend macht und ihre gewebliche Gesundheit bedroht.

Das Erfassen von hin und her, von her und hin sich auswirkenden Zusammenhängen zwischen Psyche und Körper und die Wertung der Einzelpersönlichkeit im Gegensatz zum allgemeinen Durchschnitt ist keine neuzeitliche Errungenschaft (Chr. Fr. Nasse!). Allgemeingut der Ärzte war sie freilich nie und wird sie nie werden. Wir sind aber im Erkennen und Werten psychischer Einwirkungen auf den Körper (das Wort psychisch im weitesten Sinne gedacht), insbesondere auch auf das Entstehen somatischer Betriebsstörungen und sogar Krankheiten durch vertiefte Psychologie, durch Psychoanalyse und Psychotherapie über früheres Wissen und Können weit hinauslangt (V. v. Weizsäcker). Dies wird und muß der Therapie als Ganzem zugute kommen, wenn man die jetzt schon drohende und schon recht üble Folgen zeitigende Gefahr einseitiger Übertreibung überwindet.

II. Die Quellgebiete der nervösen Dyspepsien.

1. Über die Innervation des Magens.

Zum Verständnis der nervösen Dyspepsie und der therapeutischen Möglichkeiten müssen wir an die eigenartige Innervation des Magens erinnern (vgl. S. 28, 50, 280):

Der Magen ist ebenso wie der Darm mit einem intramuralen Nervenapparate ausgerüstet.

Nach Ausschaltung aller reizzuführenden sympathischen und parasympathischen Fasern gestattet dieses System annähernd, aber nicht vollkommen normalen Ablauf der Peristaltik, der Antrum- und Pylorusbewegungen, der Sekretion und damit der gesamten Magenverdauung. Automatischer Regler der Motilität ist der Auerbach'sche Plexus, dessen Erregbarkeit durch das Cholin der Magenwand aufrechterhalten wird. Über den automatisch regelnden Nerv-Drüsenapparat ist wenig bekannt. Da er nach Abtrennung der Muscularis ventriculi noch reichlich Pepsin und Salzsäure liefert, ist sein Sitz jedenfalls in die Mucosa bzw. Submucosa zu verlegen, und es erscheint möglich, daß der Meißner'sche Plexus nicht nur mit den Bewegungen der Muscularis mucosae, sondern auch mit der Saftsekretion etwas zu tun hat. Losgelöst vom sonstigen Nervensystem, bleiben die intramuralen Nerv-Muskel- und Nerv-Drüsenapparate natürlich dem Einflusse hämatogener Normalreize und Gifte und ebenso dem quantitativen und qualitativen Einfluß der Ingesta zugänglich.

Das intramurale System steht im unversehrten Körper unter dem Einflusse vagischer (parasympathischer) und sympathischer Nerven, welche die Verbindung mit dem Zentralnervensystem herstellen.

Vom **Vagus** wissen wir:

1. Er ruft Magensekretion hervor. Sowohl der von der Mundschleimhaut ausgehende Lockreiz („unbedingter“ Reflex) wie die psychische Magensaftsekretion („bedingter“ Reflex) nehmen diesen Weg.

2. Er erregt den Auerbach'schen Plexus und damit die Peristaltik.

3. Er verstärkt die Spannung (Tonus) des Magens, eine Funktion die bei der Peristole des Magens (S. 279) zum Ausdruck kommt, und deren Schwäche bzw. Ausfall zu hypotonischen Zuständen führen muß. Wahrscheinlich kommen bei der Herrschaft über den Tonus die gleichen Vagusfasern in Betracht, welche auch Spasmen erwecken können.

4. Er kann regionären oder auch allgemeinen Gastrospasmus erwecken. Die spasmogenen Fasern treten nicht in den Auerbach'schen Plexus ein, sondern ziehen wie beim Darm direkt zur Muskulatur. Mithilfe regionärer Spasmen spielt unter normalen Verhältnissen am Magen eine gewisse, bescheidene Rolle, aber ungleich geringer als beim Darm, wo sie zum Ablaufe physiologischen Geschehens geradezu unentbehrlich sind. Um so größer ist die Bedeutung krankhaft gesteigerter Spasmen am Magen. Es ist zweckmäßig, die physiologischen Vorgänge mit „regionärer Contraction", das krankhafte Geschehen mit „Spasmus" oder „Krampf" oder „Tetanus" zu bezeichnen. Spasmus ist eine ausgesprochen vago-hypertonische Auswirkung. Zu ihr kann es kommen sowohl durch Übererregung bzw. Übererregbarkeit im Vagussystem wie auch bei Ausfall sympathischer Dämpfung (s. unten).

5. Er öffnet den Pylorus. Völlig genaue Kenntnisse über das wechselseitige Spiel vagischer und sympathischer Innervation des Pylorusringes liegen noch nicht vor (S. 51).

Vom **Sympathicus** ist bekannt:

1. Er hat wahrscheinlich hemmenden Einfluß auf die Saftsekretion. Wenigstens steigen die Säurewerte, wenn er durch paravertebrale Novokaininjektion leitungsunfähig gemacht wird (A. Läwen, L. Heß und J. Faltischek); dies bewirkt Übergewicht des Vagus.

2. Er lähmt die Motilität, sowohl den die Peristaltik wie den die Spannung bewirkenden Apparat.

3. Er schließt den Pylorus (vgl. oben bei Vagus Nr. 5).

4. Er vermittelt die Organsensibilität.

Die grundlegenden Tatsachen der experimentellen Forschung über die vagische und sympathische Innervation und die sich ergebenden Schlüsse stellte R. Magnus in seinem Referate klar und eindrucksvoll zusammen.

In allen wesentlichen Punkten entspricht das sehr lesenswerte, zur Einführung in die verwickelten Fragen trefflichst geeignete R. Magnus'sche Referat auch dem jetzigen Stand der Lehre. Einzelheiten kamen hinzu; vor allem die manche Unstimmigkeiten erklärende Entdeckung A. Bickel's (S. 51), daß sowohl Sympathicus wie Parasympathicus Nebenfasern enthalten, die eine den Hauptfasern entgegengerichtete Wirkung entfalten. Erschöpfende Darstellung aller Befunde und Fragen findet sich im Handbuch der normalen und pathologischen Physiologie, Band 3, S. 295—752, 1927, Verlag J. Springer, Berlin.

3. Sowohl der sympathische wie der parasympathische Teil des vegetativen Nervensystems besitzen Zentren niederer Ordnung in der Medulla oblongata, übergeordnete Zentren im Zwischenhirn (L. R. Müller[1,2] u. a.), denen von verschiedensten Seiten Erregungen und Dämpfungen zufließen können, die ihrerseits wieder Einfluß auf das ganze System oder auch nur auf Teilstücke desselben gewinnen. Diese Reflexvorgänge spielen sich, wenn das Großhirn nicht beteiligt ist, ohne Eintritt in das Bewußtsein ab.

4. Die Psyche vermag sehr mächtigen Einfluß auf das Geschehen im Bereiche des vegetativen Nervensystems auszuüben.

Es sei hier nur an die bekannten Schreckwirkungen auf Magen und Darm erinnert. (S. 28, 342 u. a. O.). Die Überleitung erfolgt sicher durch Vermittlung der Zwischenhirnzentren. Ob sich der psychische Einfluß mehr am Sympathicus oder am Vagus, ob an diesem oder jenem Teile desselben auswirkt, ob in Form einer Erregung oder Lähmung, hängt von Art und Stärke des psychischen Reizes, von Erregbarkeit der vegetativen Zentren ab und wohl von manchen Umständen, die noch nicht klarliegen. Jedenfalls ist der Ausschlag des gleichen Reizes sicher der Stärke nach, wie es scheint auch Art und Ort nach, individuell verschieden. Mittels Suggestion und Autosuggestion läßt sich der Einfluß der Psyche umstimmen, mittels Hypnose der selbsttätige Einfluß der Psyche ausschalten und unmittelbarer Einfluß auf die Auswirkungen — um mit E. v. Hartmann zu reden — des „Unbewußten" gewinnen.

2. Allgemeines über Art und Sitz der Innervationsstörungen.

Wir gebrauchten als Überschrift dieses Kapitels (S. 341) absichtlich das Wort „nervöse Dyspepsien" und nicht das Wort „Magenneurosen". Die letztere Bezeichnung ist natürlich nur anwendbar, wenn auch die auslösende Erkrankung des Nervensystems den Charakter einer Neurose, d. h. einer funktionellen Störung trägt. Wir wollten uns aber das Recht sichern, auf neurogene Schädigungen der Magenfunktionen einzugehen, die auf anatomischen Erkrankungen des Nervensystems beruhen.

Psychogene Dyspepsie nur ein Teilstück der nervösen Dyspepsien. Aus dieser Darstellung der unmittelbaren und der zentrifugalen indirekten Innervation des Magens geht hervor, daß der Begriff „psychogene Dyspepsie“ durchaus nicht den ganzen Umfang der „nervösen Dyspepsie“ decken kann. Dies ist stark hervorzuheben, weil der mächtige Aufschwung der psychologischen Forschung namentlich auch die suggestive und hypnotische Beeinflußbarkeit krankhafter, auf das Geschehen am Magen reflektierender Stimmungen, nicht zum wenigsten auch die experimentell-hypnotische Erzeugung nervösdyspeptischer Krankheitsbilder die psychogene Dyspepsie in den Vordergrund, sonstige Formen in den Hintergrund des Interesses geschoben haben. Auch H. Curschmann[1, 2] beklagte dies mehrfach als Einseitigkeit. Das vegetative Nervensystem, das sich weitgehender Selbständigkeit erfreut, kann aber auch extracortical an jeglichem Teilstücke seines langgestreckten Verlaufes krankhaft verändert sein, grob-anatomisch, histologisch, metabolisch; oder es können ihm von verschiedensten Stellen des Körpers aus durch Vermittlung der Ganglien usw. Erregungen zuströmen und sich am Erfolgsorgan (hier Magen und Darm) als Reflexe auswirken, die nicht das geringste mit der Psyche zu tun haben (Irradiationsneurosen, s. unten); viele solcher Reflexe bestehen beim enthirnten Tiere in gleicher Art, höchstens quantitativ verändert fort.

Nach G. v. Bergmann[3] und seinen Schülern bleibt von „Magenneurosen“ wenig übrig, wenn man Psychoneurosen und Ulcus pepticum ausschaltet. Was sonst im Nervensystem vorgeht und Einfluß auf Magen und Darm erlangt, kommt bei dieser These zu kurz, u. a. auch die viscero-visceralen Reflexe, über deren Tragweite wir gerade G. v. Bergmann und seiner Schule wesentliche Aufschlüsse verdanken. Richtig freilich ist, daß sich keine scharf umschriebenen, von der Psyche unabhängigen klinischen Bilder als „Magenneurosen“ abheben; mit nichtpsychisch bedingten Funktionsstörungen des Magens = „neurogenen Dyspepsien“ dürfen und müssen wir aber rechnen. Trotz des starken Eindrucks, den die bemerkenswerten Fortschritte der Psychologie und sowohl die theoretische wie die klinische Forschung über den Aufbau der auf Organe einwirkenden Psychoneurosen machten, lehnen außer uns auch andere Autoren schädigende, seelenfremde, extragastrale nervöse Einflüsse auf den Magen keineswegs ab, z. B. Curschmann[1, 2], I. Boas, F. Kraus[3] und neuerdings mit sehr lesenswerter Begründung A. Goldscheider[1, 2]. In diesem Zusammenhang ist von starkem Belang, daß die neuere Physiologie uns neben der altbekannten Beeinflussung des vegetativen Nervensystems durch Hirnzentren auch in umgekehrter Richtung vegetative Beeinflussung des Großhirns und aller von ihm zentrifugal und zentripetal versorgten animalen Apparate teilweise sichergestellt, teilweise höchst wahrscheinlich gemacht hat (L. A. Orbeli, J. D. Achelis, W. R. Heß); vgl. darüber vor allem das zusammenfaßende Referat[1] und den Vortrag[2] von E. Th. v. Brücke:

Gerade auf das Urteil eines so erfahrenen Klinikers wie A. Goldscheider, dessen Neurosenforschung ein Hauptstück seiner erfolgreichen Arbeit ist, legen wir besonderes Gewicht. Wir greifen einige Sätze aus seinem Vortrag[2] heraus: „Es gibt aber auch reine Organneurosen. Die rein funktionellen, nicht psychogenen Neurosen können auf einer Stoffwechseldiathese, z. B. Gicht oder auf konstitutioneller Veranlagung zur Überempfindlichkeit beruhen und durch irgendwelche Reizungen z. B. übermäßige funktionelle Beanspruchung ausgelöst werden. Einen besonderen Fall stellen die Reflexneurosen dar, die auf einem irradiierenden Reiz beruhen und daher besser als „Irradiationsneurosen“ bezeichnet werden. Es ist nicht richtig, jede Organneurose als psychogen anzusehen; so kann der Lehre, daß bei der sogenannten nervösen Dyspepsie stets die psychische Veränderung das primäre sei, nicht zugestimmt werden." Auf die große Tragweite von Organleiden für das Entstehen von Neurosen und auf die enge Verknüpfung des Organischen mit dem Psychischen weist A. Goldscheider nachdrücklich hin. Er hebt auch hervor, daß der zunächst günstige Einfluß psychischer Behandlung nicht das Bestehen reiner Neurose beweise und gegen organisches Leiden spreche, da auch bei organischen Leiden der psychische Einfluß heilwirksam sein könne.

Die Unstimmigkeiten im vegetativen Nervensystem, die zu objektiv nachweisbaren motorischen und sekretorischen Störungen an Magen, Darm, Gallensystem und sogar am Pankreas (F. Delhougne und K. Hansen) führen können, ebenso wie zu krankhaften Empfindungen, suchte man neuerdings chemisch-physikalisch zu erfassen.

Nach F. Kraus[1] und S. G. Zondek wirken sich zentrifugale Impulse auf den peripherischen Empfangsapparat verschieden aus, je nach dem Verhältnis von Kalium- und Calciumionen in der umspülenden Nährflüssigkeit. Um ein Minimum zuviel Kalium erhöht, zuviel Calcium vermindert die Auswirkung des parasympathischen Innervators; beim Sympathicus ist es umgekehrt. Es wurden inzwischen eine Reihe von quantitativen Abarten psycho-physischer und rein physischer nervöser Reaktionen gefunden, wobei sich die postulierten Verschiebungen der Kalium- und Calciumionen sowohl bei zentrifugaler wie bei zentripetaler Innervation fanden (F. Glaser[1], F. Kraus[3], F. H. Lewy u. a.). Ob sich Verschiebungen im Kalkspiegel des Blutes in gleichem Sinne verwerten lassen (F. Glaser[2], E. Kylin), erscheint recht unsicher, da diese Größe doch auch von manchen anderen als nervösen Einflüssen abhängt. Der Calciumspiegel des Blutes ist zunächst nur ein Ausdruck für die Größe des Calciumtransportes, und dieser hängt weitgehend ab von der Größe der Calciumresorption und des Calciumbedarfes sämtlicher Körperzellen. Es kann sein, daß der Calciumspiegel des Blutes hoch ist, weil die Gewebe an Calcium darben und verhältnismäßig viel Calcium aus dessen Stapelplätzen den übrigen Geweben zugeführt werden muß, oder daß umgekehrt der Calciumspiegel des Blutes tief steht, weil stärkerer Calciumbedarf der Gewebe nicht vorliegt.

Am bemerkenswertesten ist, daß F. Kraus[2, 3] in den chemisch-physikalischen Abartungen des Kalium-Calciumquotienten am Nerven- und namentlich am Nervenendapparat eine der Grundlagen der Erregbarkeitsveränderungen erblickt, die den Einfluß der Innervation auf das Erfolgsorgan quantitativ bestimmen, der nervösen Eigenart der Persönlichkeit den Stempel aufdrücken und den regelrechten Ablauf von Organfunktionen stören können.

Andere wohlbegründete Meinung geht dahin, daß die vegetative Innervation im Erfolgsorgan spezifische Stoffe („Lokalhormone") entstehen lasse, die dann ihrerseits unmittelbare, fördernde oder hemmende Wirkung auf motorische sekretorische, nutritive Leistungen des Organs ausüben. Die erstentdeckten Lokalhormone waren der „Vagusstoff" und der „Acceleransstoff" im Herzen (O. Löwi). Der Vagusstoff ist wahrscheinlich am Herzen, wohl sicher am Magen und Darm identisch mit Cholin (E. Th. Brücke[2]). Er dürfte wohl auch bei Drüsenabsonderungen, z. B. des Pankreassaftes usw. eine Rolle spielen, und selbst seine Mitwirkung bei Hemmung übermäßigen Glykogenzerfalles (= verstärkter Zuckerproduktion, Diabetes) kommt in Frage. Im Sinne eines „Lokalhormons" wird der Vagusstoff im Blute sehr rasch zerstört bzw. unwirksam gemacht (E. Plattner).

Die praktische Ausbeute dieser Befunde und Theorien ist noch gering. Sie lehren aber, wie peripherisch angreifende Stoffwechsel- und Ernährungsverhältnisse ganz unabhängig von der Psyche, Einfluß auf das vegetative System gewinnen. Wir kennen zahlreiche exogene und endogene Gifte, ebenso endokrine Produkte, welche Erregbarkeit, Leitfähigkeit, Reflexübertragung usw. bald allgemein, bald nur in diesem oder jenem Abschnitte des Nervensystems verändern. Wenn dies sich auswirkt durch unmittelbare Schädigung eingeschalteter Ganglien, sympathischer Fasern, vagischer Fasern, des intramularen Nerv-Muskel- und Drüsenapparates oder indirekt durch Extrareize, durch verstärkte oder abgeschwächte Normalreflexe, die von sensiblen Nerven anderer Organe oder von anderen Stellen des Gehirns und Rückenmarks ausgehen, so braucht die Psyche ätiologisch nicht das geringste damit zu tun zu haben. Etwaige Auswirkungen an Magen und Darm sind aber doch unbedingt als „nervöse Dyspepsie" anzusprechen. Denn das krankhafte Geschehen daselbst ist nicht Folge organischer Krankheit des

Magens, sondern krankhafter Innervation. Vielleicht und sogar sehr wahrscheinlich ist es für Art, Ausbreitung, Dauer und therapeutische Zugänglichkeit des klinischen Bildes von verschiedenem Belang, ob der Ursprung der krankhaften Innervation psychisch, somatisch oder beides zugleich ist. Für das Wesen der Magenstörung aber ist es gleichgültig.

Als Beispiel sei an die Genese des Ulcus pepticum erinnert. Wir nehmen heute mit G. v. Bergmann an (S. 225), daß ein Teil der Fälle durch krankhafte, zentrifugale, psychogene Vaguserregung entstehen kann, und vielleicht lassen sich andere Fälle auf organische, intrathorakale Vaguserkrankung (Vagusneuritis; — G. Singer u. a.) zurückführen. Das Ulcus ist nur das Extrem der Störungen, das viele und langdauernde neurogene Vorläufer geringerer Wertigkeit hat, die sich durchaus nicht immer zum Ulcus auszuwirken brauchen (S. 172, 182).

Dieses Beispiel erinnert auch daran, daß weder Ulcus noch irgendeine andere organische Krankheit gleichzeitiges Bestehen psychogener oder besser — allgemein gesagt — neurogener Einschläge und Überlagerungen ausschließt (S. 230). Es kann sogar sein, daß diese Einschläge unter den Beschwerden und unter den Auswirkungen für den Gesamtorganismus bei weitem vorherrschen. Die Einschläge können psychogener Art sein (Hysterie, Neurasthenie, Beeinflussung der Stimmung durch Erlebnisse oder Befürchtungen und andere Einflüsse, usw.) oder auch, ganz unabhängig von der Psyche, krankhafter lokaler Einstellung des vegetativen Nervensystems ihr Dasein verdanken. Auf die Stimmung übt Furcht vor den Folgen der Krankheit für spätere Gesundheit, für berufliche Tätigkeit und Stellung, für Zukunftspläne usw. bei Magen-Darmkrankheiten besonders stark ein. Nicht ohne Grund entstand das Wort Hypochondrie.

Es ist bekannt, daß psychogene Projektion auf den Magen, Kranksein desselben vortäuschend, bei psychischen Anomalien sehr oft vorausgegangene wahre Magenkrankheit überdauert, praktisch am bedeutsamsten bei Hysterie (S. 359). Aber jeder Internist weiß, daß auch umgekehrt bei wahrhaft psychogenen, an Sekretion und Motilität sich auswirkenden Magenleiden objektiv nachweisbarer Sekretionsstörungen oft noch lange fortbestehen, nachdem die psychische Störung vollem Vertrauen auf somatisches Gesundsein (Rückkehr des Gesundheitsgefühles), ja geradezu Gesundheitsfreudigkeit gewichen ist (namentlich bei depressiven Zuständen, einschließlich der in Furcht vor ernstem Magenleiden sich äußernden neurasthenischen Depression). Wer sagt, damit sei der Beweis erbracht, daß doch nicht ein psychogenes, sondern ein primäres organisches Magenleiden vorliege, wird leicht Glauben finden, wenn es sich um Superacidität und Spasmen handelt (Ulcusverdacht; der Beweis für Ulcus muß aber erst erbracht werden!). Bei Hypotonie und Anacidität sind solche Behauptungen schon viel schwerer glaubhaft zu machen. Klinischen Erfahrungen entspricht jedenfalls die Annahme, daß irgendwie bedingte Disharmonien im vegetativen Nervensystem, einschließlich des intramuralen Nerv-, Muskel- und Drüsenapparates, durch längeres Einwirken der Ursache eine gewisse Selbständigkeit gewinnen, so daß sie nach Wegfall der Ursache noch lange, manchmal dauernd fortbestehen (S. 352 ff.; C. v. Noorden[6]).

Bei harmonischem Zusammenspiel sympathischer und parasympathischer Innervation greift weder das eine noch das andere System störend in den Ablauf der Vorgänge am Magen ein. Wenn aber wegen Veränderung seines zentralen Tonus, wegen Verstärkung oder Schwächung seiner Reizquellen, wegen Veränderung seiner Leitfähigkeit ausschließlich das eine System verstärkte oder abgeschwächte Erregung dem Magen zuträgt, so wird der Einfluß des anderen Systemes in entgegengesetzter Richtung ab- oder anschwellen können. Aus der Harmonie ist eine Disharmonie geworden. In diesem Sinne besteht gerade an Magen und Darm die Lehre von der antagonistischen Auswirkung des gesteigerten Vagotonus

(Vagotonie, Vagohypertonie) und Sympathicotonus vollkommen zu Recht (H. Eppinger und L. Heß). Falsch war nur, daß manche glaubten, es müsse immer der Tonus des ganzen sympathischen oder des ganzen parasympathischen Systems (also des betreffenden Zentrums; allgemeine Sympathicotonie bzw. Vagotonie) betroffen sein. Das sind vielmehr seltene Ausnahmen. Es können auch Teilstücke des einen Systems oder auch gleichzeitig Teilstücke des anderen Systems verstärkten bzw. abgeschwächten Einfluß auf das peripherische Geschehen gewinnen (partielle oder territoriale Vagohyper- und Vagohypotonie usw.). Das ist das weitaus Häufigere. Hierauf wies C. v. Noorden schon vor langem hin (vgl. S. 52). Die territoriale Umstellung der Erregbarkeitsstufe ist das Wesentliche dabei. Dies deckt sich durchaus mit den Gedankengängen bei K. H. v. Noorden, H. Curschmann[1, 2], J. Bauer, A. Goldscheider[1, 2], W. R. Heß, K. Hansen[3], E. Th. Brücke[2] u. a. Jedenfalls darf man im dargebrachten Sinne, d. h. im Sinne territorial beschränkter Erregbarkeits- und Erregungsänderungen im vegetativen Versorgungsapparate, das neuerdings verpönte Wort „Organneurose“ wieder gebrauchen. Wir müssen auch von Erregungs-, nicht nur von Erregbarkeitsänderungen sprechen, da ja auch Irradiationsneurosen vorkommen, die am Erfolgsorgan zunächst nur gesteigerte Erregung bringen. Es ist wohl verständlich, daß an den Erfolgsorganen (Speiseröhre, Magen, Darm) recht verwickelte Krankheitsbilder entstehen, die sich experimentell einstweilen noch gar nicht nachahmen lassen, und die sich im Verlaufe neurogener Dyspepsie auch allmählich oder sprunghaft ändern können. (Über vegetative Neurosen S. 347, 352.)

Eine experimentelle territoriale Vagotonie ist es z. B., wenn durch intralumbale oder paravertebrale Novokaininjektion die efferenten, zum Magen bzw. Darm ziehenden sympathischen Fasern leitunfähig gemacht werden (vgl. oben bei Sympathicus Nr. 1). Das klinische Bild der akuten Magen- bzw. Darmparalyse beruht wahrscheinlich auf toxischer Reizung jener Nervenabschnitte; ihr lähmender Einfluß kann durch entsprechende Novokaininjektion getilgt werden (S. 303; Kapitel Darmkrankheiten).

3. Sensible Störungen.

Was die Kranken mit nervöser Dyspepsie zum Arzte führt, sind fast immer Mißempfindungen am Magen bzw. in der Magengegend, bald in dieser, bald in jener Form und in allen Abstufungen von leichtem Unbehagen bis zum starken Schmerze. Ihre Ursache kann sehr verschieden sein.

Psychogene Mißempfindungen sind außerordentlich häufig. Eine wie große Rolle sie bei Geisteskranken, bei Hysterischen und Neurasthenikern spielen, und wie sehr sie die Ernährungsmöglichkeit schädigen können, ist jedem Arzte und sehr vielen Laien bekannt. Das hemmendste Unlustgefühl ist die Anorexie (S. 405). Ihre schweren Formen sind fast immer psychogen; höchstens in manchen Fällen vorgeschrittenen Magenkrebses, bei schwerem akutem Magenkatarrh, bei chronisch-urämischer Intoxikation finden sie ihresgleichen. Organische Magenkrankheiten werden sehr oft von psychogener Anorexie überlagert. Auch Magenschmerzen, selbst in ihren wildesten Äußerungen, können rein psychogenen Wesens sein. Wenn gerade der Magen oder besser gesagt die Magengegend, bzw. ein anderer Abschnitt des Verdauungsapparates als passives Objekt für solche rein psychogenen Schmerzwellen bzw. stürmische Schmerzausbrüche ausgesucht wird (Organdetermination), so bilden wohl immer bewußte oder unbewußte Erinnerungs- oder Beunruhigungsbilder aus Erlebnissen am eigenen Körper oder in der Umwelt den Hintergrund. Man hat früher, wenn man das halb scherzhaft geprägte Wort „Dyspepsia sine Dyspepsia“ oder Dyspepsia cum Eupepsia“ gebrauchte, kaum an etwas anderes, als an solche psychogene Sensibilitätsneurose gedacht; der starke Einfluß des Seelenlebens auf Motilität und Sekretion war vor

J. P. Pawlow's Arbeiten (S. 26ff.) wenig beachtet. Wesentlich bei hysterischer und neurasthenischer Einstellung begegnen wir solchen primär-psychogenen sensiblen Neurosen; bei Hysterischen wird man freilich schwer erkennen, in welchem Maße sie die geklagten Schmerzen wirklich empfinden, da hemmungslose Übertreibung im Charakter der Krankheit liegt. Im übrigen ist aber stark hervorzuheben, daß gerade das, was man früher leichthin als rein-psychogene Magenschmerzen deutete, überwiegend häufig „Krampfschmerzen" sind; sei es, daß die disharmonische Motilität durch Ulcus oder andere anatomisch greifbare Reizzustände am Magen und Duodenum oder an Nachbarorganen ausgelöst wird, sei es, daß der psychogene Reiz zunächst Krampf erweckt, und dieser dann — namentlich bei Übererregbaren — als Schmerz empfunden wird. Die Kn. Faberschen Befunde über sog. Ulcusschmerzen mit dem Ausklang in „kein Magenschmerz ohne Krampf, wohl aber oftmals Krampf ohne Schmerz" mahnen stärkeren Maßes als wir selbst es an früherer Stelle betonten (S. 64ff.), zu entsprechenden Untersuchungen bei sog. psychogenem Schmerz. Sehr häufig finden Unlustempfindungen in der Psyche einen Multiplikator, so daß Schmerz empfunden wird, wo nur Unbehagen begründet ist. Die Furcht vor Schmerz kann Schmerz auslösen. Gute Selbstbeobachter unter den Neurasthenikern geben oft an, daß sie einen Anfall von Magenschmerzen bekommen, wenn die Erinnerung an solche Anfälle durch eigne Gedanken oder den Inhalt von Gesprächen wachgerufen werde. Auch bei wahren Magenkrankheiten ist solches ziemlich häufig; es kann Spannungsgefühl, Übelkeit, Ekel, Schmerz sein, die — im augenblicklichen Geschehen am Magen nicht oder doch nicht in solcher Stärke begründet — sich unter dem Einflusse dieses oder jenes seelischen Vorganges dem Krankheitsbilde aufpfropfen. Der Arzt ist gewohnt damit zu rechnen; gerade solcher aufgepfropfter Angst- und Abwehrstimmungen wird man aber im Laufe sachgemäßer diätetischer Behandlung meist sehr bald Herr.

Unstimmigkeiten im afferenten sympathischen Nervensystem, von seinen peripheren Teilen in der Adventitia der Magen- und Darmarterien an bis zum sympathischen Zentralapparate im Zwischenhirn und weiter auf dem Wege von dort zur Hirnrinde, können gleichfalls Mißempfindungen auslösen, die oft auch als Head'sche Zonen ausstrahlen. Beim Durchschreiten vegetativer Nervenzentren oder unter Vermittlung der Psyche lösen die krankhaften Erregungen unter Umständen motorische Vorgänge (Krampf, Singultus, Erbrechen usw.) und Sekretionsstörungen (Speichelfluß, Gastromyxorrhöe, Supersekretion usw.) reflektorisch aus. Der sinnfälligste Typus echt nervöser Dyspepsie, welche extracortical, durch Erkrankung des afferenten sympathischen Systems erzeugt und durch reflektorische Vorgänge verschärft wird, ist gastrische Krise der Tabiker; Gliosis spinalis bedingt manchmal ähnliche Krankheitsbilder. Auch an die Schmerzanfälle bei Sklerose der Art. mesaraica (Neuritis des Sympathicus?) sei erinnert; sie bringt manchmal sehr typische, häufiger verwischte, schwer deutbare Schmerzen und andere Mißgefühle, teils am Darm, teils am Magen. Über histologische Erkrankung der Nerven bei diesem Leiden ist so gut wie nichts Sicheres bekannt. Überhaupt ist das sog. „intermittierende Hinken des Darmes" etwas sehr Seltenes, zumindest ungleich seltener als man anfangs, nach N. v. Ortner's Beschreibung, annahm und diagnostizierte. Wie auch A. Goldscheider lehrt, brauchen keineswegs immer grob anatomische oder histologisch nachweisbare Erkrankungen an sympathischen Nerven, an den zuständigen Ganglien, an den in das Zentralnervensystem eingetretenen sympathischen Fasern vorausgesetzt zu werden, wenn man an Unstimmigkeiten des afferenten sympathischen Systemes denkt. Toxische Einflüsse, geringe Ernährungsstörungen genügen wahrscheinlich, die Reizempfänglichkeit des peripheren Endapparates, die Leitfähigkeit gewisser Fasern, die Erregbarkeit der Ganglien abzuändern. Sehr häufig irradiieren auch krankhafte Empfindungen, welche von anderen Organen aus durch das sympathische System vermittelt werden (Herz- und Aortenschmerz, Schmerz von anderen Baucheingeweiden her), auf Magen oder Magengegend, was nicht gerade selten zu diagnostischen Fehlschlüssen verleitet. Es ist verständlich, wenn sympathische Überempfindlichkeit (neuritisch oder neurotisch) in der Psyche diese oder jene, schwache oder starke Mißempfindung von Vorgängen am Magen auslöst, die beim Gesunden gar nicht ins Bewußtsein treten. Der Multiplikator liegt nicht in allen diesen Fällen nur in der Psyche, sondern kann auch in Überempfindlichkeit des peripherischen Apparates oder, auf dem Wege zur Hirnrinde, in Zustandsänderungen der leitenden Fasern oder eingeschalteter Ganglien verankert sein.

Mißempfindungen können bei nervöser Dyspepsie auch durch die Vorgänge am Magen selbst begründet sein, ohne daß der sensible Apparat selbst irgendwie erkrankt ist; gleichgültig, ob der Ursprung krankhafter Erregung bei der Psyche liegt oder im vegetativen Nervensystem usw. (S. 64 ff.) verankert ist. Denn gewisse neurogene, zentrifugal ausgelöste Vorgänge und Zustände am Magen sind derart, daß sie auch bei normaler Psyche Mißempfinden verursachen müssen oder wenigstens verursachen können: Krampf, Hypotonie, Super- und Anacidität. Sie verschieben, teils auf diese, teils auf jene Weise, den Ablauf der gesamten Magentätigkeit nach der pathologischen Richtung, und daß die Psyche durch ihre ausgestreckten sensiblen Fühler davon Kenntnis erhält, ist durchaus physiologisch. Wir halten diese Quelle von Mißempfindungen bei allen Formen der nervösen Dyspepsie, insbesondere auch der rein psychischen, für etwas überragend Häufiges (s. oben; Kn. Faber). Die therapeutische Erfahrung spricht dafür. Es gelingt ungemein häufig (namentlich bei Neurasthenikern), die Mißempfindungen in kürzester Zeit vollkommen zu beseitigen, wenn man Kost und sonstige Maßnahmen den nervös umgestellten Funktionen des Magens anpaßt. Ein erstaunliches Maß von Kurzsichtigkeit und Vorurteil gehört dazu, dies zu übersehen und grundsätzlich auf die therapeutische Hilfe der Diätkur zu verzichten, weil die letzte Ursache des Leidens nicht falsche Kostform, sondern krankhafte Einstellung des Nervensystemes war (vgl. unten). Natürlich kann Übererregbarkeit der peripheren sensiblen Endorgane, dieses oder jenes Leitungsstückes oder des psychischen Empfangsorganes als Multiplikator der Mißempfindungen dienen, ein zweifellos sehr häufiges Geschehen (s. oben).

III. Diätetische Angriffspunkte bei nervösen Dyspepsien.

Man sieht aus dieser Darstellung, wie überaus mannigfach und verwickelt die Krankheitsbilder der „nervösen Dyspepsie" sein können und sein müssen, und wie verschiedene Angriffspunkte der Therapie daraus folgen. Für die diätetische Seite der Therapie, welche uns hier am meisten interessiert, ergeben sich aber doch gewisse einheitliche, leitende Gesichtspunkte, auf die C. v. Noorden[5, 6] schon mehrfach hinwies:

a) Herstellung des optimalen Ernährungs- und Kräftezustandes.

Wir sagen ausdrücklich „optimaler", nicht „maximaler" Ernährungszustand. Das Optimum kann ebenso gut in Richtung einer Gewichtsabnahme wie einer Gewichtszunahme liegen; das ist von Fall zu Fall verschieden. Die Warnung richtet sich gegen das übertriebene Aufmästen Nervös-Dyseptischer, das unter dem Eindruck der Weir Mitchell — W. S. Playfair'schen Veröffentlichungen (Bd. I, S. 960) — weit üblicher als jetzt war. So ungemein segensreich dieses Verfahren auch in gewissen und sogar recht zahlreichen Fällen wirkt, ist die Warnung, angesichts des Vorgehens mancher Kuranstalten, auch jetzt nicht gegenstandslos. Es muß auch ausdrücklich hervorgehoben werden, daß ungeschicktes und überhastetes Aufmästen schon bei gar manchem Nervös-Dyspeptiker eine wahre Schleimhautschädigung des Magens oder Darmes erweckt hat.

b) Ausgehen von einer Kost, welche auf die neurogen entstandenen Funktionsstörungen des Magens Rücksicht nimmt und vermeidet, durch ungeeignete Kost die geschädigte Funktion zu überlasten und damit Gefahr zu laufen, daß das notleidende Organ selbst dauernd geschädigt wird (S. 344). Dies bedeutet gleichzeitig:

c) Verhütung gastrogener, der Psyche schädlicher Mißempfindungen. Ihre Tilgung wirkt sich bei der praktisch wichtigsten Gruppe, der neurasthenischen Dyspepsie, fast immer, meist auch bei der hysterischen, zu therapeutischem Gewinne aus, höchst unsicher freilich bei der hypochondrischen Gruppe und bei Geisteskranken.

d) Auch bei rein-sensibler Neurose ist diätetische Schonung des Magens angebracht; zwar keineswegs immer, aber häufig genug, um eine Stellungnahme zu rechtfertigen. Wir stehen dabei im Gegensatz zu I. Boas und vielen anderen. Boas schreibt auf S. 741 seines trefflichen Buches: „Diätetische Einschränkungen kommen nur in Frage, wo nachweisliche sekretorische oder motorische Hypofunktionen vorliegen"; die sekretorische Hyperfunktion und die gar nicht seltene nervös bedingte Hypermotilität hätten hier auch erwähnt werden müssen. Es ist nun gar keine Frage, daß bei jeglicher Überempfindlichkeit des afferenten Apparates, von der Schleimhautoberfläche bis zur Hirnrinde, stärkere Belastung (teils quantitativer, teils qualitativer Art) den auf den Magen bezogenen Unlustempfindungen sehr oft wesentlichen Vorschub leistet. Schonende Kost, je nach Lage des Falles in quantitativer, in qualitativer oder in beiderlei Hinsicht, oft mehr dem Scheine als der Wirklichkeit nach, dämpft oder unterdrückt die Unlustgefühle. Wenn dies frühzeitig geschieht — was leider meist nicht der Fall ist und was jetzt wieder verstärkt vom theoretischen Standpunkte aus sogar bekämpft wird —, und wenn man dann in kluger Art die Kost allmählich wieder in durchschnittlich normale Bahnen lenkt, wird man der für Gesundheitsgefühl und für Ernährungszustand so bedenklichen neurogenen Mißempfindungen am Magen meist überraschend schnell Herr. Daraus, daß der gleiche Patient, der über neurogene Unlustempfindungen am Magen schwere Klage führt, in heiterer, durch anregende Umweltsverhältnisse gehobener Stimmung oft schwere und schwerste Mahlzeiten beschwerdelos verträgt, darf sich der Arzt nicht verleiten lassen, ihm einen diätetischen Freibrief auszustellen. Freilich darf und soll er bei belehrender, überredender, erzieherischer Aussprache und bei Ermutigung zu abwechslungsreicherer Kost darauf Bezug nehmen. Bis die neurotische Ursache beseitigt ist, kann lange Zeit vergehen. Der diätetische Freibrief aber wirkt nur allzuoft als stark empfundene Vernachlässigung von seiten des Arztes.

Um nicht mißverstanden zu werden, sei ausdrücklich erwähnt, daß wir in diätetischen Maßnahmen immer nur ein Teilstück der Therapie bei nervöser Dyspepsie erblicken. Zahlreiche allgemein-hygienische und auch physikalisch-therapeutische Maßnahmen können belangreiche Unterstützung bringen oder gar die Diätetik ersetzen. Die wesentliche Aufgabe ist aber stets eine erzieherische, und von diesem Gesichtspunkte aus sind sowohl die Einzelstücke der Therapie zu werten, wie auch ihre Auswahl und ihre Gruppierung zu regeln. Die Forderung, daß der Nervös-Dyspeptiker zur Gesundheit bzw. zum Gesundheitsgefühl erzogen werden muß, nötigt uns einige zusammenfassende Bemerkungen über Psychotherapie im engeren Sinne des Wortes folgen zu lassen.

Wir begnügen uns hier mit den vorausgeschickten allgemeinen Gesichtspunkten über diätetische Therapie bei nervösen Dyspepsien. Ausführlicheres findet sich in den Abschnitten über Hysterie und Neurasthenie (S. 358, 372), denen die weitaus meisten Fälle, womit es der Praktiker zu tun hat, angehören.

IV. Bemerkungen über Psychotherapie.

Für alle neurogenen und insbesondere psychogenen Dyspepsien gilt theoretisch der Satz K. Hansen's[1]: „Die Aufdeckung der Kausalfaktoren ist die Grundlage jeder Therapie der Neurosen." Die Theorie in die Praxis übertragen, würde dies heißen, daß jeder therapeutische Erfolg an das Erkennen der Kausalität und der Organwahl der Neurosen, also alles in allem an das Erkennen des Aufbaues der Neurose gebunden sei. Von den beiden Teilstücken des Aufbaues ist das zweite das leichter zu durchschauende und ergibt sich bei der überwiegenden Mehrzahl aller neurasthenischer und hysterischer Magen- und Darmneurosen jedem erfahrenen Arzte aus gründlicher Aussprache und Anamnese, sofern er das wahrhafte Vertrauen seines Patienten besitzt. Es stehen in den allgemein-ärztlichem Gebrauch angepaßten Lehrbüchern über psychologischen Erkennungsdienst für Richtung und Art, wie solche Aussprache zum Ziele führt, wichtige und bequeme, pfadweisende Ratschläge zur Verfügung. Deren Kenntnis ziemt jetzt jedem tüchtigen Praktiker, und dem Facharzte für Magen- und Darmkrankheiten muß sie tägliches Rüstzeug sein. Freilich gibt es recht verwickelte Aufbaue der magen- und darmgerichteten Psychopathien, die nur mit fachlicher Sonderkenntnis, -erfahrung und -technik angegangen werden können. Fachärztliche Analyse und Therapie (Psychotherapie im engeren Sinne des Wortes) kann unter Umständen für das Erkennen und Heilen der primären psychischen Störung ausschlaggebend sein. Das wesentliche Verdienst der neueren psychotherapeutischen Richtung sehen wir darin, daß es ihr gelang, die von alther gepflegten psychotherapeutischen Beeinflussungen in gewisse planmäßig und methodisch geordnete Normen und Formen gegossen zu haben, die sie schulmäßig einem weiteren Ärztekreise zugänglich machten und den praktischen Arzt die psychotherapeutische Seite seiner Aufgaben besser verstehen und höher werten lehrten, als früher. Wie sehr die auseinanderstrebenden und sich teilweise heftig befehdenden Richtungen der Psychotherapie der Vereinheitlichung und des gegenseitigen Verstehens bedurften und auch jetzt noch bedürfen, zeigt vor allem die kritische Darstellung von J. H. Schultz.

Weit über den Wirkungskreis der Psychiatrie hinaus drangen schon im Jahre 1888 die Berichte H. Bernheim's über Heilerfolge der Suggestionstherapie. Noch weiter führte das an Anregung und Belehrung überreiche Buch von Dubois über Psychoneurosen und ihre seelische Behandlung (1904); seine Schriften müssen dem Arzte, der sich von Hypnose und Psychiatrie, Psychoanalyse, Psychotherapie im engeren Sinne des Wortes fernhalten will, als reiche Fundgrube angelegentlichst empfohlen werden. Gerade in bezug auf sein Vorgehen bei nervösen Dyspepsien wird er dort viel Brauchbares finden. In die gleiche Zeit fallen schon die Vorarbeiten S. Freud's. Man kann über seine Traumdeutungen lächeln und über seine enge Verquickung fast allen psychoneurotischen Geschehens mit Vorgängen im Sexualleben und mit seiner Bezugnahme auf Geschehnisse in frühester Kindheit einverstanden sein oder nicht, einer der tiefstschürfenden Psychologen und Denker ist er aber sicher, dessen Anregungen dauernden Wert behalten. In die teilweise schwer verständlichen und in zahlreichen Einzelarbeiten niedergelegten Gedankengänge scheint uns am besten das Buch von M. Isserlin einzuführen, dem es gut gelang, wesentliches und unwesentliches zu trennen. Auch der eindrucksvollen Gedankengänge A. Adler's, der neue Betrachtungsweisen schuf, sei hier gedacht.

Obwohl sich im Sinne A. v. Strümpell's das eine oder andere der hier angedeuteten Verfahren und ihrer zahlreichen Abarten bei nervösen Dyspepsien verschiedenster Art, sowohl des Magens wie des Darmes häufig günstig auswirkten, ist doch die Frage berechtigt, ob alles in allem — verglichen mit früher — ihre Erfolge wirklich so überragend sind, wie uns die zur Macht aufstrebende, weitverbreitete jüngere Schule der Psychoanalytiker und Psychotherapeuten glaubhaft machen will. Müssen wir wirklich bei den an Zahl ungeheuer überwiegenden nervösen Dyspepsien der Neurastheniker immer tiefschürfende, seelenschnüffelnde Psychoanalyse vorausschicken? Namentlich sog. Tiefenanalyse? Hat diese doch oft genug geradezu erschütternde Wirkung mit unabsehbaren Folgen für das künftige Seelenleben! Ist es überhaupt erlaubt, bei diätetisch so sicher zu bekämpfenden Störungen wie Anorexie, Phobien gegenüber Quantität und Qualität der Nahrung, Stuhlträgheit, Colica mucosa u. a. ein seelisch so tief aufwirbelndes Verfahren heranzuziehen? Brauchen wir wirklich immer, um die nervöse Dyspepsie zu vertreiben, der Mithilfe des Nervenarztes? Wir müssen dies unbedingt verneinen; wir lassen es nur für eine kleine Minderzahl nervöser Dyspepsiefälle zu. Wenn wir das Vertrauen der Patienten gewinnen und es therapeutisch auszunützen verstehen, ist nach unserer gemeinsamen, wie auch nach unserer beiderseitigen Einzelerfahrung die Teilung der therapeutischen Arbeit zwischen Hausarzt bzw. internem Facharzt einerseits, und Nervenarzt anderseits vom Übel. Der Arzt stößt das ihm geschenkte Vertrauen geradezu mutwillig zurück, wenn er sich mit einem „Seelenarzte" darin teilen will. Er sei selbst der Seelenarzt.

Niemand hat dies, neuzeitlichen Verhältnissen angepaßt, den Ärzten klarer und anmutender, aber auch schärfer und bissiger gepredigt als E. Liek. Freilich schon die Schriften der alten ganz Großen, Hippokrates und Paracelsus, hallten davon wieder. Mit wie einfachen Mitteln bedeutsames geleistet werden kann, lehrten — selbst den jüngsten Dienern Äskulaps bekannt — die therapeutischen Erfolge der Coué- und der Christian-Science-Methode. Wir wissen alle, wieviel Unheil sie brachten, weil sie ohne jede Rücksicht auf Diagnose und Tatbestand vorgehend, ärztliches Eingreifen bei ernstlichen Krankheitszuständen verhinderten, bis es zu spät war. Auch an die Tätigkeit so vieler „heilkundiger" Priester, Schäfer, „weiser" Frauen, an den Wunderglauben von Lourdes usw. sei erinnert. Man achte die wahrhaft therapeutische Einwirkung, die von solcher Seite auf Seelenzustände und deren Folgezustände an Organen und auch auf die so überaus wichtige seelische Beruhigung bei anatomischen Organkrankheiten ausgeübt werden kann, keineswegs gering. Wo Vernunft und Menschenkenntnis die Einwirkung leiten, kann sie dem Arzte wertvolle Hilfstruppe sein. Der Arzt selbst mag zu religiösem Glauben stehen wie er will; wo er sieht, daß religiöses Vertrauen im Seelenleben seines Kranken fest verankert ist, und daß die Inanspruchnahme dieses Vertrauens dem Leidenden Vorteile verspricht, ist es des Arztes Recht und Pflicht, die Hilfe des Geistlichen nicht nur nicht abzulehnen, sondern geradezu heranzuziehen. Die seelische Befreiung, die die Aussprache bei der Psychoanalyse gibt, ist sinngemäß und oft genug auch praktisch genommen dasselbe, was die Beichte der katholischen Kirche in wahrhaft bewundernswerter Weise seit Jahrhunderten ausgebildet und verwertet hat. In anderer, weniger offizieller Form findet sich das gleiche in anderen Religionssystemen; namentlich hat ja auch die evangelische Kirche diese Seite der Seelsorge seit Mitte des vorigen Jahrhunderts planmäßig und mit starkem Erfolge ausgebaut.

Wir wissen, wie mächtig die Suggestion in dem von H. Bernheim charakterisierten Sinne ist; nicht nur für sog. eingebildete Leiden, sondern auch für objektiv nachweisbare neurogene Organstörungen verschiedenster Art; selbst organständige, nicht neurogene Leiden wurden mit solchen Methoden oft genug günstig beeinflußt, wenn das verlorene Selbstvertrauen als unmittelbarer Ausfluß des in den Hokuspokus gesetzten Vertrauens wiederkehrte (vgl. A. Goldscheider, S. 348). Bei manchen laienhaften suggestiven Maßnahmen begleiten ganz vernünftige, im wesentlichen auf Einfachheit, Mäßigkeit, Muskelbetätigung, Freiluft- und Lichtwirkung hinzielende Vorschriften den als Hauptstück erscheinenden formalen Teil der Behandlung. Auch ohne den suggestiv-formalen Teil würden sie sich günstig auswirken, wenn der Leidende sie mit gleicher Sicherheit und Zuversicht befolgt. Zu den neuzeitlichen, sich auf breite Massen auswirkenden Suggestionen, stark in diätetische Fragen einschlagend, gehört auch die Propaganda für Rohkost.

Naturwissenschaftlich Neues über Wesen, Wirkung, Vorzüge und Nachteile der vegetabilen Rohkost brachte diese Propaganda nicht bei. Neu ist die Verallgemeinerung, die Verschleierung der Nachteile und Gefahren durch einseitige Betonung ihrer Vorteile; neu ist auch der suggestive Einfluß auf Massen und auf Einzelpersönlichkeiten. Richtig geleitet bringt die Propaganda für Auswahl der Lebensmittel, für Küchentechnik, für fabrikatorische Nahrungsmitteltechnik und damit für die Volksernährung als ganzes höchst wertvolle Anregungen. Bei kritischer Auswahl der Rohstoffe und bei kritischer Würdigung der Vorteile und der Nachteile, die sie der Einzel-Persönlichkeit bringen, wird der Arzt, unterstützt durch die Massensuggestion, bei Krankheitszuständen verschiedenster Art von vegetabilen Rohstoffen und sogar von Reinrohkosttagen und Rohkostperioden, vorteilhaftesten Gebrauch machen können (C. v. Noorden[7, 8], H. Salomon[1]). Wir kommen in zahlreichen späteren Abschnitten dieses Werkes darauf zurück (S. 385), z. B. bei Kreislaufstörungen, bei Nierenkrankheiten, bei harnsauren Diathesen, bei Zuckerkrankheit u. a., namentlich bei Darmkrankheiten, nachdem wir bereits im Kapitel „Magenkrebs" einige Fragen gestreift haben (S. 329 ff.). Hier sei nur noch hervorgehoben, daß gerade bei nervösen Dyspepsien des Magens und des Darmes, wegen der ihr z. Z. beiwohnenden, vielleicht bald wieder schwindenden, suggestiven Kraft, die Rohkost sich vielfach trefflichst bewährte, freilich bei den nervös-dyspeptischen Störungen des Magens weit weniger als bei Unstimmigkeiten des neuro-muskulären Darmapparates. (S. Abschnitt Darmkrankheiten.)

Der Nervenarzt — lassen wir die jetzt schon oft widerlich mißbrauchte Selbstbezeichnung „Seelenarzt" weg — ist in Gefahr, oft ohne Wissen und Willen, das Vertrauen zu dem Manne der Praxis, dem der Patient bisher sein Vertrauen schenkte, zu untergraben. Stimmung und Gedankenwelt liegen dem Neurotiker näher als die Organe, an denen sich jene auswirken; daher bindet auch die Beschäftigung mit Stimmung und Gedankenwelt den Psychopathen fester an den Nervenarzt als an den Praktiker, der diese wichtige Aufgabe beiseite schiebt und an den Nervenarzt abgibt. Den Lorbeer etwaigen Erfolges hätte auch leichter Mühe der Praktiker erlangen können. Dazu gesellen sich noch weitere Nachteile.

Wenn sich bei nervösen Dyspepsien unter dem überragenden Einflusse des Nervenarztes die Therapie nur an die Psyche wendet, Magen und Darm als Erfolgsorgane der psychopathischen Unstimmigkeit diätetisch vernachlässigend, so ist dies eine Einseitigkeit, die oft nachteilige Folgen hat wegen Überlastung des funktionell notleidenden Organs (S. 345). Je länger sich die psychotherapeutische Behandlung hinzieht, bis sie die funktionelle Minderwertigkeit des Organs bannt, desto übler wirken sich diätetische quantitative und qualitative Überlastungen aus. Man denke nur an deren üble Folgen der Überbelastung für einen Magen, der bei Disharmonie der vegetativen Innervation zu Supersekretion und Krampf neigt. Bei den meist sehr labilen funktionellen Magenstörungen der Hysteriker kann das Wort, nach Art der biblischen Suggestion: „Stehe auf, nimm dein Bett und wandle", vollen Dauererfolg haben, bei Neurasthenie und bei seelischer Depression ist dies aber seltene Ausnahme. Da hat man fast immer mit tatsächlichen, neurogen entstandenen Funktionsstörungen zu tun, die sich am Ablauf der digestiven Vorgänge auswirken und nur langsam weichen. Aber gerade zu jenen Erfolgen, für welche die zünftige Psychotherapie das Wort „Katharsis" gewählt hat, ist der psychologisch denkende und fühlende Praktiker ebenso befähigt wie der Nervenarzt. Jeder erfahrene Praktiker weiß das aus eigenem Erleben. Müssen wir da noch zur Begründung an Lourdes und an andere Stätten der Wunder aus Altertum, Mittelalter und neuer Zeit erinnern? Diese Stätten waren für Hysteriker und Neurastheniker nicht minder kraftvolle Kathartiker als die Psychotherapeuten der Gegenwart (vgl. Abschnitt: Stuhlträgheit im Kapitel Darmkrankheiten).

Ein weiterer Nachteil ist, daß Patienten mit Organneurosen, darunter auch gerade solche mit nervösen Dyspepsien, den ausschließlich die Psyche berücksichtigenden Nervenärzten sehr leicht hörig werden (S. 394). Wie viele, denen man durch einfache, planmäßige diätetische Erziehung dauerhaft hätte helfen können, kehren Jahr um Jahr, oft aller paar Monate zu dem Psychotherapeuten zurück, weil sie ohne dessen erneuerten Einfluß nicht auf dem gewiesenen Pfade bleiben können. Kein besserer Erfolg, als ihn auch die Nervenheilanstalten alten Stiles mit ihren elektrischen Apparaten usw. erzielten (S. 371)! Vielleicht ein schlechterer Erfolg, da jene alten Anstalten immerhin selten zu solcher Hörigkeit führten, das Hörigwerden aber mit dem Aufgeben der selbstverantwortlichen eigenen Persönlichkeit nicht als Heilung, sondern als Umstellung der leicht beeinflußbaren Organneurose in eine viel schwerere und die persönliche Würde vernichtende seelische Impotenz zu werten ist.

Jedenfalls sollten Praktiker und internistische Fachärzte planvoll und mit starkem Willen darauf hinzielen, die Organneurosen und unter ihnen ganz besonders die nervösen Dyspepsien der eigenen Führung vorzubehalten und die Vorbereitung der Lernenden dazu auch von der Hochschule verlangen. Nur dann ist planvolle Behandlung der Gesamtpersönlichkeit gesichert. Dies liegt nicht nur im Interesse des Kranken, sondern dient auch der Wahrung seines Vertrauens und der Würde des ärztlichen Berufes. Der Weg von gar manchem Psychotherapeuten zum Kurpfuscher, zum Schäfer, zur Christian Science, zur Wunderstätte ist nur ein Schrittchen. Auf dem Gebiete der neurasthenischen und hysterischen Dyspepsien sind die Neurologen viel jüngere Psychotherapeuten als die vielen menschenkundigen Praktiker und Kliniker, die von alten Zeiten an bis zur Gegenwart der ganzen Persönlichkeit des Kranken, seiner Vorgeschichte und seiner Umwelt ihre Aufmerksamkeit widmeten. Man vergleiche aus junger Vergangenheit die Lebenserinnerungen A. Kussmaul's, und auch B. Naunyn ging auf diese Fragen ein. Nur das Knabenalter der von den Neurologen als angebliches Neuland entdeckten Psychotherapie, die — im guten Sinne des Wortes und im Gegensatz zum alten Praktiker — ihnen früher sehr fern lag, erklärt ihren Enthusiasmus für dieses, ihr Neuland. Auch jetzt kann der menschenkundige Praktiker für die Beurteilung der Neurastheniker und Hysteriker, die einen großen Teil seiner Klientel ausmachen, nichts vom Neurologen lernen, soweit er sich halbwegs mit der Zeitströmung, mit neuzeitlichem Fühlen und Denken, mit neuen Sorgen und Schwierigkeiten des täglichen Lebens auf dem laufenden hält. Anders ist dies auf dem Gebiete der Zwangsvorstellungen und der Zwangshandlungen, die sich auch bei etwaigem Entstehen auf neurasthenischem und hysterischem Boden schon wahren Psychosen nähern, und ferner im ganzen Bereiche der eigentlichen Psychosen, wo auch durch den zu Rate gezogenen Neurologen meist nicht viel zu verderben ist.

Die dem welt- und menschenkundigen Praktiker und internistischen Facharzte, leider nicht allen Inhabern ärztlicher Diplome, altvertraute Psychotherapie muß unlösliches Teilstück seiner ärztlichen Kunst bleiben bzw. werden. Das ernste Streben darnach ist aus der ganzen neueren Fachliteratur der inneren Medizin zu erkennen. Losgelöst von der internen Medizin werden bei Neurasthenikern u. dgl. Psychoanalyse und Psychotherapie zur hohlen Phrase.

Gerade im Hinblick auf erfolgreiche Behandlung der nervösen Dyspepsien und bei ihrer häufigen Verknüpfung mit seelischen Leiden, die dem Wirkungskreis des fachlichen Psychiaters sehr nahestehen oder schon völlig in sein Gebiet fallen, ist es ein Erfordernis, daß die Nervenärzte und insbesondere die Psychoanalytiker in weit höherem Maße, als es bisher durchschnittlich der Fall ist, sich auf das Gründlichste mit Methoden und Wirkkraft der diätetischen Kunst vertraut machen und auch ihrer psychotherapeutischen mit Achtung gedenken. Mustergültig hat dies schon vor 50 Jahren K. Dornblüth getan, und es ist für die Einstellung dieses Neurologen besonders bezeichnend, daß er einen noch jetzt hochgeschätzten, durch K. H. v. Noorden modernisierten Wegweiser für diätetische Behandlung hinterlassen hat. An einzelnen Kliniken für innere Medizin, an umfassenden großen Heilanstalten Nordamerikas usw. ist die engverbundene Zusammenarbeit des Internisten mit geschultem psychotherapeutischem Facharzte bereits zur Tatsache geworden, auch bei uns an einigen Sanatorien, z. B. schon seit mehr als 10 Jahren im Allee-Kurhaus in Baden-Baden (zur Zeit unter Leitung von K. H. v. Noorden als Internisten und B. Hahn als Neurologen). Wo und wie auch immer, muß bei gemeinsamer Behandlung von Organneurosen, insbesondere von nervösen Dyspepsien aller Art, dem Internisten die entscheidende Rolle zufallen, da die neurogen geschädigten Organe funktionell notleidend sind (S. 243), da disharmonische Tätigkeit jeglichen Organs auch auf andere Organe störend einwirkt, und da unabhängig von jeder psychotherapeutischen Beeinflussung der etwaigen Leistungsschwäche jeglichen Organes Rechnung getragen werden muß. Es dürfte sich wohl alsbald die Erkenntnis durchsetzen, wieviel bei allen organgerichteten Psychopathien, nicht nur bei den die Verdauungsorgane betreffenden, sondern auch bei solchen der Kreislauforgane, der Atmungsorgane, der Haut, der Geschlechtsorgane und bei gar manchen Störungen der Harnorgane fachmäßige diätetische Kunst zum Schutz und zur Heilung der geschädigten Organe und rückwirkend auf die Psyche beiträgt.

Bei aller Achtung vor bedeutsamen Einzelleistungen psychoanalytisch-therapeutischen Vorgehens in verwickelten Fällen, und gerne anerkennend, daß mit solchem Verfahren psychoanalytisch und psychotherapeutisch geschulte Fachärzte bei verschiedensten Formen nervöser Dyspepsien auch zu gleichen Erfolgen gelangen können, wie sie jetzt dem diätetisch erfahrenen und gleichzeitig auf die Psyche Einfluß suchenden und gewinnenden Internisten beschieden und geläufig sind, müssen wir hier, am Schlusse dieser kurzen Betrachtung, doch die Gesamtheit der besonnenen Ärzte zu gewissenhafter Überwachung psychoanalytischer Behandlung ihrer Kranken und zu kritischer Beurteilung der Erfolge mahnen. Videant Consules!

Es gilt nicht nur etwaigen Erfolg als solchen zu werten, sondern auch zu beurteilen, um wie vieles überragt der Erfolg, an Dauerhaftigkeit, an der auf die Behandlung verwendeten Zeit und an den seelischen Nachwirkungen der Behandlung gemessen, den Erfolg, den andere planmäßige Behandlung ohne Psychoanalyse gebracht hätte. Wieviel Mißliches ward schon erlebt.

Nach monatelangem Schürfen ward oft ein „eingeklemmter Komplex" entdeckt und verdrängt. War es wirklich derjenige, der die nervöse Dyspepsie bedingte? Wie oft ward, an Traumdeutungen und anderem anknüpfend, eine Fata Morgana, namentlich auf sexuellem Gebiete, in die Psyche eingeführt und später wieder verdrängt! Oft ist das Resultat nur, daß wirklich etwas Übles aus dem Unterbewußtsein herausgeholt wird; ein beachtenswerter diagnostischer Erfolg. Ist es aber auch ein therapeutischer oder prophylaktischer Dauererfolg? Oft genug ist er durch „Hörigwerden" erkauft (S. 394). Oft ist der Erfolg nur als Zeitfaktor zu werten. Wären auf andere planmäßige Behandlung gleiche Fristen und Opfer oder auch nur ansehnliche Teilstücke derselben verwendet worden, so wäre der praktisch-therapeutische Nutzen mindestens ebenso groß gewesen.

Auch größte Denker unter den Psychologen, Philosophen und anderen Gelehrten irrten schon oft auf der ganzen Linie ihrer Bahn. In der Weltgeschichte am folgenschwersten im Kampfe um religiöse Fragen. Im Wettstreite der Glaubenslehren wirft die eine Kirche dem Religionsstifter der anderen grundsätzliche Irrlehre vor. Wir stehen jetzt im Zeitalter der Psychoanalyse. „Haben Sie sich schon psychoanalysieren lassen?" ward zur häufigen Frage in gesellschaftlichen Tischgesprächen. Psychoanalyse ward zur Mode. Moden kann man nicht mit Vernunft bekämpfen; man muß sie abklingen lassen. Wir müssen in der Jetztzeit mit jener Mode rechnen. Den wahren Wert der, allen anderen Moden vergleichbar, eroberungssüchtigen Psychoanalyse richtig und einmütig abzuschätzen, ist die Gegenwart nicht imstande. Das ist der Zukunft vorbehalten. Wir glauben, vielleicht die zünftige Psychoanalyse als Ganzes, jedenfalls aber ihre Unterart „Tiefenanalyse" wird von der Zukunft als verwerfliche Modekrankheit unserer Zeit gebrandmarkt werden. Vgl. auch die Kritik der Psychoanalyse bei L. Klages.

V. Die hysterische Form der nervösen Dyspepsie.

Bezüglich Einteilung der wichtigsten Formen psychogener Dyspepsie folgen wir im wesentlichen der praktischen Darstellung E. Leyser's.

Die Grundsätze für die diätetische Therapie und anschließende Maßnahmen sind ausführlicher bei den hysterischen und neurasthenischen Formen der nervösen Dyspepsie besprochen. Soweit andere Formen abweichendes Vorgehen rechtfertigen und erfordern, wird dies an einschlägiger Stelle erwähnt.

Die Therapie hysterischer und neurasthenischer Dyspepsie hätte als Einheit besprochen werden können. Angesichts der überragenden Wichtigkeit gerade dieser beiden Formen schien uns aber eine Trennung ratsamer.

1. Allgemeines.

Der hysterischen Dyspepsie eigen ist, wie bei allen Formen der Hysterie, daß die psychogene Reaktion einen „Sinn" hat. Der „Sinn", das Streben ist darauf gerichtet, sich einer unangenehmen Vorstellung oder Lage zu entziehen oder sich durch das Kranksein einen wirklichen oder vermeintlichen Vorteil zu verschaffen. Bequemlichkeitssucht, Machtwille, Sucht die eigene, oft minderwertige, oft auch von der Umwelt mit Recht oder Unrecht beiseite geschobene Persönlichkeit in den Vordergrund zu drängen und beachtenswert zu machen, und ähnliches gehören hierher. Des Sinnes der krankhaften Beschwerden braucht sich der Kranke nicht bewußt zu sein. Der oder die Hysterische würde es entrüstet und zumeist auch im guten Glauben abweisen, wenn wir jenen moralischen Defekt als das Wesentliche und als die wahre Ursache des Krankseins hinstellten. Freilich liegen bei Hysterischen oft Selbsttäuschung und bewußte Täuschung nahe beieinander.

Bei hysterischer Veranlagung, freilich auch bei Neurasthenie u. a., werden die Symptome somatischer wahrer Magenkrankheit oft übertrieben betont und vor allem beim oder gar nach Abklingen etwaiger Organkrankheit festgehalten („Gewohnheitsrest"). Die hysterische Reaktion unterdrückt beim Gesundenden das Gesundheitsgewissen und bewirkt die „Flucht in die Krankheit". Das Überdauern somatischen Krankseins durch nachwirkende psychopathische, hysterische Reaktion wird ja meist überwunden, kann aber in ausgesprochenen Fällen durch Hyperemesis oder schwere Anorexie den Ernährungs- und Kräftzustand auf das übelste und auf lange Zeit bedrohlich schädigen. Solche Formen, wo sich die hysterische Reaktion vor, bei oder nach jeder Mahlzeit auswirkt, und wo dieser Zustand Monate, Jahre, selbst Jahrzehnte hindurch mit geringen Schwankungen sich weiterspinnt, sind selten. Weitaus häufiger behauptet auch die hysterische Dyspepsie, ebenso wie andere Formen der Hysterie, launenhaften Charakter, mit häufigem und oft überaus jähem Wechsel von tiefem Leid zu völligem Vergessen des „Magenkrüppeltums". Dann pflegen schwere Ernährungsschäden auszubleiben.

Die Formen, unter denen hysterische Dyspepsien in die Erscheinung treten, sind ungemein mannigfaltig. Viele der sog. monosymptomatischen Neurosen (S. 400) gehören in der Hauptsache dieser Gruppe an. Krampfgefühle und wahrer Krampf stehen manchmal im Vordergrund (Globus, Kardiospasmus, erhöhter Magentonus mit spastischer Mikrogastrie, Hyperemesis, hysterischer Subileus, Afterkrampf), wie uns scheint neuzeitlich weit seltener als früher; auch die Hysterie wechselt die Mode. Wahre einheitlich gerichtete Sekretionsneurosen des Magens trafen wir bei Hysterischen recht selten an, wohl aber öfters ein launisches Verhalten der Sekretion, u. a. auch das bei Neurasthenikern viel häufigere morgendliche Versagen der Salzsäureproduktion, nach Probefrühstück sowohl wie nach viel stärkeren Lockreizen (S. 29, 122), während die Salzsäureproduktion Mittags und Abends nichts zu wünschen übrig ließ. Bei hysterischen Psychosen („psychotischer Pseudokrankheit"; K. Birnbaum) ist dies anders, wofür C. v. Noorden[2] schon frühzeitig ein Beispiel beibrachte (Fall 3 der zitierten Arbeit: Superacidität; später begegneten wir noch öfters solchen Fällen). Von Motilitätshemmungen sei die Hypotonie erwähnt, die aber in der Regel erst entsteht, wenn die Gesamternährung des Körpers mit Einschluß der Gliedmuskeln durch mangelhafte Nahrungszufuhr Einbuße erlitten hat (S. 281). Stark im Vordergrund stehen meist Klagen: mangelnde Eßlust, Widerwille gegen Essen („nicht essen können"), frühzeitiges Sättigungsgefühl (Ursache manchmal spastische Mikrogastrie), Schmerzen nach dem Essen, Übelkeit mit oder ohne Erbrechen u. dgl. Gerade diese Formen können den Ernährungs- und Kräftezustand schwer beeinträchtigen (s. oben). Es werde aber nicht übersehen, daß solche Hysterische oft heimlich essen und trinken, wobei sie oft sehr raffiniert vorgehen.

Ein solcher Fall ereignete sich bei der Frau eines weltbekannten Arztes. Bei einem morgendlichen Ritt scheute das Pferd und ging durch, beruhigte sich aber wieder nach wenigen Minuten. Die Frau blieb im Sattel; es geschah ihr nichts. Sie hatte schon früher hysterische Analgesien und auch einmal hysterische Aphonie durchgemacht. Nach ruhigem Heimritt „konnte sie nichts essen"; was man ihr aufnötigte, erbrach sie. Nach 3 Tagen fing sie an, sich nächtlich in die Küche zu schleichen; wie sie offenbar glaubte, unbemerkt. Es ward dafür gesorgt, daß in der Speisekammer stets zahlreiche Gerichte verschiedenster Art für sie greifbar waren. Abendliches und morgendliches Wägen der Vorräte lehrte, daß sie alles in allem reichlich aß, aber von keinem Gerichte soviel, daß es augenfällig war. Mehr als 4 Jahre lang hat niemand die Frau je essen und trinken gesehen. Den ärztlichen Gemahl beherrschte die Frau vollkommen. Niemals durfte ein anderer Arzt sie beraten. Am 10jährigen Hochzeitstage frühstückte sie unaufgefordert zum ersten Male wieder mit ihrem Manne und speiste von da an wie ein Gesunder.

Anorexie in ihren verschiedenen Stufen und Arten, auf verschiedenste Weisen begründet, teils gegen alle Nahrungsmittel gerichtet, teils gegen bestimmte, vielleicht sehr wichtige (z. B. Fette), ist die häufigste Form hysterischer Dyspepsie, bald als deren einzige Äußerung auftretend, bald andere Formen begleitend.

Behandlung der Hysterie als solcher, d. h. der endogenen Neigung auf äußere und innere Erlebnisse hysterisch zu reagieren, werde hier nur gestreift. Der Kampf dagegen ist meist auch für den Psychiater unfruchtbar. Ein wenig hysterisch in dem oben erwähnten Sinne (S. 359) sind alle Menschen von Kindesbeinen an. Genaue Abgrenzung der gesunden, im Lebenskampfe unbedingt erforderlichen egozentrischen Interessensphäre von pathologisch-hysterischem, übertriebenem und läppischem Egoismus ist oft recht schwer oder gar unmöglich. Leichtere Äußerungen hysterischer Reaktion, die dem scharfen Beobachter im beruflichen, familiären und geselligen Leben auf Schritt und Tritt in die Augen springen, und die auch dem Arzte täglich begegnen, nimmt man als charakteristische Eigentümlichkeiten der Persönlichkeit mit in den Kauf. Man lächelt darüber. Sie therapeutisch anzugehen, hat keinen Sinn; man würde damit nur den Äußerungen der hysterischen Reaktion unberechtigte Wichtigkeit beilegen; man würde die Aufmerksamkeit ihres Trägers darauf hinlenken und die Wertung der Symptome durch ihn selbst steigern. Man würde mehr schaden als nützen. Solche harmlose Äußerungen hysterischer Reaktion finden sich auch im Rahmen der hysterischen Dyspepsie; z. B. in Form des Sich-Zierens beim Essen, des Sich-Interessantmachens durch Verzehren nur kleinster Mengen, selbst Lieblingsspeisen gegenüber, die abseits beobachtender Tischgenossen mit Freude reichlichst genossen werden. Meist liegen Erziehungsfehler vor. Bedächtige, unauffällige nachträgliche Erziehung — wenn irgend möglich unter Ausschluß ärztlicher Handlungen — muß mit solchen Albernheiten frühzeitig aufräumen.

2. Indikationen der Behandlung.

Der Behandlung bedürfen zunächst solche Formen, durch die der Hysteriker geschädigt wird. Bei hysterischen Dyspepsien läuft der körperliche Schaden meist hinaus auf krankhaft verminderte Nahrungsaufnahme (quantitativ, qualitativ oder beides), was sich über kurz oder lang an Kräfte- und Ernährungszustand, an Leistungsfähigkeit, Ausdauer und Widerstandsfähigkeit auswirkt. Auch in sozial schwierige oder geradezu unmögliche Lage können manche Formen der Dyspepsie den Hysteriker bringen, z. B. Rülpsen, Erbrechen, Borborygmen u. a. Der Behandlung bedürfen des weiteren solche Formen der Hysterie, durch die die menschliche Umwelt zum leidenden Teile wird. Die Hysteriker werden oft zum Quälgeist der Familie, die sie umgebende Liebe und Zärtlichkeit auf immer härtere Proben stellend. Auch der Ausfall der Erwerbstüchtigkeit und hohe Kosten für Sonderansprüche, ärztliche Behandlung, außerhäusliche Kuren usw.

lasten oft schwer auf den Angehörigen. Hysteriker dieser Gruppe stehen oft schon ernster Psychose nahe oder gehören ihr schon voll und ganz an.

3. Bemerkungen zur Psychotherapie bei hysterischer Dyspepsie.

Weit mehr als bei jeglicher anderen Form nervöser Dyspepsie sei bei Hysterischen die Behandlung eine psychotherapeutische. Der Arzt muß sich darüber klar sein, daß jedes seiner Worte, jede seiner Handlungen von suggestiver Wirkung auf den Kranken sein kann, sei es in günstigem, sei es in ungünstigem Sinne. Das Wort Hysterie darf nicht fallen. Wenn der Arzt es der oder noch schlimmer dem Hysteriker an den Kopf wirft, oder wenn der Patient auf Umwegen erfährt, daß der Arzt seine Leiden als hysterisch gekennzeichnet habe, ist es meist um das Vertrauen zu dem Arzte und um dessen psychotherapeutischen Einfluß auf die Dauer geschehen. Das Vertrauen, der Glaube an den Arzt ist der Schlüssel, der den Einblick in den Ideen- und Klagenkreis der Hysteriker eröffnet. Ohne diesen Einblick bleibt der Arzt besten Falles auf Zufallserfolge angewiesen. Um die seelische Lage, die psychotherapeutischen Angriffspunkte, einen gangbaren Weg psychischer Beeinflussung zu erkunden, bedarf der Arzt, dem Hysterische ihr Vertrauen geschenkt haben, in den überragend häufigen Fällen leichterer hysterischer Psychopathie der Hilfe des neurologischen Facharztes nicht (S. 354, 366).

Der Weg ist immer ein erzieherischer und belehrender. Das Ziel ist, die Hysterischen an treue Pflichterfüllung sich selbst und der Umwelt gegenüber zu gewöhnen, sie in einen Pflichtenkreis zu stellen, der ihren körperlichen und intellektuellen Fähigkeiten, ihrer Vorbildung, ihrer wirtschaftlichen und sozialen Stellung entspricht. Man wird die hysterische Anlage damit kaum beseitigen, aber weiteren störenden Äußerungen derselben teils vorübergehend, teils dauernd vorbeugen. Der Weg ist oft weit und krumm. Vor allem kommt es darauf an, hysterische Symptome zu verdrängen, die den Patienten selbst und ihrer Umwelt qualvoll sind oder die Rückkehr der Psychopathen ins Normalleben erschweren. Zu dieser erzieherisch-psychotherapeutischen Leistung ist bei hysterischer Dyspepsie die diätetische Kunst hervorragend geeignet. Deren Aufgabe ist es weiterhin in zahlreichen Fällen hysterischer Dyspepsie, den Ernährungs- und Kräftezustand wieder zu heben, um der Arbeitsfähigkeit Rückgrat zu verleihen.

Wesentlich häufiger als bei Neurasthenikern, denen die Angst die Zunge löst, kommen bei hysterischen Psychopathien verwickelte Formen vor, deren zu immer neuen Hemmungen oder Reizzuständen führende Quellen und Grundlagen teils wissentlich verschwiegen werden, teils unwissentlich oder verdunkelt im Unterbewußtsein verankert sind. Sie sind oft schneller und sicherer als durch vertrauliche Besprechung im hypnotischen Halbschlaf aufklärbar und dann, nach Aufklärung verdrängbar, wenn auch oft erst nach Wochen oder Monaten.

Hier treten Psychoanalyse und Psychotherapie im engeren Sinne des Wortes in ihr Recht, vorausgesetzt, daß der Analytiker nicht grundsätzlich auf infantil- und pueril-sexuelle Erlebnisse pirscht, die weit seltener als gelehrt wird wahre Quelle des hysterisch-seelischen Leidens sind, nicht allzu selten aber demselben durch einseitig gerichtete Psychoanalyse künstlich und mit recht übler Nachwirkung untergeschoben werden. Von eigentlich hypnotischer Behandlung ist man bei Hysterie mehr und mehr zurückgekommen (O. Veraguth und O. Tilmann). Bewährt hat sie sich nach oft geäußertem Urteil bei den in vieler Hinsicht eigenartig gestalteten Formen der sog. „Kriegshysterie“ (M. Nonne). Auch bei monosymptomatischen Formen der hysterischen Dyspepsie gibt Hypnose oftmals schnellere und sicherere Erfolge als jedes andere Verfahren, z. B. bei Globus, Singultus, Rülpsen, Wiederkauen, seltener beim hysterischen Erbrechen. Freilich handelt es sich dann nur um Verdrängung eines Symptoms, immerhin aber um Beseitigung eines höchst quälenden und die diätetischen Aufgaben wesentlich erschwerenden Zustandes.

4. Diätetik als Teilstück der Psychotherapie.

Das Ziel der Diätetik ist, auf den Verzehr von Speise und Trank und auf den Ablauf der Magen-Darmtätigkeit regelnd und erzieherisch einzuwirken. Diese Aufgabe erfüllend, wird die Diätetik gleichzeitig zur psychotherapeutischen Tat. Weitere Aufgabe ist Herstellung optimalen Ernährungs- und Kräftezustandes, als Vorbedingung der gesamten Leistungsfähigkeit (S. 370). Es verbinden sich also diätetische und psychotherapeutische Belange zur Einheit (vgl. dazu unten S. 358). Sie können in einer Hand liegen; sie können auch von eng verbundenen, von einheitlichen Gesichtspunkten ausgehenden, diätetisch geschultem Internisten und Nervenarzt gemeinsam getätigt werden, wie es jetzt schon an manchen Heilanstalten üblich ist. Die Einheitlichkeit des Vorgehens muß dem Hysteriker aber zum Bewußtsein kommen (vgl. S. 357).

5. Allgemeine Grundregeln der Therapie.

Allgemeingültige Einzelvorschriften, welcher Art auch immer (diätetisch, physikalisch, psychisch) lassen sich für keinerlei Form nervöser Dyspepsie aufstellen, nicht einmal in Beispielen; bei keiner weniger als bei der hysterischen. Wohl aber gibt es allgemeingültige Grundregeln, denen man je nach Lage des Einzelfalles zu folgen hat.

a) Entfernung aus gewohnter Umgebung. Abgesehen von ganz leichten Fällen mit harmlosem Klagenregister, die überhaupt keiner eigentlichen Behandlung bedürfen (S. 360), steigt die Aussicht auf durchgreifenden Erfolg wesentlich durch mindestens zeitweilige Entfernung aus gewohnter Umgebung. Doch selbst in leichten und frischen Fällen ausgesprochener hysterisch-dyspeptischer Psychopathie ist es meist schwer und unsicher, bei tiefwurzelndem psychopathischem Ideenkreise meist unmöglich, in gewohnter Umgebung der Kranken Erfolge zu erzielen. Die charakteristische Selbstsucht und die oft mit schmeichlerischen Liebesbeteuerungen verbrämte Rücksichtslosigkeit gegen die Umgebung finden dort allzu viele Möglichkeiten und Gelegenheiten. Herantretende große Pflichten können plötzlich die Lage ändern; das ist altbekannt.

In wahrhaft leichten und einfachen Fällen wirkt oft ganz von selbst oder unter leiser, fast unmerklich suggestiver Führung des Arztes einfaches Versetzen in andere, fremde Umgebung auf hysterisch-dyspeptische Kranke heilend ein. Sie lehrt sie neue Menschen, neue Pflicht- und Ideenkreise, auch die Freuden der Pflichterfüllung, der werktätigen Hilfe, der Arbeitserfolge kennen, aber auch den heiteren Lebensgenuß, dem sich der Gesunde und Erfolgreiche hingibt und hingeben darf. Sie lernen wieder, daß es auch abseits des Krankseins, des Gepflegt- und Geschontwerdens, der anspruchsvollen Berücksichtigung des Ichs usw. Freuden gibt, welche das Leben lebenswert machen, und welche nur dem Gesunden zugänglich sind. Sie vergessen die Krankheit des Magens. Viele Hysteriker essen schon vom ersten Tage an in neuer Umgebung beschwerdelos ebenso wie Gesunde, und daraus wird dann bleibende Gewohnheit. Verlaß ist auf letzteres freilich nicht. Erzieherische Führung beim Wiederaufbau des Pflichtenkreises muß sich anschließen; oft genug aber auch erzieherischer und belehrender Einfluß auf Persönlichkeiten der Umwelt, deren ungeschicktes und albernes Verhalten nur allzu oft neue Äußerungen der hysterischen Anlage erweckt.

Möglichst sollte man stets meiden, hysterisch-dyspeptische Kranke mit vielen ihresgleichen zusammen in geselligen Verkehr und innigen Gedanken- und Gefühlsaustausch zu bringen, worauf leider in manchen Nervenheilanstalten u. dgl. nicht genügend geachtet wird. Hysterie steckt an, wenn das psychische Kontagium auf vorbereiteten Boden fällt, und hysterische Dyspepsie tut es erst recht. Manchmal verschwindet der alte Beschwerdekreis, und ein neuer, gleichsam abgeguckter, bildet sich aus.

Wenn der Arzt sicher ist, daß zeitweilige Entfernung aus den Reibungen des Alltags genügt, Anstaltsbehandlung aber nicht nötig ist — die Fälle sind nicht sehr zahlreich —, gibt es natürlich für geeignete Unterkunft breiteste Auswahl. Sie wird sich nach der wirtschaftlichen Lage richten und vor allem darauf bedacht sein, daß sie der Eigenart der erkrankten Persönlichkeit angemessen ist. Oft genügt das Unterbringen in befreundeter Familie, wo nach anfänglicher körperlicher Erholung und seelischer Beruhigung ein neuer, wenn auch kleiner Pflichtenkreis, selbst wenn er nur klein ist, vorgesehen werde.

Andere Male sind Erholungsreisen in Wald-, Berg- oder Seegebiete vorzuziehen. Sie bringen zunächst wohltätige Ausspannung vom Alltage, bei richtiger Anordnung können sie aber auch stark suggestiv-heilende Kraft gewinnen. Dies gilt aber nur für wahrhaft leichte Formen der Hysterie; für Dyspepsien vielleicht häufiger als für andere Äußerungsformen dieser Psychopathie. Zumeist sind sog. Erholungsreisen erst wertvoll, wenn die ärztliche Behandlung ihr Ziel nahezu oder völlig erreicht hat. Statt sie planmäßiger Krankenhaus- bzw. Sanatoriumsbehandlung zu überweisen, senden manche Ärzte noch jetzt Schwer-Hysterische oder sonstige Schwer-Nervöse auf Reisen, um sich zu zerstreuen. Das ist immer falsch; sie schirren mit solchem Gebahren das Pferd vom Schwanze her auf.

Das Heranziehen von Sport dieser oder jener Art ist bedeutsam; um so mehr, je neuartiger der Sport ist. Das Einüben und Sich-Vervollkommnen in neuem Sport ist auch eine Art Pflichtenkreises; es drängt den Einfluß psychopathischer Stimmung und Laune zurück. Überanstrengung, namentlich im Anfang, muß aber sorgsam vermieden werden; sonst entstehen Minderwertigkeitsgefühle, die zu hysterischer Reaktion führen. Manchmal läßt sich dabei ärztliche Überwachung entbehren oder nur in einer für die Kranken unmerklichen Form durchführen; Voraussetzung ist, daß eine andere vernünftige Persönlichkeit die unmittelbare Überwachung in unauffälliger und dennoch wirksamer Weise übernimmt. Meist aber ist ärztliche Aufsicht über Maß, Ziel und Auswirkung sportlicher Betätigung notwendig. Man hat zu rechnen sowohl mit Bequemlichkeitstrieb und unberechtigtem Versagen, wie auch mit hemmungsloser, erschöpfender Übertreibung. Unter den verschiedenen Sportarten sei insbesondere auf das Reiten hingewiesen. Namentlich bei Hysterischen mit gesteigertem Bewegungsdrange, der sich in überflüssigen Mitbewegungen auswirkt, bewährt es sich trefflichst. Das Reiten verlangt Zügelung derselben; sonst wird jedes gute Pferd unruhig. Die Freude am Reitsport, der von vornherein straffes Zusammennehmen und Pflichtenkreis schafft, hat nach unseren Erfahrungen schon bei vielen Nervösen Wesentliches beigetragen, die Neigung zu hysterischen Reaktionen völlig zu verdrängen, auch bei hysterischen Dyspepsien. Ähnlich erzieherisch wirkt gegen die überflüssigen Mitbewegungen Exerzierstunde nach militärischem Vorbilde, wie sie H. Quincke schon vor 40 Jahren auf seiner Kieler Klinik einführte. Sport setzt aber unter allen Umständen voraus, daß die muskuläre Befähigung dafür gesichert ist.

Andere Male wird man Trink- und Badekuren an berühmten Quellen vorziehen, wobei in den zuständigen leichten Fällen (ohne Anstaltsbehandlung) die Diät sich nach ortsüblicher Gewohnheit richten darf, deren suggestiver Einfluß nicht unterschätzt werden sollte. Diese Kuren müssen stets ärztlich geleitet werden. Genaue Anweisungen über Tageseinteilung, Ruhezeit, Ausflüge und andere Vergnügungen, Diät gehören dazu, die allmählich gelockert werden. Niemals sollen sie aber die Hysterischen in eine Sonderstellung zu den ortsüblichen Gewohnheiten bringen. Wo Sonderstellung notwendig ist, treten Anstalten in ihr Recht. Man darf sogar sagen, daß die Behandlung hysterischer und neurasthenischer Dyspepsien in Kurorten für Magen-Darmkranke wie Baden-Baden, Homburg, Karlsbad, Kissingen, Mergentheim erst dann anfing sich zu bewähren, als für solche Kranke (von ganz leichten Störungen abgesehen, s. oben) dort Sanatorien mit geeigneten Ärzten zur Verfügung standen. Massage, Medico-Gymnastik, verschiedenste Formen elektrischer Behandlung, Radiumbäder, Freiluft-Liegekuren, Sonnenbäder, künstliche Höhensonne u. a. sind gerade beim Aufenthalte in Kurorten nützliches Beiwerk, vorausgesetzt, daß man nicht übertreibt, was leider — jetzt wieder mit zunehmender Häufigkeit — vielfach geschieht. Das eine oder andere Stück solchen Beiwerks kann im Einzelfalle somagerichtete Bedeutung und Heilkraft haben. Aber der Arzt vergesse nicht, daß es in bezug auf hysterische und neurasthenische Psychopathie in der Regel nur ein Teilstück suggestiver Behandlung ist und sein soll.

b) Anstaltsbehandlung. Von ganz leichten und einfachen Formen der Hysterie abgesehen, kommt man ohne planmäßige ärztliche Behandlung in geeigneten Kuranstalten nicht aus. Verzicht darauf bedeutet nur Zeit- und Geldopfer. Dies gilt für alle Formen der Hysterie, besonderen Maßes aber da, wo erzieherisch und suggestiv wirkende Diätkuren in Frage kommen. Über deren Aufbau und Machtsphäre S. 364—371.

Für Wahl der Anstalt ist maßgebend in allererster Linie Eignung des Arztes; er muß die Eigenschaft haben, Vertrauen und Achtung der Kranken zu gewinnen und zu fesseln und ihnen zuversichtlichen Glauben an seine überlegene Persönlichkeit einzuflößen. Des weiteren ist wichtig Eignung der Pflege, der Küche, der Umwelt. Wie sehr aber die Macht der ärztlichen Persönlichkeit die Tragweite sonstiger Umwelt überragt, offenbart sich oft darin, daß Hysterische häufiger und williger als alle anderen Kranken dem Arzte zuliebe in bezug auf Unterkunft die größten Unbequemlichkeiten und den weitestgehenden Verzicht auf äußeres Behagen auf sich nehmen.

Isolierung und Ruhe sind im Anfange für die meisten behandlungsbedürftigen Hysteriker von größtem Belang, namentlich im Hinblick auf Diätkuren. Die klagelustigen Patienten dürfen keine Gelegenheit haben, ihr Herz vor anderen als dem Arzte und der geschulten Krankenschwester auszuschütten. Mit diesen aber sich gründlich auszusprechen, ist dringend notwendig. Diese Grundsätze über den Rahmen der Psychiatrie hinaus den praktischen Ärzten und den Nervenärzten alter Schule eingeprägt zu haben, ist im wesentlichen das Verdienst von Weir Mitchell und W. S. Playfair (Bd. I, S. 960). Wann und wie weit die Isolierung aufgehoben werden darf, entscheidet der Arzt nach Lage des Einzelfalles.

6. Allgemeines über Diätkuren.

Ein wichtiges Teilstück der Ruhe- und Isolierkur ist bei Hysterischen und ganz besonders bei hysterischen Dyspepsien aller Art, daß die Patienten eine Zeitlang die Mahlzeiten in ihren Einzelzimmern nehmen, anfangs unbedingt unter Aufsicht der Pflegerin, unter Umständen des Arztes selbst. Jeder von uns beiden hat in besonders schwierigen Fällen der Appetitlosigkeit, des „Nicht-Essen-Könnens" u. a. Hysterische persönlich löffelweise gefüttert und diese wichtige Handlung stark psychotherapeutischen Inhaltes nicht einmal geschulten Hilfsärzten überlassen; stets mit durchschlagendem Erfolge.

Falls Sekretions- oder Motilitätsstörungen des Magens oder Darmes vorliegen, muß die Auswahl der Kost darauf Rücksicht nehmen, um berechtigten Klagen über Organbeschwerden vorzubeugen. Das ist selbstverständlich (S. 343).

Mangels objektiv nachweisbarer funktioneller Störungen — dieser Fall ist, trotz schwerster Klagen, bei Hysterischen der häufigere (S. 359) — wäre es aber auch unnötiger, nur theoretisch konstruierter Verzicht auf ein wertvolles psychotherapeutisches Suggestivmittel, wenn wir dem Hysteriker sagten: „Dein Magen ist gesund; iß alles, was Du willst." Damit werden wir hübsch warten; wir werden bald so weit sein, es sagen zu dürfen. Wir sollten uns zunächst über das Vorliegen einer gerade zum eindrucksvollen Handeln so geeigneten Organdetermination der Hysterie freuen! Wir kommen auf zielgerechten Weg, wenn wir sagen: „Ja, Dein Magen oder Darm ist nicht ganz in Ordnung. Er bedarf planmäßiger, streng geregelter, ärztlich genau überwachter Kost, um wieder gesund zu werden. Er wird dadurch sicher gesunden, und Deine Beschwerden werden dann überwunden sein."

Im Geiste der neuzeitlichen fachlichen Psychotherapie wäre solches Vorgehen bei allen Organneurosen falsch. Unter dem Namen „larvierte Suggestion" werden alle sich an das betroffene Organ unmittelbar wendenden Maßnahmen in Acht und Bann getan, weil sie die Aufmerksamkeit des Psychopathen auf das betroffene Organ hinlenken, und seinen Wahn, es sei schwer erkrankt, vertiefen. Für physikalische Lokalbehandlung (S. 390), bei gedankenlosem Vorgehen auch für medikamentöse Behandlung hat dies eine gewisse Berechtigung, nicht aber für diätetische Kunst. Diätetische Maßnahmen ragen weit über derartige Lokaltherapie hinaus. Sie bedienen sich der Gebräuche des Alltags. Jedermann weiß von Kindesbeinen an, daß zeitweiliges Abweichen von durchschnittlicher Hauskost unter Umständen notwendig ist. Jedermann hat dafür Beispiele an sich selbst und in seiner Umwelt erlebt und weiß, daß sich geeignete Diätvorschriften nicht nur am Einzelorgan, sondern auch am Allgemeinzustand, u. a. am Nervensystem und an der körperlichen Leistungsfähigkeit auswirken. Jede Hysterische, der ein Rest von Gesundungswille verblieben ist oder zurückerobert wurde, und erst recht jeder Neurastheniker versteht dies. Jeder Psychotherapeut, der den suggestiven Einfluß diätetischer Kunst verschmäht, errichtet sich selbst Barrikaden auf seinem Weg zur Verdrängung nervöser Dyspepsien.

Solche Diätkur wird in der Regel von sehr einfachen, jedermann als „leicht bekömmlich“ bekannten Gerichten ausgehen; unter Umständen, zumal bei Rülpsen, Singultus, Erbrechen, Schmerzklagen u. a., von sehr kleinen Einzelmahlzeiten oder auch kleinen Tagesmengen (S. 366ff.). Es verstärkt den Eindruck und die psychotherapeutische Tragweite außerordentlich, wenn die genauen Weisungen über Zusammensetzung und Zeitfolge der Einzelmahlzeiten, über Menge und Zubereitungsform der Einzelgerichte vom Arzte selbst, in Gegenwart des Kranken, der Krankenschwester diktiert werden. Man wird manchen Einwand vom Kranken hören. Man wird bei unwichtigen Dingen den Einwand, je nach Lage der Dinge, als stichhaltig anerkennen, andere Male den Kranken über Nicht-Berechtigung seines Einspruches aufklären; man wird besondere Wünsche zu hören bekommen. Man wird sich einigen; und wenn man sich geeinigt hat, ist vollständige Durchführung des Programmes so gut wie sicher. Der Arzt wird aus den Einwänden, zu denen er geradezu auffordern soll, in bezug auf die Gestaltung die Diätkur wichtige Winke entnehmen. Wie viele bedeutsame Dinge über Denken und Fühlen der Patienten erfährt man bei diesem Vorgehen, Dinge, die weit über die Diätkur hinaus für die Gesamtbehandlung und für den Aufbau späterer Lebensweise maßgebend werden! Bei dem beschriebenen Verfahren kamen wir mit dem Ausbau der Kost immer schnellstens voran, und selbst bei „Nicht-Essen-Können“ gelang es meist schon nach 2—3 Tagen, der Kost mästenden Nährwert zu verleihen, wenn dies — wie so oft — nötig war (S. 389).

Wie verschieden ist dies alles von dem Gebahren der vielen „Nervenheilanstalten“ alten Stiles, die ja bei „nervöser Dyspepsie“ mit ihren physikalischen Hilfsmitteln und mit ihrer „Einheitskost für Alle“ recht unbefriedigende Erfolge erzielten. Die gut zubereitete, einfache, nahrhafte, gewürzarme Einheitskost mit wenig Fleisch sollte nervenberuhigend und, weil vom Arzte beaufsichtigt, gleichzeitig suggestiv wirken. Aber wie oft paßte die Kost nicht für die digestiven Funktionsstörungen des einzelnen, und wieviel von der Suggestivkraft ging schon nach wenigen Tagen verloren, wenn die Kranken erkannten, daß sie trotz ihrer sehr verschiedenen Beschwerden gleiches Futter wie alle anderen erhielten!

Als C. v. Noorden im Jahre 1906 die Lehrkanzel der I. Medizinischen Klinik in Wien übernahm und H. Salomon ihn als Assistent dorthin begleitete, war das gerügte diätetische Gebahren, wovon wir uns alsbald überzeugten, in allen Kuranstalten Wiens und seiner Umgebung üblich, in welche die Neurologen ihre Patienten zur Behandlung sandten; meist waren es Fälle neurasthenischer und hysterischer Dyspepsien. Kaum einer der damaligen Nervenärzte wäre imstande gewesen, eine ad personam eingestellte, zielbewußte, psychotherapeutisch durchdachte Kostordnung anzugeben und gar den von Tag zu Tag sich verschiebenden Ansprüchen des Einzelfalles entsprechend zu modeln. Nur „weißes“ Fleisch, nur ja kein „dunkles“ Fleisch; Kartoffel nur als Mus (übrigens keineswegs immer die bekömmlichste Form der Kartoffelgerichte, S. 198); von Gemüse nur Spinat oder Kochsalat; das war so ziemlich der gesamte Inhalt diätetischer Sondervorschriften. Dafür, daß die Erfolge solchen Gebahrens bei Nervös-Dyspeptikern höchst kümmerliche waren, haben wir viele Belege. Als wir, alter Gewohnheit treu, bei nervösen Dyspepsien aller Art die rein persönlich gerichteten, von Tag zu Tag in ihrer Auswirkung kontrollierten, von Tag zu Tag bis zu anscheinend unbedeutenden Einzelheiten besprochenen und erteilten Kostvorschriften einführten, war dies für Wien eine vollkommen neue, von überraschenden Erfolgen gekrönte Form diätetisch-psychotherapeutischer Behandlung nervöser Dyspepsien aller Art. Natürlich setzt sie genaue Bekanntschaft mit diätetischer Technik und Kunst, nicht minder willige und einsichtige Gefolgschaft der Küche voraus. Komische Dinge kamen vor. Z. B. trieben Angestellte eines Sanatoriums mit unseren Kostvorschriften, wie sie vom ersten bis zum letzten Behandlungstage für einzelne Kranke erteilt waren, schwunghaften Handel, und dem vorliegenden Programm entsprechend wiederholten sich dann jene Diätentwürfe bei der Behandlung Nervös-Dyspeptischer durch andere Ärzte! Nomina sunt odiosa! Das ist natürlich ein Hohn auf den Sinn des Verfahrens; es ist verallgemeinernde, keine durchdachte individualisierende Diätetik. Mit solchen abgeguckten Diätvorschriften bei neurogenen Dyspepsien ohne psychotherapeutischen Nachdruck der ärztlichen Persönlichkeit durchdringen zu wollen, geißelte Fr. Wittels durch humorvolles Beispiel.

Leider findet man noch jetzt, wenn auch nicht so häufig und auch nicht so schroff wie früher, schematische Einheitskost in vielen Anstalten, wo Nervös-Dyspeptische zusammenströmen; leider nicht nur, wo Neurologen, sondern recht oft auch da, wo sog. Magenärzte Herrscher sind. Den Neurologen müssen wir sagen, daß es nur Unkenntnis der diätetischen Machtsphäre sein kann, wenn sie deren Hilfe ablehnen; sie zeigen damit, daß ihnen ein Stück Menschenkenntnis fehlt und das Wort „Humani nihil a me alienum puto“ für sie nicht stimmt. Den „Magenärzten“, die gleiches verkünden (Verhandlungen der VI. Tagung der Gesellschaft für Verdauungs- und Stoffwechselkrankheiten), müssen wir sagen, daß sie entweder der diätetischen Kunst ebenso bar sind wie jene Neurologen oder dem Zeitgeiste folgend einen Kotau vor der psychoanalytischen Großmannssucht machen.

7. Über Aufbau und Ausbau der Kost.

Auf einiges ist hier genauer einzugehen; anderes ist schon vorweggenommen. Bekanntschaft mit der sekretorischen und motorischen Leistungsfähigkeit des Magens, Darmes und dessen Nebendrüsen wird vorausgesetzt. Unkenntnis könnte zu diätetischen Mißgriffen führen (S. 343). Etwaige Störungen brauchen durchaus nicht psychogenen Ursprunges zu sein. Organkrankheiten können von hysterischer Reaktion begleitet oder überlagert sein.

a) Die Eröffnungsperiode der Diätkur ist bei allen nervösen Dyspepsien von besonderer Wichtigkeit. Hier muß alles gut klappen; Mißgriffe und Mißerfolge in dieser Zeit erschüttern das Vertrauen. Bei Hysterischen ist glatter Verlauf der Eröffnungsperiode durchschnittlich schwerer zu erreichen als bei Neurasthenie. Wenn auch möglichst von Anfang an die Kost offenkundige Erfolge aufweisen soll, z. B. bei Abgemagerten meßbaren Gewichtsanstieg, betrachte man es doch nicht als beklagenswerte Verzögerung, wenn sich dies nicht erreichen läßt. Der gerade und anscheinend kürzeste Weg zur erstrebenswerten Kostordnung kann durch Hemmungen blockiert werden; Umwege führen dann schneller zum Ziel. Ein solcher Umweg ist z. B. das Vorschalten eines oder (sehr selten) zweier Fasttage vor der eigentlichen Diätkur; sowohl bei schwerer Anorexie wie bei allen Krampfformen, einschließlich Erbrechen ein treffliches Verfahren, das freilich, um Überrumpelung des Magens zu vermeiden, meist als Überleitung zur Vollkost 2—3 weitere Tage vorsichtig beschränkter Kost nach sich zieht.

Wir wählen dazu gern eine Einheitskost, z. B. am 1. Tage: 5—6 mal je 200 ccm Buttermilch oder Milch oder Ya-Urt oder Schleimsuppe oder Kompott; am 2. Tage: Erweiterung vorstehender Kost durch je einen Zwieback zu jeder Mahlzeit; am 3. Tage: Erweiterung durch Ersatz der Zwiebäcke durch geröstetes Weißbrot mit Butter.

Auch ganz andere Formen sind möglich, z. B. Eröffnung der Ernährung nach dem Fasttage mit 6 mal täglich ein Ei (rohes Trinkei oder gekochtes Ei); nachher Erweiterung wie oben am 2. und 3. Tage. Oder auch nach dem Fasttage 1—3 Tage vegetabiler Rohkost (Salate, Rohobst und Fruchtsäfte). Grundsätzlich ist es gleichgültig, was man wählt, vorausgesetzt, daß etwaige funktionelle Sekretions- und Motilitätsstörungen berücksichtigt sind. Bedeutsam ist nur, das der Persönlichkeit angemessene auszuwählen.

Eine gerade bei Hysterischen bedeutsame Eröffnungskost (mit oder ohne vorgeschalteten Fasttag) ist die von H. Salomon empfohlene „Stundendiät" (vgl. S. 290). Sie ist stark suggestiver Kraft. Obwohl sie 12—14 Stunden lang den Magen fortdauernd in Tätigkeit hält, wird sie bei der Kleinheit der Einzelgaben und bei geschickter Folge der Nahrungsmittel überraschend gut vertragen. Die Masse der Einzelmahlzeit pflegt erfahrungsmäßig bei der Stundendiät zwischen 100 und 250 g zu schwanken (Festes und Flüssiges zusammengerechnet). Es ist zweckmäßig, den Patienten vorzuschreiben (schriftlich!), wieviel sie als Minimum nehmen müssen und wieviel sie als Maximum nehmen dürfen. Die letzte Mahlzeit am Tage sei die nach Gewicht bzw. Volum größte.

Die allerverschiedensten Einzelmahlzeiten können für die Stundendiät zusammengestellt werden. Erfahrungsgemäß soll die Stundendiät aber auf Fleischspeisen verzichten. Sie benötigen Beilagen und passen daher nicht recht in den Rahmen kleiner Mahlzeiten; auch ist ihr Sättigungswert zu groß, und des weiteren stößt man verhältnismäßig oft auf Vorurteile gerade dem Fleisch gegenüber, was vermeidbare Widerstände bedingt.

Alles in allem kommt es auch bei der Stundendiät im wesentlichen darauf an, daß Auswahl und Zusammenstellung der Persönlichkeit angemessen sind.

Daher sind die beiden folgenden Kostpläne, mit denen in zwei besonderen Einzelfällen die Diätkur eröffnet wurde, auch nur als Beispiele gewählt. Der erste ist so sehr der Eigenart des Falles angepaßt, daß er vielleicht nur in wenigen anderen Fällen ähnlich aufgebaut werden kann und darf.

1. 8 Uhr: Tee mit Milch (wenn Tee vermieden werden soll, Ersatz durch Lindenblütentee). Etwas Weißbrot oder Grahambrot.
9 „ Hafersuppe mit Butter (schnell ansteigend: 10, 20, 30 g Butter).
10 „ Rahmgefrorenes, verschiedene Arten gemischt.
11 „ Weißbrot oder Grahambrot, Butter, milder Käse oder Kaviar.
12 „ Glacierte Maronen oder Datteln bester Qualität.
13 „ Durchgeschlagene Erbsensuppe mit Butterzusatz.
14 „ Reisauflauf oder kalter Reis mit Fruchttunke.
15 „ Obst.
16 „ Gleiches wie um 8 Uhr oder Mandelmilch (schnell zu bereiten aus 50 g Marzipanmasse mit $^1/_8$ Liter kühler Milch innig verrührt).
17 „ Ein weiches Ei oder 3—4 Eßlöffel Omelette soufflée.
18 „ Gefrorenes.
19 „ Gleiches wie um 11 Uhr.
20 „ Kartoffelmussuppe (Mus von 1—2 Kartoffeln in 200—250 ccm Milch gekocht; am Ende des Kochens werden 30 g Butter zugesetzt).

2. 8 Uhr: Tee mit Milch, Weißbrot oder Grahambrot mit Butter.
9 „ Ein Ei (roh oder gekocht), Gebäck mit Butter.
10 „ Ein Bratapfel oder Rahmgefrorenes mit leichtem Teegebäck.
11 „ Eine Tasse kräftige Fleischbrühe mit 1—2 Scheibchen Mark.
12 „ Weißbrot (frisch oder leicht angeröstet) mit Butter. Als Belag: milder Käse oder Kaviar oder gewürzte Fleischpastete.
13 „ Durchgeschlagene Linsen-, Erbsen- oder Gerstensuppe; 10—30 g Butter werden eingerührt.
14 „ Kompott oder frisches Obst.
15 „ Tee mit Milch; Teegebäck mit Butter.
16 „ Gefrorenes mit etwas Gebäck als Beilage.
17 „ Ein Ei.
18 „ Eine Tasse kräftige Fleischbrühe mit geröstetem Weißbrot und Butter.
19 „ Lockerer Auflauf, Flammeri mit Fruchttunke; oder $^2/_{10}$ Liter Milch.
20 „ Durchgeschlagene Suppe aus Kartoffeln, Grünkern, Hafer, Gerste, Reis, Erbsen, Linsen u. dgl.; Zusatz von 30 g Butter.

Der Stundendiät kann erheblicher kalorischer Wert verliehen werden; das ist eine Frage ihres Fettgehaltes. Je höher man den Kalorienwert einzustellen wünscht, desto mehr wähle man Gerichte, worin Butter leicht, schmackhaft und wenig auffällig untergebracht werden kann. Ob man gleiche Kost mehrere Tage fortbestehen läßt oder von Tag zu Tag den Kostzettel ändert, ist von Fall zu Fall verschieden. Meist schon nach 3—5 Tagen lassen sich die Mahlzeiten, unter Verstärkung ihrer Masse, zeitlich weiter auseinanderrücken, so daß man nach etwa 10 Tagen auf 5, höchstens auf 6 Mahlzeiten angelangt ist, die dann schon — unter Heranziehen von Fleisch, Fisch, Gemüsen usw. — anfangen, den Charakter von Normalmahlzeiten annehmen, wobei aber doch die Gewißheit rein persönlich eingestellter Kostordnung (S. 365) meist noch längere Zeit dem Nervös-Dyspeptiker gesichert bleiben muß, selbst wenn Klagen dazwischen verstummen.

Rohkost, nach Lage des Falles und in bezug auf Menge und Art richtig zusammengesetzt, verhütet und beseitigt bei gar manchen anatomischen und funktionellen Krankheiten und Störungen leichter, schwerer und schwerster Form deren schädliche Auswirkung auf den Gesamtstoffwechsel oder auf Teilstücke desselben; sie erlangt dabei manchmal sogar heilende Kraft (E. Friedberger, A. Scheunert, W. Stepp und anschließende Aussprache; vor allem C. v. Noorden[7, 8]). Daß sie aber spezifisch-heilende, biochemische Kraft auf Ernährungsstörungen der Nervenganglien und -fasern bei neurogenen Dyspepsien und bei sonstigen neurogenen Organstörungen entfaltet, die anderen Ernährungsformen mangelt, trifft sicher nur ausnahmsweise zu. Es trifft zu, wenn die Rohkost wichtige Nährstoffe einführt, die wegen unvernünftiger Einseitigkeit vorausgegangener Kost fehlten. Es trifft auch dann zu, wenn allgemeine Überfütterung oder unverständige Überfütterung mit einzelnen Nährstoffen bzw. Nahrungs- und Genußmitteln vorausging. Dann wirkt Rohkost entlastend, was erfahrungsgemäß feststeht und was wir auch theoretisch erfassen können. Auch als Belastung kann sie sich günstig auswirken, vorzugsweise bei gewissen Formen der Stuhlträgheit, wo die bisherige Kost zuviel dünndarmverdauliches und zu wenig schlackenhaltiges und dickdarmerregendes Material enthielt. Unschwer läßt sich der Rohkost eine Form verleihen, die an solchen Stoffen reich ist (siehe Kapitel Stuhlträgheit).

Im allgemeinen überwiegt bei günstiger Wirkung der Rohkost auf nervöse Dyspepsien ihr suggestiver Einfluß. Wenn keinerlei motorische oder sekretorische Störungen und keinerlei sonstige Organbefunde dagegensprechen, steht nichts im Weg, bei allen möglichen Formen nervöser Magen- und Darmdyspepsie die ganze Diätkur mit reinvegetabiler oder lactovegetabiler Rohkost zu eröffnen und dies einige Zeit durchzuführen. Wir taten dies sowohl bei hysterischen wie bei neurasthenischen Formen im Beginne der neuzeitlichen Rohkostbewegung mit bewußter Absicht, damit einen starken suggestiven Druck auszuüben. Die anfänglich sehr befriedigenden Erfolge sind jetzt schon nicht mehr so häufig wie früher. Die Rohkost ist inzwischen allgemein bekannt geworden; es haben sich in Familie und in sonstiger Umwelt des Neurotikers meist schon manche zeitweilig der Rohkost zugewendet, oder er selbst hat auf eigne Faust mit mehr oder weniger Erfolg bzw. Mißerfolg damit Versuche gemacht. Das hat die suggestive Kraft der Rohkost abgeschwächt. Nicht unerwähnt bleibe, daß wir sowohl bei einzelnen eignen Patienten wie auch in weit größerer Zahl bei Neurotikern, die anderswo mit Rohkostkuren behandelt waren, auf erhebliche Schwierigkeiten stießen, wenn Umweltsverhältnisse oder körperliche Zustände das Loslösen von reiner Rohkost heischten. Weniger bei Hysterischen, viel ausgeprägter bei Neurasthenikern kommen dann oft Angstzustände vor. Sie fürchten Rückkehr der alten Beschwerden, und von der Angst bis zur wirklichen Rückkehr ist nur ein Schrittchen. Mit der täglich wiederkehrenden Autosuggestion: „bei der Rohkost liegt mein Heil“ schwindet beim Neurotiker nur allzu leicht der ganze Erfolg der Rohkostperiode, was nach Rohkostkuren bei Organkrankheiten (Herz, Nieren, Haut u. a.) durchaus nicht der Fall ist. Man muß es vermeiden, daß der Neurotiker der Rohkost hörig wird. Er hat nur dann Dauererfolg, wenn er die Sicherheit erlangt hat, so essen zu dürfen, wie jeder Gesunde (S. 370).

b) Weiterer Ausbau der Diätkur. Die einleitende Kostordnung hat gleichsam einschmeichelnde Aufgabe. Unter suggestiver Auswirkung weniger der Kost als der Kostordnung, welche als starkes, positiv-therapeutisches Handeln des Arztes empfunden werden muß (S. 365), bei damit verbundenem sonstigen klugen Eingehen auf die psychische Lage, unter Umständen ergänzt durch medikamentöse, physikalische und andere Maßnahmen (S. 371), wird bei gutartigen Hysterischen (s. unten) das nächstliegende Ziel: Erzwingen der Anerkenntnis, daß es Kostformen gibt, die dem Zustand der Verdauungsorgane angemessen sind und beschwerdefrei vertragen werden, sehr oft schon nach wenigen Tagen oder vielleicht nach 1—2 Wochen erreicht sein. Im Vertrauen auf den anfänglichen Erfolg, darf man die Zügel aber nicht aus der Hand lassen. Beim Neurastheniker ist meist schon sehr früh auf Mithilfe von Einsicht und Vernunft zu rechnen, bei Hysterischen nicht. Für diese bedeutet das Schwinden dyspeptischer Krankheitssymptome oft genug ein Verzicht auf Geltung und Beachtung von seiten der Umwelt. Diesen Verzicht muß man den Hysterischen geradezu abringen, ihnen auch die Vorteile der Gesundung fortwährend ausmalen. Daher muß auf Hysterischen, um Rückfälle in die alten hysterischen Reaktionen zu verhüten, der starke Wille des Arztes weit über das Schwinden der bekämpften Krankheitssymptome hinaus lasten. Für das diätetische Vorgehen bedeutet dies: die Kost kann erweitert werden, bald früher, bald später bis zur durchschnittlichen Normalkost oder in bezug auf Schwerbekömmlichkeit sogar darüber hinaus, nicht aber darf auf Kostordnung verzichtet werden. Dieselbe muß noch lange fest in der Hand des Arztes bleiben, zu mindest seinen Vorschriften sinngemäß angepaßt sein. Bald früher, bald später darf man dann den Kranken sagen, sie seien jetzt so weit, sich für diese oder jene Mahlzeit die Speisen nach eigenem Wunsche zu bestellen, womöglich so, daß sie mit den Gepflogenheiten des häuslichen Lebens übereinstimmen. Das ist dann die Vorbereitung zur Lösung vom ärztlichen Gängelbande und zur Rückkehr in die Freiheit. (Weiteres hierüber bei Neurasthenie; S. 372).

Die Dauer der diätetisch-psychotherapeutischen Kur erstrecke sich bei Hysterischen auf mindestens 4—6 Wochen, sonst ist auf Dauererfolg nicht zu rechnen; bei Neurasthenikern kommt man oft schon in 2—3 Wochen zum Ziele.

Es gibt aber auch bösartige Hysterische, deren Macht- und Geltungswille so stark ist, daß sie dem Verzicht auf dyspeptische Krankheitssymptome, welche ihnen bisher Mitleid und Rücksicht von seiten der Umwelt einbrachten, stärksten Widerstand leisten, solchen Handelns bewußt oder unbewußt. Bewußt ist gar nicht selten. Das sind die wahrhaft Bösartigen. Boshafter, selbstsüchtiger, neidischer Charakter steht unwandelbar dahinter und wird sich stets auswirken, auch wenn hysterische Symptomenkomplexe verschwinden. Die Verknüpfung solcher Xanthippen-Eigenschaften mit Hysterie ist schlimm, und noch schlimmer ist es, wenn Hysterie nur als Deckmantel simuliert wird. Der ärztlichen Behandlung sind die Formen der bewußt-bösartigen Hysterie unzugänglich. Nur Stürme des Lebens und strenge Zucht können sie in unschädliche Formen zwingen, nicht heilen. Wenn der ablehnende Widerstand gegen das Preisgeben hysterisch-dyspeptischer Symptomenkomplexe unbewußt ist, hat man es meist mit intelligenten, durch einmaliges, erschütterndes Erleben, häufiger durch eine Kette widriger Erlebnisse und Umweltsverhältnisse zermürbten Persönlichkeiten zu tun oder mit ganz Dummen; in beiden Fällen mit starken Minderwertigkeitsgefühlen. Man kommt meist mit den gleichen Methoden aus, wie bei den weniger widerstrebenden Hysterischen. Wohlwollendes Verständnis, viel Geduld, oft viele Monate gehören dazu.

c) Stuhlträgheit darf nicht geduldet werden. Wir kommen so gut wie immer mit diätetischen Maßnahmen aus. Es sei namentlich auf das Einstellen von Schrotmehlgebäck statt feinem Weizenbrot und von Mus aus gequollenen, nicht gekochten, bei gelinder Hitze gedörrten Pflaumen hingewiesen. Unter Umständen sind milde, langsam wirkende Abführmittel aus der vegetabilen oder der

Phenolphthaleingruppe usw., aber nur zu vorübergehendem Gebrauche, heranzuziehen (S. 221 und Abschnitt: Darmkrankheiten).

d) Der Kalorienwert der Kost soll möglichst frühzeitig auf die Höhe eingestellt werden, welche der Ernährungszustand erfordert. Sehr oft ist Mastkur erforderlich, was aber niemals übertrieben werden darf; man neigte früher häufiger zu Übertreibungen als jetzt. Über die Technik der Mastkuren sei auf den entsprechenden Abschnitt in Bd. I, S. 935—991 verwiesen. Bei hysterischer Dyspepsie muß sich die Ernährungstechnik im Anfang oft einschleichenden Verfahrens bedienen (S. 366), und man erreicht daher durchschnittlich langsamer zureichenden Kalorienwert der Kost als bei Neurasthenischen, wo man zwar mit Phobien zu kämpfen hat, bei hinlänglichem Vertrauen des Kranken aber guten Willens gewiß ist. Die Verzögerung ist für den Enderfolg ohne Belang. Ob brüskes Erzwingen kalorienreicher Kost oder langsames Einschleichen im Anfange der Kur das bessere ist, richtet sich ganz nach psychischer Lage und nach Symptomenkomplex im Einzelfalle. Man strebe bei Hysterischen unbedingt an, im zeitlichen Bereiche der planmäßigen Diätkur den für optimal erachteten Ernährungszustand und eine Kost zu erreichen, die auch im täglichen Leben außerhalb der Kuranstalt das Fortbestehen dieses Zustandes sichert. Auch müssen Art der Nahrungsmittel bzw. Speisen und überhaupt die ganze Kostform im allgemeinen und im besonderen bereits längere Zeit vor Schluß der Kur so eingestellt sein, wie es die Umwelt mit sich bringen wird. Es ist wenig Verlaß darauf, daß Hysterische, welche diese Ziele während planmäßiger Kur nicht erreichten, die Lücke mittels eigener Willenskraft ausfüllen werden (vgl. Neurasthenie, S. 393).

So dringend wir abraten, nach Überwindung der hysterischen Dyspepsie die Rekonvaleszenten auf eine von ihrer persönlichen Umwelt abweichende Sonderkost anzuweisen, sahen wir doch recht häufig entschiedenen, den Dauererfolg sichernden Vorteil vom Einschieben vereinzelter, periodisch wiederkehrender diätetischer Entlastungstage. Dahin gehören u. a. Fasttage (S. 366; dies aber nur bei gleichzeitiger Bettruhe!), Obst-Salattage (Rohkost!), Milchtage, Buttermilchtage, Zerealien-Milchtage; etwa aller 7—10 Tage. Wir schieben sie schon in die Kurdiät ein, wenn wir in der Folgezeit davon Gebrauch machen wollen. Das periodisch wiederkehrende Gebundensein an eine bestimmte, festgeordnete Kost hat erzieherischen Wert; des weiteren wirken sich solche Tage einfachster Kost auch somatisch günstig aus. Wir erlebten öfters, daß sich die Familienangehörigen oder wenigstens einige derselben an diesen Schonkosttagen beteiligten. Das erhöht ihren erzieherischen Wert.

Häufiger als bei Neurasthenie hat man es bei Hysterie und selbst bei hysterischen Dyspepsien mit Fettleibigen zu tun. Fettleibigkeit bleibt bestehen oder nimmt sogar zu, weil trotz umfangreichen hysterischen Klageregisters mit krankhaft verstärktem Triebe überreichlich gegessen wird. Eine besondere Form ist das mit Heißhunger oder Schwächegefühl begründete Oft-Essen der Hysterischen, wobei es leicht zur Überfütterung und zu Fettsucht kommt. Wie immer auch entstanden, bietet Fettleibigkeit bei Hysterischen treffliche Angriffspunkte für planmäßige Diätkur. Das straffe Anziehen der Zügel, das dabei unerläßlich ist, und die verlockende Aussicht auf Wiedergewinnung schlankerer Formen wirken auf Hysterische hohen Maßes erzieherisch und können unter geschickter ärztlicher Leitung vortrefflich psychotherapeutisch ausgenützt werden. Wir sahen öfters, daß sich unter einer derartig geleiteten, alle Klippen sorgsam umschiffenden Entfettungskur die ganze Persönlichkeit änderte und von der bisherigen hysterischen Einstellung abwandte. Über Polyphagie S. 403.

e) Über Gehalt der Kost an Eiweißträgern ist nichts zu sagen, was für hysterische Dyspepsien betont geltend zu machen wäre (vgl. bei Neurasthenie S. 385).

Daß man unter Umständen im Beginne der Diätbehandlung damit zurückhalten muß, geht aus früherem hervor (S. 366).

f) Über **Vitamine** s. S. 388.

g) **Alkoholische Getränke** unterstehen der Bewilligung des Arztes. Sie grundsätzlich auszuschalten wäre ebenso verkehrt, wie sie grundsätzlich zu verordnen. Man handle der jeweiligen Lage des Einzelfalles entsprechend. Nur bescheidene Mengen stehen in Frage; sie können unter Umständen das planmäßige Durchführen mästender Kost wesentlich erleichtern. Nicht übersehen darf werden, daß in freilich seltenen Fällen hysterische Frauen heimlich ansehnliche Mengen von Branntwein und schweren Südweinen trinken, was natürlich nicht ohne schädliche Folgen bleibt.

h) **Tabak** ist hier auch zu erwähnen. Das Zigarettenrauchen nimmt allerorts unheimlich überhand, auch bei Frauen, die wegen größerer Empfindlichkeit ihres vegetativen Nervensystems dadurch durchschnittlich stärker geschädigt werden als Männer. Unter hysterischen Frauen stießen wir neuerdings zunehmenden Maßes auf übermäßiges Zigarettenrauchen, selbst bei dyspeptischen. In einem besonderen Falle schien sich aus anfänglich toxogenem nächtlichem Erbrechen später psychogene Hyperemesis entwickelt zu haben, die den Verzicht auf Rauchen monatelang überdauerte. Natürlich ist dem Tabakmißbrauch scharf entgegenzutreten; er erschwert der Behandlung den Erfolg und kann ihn völlig vereiteln.

8. Unterstützende Maßnahmen.

a) **Physikalische Maßnahmen** als Unterstützungsmittel wurden schon erwähnt (S. 363). Was an jener Stelle über solche Methoden für Kurortbehandlung gesagt wurde, gilt auch für andere Umweltverhältnisse. Die Mahnung, nicht zu übertreiben, muß hier wiederholt werden. Am brauchbarsten sind Formen der Hydrotherapie, die allgemein-beruhigenden Einfluß auf das Nervensystem ausüben. Man achte auf die Wirkung im Einzelfalle und schreibe nicht von vornherein bestimmten Maßnahmen allgemeingültig gleichen Einfluß zu. Bei elektrischen Behandlungsmethoden überwiegt in der Regel der erregende Einfluß zu stark, namentlich bei den früher bevorzugten, aber auch jetzt noch viel zu viel angewandten faradischen Strömen. Von allgemeiner Körpermassage und von Widerstandsgymnastik läßt sich viel Besseres sagen. Stets sollen alle physikalischen Maßnahmen, bei sämtlichen Neurosen ebenso wie bei organischen Leiden von einschmeichelnd schonenden Stufen zu übenden und abhärtenden planmäßig entwickelt werden. Wenig angebracht sind bei hysterischen Dyspepsien alle physikalischen Maßnahmen, die sich als „larvierte“ Suggestion unmittelbar auf das notleidende Organ richten, wie z. B. lokale Umschläge, Packungen, Massage, Diathermie u. a. Sie haben sich nicht bewährt, wirken oft geradezu schädlich, die Aufmerksamkeit allzu sehr auf das Organ hinlenkend. Namentlich in bezug auf Erschlaffungszustände wie Hypotonie und Ptosen sei dies hervorgehoben. Es besteht ein wesentlicher Unterschied zwischen psychischem Einfluß diätetischer Schulung, die ja auch das Organ berücksichtigt, und dem Einfluß lokal physikalischer Maßnahmen. Erstere erstreckt sich gewissermaßen auf Alltagsvorgänge und fordert nur zeitweilig persönlich-gerichtete Einstellung der Kost (S. 365), letztere belasten die Psyche weit mehr mit Gebundensein an fremdartige und unnatürliche, dem Alltage ungewohnte Maßnahmen. Bei rein neurasthenischen Phobien ist dies anders; da helfen sie, als Unterstützungsmittel der Diätetik oftmals, störende Phobien zu überwinden. Eine Ausnahme macht der Kardiospasmus (S. 432).

b) Mit **Medikamenten** sei man zurückhaltend, da Hysterische nur allzu leicht Sklaven medikamentöser Therapie werden. Immerhin soll man ihre Hilfe nicht verschmähen. Von allgemein-roborierenden Medikamenten wollen wir hier nicht sprechen, da ihre Indikationen bei Hysterischen sich nicht von denen bei anderen Menschen unterscheiden.

An Vitamine und Hormone sei aber erinnert (S. 388). Bei hysterischen Dyspepsien haben wir es, ebenso wie bei neurasthenischen und anderen psychogenen Formen recht oft mit Persönlichkeiten zu tun, die lange Zeit eine teils quantitativ, teils qualitativ unvollständige Kost genommen haben. Obwohl die diätetische Kunst bald Abhilfe schaffen wird, gleicht man den Ausfall doch schneller und wirksamer aus durch medikamentöse Gaben entsprechender Präparate. Es ist durchaus verständlich, daß — je nach Art des Mangels — Lebertran, aktivierte Ergosterine wie Vigantol, Nährhefe oder das altbewährte Weizenkeimpräparat „Materna" von Dr. V. Klopfer und dessen „Vitaminose" aus Spinat, Leberpulver und -extrakte, Mischpräparate wie Alentina und Promonta usw. uns ganz eindeutige schnelle Vorteile brachten in bezug auf Kraftgefühl und Leistungsfähigkeit, und daß sich dies in gesteigertem Selbstvertrauen, in strafferer Haltung, in ernsterem Gesundungswillen auswirkte, was das Ansprechen auf diätetisch-psychotherapeutische Maßnahmen wesentlich erleichterte. Von Hormonen scheint uns das Follikulin besonders erwähnenswert zu sein. Natürlich ist es nur angezeigt bei krankhaft darniederliegender Ovarialtätigkeit. Auch der Schilddrüsenpräparate sei gedacht in bezug auf die gar nicht seltenen Fälle, wo sich hysterische Dyspepsie mit Fettleibigkeit oder gar mit leichteren Formen von Myxödem verbindet (S. 370). Mit Eintritt der durch Thyreoidin usw. bedingten Besserung des Allgemeinbefindens sahen wir mehrfach die Neigung zu hysterischen Reaktionen schnell verschwinden (Jammern über Magenschmerzen, spastische Stuhlträgheit, Colica mucosa, einmal hartnäckigen Kardiospasmus).

Schlafmittel sind manchmal unentbehrlich. Womöglich sollen die Hysterischen nicht wissen, was und wieviel sie erhalten. Noch besser, wenn sie überhaupt nicht wissen, daß dieser oder jener Speise bzw. Flüssigkeit ein Schlafmittel zugesetzt ist, das Abgewöhnen ist dann leichter. Das nur cortical angreifende Paraldehyd, das man freilich seines Geschmackes wegen nicht heimlich geben kann, bewährt sich bei Hysterischen manchmal besser als jedes andere Schlafmittel.

Atropin bzw. Belladonna in reiner Form oder in Mischung mit Alkalien und Abführmitteln kann bei spastischen Zuständen manche diätetische Schwierigkeiten überwinden helfen; im allgemeinen mehr bei Darm- als bei Magenstörungen. Man komme mit kleinstmöglicher Gabe aus. Namhafte Erfolge sahen wir von Anästhesin-Atropin-Suppositorien bei hysterischem Spasmus des Sphincter ani mit Kotstauung im Mastdarm. Sie kommen in charakteristischer Form fast nur bei Frauen vor. Obwohl dieses quälende Leiden rein psychogen ist und, wie R. Schindler neuerdings scharf betont, einen analneurotischen Komplex darstellen kann, weicht es oft schon in kurzer Zeit ohne tief schürfende Psychoanalyse lokaler Anästhesin-Atropin-Dämpfung (abends und morgens je ein Suppositorium), so daß man bald zu schwächeren oder selteneren Gaben übergehen und sie schließlich ganz ausschalten darf.

Niemals werde übersehen, daß man bei der hysterischen Neurose, und gerade auch bei ihrer dyspeptischen Form, oft äußerst verwickelten seelischen Vorgängen gegenübersteht, die einfachen und geradlinigen Suggestivmitteln nicht zugänglich sind. Dann tritt die Mitwirkung des Psychiaters in ihr Recht.

VI. Die neurasthenische Form der nervösen Dyspepsie.

Bei rein neurasthenischer Dyspepsie steht die seelische Grundlage weitab von der bei Hysterie. Von Flucht in die Krankheit in dem Sinne wie bei Hysterie ist keine Rede, aber Verwandtes kommt vor (s. unten). Der Neurastheniker will gesunden. Er ist in Besorgnis über die verringerte Leistungskraft seines erschöpften Verdauungs- und Nervensystems. Die Wahrnehmung vorschneller Ermüdbarkeit veranlaßt verschärfte Selbstbeobachtung und Krankheitsfurcht. Aus den angstvoll registrierten Mißempfindungen und tatsächlichen Funktionsstörungen des Magens macht er sich einen schreckhaften Popanz, der ihn knechtet. Die in Wahrheit neurogenen motorischen, sekretorischen, sensiblen Störungen wachsen sich in seinen Vorstellungen und Ängsten zu Vor- und Wahrzeichen schlimmer Krankheit aus. Furcht vor Magengeschwür und Magenkrebs herrschen vor, namentlich wenn von Eltern oder Großeltern jemand an solcher Krankheit gelitten hatte. Solche Furcht wird oft scherzend vorgebracht, ist aber tief ernst gemeint. Wehe, wenn ein gefallenes oder ein unterlassenes Wort des Arztes den Kranken denken läßt, der Arzt habe auch Verdacht auf Magenkrebs.

Mit ängstlicher Aufmerksamkeit verfolgt der Neurastheniker den Einfluß von Art und Menge des Genossenen auf sein Befinden. Trat diese oder jene Beschwerde nach etwas mehr Salz, etwas mehr Fett, nach Genuß einer ungewohnten Speise, nach kleiner zeitlicher Verschiebung der Mahlzeit sofort, oder in den nächsten Stunden oder auch in folgender Nacht oder am folgenden Morgen stärker hervor, so wird ihm das ,,post hoc" zum ,,propter hoc". Mit Sorge, ob bekömmlich oder nicht, nimmt er jede Mahlzeit, die etwas Ungewöhnliches enthält, mit Sorge auch das Gewohnte. Die Sorge vor schlechter Bekömmlichkeit (neben eigentlichen Magenbeschwerden auch schlechter Schlaf, Kopfdruck, morgendliche Müdigkeit, leichtes Kopfweh usw.) verursacht an sich schon Beschwerden. Da Mißempfindungen und andere Störungen (teils am Magen, teils am Darm usw.) auch nach vereinfachter Kost nicht immer ausbleiben, vergrößert sich die Liste des schlecht Bekömmlichen allmählich. Manche Neurastheniker führen ausführliches Tagebuch über alles Genossene und dessen Bekömmlichkeit. Die Phobien können so stark werden, daß dem Kranken der Angstschweiß auf die Stirn tritt, wenn äußere Verhältnisse ihn zwingen, etwas zu essen, was auf seiner schwarzen Liste steht.

Da die Angst vor Nichtbekömmlichkeit sich oft gerade auf Nahrungsmittel und Zubereitungsformen erstreckt, welche für die stoffliche und dynamische Wirtschaft des Körpers von größter Tragweite sind (z. B. auf Fett in dieser oder jener Form oder auf alle Fette), so kommt es oft zu fortschreitender Verkümmerung des ganzen Kräfte- und Ernährungszustandes. Bei Jugendlichen wird der optimale Ausbau des Körpers nicht erreicht; man findet ja die psychogene Angstdyspepsie schon bei Kindern von 4—5 Jahren, fast immer eine Auswirkung törichter Erziehung. Wir konnten ziemlich oft anamnestisch ermitteln, daß Neurastheniker, welche die Unbekömmlichkeit zahlreicher Speisen bis in die Kindheit zurückdatieren, bereits als kleine Kinder (3—4 Jahre alt) zu den Mahlzeiten der Erwachsenen herangezogen wurden, dort zwar Kinderkost erhielten, aber nach Kinder- und Affenart immer nach den Speisen der Erwachsenen schielten und dann immer wieder hören mußten ,,das darfst du nicht essen; das bekommt dir nicht" usw. Man sollte Kinder erst dann zum allgemeinen Familientisch zulassen, wenn sie — zum mindesten in der Hauptsache — sich an dessen Gerichten beteiligen dürfen, und man sollte schwerbekömmliche Einzelgerichte möglichst unmerklich und ohne viele Worte von ihnen fernhalten. Die Phobien bringen die Dyspepsie, die Phobien bewirken unmittelbar oder durch Vermittlung dyspeptischer Beschwerden mangelhafte Ernährung, diese wiederum schwächt Leistungsfähigkeit und Widerstandskraft des gesamten Körpers und u. a. auch des Nervensystems; damit ist der Grund für weitere Verschlimmerung des neurasthenischen Ideenkreises und seiner Auswirkung auf die Verdauungsvorgänge gelegt. Diesem zwingenden Circulus vitiosus sind alle Psychopathen mit neurasthenischer

Dyspepsie untertan, wenn zwar nur bei der Minderzahl er sich zu schlimmsten Formen auswächst.

Bei dieser Gelegenheit, wo wir alimentäre Phobien der Einzel-Neurastheniker besprechen, sei auch auf die starke Empfänglichkeit der Volksmassen für alimentäre Phobien hingewiesen, die sich gerade bei unseren heutigen Zeitgenossen wieder in auffallendster Weise bemerklich macht. Absprechenden Urteilen über Bekömmlichkeit dieser oder jener Speise oder Speisemischung sind die Massen immer leicht zugänglich gewesen. Die beschränkenden Speiseordnungen mancher Religionssysteme haben wahrscheinlich in uralter Zeit die erste Grundlage dafür gegeben; sie waren zum größten Teile recht vernünftig, von vernünftigen und gut beobachtenden Männern ausgearbeitet. Aus einer noch nahen Vergangenheit stammt das in manchen Ländern weitverbreitete Vorurteil gegen die Bekömmlichkeit des dunklen Fleisches, verglichen mit der des weißen Fleisches. Noch heute spielt dieses Vorurteil, sowohl in bezug auf Kost von Kranken aller Art wie in bezug auf Kost der Gesunden mancherorts noch eine große Rolle, unterstützt von Ärzten, die nichts von diätetischer Kunst verstehen und glauben, eine große diätetische Tat vollbracht zu haben, wenn sie weißes Fleisch gestatten, dunkles verbieten. Und in der Jetztzeit, was wird den Massen da nicht alles von unkundigen oder halbkundigen Schwärmern für Reform der Volksernährung als verwerflich hingestellt! Z. B. alles Animalische, mit Einschluß von Eiern, manchmal sogar von Milch und deren Abkömmlingen; — oder auch nur Fleisch aller Tiere oder bestimmte Fleischarten oder bestimmte Zubereitungsformen von Fleisch; — oder alle gekochte Vegetabilien und manche sehr wertvolle und schmackhafte Vegetabilien, weil sie im Gegensatz zu anderen vitaminarm seien; — geschälten Reis, auch da, wo Reis quantitativ gar keine Rolle für die Volkernährung spielt; — oder Zucker, weil er frei von Vitaminen ist; — Kochsalz, weil es bei bestimmten Krankheitszuständen tatsächlich nur in bescheidenen Mengen genossen werden darf, und obwohl es eine wichtige Quelle für Aufrechterhaltung des Natriumgehaltes der Gewebe und des Blutes ist; — Gewürze verschiedenster Art; von Pfeffer, Paprika, Senf darf man in großen Kreisen der Volksmasse gar nicht mehr reden; — Alkohol, selbst in kleinen Mengen; — usw. usw. Vgl. hierzu den Aufsatz C. v. Noorden's[8].

Das ablehnende Urteil über Bekömmlichkeit dieser oder jener Nahrungsmittel und über diese oder jene küchentechnische Zubereitung von Nahrungsmitteln ist berechtigt, wenn es Mißbräuchen entgegentritt. Es wird aber selbst zur Übertreibung und bedroht die Volksernährung, wenn es hemmungslos verallgemeinert wird. In allen Kulturstaaten hat sich immer mehr die Volksernährung auf breiteste Abwechslung eingestellt; das sichert die Vollständigkeit der Ernährung. Kritiklose Propaganda, wie sie neuerdings für Rohkost einsetzte, bringt, wie wir es jetzt erleben, Phobien in die breiten Massen. Ein altbewährtes Nahrungsmittel nach dem anderen wird beanstandet und beiseite geschoben. Es droht die Gefahr, daß zwar manche, zweifellos recht nützliche und vielleicht zu wenig beachtete Nahrungsmittel in den Vordergrund geschoben werden, und daß dann andere wichtige Nährstoffe, z. B. die stickstoffhaltigen, zum Schaden der Volksgesundheit in den Hintergrund treten. Daß diese Befürchtung nicht nur bei uns besteht, finden wir bestätigt in einem kleinen Aufsatz von Ch. S. Mc Vicar, der klagt, bei der Bevölkerung Nordamerikas überwiege immer mehr das Wort „das darfst du nicht essen" über das Wort „das sollst du essen", und weiter „es ist vielleicht ein Glück für das Gedeihen der Nation, daß der amerikanische Durchschnittsbürger wenigstens in bezug auf seine Ernährung noch ein freier Mann ist und nach eigenem Urteil entscheiden darf, was und wieviel er ißt."

Die neurasthenische Dyspepsie tritt uns nicht immer in reiner Form entgegen. Mischung und Überlagerung mit hysterischem Gebahren ist nicht selten. Die Flucht in die Krankheit kann bleiben, wenn die Furcht vor ihr geschwunden ist. Man findet dies namentlich bei jüngeren Leuten, die wegen neurasthenischer Dyspepsie und Schwächlichkeit übertrieben geschont, verwöhnt und verzärtelt wurden, und bei denen dann — oft trotz scharfen Verstandes — Wissen, methodische Schulung des Geistes und Energie nicht hinreichen, kraftvoll und planmäßig sich ihr Leben aufzubauen.

Einen „Sinn" hat auch die psychogene Reaktion des Neurasthenikers, nicht nur die Reaktion des Hysterikers, wie oft allzu einseitig hervorgehoben wird. Der Sinn ist bei letzterem nur durchsichtiger. Der Sinn der Beschwerden beim Neurastheniker ist, daß er sich den Stürmen des Lebens gegenüber nicht für genügend gewappnet hält und unbewußt in den psychogenen Äußerungen am Erfolgsorgan und den damit verbundenen Beschwerden die beste Entschuldigung für sein Versagen, für seine Angst und vermeintliche oder zum mindesten übertrieben empfundene Minderwertigkeit sucht und findet. Das Pflichtgefühl wird dadurch oft genug überwuchert. Man könnte sagen, der Hysterische flüchte der Umwelt gegenüber, der Neurastheniker sich selbst gegenüber in die Krankheit (s. unten).

In psychischem Verhalten und in dessen körperlichen Auswirkungen unterscheiden sich typische Formen von Hysterie und Neurasthenie wesentlich und unverkennbar. In bezug auf psychogene Dyspepsie aber sind die Unterschiede verschwommen, wenn auch bestimmte Formen häufiger bei dem einen als bei dem anderen Leiden vorkommen (S. 359, 373). Kaum jemals wird man aus den funktionellen Einzelstörungen am Erfolgsorgan den Charakter der seelischen Grundlage sicher diagnostizieren können, oftmals aber aus der Gruppierung aller Störungen, zuverlässig nur im Verein mit Beurteilung der ganzen psychischen Persönlichkeit. Grenzfälle und Verbindung beider Psychopathien sind häufig. Man beachte als maßgebend: Bei Hysterie besteht immer Flucht in die Krankheit in irgendeiner, wenn auch oft larvierten und schwer erkennbaren Form; Angst kann daneben bestehen, kann aber auch, selbst bei schwersten Zuständen, völlig fehlen. Bei Neurasthenie besteht immer Angst in irgendeiner, gleichfalls oft versteckten und schwer erkennbaren Form; Flucht in die Krankheit kann daneben bestehen (s. oben), kann aber — sowohl in leichten wie in schweren Fällen — gänzlich fehlen.

1. Allgemeine Grundsätze der Behandlung.

Die psychologische Betrachtung der neurasthenischen Dyspepsie fordert, den Neurastheniker von der Grundlosigkeit seiner Befürchtungen zu überzeugen. Bei rein neurasthenischer Dyspepsie bedeutet dies in der Tat Heilung. Cessante causa cessat effectus, mit welchem Worte A. v. Strümpell den einzuschlagenden Weg charakterisierte!

Wenn der Kranke dem Arzte das nötige Vertrauen entgegenbringt, gelingt dies in leichten und frischen Fällen der neurasthenischen Dyspepsie oft sehr leicht und schnell durch ruhigen und überzeugenden Zuspruch. Ob auf die Dauer, ist eine andere Frage (S. 376, 393).

An erster Stelle hängt es natürlich von Lage der psychischen Einstellung, von oberflächlicher oder von tiefwurzelnder Verankerung des abwegigen Ideenkreises ab, ob man mit einfachen Mitteln auskommt. Immerhin lassen sich unter den Einzelformen neurasthenischer Auswirkungen gewisse Gruppen herausheben, die verhältnismäßig leicht, und andere die verhältnismäßig schwer und langsam verdrängbar sind.

Zu den unter günstigen seelischen Verhältnissen schnell rückbildbaren neurasthenischen Folgezuständen gehören u. a. Mißempfindungen verschiedenster Art, Angst vor Qualität und Quantität der Kost, zeitweiliges Versagen des Magentonus, pylorischer Krampf, Stuhlträgheit und Diarrhöen; aber bei weitem nicht in allen Fällen, wir möchten sogar sagen, nur in starker Minderheit derselben. Zu den zwar psychogen entstandenen, aber psychogen (bzw. psychotherapeutisch) nicht schnell rückbildbaren Folgezuständen gehören außer zahlreichen Fällen aus der vorstehenden Gruppe vor allem depressive und irritative Sekretionszustände des Magens; länger bestehende Hypotonien des Magens; schlechter Ernährungs- und Kräftezustand, der häufig die Ursache dafür ist, daß die Hypotonie selbständige Bedeutung gewonnen hat (S. 280); Colica mucosa längeren Bestandes; erst recht alle Sekundärkrankheiten, die aus den veränderten Arbeitsbedingungen des psychogen getroffenen, notleidenden Organs entstanden sind (S. 340, 349).

In allen etwas schwereren und eingeschliffenen Fällen muß der Arzt dem Kranken beweisen, daß er nicht unheilbar magen- oder darmkrank ist. Dazu gehört eine sehr genaue Untersuchung mit allen Hilfsmitteln, welche der modernen Diagnostik zu Gebote stehen (S. 243). Dies ist auch aus anderen Gründen wichtig. Denn weit häufiger als bei hysterischer Dyspepsie gleichen bei Neurasthenikern die Motilitäts-, Sekretions- und Sensibilitätsstörungen annähernd denen bei organischen Magenleiden, namentlich bei Magenkatarrh und bei Ulcus pepticum. Diagnostisch braucht es sich keineswegs um ein Entweder-Oder zu handeln; denn der neurasthenische Einschlag kann die wahren Ulcussymptome begleiten und überlagern (S. 349, 381). Der Normalbefund gründlicher Untersuchung kann heilende Kraft haben und wie ein Ablaßschein die Psyche entlasten. Aber wie häufig fördert die erste oder eine nächstfolgende Untersuchung Befunde, die nicht den durchschnittlichen Normalwerten für Säure oder für Verweildauer entsprechen, Befunde, welche dem kundigen Arzte wenig bedeuten und keineswegs als Beweis für organisches Magenleiden dienen. Dem Neurastheniker aber, der oft über die „Normalwerte" erstaunlich gut Bescheid weiß, schaffen sie neues Grübeln, neue Ängste, auch wenn er dies zunächst vor dem Arzte zu verstecken sucht und weiß. Die Aufdeckung normalen Sachverhaltes hat daher nur bedingte, meist nur kurzdauernde Heilkraft. Bedenken gegen die Richtigkeit der ärztlichen Diagnose tauchen immer wieder auf, erst vereinzelt, dann häufiger. Anfangs kann der Kranke den Einfluß etwa überdauernder oder neuer, irgendwie bedingter Magenbeschwerden auf die Psyche unterdrücken; später verfällt er doch wieder nur allzu oft dem alten Ideenkreis. Er behält ja seine neurasthenische Veranlagung, auch wenn ihre Projektion auf den Magen, die „Organdetermination", zunächst beseitigt war. Daher müssen alle wahren sachlichen Gründe für Mißbehagen beseitigt werden (S. 350, 378, 381).

Weil praktisch ungemein wichtig, sei ausdrücklich darauf hingewiesen, daß bei neurasthenischem Krankheitsbilde auch die Abgrenzung gegen progressive Paralyse zu sichern ist. Hartnäckige und immer mehr quälende Superaciditätsbeschwerden bilden oft das erste Vorspiel der Paralyse.

Viel heilkräftiger und nachwirkender, oft auf die Dauer jede somatische Auswirkung neurasthenischer Veranlagung verscheuchend ist es, wenn wir nicht nur durch beruhigendes Zureden (einschließlich Suggestion) oder durch Hinweis auf objektive Befunde und deren Sinn, sondern durch therapeutische Erfolge die Nichtigkeit der Besorgnisse dartun. Dazu gehört u. a. Hebung des Allgemeinzustandes, wozu Ausspannung vom Alltage, je nach Lage der Dinge teils körperliche Ruhe, teils planmäßige der Leistungsfähigkeit angepaßte muskuläre Betätigung, Kräftigung durch zweckmäßige Ernährung dienen. Letztere muß sehr oft auf gewissen, aber nur ja nicht übertriebenen Gewichtszuwachs bedacht sein. Es gibt viele Neurasthenisch-Dyspeptische, die man mit der Weisung auf Erholungsreisen schicken kann, sie sollten draußen alles essen, was vorkomme; draußen würden sie es gut vertragen. Sie tun dies, sie haben wirklich keine oder nur anfangs geringe Beschwerden, sie erholen sich prächtig. Die Dyspepsie kann auf die Dauer verschwinden oder schlummert wenigstens so lange, bis in der Tretmühle beruflicher Pflichten das Nervensystem wieder zermürbt ist. Das sind aber immer nur leichtere Fälle, meist wirklicher Überarbeitung entstammend. Wir trafen sie vorzugsweise bei Angehörigen gelehrter Stände wie Universitätsprofessoren, Schullehrern, Anwälten, Ärzten, auch bei Bankbeamten, Industriellen und Politikern. Mit Ausruhen, Ausspannen, Erholungsreisen allein wird nichts gefördert, wenn sie nicht gleichzeitig zur Hebung etwa geschädigten Ernährungszustandes führen, und vor allem, wenn der Magen nicht wieder an furchtfreies Verzehren regelrechter Hauskost gewöhnt wird, unter Verzicht auf alle Sondergerichte, die an Krankenstube erinnern.

Vor Gerichten und Mahlzeiten, die durch Art und Masse auch den Magen des Gesunden bedrohen, wird man den Neurastheniker natürlich zunächst noch warnen dürfen, ohne krankhafte Phobie als Reaktion befürchten zu müssen. Namentlich scheide man scharfgewürzte Speisen und alle starken Alkoholika aus. Das Überbordwerfen aller diätetischer Rücksichten und das Einlenken in die bedenkenlose Kost der Umwelt, folgt später ganz von selbst (S. 392).

Es fiel uns auf, daß sich unter den Neurasthenikern, die durch Entfernen vom Alltage und das Versetzen in angenehme und für geistige Entspannung geeignete Umwelt schöne Erfolge davontragen — wir nahmen schon früher Bezug darauf (S. 182, 211) —, recht viele mit Superaciditätsbeschwerden sich finden, und zwar gerade solche, bei welchen die vorausgegangene Prüfung der Sekretionsverhältnisse ausgesprochene Heterochylie dieser oder jener Form nachgewiesen hatte, z. B. starken Wechsel der Säurewerte bei frühmorgendlichen Untersuchungen mittels Duodenalsonde (nach Einflößen von Alkohol- oder Fleischextraktlösung; S. 29) und nach gewöhnlichen Probefrühstücken oder niedrige bis niedrigste Säurewerte morgens und Ansteigen der Werte mittags oder häufiger erst abends nach gleicher Probekost bis zu normalen oder sogar superaciden Werten (S. 175). Mit anderen Worten, schon im Alltage verraten sich bei diesen Neurasthenikern der starke Einfluß der Erregbarkeit des sekretorischen Systems und der weit geringere Einfluß der Kostbeschaffenheit. Aus dem heterochylischen Befund läßt sich guter Erfolg der Ausspannung und Ablenkung mit ziemlicher Sicherheit voraussagen.

Wie unter den Hysterischen (S. 360), gibt es unter den Neurasthenikern viele, die man — praktisch genommen — kaum als krank bezeichnen darf. Ihr Empfinden und die Beurteilung ihrer Empfindungen weicht zwar ab von dem was wir als durchschnittlich normal bezeichnen: Grenzfälle zwischen ängstlichen und neurasthenischen Persönlichkeiten. Empfindsamkeit und Furcht vor schlimmem Auswachsen ihrer Beschwerden und der sie begründenden körperlichen Zustände lasten bald mehr, bald weniger, manchmal gar nicht auf ihrer Psyche, in starker Abhängigkeit von zeitweiligem beruflichen, wirtschaftlichen, familiären Erleben, auch von körperlicher oder geistiger Ermüdung stehend. Von anderen unbedeutenden somatischen Äußerungen abgesehen, erstreckt sich der starke Wechsel besonders häufig und merkbar auf dyspeptische Folgezustände. Alles in allem stehen sie aber festeren Fußes auf der gesunden als auf der kranken Seite, leisten alles was sie wollen und sollen. Sie als krank zu bezeichnen und zu behandeln, eindrucksvolle Kuren zu veranstalten, sei es psychotherapeutisch, sei es diätetisch usw., ist unnötig, unter Umständen sogar schädlich. Für sie kommen die einfachen Erholungsverfahren in Betracht, von denen oben die Rede war.

Für alle tiefer wurzelnden Formen neurasthenischer Dyspepsien, wo aufreibende Angst den Kranken auf Schritt und Tritt begleitet, wo die Angst vor schädlichen Folgen dieser oder jener Speisen in quantitativer oder qualitativer Hinsicht die Ernährungspflicht lähmt, wo dies sich an Ernährungs- und Kräftezustand, an Leistungsfähigkeit und Selbstvertrauen auswirkt, wo objektiv nachweisbare Störungen der Sekretion und Motilität an Magen oder Darm entstanden sind, ist so frühzeitig wie möglich ernste und planmäßige Behandlung erforderlich.

Im allgemeinen gelten die gleichen leitenden Gesichtspunkte wie bei hysterischen Dyspepsien. Die Behandlung soll in enger Bindung zwischen psychotherapeutischer Beeinflussung und diätetischer Erziehung bestehen. Als Einzelstück liefert sowohl die eine wie die andere Methode nur ausnahmsweise brauchbare Erfolge. Die Psychotherapie kann sich, im Gegensatz zu tief wurzelnder hysterischer Abwegigkeit der Psyche (S. 361) stets im Rahmen dessen halten, wozu jeder einsichtige und psychologisch geschulte Arzt fähig ist. Daß Psychoanalyse im hypnotischen Halbschlaf gleiches leisten kann, soll nicht bestritten werden; wir begegneten aber noch keinem Falle neurasthenischer Dyspepsie, wo solches Verfahren unentbehrlich war. Von sog. Tiefenanalyse darf bei Neurasthenischen nie die Rede sein.

Behandlung in Kuranstalten ist in allen auf gelinde Maßnahmen hin nicht abklingenden Formen neurasthenischer Dyspepsie unbedingt anzuraten. Unter kluger Führung und starker Hand gewinnt dort die als Einheit gedachte psychische und diätetische Behandlung erhöhte Wirkkraft. Daß gar manchem Arzte die gleichen Erfolge auch ohne Anstaltsbehandlung gelingen, darf nicht bestritten werden. Aber ebenso sicher ist, daß sehr viele praktische Ärzte, Hausärzte und konsultierende Ärzte sich selbst zu viel zutrauen, wenn sie unter Verzicht auf planmäßige Anstaltsbehandlung neurasthenische Dyspepsien heilen wollen, und daß sie damit nur Zeit vergeuden.

2. Allgemeines über die Behandlung der Magenstörungen.

a) Begründung der auf den Magen gerichteten Therapie. Planmäßige Behandlung der Magenstörungen ist bei Neurasthenikern noch wichtiger als bei Hysterischen, weil man es weit häufiger nicht nur mit Mißempfindungen, Mißklang zwischen Persönlichkeit und Umwelt, Klagen, Befürchtungen, also rein seelischen Vorgängen zu tun hat, sondern mit wahren sekretorischen und motorischen, funktionellen Organstörungen, die dem normalen Ablauf der Verdauungsvorgänge entgegentreten; Störungen, die ansehnlichen Maßes eine Zeitlang durch vikariierendes Eintreten anderer Kräfte ausgeglichen und ohne Beeinträchtigung der Gesamtaufgaben der Verdauungsorgane ertragen werden können, dieses Maß aber oftmals überschreiten; Störungen, die auch mangels jeglicher neurasthenischer Überempfindlichkeit Mißbehagen dieser oder jener Art zu erwecken vermögen; Störungen, die wie Säuremangel, Säureüberschuß, Hypotonie, Spasmen, Sturzentleerung nicht gleichgültige Schönheitsfehler oder nur lästige Unbequemlichkeiten sind, sondern bei starker Entwicklung oder längerem Bestande das histologische Gesundbleiben der Schleimhäute gefährden: neurogen verursachte, histologische Sekundärkrankheiten. Ulcus kann so entstehen (S. 239), und gar nicht selten schließt sich einer akut ausgelösten, rein psychogenen depressiven Magenverstimmung (z. B. mit schwerer Appetitlosigkeit, Übelkeit, Erbrechen) sofort ein länger dauernder akuter, weit über Fortbestehen der psychischen Ursache hinausgreifender Magen- oder Magen-Darmkatarrh an. Diätetische Behandlung ist auch deswegen nötig, weil nur sie zum Wiederaufbau wankenden Kräfte- und Ernährungszustandes führt, und weil die diätetische Erziehung — in diesen beiden Worten ist schon der psychotherapeutische Beistand eingeschlossen — der schnellste und sicherste Weg ist, die neurasthenische Bedrohung der lebenswichtigen Verdauungsvorgänge zu überwinden. Die Sachlage ist um so zwingender, als gerade neurasthenische Auswirkungen auf Magen und Darm überaus hartnäckig zu sein pflegen und allmählich sich ausbreitend auf Jahre, sogar auf die Dauer das Leben beschatten. Dies liegt einerseits im Charakter der Psychopathie, anderseits auch daran, daß wegen Art der funktionellen Störungen nur ein Teil der Neurastheniker auf die Dauer frei von berechtigten Beschwerden bleibt, die ihn natürlich seelisch immer aufs neue belasten. Bei Hysterischen werden die Verdauungsorgane viel häufiger ganz von selbst zeitweilig — tage-, wochen-, jahrelang — von psychopathischer Reaktion freigegeben, oft dadurch, daß die hysterische Reaktion auf ein anderes unwichtigeres Gelände abspringt. Bei Neurasthenischen kommt dies nur in ganz leichten Fällen vor.

Die Diätkur wendet sich an den Magen, also an das Organ, wo sich die neuropathische Minderwertigkeit auswirkt. An ihn müssen wir häufigst weit höhere Ansprüche stellen, als bis dahin unter hemmendem Einfluß von Phobien geschah. Das ist die Schwierigkeit, die uns bei jeder nervösen Dyspepsie, beim Neurastheniker aber viel stärker als beim Hysteriker entgegentritt; denn er mißtraut dem Magen ,und die einerseits quälenden, anderseits rückwirkend die Magenfunktionen störenden Phobien lassen sich nicht so schnell (auch nicht durch hypnotische Suggestion) unterdrücken. Etwaige verdauungswichtige Änderungen der Sekretion und der Motilität ändern sich in verschleppten und einigermaßen schweren Fällen, gleichsam auf Befehl, niemals sofort, wenn auch vorübergehend wie beim Gesunden (S. 28) hypnotische Suggestion saftlockender und saftflußhemmender Vorstellungen beim Neurastheniker entsprechenden Ausschlag erzielt. Erst recht leisten sie Widerstand, wenn inzwischen schon histologische Sekundärkrankheit entstand (Katarrh; Ulcus!). Etwaige gleichzeitige, auf den Magen rückwirkende Störungen der Darmtätigkeit können zwar bald verschwinden (Stuhlträgheit, Diarrhöen), erweisen sich aber in anderen Fällen als sehr hartnäckig, wenn die Ernährungsform nicht von vornherein auf sie Rücksicht nimmt.

Nicht mit vertrauenheischender Zusprache, nicht mit Überredung, nicht mit Befehl und auch nicht mittels Hypnose können wir die tatsächlichen, dem regelrechten Ablauf der Magentätigkeit widrigen Funktionsstörungen dauernd beseitigen. Erst Besserung der Gesamtlage und Hebung der allgemeinen Ernährung bringen dies zuwege. Die Phobien können längst untergetaucht, der Verdacht ernstlicher Magenkrankheit kann längst erloschen, die Zuversicht des Gesundens längst zurückgekehrt sein, ehe die in Unordnung gebrachte Tätigkeit des vegetativen Nervensystems und damit die Tätigkeit des Magens wieder in völlig normale Bahnen einlenkt (S. 393). Angesichts solcher Umstände kommen wir ohne Rücksichtnahme auf Art und Grad der Funktionsstörungen, den Magen selbst als gesund betrachtend, nicht zu schnellem, fortschreitendem und dauerhaftem Erfolge. Bei Hysterie wäre es möglich (man gedenke der häufigen spontanen Wendungen ohne jede ärztliche Einmischung!), bei Neurasthenikern aber nicht. Der neurasthenischen Magendyspepsie gegenüber bleibt Psychotherapie ohne diätetische Kunst ein Torso. Dies zu sagen, sind wir um so mehr berechtigt, als wir längst ehe es eine zünftige Psychotherapie gab, die psychische Beeinflussung als unentbehrliches Teilstück der Gesamtbehandlung werteten und benützten. H. Salomon, damals I. Assistent an C. v. Noorden's I. Medizinischen Klinik in Wien, hielt gerade darüber im Jahre 1909, also vor 20 Jahren, seine Antrittsvorlesung als Privatdozent.

b) Psychotherapeutische Lenkung und Erziehung muß natürlich mit den diätetischen Maßnahmen durchaus Hand in Hand gehen und mit ihr auf ein einheitliches Ziel hinsteuern. Tatsächliche funktionelle Störungen in bezug auf Motilität oder Sekretion oder beides dem Neurastheniker zu verheimlichen hat keinen Sinn; um so weniger, als er dies meist schon weiß, wenn er sich ernster und planmäßiger Behandlung unterstellt. Wir erreichen nichts damit, wenn wir uns bemühen, ihm das Bestehen solcher Funktionsstörungen auszureden oder ihre Tragweite als unwesentlich hinzustellen. Mit letzterem sagen wir ihm vom Standpunkt der pathologischen Physiologie aus eine Unwahrheit. Jeden Nicht-Neurastheniker berechtigen wir, über die Auswirkungen solcher Funktionsstörungen (S. 243) zu klagen; wir fordern es geradezu von ihm. Warum nicht den Neurastheniker, obwohl sein Leiden psychogen bedingt wurde, und obwohl er seine Beschwerden wahrscheinlich übertreibt und namentlich in seiner Angst ihre Gefahren überschätzt? Der Neurastheniker ist dankbar für Aufklärung über die sachlichen Gründe seiner Beschwerden. Er wird sich nicht nur fügen, wird uns vielmehr willig helfen, wenn wir darauf hinzielen, diese Gründe durch diätetische Kunst zu beseitigen. Vertrauen vorausgesetzt! Und dies gewinnen wir beim Neurastheniker am besten durch von Optimismus getragene und denselben klar zum Ausdruck bringende rücksichtslose Offenheit und verständliche Belehrung über Wirkungsart und Ziel der diätetischen Behandlung. In der Erkenntnis, daß volle Offenheit ihm gegenübertritt, wird der Neurastheniker es auch ohne Schädigung seiner psychischen Einstellung hinnehmen, wenn der Arzt ihm mittelt, wie fließend die Übergänge einfacher neurogener Sekretionsstörungen und unbedeutender Gewebsstörungen sind, und wie sicher solche (kleine Ulcera, leichter Katarrh) durch planmäßige Kostordnung geheilt werden. Dies entspricht der Wahrheit, und sie nicht zu verschweigen, ist eine wichtige Rückendeckung für den Arzt, der ja niemals mit unbedingter Sicherung die zukünftige Entwicklung der Vorgänge am Magen voraussagen kann (S. 392). Wenn wir auch nur eine einzige unberechtigte Phobie, z. B. in bezug auf Unbekömmlichkeit von Butter, Eiern, dieser oder jener Zubereitungsform von Speisen usw. überwunden haben, indem wir durch eine den Funktionsstörungen seines Magens angepaßte und ihm auch verständig erscheinende Form der Gabe deren Bekömmlichkeit bewiesen, ist uns meist schon freie Bahn geschafft für Überwindung weiterer Phobien und schließlich für Überwindung der Furcht vor solchen Gerichten, die als schwärzeste auf seiner schwarzen Liste stehen (S. 373).

Zum Beispiel: die Butterfrage. Butter ist uns zumeist bei diätetischer Behandlung neurasthenischer Dyspepsien unentbehrlich. Das können und müssen wir dem Neurastheniker auch ruhig sagen. Heimliches Einschleichen von Butter in die Kost ist schwer, da die erforderlichen Mengen zu groß sind. Das fast unvermeidliche Erkennen des Einschleichens könnte katastrophale Folgen haben. Wie oft hören wir: „aber auf keinen Fall kann ich Butter vertragen."

Die Tragweite solchen Einspruches achte man nicht gering. Man wird dem Butterscheuen sagen, es wäre natürlich eine unserer wichtigsten diätetischen Aufgaben, die Butter in eine solche Form zu bringen, daß sie sich seinen Magenverhältnissen anpasse, z. B. in Form sog. „gerührter Butter" von dicksahniger Konsistenz, oder die Butter werde für ihn $^1/_4$ Stunde lang unter Wasser durchgeknetet, um die anhaftenden Säuren wie Milchsäure, Buttersäure usw. zu entfernen. Das Vorausschicken solcher Sonderform werde den Magen allmählich an Normalbutter wieder gewöhnen. Man werde auch dem Magen kleine Hilfen geben, was die Butter bekömmlicher mache, wofür sich Bittertropfen am besten eignen.

Dies ist nur ein Beispiel und soll keine Anweisung sein. Der Arzt wird immer so vorgehen, wie es ihm selbst liegt und wie es angesichts der Einstellung des Einzelkranken angemessen ist. Man versäume nicht, sich über die vorausgegangene Ernährungsgeschichte des Patienten zu unterrichten. Man kann daraus lernen, wie man im Einzelfalle vorgehen und nicht vorgehen soll.

Alle diese und alle anderen diätetischen Maßnahmen setzen voraus, daß man sich völlig im Rahmen der wahren Leistungsfähigkeit des Magens und Darmes hält, vollkommen sicher, daß die verordnete Kost gut vertragen wird, also mit vorbedachter Rücksicht auf sekretorische und motorische Funktionsstörungen. Jede Überschreitung der funktionellen Leistungsfähigkeit gibt Anlaß zu berechtigten Klagen (S. 379) und erschüttert das Vertrauen des Neurasthenikers zum Können des Arztes. Nachdrücklichst sei darauf verwiesen, wie außerordentlich die Wirkkraft der diätetischen Erziehung, d. h. der kombinierten diätetisch-psychotherapeutischen Behandlung verstärkt wird, wenn der Kranke sieht, hört und erlebt, daß der Arzt seines Vertrauens sich persönlich um Auswahl und Zubereitungsform der Speisen kümmert und aus dem Füllhorn seiner Erfahrungen in diätetischer Kunst die Kost im großen und im kleinen den persönlichen Erfordernissen anzupassen bestrebt und befähigt ist. Genauere Besprechung dieser Fragen im Abschnitt „Hysterie", S. 365.

c) Untersuchung des Magens. Ob wichtige Funktionen des Magens (Sekretion, Motilität) solcherweise abgeändert sind, daß daraus Störungen der Magenverdauung entstehen und sachlich begründete Beschwerden erwachsen können, muß im voraus ermittelt werden. Bei dieser Gelegenheit hat sich die Diagnostik auf das eingehendste mit der Frage zu beschäftigen, ob etwa organische Erkrankung des Magens, benachbarter oder entfernter Organe vorliegen, die den dyspeptischen Symptomenkomplex erklären. Wir wissen heute, daß gerade Ulcus pepticum viel häufiger als früher angenommen hinter einem Krankheitsbilde sich versteckt, das zunächst als chronische nervöse Dyspepsie, und zwar häufigst als neurasthenische Dyspepsie gedeutet wird. Die Differentialdiagnose ist oft wirklich schwierig. Das weiß jeder Arzt. Es gibt wohl kaum einen Internisten oder Chirurgen, der sich rühmen dürfte, stets die richtige Diagnose gestellt zu haben. Aber weit über den Magen hinaus ist Umschau zu halten, u. a. auch auf Beeinflussung des Magens durch infektiös-toxische, exogen-toxische (Nikotin, Alkohol u. a.) endokrine Auswirkungen zu achten. Vgl. Subacidität, Superacidität, Ulcus, Hypotonie (S. 113, 165, 225, 279).

d) Verbindung somatischer und psychogener Störungen. Das Auffinden eines nichtpsychogenen, den Magen schädigenden Grundes oder Zustandes schließt weder neurasthenischen noch irgendeinen anderen psychopathischen Einschlag im Krankheitsbilde aus.

Zusammenwirken und wechselseitige Beeinflussung beider sind sogar bei neurasthenischer Veranlagung eher Regel als Ausnahme, bei anderen Psychopathien — einschließlich der Hysterie — entschieden seltener. Die Fragestellung: nervöse Dyspepsie oder Magenleiden (bzw. ein anderes den Magen schädigendes Leiden) ist daher beim Neurastheniker fast immer falsch. Es muß heißen: Ist neben der Neurasthenie noch ein solches Leiden oder neben diesem noch neurasthenische Überlagerung da? Der Nervenarzt (bzw. Psychiater) wird häufig anders urteilen als der Internist oder Chirurg. Jedenfalls ist dies häufig geschehen, und je nachdem, an wen sich der Kranke wandte, wurde auch anders gehandelt.

Die Ulcusfrage ist zweifellos die wichtigste, sowohl diagnostisch wie therapeutisch. Wir erörterten, daß superacide Befunde, Kreislaufstörungen, Krampfformen der Magenmuskulatur nervösen Ursprunges sein können (S. 31, 50, 175, 182, 238), gerade bei Neurasthenikern am häufigsten. Wir führten des weiteren aus, daß solche neurogene Störungen die Grundlage für das Entstehen von Ulcus bilden können (S. 225, 238). Hieraus ergeben sich die Schwierigkeiten scharfer Abgrenzung. Wir warnen entschieden davor, superacide und selbst gelegentliche supersekretorische Beschwerden und Befunde als sichere Wahrzeichen für schon bestehende Ulcuskrankheit zu betrachten, falls nicht Röntgenoskopie, Blutung und gesamter Krankheitsverlauf weitere Beweisstücke liefern. Nicht einmal jede Schleimhautschädigung, die okkultes Blut in den Kot liefert, dürfen wir mit Ulcuskrankheit identifizieren (S. 259) und aus ihr schließen: das sind gar keine neurasthenische Beschwerden, das sind Ulcusfolgen und -beschwerden. Neurasthenisch-dyspeptische Beschwerden, Klagen und Phobien begleiten, verstärken oder überlagern ungemein häufig die wahren Ulcusfolgen. Mit vollem Rechte betonen die Chirurgen, daß sehr oft (keineswegs immer!) das ganze Heer neurasthenisch-dyspeptischer Magenklagen und -phobien nach erfolgreicher Operation verschwindet und überhaupt jegliche auf Magen und Darm gerichtete Auswirkung der fortbestehenden psychischen Minderwertigkeit. Grundfalsch ist aber meist das häufig und gern gefällte Urteil: das war gar keine nervöse Dyspepsie, das war alles Ulcus mit seinen Folgen. Wir sehen vielmehr in solchem Geschehen den vollgültigen Beweis dafür, daß Beseitigung des Lokalleidens einen durchschlagenden psychotherapeutischen Erfolg gehabt hat. Im Zusammenhang mit diesem Gedankengang berichtete C. v. Noorden[6]: in einem solchen Falle kehrten von dem Tage an, an welchem der Psychastheniker erfahren hatte, die Superacidität des Mageninhaltes bestehe fort, die inzwischen völlig verschwundenen starken subjektiven Beschwerden und auf den Magen gerichteten Phobien zurück. Es geschah das etwa 6 Wochen nach Gastroenterostomie und Pylorusresektion wegen Ulcus duodeni und etwa 3 Wochen nach einer die Magensekretion prüfenden Ausheberung. Was eine chirurgische Operation psychotherapeutisch erreicht, sollten wir bei nichtoperationsbedürftigen Magen- und Darmleiden mit interner Behandlung vorliegender Funktionsstörungen nicht erreichen können? Die Annahme ist lächerlich, und die Tatsachen widersprechen ihr; u. a. auch in bezug auf die Verbindung: Ulcus + neurasthenische Dyspepsie. Jeder Erfahrene weiß, daß ebenso wie nach Operation auch nach regelrechter, nichtoperativer Ulcuskur (S. 237ff.) mit den Ulcussymptomen neurasthenische Phobien usw. restlos verschwinden können und recht häufig wirklich verschwinden. Wenn wir bei neurogenen sekretorischen und motorischen Unstimmigkeiten, die immer geschwürsverdächtig sind, weil sie auch bei Ulcus vorkommen, planmäßige Diätkuren durchführen, bedeutet dies einerseits Prophylaxis gegen Ulcus

(S. 238), anderseits wirkt sich die Verdrängung der Beschwerden und das wiederkehrende Gesundheitsgefühl psychotherapeutisch aus. Den beiden großen therapeutischen Meistern A. Kussmaul und W. v. Leube, die drei Jahrzehnte hindurch die überragend größte Erfahrung über Magenkranke hatten, war es — wie C. v. Noorden noch aus ihrem eignen Munde erfuhr — wohl bewußt, daß bei ihrer weitherzigen Diagnose „geschwürsverdächtig" zahlreiche Neurastheniker mit ulcusähnlichen Beschwerden den Schonkuren unterzogen wurden, und daß gerade bei diesen die vollsten und dauerhaftesten Erfolge erzielt wurden.

Bei subaciden Katarrhen und bei Hypotonien liegen die Dinge ähnlich. Man heile dieselben, und wenn man mit entsprechender Diätkur erzieherischen, phobiewidrigen Einfluß auf die Psyche gewinnt, ist viel geleistet.

3. Anpassung der Kost an die funktionellen Störungen des Magens.

Sofort mit Beginn der diätetischen Behandlung ist die Kost der funktionellen Leistungsfähigkeit des Magens anzupassen, d. h. sie hat auf etwaige Sekretions- und Motilitätsstörungen gebührende Rücksicht zu nehmen. Geschähe dies nicht, so liefe man Gefahr, die Auswirkung der objektiv nachgewiesenen Störungen zu verschärfen und damit dem Magen Anlaß zu begründetem Leid zu geben. Hierauf, als Grundlage für Gesamterfolg, wiesen wir schon genügend hin. Je nach Befund lehnt sich das Verfahren den Gesichtspunkten an, die wir in früheren Abschnitten beschrieben, und auf die wir hier verweisen dürfen (Sub- und Anacidität, superacide Zustände, Hypotonie). Meist freilich darf man die weitestgehenden Maßnahmen, wie sie dort beschrieben sind, überspringen und kommt mit milderem Verfahren aus. Durchstehende Regel ist dies freilich nicht. Voll ausgebildete sekretorische und motorische Störungen am Magen darf man keineswegs leichter nehmen und grundsätzlich von vornherein als leichter rückbildungsfähig erachten, weil sie psychogen und nicht toxogen usw. seien. Falls sie bald rückläufig werden, wird sich dies früh genug im Laufe der Behandlung günstig auswirken, das Vorwärtskommen beschleunigend und erleichternd. In bezug auf diese Fragen ist die Art der Funktionsstörung nicht gleichgültig.

a) Wertung verschiedener Funktionsstörungen. Bei sub- und anaciden Zuständen mit schneller Entleerung des Mageninhaltes kann man am ehesten auf einleitend weitestgehende Maßnahmen verzichten, weil hierbei sowohl quantitativ wie qualitativ reichere Kost gewöhnlich — keineswegs ausnahmslos — selbst dem überempfindlichen Neurastheniker keine Ursache für berechtigte Magenbeschwerden gibt. Voraussetzung ist, daß ein gesunder Darm stellvertretend den Ausfall der Pepsinverdauung ersetzt (S. 84). Nur grobe Darmschädlinge müssen fernbleiben; es sei auf die Vorschriften verwiesen, welche für nichtkatarrhalische Formen der Achylie gelten (S. 148). Die Besserung der Funktionsstörung (Salzsäuremangel) folgt zwangsläufig, beim einen früher, beim anderen später, wenn unter Anlehnung an jene Vorschriften (S. 148) durch reichliche und vor allem abwechslungsreiche Kost die Ernährungsschäden beseitigt sind. Unrecht wäre, sich bei neurasthenischer Sub- und Anacidität grundsätzlich auf jene Fälle sog. „konstitutioneller" Hypochylie und Achylie zu berufen, wo dem Versagen der Magenverdauung in der Regel keine nachteilige Folgen entspringen (S. 142, 148). Die psychogene Anacidität ist sicher keine physiologische Variante, sondern etwas Krankhaftes; auch die „Kriegs-Anacidität" war krankhaft und erwies sich in ihren Aus- und Nachwirkungen nicht als so harmlos, wie man anfangs glaubte (S. 119). Entwicklung von Magenkatarrhen aus einfacher Sub- und Anacidität ist bei ungeeigneter Beköstigung nichts Ungewöhnliches (S. 124), auch nicht bei Neurasthenikern (S. 378). Erhöhte Krankheitsbereitschaft besteht immer (S. 101).

Bei Superaciden und Superaciditätsbeschwerden ist stets Vorsicht geboten, namentlich wenn erhöhte Erregbarkeit des Antrum bzw. des Pylorus (Spasmophilie) die Entleerung des Magens erschwert, und wenn der Magen, wie es gerade bei Neurasthenikern nach seelischen Erregungen gar nicht selten ist, zu postdigestiver Sekretion neigt (S. 169, 175, 182). Da Erregbarkeit des sekretorischen und besonders des motorischen Apparates und die von Psyche und von anderen Organen aus ihm zuströmenden Erregungen variabel sind (S. 182; A. Goldscheider, S. 347), besteht auch kein bestimmtes, gleichbleibendes Verhältnis zwischen Kost und berechtigten Beschwerden, die unter allen Umständen vermieden werden sollten (S. 378, 384). Man muß sich daher von der Schwelle möglicher Überlastung fernhalten und oftmals — wenn auch ungern — mit strengen Kostformen beginnen (S. 202). Unter ihnen ist, wenn nicht besondere Gründe dagegen sprechen, die Rahmkur (S. 203, 248) als einleitende Kost recht brauchbar; sie hat u. a. den Vorteil von vornherein ansehnliche Kalorienzufuhr zu sichern. Die Suppenkur mit 15—30 g Butter zur Einzelmahlzeit (S. 203, 243) oder Mischkost aus Rahm und Suppen (S. 243, 247) erachten wir als grundsätzlich gleichwertig. Man entscheide, was im Einzelfalle angemessener ist. Häufig ist anfangs die Mithilfe physikalischer oder medikamentöser Art in Anspruch zu nehmen, um die lokale Erregbarkeit des vegetativen Nervensystems am Magen und die Allgemeinerregbarkeit zu dämpfen. Sorge für ruhigen und festen Schlaf ist dringendes Erfordernis (S. 384).

Bei Hypotonie liegen die Dinge von Fall zu Fall verschieden. Leichte Formen bedürfen im Rahmen der Gesamtkur kaum gesonderter Behandlung; sie weichen unter den sonst notwendigen diätetischen Maßnahmen bald zurück. Stete Beachtung verlangt aber Hypotonie in Verbindung mit Superacidität, wie a. O. begründet wurde (S. 176, 282), wenn auch meist beide Störungen gemeinsam sich bessern (S. 289). Bedeutsame Hypotonien verlangen planmäßiges Vorgehen (S. 279ff.); wenn sie die Entleerung des Magens bis tief in die Nacht hinein verzögern, auch abendliche Magenspülung (S. 293). Damit, als wesentlichem Teilstück der Behandlung, kamen wir bei gar manchem Neurastheniker über schwierige Perioden der Diätkur glücklich hinaus. Mit Hebung des Kräfte- und Ernährungszustandes bildet sich die Hypotonie in erfreulichster Weise zurück (S. 294). Hierzu hilft sicher auch starken Maßes das Wiedererwachen des Gesundheitsgefühls, das dem ganzen Körper und auch der glatten Muskulatur straffere Haltung verleiht (S. 280).

Im Abschnitt „Hypotonie" berichteten wir über die Frage etwaiger Operation (S. 298). Hier folge ein Nachtrag. Eine jetzt 40jährige schwächlich veranlagte Frau ward von C. v. Noorden seit ihrem 17. Lebensjahre wiederholt wegen starker Hypotonie des Magens behandelt. Verschiedene Mastkuren brachten stets schönen Erfolg mit jahrelang behauptetem Wohlbefinden, das durch zwischengeschobene andere Krankheiten und durch Umweltseinflüsse mehrfach wieder zerstört wurde. Bei erneutem Niederbruch ward von anderer Seite Ulcus parapyloricum und Stenose diagnostiziert und Operation gefordert worden. Dieselbe ergab nur Hypotonie, keine anatomische Veränderung am Pylorus usw. Gastroenterostomie vor 2 Jahren. Kläglicher Erfolg: nach kurzer Besserung alte Beschwerden in verstärktem Maße. Nach 1 Jahre mußte man abermals operieren: Billroth I, mit außerordentlich starker Verkleinerung des Magens, wozu die umfangreichen Verwachsungen zwangen. Jetzt Ernährung hochgradig erschwert, weil der Magen völlig als Speisereservoir und Speiseverteiler ausfällt, und der sofortige Übertritt des Genossenen in den Darm sowohl quälende Druckgefühle und Darmspasmen auslöst, wie auch zu Unregelmäßigkeit der gesamten, früher gut geordneten Darmtätigkeit Anlaß gibt (teils plötzliche Durchfälle, teils verzögerte Entleerung). Die Ernährung kann nur in ganz kleinen Einzelmahlzeiten erfolgen. — In diesem Falle hätte man nach Kenntnisnahme der Sachlage gelegentlich der I. Operation entweder auf jeden Eingriff verzichten müssen oder sofort eine Operation nach Billroth I bzw. II mit mäßiger Verkleinerung des Magens ausführen sollen.

b) Verhütung von Beschwerden. Beschwerden sollen nicht aufkommen, erst recht nicht solche, die durch Vorgänge in den Verdauungsorganen wahrhaft begründet (S. 344, 378, 382) oder gar durch verordnete Kost erweckt werden. Ihrer schon frühzeitig Herr zu werden, ist wichtig. Durch sehr strenge Schonungskost (z. B. wie bei Ulcus pepticum) wäre es wohl immer, ohne Zuhilfenahme sonstiger Maßnahmen, möglich. Wir empfehlen dies nicht als Regel, weil man hiermit meist zu langsam vorankommt. Besser verbindet man die erwähnten milderen Kostvorschriften mit mehrtägiger Bettruhe, die bei allen Formen somatisch sich auswirkender Neurasthenie treffliche Dienste tut, und die wir deshalb aus dem Weir-Mitchell'schen Verfahren beibehielten, während die von ihm und W. S. Playfair empfohlenen langgestreckten Bett- und Ruhekuren doch nur ausnahmsweise, bei hochgradig geschwächten Kranken, berechtigt sind (Bd. I, S. 960, 986). Gleichsinnig wie Bettruhe und sie unterstützend wirken feuchte Kompressen und heiße Umschläge beschwerdelindernd, namentlich bei Bewegungsstörungen des Magens (S. 43). Meist setzt man dies bei steigender Nahrungszufuhr über die Periode dauernder Bettruhe hinaus noch längere Zeit fort (ein- bis zweimal täglich). Man soll sich in der beschwerdedrohenden Anfangszeit aber auch nicht vor dämpfenden Medikamenten scheuen. Oft genügen ganz einfache Hausmittelchen aus der Gruppe der Carminativa. Breiter Anwendung fähig sind die vagusdämpfenden Belladonnapräparate, bei denen aber die kleinste wirksame Gabe nicht überschritten werden sollte; in anderen Fällen Papaverin, unter Umständen mit Atropin vereint. Auch des adrenalinähnlich wirkenden, innerlich brauchbaren Ephedrins sei bei Neigung zu Spasmen gedacht. Manchmal erweist sich das antispasmotische Rivanol in gleichem Sinne als wirksam. Auch zentral angreifende Beruhigungsmittel tun oft gute Dienste, z. B. Bromsalze, Bromural und namentlich die Verbindung von 0,1 bis 0,15 g Luminal mit 0,3 g Chinin als Tagesdosis, auf drei- bis viermal verteilt. Für ausreichenden Schlaf muß unbedingt gesorgt werden (s. oben), z. B. durch hydrotherapeutische Maßnahmen oder — wenn diese versagen — durch entsprechende Medikamente. Gegen Schlaflosigkeit, dieses so häufig quälende und aufreibende Teilstück der Neurasthenie, bewährt sich oft auch hypnotische Suggestion, immerhin ein bedenkliches Mittel, dem wir sowohl milde Medikamente (s. oben) wie Hydrotherapie oder zeitweiligen Wechsel der Umwelt vorziehen. Den zentral angreifenden Beruhigungsmitteln kommt bei neurasthenischer Dyspepsie auch deutliche Wirkkraft auf sekretorische und motorische Übererregbarkeit des Magens zu.

c) Ausbau der Kost. Die Kost ist möglichst bald in bezug auf Protein- und Kaloriengehalt so auszubauen, daß sie den Körper kräftigt und erforderlichen Falles zu Gewichtsanstieg führt. In gleichem Sinne wirkt unter Umständen Entfettungskur (S. 389). Denn alle magentherapeutischen und alle psychotherapeutischen Maßnahmen bleiben auf die Dauer nutzlos, wenn man dem Kranken nicht die körperliche Widerstandskraft und Leistungsfähigkeit verschafft, deren er im Kampfe ums Dasein und im Kampf mit sich selbst bedarf (S. 373ff.; Bd. I, S. 960). — Zur Vervollständigung des Kostaufbaues gehört unter Umständen auch die Beigabe bestimmter Ergänzungsstoffe (Vitamine und Anorganisches). Darüber S. 388.

4. Über einzelne wichtige Nahrungsmittel.

Obwohl in früheren Abschnitten (Verweildauer der Speisen im Magen, subacide und superacide Zustände, Hypotonie) alles erörtert ist, was für diätetische Behandlung bestimmter Funktionsstörungen in Betracht kommt, muß mit Rücksicht auf die besonderen Verhältnisse bei nervösen Dyspepsien über einzelne Nahrungsmittel und über Fragen der Kostordnung noch etliches hinzugefügt werden.

a) Über **Eiweiß- und Fleischmenge** und über **vegetarische Diät und Rohkost.** Laien und gar vielen Ärzten gilt es heute als ausgemachte Tatsache, daß reichlicher Eiweiß- und namentlich reichlicher Fleischverzehr dem Nervensystem schädlich, starke Beschränkung derselben dem Nervensystem nützlich sei. Wir lassen dies ohne weiteres gelten für gewisse krankhafte Zustände, die zwar endokrinen Ursprungs sind, aber am Nervensystem sich auswirken: Tetanie, tetanoide Zustände und Hyperthyreosen (einschließlich Morbus Basedowii); auch auf gewisse Nervenkrankheiten wie Chorea minor, Epilepsie und manische Zustände, läßt sich dies übertragen, wennschon die dafür vorgebrachten Beweisstücke uns nicht alle zwingend erscheinen. Ferner ist Schädlichkeit oder mindestens Unzweckmäßigkeit jeglichen übertriebenen Eiweiß- bzw. Fleischverzehrs anzuerkennen (Bd. I, S. 137ff., S. 203ff.). Dies gilt für alle Menschen. Die Übertreibung veranlaßt oft starkes Zurücktreten der Fett- und Kohlenhydratträger. Da dieselben in unserer Normalkost Grundlage der kalorienreichsten Gerichte sind, und da übertriebener Eiweißverzehr den Energieumsatz steigert, führt die Bevorzugung und einseitige Betonung des Fleisches oft zu schlechtem Ernährungszustand und zu Substanzverlust, anstatt erwünschte Kräftigung zu bringen. Auch ihres nachteiligen Einflusses auf Kotbildung und -förderung, der sich bei starkem Zurücktreten der Vegetabilien geltend macht, ist zu gedenken (s. Darmkrankheiten).

Zwischen übertriebenem und durchschnittlichem Eiweißverzehr ist aber eine weite Spanne. Wenn wir uns fragen, ob tatsächliche Unterlagen dafür gegeben sind, daß Verhütung der Neurasthenie und Wohlergehen des Neurasthenikers grundsätzlich davon abhängen, ob erheblich weniger Fleisch usw. verzehrt wird als im Durchschnitt landesüblich ist, oder gar auf Fleisch verzichtet und der gesamte Eiweißverzehr wesentlich herabgedrückt wird, müssen wir dies unbedingt verneinen. Wir haben den Unfug schablonenhafter Eiweißbeschränkung bei Neurasthenie und insbesondere auch bei neurasthenischer Dyspepsie niemals mitgemacht, und zurückblickend auf Erfahrung und Erfolge sind wir glücklich, daß wir es nicht taten. Nur dann erfolgte grundsätzlich Beschränkung unter normalem Durchschnitt, wenn der Zustand des Magens (z. B. Achylie), des Darmes, anderer Organe oder begleitende Stoffwechselstörungen (z. B. Gicht, Nierenleiden u. a.) es erforderten.

Aber so einfach liegen die Dinge in Wirklichkeit doch nicht. Es sind in Wahrheit Erfolge erzielt durch Fleischbeschränkung und -verbot. Die nützliche Wirkung kommt aber nicht von dem Ausfall des Fleisches im Stoffwechsel, sondern entspringt einer Suggestion. Die Allgewalt der neuzeitlichen fleischfeindlichen Mode hilft mit, den Neurastheniker im Fleische den Popanz erblicken zu lassen, der ihn quält und sein Nervensystem in Unordnung bringt. Es gibt tatsächlich Neurastheniker, denen man mit Ausschaltung dieses Popanzes ein solches Glücks- und Sicherheitsgefühl verleiht, daß die gesamten Ängste und ihre Auswirkungen verschwinden. Ja, es kann geradezu ein glücklicher psychotherapeutischer, bei gewissen Störungen am Magen und Darm (z. B. bei neurogener Superacidität und bei Darmträgheit) auch ein somatotherapeutischer Schachzug sein, wenn wir Fleisch- und reichlichen Eiweißverzehr dem Neurastheniker als feindlichen Schädling und die Abkehr von solcher Kost als Retter bezeichnen. In Fällen, wo die sekretorischen und motorischen Funktionen der Verdauungsorgane solcher Umstellung angemessen sind, kann in Verbindung mit jener Ideenverknüpfung Übergang zur vegetarischen Lebensweise (Bd. I, S. 876, 887) oder neuerdings zur Rohkost volles Sicherheits- und Gesundheitsgefühl zurückbringen. Über solche Kost S. 355, 368. Zumeist überdeckt vertrauende Hoffnung auf günstigen Erfolg des Fleischverbotes nur vorübergehend die an den Magen gebundene Organdetermination neurasthenischer Auswirkung (tage-, wochen-, monatelang).

Dies wird stets der Fall sein, wenn die fleischlose, vorwiegend oder gar ausschließlich vegetabile Kost nicht mit der digestiven Leistungskraft in Einklang steht oder auf die Dauer nicht bleibt. Dann kommt es zu neuen Beschwerden. Falls der Neurastheniker, wie es häufig zutrifft, überzeugter Anhänger vegetarischer oder rohköstlerischer Propaganda geworden ist, bemüht er sich zunächst diese Beschwerden gering zu achten und scheut sich darüber zu klagen; er käme ja sonst in Konflikt mit seinem neuen Dogma. Das gelingt aber nur einige Zeit. Dann wird er wieder der kranke Mann, und seine Psyche saugt sich mit neuen Phobien voll. Natürlich könnte man dies alles verhüten. Denn die vegetabile (Bd. I, S. 890) und erst recht die lacto-vegetabile Kost (Bd. I, S. 903) bietet so viele Möglichkeiten, daß sie bei geschickter Anordnung jeglichem Grade digestiver Leistungsfähigkeit und auch jeglichem Grade des optimalen kalorischen Bedarfs angepaßt werden kann. Recht häufig nimmt aber weder Lehrmeister der vegetarischen und rohköstlerischen Ernährungsweise (Laien sowohl wie Ärzte) noch das praktische Handeln ihrer Jünger darauf gebührende Rücksicht, weil sie mehr den Begriff „Vegetarismus“ bzw. „Rohkost“

und deren allgemeine Eigenschaften ins Auge fassen, als die Auswirkung der Methode an den Verdauungsorganen im Einzelfalle.

Wenn wir absehen von besonderen Krankheitszuständen, wo sie hervorragende Vorteile bietet (wir kommen darauf in späteren Kapiteln zu sprechen), macht sich in bezug auf den kühnen Versuch, die Rohkost zum Hauptstück der Volksernährung zu machen, schon jetzt eine rückläufige Bewegung geltend. Mußten doch gar manche an sich und an anderen erfahren, daß sie nicht aus Tier- und Waldmenschzeit unserer Vorfahren eine ausschließlicher Rohkost vollkommen gewachsene Leistungsfähigkeit ihrer Verdauungsorgane bewahrt haben, sei es auf Grund angeborener Minderwertigkeit der Organe, sei es auf Grund erworbener Anfälligkeit. Vom hygienischen Standpunkt aus ist sektierischer Hymnus auf Rohkost als Hauptstück unserer Nahrung ein kulturhistorischer Rückschritt. Auch gar mancher Neurastheniker, der zu ihr als Rettungsanker griff, hat an sich erfahren müssen, daß deren Vorteile von den Nachteilen größerer Ansprüche an Magen-Darm und hygienisches Unzulänglichkeiten der Ware überboten werden können (C. v. Noorden[7, 8]). S. 355.

Oft ist die Warnung vor Fleischgenuß ein gänzlicher Fehlschlag; wird sie doch gehorsam dem Schema, auch Menschen erteilt, die der Zeiten Not schon lange zu minimalem Fleischgenuß gezwungen hat. In solchen Fällen wäre eine tüchtige Fleisch- oder sonstige Proteinzulage (besonders morgens, S. 385, 387) meist das Richtige.

Eine wichtige Frage ist, wie man sich nach Abschluß der Hauptkur bei den Ratschlägen für den Alltag in bezug auf Art und Menge animalischer Eiweißträger und zumal in bezug auf die Fleischfrage verhalten soll. Der Arzt, der die auf Magen und Psyche gerichtete diätetisch-psychotherapeutische Behandlung leitete, wird dabei seinen Neurastheniker genügend kennengelernt haben, um richtig zu beurteilen, was dessen Magen zuträglich ist, und ob darüber hinaus noch psychische Gründe für eine bestimmte Stellungnahme sprechen. Gerade im Hinblick auf die Psyche hat der Arzt dabei auch die Umwelt zu berücksichtigen, in die der Neurastheniker wieder eintritt.

Man strebe immer darauf hin, den Neurastheniker möglichst im Rahmen der gleichen Kost essen zu lassen, wie seine Umgebung. Körperliche Zustände (wie Magerkeit, Fettsucht, Diabetes, Nierenkrankheit usw.) können zur Abweichung zwingen, und dies ist dem Neurastheniker verständlich, ohne seine Psyche zu bedrücken. Die Neurasthenie an sich rechtfertigt niemals Sonderkost. Eher fordert sie auf, die von Organkrankheiten geforderten Abweichungen von Normalkost möglichst zu mildern oder geschickt zu vertuschen. Man soll den Neurastheniker möglichst wenig in eine Ausnahmestellung seiner Umgebung gegenüber bringen; man darf bei ihm nicht den Glauben nähren, es müsse „für ihn immer eine Extrawurst gebraten werden“. Die „Extrawürste“ verschlimmern das Übel an der Wurzel. Wenn in der Familie des Neurasthenikers es üblich ist, abends eine Fleischmahlzeit zu genießen, würden wir nur sehr ungern ihm allein dies verbieten; wenn besondere Gründe das Verbot rechtfertigen, wäre es jedenfalls im Interesse des Patienten richtiger, die Familie zum Abstellen dieser Gewohnheit zu bewegen. Wenn wir einen Neurastheniker, der ausgiebigen geselligen Verkehr pflegen will oder muß, den abendlichen Fleischverzehr untersagen, bringen wir ihn gleichfalls in eine Ausnahmestellung und in immer neuen Konflikt zwischen geselliger Höflichkeit und Bequemlichkeit und anderseits der Furcht, welche Folgen die Übertretung der ärztlichen Vorschrift haben könne. Extrazulagen, die über die gewohnte Alltagskost hinausführen, lassen sich viel besser begründen als Verbote, gleichgültig, ob die als angemessen erkannte Zulage in Fleisch, Eiern, Milch, Butter, Obst usw. besteht. Wenn der Neurastheniker über ihren Zweck unterrichtet ist, wird die Zulage keine Phobien erwecken. Alles dies ist nur durchführbar, wenn der Patient schon vor Abschluß der Kur an Normalkost gewöhnt worden ist (S. 393). Man gelangt nicht immer zu diesem Ziele, bald aus diesem, bald aus jenem Grunde (S. 389). Dann sind natürlich fallweise verschiedene Diätvorschriften für den Alltag, die von der Normalkost abweichen, unerläßlich. Sie müssen aber so einfach, wenig auffällig und leicht durchführbar sein, wie irgend möglich.

Man sieht, daß das beschränkende oder völlige Fleischverbot allerlei Folgen haben kann, an die zunächst nicht gedacht wird; übrigens auch beim Psychisch-Normalen kann dies der Fall sein (Bd. I, S. 154). Beim Neurastheniker ist das Für und Wider mit besonderer Sorgfalt abzuschätzen.

Was hier ausgeführt wurde, bezieht sich vorzugsweise auf das häusliche Leben des Neurasthenikers. In Kuranstalten, welche für einleitende Behandlung der neurasthenischen Dyspepsie und ja auch für manche andere Formen der Neurasthenie die zuständige Stelle sind, ist zeitweiliger Verzicht auf Fleisch unter Umständen von wesentlichem Belang. Fleisch kann bei Sekretions- und Motilitätsstörungen die Leistungsfähigkeit des Magens zu stark belasten (S. 45, 129). Es kann nützlich sein, bei Furcht vor Fleisch dieses Gespenst zunächst einmal auszuschalten und erst später, wenn der Kranke sich durch Bekömmlichkeit anderer Kost von guter Leistungsfähigkeit seines Magens überzeugt hat, allmählich wieder so viel Fleisch in die Kost einzustellen, wie die Kost des täglichen Lebens ihm bieten soll.

Übertriebenen Eiweißverzehr wird man sowohl in der Anstalt vermeiden, wie auch mit Recht für die Zukunft unterbinden. War die frühere Kost übertrieben mit Fleisch und anderen Eiweißträgern überlastet, so wird man den Neurastheniker schon in der Anstalt daran gewöhnen, dies abzustellen. Wenn man ihn von der Schmackhaftigkeit und Bekömmlichkeit einer Kost mäßigeren Fleisch- und Eiweißgehaltes überzeugt, so finden diese Bemühungen fast immer nachwirkendes Entgegenkommen und Verständnis von seiten der Patienten.

Wie wir schon früher ausführten (Bd. I, S. 151), befindet sich der Arzt in schwerem Irrtum, wenn er meint, mit Fleischverbot u. dgl. etwas Wesentliches, d. h. den Kern der neurasthenischen Dysthymie Treffendes geleistet zu haben. Wir selbst gingen oft den entgegengesetzten Weg, und zwar auch gerade in Fällen nervöser Dyspepsie superaciden Charakters. Wir taten dies hauptsächlich bei Patienten, die vorher aus eignem Antriebe oder auf ärztlichen Rat hin monatelang sehr eiweißarm und meist fleischfrei gelebt hatten; viele von ihnen waren lange und wiederholt in solchen Kuranstalten gewesen, denen eiweißarme Kost — wahllos bei allen Krankheiten — ein Steckenpferd ist und als Allheilmittel gilt. Bei solchen Neurasthenikern wurden Eiweiß-Fettkost, die wir im Abschnitte: superacide Zustände besprachen (S. 205) und in anderen Fällen reichlich Proteinträger mit reichlich Kohlenhydratträgern und wenig Fett die Methoden unserer Wahl; an stuhlgangfördernden Vegetabilien darf es dabei natürlich nicht fehlen (S. 388). Man habe nur den Mut, dies im Widerspruch zu gedankenloser Mode planmäßig durchzuführen, und man wird staunen, wie prächtig sie sich erholen und mit den Magenbeschwerden auch die Furcht vor dem Magen verlieren. Wir dürfen nicht versäumen, zugunsten des Fleisches auf die Untersuchungen von G. H. Whipple, F. S. Robscheit und C. W. Hooper hinzuweisen, die seinen günstigen Einfluß auf anämische Zustände erwiesen, was die ärztliche Praxis ja freilich schon lange erkannt hatte. Bei Kranken mit nervösen Dyspepsien kann diese Wirkung oftmals sehr willkommen sein.

b) Reichlicher Ausbau des Frühstücks ist empfehlenswert, namentlich bei Menschen, die vormittags angestrengt körperlich oder geistig arbeiten. Landschaftlicher, familiärer oder persönlicher Gewohnheit entsprechend, treten viele Neurastheniker nach sehr dürftigem und hastig verzehrtem Frühstück in die Tagesarbeit ein; der physiologische, durch zwölfstündiges nächtliches Fasten bedingte Hungerzustand des Blutes und der Gewebe wird dann nicht ausgeglichen, und der Körper leistet die Hauptarbeit des Tages zu einer Zeit, wo den Geweben (einschließlich dem Nervensystem) die Ernährungsstoffe — wie wir annehmen dürfen — doch nicht in breitestem Maße zur Verfügung stehen. Vielleicht ist dabei weniger an die eigentlichen Energieträger zu denken (Proteine, Kohlenhydrate, Fette), als an organische (vielleicht auch anorganische) Atomgruppen bestimmter Eigenschaft. Natürlich nicht ausschließlich, aber doch als beachtenswertes Teilstück kann solches unzeitgemäßes Darben der Gewebe vieles zur Ermüdung und zum Empfinden von Leistungsschwäche beitragen. Entsprechende Abhilfe trifft damit einen Kernpunkt der neurasthenischen Gemütsverfassung. Der Neurastheniker, namentlich aber der dyspeptische, vermeidet oft vorsätzlich reicheres Frühstück, weil er fürchtet, die Belastung des Magens würde seine vormittägige Arbeitstüchtigkeit lähmen.

Zu richtiger Wertung dieser Angst haben wir mit der Tatsache zu rechnen, daß auch normaler Psyche nach ungewohnter Verstärkung einer Mahlzeit oder sogar nach jeder Normalzeit ein gewisses Müdigkeits- und Unlustgefühl auftritt, eine nicht bloß menschliche, sondern allgemein tierische Eigenschaft. Diese primäre Erschlaffung mag der Neurastheniker verstärkt und verlängert empfinden, so daß er mit Unlust, mit unbehaglichen Gefühlen am Magen und Darm oder mindestens mit Furcht vor solchen die Tagesarbeit beginnt. Wie beim Gesunden läßt sich aber auch beim Neurastheniker die pathologische Steigerung des physiologischen postcoenalen Abspannungsgefühls überwinden oder doch auf unschädlichen Wert zurückdrängen, teils durch Gewöhnung, teils durch Einschalten einer gewissen Zeitspanne zwischen Frühstück und Arbeitsbeginn; namentlich ein kurzer Gang (von 15—30 Minuten Dauer) erweist sich als äußerst wirksames Hilfsmittel.

Jedenfalls findet die diätetische Therapie bei starker Beachtung der Frühstücksgewohnheiten ein bedeutsames Feld nützlicher Betätigung. Der Erfolg geeigneter Maßnahmen ist oft erstaunlich groß. In welchem Umfange und mit welchen Speisen man das Frühstück anreichert, wird natürlich von Fall zu Fall verschieden sein; man muß sich u. a. nach der Leistungsfähigkeit des Magens richten. Wenn keine Gegengründe vorliegen, bevorzugen wir das Einstellen von Hafergrütze und — wie C. v. Noorden [1] schon vor langem bei Chlorose empfahl — auch von proteinreichen Speisen (Fleisch in dieser oder jener Form, Eier oder Eierspeisen). Bei Diätkuren, namentlich in Anstalten, muß die beabsichtigte Umstellung der Frühstücksgewohnheiten von vornherein eingeleitet und dann allmählich vollendet werden. Das Einschalten eines zweiten Frühstücks ersetzt beim arbeitenden Neurastheniker erfahrungsgemäß den reicheren Ausbau des ersten nicht. In Anstalten kann man die Zwischenmahlzeit geben und wird es gewöhnlich tun, wenn man den Kranken mästen will, der Zustand des Magens kann sie gleichfalls erfordern; auch bei häuslichem Leben des Neurasthenikers liegen keine grundsätzlichen Bedenken vor. Von Kopfarbeitern mit außerhäuslicher Tätigkeit wird die Zwischenmahlzeit meist hastig, schlecht gekaut, zu unregelmäßiger Zeit heruntergeschlungen, häufig auch vergessen oder allmählich, weil unbequem und im Berufe störend, ausgeschaltet. Behagliche Ruhe gehört zum Essen, das merke sich vor allem der neurasthenische Dyspeptiker.

Unsere starke Betonung ausgiebiger Morgenmahlzeit könnte vielleicht die Widerrede hervorlocken, es gäbe auch dort, wo das von uns empfohlene starke Frühstück landesüblich sei, genug Neurastheniker. Der Einwand würde sein Ziel verfehlen. Wir betrachten unser Vorgehen ja nur als ein Teilstück der diätetischen Therapie, womit eine einzelne Quelle neurasthenischer Beschwerden verstopft werden kann.

Vgl. zu diesem Abschnitte Bd. I, S. 821: über Hygiene des Essens und Trinkens.

c) Über Ergänzungsstoffe. Man übersehe nicht, daß Neurastheniker, ebenso wie andere Kranke mit psychogenen Dyspepsien und wie Magen- und Darmkranke und ebenso wie gar viele Kranke mit chronischen Leiden (u. a. Diabetiker, Nierenkranke, selbst Herz- und Gefäßkranke) aus eigenem Willen und Unverstand, oder infolge unbedachter, vielleicht auch mißverstandener Kostvorschriften eine lange Periode höchst einseitig gerichteter Ernährung hinter sich haben. Trotz vielleicht hinreichender Kalorienzufuhr (sehr oft leidet ja auch diese Not; S. 352) kann die Aufnahme allgemeiner Aufbaustoffe, die den Proteinen entstammen, zu gering gewesen sein; das neuzeitliche Streben nach möglichst eiweißarmer Kost begünstigt dies. Daß hierdurch die endokrinen Drüsen und deren Hormonbildung leiden können, scheint sicher zu stehen (L. Lichtwitz, C. v. Noorden und S. Isaac u. a.). Auch die Blutbildung ist dadurch bedroht. Eine den funktionellen Magen- und Darmstörungen angepaßte Kost braucht niemals längere Zeit hindurch derartig einseitig zu sein, daß es zu Sub- oder Avitaminosen kommt. Wenn aber durch unberechtigte Phobien der Kreis der Nahrungsmittel sich immer mehr verengt hat (S. 373), wird die Gewähr für ausreichende Vitaminzufuhr in Frage gestellt. Das eine Mal erstreckt sich die Gefahr mangelhafter Zufuhr mehr auf die wesentlich dem Pflanzenreich angehörigen wasserlöslichen Vitamine B und C, das andere Mal mehr auf die wesentlich in tierischen Geweben vorkommenden fettlöslichen Vitamine A, D und E. Aber auch um anorganische Stoffe kann es sich handeln. Ausschluß von Fleisch und Kartoffeln drückt die Kalizufuhr stark herab. Ausschluß tierischen Materials (Fleisch, Milch, Käse, Eier) kann die Zufuhr von Phosphorsäure (C. v. Noorden[9]) unzulänglich machen, wenn nicht reichlicher Genuß von Getreidekleie und Leguminosen aus dem Pflanzenreich dies wettmachen. Der Ausfall von Calcium bei Verzicht auf Milch und Käse (Bd. I, S. 104) kann nur durch sehr reichlichen Verzehr von Vegetabilien ausgeglichen werden. Ausschließliche Milchkost ist stets zu eisenarm (Bd. I, S. 107). Unzweckmäßige Zubereitung der Vegetabilien (Kochen mit Übertritt löslicher Stoffe von Nährsalzen in nichtverwendetes Kochwasser mindert ihren Gehalt an Nährsalzen und Vitaminen beträchtlich, Bd. I, S. 491); bei kunstgerechter Küchentechnik freilich lange nicht in dem Maße, wie es uns die Rohköstler glauben machen wollen (A. Scheunert).

Es handelt sich durchweg um Stoffe, deren Bedeutung für das Gesundbleiben des Nervensystems, des Blutes, überhaupt aller Gewebe anerkannt ist. Teils das gesamte Krankheitsbild, teils die Vorgeschichte der Ernährung müssen Aufschluß geben, ob und wie im Einzelfalle eine etwa entstandene Lücke auszufüllen ist. Die Auswahl der Nahrung muß sich darnach richten, und zwar genügt dies zumeist; außerdem stehen entsprechende Medikamente und Nährpräparate in großer Zahl zur Verfügung.

d) Regelung des Stuhlganges ist ja bei allen Formen von Magenkrankheiten nötig, bei nervös-dyspeptischen erst recht und unter ihnen am wichtigsten bei Neurasthenikern und Hypochondern. Stuhlträgheit ist eine ganz übliche Beigabe der neurasthenischen Dyspepsie, fast durchgängig in superaciden Fällen, aber auch recht oft bei Anaciden, wofür uns zahlreiche Beispiele zur Verfügung stehen. Über die Zusammenhänge vgl. S. 82ff. Meist dürfte wohl koordinierte Disharmonie des vegetativen neuromuskulären und neurosekretischen Apparates an Magen und Darm vorliegen. Die gemischt-hypoperistaltisch-spastischen Formen der Obstipation herrschen vor. Gerade bei neuropathischen Magen-Darmdyspepsien erlebt man oft ein Zurückweichen etwaiger Superacidität, wie es C. v. Noorden u. a. beschrieben und therapeutisch ausgenutzt haben (S. 83). Mit Recht wird ganz allgemein neuerdings wieder die Bekämpfung der Obstipation bei Nervös-Dyspeptischen verschärft gefordert.

Nachdrücklicher als bei isolierter Darmträgheit verlangen wir bei zwiefältiger Magen- und Darmneuropathie den Verzicht auf abführende Medikamente und ausschließliche Beschränkung auf diätetische Hilfsmittel. Wir gelangten damit ausnahmslos in kurzer Zeit zum Ziele. Dies ist namentlich dann psychotherapeutisch stark ausnützbar, wenn man dem Patienten gar nicht sagt, daß man auf Regelung des Stuhlganges hinziele, und wenn dann der ungeahnte Erfolg ihn überrascht. Wir wollen nicht zurückhalten mit unserer Meinung, daß solcher diätetischer Erfolg den psychotherapeutischen Wert stuhlfördernder hypnotischer Suggestion bei weitem übertrifft. Falls die motorischen und sekretorischen Zustände des Magens es gestatten, wird man bei Stuhlträgheit erheblicheren Grades vegetarische Kostformen, auch Rohkost, zum mindesten stark vegetarischen Einschlag bei der Gesamtkost bevorzugen. Später bleibt zumeist die Darmtätigkeit auch bei gewöhnlicher gemischter Kost regelmäßig.

Über die diätetischen Methoden vgl. Abschnitt Stuhlträgheit im Kapitel Darmkrankheiten, im übrigen auch Vorausgegangenes, z. B. S. 52, 82, 221.

5. Mästung und Entfettung.

a) Über Mastkuren. Das Anstreben optimalen Kräfte- und Ernährungszustandes ist selbstverständliches Ziel jeder diätetischen und sonstigen Kur bei Neurasthenikern (S. 352, 392). Bei geschicktem Vorgehen gelingt es, trotz der Widerstände des funktionell minderwertigen Magens (S. 382). Der heilende Einfluß des Mästens ward aber häufig und wird auch noch jetzt vielfach überschätzt (S. 352). Keinesfalls soll das Mästen über das individuell günstigste Maß des Fettbestandes hinausgeführt werden; es würde neben anderen Unzuträglichkeiten mindestens relatives Zurückbleiben des Kräftezustandes (Muskelausbau und -ertüchtigung) bedeuten.

Wir empfehlen, es sollten dyspeptische Beschwerden und Funktionsstörungen des Neurasthenikers möglichst vollständig beseitigt werden, ehe man ihn dem Alltag wieder ausliefert (S. 378ff.). In bezug auf Mästung liegen die Dinge anders. Wie bei vielen anderen Zuständen (Bd. I, S. 990) ziehen wir es bei neurasthenischer Dyspepsie vor, die Zwangsmast (Anstaltsmast) nur bis zu einem gewissen unvollständigen Grade durchzuführen und nach gänzlicher oder doch hauptsächlicher Ausschaltung störender Verdauungsbeschwerden den letzten Ausbau des Kräfte- und Ernährungszustandes der Einsicht und dem zielbewußten Willen des Rekonvaleszenten anzuvertrauen. Dies sichert besseren Gesamt- und Dauererfolg. Es hat starken psychotherapeutischen Belang. Wir weisen unserem Patienten damit eine Aufgabe zu, von deren teilweisen Erfüllung er bereits wesentliche Vorteile erlebt hat, und deren Vollendung er mit Vertrauen und Stolz übernimmt. Er weiß, welchem Zweck und Ziel ihn, unter eigner Verantwortung, die diätetische, auf Ansatz gerichtete Nachkur entgegenführt. Ein weiterer wichtiger Gesichtspunkt ist, daß nach vollständig (maximal) durchgeführter Zwangsmast fast immer zwangsläufig im Alltag Gewichtsverminderung einsetzt. Wenn dies auch sachlich ganz unwichtig ist, den Neurastheniker erschüttert es; es läßt bei ihm die Angst aufkommen, die ganze Kur sei vergeblich gewesen. Nach unvollständiger Zwangsmast aber ist es spielend leicht, den Gewichtsanstieg sich weiter entwickeln zu lassen.

Von besonderer Wichtigkeit sind Mastkuren bei mageren Personen mit Hypotonie des Magens (S. 279) und mit Superacidität (S. 213).

b) Über Entfettungskuren. Nicht jeder dyspeptische Neurastheniker ist unterernährt. Wie andere Äußerungen der Neurastheniker kommen auch dyspeptische Formen häufig genug bei Leuten vor, deren Fettbestand normal oder sogar überreichlich ist. Wir haben stets gefunden, daß bei fettleibigen dyspeptischen Neurasthenikern eine vernünftig geleitete Entfettungskur (Bd. I, S. 992), die ja auch auf das Optimum des Ernährungszustandes hinzielt, und deren Kostform sich zunächst den Magenverhältnissen anschmiegt, wunderbaren Heilerfolg hat. Wir betonen dies aus reicher Erfahrung um so mehr, als uns sehr häufig solche Dyspeptiker mit der dringenden Bitte ihres Arztes zugesandt wurden, den Patienten nur ja nicht abmagern zu lassen, da „er sehr nervös sei". Offenbar hat der tatsächliche Erfolg des Mästens bei mageren Neurasthenikern die unberechtigte Furcht vor Abmagerung des Fettleibigen veranlaßt.

Bei Fettleibigen mit nervöser Dyspepsie erstrecken sich funktionelle Störungen häufiger auf den Darm als auf den Magen. Stuhlträgheit überwiegt, aber auch psychogene Diarrhöe-Attacken kommen vor in starker Abhängigkeit von seelischen Einflüssen und weitgehend unabhängig von Art und Menge der Kost. Sowohl Stuhlträgheit wie Diarrhöen verbinden sich mit lästigen Empfindungen, die über sachlich begründete hinausgreifen; Phobien schließen sich an. In anderen Fällen ist vorzugsweise oder ausschließlich der Magen betroffen. Superacide Zustände überbieten an Häufigkeit die sub- und anaciden. Superaciditätsbeschwerden starken Wechsels mit Krampfformen, in Abhängigkeit von reichlichen Mahlzeiten, unmäßigem Alkohol- und Tabakgenuß sich deutlich verschlimmernd, sind häufig; aber stärkeren Einflusses als solche Exzesse ist die seelische Verfassung, bei der sie stattfinden (Erregung, Sorgen, Überarbeitung; S. 182, 183, 376). Man muß sich oft wundern, daß sowohl die superaciden wie auch die anaciden Zustände mitsamt sich anschließenden Phobien eine zu Fettleibigkeit führende Beköstigung zuließen. Niedrigen Stand des Energieumsatzes trafen wir kaum jemals dabei an. Der starke Wechsel der Beschwerden mit ihrem zeitweiligen völligen Verschwinden erklärt dies Geschehen. Die vereinzelten Fälle von Magenhypotonie, die wir selbst bei fettleibigen und zugleich muskelstarken Menschen sahen (S. 280), betrafen ausschließlich Neurastheniker.

Diagnostisch liegen oftmals Schwierigkeiten vor, da sowohl subacide wie auch superacide chronische bzw. recivierende akute Magenkatarrhe bei Fettleibigen häufig sind (S. 99ff., 116, 121, 180) und neurasthenisch überlagert werden können (S. 182). Vor allem ist aber differentialdiagnostisch des Ulcus und der Cholecystitis (bzw. Cholelithiasis) zu gedenken. Warnende Beispiele liegen zahlreich vor.

Bei Fettleibigen mit neurasthenischer Dyspepsie, auch bei solchen mit superaciden Beschwerden, erzielten wir öfters treffliche Erfolge mittels fettarmen vegetarischen Kuren (Bd. I, S. 909, 1022), u. a. auch mittels Rohkostkuren (S. 385). Zweckmäßig ist auch Milchkur (etwa 800 ccm täglich) in Begleitung von Rohobst; besser, wegen reichlicherer Proteinzufuhr, Buttermilch (1—$1^1/_2$ Liter) in Begleitung von 500—600 g gekochtem Obst, das schwach gezuckert werden darf. Auch Traubenkuren sind manchmal brauchbar (Bd. I, S. 856). Über zweckmäßige Zeitdauer solcher, immerhin einseitiger Ernährungsform muß von Fall zu Fall entschieden werden. Jährlich öftere Perioden von je 4—6 Wochen sind fast immer zulässig. Wenn richtig und dem Einzelfalle entsprechend aufgezogen, eignet derartigen Kostformen ausgesprochen psychotherapeutische Wirkkraft (S. 368; Bd. I, S. 909).

6. Physikalische Behandlung.

a) Kräftigung der Muskeln. Schwache oder ungeübte Muskulatur muß planmäßig gekräftigt werden. Man halte sich an die Vorschriften bei Mastkuren (Bd. I, S. 935ff.). Neurastheniker mit schwachen Muskeln zur Kräftigung ins Gebirge oder an die See zu schicken, bleibt immer ein Fehlschlag, wenn nicht die dortigen Einwirkungen den Nahrungsverzehr reflektorisch kräftig steigern. Das ist manchmal der Fall, manchmal auch nicht (Bd. I, S. 987).

Besondere Vorsicht ist geboten bei längerem Bestehen sekretorischer und motorischer Unstimmigkeiten des Magens. Dann ist die Schulung der Muskulatur mit entsprechenden Diätmaßnahmen zu verbinden; am besten in einer Kuranstalt, wo von Fall zu Fall, von Woche zu Woche, ja von Tag zu Tag ermessen werden kann, was man dem Magen und was man den Muskeln zutrauen darf. Waldumsäumte Täler, sonnige Berghänge und Mittelgebirge verdienen den Vorzug. Recht oft suchen Neurastheniker, auch solche mit Dyspepsien, zur Erholung das Hochgebirge auf, mit oder ohne ärztlichen Rat. Dies ist Sommers und namentlich Winters ein Reizklima. Dessen aufpeitschender Einfluß überlagert oft die Beschwerden oder verdrängt deren Überwertung. Dies ist aber meist vorübergehender Scheinerfolg. Wenn nach Überwindung der eigentlichen Dyspepsie Selbstvertrauen und Kräftegefühl zurückgekehrt sind, ist zu deren Betätigung und Festigung das Hochgebirge ein wunderbarer Erholungsplatz, vorausgesetzt, daß Überanstrengungen vermieden werden.

b) Massage des Gesamtkörpers oder des Bauches kann und soll unter Umständen im Beginne der Behandlung herangezogen werden. Mit allgemeiner

Massage höre man aber auf, sobald der Neurastheniker zu muskelübender Selbstbetätigung imstande ist. Man halte sich die üblen Fälle vor Augen, wo Neurastheniker geradezu an ihre Masseure und Masseusen versklaven und ihr Gesundheitsgefühl sofort preisgeben, wenn äußere Umstände das Massieren verhindern, oder wenn sie auch nur statt ihres vertrauten Masseurs sich eines anderen bedienen müssen. Anderseits schöpfen viele Leicht-Neurastheniker, auch solche mit leichteren dyspeptischen Beschwerden, sobald sie einmal auf die Wunderkraft der Massage Vertrauen gesetzt haben, aus der täglichen Massage ein solches Glücks- und Sicherheitsgefühl, daß sie während des ganzen Tages vollwertig leistungsfähig und sich selbst wie anderen gegenüber frei von Klagen bleiben. Besonders häufig ist dies bei psychogener Stuhlträgheit. Es sind Fälle, die im Grenzgebiete von wahrer Neurasthenie und Maladie imaginaire stehen. Man soll dieses Vertrauen nicht zerstören, wenn man auch darüber zu lächeln versucht ist.

c) Von **Medico-Gymnastik** aller Art ist grundsätzlich gleiches zu sagen wie von Massage. Der unmittelbare Eindruck auf die Psyche ist geringer; daher kommt Versklavung an die Methode weit seltener vor. Der Einfluß auf Kräftigung der Muskeln ist weit größer und feiner abstufbar. Man bevorzuge möglichst frühzeitig Übungen, die der Patient unter eigner Verantwortung in seiner Häuslichkeit ausführen kann, nachdem anfangs ärztliche Aufsicht und Leitung stattgefunden hat. Bei neurogenen Motilitätsstörungen von Magen und Darm sind als Teilstücke der Therapie Übungen, welche die Bauchmuskulatur betätigen, durchaus ratsam; sie helfen störende Beschwerden mindern oder verhüten (S. 297).

d) **Hydrotherapie** in dieser oder jener Form war einst das Hauptstück antineurasthenischer Therapie und wurde auch bei manchen Äußerungen nervöser Dyspepsie als solches gewertet (z. B. bei Hypotonien, Krampfschmerzen, Aerophagie, Darmträgheit u. a.). Zu keiner Zeit sind Neurastheniker in so gleichförmiger Weise mit einer Einheitsmethode behandelt worden wie in der Aufstiegszeit der Hydrotherapie. Die Nervenheilanstalten, von den einfachsten bis zu den vornehmsten, waren Jahrzehnte hindurch kaum etwas anderes als Wasserkuranstalten für Neurastheniker. Der kluge und erfahrene Altmeister der Hydrotherapie, W. Winternitz, mit dem uns beide in Wien freundschaftliche Beziehungen verbanden, war sich niemals im unklaren darüber, daß ein gewaltiger Teil der hydrotherapeutischen Erfolge sugestiven Ursprungs sei; als Kenner und Beherrscher seelischer Zustände wußte er dies so erfolgreich wie irgendein neuzeitlicher Psychoanalytiker und Psychotherapeut praktisch auszunützen. Zahlreiche Methoden der Hydrotherapie verloren nach und nach an psychotherapeutischer Tragkraft; sie wurden zu sehr Allgemeingut. Neue Methoden kamen auf und erwarben sich Vertrauen, je nach ihrer Aufmachung auf kürzere oder längere Zeit. Aus dem Füllhorn der hydrotherapeutischen Methoden wird man gern das eine oder andere, dem Einzelfalle angemessene entnehmen, bei oberflächlicher Neurasthenie und bei überarbeiteten Pseudo-Neurasthenikern (S. 376) oft damit allein auskommend, in schwereren Fällen sich ihrer als brauchbaren Teilstückes der Therapie bedienend, bei nervöser Dyspepsie auch in Form lokaler Maßnahmen gegen Beschwerden, die bekämpft werden sollen (S. 384). Den teils beruhigenden, teils erfrischenden Erfolg richtig eingestellter Hydrotherapie sollte man bei keiner Form der Neurasthenie gering schätzen.

e) **Licht- und Wärmetherapie** ist ähnlich zu beurteilen wie Hydrotherapie. Gewiß wohnen den Sonnen- und Freiluftbädern, den Bestrahlungen mit künstlicher Höhensonne und mit Farbfiltern, den radioaktiven Bädern und Inhalationen usw. Allgemeinwirkungen bei, die wir einstweilen mehr empirisch feststellen als theoretisch erklären können. In manchem Einzelfalle werden auch bestimmte somatische Komplikationen, die vielleicht gar nichts mit Neurasthenie zu tun haben, dieses oder jenes Verfahren empirisch rechtfertigen. Daneben kommen sie aber alle als psychotherapeutische Hilfsmittel in Betracht, die uns das Durchführen der diätetischen Erziehung wesentlich erleichtern können, wenn sie bei dem Neurastheniker die Vorstellung erwecken, daß unter ihrem Einflusse und Schutze eine stärkere, früher ängstlich vermiedene Belastung der Verdauungsorgane angängig ist. Dies erstreckt sich u. a. und insbesondere auch auf lokale Maßnahmen, wie heiße Umschläge, Glühlichtbestrahlungen, Diathermie, die uns hinderliche Beschwerden verdrängen helfen (S. 384). Gerade solche lokalen Maßnahmen sollte man aber nur einleitend heranziehen, sie sobald wie irgend möglich wieder allmählich ausschaltend. Längeres Verharren dabei und allzu starkes Betonen ihrer Wirkkraft sind geradezu schädlich und können das Fortschreiten des Gesundens wesentlich hemmen (S. 364).

f) Trink- und Badekuren werden in bezug auf ihre Nutzkraft bei Neurasthenikern neuerdings unterschätzt, im Gegensatz zu früherer Überwertung. Sie vereinigen eine Fülle brauchbarer Heilfaktoren, worunter die altehrwürdige Suggestivkraft solcher Kuren ein wertvolles Teilstück ist. Im einzelnen braucht dies alles hier nicht ausgeführt zu werden. Wir haben die ganze Umstellung des Kurortbetriebes von altertümlichen auf neuzeitliche Gepflogenheiten miterlebt, und es ist ein Ausfluß eigner Erfahrung, wenn wir aussprechen, daß die Eignung neurasthenischer Dyspeptiker für Bäderorte erst von dem Zeitpunkte an datiert, wo dieselben mit sachkundig geleiteten Sanatorien und sonstigen ähnlichen Anstalten ausgerüstet wurden. Daher müssen wir auch auf das dringenste raten, den Eintritt in derartige Kuranstalten Kranken mit neurasthenischen Dyspepsien zur Bedingung zu machen. Sonst stehen die Aussichten auf guten Erfolg auf schwachen Füßen (S. 377, 386).

7. Rückblick.

Mit Heilung funktioneller, motorischer und sekretorischer Unstimmigkeiten nebst ihren Folgen wird freilich die Neigung zu neurasthenischer Reaktion als ganzes nicht enden. Bei konstitutioneller Veranlagung bleibt sie bestehen; bei den sehr zahlreichen Fällen erworbener Neurasthenie werden die Wechselbeziehungen zwischen Persönlichkeit und Umwelt für Verschwinden, Rückkehr oder Fortbestehen neurasthenischer Reaktion maßgebend sein. Unendlich viel aber ist gewonnen, wenn die Auswirkungen der neurasthenischen Einstellung auf die Verdauungsorgane ausgeschaltet ist, d. h. auf die Organe, auf deren zureichender Leistungskraft, Betätigung und beschwerdeloser Arbeit optimaler Kräftezustand und tägliches Behagen fußen. Dies hat bewußt oder unbewußt, solange der Begriff „nervöse Dyspepsie“ existiert, jeder Arzt — ob allgemeiner Praktiker, Magenfacharzt oder Psychotherapeut — als Ziel ins Auge gefaßt, und doch ließen die Erfolge vielfach oft vieles zu wünschen übrig.

Man achte etwas auf die historische Entwicklung der Therapie! In den achtziger und anfangs der neunziger Jahre des letzten Jahrhunderts hat man neurasthenische Dyspeptiker — trotz der abweichenden Meinung W. Leube's (S. 341) — scharenweise in Nervenheilanstalten geschickt; es gab damals nur sehr wenige andere Kuranstalten und kaum eine Nervenheilanstalt mit wahrhaft diätetischer Küche (S. 365). Was kam dabei heraus? So gut wie gar nichts. Die Gesamt- und die Dauerresultate waren nie so kümmerlich wie damals. Und doch hat man damals — freilich mit anderen Methoden — doch auch schon psychotherapeutisch gearbeitet und Tüchtiges geleistet. Dann kam die Mastkurperiode, die vielen neuen Anstalten das Brot gab. Die Resultate bei neurasthenischen Dyspeptikern wurden schon besser, wenn auch durch allzu schematisches Vorgehen und allzu einseitige Betonung der angemästeten Kilogramme, durch allzu großes Vertrauen auf diese letzteren, durch allzu geringes Einüben auf die Kost des täglichen Lebens der erzielte Erfolg (guter Ernährungs- und Kräftezustand; Verscheuchung der Besorgnis) sich meist nicht als beständig erwies. Jeder Rückschlag des Gewichtes, der selten ganz ausblieb, drohte Zuversicht und Selbstvertrauen zu erschüttern und neuen Ängsten als Nahrung zu dienen.

Dann kam die Zeit, wo — trotz A. v. Strümpell's (S. 341) — die Magenspezialisten sich der neurasthenischen Dyspeptiker bemächtigten. Es ist sicher falsch, wenn man dies vom heutigen erkenntnis-theoretischen Standpunkte der Seelenlehre aus als unfruchtbaren Mißgriff bezeichnen wollte. Die meisten neurasthenischen Dyspeptiker konnten bestätigen, daß sie unter der spezialistischen Behandlung wesentlich gebessert wurden, sich völlig oder nahezu völlig beschwerdefrei fühlten und auch wieder mit Zuversicht in die Zukunft sahen. Und doch kann der Erfolg ein vorgetäuschter gewesen sein, und so war es nur allzu oft. Die Phobien waren nicht verschwunden, oft sogar verstärkt. Kein Wunder, daß Rückfälle eintraten, und daß die gequälten Kranken von einem Magenspezialisten zum anderen, von einer Kuranstalt zur anderen liefen. Das psychische Leiden war therapeutisch zu kurz gekommen; man hatte nur durch Schonkost usw. die Gelegenheit genommen, sich am Magen auszuwirken. Nur ein brauchbares Teilstück der Therapie war von dem einseitigen Magenspezialisten — das Eigenschaftswort paßt glücklicherweise nicht für alle, sondern nur für die meisten, recht viele (S. 4) — geleistet worden.

Worauf beruhte der magenspezialistische Mißerfolg? Fast immer darauf, daß nach erzielter Besserung bzw. vorläufiger Heilung der subjektiv empfundenen Beschwerden und nach Entlassung aus planmäßiger Behandlung der Rekonvaleszent aus der klinischen Anstalt oder aus sonstiger Diätkur in seiner ganzen Persönlichkeit nicht genügend gestärkt gegenüber den allgemeinen Anforderungen des Alltaglebens und gegenüber den besonderen Anforderungen seines Berufes und seiner Umwelt hinausgetreten ist. Die innere Aufrichtung und Abhärtung der Persönlichkeit ward verabsäumt; ein zu jäher Sprung aus der Krankenstube in die Gesundheit wurde ihm zugemutet. Bei dem somatisch-psychischen Mechanismus des Versagens ist oft als ungemein wichtiges Teilstück wirksam, daß beim Austritt aus planmäßiger Behandlung der Rekonvaleszent zwar für gesund erklärt, aber noch auf eine Kost angewiesen wird, welche in allen wesentlichen Stücken als Schonungskost, mindestens als Sonderkost anzusprechen ist und jedenfalls weit von derjenigen abweicht, welche der Gesunde sich wählen oder, wenn man sie ihm anböte, bedenkenlos nehmen würde. Die Verordnung von Schonkost im Alltag nimmt der Ulcus- oder Gastritiskranke gerne an, für den Neurastheniker aber ist sie eine schwere Enttäuschung und stets Quelle neuer seelischer Konflikte und Phobien. Wie oft klagen neurasthenische Dyspeptiker unmittelbar nach einem Kuraufenthalt etwa: Mir geht es doch so gut; ich habe seit 2 oder 3 Wochen gar keine Beschwerden mehr, ich habe 5 kg zugenommen, und doch hat mich der Doktor auf eine sehr strenge Diät gesetzt, die ich unmöglich zu Hause durchführen kann. Er muß doch etwas sehr Schlimmes an meinem Magen gefunden haben.

Oft müssen ja freilich schonende Vorschriften die eigentliche Kurzeit (z. B. in Sanatorien) überdauern; denn es steht für letztere ja nicht unbeschränkte Zeit zu Gebote, und die Harmonie der Magentätigkeit ist noch nicht so weit hergestellt, daß das Organ für jegliche Belastung tragfähig geworden wäre. Wenn es sich dann nicht nur um einige untergeordnete und leicht erfüllbare Vorsichtsmaßregeln handelt, sondern um Vorschriften, welche die Kost noch wesentlich einschränken und sie von der häuslichen Kost abrücken, muß der Genesende volle und klare Einsicht in die Gründe haben: man kann nicht offen genug mit dem Neurastheniker darüber sprechen. Man darf ihm dann nie sagen, wie es in Kuranstalten usw. so häufig geschieht: „Sie sind zwar geheilt, aber Sie müssen sich noch schonen und darum usw." Man muß ihm vielmehr sagen und einprägen: „Sie sind zwar auf dem Wege zur Heilung: Sie sind aber noch nicht geheilt. Darum müssen Sie einstweilen noch so und so leben. Ebensowenig wie irgendeinem anderen Rekonvaleszenten kann man Ihnen versprechen, daß Sie in nächster Zeit von jeglicher Beschwerde völlig frei bleiben. Aber im festen Bewußtsein, nicht mehr wesentlich krank zu sein, werden Sie kleine

Beschwerden so beurteilen wie sie es verdienen und sich nicht mehr darüber zu ängstigen; sie haben für Sie nichts mehr zu bedeuten.“ Man mag den Rekonvaleszenten erinnern an das schlafstörende Tick-Tack einer neuen Zimmeruhr, das ihn vielleicht drei Nächte lang ärgert, das er dann aber nicht mehr beachtet.

Womöglich aber soll der Arzt, welcher einen Neurastheniker diätetisch behandelt, es erreichen, daß er vor der Entlassung aus planmäßiger Behandlung — welcher besonderen Art sie auch gewesen sei — gelernt hat, ebenso zu essen wie ein Gesunder, und daß die Bekömmlichkeit solchen Tuns sich bestätigt hat. Erst dies ist dem Neurastheniker vollgültiger Beweis für Gesundheit seines Magens und sichert ihm im Verein mit Ausspannung einerseits, Rückkehr guten Ernährungszustandes, größerer Leistungsfähigkeit und Ausdauer andererseits das Gesundheitsgefühl und die Zuversicht. Die häufig vorgebrachte Sorge, unter unmittelbarer Aufsicht des Arztes, unter Schutz der „Sanatoriumsküche“ usw. ginge zwar alles gut, aber draußen werde es nicht mehr gut gehen, muß dem Kranken unbedingt genommen werden. Sie ist eine der schlimmsten, die Zukunft beschattenden Phobien. Sie steckt in jedem Neurastheniker, der sich bei einem Magenspezialisten, in einem Sanatorium usw. diätetischer Kur unterzieht. Diese Sorge überhaupt nicht aufkommen zu lassen, ist eine der wichtigsten Aufgaben des ernährungstechnischen Vorgehens der diätetischen Erziehung und Hauptstück der ärztlichen Kunst.

Wir müssen hier auf eine Schattenseite der Vertrauensseligkeit hinweisen; dies steht in engem Zusammenhang mit dem soeben Gesagten. Das Wort „Schattenseite“ mag befremden, da das Vertrauen, das der Kranke dem Arzte schenkt, eine der schönsten und beglückendsten Seiten des ärztlichen Berufes ist. Dieses Vertrauen artet — bei Hysterischen freilich öfter als bei Neurasthenischen — manchmal zu wahrer Vergötterung aus, vergleichbar süßlich-mystischem Kultus, gar nicht selten zur Liebe mit oder ohne erotischen Einschlag. Es kommt vor, daß dyspeptische Neurastheniker (häufiger Hysteriker) dem Arzte, der ihnen half, geradezu hörig werden (S. 356). Sie nehmen aus seiner Hand, auf seinen besondere Vorschrift, aus der Küche seiner Anstalt alles; es bekommt ihnen gut; sie haben das felsenfeste Vertrauen, daß dies gar nicht anders sein kann. Aber die Trennung der liebenden Fürsorge oder der Peitsche des Arztes steht als Schreckgespenst vor ihren Augen. Ebenso sicher wie sie sich unter Führung des Arztes fühlen, wissen sie, daß ohne diese Führung es ihnen schlecht gehen wird. Sie behalten meistens recht damit. Solches Versklaven kommt häufiger in Anstalten vor als in der Außenpraxis, aber auch hier in krassen Formen. Im einzelnen brauchen wir dies nicht auszuführen und durch Beispiele zu belegen. Wir kennen Fälle, wo dyspeptische Neurastheniker Jahre hindurch den größten Teil jeden Jahres in ein und derselben Anstalt zubrachten, weil sie sich draußen nicht zu beköstigen wagten. Natürlich liegt immer ein Behandlungsfehler vor. Das Vertrauen, das schöne Früchte hätte bringen können, war in falsche Bahnen geleitet. Die Furcht vor den Tücken des Magens war geheilt, aber nur dadurch, daß die Angst vor eigner Verantwortung und eignem Handeln an ihre Stelle trat. Die richtige Überleitung ward versäumt, der Rekonvaleszent nicht rechtzeitig aus der Anstalt entlassen worden. Ein bißchen Abschiedsschmerz schadet nichts; aber es muß wie im Faust heißen: Die Träne quillt, die Erde hat mich wieder. Bei wahrhaft, namentlich unheilbar Geisteskranken darf Herstellung starker Hörigkeit geradezu Ziel der Psychotherapie werden, beim Neurastheniker niemals.

VII. Depressive Seelenzustände.

Depressive Seelenzustände, wie sie bei typischer Hypochondrie und Melancholie auftreten, sind zwar schon frühzeitig als Quelle dyspeptischer Beschwerden gedeutet worden, aber doch nicht ohne bemerkenswerte Rückschläge. So kam z. B. K. Alt zu der zweifellos irrigen, ganz unverständlichen und doch nicht ohne Einfluß verhallten Lehre, daß man die Verstimmung, die Angst, den Lebensüberdruß, ja den Selbstmord bei Nervösdyspeptischen als „natürliche Folge“ der Magenbeschwerden zu deuten habe. G. L. Dreyfus räumte mit dieser Lehre gründlich auf. Er wies die große Tragweite der depressiven Perioden im Krankheitsbilde des manisch-depressiven Irreseins für das Entstehen nervösdyspeptischer Zustände überzeugend nach. Von dieser autochthonen Degenerationspsychose ward bei weiterem Ausbau der Psychiatrie die früher als Typus eigner Art gedeutete Melancholie aufgesogen. Wir wissen jetzt, wie häufig die Zyklothymie in schwer erkennbarer, unvollständig entwickelter Form auftritt, und wie stark sich unter solchen Verhältnissen dyspeptische Beschwerden klinisch in den Vordergrund drängen, den psychopathischen Hintergrund symptomatisch überlagernd und damit zu diagnostischen Irrtümern Anlaß gebend. Bei Hypochondrie ist die Auswirkung in Magen- und Darmbeschwerden etwas so Regelmäßiges, daß die ganze Psychose davon ihren Namen herleitet. Hypochondrischer Einschlag verbindet sich oft mit Zyklothymie.

a) **Zyklothymie.** Bei den depressiven Degenerationspsychosen, bei Zyklothymie in ihren in bezug auf Dauer und Auswirkungen meist überwiegenden depressiven Abschnitten herrscht psychisch die Angst vor, bald in dieser, bald in jener Form sich äußernd, bald ganz offenkundig, bald verschleiert und sogar der Umwelt gegenüber möglichst verheimlicht. Die Angst ist aber eine andere wie bei Neurasthenie. Sie verdächtigt nicht die Bekömmlichkeit dieser oder jener Speisen und zieht meist auch nicht zukünftige Gefahren, die aus dem gegenwärtigen somatischen Zustande erwachsen könnten, in Betracht. Diesen Dingen gegenüber besteht eher eine auffallende Gleichgültigkeit. Nach außen gibt sich die Angst kund in einer Abwehr gegen Einmischung und Beeinflussung von seiten der Umwelt. Dies kann sich auch auswirken in Einstellung zu Speise und Trank; das Essenmüssen wird als störender, beängstigender Zwang empfunden, und dies lähmt den Trieb zum Essen. Daraus erklären sich die dyspeptischen Erscheinungen, mit denen man es zu tun hat. Sie sind keine zwangsläufigen Merkmale der Krankheit. Oft genug fehlen alle Zeichen von Dyspepsie, und die Nahrungsaufnahme bleibt ungestört. Man begegnet auch starkem Verlangen nach bestimmten Lieblingsspeisen, während anderes mit Widerwillen abgelehnt wird.

Unstimmigkeiten äußern sich zumeist in Appetitmangel, Ekel, Übelkeit, verringerter Nahrungsaufnahme; dies kann bis zu völliger Nahrungsverweigerung ausarten. Eigentlicher Schmerz wird selten geklagt. Objektiv nachweisbare Funktionsstörungen sind am Magen ungleich seltener als bei Neurasthenikern, am Darm dagegen in Form von Obstipation und auch von daraus folgender Gasblähung recht häufig; letztere freilich ist wie bei Hypochondern oft durch Luftschlucken bedingt. Die Motilität des Magens ist meist normal. Wir selbst fanden verhältnismäßig oft verfrühte Entleerung. Bei kraftlosen, abgemagerten Personen entstehen mit der Zeit Hypotonien mit zu langer Verweildauer; das ist hier aber meist ein sekundärer von der verkümmerten Ernährung abhängiger Zustand (S. 281) und keine unmittelbare Folge der Psychose. Die Aciditätsbefunde können innerhalb der weitgesteckten normalen Breite liegen, weichen aber, wie L. Herzog bei verschiedensten Formen der nervösen Dyspepsie fand und wie G. L. Dreyfus für zyklothymische Depression bestätigte, und wie auch wir bei Hypochondern fanden, häufiger nach oben oder unten, in der Richtung zu den normalen Grenzwerten oder darüber hinaus (Super- und Subacidität) von dem gewöhnlichen Durchschnitte ab. Bei ausgesprochen melancholischen Zuständen traf C. v. Noorden[2] meist stark superacide Werte, was nach späteren Untersuchungen (vgl. S. 183) allerdings auch keine durchstehende Regel ist. C. v. Noorden erhob damit damals zum ersten Male einen Befund, der bei einer bestimmten Psychose mit überraschender Häufigkeit wiederkehrte und zweifellos neurogenen Charakter trug. Es fiel dabei auf, daß der Magen häufig fast gar keine Flüssigkeit enthielt, daß der Speisebrei sehr wasserarm war und auf dem Filter nur langsam spärliches Filtrat abgab; dieses aber erreichte maximale Säurewerte, was — wie wir heute wissen — für eine mit Hypermotilität verbundene Supersekretion spricht (im Sinne V. Rubow's; S. 168), aber vielleicht auch als primäre Superacidität spärlichen Saftes gedeutet werden muß (G. Katsch). Ferner fiel auf, daß diese maximal-superaciden Kranken so gut wie gar keine eigentlich superaciden Beschwerden hatten.

Bei den zyklothymischen Depressionen hat es in der Regel keinen Sinn, die Behandlung auf den Magen zu richten, in der Hoffnung, dadurch eine Quelle der Beschwerden und Klagen zu verstopfen. Weder diätetische Schonung noch sonstige direkte Magenbehandlung wirken sich an der Psyche aus; es werden höchstens Scheinerfolge kurzer Dauer erzielt. Zumeist handelt es sich für die Diätetik nur um Sicherung der durch Depression gefährdeten Ernährung. Ob man die Normalkost der Anstalt nach dieser oder jener Richtung erweitert oder einschränkt, es ändert sich nichts Wesentliches, bis die Depression abklingt. Darüber sind sich die Leiter psychiatrischer Anstalten einig. In leichteren Fällen, wo die Kranken für ärztliche Zusprache empfänglich sind und ihre Verstimmung zu beherrschen lernen, läßt sich am ehesten durch solche Zusprache eine gewisse Krankheitseinsicht und Nichtachtung der Magenbeschwerden erreichen. Besondere diätetische Maßnahmen sind immerhin bei deutlich verlangsamter Magenentleerung nötig, gleichgültig, ob sie auf einfacher Hypotonie oder auf Antro- bzw. Pylorospasmus beruhen. Solche Zustände, wenn auch nur sekundäre Auswirkungen der Psychopathie, dürfen nicht diätetisch vernachlässigt werden, weil sie Quelle selbständiger Magenkrankheiten zu werden drohen (S. 344). Es gelten dann die gleichen diätotherapeutischen Gesichtspunkte, wie sie früher geschildert wurden. Bei starken Hypotonien sollte man trotz der Psychopathie vor Magenspülungen nicht zurückschrecken. Vgl. Abschnitt Hypotonie S. 293.

Des weiteren sollte etwaige Stuhlträgheit diätetisch berücksichtigt werden. Eine wesentliche Rückwirkung auf die Psyche ist freilich von ihrer Beseitigung nicht zu erwarten. Immerhin ist es besser, in unauffälliger Weise der Kost stuhlfördernde Eigenschaft zu verleihen (S. 369, 388), als Sondermaßnahmen wie Medikamente, Klistiere usw. heranzuziehen. Alles in allem bedenke man, daß die Prognose der nervösen Dyspepsie bei zyklothymischen Depressionen insofern günstig ist, als sie — von besonders schweren Fällen abgesehen — mit größter Wahrscheinlichkeit über kurz oder lang von selbst abklingen wird oder zumindest zeitweilige wesentliche Besserung in Aussicht stellt.

Kranke mit zyklothymischer Depression, die keiner Isolierung in psychiatrischen Anstalten bedurften, wurden uns wegen Ernährungsschwierigkeiten häufig überwiesen, fast stets unter Bezugnahme auf die alte Arbeit C. v. Noorden's[2] über Magenstörungen bei Geisteskranken; manchmal auch Kranke, die wegen Selbstmordgefahr keine Minute ohne Aufsicht sein durften. Stets handelte es sich um Störungen des Ernährungstriebes mit mehr oder weniger Widerstand gegen Nahrungsaufnahme, darunter auch um Fälle mit völliger Nahrungsverweigerung.

Erfolgreiches Durchführen planmäßiger Ernährungstherapie wird bei Kranken mit abweisend-depressiver Einstellung wesentlich erleichtert, wenn ein Anhänglichkeitsgefühl zu Arzt und Pflegerin entsteht. Gewissermaßen ihnen zuliebe nehmen oft die Kranken Nahrung, die sie sonst zurückweisen würden. Zu eigentlichem Aufdrängen der Speisen darf es nicht kommen. Das mag einige Tage lang Erfolg haben; für die Folgezeit verstärkt es aber den Widerstand. Der Zwang muß im Rahmen freundlichen, liebenswürdigen, scheinbar uninteressierten Zuredens bleiben. Daß die Form der Zusprache nach Lage des Einzelfalles u. a. auch nach Erziehungs- und Bildungsstufe des Kranken sich richten muß, ist selbstverständlich. Darüber hinaus sind aber doch vielleicht etliche eigene ernährungstechnische Erfahrungen dienlich.

In leichteren Fällen mit herabgesetzter, aber nicht erloschener Appetenz kamen wir am weitesten, wenn wir die Diätkur mit ausschließlicher Milchkost oder mit Abarten von Milch wie Sauermilch, Ya-Urt, Kefir usw. eröffneten, ohne sofort auf hinreichende Kalorienzufuhr Gewicht zu legen. Nach etlichen Tagen verlauteten dann oft schon Wünsche nach dieser oder jener Zulage, z. B. nach Butterbrot, oder nach Obst und Kompott. Ist es einmal soweit, so kann nach weiteren 1—2 Wochen eine normal-gemischte Kost erreicht sein. Oft genug bleiben aber Eigenwünsche aus. Den Kranken darnach auszuforschen, ist bedenklich; es kann Mißtrauen und bockiges Ablehnen auslösen. Besser hat man sich inzwischen bei den Angehörigen nach Lieblingsspeisen und -getränken des Kranken erkundigt und setzt dieselben, sobald man die Milchkost erweitern oder ablösen will, in Ergänzung der Milch den Kranken in vollkommenster Form und Zubereitung vor, ohne daß darüber geredet wird. Es kommt vor, daß sie anfangs nicht beachtet oder geradezu zurückgewiesen werden. Die Gerichte werden dann stillschweigend ohne Drängen und Vorwürfe wieder abgeräumt. Verlockender ist manchmal das gleichzeitige Vorsetzen mehrerer Gerichte, worunter sich 1—2 sog. Lieblingsspeisen befinden. Manchmal sofort, manchmal erst nach einigen Tagen greifen dann die Patienten nach den der Milch beigefügten Lockspeisen. In einem Falle dienten Austern als solche; an 3 Tagen wurden sie nicht beachtet, am 4. Tage unter Zurückweisung der Milch und unter gleichzeitiger Äußerung einiger anderer Wünsche dankbar angenommen. Ein anderes Mal war es Linsensuppe und wiederum ein anderes Mal frische Spargeln, ein viertes Mal auf dem Rost bereitete Hammelrippenstückchen, was uns von der Köchin des Patienten als Lieblingsgericht bezeichnet war; in allen diesen 3 Fällen ward das Gericht sofort ohne Einspruch angenommen. Sobald einmal aus freiem Antrieb ein Gericht genommen wird, ist weitere Entwicklung der Kost meist nicht schwer. Auf Rückschläge muß man immer gefaßt sein, da die abweisende Depression sich ja oft ganz unerwartet vertieft. Man kehrt dann am besten sofort für einige Zeit zu reiner Milchkost oder Milchkost mit Brot und Butter zurück. Es kann zweckmäßig sein, den Patienten allein im Bett oder am Eßtische speisen zu lassen, während die Pflegerin, anscheinend uninteressiert, abseits sitzt. Andere Male, namentlich in leichten Fällen und in Zeiten der Besserung, ist es ratsamer, daß sich die Pflegerin oder eine befreundete Persönlichkeit, die über zweckmäßiges Verhalten genau belehrt sein muß, sich an der Mahlzeit des Patienten beteiligt. Auch gelegentliches Teilnehmen des Arztes an der Mahlzeit kann wesentliches beitragen, der Hemmungen Herr zu werden. Das alles richtet sich nach der psychischen Lage.

Sehr schwere Formen führen, wie erwähnt, oft zu starker Anorexie und sogar zu Nahrungsverweigerung. Sie heischen natürlich Anstaltsbehandlung. Es läßt sich manchmal nicht umgehen, die Kranken zwangsmäßig mittels Magen- bzw. Duodenalsonde zu ernähren (Bd. I, S. 1037, 1044). Freilich hat es die neuere Psychiatrie verstanden, die Notwendigkeit solchen Vergehens bedeutend einzuschränken. Wir möchten die Mahnung aussprechen, daß der Psychiater die Sondenernährung nicht als ultimum refugium betrachte, d. h. nur im äußersten Notfalle und im Hinblick auf das drohende Erlöschen aller Reservekräfte dazu greife. In einem Falle half uns zweimal tägliche Insulininjektion (je 10 Einheiten) schwere Anorexie überwinden. Nach etwa 2 Wochen konnte man auf das Insulin verzichten. Man darf einige Wochen lang starke Unterernährung, welche das Körpergewicht um 20—25% herabdrückt, bedenkenlos dulden. Wenn dann aber der psychische Zustand keine baldige Besserung der natürlichen Nahrungsaufnahme erwarten läßt, sollte man weiterem Verfall durch Zuhilfenahme der Sondenernährung vorbeugen. In welchem Maße die bessere Ernährung dem seelischen Zustande nützen wird, soll hier nicht erörtert werden, weil ja die Dinge von Fall zu Fall verschieden liegen. Jedenfalls aber ist zu verhüten, daß durch fortgesetzte (quantitative und qualitative) Unterernährung unwiderrufliche oder doch langdauernde Schädigungen am Nervensystem, an drüsigen Organen und vor allem am endokrinen System sich entwickeln. Je nach Stärke des seelischen Widerstandes und nach Lage des ganzen Falles kommt auch Jejunostomie für die Zwangsernährung in Frage. Sie kann für das technische Durchführen ausreichender Ernährung wesentlich günstiger sein als das Füttern mittels Duodenalsonde.

b) **Hypochondrie** ist die unerfreulichste Form psychogener Dyspepsie. Man wird weder die Angst noch andere krankhafte Formen des Seelenlebens durch eine auf Magen und Darm gerichtete Therapie wesentlich bessern oder gar heilen können (E. Leyser). Auch lassen sich durch solche Behandlung die auf Magen und Darm gerichteten Klagen und Befürchtungen nicht unterdrücken, sondern höchstens inhaltlich verschieben, solange die hypochondrische Verstimmung im Zunehmen oder auf der Höhe ist. Auch von Zusprache, Überredung, Suggestion ist wenig zu erwarten; sie helfen nur vorübregehend. Erst beim selbständigen Abklingen der psychopathischen Verstimmung finden sie heilkräftigen Widerhall.

Die etwaigen funktionellen Störungen des Magens stehen beim Hypochonder in Stärke und Tragweite fast ausnahmslos in starkem Mißverhältnis zu Inhalt und Umfang des Klagenregisters; letzteres, verschiedenartig aufgebaut, beherrscht die Lage. Am Darm aber schiebt sich die selten fehlende Stuhlträgheit in den Vordergrund. Sie diätotherapeutisch mit wirksamen Methoden anzugehen, ist wichtig (vgl. Kapitel: Darmkrankheiten); der Erfolg beseitigt oft gleichzeitig etwaige Tympanie. Vielen Hypochondern verschafft man durch diätetische Regelung des Kotlaufes ein beträchtliches Glücksgefühl, das stundenlang oder den ganzen Tag über andauert, und das bei steter Wiederholung sich dann auch psychotherapeutisch in brauchbarem Maße auswirkt. Von dem Erzwingen des Stuhlganges durch Medikamente und vor allem durch Klistiere raten uns die eignen Erfahrungen dringend ab; das Bewußtsein ihrer zu benötigen, verstärkt die Ängste und nährt in steigendem Maße die Furcht vor unheilbarer Krankheit; das Klistieren macht aus den Hypochondern oft Klysmomane. Es darf aber nicht übersehen werden, daß oft auch regelmäßigste Stuhlentleerung, reichlichster und bestgeformter Kot in dem Klagenregister des Hypochonders und in seinen Ängsten nicht das geringste abändert oder bessert. Die diätetisch erzwungene Umkehr früher spärlichen und harten Kotes in reichlichen und geschmeidigen wird ihm manchmal zur Quelle der Furcht, daß er die Nahrung schlecht ausnutze, daß er ihre besten Kraftstoffe mit dem Kote verliere, daß er trotz reichlichen Essens verhungern müsse usw. In ähnlicher Weise kann therapeutische Unterdrückung oder selbsttätiges Verschwinden irgendeiner anderen Magen- und Darmbeschwerde beim Hypochonder Angst vor neuer schlimmerer Wendung statt Zufriedenheit erwecken. In solchen Fällen ist natürlich direkter Magen-Darmtherapie jeder Boden entzogen.

VIII. Dementia praecox.

Bei unvollständig ausgebildeten Formen der Dementia praecox, sich darstellend unter dem Bilde hebephrenen Seelenlebens, kommt es oft zu Mißempfindungen, die der Kranke auf den Magen bezieht, und die im allgemeinen hypochondrische Färbung tragen (E. Leyser). Gefühle von Druck, Völle, Elektrisation, Krampf, Zucken, Luftfüllung usw. werden geklagt, ohne daß der Befund die Klagen rechtfertigt. Trotz der mannigfachen und den Charakter oft wechselnden Beschwerden erweckt der Kranke den Eindruck, als ob er selbst seine Beschwerden nicht ernst nehme. Gleichgültiges, albernes, läppisches Verhalten den Beschwerden und den ärztlichen Ratschlägen gegenüber kennzeichnet den Hebephrenen.

Da der psychische Zustand nicht immer flach auf der Hand liegt oder nicht immer erkannt und gewürdigt wird, irren solche Kranke oft von Magenarzt zu Magenarzt herum, unterziehen sich willig, aber doch interesselos immer neuen einfachen und verwickelten Untersuchungen, suchen bald diese, bald jene Kuranstalt auf, vergessen dort auch manchmal ihre Beschwerden und gelten dann als geheilt. Dies letztere ist natürlich ein Irrtum, da jeden Tag das alte oder ein anders gefärbtes Klageregister wieder aufgezogen werden kann. Somatische und insbesondere diätetische Behandlung können in Wahrheit nur Scheinerfolge bringen, auf zeitweiliger Ablenkung beruhend. Man hat bei solchen Patienten, soweit sie keiner dauernden Anstaltsbehandlung bedürfen, am ehesten noch Erfolge, wenn man sie in eine gleichmäßige, strenggeordnete Arbeit einspannt, zu der sie nach Maßgabe ihrer psychischen Einstellung fähig sind.

IX. Neurosen des vegetativen Nervensystems.

Wie früher erwähnt, stehen wir auf dem Standpunkte, daß nicht jede Neurose des Magens psychogen ist. Auch anatomische, toxische, irgendwie funktionell bedingte Störung im sympathischen und parasympathischen System, das weitgehend unabhängig von der Psyche ist, können und müssen sich am Magen auswirken (S. 50, 345), ebenso Störungen im intramuralen Reflexbogen (S. 50, 53, 344). Es deckt sich dies teilweise mit Ad. Schmidt's Begriff der „Organneurose". Auch der lokalen Überempfindlichkeit, die sich teils nur am sensiblen Apparat, teils an Stärke reflektorischer Vorgänge auswirkt, sei gedacht (S. 347 A. Goldscheider).

Soweit Einsicht in die Auswirkung solcher Störungen gewonnen ist, wurde darauf schon in früheren Abschnitten weitgehend Rücksicht genommen. Wir verweisen darauf. Z. B. über Magenschmerzen S. 64, 352; über Magenkrampf S. 69, 352; über Magenlähmung S. 300; über Beziehungen nervöser Störungen zu Ulcus pepticum S. 225, 381; über Sekretionsstörungen S. 172, 382; über tabische Krisen S. 301.

Es wäre einstweilen ein noch an Theorien und Hypothesen allzu reiches Kapitel, wenn wir versuchen wollten, eine von der pathologischen Physiologie des vegetativen Nervensystems ausgehende systematische Darstellung der klinischen Bilder und ihrer Ansprüche an die Diätetik zu versuchen. Der praktische Gewinn wäre verschwindend klein. Nur ganz allgemein muß der Rat erteilt werden: Je weniger im Einzelfalle die Psyche ursächlich beteiligt, je mehr das krankhafte Geschehen von disharmonischem Verhalten des vegetativen Nervensystems selbst abhängig erscheint, desto stärker soll die diätetische Therapie den tatsächlichen Funktionsstörungen des Magens angepaßt werden. Auch an etwa notwendige andere, auf das Grundleiden gerichtete Maßnahmen sei erinnert, z. B. an die Ausschaltung von Nikotin und an antiluetische Behandlung.

Psychogene Störungen können unter Umständen rein psychotherapeutisch behandelt werden, wenn dies auch nicht immer ratsam ist (S. 352—358); bei den vegetativ-neurotischen Dyspepsien wird diätetische Vernachlässigung das Übel stets hinausziehen, verschlimmern, und unter Umständen werden dauernde organische Störungen wie chronischer Katarrh, schwere Hypotonie, Ulcus pepticum die Folge sein.

Von Neurosen des vegetativen Nervensystems, die sich am Magen auswirken, sind schon oftmals Krankheitsbilder beschrieben, die — wie es in der Natur der Sache liegt — keineswegs alle miteinander übereinstimmen. Erwähnt seien u. a. die Arbeiten von

C. v. Noorden[4], H. Eppinger und L. Heß, ferner die mehrfachen Mitteilungen G. v. Bergmann's[2] und seiner Schüler über neurogenes Ulcus pepticum. K. Reitter führt als Merkmale vagotonischen Magenleidens auf: Kolon zusammengezogen, druckempfindlich; Puls verlangsamt; Temperatur herabgesetzt; Corneal- und Rachenreflex herabgesetzt; Sehnenreflexe verstärkt; am Magen gesteigerte Peristaltik. Er fand in solchen Fällen meist Tuberkulose der bronchialen Lymphdrüsen (S. 228). Entsprechend den Angaben G. v. Bergmann's und H. Eppinger's fanden wir fast immer superaciden Magenchymus. In gar manchem Falle kamen wir alsbald zur Erkenntnis, daß das wichtigste Stück neurogener Auswirkung die falsche Einstellung der Darmtätigkeit sei, und daß mit deren Heilung auch die Magenbeschwerden, namentlich etwaige Superaciditätsbeschwerden, restlos verschwanden (S. 82, 221).

X. Über einzelne klinische Bilder nervöser Dyspepsie verschiedenen Ursprungs.

Einzelne klinische Symptomenbilder verdienen besonders hervorgehoben zu werden, teils wegen ihrer Eigenart, teils weil sie besondere Einstellung diätetischer Fürsorge verlangen.

1. Bulimie (Heißhunger).

Man versteht darunter krankhaft gesteigertes Hungergefühl, zum Unterschied von Polyphagie, am besten nur solche Formen, die sich als Anfälle von „Heißhunger" kundgeben. Die Abgrenzung gegenüber „Hungerschmerz", wie er hauptsächlich bei Ulcus duodeni vorkommt (S. 67), dürfte wohl niemals Schwierigkeiten machen. Wenn man die schwach entwickelten Formen einschließt, z. B. die Entwicklung eines ungewöhnlich kräftigen Hungergefühles kurz vor der gewohnten Essenszeit und gar bei zufälliger Verspätung der Mahlzeit, ist dies etwas ungemein Häufiges; bei Jugendlichen so häufig, daß man es kaum als krankhaft bezeichnen darf. Seltener sind die stark ausgebildeten Formen, wo es bei längeren, aber immerhin normalen Eßpausen, und erst recht bei ihrer unfreiwilligen Verlängerung, zu Schwäche, kleinem Puls, Ohnmachtanwandlung, Schweißausbruch, Angst, Vernichtungsgefühl usw. kommt. Anfangs wird reiner, starker, heißer Hunger empfunden; der Betroffene weiß, daß er etwas essen muß, um darüber hinauszukommen, ja um sich retten zu müssen. Diese unwiderstehliche Eßgier, welche von Magenschmerz (wahrem Hungerschmerz) begleitet sein kann, hat sich schon oft in Diebstahl von Lebensmitteln ausgewirkt, eine alte kriminalistische Erfahrung. Wenn erst Elendsein und Todesangst dazu getreten, schlägt der Hunger oft in Übelkeit und Würgen um. Aber der Eintritt von Speise in den Magen bringt auch dann noch Abhilfe, während andere Formen von Übelkeit dadurch verstärkt werden. Trotz anfänglich sehr quälenden Zustandes entwickelt sich derselbe nicht immer fortschreitend zu solcher Höhe. Sehr oft flauen die Symptome nach $^1/_4$—1 Stunde wieder ab, teils ganz von selbst, teils durch äußere Ablenkung (angeregte Unterhaltung usw.). In dem wiedergewonnenen Gleichgewichtszustande hat der frühere Heißhunger oft einer gewissen Appetitlosigkeit den Platz geräumt. Man bezeichnet das mit „überhungert sein". Fälle dieser Art erinnern an hypoglykämische Zustände der Diabetiker nach überreichlicher Insulingabe (s. unten).

Im großen und ganzen trifft man wahrhaft krankhaften Heißhunger, sowohl in milden wie in schweren Formen nur bei neuropathisch Veranlagten, namentlich bei Neurasthenikern; solche mit allgemein-hypervagotonischem Einschlage überwiegen durchaus. Bei Jugendlichen wird selten vergeblich auf den Busch geklopft, wenn man auf Sexualneurasthenie fahndet. Den Eindruck stark, vielleicht ausschließlich psychogenen Charakters erweckt das Leiden fast immer. Der Mechanismus des echten Heißhungers ist wohl häufig so (S. 57), daß das darbende Regulationszentrum (Hungerzentrum) zentrifugal Leerkontraktionen des

Magens auslöst, daß diese entweder tatsächlich krankhaft verstärkt ausfallen oder verstärkt (verstärktes Hungergefühl) von der Psyche empfunden und gewertet werden. Die übrigen Erscheinungen sind Folgen von Reizübertragung auf benachbarte Zentren (L. R. Müller). Den Heißhunger allein mit Leere des Magens und Leerkontraktionen zu erklären, geht durchaus nicht an. Denn zeitweilige Leere des Magens ist ein physiologischer Zustand. Es geht um so weniger an, als wir Heißhunger gar nicht selten antreffen zu einer Zeit, wo der Magen noch keineswegs leer ist, sondern die Hauptmasse des mit letzter Mahlzeit Genossenen noch beherbergt. Dann darf man auch nicht an Verarmung des Blutes an chemischen Stoffen denken, welche das Hungerzentrum dämpfen (L. R. Müller). Alles in allem sei man mit theoretischen Deutungen noch vorsichtig, da es sich beim Entstehen des Hungergefühles doch sicher um recht verwickelte Vorgänge handelt (S. 57; A. Durig, S. 60). Ganz allgemein darf man in allen hierher gehörigen Fällen von einer Triebstörung reden, die keineswegs autochthon zu sein braucht, sondern häufig durch schlechte Gewohnheit anerzogen ist und sich — namentlich bei Frauen — in unerwünschter Zunahme des Körpergewichtes auswirken kann (Bd. I, S. 994, 995). Wir sind uns voll bewußt, daß wir mit dem Worte „Triebstörung“ zunächst nur den psychogenen Charakter des Leidens kennzeichnen, aber weder über dessen Ursache etwas aussagen, noch über den Mechanismus des gesamten Geschehens, das zu so schweren Zuständen führen kann, wie sie oben geschildert wurden.

Behandlung. Die autochthon-psychogenen Bulimien, fast immer Teilstücke rudimentärer oder ausgebildeter autochthoner degenerativer Psychosen, sind natürlich diätetischer Behandlung kaum zugänglich; um so mehr sind es die bei Neurasthenie, Hysterie und bei mangelhafter Erziehung bzw. Selbsterziehung vorkommenden Bulimien. Wenn sie sich bei weit auseinanderliegenden Frühstücks-, Mittags- und Abendmahlzeiten durch eingeschobene Vormittags- und Nachmittagsimbisse ausschalten lassen, tut dies gewöhnlich der Bulimische schon ohne ärztlichen Rat. Es ist um so weniger dagegen zu sagen, als solche Zwischenimbisse weitesten Kreisen Teilstück landschaftlich üblicher Kostform sind. Immerhin ist es für den in arbeitsreichem Leben stehenden Mann mindestens unzweckmäßig, gewissermaßen Sklave solcher Imbisse zu werden, und es ist ratsam, sich ihrer zu entwöhnen, zum mindesten des sog. II. Frühstückes. Dazu dient erfahrungsgemäß am besten Anreicherung des I. Frühstückes mit Eiweißträgern (S. 387; — Bd. I, S. 823), bei mageren Personen ergänzt durch Fett (Speck, Butter usw.). Dem unmittelbaren Bedarf, beim Auftreten von quälendem Hungergefühl helfen dagegen Kohlenhydrat-, insbesondere Zuckerträger besser ab (gewöhnlicher Zucker und Zuckerwaren, zuckerreiche Früchte, insbesondere auch die meist übliche Schokolade); dies alles bereits in sehr kleinen Mengen (10—15 g Zuckergehalt entsprechend). Bei manchen sind die vormittägigen Heißhungeranfälle verbunden mit acidistischen Beschwerden, ohne daß übrigens in Gegenwart und Zukunft irgend etwas auf das Bestehen eines Geschwürs hinweist. Solche Heißhungrige geben öfters an, der Genuß von Zucker und anderen Süßigkeiten steigere ihre Säurebeschwerden, ohne den Heißhunger wesentlich zu beeinflussen. Wenn bei ihnen Zucker als Säurelocker wirkt, was bei höherer Zuckerkonzentration im Magen (S. 197) durchaus verständlich wäre, so dürfte wohl krampfhafter Pylorusverschluß den Übertritt von Zucker in den Darm und damit dessen baldige Resorption und Eintritt in das Blut verzögern; dann bleibt seine hungerstillende Wirkung aus. Der Genuß von Obst und Obstsäften bewährt sich bei diesen Heißhungrigen besser, öfters auch eine Tasse kräftiger Fleischbrühe Man muß auf individuelle Verschiedenheiten in bezug auf Wirkung der einzelnen Nahrungsmittel gefaßt sein. Von Amylaceen, deren Wirkstoffe langsamer in das

Blut übertreten, sind reichlichere Mengen erforderlich. Personen, die zu Heißhunger neigen, sollten sich bei ungewohnten körperlichen Anstrengungen (z. B. auf Märschen, beim Bergsteigen usw.) mit zuckerreicher Schokolade ausrüsten. Dies hängt mit drohender Hypoglykämie zusammen (s. unten; — Bd. I, S. 461) und ist schon lange militärisch und sportlich ausgenützt worden. Viele können sich zum Überwinden des Anfalles mit Tabakrauchen helfen. Starken Einfluß hat auch äußere Ablenkung (s. oben). Die Dämpfung des Heißhungers durch Opium (0,01 g) erfolgt oft überraschend schnell (zentrale Wirkung!); Atropin, von dem man peripherische Hemmung der Leerkontraktionen hätte erwarten können, versagte in unseren Fällen gänzlich (innerlich und subcutan); Kokain beseitigt den Heißhunger schnell und sicher, ist aber wegen Gefahr des Kokainismus zu verwerfen. Starker Kaffee und Tee hat bei wahrer Bulimie nur vorübergehend Erfolg und ließ in unseren Fällen den Heißhunger binnen kurzem verstärkt wiederkehren. Wenn stark gezuckert, wirkt Kaffee natürlich günstig.

Das bei Kollapszuständen empfohlene kampferähnlich wirkende Coramin (= Pyridin-β-Carbonsäure-Diäthylamid, O. Wuth) scheint besseres zu leisten; gleichfalls Kampfer selbst, vorbeugend genommen, wofür wir einige Belege haben.

Den unberechtigten, zumindest übertriebenen, oft launenhaften Bulimien der Hysteriker und Neurastheniker, den dyspädagogischen Bulimien (s. oben), welche zumindest Unbequemlichkeiten für Patient und Umgebung, oft Fettsucht oder durch unzeitgemäße Belastung wahre Magen- und Darmstörungen bringen, muß man erzieherisch begegnen. Wenn die Willensstärke des Patienten nicht ausreicht, ist diätetisch-erzieherische Anstaltsbehandlung nötig. Mit letzterer hatten wir stets vollkommenen Erfolg.

Meist flauen übrigens die Bulimieanfälle ganz von selbst allmählich ab, um später ganz zu verschwinden. Darauf kann man nicht warten, wenn die Anfälle stets neue Beunruhigung bringen, wenn äußere Umstände ihre Vorbeugung erschweren oder unmöglich machen, oder wenn die Triebstörung zu Fettsucht hinüberleitet. Eine stark zum Fettansatz neigende Frau gewöhnte sich die aus Furcht vor quälenden Heißhungeranfällen als unentbehrlich bezeichnete Zwischenmahlzeit dadurch ab, daß sie dieselbe auf unseren Rat von Tag zu Tag etwa 3 g verminderte. Der Verzicht auf die letzten Reste derselben (nur ein Bissen von etwa 5 g Gewicht!) fiel ihr am schwersten. Alles in allem bedurfte sie 3 Wochen, sich die Zwischenmahlzeit dauerhaft abzugwöhnen. — Ein Universitätsprofessor, der wegen Nikotin-Neuritis in Behandlung trat, berichtete, er habe einige Jahre zuvor Heißhungeranfälle mit Schwächegefühl, die trotz reichlichem Frühstück monatelang täglich wiederkehrten, mittels Coué-Verfahrens überwunden. Sobald die Beschwerden aufkamen, habe er 100 mal und öfters laut wiederholt „ich habe genug gegessen, ich habe keinen Hunger". Anfangs habe dies nichts genützt, er habe doch zu seinem Reserve-Butterbrot greifen müssen. Nach etwa 10 Tagen seien die Anfälle plötzlich verschwunden und nie wiedergekehrt. Der psychische Anteil an dem Erfolge, schon im ersten Falle unverkennbar, tritt im zweiten Falle scharf hervor.

Manchmal genügt es bei dieser Neurose, daß die Kranken sich eine Zeitlang aus ihrer alltäglichen Umwelt entfernen (Erholungsreise usw.). Die neue Umwelt mit anderen Eindrücken, mit Ausspannung und Ablenkung kann die Bulimie derart verdrängen, daß sie auch nach Rückkehr in den Alltag sich nicht wieder meldet.

Als man die hypoglykämischen Folgezustände bei Insulinkuren kennen lernte, fiel ihre Ähnlichkeit mit Bulimieanfällen auf. S. Harris (S. 59) zog hieraus den Schluß, daß auch die letzteren auf transitorischer Hypoglykämie beruhen. L. R. Müller hatte nur ganz allgemein von „Mangel des Blutes an abbaufähigen Substanzen" gesprochen. S. Harris meint, man habe es mit Personen zu tun, deren pankreatisches Inselsystem übernormale Mengen von Insulin erzeuge (Superinsulinismus im Gegensatz zu dem diabetischen Subinsulinismus); die Überleistung könne aber wie bei anderen überlasteten Organen später in das Gegenteil umschlagen. Die von S. Harris angeführten Fälle von Hypoglykämie bei Heißhungeranfällen finden eine Stütze in der zwar nicht regelmäßigen, aber doch häufigen, beträchtlichen Senkung des Blutzuckers bei angestrengter Arbeit Gesunder (s. oben). Die Angaben von S. Harris wurden mehrfach bestätigt. Auch wir verfügen über vereinzelte derartige Befunde, während andere Male Hypoglykämie nicht bestand. Die Überhungerungsanfälle kommen am häufigsten in den späteren Vormittagsstunden vor. Das ist die Zeit, wo bei sehr vielen Menschen der Blutzuckerspiegel am niedrigsten steht (R. Seyderhelm und C. Oestreich). Bei solchen, die an eine Zwischenmahlzeit zwischen Frühstück und Mittagsmahl gewöhnt sind, wird sich dies bei etwaigem Ausfall der Zwischenmahlzeit besonders stark auswirken. Ein schwedischer Student der Chemie, der jenen Zuständen unterworfen war, legte uns eine kleine Tabelle vor, nach der er nüchtern stets 95—102 mg Blutzucker hatte. Bei Ausfall einer Zwischenmahlzeit kam es zwischen 12 und 12 $^1/_2$ Uhr zu Schwächegefühl mit Blutzucker = 58—65 mg. Nach Zwischenmahlzeit (ein belegtes Brötchen um 10 $^1/_2$ Uhr) war das Schwächegefühl stark vermindert, störte die Arbeit nicht, fehlte aber doch nicht völlig; Blutzucker um 12 $^1/_2$ Uhr an solchen Tagen = 75—85 mg. Der junge Mann war stark vagotonisch eingestellt, neigte zu Bradykardie, Schweißen, plötzlichen Durchfällen und hatte meist einen Blutdruck von nur 100—110 mm Hg.

Es gibt also wohl sicher Überhungerungszustände mit Schwächegefühlen, die auf niedrigen Stand des Blutzuckers bzw. auf endokrine Überproduktion von Insulin zurückzuführen sind. Alle Fälle werden damit aber nicht aufgeklärt (s. oben).

Man hat auch gelegentlich bei verschiedenen organischen Magenkrankheiten (H. Leo), selbst bei Pylorusstenose mit dauernd gefülltem Magen Bulimieanfälle beobachtet; von „Leerkontraktionen" (s. oben) kann dabei nicht die Rede sein. Wenn man Formen psychogenen Einschlages (Hysterie, Neurasthenie u. a.) beiseite läßt, handelt es sich, wie es scheint, meist um Kranke mit starker Unterernährung, teils weil zu wenig gegessen wird, teils weil der zur Resorption ungeeignete Magen den Inhalt nicht weiterbefördert.

Bei Hungerkünstlern kommt es nur an den ersten Tagen zu quälendem Hungergefühl, das dem bei Bulimiekranken gleicht; es verschwindet entweder bald wieder von selbst oder wird durch etwas Opium oder Nikotin unterdrückt. Bei längerem Fasten pflegt der Blutzucker eher anzusteigen. Man hat, wie bekannt, einen „Hungerdiabetes" beschrieben (F. Hofmeister), der wahrscheinlich auf trophischen Störungen des Inselapparates beruht. Daß Bulimieattacken meist in der Entwicklung stecken bleiben und abklingen, und daß langes Fasten sie nicht immer verstärkt, sondern oft abschwächt, deutet auf ausgleichende Regulationen hin, welche abbaufähiges Material in das Blut liefern, z. B. besseres Einschleifen der Bahnen, welche von Fettsäuren zu Zucker führen.

Der B. Moynihan'sche „Hungerschmerz" Ulcuskranker hat mit Bulimie nichts zu tun (S. 65).

2. Akorie (mangelndes Sättigungsgefühl) und Polyphagie.

Akorie unterscheidet sich von Bulimie durch den Mangel an der auf sofortige Stillung des Hungers gerichteten Gier. Sie ist oft streng an die Mahlzeiten selbst gebunden; d. h. es wird gegessen und weit über den Bedarf hinaus gegessen, ohne daß als Reaktion das Gefühl „jetzt bin ich satt" ins Bewußtsein tritt. Nur der kategorische Imperativ der Sitte, des Anstandes, des Geldbeutels, des Gesundheitsgewissens hält den Akorischen ab, noch mehr zu essen. Akorie führt also zu Polyphagie, wenn der Wille dies nicht verhütet; sie kann dann Überlastungskrankheiten der Verdauungsorgane, des Kreislaufes, der Nieren, der Gelenke, des Stoffwechsels (Fettsucht u. a.) zu weiterer Folge haben. Als Begleiter abstumpfender Psychosen ist Akorie recht häufig. Bei den unzähligen Gewohnheitspolyphagen, deren Vielessen, Schlemmerei und Völlerei in Mastfettsucht sich auswirkt, dürfte eine gewisse angeborene, durch Erziehung und Selbstzucht nicht ausgeglichene Schwäche des Sattgefühls erhebliche Rolle spielen. Freilich trifft man bei ihnen oft auch einen auf Vielessen gerichteten aktiven Trieb (Impetus), teils infolge von Gaumenkitzel (Schlemmer im engeren Sinne des Wortes), teils infolge einer aus Akorie hervorgegangenen Gewöhnung. Wenn auch viele Einzelstücke bekannt sind (Bd. I, S. 993ff.; C. v. Noorden[11] u. a.), eine zusammenfassende Psychologie der Mastfettsucht ist noch nicht geschrieben. Als vergleichende Studie aufgebaut, würde sie uns lehren: bedarfsmäßige Orthophagie ist tierisch, überbedarfsmäßige Polyphagie ist untierisch, ist eine degenerative Errungenschaft der Menschheit. Das Aufmästen von Tieren ist stets etwas Künstliches, Naturwidriges. Vgl. S. 56.

Die schädliche Polyphagie bzw. Akorie zu bekämpfen, ist Sache der Erziehung, insbesondere auch diätetischer Schulung und oft nur in klinischer Behandlung und bei sorgfältigem Eingehen auf die Besonderheiten des Einzelfalles von Dauererfolg gekrönt.

Gewissermaßen als physiologische Polyphagie ist zu bezeichnen, wenn nach langer Entbehrung oder nach erschöpfender Krankheit der Rekonvaleszent reichlicher ißt. Das ist wahrer Bedarf; er muß Verlorenes wieder aufbauen. Ebenso ist die Polyphagie des diätetisch noch nicht geschulten, Zucker im Werte von vielen hundert Kalorien durch den Urin vergeudenden Diabetikers und des verschwenderisch stoffverbrennenden Hyperthyreotikers physiologisch erklärlich und berechtigt. Mit Besserung des Grundleidens verschwindet die Polyphagie zwangsläufig. Nicht völlig, aber weitgehend unberechtigt ist die Polyphagie der Schwangeren und Wöchnerinnen (Bd. I, S. 1122, 1153).

Eine andere Äußerungsform der Akorie ist das dauernde oder in kurzen Abständen immer wiederkehrende Gefühl des Nichtgesättigtseins oder mit anderem Worte des Hungers. Dies berührt sich mit schwach entwickelten Formen der Bulimie; d. h. bei den regelrechten Mahlzeiten wird wegen frühzeitigen Sättigungsgefühls oder aus anderen Gründen (z. B. bei sehr erregbaren Personen wegen Ablenkung durch Tischgespräch usw.) zu wenig gegessen. Bald meldet sich wieder Hunger; mit kurzen Abständen wird zwischen den eigentlichen Mahlzeiten aufs neue gegessen, aber meist sehr hastig und nie genug, um wirklich zu sättigen. Die Gesamtmenge an Nährstoffen kann dabei unternormal bleiben, aber auch den Bedarf wesentlich übersteigen. In anderen Fällen wird zwar bei den Familienmahlzeiten vollkommen ausreichend gegessen, aber wie schon bei Bulimie berichtet (S. 400), trotz noch gefüllten Magens meldet sich in kurzen Abständen immer wieder Hunger. Wenn dem nachgegeben wird (oft bei Hysterischen, auch bei manchen Chlorotischen und häufig in frühen Abschnitten der Schwangerschaft), entsteht als Zeichen der Überfütterung natürlich Fettleibigkeit. Man hört von solchen Fettlingen oft: Ich bin Jahre hindurch nie satt geworden; ich war immer hungrig. Zumeist hält sich diese Form der Akorie im Rahmen einer dem Patienten manchmal auch für Haushalt und Freundeskreis lästigen Gewohnheit, über die man lächelt, gegen die ernsthafte Maßnahmen zu ergreifen sich aber nicht lohnt. In der Regel klingt sie von selbst ab; oft wie die Bulimie schon in neuer Umgebung. Früher führte man sie öfters auf zu schnelle Entleerung des Magens zurück. Wir hatten mehrfach Gelegenheit den Magen darauf zu untersuchen, fanden jene Annahme aber nicht bestätigt; ebensowenig ergab sich ein Zusammenhang mit den Säureverhältnissen des Magens. Gastroenterostomierte, deren Magen sich nachweislich überstürzend schnell entleerte, hörten wir nie über Merkzeichen der Akorie klagen, im Gegenteil ziemlich oft über vorzeitiges Sättigungsgefühl, was sicher mit jäher Füllung des Dünndarms zusammenhängt. Offenbar sind die erwähnten Formen der Akorie (Abart der Bulimie) immer neuropathischen Charakters.

Vermöge eignen Willens kommen die Patienten nur selten über die Triebstörung hinaus. Planmäßige diätetische Dressur, verbunden mit Belehrung, Überredung, Suggestion (Hypnose gänzlich unnötig) kann helfen. Wichtig sind Maßnahmen bei Fettleibigen, bzw. bei Neigung zur Fettsucht. Denn das häufige, planlose Haschen nach Nahrung tritt ernsten Entfettungskuren, namentlich bei Frauen, sehr störend in den Weg. Begrifflich bildet dies eine Übergangsform zwischen Bulimie und Akorie. Glücklicherweise kommt uns die Eitelkeit oder sonstwie begründeter Wunsch nach schlankerer Linie zu Hilfe, wenn wir betonen, daß das Einschieben unberechenbarer Imbisse (es sind manchmal 3—4 „Imbisse" zwischen Mittag- und Abendessen) die Gewichtsabnahme besonders stark hindere, und daß deshalb der Drang nach solchen, trotz etwaiger Beschwerden, überwunden werden müsse. Es wurden neuerdings Präparate von Substanzen empfohlen, die zwar infolge ihrer Quellkraft den Magen füllen und dadurch sättigen, aber nicht nähren, u. a. das Präparat „Decorpa" und besser „Dr. Klopfer's Pektin". Regelmäßigen Mahlzeiten vorausgeschickt sind solche Substanzen sehr brauchbar. Wilde, unberechtigte Hungergefühle damit zu stillen ist aber nicht ratsam. Man läuft starke Gefahr, die psychogene Unstimmigkeit damit großzuzüchten oder zumindest nicht zu verdrängen; über kurz oder lang (häufiger kurz!) kommt es dann doch wieder zu wahren Imbissen und zu Gefährdung entfettender Maßnahmen. Berechtigtem Hungergefühl bei Entfettungskuren steuert man am sichersten, wenn die regelmäßigen Mahlzeiten mit reichlichen Mengen kalorienarmen vegetabilen Materials ausgestattet werden.

Bei Kindern und Jugendlichen kommt Nicht-Befriedigung des natürlichen Appetits durch die gewöhnlichen Mahlzeiten häufig vor und kann sich in Formen der Bulimie, Akorie und scheinbarer Polyphagie äußern. Dies beruht meist auf unzweckmäßiger Zusammensetzung der gemeinsamen Familienmahlzeiten, die mehr den Ansprüchen der Erwachsenen als denen der Jugend angepaßt ist; oder auch darauf, daß nicht genügend Zeit auf die Mahlzeiten verwendet wird, oder daß die Heranwachsenden zu sehr durch Unterhaltung vom Essen abgelenkt werden. Manchmal dürfte eine gewisse Fettarmut der Kost daran Schuld sein, die einerseits zu vorschneller Entleerung des Magens führt, anderseits durch Allgemeinwirkung das Aufkommen von Hungergefühlen begünstigt (s. unten). Früher war dies sicher häufiger als jetzt der Fall. Unsere eignen ernährungstherapeutischen Erfahrungen reichen noch in eine Zeit zurück, wo man teils das reichliche Bestreichen von Brot mit Butter oder anderen Fetten für unerhörte Verwöhnung der Kinder hielt, teils beste Fette aller Art (außer Lebertran) als ein für Kinder schwer verdauliches Nahrungsmittel bezeichnete. Hier handelt es sich also mehr um ernährungs-organisatorische als um therapeutische Aufgaben.

Wie sehr allgemeine Fettarmut der Kost dem Dauergefühl des Nicht-Gesättigtseins Vorschub leistet, sahen wir oft bei Zuckerkranken, denen wir im Hinblick auf Neigung zur Acetonurie zwar reichlich Eiweißträger und Kohlenhydrate, genügend magenfüllende und nach Verhalten des Körpergewichtes auch kalorisch ausreichende Kost gaben (mit oder ohne Insulin), aber sehr wenig Fett (30—50 g täglich). Man kann dem vorbeugen, wenn der fettarmen Kost fettlösliche Vitamine zugesetzt werden, namentlich das antirachitische Vitamin D, z. B. in Form von dreimal täglich 20 Tropfen Vigantol = ölige Lösung aktivierten Ergosterins (C. v. Noorden und S. Isaac).

3. Anorexie (Appetitmangel).

Es sei auf früheres verwiesen (S. 57ff.; Bd. I, S. 949). Wenn keine Magenkrankheit vorliegt und keines der vielen akuten und chronischen, den Appetit niederdrückenden somatischen und seelischen Leiden offenkundig ist, versäume man nie auf versteckte Tuberkulose, Karzinose, Harnverhaltung durch Prostatahypertrophie usw. und auf Urosepsis, auf Hysterie (S. 359, 366) und auf verkappte Formen der Zyklothymie (S. 395) und Hebephrenie (S. 398) zu fahnden.

Obwohl Anorexie uns schon verschiedene Male, u. a. auch als Teilstück umfassenderer Formen nervöser Dyspepsien beschäftigte (S. 358, 372) und uns als Begleiter verschiedener Organkrankheiten noch später beschäftigen wird, müssen wir gerade an dieser Stelle auf gewisse Bedingungen und Erscheinungsformen der überaus wichtigen und hemmenden Störung etwas genauer eingehen.

Die Appetitlosigkeit tritt gar nicht selten als monosymptomatische Neurose auf, ohne begleitende Beschwerden irgendwelcher Art, und richtet sich dann gewöhnlich gegen Speisen aller Art. Abneigung gegen bestimmte Speisen, die anderen munden oder sogar von manchen heiß begehrt werden, gehört nicht dazu.

Derartige Sondereinstellung hat fast jeder Mensch als berechtigte Eigentümlichkeit. Übler klingt es schon, wenn einer sagt: mir ist es ganz gleichgültig, was ich esse. Oft ist dies freilich nur Bescheidenheit, oder der Sprecher möchte damit kundgeben, daß er geistige Genüsse oder die Genüsse anderer Sinnesorgane höher werte und den als materiell verschrieenen Gaumenkitzel im Vergleich damit zurücksetze. Solche Einstellung, die oft schon dem Kinde aus Erziehungsgründen eingeimpft wird, überwindet der Arzt dem Kranken gegenüber leicht; sie entspricht meist nicht dem wahren Empfinden, sondern ist mehr harmlose Ziererei. Es gibt aber auch Fälle genug, wo jene Angabe der Wahrheit entspricht. Das ist eine Triebstörung oder eine Unfähigkeit des empfangenden Zentralapparates zum differenzieren und die empfangenen Eindrücke zu bewahren; ähnlich wie das Verhalten des Unmusikalischen Melodien gegenüber. Nur selten ist ein Ausfall der Geschmacksempfindung (Ageusie) oder des Riechvermögens (Anosmie) durch Verödung des afferenten Nervenapparates, von den Geschmackspapillen und -knospen an bis zu den Kernen, und der intracerebralen Leitung, die Ursache. Bei Nahrungsmitteln mit flüchtigen Riechstoffen kann mangelnder Geschmackssinn notdürftig durch den Geruchssinn ersetzt werden. Lust- und Unlustgefühle dem verschiedenen Geschmack von Nahrungsmitteln gegenüber findet man in der ganzen Tierreihe, die Unlustgefühle manchmal als Schutzsinn wirkend. Auch unter den Tieren, z. B. sehr deutlich unter den domestizierten Hunden und Pferden, kommen, ebenso wie unter den Menschen, solche mit sehr ausgesprochener persönlicher Geschmacksrichtung vor (Feinschmecker), neben anderen, die alles gleichmütig annehmen, was dem Geschmack der Rasse zusagt; bei freilebenden Tieren kommt dies auch vor, ist uns aber weniger geläufig und bekannt. Außer quantitativer Minderwertigkeit des Geschmackssinnes begegnet uns sehr häufig Falschgeschmack (Parageusia); großenteils toxisch oder infektiös-toxisch bedingt und abhängig von Krankheiten der oberen Wege, von Magen- und Darmstörungen, von Nierenleiden, Zuckerkrankheit u. a. (C. v. Noorden[3]); anderseits auch mehr oder weniger offenkundig rein psychogen (Über Geschmackssinn und Geruchssinn: H. v. Seramlik, H. Henning, F. B. Hofmann).

Persönlichkeiten, denen in Wahrheit (s. oben) geschmackliche Eigenart gut zubereiteter Speisen und Getränke keine Quelle für Lust- und Unlustgefühle ist, sind sehr oft schwache Esser, was sich auch an der ganzen Körperentwicklung, an Kräfte- und Ernährungszustand auswirken kann. Oftmals erleichtert jenes Verhalten Diätkuren aller Art. Anderseits bieten solche Persönlichkeiten bei benötigten Diätkuren dem Arzte viel größere ernährungstechnische Schwierigkeiten, als solche mit ausgeprägtem geschmacklichen Lust- und Unlustwillen, wenn aus irgendeinem Grunde — psychisch oder somatisch bedingt — krankhafte Appetitlosigkeit hinzutritt. Es gibt keine wirksamen Lockspeisen für solche Kranken.

In der Regel werden neben geschickter, der vorliegenden somatischen Krankheit und der Persönlichkeit angepaßten Auswahl der Kost Zuspruch und Überredung von seiten des Arztes, Vertrauen von seiten des Kranken genügen, hinreichende Ernährung zu sichern, und dann allmählich zu dem wünschenswerten Optimum zu gelangen.

Unter den diätetischen Sondermaßnahmen sei zunächst an den bedeutungsvollen Einfluß von 1—3 vorausgeschickten Hungertagen erinnert, die C. v. Noorden[12] schon vor 2 Jahrzehnten gerade bei neurogener Anorexie als Appetitwecker empfahl, und derer wir uns seitdem bei solchen Zuständen mit trefflichem Erfolge steigenden Maßes bedienten (s. die zusammenfassende Darstellung von C. v. Dapper-Saalfels). Auch die Kinderheilkunde hat sie in den Dienst gleichen Zweckes gestellt. Neuerdings erst finden sie verbreiterte Anwendung (H. Determann[1] u. a.). Wir stimmen auch in bezug auf Erwachsene und namentlich reifere Jugend mit dem Kinderarzt S. Wolff völlig darin überein, daß es ganz unzweckmäßig und erfolglos ist, bei Appetitlosigkeit nur einzelne Mahlzeiten ausfallen zu lassen oder gewissermaßen nur Spielen mit solchen Einzelmahlzeiten und den Verzehr bedeutungsloser Happen zu gestatten. Damit schmiegt man sich nur dem bestehenden Grade der Triebstörung an und verlängert deren Bestehen; es kommt aber nicht zu der ersehnten und natürlichen Reaktion: wahres Hungergefühl. Dies bricht sich erst bei vollständigem Hungern Bahn, wobei nur für Deckung des Wasserbedarfs zu sorgen ist (S. 110); höchstens darf man straff geordnet knappste Mahlzeiten gewähren, wie sie S. Wolff für kleine Kinder zuläßt, die man nicht völlig hungern lassen will:

1. Tag:	nur leerer Tee		
2. „	5—6 mal	1 Eßlöffel Milch und	2 Eßlöffel Wasser
3. „	5—6 „	2 „ „ „	4 „ „
4. „	5—6 „	3 „ „ „	6 „ „
5. „	5—6 „	4 „ „ „	6 „ „
6. „	5—6 „	5 „ „ „	5 „ „

Bei Erwachsenen kommt man fast immer mit weniger Tagen solch knappster Zufuhr aus und muß auch reichlicher Wasser geben, wenn man sich nicht zu extrabukkaler Wasserversorgung entschließen will (in diesen Fällen am besten 6 promillige Kochsalzlösung oder 6 prozentige Dextroselösung mit Zusatz von einigen Tropfen Opiumtinktur als Tropfklistier).

Eine wesentliche Hilfe für zu frühzeitiges Erwecken wahren Hungergefühls gewährleisten sowohl bei völligem Fasten wie bei der soeben geschilderten knappsten Kost kleine Insulininjektionen. Man bedarf in der Regel nicht mehr als 4—6 Einheiten dreimal täglich. Tabakrauchen ist unbedingt verboten, da es dem Erwachen des Hungergefühls entgegenarbeitet (Erfahrung bei „Hungerkünstlern").

In weiterer Folge, sobald als Reaktion auf das Fasten natürliche Reaktion auf das Fasten richtiges Hungergefühl sich meldet, ist als Übergangsperiode keine diätetische Maßnahme machtvoller und wirksamer als „Stundenkost" (H. Salomon; S. 290, 367). Auch die Kinderheilkunde bedient sich dieses Verfahrens (S. Wolff; L. F. Meyer und E. Nassau).

Dem Kostvorschlag H. Salomon's fügen wir einen auf Aufmästen hinzielenden Stundenkostplan S. Wolff's an. Er ist für etwas ältere Kinder berechnet, kann aber auch — von Fall zu Fall etwas abgeändert — für Erwachsene als Vorbild dienen:

7 Uhr:	Eine Tasse Milch oder Kakao in Milch.
8 „	1—2 Zwieback mit Butter und Honig oder Marmelade.
9 „	1 rohes Eidotter mit Zitrone und Zucker gequirlt.
10 „	1 Scheibe Schinken ohne Brot; oder 1 Semmelscheibe mit Butter und Sardellen oder Kaviar oder Hering.
11 „	1 Banane oder sonstiges Obst.
$12^{1}/_{2}$ „	Keine Suppe. 1 großer Teller Gemüse. 1—2 Scheiben Fleisch mit Tunke. Keine Kartoffeln. Fallweise Pudding oder Eierspeise als Nachtisch. 2 Stunden Bettruhe bzw. Schlaf.
15 „	1 Tasse Milch oder Kakao.
16 „	1 kleine Semmel, gebuttert, mit Käse.
17 „	1 Ei.
18 „	Obst.
19 „	Wie Mittags Gemüse und Fleisch. Statt Fleisch auch Fisch. Vor dem Einschlafen womöglich 1 kleine Tasse süßer Sahne oder Dickmilch.

Aus solcher Kost wird dann allmählich Normalkost, die besser dem Alltag sich anpaßt, entwickelt.

Insulinkur (s. oben), ein wesentliches Hilfsmittel in der Fastperiode, darf man ohne weiteres im Bedarfsfalle in die überleitende Stundenkost mitübernehmen. Man löse sich aber möglichst bald davon. Bei verspätetem, unnötig lange verschobenem Aussetzen des Insulins sahen wir einige Male widrige Rückschläge in Appetitmangel eintreten.

Auf Grund der Tatsache, daß nach frühmorgendlichem Genusse von Zucker etwa 3—4 Stunden später der Blutzucker unter den Nüchternwert sinkt, empfahl F. Depisch Appetitlosen nüchtern 80—90 g Rohrzucker in etwa 400 ccm Tee zu verabfolgen („Zuckerfrühstück"), wonach dann in etwa 3—4 Stunden Hypoglykämie-Hunger aufträte. Zur reaktiven Hypoglykämie kommt es bald mehr, bald weniger nach gleicher Frist und auch nach anderer Frühstücksform fast bei jedem Gesunden (R. Seyderhelm und C. Oestreich). Den praktischen Erfolg des Zuckerfrühstückes als Appetitweckers können wir nicht hoch werten. F. Depisch meldet selbst, daß man auf den Erfolg manchmal 8 bis 10 Tage warten müsse. Bis dahin dürfte doch wohl die Gesamtwirkung einer Behandlung, einschließlich psychotherapeutischen Einflusses, sich geltend gemacht haben, und es wäre mindestens gewagt, das Zuckerfrühstück als ausschlaggebend zu betrachten. Als Mastmittel ist der Zucker mit seinen 320—360 Kalorien natürlich wirksam. Gegen Zuckergaben frühmorgens haben wir gewiß nichts einzuwenden. Wir bedienen uns ihrer seit Jahrzehnten in einschlägigen Fällen zur Auslösung von Darmperistaltik (S. 221), greifen dann aber lieber zu dem wirksameren Milchzucker (etwa 40 g in 200 ccm Wasser) oder unvergorenen Trauben- bzw. Apfelmost (300—500 ccm mit 15 bzw. 8—10% Invertzucker). Dies hat zumindest keinen appetitverschlechternden Einfluß auf das 1 Stunde später erfolgende Frühstück, meist sogar einen anregenden Einfluß, weil in der großen Mehrzahl der Fälle inzwischen ausgiebige Darmentleerung stattgefunden hat. S. Kapitel: Stuhlträgheit.

Einiger Sonderformen der Anorexie ist hier noch zu gedenken, von denen einzelne durch ärztliche Unachtsamkeit entstehen können (iatrogene Anorexie).

Altbekannt ist, wie häufig — abseits der Hauskost, und mag sie noch so einfach sein — gegen bestimmte Formen zwangsmäßiger Kost Widerwille entsteht; „abgegessen sein" nennt man das in Süddeutschland.

Man braucht nicht an wahren Zwang, wie in Erziehungsanstalten, Seminaren, Mensa academica, Krankenhäuser, Kosthäusern großer Fabriken, Gefängnissen, Kasernen usw. zu denken. Vielmehr sind gerade in solchen Betrieben die früher sehr üblen Einseitigkeiten und Einförmigkeiten fast durchweg überwunden. Wir erinnern aber an die Mittags- und Abendessen zu festen Preisen in Wirtschaften, worauf zahllose Menschen angewiesen sind. Da ist, trotz leidlichen Wechsels der Rohstoffe, infolge nur äußerlicher und in Wahrheit nur scheinbarer Abwechslung beim Zubereiten der Kost das „abgegessen werden" etwas sehr Häufiges, so daß sich der Gast anderen Wirtschaften zuwenden muß. Selbst gegenüber dem Speisen in vornehmsten und teuersten Hotels kommt dies vor. Zunächst entsteht Sehnsucht oder geradezu Gier nach anderem Essen. Wenn aber der Wechsel nicht rechtzeitig vollzogen wird oder vollzogen werden kann, kommt es über kurz oder lang zu Appetitlosigkeit, die den Ernährungszustand benachteiligt.

Psychische Hemmungen sind zweifellos an solchem Geschehen beteiligt; vielleicht aber auch partielle Minderwertigkeit der gewohnten Kost in bezug auf Vitamine trotz kalorischer Zulänglichkeit; solche Minderwertigkeit infolge einförmiger Zubereitungsweise und des in manchen Land- und Stadtbezirken immerhin geringen Verzehrs von frischen Gemüsen und Früchten (s. unten). Es entstanden, wie wir bei Studierenden, bei jungen Kaufleuten und Ladenmädchen erlebten, die bei schmalem Geldbeutel auf billige Mittag- und Abendessen angewiesen waren, monosymptomatische Übelkeits- und Brechneurosen, stets verbunden mit starkem Rückgang des Ernährungszustandes. Hunger, oft quälender Hunger zwischen und vor den Mahlzeiten; wenn sie aber vor ihrem Abonnementsessen saßen, Ekel und Übelkeit; man wird natürlich zum Wechsel des Kosthauses raten, der in den meisten Fällen ja möglich sein wird; ferner als Ergänzung frische Gemüse (Salat, Rettig, Radieschen, Tomaten usw.) und Obst der Jahreszeit empfehlen. Als Übergang dient am besten Aufnahme in ein Krankenhaus mit einigen Tagen reiner Milch- und Obstkost. Auf solche Weise wird diese Ernährungsstörung nebst oberflächlichem neurotischen Einschlage fast immer schnell überwunden. Die beschriebenen Störungen (Ekel, Übelkeit, Erbrechen im Anblick der Mahlzeit trotz vorherigen Hungers) haben wir auch in den späteren Kriegsjahren oftmals gesehen, sogar in eigner Häuslichkeit erlebt.

Wenn solche Erscheinungen und ähnliches im Verlaufe langfristiger, einseitig gerichteter, abwechslungsarmer Diätkuren auftreten, worauf wir schon mehrfach hinwiesen, darf man sich nicht wundern. Am meisten sind, praktisch genommen, gefährdet Kranke mit chronischen Magen- und Darmleiden (chronischer Magenkatarrh, superacide Zustände, Ulcus, sog. Colitis chronica), Neurastheniker mit sich immer mehr ausbreitenden Phobien (S. 373), Nierenkranke, Zuckerkranke. Aus allen diesen Gruppen, seltener aus anderen, stehen uns zahlreiche Beispiele zur Verfügung. Mit solchen Gefahren im voraus rechnend, kann der Arzt sie verhüten.

Sehr beachtenswert ist, daß W. M. Bartlett 35% aller Fälle von kindlicher Anorexie als Avitaminose deutete und durch Einstellen von frischer Kalbsleber, geröstetem Beefsteak, Hammelnieren, Lebertran in die Kost heilte. B. Sure, der diese Untersuchungen tierexperimentell fortsetzte (hier Literatur), kam zu den Schlußsätzen: 1. Mangelhafte Zufuhr von Vitamin-B ist eine wichtige Ursache für die Entwicklung von Anorexie bei Kindern. 2. Schwerste Anorexie bei Mangel von Vitamin-B kann durch Vitamin-B völlig geheilt werden. 3. Der Erfolg ist am sichersten bei Zufuhr konzentrierter Präparate von Vitamin-B. Das Einstellen reichlicher Mengen frischer Vegetabilien in die Kinderkost wird verlangt. Diese wichtigen Erfahrungstatsachen weisen darauf hin, daß wohl auch für die Entwicklung von Anorexie bei erwachsenen Gesunden und Kranken Vitamin-B-Mangel eine größere Rolle spielt, als bisher angenommen bzw. nachgewiesen wurde. (Über Vitamin-B vgl. S. 336ff.)

Wir möchten immerhin raten, die Tragweite der experimentellen Untersuchungen über Bedeutung der Subvitaminosen für das Entstehen von Anorexie nicht zu überschätzen. Beim Erwachsenen wirkt erfahrungsgewäß jede einseitige und einförmige Kost auf die Dauer appetitlähmend; beim einen früher und stärker, beim anderen später und langsamer; beim Gesunden ebenso wie beim Kranken. Mit solcher Kost kann freilich Einseitigkeit und auch quantitative Unzulänglichkeit der Vitaminversorgung verbunden sein; sicher spielt aber auch ein starker psychischer Einschlag mit hinein. Praktisch genommen schien uns immer das Einschalten von Obst in sonstige Kost das wirksamste zu sein.

Wir dürfen doch nicht alles dem Vitamin-B-Mangel in die Schuhe schieben. Das zeigen neuere Erfahrungen über vegetabile Rohkost, die doch reich genug daran ist. Lang und wahrhaft streng befolgt, führt diese Kost zu Ekelgefühlen zunächst dieser Ernährungsform gegenüber, bei manchen aber des weiteren zu den oben beschriebenen Hungergefühlen zwischen den Mahlzeiten und Mangel an Eßlust im Angesicht derselben. Das Nahrungsbedürfnis kann lange Zeit und sogar dauernd verschleiert bleiben, weil der Rohkost die Eigenschaft innewohnt, durchschnittlich (nicht bei jedem!) stärker zu sättigen, als es gleicher Menge und Art gekochter Nahrungsmittel zukommt. Wir sahen Leute, die mit solchem Fanatismus an der Rohkost hingen, daß sie trotz fortschreitender, jedem Unbefangenen in die Augen springender Verkümmerung des Ernährungs- und Kräftezustandes ihren Fetisch nicht aufgaben. Nur unter dem Suggestionszwange des Fanatismus zwangen sie sich immer wieder zu den Rohkostmahlzeiten, die ihnen die „Sonnenenergie“ aus erster Quelle einverleiben sollte. Sinnvoll ist dies nur in bezug auf Einstellung ihrer eignen Psyche, sinnvoll im Geist der Logik und der Erfahrung gewiß nicht. Die Rohkost, streng gehandhabt, bedroht den Körper mit Eiweißmangelkrankheit und gleichzeitig mit Mangel an Fetten und freilich auch an fettlöslichen Vitaminen. Geschickte Anordnung der Rohkost, woran es bei vielen Anhängern derselben noch hapert, könnte dies allerdings umgehen; weniger leicht in bezug auf Eiweiß (Nüsse!), als in bezug auf Fette. Auch ist auf die Dauer die Kochsalzarmut der Kost nicht immer so harmlos, wie jetzt vielfach angenommen zu werden scheint. Als vor $2^1/_2$ Jahrzehnten für Nierenkranke die Losung kam: kochsalzfreie bzw. kochsalzärmste Kost, ward sie vielfach übertrieben lang und nachdrücklich durchgeführt; vor allem redete man den Nierenkranken ein, daß diese oder jene Gerichte, die zur Schmackhaftigkeit unbedingt mindestens schwachen Salzens bedürfen, auch ohne Kochsalz schmackhaft seien. Wir sahen damals gar manchen Nierenkranken, der durch langfristigen Verzicht auf jegliches Kochsalz als Würze und unter Ausschluß der als kochsalzhaltig verzeichneten Nahrungsmittel den Appetit gänzlich verloren und an Kräften wesentlich eingebüßt hatte, nach mäßiger Kochsalzzulage — ohne jede sonstige Änderung der Lebensweise — sich aber wieder trefflich erholte. Auch jetzt sind wir über diese Tragödie der Ernährungstechnik noch nicht ganz hinaus (S. 274; Bd. I, S. 911ff.). Vgl. auch die Kritik H. Salomon's über Rohkost. Vgl. über Rohkost S. 355, 368, 385 und die Aufsätze C. v. Noorden's[7, 8].

4. Nervöses Erbrechen.

Die meisten Formen des Erbrechens, welche nicht vom kranken Magen selbst ausgelöst werden, sind nach jetziger Erkenntnis reflektorisch verursacht durch direkte oder indirekte Reizung afferenter sympathischer und parasympathischer Fasern, welche in Verbindung mit dem Brechzentrum stehen (W. Lehmann). Rachen und Bauchorgane sind ihr wichtigstes Quellgebiet. Auch das periodische Erbrechen bei gastrischen Krisen der Tabiker ist reflektorisch bedingt (meist meningeale Reizzustände an den hinteren Wurzeln des Rückenmarks). Jedes „periodische Erbrechen" Erwachsener, wie es vor geraumer Zeit E. v. Leyden beschrieb, ist beginnender Tabes oder anderer luetischer Rückenmarkserkrankung verdächtig und zutreffenden Falles mit spezifischer Behandlung anzugehen (Th. Brugsch). Keineswegs selten ist periodisches Erbrechen ein Äquivalent der Migräne, und dann liegen die Dinge vielfach so, daß längere Zeit hindurch typische Migräneanfälle auftreten (Kopfschmerz und Erbrechen), später aber der Kopfschmerz mehr und mehr zurücktritt, das periodische Erbrechen (ein- bis mehrtägig) aber bestehen bleibt; nach Monaten oder Jahren kann auch dieses völlig verschwinden (S. 434). Der Mechanismus des gelegentlich bei Hyperthyreosen (Thyreotoxikosen) vorkommenden, periodisch sich verstärkenden Erbrechens, ist noch unklar.

Eine andere Gruppe des nervösen Erbrechens ist Folge unmittelbarer toxischer Einwirkung auf das Brechzentrum oder auf andere Abschnitte des Nervensystems, von wo aus das Zentrum reflektorisch erregt wird. Das bekannte und diätetisch beachtenswerte Erbrechen bei Tabakvergiftung, sowohl bei jungen Leuten, die zu rauchen beginnen, wie bei Tabakgewohnten infolge zeitweilig übertriebenen Rauchens ist ein Beispiel für fließende Übergänge zwischen toxischem und nervösem Erbrechen. Das primäre sind neurotrope Wirkungen auf das Brechzentrum und gleichzeitig auf den neuromuskulären Apparat des Magens und Dünndarms (krampfhafte Kontraktionen); das Erbrechen selbst ist dabei ein sekundärer Vorgang (H. H. Meyer und R. Gottlieb). Neben den vielen exogenen Vergiftungen sei auf die endogene urämische Toxikose hingewiesen. Auch das paroxysmale Erbrechen der Schwangeren gehört wohl teilweise zu dieser Gruppe (Bd. I, S. 1136); hier auch Therapie; andere Male ist es wohl rein psychogen. Auch an Reizübertragung von anderen Hirnteilen auf das Brechzentrum sei erinnert (cerebrales Erbrechen im engeren Sinne). In allen solchen Fällen ist es erste Aufgabe, die Ursache des Erbrechens zu erkennen. Mit ihr schwindet auch die Folge; aber mit der Ursache ist oft auch die Folge unheilbar. Ob man durch Ruhe, Sedativa, Kühlung des Magens, besondere Auswahl der Nahrung u. a. (s. unten) gewisse Linderung verschaffen kann, ist von vornherein immer ungewiß; man erreicht aber manchmal doch brauchbaren symptomatischen Erfolg. Vgl. zu diesem Abschnitte S. 72ff.

Wir haben in diesem Abschnitte uns aber vorzugsweise mit solchen Formen des nervösen Erbrechens zu beschäftigen, die unzweifelhaft psychogenen Charakters sind. Wenn wir von gleichgültigen, akuten Vorgängen (Angst, Ekel u. dgl.) absehen, stellen Hysterische die überwiegende Mehrzahl und unter ihnen wiederum die jugendlichen. Beim hysterischen Erbrechen älterer Personen deckt die Anamnese meist vorausgegangene ähnliche Zustände in der Jugendzeit auf. In leichteren Fällen schenke man der Störung möglichst wenig Beachtung; vor allem hüte man sich vor halben und nur auf augenblickliche Abhilfe hinzielenden Maßnahmen, gleichgültig, ob diätetischer, medikamentöser oder sonstiger Art; sonst würde man das Leiden nur großzüchten. Das hysterische Erbrechen nimmt aber manchmal Formen an, die ihrer selbst wegen für Patient und Umgebung unerträglich sind und auf die Dauer auch Ernährungs- und Kräftezustand gefährden. Wenn nicht selbsttätige Umstellung der Psyche, worauf man bei Hysterischen immer gefaßt sein muß, uns unerwartete Hilfe bringt (S. 360), ist suggestiv-diätetische Behandlung der natürlichste Weg zur Heilung. Mit festem Programm darf man aber nicht an die Aufgabe herangehen, da das Optimum des Verfahrens von der Eigenart der Persönlichkeit abhängt. Der folgende Fall zeigt, daß man manchmal ganz eigenartige Wege gehen kann und muß.

Z. B. bahnten wir, nach völligem Versagen der Kostverteilung bei einem schwer hysterischen Leutnant den schließlichen vollen Erfolg dadurch an, daß wir ihn eine Woche lang täglich nur eine einzige Mahlzeit (morgens) nehmen, dabei aber so viel und was er wollte essen ließen. Er verzehrte dabei unglaublich große Mengen, schlief dann noch 2 Stunden, erbrach nicht und fühlte sich den ganzen Tag über sehr wohl. Den Anlaß zu diesem Verfahren gab eine gelegentliche Bemerkung des Patienten, daß er seinen edlen Jagdhund nur einmal täglich füttere, und daß derselbe erbreche, wenn er ein zweites Mal am Tage etwas fräße. Der naheliegende Analogieschluß von Tier auf Mensch wurde therapeutisch ausgenützt. Gesprächsweise wurde dem Patienten mehrfach unaufdringlich gesagt, daß es für seinen Beruf, seine militärische Laufbahn usw. doch wohl bequemer und vorteilhafter sei, wenn er sich nicht gerade nach der Eigenart seines Hundes richte, sondern den gleichfalls naturgerechten pollikophagen Gewohnheiten anderer Tiere und des Kulturmenschen folge. Diese Suggestion wirkte sich allmählich aus, so daß erst eine zweite, dann eine dritte sehr kleine Mahlzeit hinzugefügt und schließlich die landesübliche Kostfolge erreicht werden konnte. Das hysterische Erbrechen, das sich während eines halben Jahres in steigendem Maße entwickelt und mehrfache vergebliche Anstaltskuren erfordert hatte, kehrte nicht mehr zurück.

Auf neurasthenischer Grundlage ist krankhaft gehäuftes Erbrechen viel seltener, als bei Hysterie; es bleibt meist bei einem gewissen, leichteren Grade von Übelkeit.

Erbrechen mit allen seinen Nebenerscheinungen (S. 72) ist ein physiologisch vorgebildeter Komplex, dem man einen gewissen Sinn nicht absprechen darf (H. Schur), und dessen Auslösung auch bei allen nicht-neuropathischen Menschen auf Grund von Erinnerungsbildern vorgebahnt ist. Leicht verständlich ist daraus, daß Wiederholung gleicher, ähnlicher, unter Umständen auch nur entfernt ähnlicher äußerer, körperlicher, seelischer Zustände, bei denen früher einmal zwangsläufig Erbrechen eintrat, auf Grund jener Erinnerungsbilder um so leichter zu Übelkeit und Erbrechen führt, je eingeschliffener die Bahnung ist. Für die überwiegende Mehrzahl der Fälle nervösen Erbrechens ist die Bezeichnung des Erbrechens als „psychoneurotischen Ausdruckssymptomes", d. h. als Symptom bewußter oder unbewußter Ekelaffekte oder Widerstandsaffekte und ganz allgemein heftigster Gemütsaffekte (R. Schindler) sicher zutreffend. Zwischen normal-psychischer und pathologisch-psychischer Reaktion auf solche Affekte in Form des Erbrechens bestehen fließende Übergänge.

Es ist nicht überflüssig zu bemerken, daß auf die Art wie das Erbrechen erfolgt, insbesondere ob leicht oder mühsam, ohne oder mit Übelkeit und Rückwirkung auf das Allgemeinbefinden, ohne oder mit Abhängigkeit von Nahrungsaufnahme usw., zur diagnostischen Abgrenzung des nervösen Erbrechens vom organisch bedingten nicht allzu viel Gewicht gelegt werden darf. Man rechne mit der Tatsache, daß es Menschen gibt, die leicht, andere die schwer erbrechen (S. 72). Man rechne ferner mit der Tatsache, daß unzweifelhaft psychogenes Erbrechen (Ekel-Erbrechen) unter schwersten, bis zum Kollaps führenden Erscheinungen sich vollziehen kann.

Immerhin bleibt gewöhnlich das „nervöse Erbrechen" mühelos, wie eine Art Ausgießens des Magens. Als „Speiteufel" kann man Hysterische mit solchem Erbrechen bezeichnen. Zumeist bleibt dabei auch die Konzentration des Harns niedrig. Im Gegensatz zu der organisch bedingten Hyperemesis bleibt beim nervösen Erbrechen die Konzentration des Harns gewöhnlich niedrig, weil unwillkürlich doch genügend Flüssigkeit getrunken wird, um regelrechten Wasserbedarf des Organismus zu decken. Ausnahmen kommen vor.

Das vereinzelt auftretende oder nur unter gleichartigen bzw. ähnlichartigen Umständen sich wiederholende psychogene Erbrechen ist anderer als suggestiver Behandlung unzugänglich. Wenn die Umstände vermieden werden können, müssen sie eben vermieden werden, und das ist meist — freilich nicht immer — leicht der Fall. Dann kann das ganze übrige seelische und somatische Leben sich in völlig normalen Bahnen abspielen. Hier zwei Beispiele:

1. So lagen die Dinge z. B. bei einem Juristen, der als junger Assessor in Vertretung des Staatsanwaltes der Exhumierung einer Leiche beiwohnen mußte. Früher völlig frei von Ekelgefühlen, Übelkeitszuständen und Erbrechen, bekam er bei jenem Anlaß einen Brechanfall mit nachfolgender Schwächeanwandlung, fühlte sich mehrere Tage schwer krank; 2 Tage lang wiederholte sich bei jeder Nahrungsaufnahme das Erbrechen. Später mußte er als Untersuchungsrichter der Leichenbeschauung Ermordeter am Tatorte und der Agnostizierung Toter in der Morgue beiwohnen. Jedesmal kam es zur Wiederholung der erstmaligen Vorgänge mit mehrtägiger Nachwirkung. Obwohl er für das Sonderfach der Kriminalistik besondere Neigung und Begabung hatte, mußte er sich an eine Zivilrechtskammer versetzen lassen. Seitdem blieb der tatkräftige, lebenslustige und körperlich gesunde Mann völlig frei von jenen Zuständen.

2. Viel tiefer einschneidend war die zum Erbrechen führende Ekelneurose bei einem evangelischen Pfarrer, der — bis dahin völlig gesund und wegen seines Verstehens allen menschlichen Leides sehr beliebt — beim Besuche eines Magenkrebskranken plötzlichem Erbrechen gestauter, bluthaltiger Massen beiwohnte. Nach Hause zurückgekehrt bekam er selbst Erbrechen, und zwar wie er berichtete zum ersten Male in seinem Leben. Das Erbrechen wiederholte sich Jahre hindurch jedesmal, wenn er an das Bett irgendeines Kranken gerufen wurde; jedesmal ebenso wie das erstemal nie beim Krankenbesuche selbst, sondern immer erst $^1/_2$—2 Stunden später. Er fühlte sich stets den ganzen Tag hindurch elend und konnte meist erst am folgenden Tage mit gutem Appetit speisen. Sonstige Nebenerscheinungen krankhafter Art fehlten durchaus. Mehrfache Magenuntersuchungen durch verschiedene Ärzte ergaben, wie zu erwarten war, durchaus normale Verhältnisse. Einige Erholungskuren nützten gar nichts. Ohne irgendwelchen besonderen Anlaß verschwand die Neurose nach etwa 4 Jahren ebenso plötzlich wie sie gekommen war.

Solche Fälle, wie soeben beschrieben, beide schon fast 3 Jahrzehnte zurückliegend, wären wahrscheinlich der damals noch unbekannten therapeutischen Beeinflussung im hypnotischen Halbschlaf zugänglich gewesen. Dem zermürbenden Einfluß der sog. Tiefenanalyse diese beiden prächtigen, lebensfrohen, arbeitstüchtigen und pflichttreuen Männer auszusetzen, hätten wir aber doch nicht gewagt.

Obwohl bei den an bestimmte Anlässe gebundenen und zeitlich meist weit voneinander entfernten Brechanfällen von eigentlicher Diätkur nicht die Rede ist, kann sich die Suggestion (siehe oben) zum Vorbeugen doch diätetischer Maßnahmen bedienen. Dies liegt um so näher, als das Erbrechen (psychoneurotisches Ausdruckssymptom; siehe oben) nicht nur tatsächlich, sondern auch nach Vorstellung und Empfinden des Neurotikers mit einem regelwidrigen Vorgange am Magen verbunden ist. Diese Verknüpfung zwischen psychischem und gastralem Geschehen läßt sich psychotherapeutisch ausnützen, indem die Suggestion das Ausbleiben des Erbrechens verheißt, wenn der Magen vor dem bedrohenden

Ereignis oder beim ersten Auftreten von Übelkeit, die in solchen Fällen fast immer vorausgeht, in ganz bestimmter Weise beschäftigt wird. Nicht die Art des Genossenen ist dabei von Belang, sondern der Erfolg hängt ausschließlich ab von der auswirkenden Kraft der ärztlichen Persönlichkeit und von dem Vertrauen, das der Neurotiker dem Arzte entgegenbringt. Man wird natürlich nicht alltägliche Nahrungsmittel anraten, sondern recht ungewöhnliche, über deren Einfluß auf seinen Magen der Neurotiker nichts weiß. Z. B. empfahl H. Salomon für einen besonderen Fall: Lassen Sie sich vom Zuckerbäcker Datteln bester Qualität mit Marzipanteig umwickeln. Davon essen Sie $^1/_4$ Stunde vor dem bedrohlichen Ereignis 5 Stück; dann wird es nicht zu Übelkeit und Erbrechen kommen. Und so geschah es. Eine gewisse Begründung ist solchen Vorschriften beizufügen; welchen Inhaltes, wird von psychischer Einstellung des Patienten und von seinem Bildungsgrade abhängen müssen.

Bei chronisch bestehender Neigung zu psychogenem Erbrechen, wo das Erbrechen aber nur ausgelöst wird durch bestimmte Erinnerungsbilder oder durch Umweltsverhältnisse, die der betreffenden psychopathischen Persönlichkeit Ekelgefühl bringen, verhütet manchmal zwangsmäßige Ablenkung den Brechanfall, z. B. das Schnuppern an Riechsalz (Ammoniumcarbonat mit ätherischen Ölen wie Lavendelöl u. dgl.) oder an Eisessig, Essigäther, oder auch nur mechanisches Niesen erregendes Kitzeln der Nasenschleimhaut oder das Einführen von Schnupfpulver in die Nase. Es kommt zu starker reflektorischer Erregung des Respirationszentrums. Der starke Niesreiz überwuchert die Erregung des Brechzentrums; der Brechreiz wird verdrängt und vergessen. Bei manchen, die auf solche Weise jeden Anfall von Brechreiz unterdrücken, verliert sich allmählich die Neigung zu Brechanfällen. Andere versklaven gleichsam an das Riechsalz usw., müssen dauernd bei jedem auftretenden Brechreiz dazu greifen, retten sich aber dadurch auch jedesmal vor dessen widrigen Folgen.

Es gibt Fälle gehäuften nervösen Erbrechens, die sich einem bestimmten Erlebnis unmittelbar anschließen. Das Erbrechen, teils vor, mit oder nach Mahlzeiten, teils ganz unabhängig von solchen auftretend dauert einige Tage oder einige Wochen. Vernachlässigt können sie sich Monate und Jahre hinziehen. Unfreundliches Verhalten der Umgebung, Schelten, Strafen und andere Maßnahmen, die die Patienten ärgern, aber auch aufdringliches Bemitleiden begünstigen das Fortbestehen und die Weiterentwicklung des Übels. Die Patienten können infolge des Erbrechens oder aus Furcht vor Auslösung des Erbrechens durch Essen und dadurch bedingte Verringerung der Nahrungsaufnahme von Kräften kommen. Meist wird aber doch genug gegessen, vom Magen in den Darm abgegeben und dort resorbiert, um wirklich schweren Kräfteverfall zu verhüten. Nach Wiederherstellung des seelischen Gleichgewichtes hört das Erbrechen schnell oder allmählich wieder auf und kehrt vielleicht niemals wieder. Wenn man nach Maßgabe der Gesamtpersönlichkeit derartige Selbstheilung erwarten darf, sind psychotherapeutische Maßnahmen sicher nicht nötig, eher schädlich. Das eigne Sich-Durcharbeiten durch erlittene Kränkungen ist das natürlichere und heilsamere; es kann auf Lebenszeit nachwirkend den Charakter festigen. Man verordne Bettruhe, möglichste Isolierung, nötige nicht zum Essen, stelle aber einfache Kost, am bequemsten zunächst nur Milch oder Milch mit Zwieback, Cakes, Toast, dauernd zur Verfügung, mit dem Rate, aller 1—2 Stunden davon zu trinken, soviel die augenblickliche Lage (Üblichkeitsgefühl, Widerwille usw.) es gestatte. Statt gewöhnlicher Milch kann auch homogenisierte Milch, Kefir, Ya-Urt, Buttermilch gewählt werden. Wenn hiergegen Widerwille besteht, greife man zu Obst, Obstsäften, Kompott, Gefrorenem. Es kommt nicht viel auf die Art des Nahrungsmittels an, vielmehr darauf, daß man zunächst nur ein einziges Nahrungsmittel oder eine sehr geringe Auswahl zur Verfügung stellt, und ferner darauf, daß das Material unmittelbar greifbar ist und nicht erst, wenn das Verlangen nach Nahrung sich meldet, zubereitet werden muß. Immerhin gibt es Fälle, wo man mit der abwechslungsreichen „Stundendiät" (S. 367) besser und schneller zum Ziele gelangt. Unbedingt muß für ruhigen Schlaf gesorgt werden, nach Bedarf mit Medikamenten.

Der folgende Fall diene auch in diättherapeutischer Hinsicht als Beispiel. Ein 20jähriges Mädchen aus angesehener Großkaufmannsfamilie, körperlich kerngesund, psychopathisch nicht belastet, nüchtern und praktisch denkend und niemals zuvor und später abwegige psychische Einstellung darbietend, verlobt sich nach kurzer Bekanntschaft mit einem vornehm erscheinenden Ausländer, der tatsächlich aus alter, geschichtlich wohlbekannter Familie stammte, und der vor einiger Zeit in der großstädtischen Gesellschaft aufgetaucht war. Auf bevorstehende Geschäftsreise verweisend, in Wahrheit um Erkundigungen einzuziehen, verlangte der Vater des Mädchens, daß die Verlobung erst nach 1 Monat veröffentlicht werde. Kurz vor Ablauf der Sperrfrist liefen übelste, auch kriminalistisch bedeutsame Belege ein über das Vorleben des Bewerbers, der seit langem auch von der eignen Familie preisgegeben war. Dem Mädchen wurde die volle Wahrheit gesagt; sie willigte sofort in Lösung der Verlobung. Einige Tage merkte man ihr nichts an. Dann kam es zu Appetitmangel und, dieselbe symptomatisch überragend, zu häufigem Erbrechen (8—10mal am Tage), als einzigen Äußerungen der Neurose. Sie kam von Kräften. Sie sagte selbst, sie traure dem früheren Verlobten nicht nach; sie habe mehr einer vorübergehenden Stimmung als wahrer Liebe nachgegeben, als sie sich verlobte. Aber an der Scham, so hereingefallen zu sein, werde sie zugrunde gehen. Als schon beschlossen war, sie einer Nervenheilanstalt zu überweisen, die schon eher eine psychiatrische Privatklinik war, wurde C. v. Noorden mit Rücksicht auf das Erbrechen zu Rate gezogen. Im Vertrauen, daß das stolze und willensstarke Mädchen die Ekelneurose selbst überwinden werde, empfahl er, die Kranke mit einer Krankenschwester in das behaglich eingerichtete und von ihr sehr geliebte, in schöner Berggegend gelegene Forsthaus des väterlichen Jagdreviers zu senden. Dies geschah. Die Schwester wurde mit den erforderlichen Anweisungen versehen (Bettruhe; abendliche Schlafmittel, falls erforderlich; Ermutigung, aber kein Nötigen zur Nahrungsaufnahme; Milchkost, bis von der Patientin selbst anderes verlangt werde; keine Unterhaltung über die betrüblichen Geschehnisse). Das Befinden besserte sich alsbald; das Erbrechen hörte aber erst 2 Wochen nach Übersiedlung in das Forsthaus auf. Nach 3 Wochen telephonierte die Rekonvaleszentin nach Hause, sie habe den besten Rehbock des Reviers erlegt und werde ihn am nächsten Tage mit nach Hause bringen. Von da an völlig gesund. Nach 1 Jahr war sie sehr glücklich verheiratet. Wenn C. v. Noorden sie bei anderen Konsultationen in der Familie oder sonstwie traf, versäumte sie nie ihm zu danken, daß er sie vor der Irrenanstalt bewahrt habe; und als später, dem Ort- und Zeitgeist entsprechend, viel von Psychoanalyse die Rede war, erzählte sie gern von der Psychoanalyse und Psychotherapie, die sie in der Waldeinsamkeit des Forsthauses mit sich selbst vorgenommen habe.

Bei jeglichem psychogenen Erbrechen, das nicht vereinzelt (S. 412) auftritt, oder das nicht nach kurzem Bestande von 4—6 Wochen wieder abklingt, muß man mit der Gefahr langer, oft sehr langer Dauer rechnen, manchmal sogar auf Lebensdauer; d. h. mit Ausartung in sog. „unstillbares Erbrechen".

Eine alte Jungfer, die C. v. Noorden kennenlernte, als sie im 74. Lebensjahre von Pneumonie mit tötlichem Ausgange befallen wurde, hatte — wie ihre etwas jüngere Schwester berichtete — im 22. Lebensjahre aus unbekannten Gründen mit dem Erbrechen angefangen. Seitdem kein Tag ohne 3—6maliges Erbrechen, aber ohne wesentlichen Einfluß auf den Ernährungszustand. Im übrigen völlig harmlos, sehr intelligent, treffliche Kennerin der bellestristischen, philosophischen und historischen Literatur ihrer Zeit, aus ihren reichen Mitteln Bedürftige gern und klug unterstützend, hatte sie sich vom Beginne des Leidens an von der ganzen Umwelt so gut wie völlig abgeschlossen, sah nur nächste Angehörige und ihren Vermögensverwalter bei sich, kam aus ihrer Wohnung kaum noch heraus und ließ sich nur hin und wieder zu kleinen Spazierfahrten bewegen. Anfangs hatte sie zahlreiche Ärzte konsultiert. Nach mehrjährigen unfruchtbaren ärztlichen Bemühungen (was geschah, ließ sich nicht mehr feststellen) lehnte sie es bis zu ihrer Erkrankung an Pneumonie ab, irgendeinen Arzt zu sehen. Es war hier eine Lebensbahn durch das Erbrechen zerstört worden, die sehr reich und schön sich hätte gestalten können.

Im Hinblick auf die Neigung psychogenen Erbrechens sich festzusetzen, ist frühzeitiges Handeln unerläßlich. Zu energischem Handeln entschließt man sich leider oft erst dann, wenn Ernährungs- und Kräftezustand stark bedroht wird, und wenn starke Bahnung für den Brechakt sich ausgebildet hat. Beides erschwert die Therapie. Zusammenwirken von Suggestion und Diättherapie ist selbstverständliche Voraussetzung (S. 357).

Die Erfahrung gibt einige diätetische Maßnahmen an die Hand. Wir empfehlen dringend 1—2 **Hungertage** vorzuschalten, auch wenn der Ernährungszustand schon ziemlich stark gelitten hat (vgl. H. Determann[2]; S. 406). Natürlich daneben Bettruhe. Im Notfalle decke man den Flüssigkeitsbedarf mit Tropfklistieren (Dextrose oder besser Dextrinlösungen; S. 232 und Bd. I, S. 1050ff.). Bei diesen nervösen Zuständen reizen sie aber manchmal zum Erbrechen, was uns dann zwang 6—8%ige Dextroselösung intravenös zu infundieren. Man überschreite mit rectaler Flüssigkeitszufuhr aber nicht den gerade notwendigen Bedarf. Sonst könnte es zu starker Sekretion in dem Magen kommen, wovon wir uns in schweren Fällen nervösen Erbrechens einige Male überzeugten. Abseits von nervöser Übererregbarkeit wäre dies bei Wasser-, Kochsalz- und Zuckerlösungklistieren nicht der Fall (H. Steinitz und R. Schereschewsky). Ruhige Umwelt ist nötig (möglichst: Isolierung mit Krankenschwester; S. 364, 414). Dämpfung der allgemeinen Erregbarkeit mit verteilten kleinsten Mengen eines Sedativum, z. B. 3—4mal je eine Luminalette (mit je 0,0125 g Luminal) und im Bedarfsfalle ein abendliches Schlafmittel sind, wenigstens bei Frühformen des psychogenen Erbrechens kaum entbehrbare Hilfsmittel. Rectale und subcutane Einverleibung verdient den Vorzug. Man hüte sich den Schwerpunkt arzneilicher Beruhigung auf Morphium und ähnlich wirkende Opiate zu verlegen (ein häufig gemachter Fehler!); es tritt allzu leicht Gewöhnung ein. Eine Sonderstellung unter den Opiaten kommt dem Papaverin zu (S. 53). Als kleine Beigaben zu Barbitursäure-Präparaten, wie z. B. im Somnacetin, ist Codein, Morphium und ähnliches eher nützlich. Besonders hingewiesen sei aber auf Morphin-Scopolamin-Injektionen, die seit langem zur Beruhigung erregter Kranker in der Psychiatrie eine große Rolle spielen. Sowohl an den Hungertagen, wie namentlich in der nächstfolgenden Zeit kann ein damit erzielter oberflächlicher Dämmerzustand von hervorragendem Nutzen und für den ganzen Erfolg geradezu ausschlaggebend sein (S. 418). Atropin hat sich bei rein psychogenem Erbrechen nicht besonders bewährt. Der Mischung des Atropins mit Chloralhydrat oder mit Chloroform sei aber rühmend gedacht; ebenso sei an das Anästhesin erinnert (S. 77). Wo, wie es ja recht häufig ist, spastische Obstipation das chronische Erbrechen begleitet, versäume man aber nicht, es sogleich heranzuziehen (je nach Umständen Atropin subcutan, Atropin oder Extr. Belladonnae rectal; S. 53). Da man des Übertrittes von Mageninhalt in den Darm nicht sicher ist, kann man den Kotlauf durch Ausbau der Kost nicht erzwingen, und man kommt unter Umständen an gelegentlichen Einläufen nicht vorbei (Wasser, Seifenwasser, Öl, Paraffinöl, Glycerin-Wasser-Gemisch). Jedenfalls vermeide man aber den Enddarm durch solche Verfahren so stark zu reizen, daß er etwa benötigte Tropfklistiere (s. oben) nicht behält.

Beginn der Wiederernährung. Nach den Hungertagen ist Milch das zweckmäßigste Nahrungsmittel. Mit sonstiger flüssiger Kost sei man vorsichtig, da zwar nicht durchstehend, aber doch recht häufig bei nervösem Erbrechen flüssiges leichter als festes Übelkeit auslöst. Milch ist aber nur beim Eintritt in den Magen flüssig; alsbald tritt klumpige Gerinnung zu weich-fester Masse ein (S. 13). Sämtliche Abarten der Milch verhalten sich anders und sind wie wahre Flüssigkeiten zu werten. Auf starke Kühlung der Milch lege man ebensowenig wie bei späterer sonstiger Kost entscheidendes Gewicht. In der allgemeinen ärztlichen Praxis geschieht dies noch viel zu viel. Gar vielen Patienten ist stark gekühlte Nahrung (flüssig, halbfest, fest) geradezu unangenehm und reizt zum Erbrechen.

Unter Unständen hat freilich ihre ungewohnte Eigenart suggestiv heilenden Einfluß. Man rechne mit den verschiedenen Möglichkeiten der Wirkung. Vgl. Allgemeines über Temperatur der Ingesta S. 42 und Bd. I, S. 831. Obwohl durchschnittlich Milch als erste Nahrung nach dem Fasten am besten vertragen wird, trifft dies doch nicht für alle Fälle zu. Manchmal bewähren sich die nicht zu Klumpen gerinnenden Formen der Milch besser: homogenisierte Milch, Sauermilch oder Ya-Urt gut gequirlt, gelabte Milch gequirlt (Bd. I, S. 279ff.), auch vegetabile Milch aus Mandeln, Paranüssen usw. (Bd. 1, S. 311ff.). Andere Male sind Cerealiensuppen günstiger als Milch. Es gibt auch Fälle, wo die Wiederernährung sofort mit „Stundendiät" eröffnet werden kann. Es hat sich bewährt, bei Beginn der dem Fasten folgenden Wiederaufnahme der Ernährung mehrmals täglich kleine Gaben von Insulin zu injizieren (H. Elias und E. Violin). Ob das aus Sinken des Blutzuckers entspringende Hungergefühl allein oder auch Einfluß auf Glykogenfixierung und auf Fettabbau in der Leber die Brechneigung mindert, steht dahin. H. Elias kommt auf Grund experimenteller Prüfung zu dem Schlusse, die antiemetische Kraft des Insulins wirke sich weder zentral noch peripher aus, sondern beruhe auf verbessertem Abbau abnormer, toxischer, das Brechzentrum erregender Stoffwechselprodukte. Wie auch immer die endgültige Theorie lauten wird, von der praktischen Erfahrung sollte man Gebrauch machen. H. Elias erwähnt u. a. auch das hysterische Erbrechen als gut beeinflußbar durch Insulin.

Sonstige Maßnahmen. Recht oft werden einige wenige Hungertage, wie es auch H. Determann für Hyperemesis Gravidarum beschrieb, neben allgemein beruhigenden Maßnahmen (s. oben) Magen und Nervensystem für die Milchkost genügend vorbereitet haben, und dann hat man fast immer für weiteren Ausbau der Kost gewonnenes Spiel (Beispiel S. 414). Aber Versager kommen vor. Man gedenke dann der Duodenalsonden-Ernährung, die wir auch für schwere Fälle der Hyperemesis Gravidarum empfohlen haben (Bd. I, S. 1136). Nach leichtem Abstumpfen der pharyngealen Empfindlichkeit mittels Anästhesin-Inhalation (wir benutzen dazu das Präparat: Subcutin Ritsert) ist es meist nicht schwer, die Sonde weit in das Duodenum einzuführen. Wenn dies geschehen ist, wirft etwaiges Erbrechen sie nur ausnahmsweise zurück; ein durch Scopolamin schon einleitend hergestellter oberflächlicher Dämmerzustand begünstigt die Duldsamkeit für Einführen und ungestörtes Verweilen der Sonde. Für schwerste Fälle neurogener Hyperemesis, die weder den beschriebenen, noch anderen Maßnahmen weichen, und die anderseits den Ernährungs- und Kräftezustand ernstlich bedrohen, kommt Jejunostomie und Ernährung durch die angelegte Jejunalfistel in Frage. Dieses ungefährliche Verfahren, das eine viel vollkommenere Ernährung gestattet als die rectale Zufuhr (Bd. I, S. 1042 und 1050), wird zwecks ausgiebigster Schonung von manchen Chirurgen nach Magenresektionen dringend empfohlen (M. Kirschner). Man gewinnt damit beliebig Zeit und kann den Ernährungszustand auf jede gewünschte Höhe bringen, was auch der Widerstandsfähigkeit und der Erholung des ganzen Nervensystems zugute kommen wird. Die Fistel läßt sich jederzeit durch kleine Nachoperation endgültig schließen.

Weiterer Ausbau der Kost. Bei günstigem Gange der Dinge braucht man nicht lange bei reiner Milchkost usw. (s. oben) zu verharren. Manchmal schon nach 2—3 Tagen, manchmal etwas später beginnen Zulagen und allmählicher teilweiser Ersatz der Milch durch anderes. Immer beachte man, so lange Rückfälle zu befürchten sind, daß die Flüssigkeitszufuhr nur gerade den Bedarf decke. Dies setzt kochsalzarme Kost voraus (Bd. I, S. 862ff.); kochsalzfrei muß und soll sie nicht sein. Die vorausgegangene Milchkur hat bereits etwa überschüssiges Kochsalz aus dem Körper entfernt; man bedenke des weiteren, daß zumeist während der Brechperiode mit dem Magensaft in Form von HCl oder NaCl der Körper wahrscheinlich mehr Chlor verloren hat als wünschenswert ist; der Chlorspiegel des Blutes gibt darüber keine sichere Auskunft. Da aber nach der Milchperiode die erweiterte Kost mit vielleicht 4—5 g NaCl bei gleichzeitiger Flüssigkeitsbeschränkung doch alsbald zu unerwünschter Kochsalzstauung führen könnte, ist etwa wöchentlich einmaliges Einschalten eines salzfreien Tages zweckmäßig (am besten Obst, Kompott, Wasserreis mit Zitronensaft und wenig Zucker bereitet, Süßspeisen $^1/_3$—$^1/_2$ Liter Milch). Beim Ausbau der Kost richte man sich, unter Rücksichtnahme auf die soeben vorgebrachten Gesichtspunkte, im wesentlichen ohne jedes feste Programm nach den Wünschen des Rekonvaleszenten, auf Wiedergewinnen optimalen (S. 352) Ernährungszustandes Bedacht nehmend. Kochsalzfreie Gewürze jeder Art verweigere man nicht; sie sind eher nützlich als schädlich. Anfangs ist meist noch ein starkes Aufsplittern der Kost in zahlreiche Kleinmahlzeiten zweckmäßig (z. B. Stundendiät, S. 367); aber auch darüber kommt man bald hinaus. Überhaupt hat man nach Überwindung nervösen Erbrechens oft mehr Anlaß die Nahrungszufuhr etwas einzudämmen als zu erzwingen.

Keineswegs immer, aber doch oftmals ist es sowohl für den Aufbau der Kost wie zur Gewinnung fester Unterlagen für die spätere Kost des Alltages unerläßlich, über die sekretorischen Verhältnisse des Magens unterrichtet zu sein. Normal- super-, sub- und anacide Zustände können vorliegen. Wie bei jeder anderen Form nervöser Dyspepsie ist darauf Rücksicht zu nehmen (S. 378, 382).

Physikalische Hilfsmittel. Von unterstützenden Maßnahmen leistet im Rahmen der suggestiv-diätetischen klinischen Behandlung die physikalische Therapie bei nervösem Erbrechen erfahrungsgemäß nicht viel. Heiße und kalte Umschläge auf die Magengegend, Diathermie u. a. wirken bei wahrhaft ernsten Zuständen nicht einmal suggestiv; vorübergehende Erleichterung können sie bringen. Magenspülungen sind kaum anders einzuschätzen, wie auch J. Boas angibt; bei Hysterischen pflegen sie die Bewertung des Erbrechens zu erhöhen. In früherer Zeit war dies anders. C. v. Noorden konnte vor mehr als 40 Jahren als Assistent der medizinischen Poliklinik in Gießen mehrfach chronisches nervöses Erbrechen mittels dieses damals wenig bekannten und damals katharrtisch wirkenden Suggestivverfahrens in kurzer Zeit völlig heilen; jetzt müßte man Leute, bei denen es suggestiv wirkt, mit der Laterne suchen. Beachtenswert sind Eisumschläge um den Nacken (H. H. Meyer und R. Gottlieb), um damit die Erregbarkeit des L. J. Thumas'schen Brechzentrums im verlängerten Mark herabzusetzen (S. 74). Bei akuten Brechzuständen neurogenen Charakters, wie z. B. bei Migräne und bei Seekrankheit sahen wir selbst gutes davon, bei den hier erörterten chronischen Zuständen aber nicht.

Auf einige **Medikamente,** die in der Hauptsache symptomatisch wirken, ist noch zu berichten. Wenn sie durch ihre unmittelbare Wirkung auf dieses oder jenes Teilstück des ganzen Brechkomplexes Erleichterung, Nachlassen oder gar zeitweiliges Aufhören des Erbrechens erzwingen, kann aber ein vollkommener Heilerfolg daraus werden.

Zunächst ist es nur ein Lichtschein der Hoffnung; aber aus der Hoffnung erwachsen Vertrauen und Selbstvertrauen, aus ihnen Heilung. Der Weg ist gangbar, was auch immer die letzte Ursache der seelischen Unstimmigkeit sein mag. Ob der Weg gefunden wird, ist von vornherein aber unsicher. Der Mechanismus ist ähnlich, aber doch nicht der gleiche, wie wenn der Arzt, die weise Frau, der Schäfer irgendein beliebiges Tränklein ohne jegliche Wirkung auf Teilstücke des Brechaktes verabfolgt mit dem suggestiven Befehl: nimm diesen Trank, das Erbrechen wird aufhören, du wirst dann gesund sein. Im ersten Falle vermittelt eine pharmakodynamische Wirkung, im zweiten Falle das unmittelbare Vertrauen die Suggestion. Vgl. S. 413.

Über die Dämpfung der allgemeinen nervösen Erregbarkeit zu Beginn der Behandlung war schon die Rede (S. 415). Auf Scopolamin wurde mit besonderem Nachdruck verwiesen; abgesehen von Erfahrungen der Psychiatrie sei an die dem Erbrechen bei Chloroformnarkose vorbeugende Wirkung der Scopolamin-Morphium-Injektion erinnert; dem Scopolamin eignet neben allgemein dämpfendem Einfluß unmittelbar beruhigende Wirkung auf das Thumas'sche Brechzentrum. Auch dem Atropin kommt letztere Wirkung zu. 1 mg subcutan hat manchmal erstaunlich guten und schnellen Erfolg (von B. O. Pribram bei Seekrankheit zuerst empfohlen); bei chronisch-nervösem Erbrechen bedarf man aber meist wiederholter Gaben, und dann machen sich bei den für lästige Erscheinungen sehr empfindsamen Kranken doch in der Regel die Nebenwirkungen des Atropins quälend und den Gesamterfolg störend solchen Maßes geltend, daß alles in allem genommen Atropin in der Behandlung schweren chronischen Erbrechens sich nicht recht hat einbürgern können (S. 415). Ganz anders wirkt das Papaverin (3—4 mal täglich 0,04 g subcutan; J. Pal). Es greift peripher an und lockert die Spannung der glatten Muskulatur des Magens und Darms. Seine sonstigen toxischen Nebenwirkungen sind geringfügig, weswegen J. Pal es bei Hyperemesis Gravidarum empfehlen durfte. Bei rein psychogenem Erbrechen ist die Wirkung unsicher. Immerhin hat es uns in zwei Fällen, wo nach den einleitenden Hungertagen Milchzufuhr neues Erbrechen brachte, sofortige und vollkommene Dienste getan. Im ersten Falle nach insgesamt fünf, im zweiten Falle nach insgesamt sieben Injektionen konnte auf Papaverin verzichtet werden; die Milchkur nebst weiterem Ausbau der Kost schritt voran, ohne daß es wieder zu Erbrechen kam. Mit Anästhesin, das bei Eintritt in leeren Magen die Empfindlichkeit der Magenschleimhaut abstumpft, erreicht man zwar in leichten Fällen und auch dann nur, wenn das Erbrechen an Mahlzeiten gebunden wird, gelegentlich brauchbaren Erfolg; in schwereren Fällen versagt es. Im allgemeinen eignet sich Anästhesin, ebenso wie früher erwähnte Gaben kleiner Mengen von Chloroform oder Chloralhydrat (S. 77), besser für Fälle, wo das Erbrechen von Übererregbarkeit des Magens bzw. seiner Nerven ausgeht, als für psychogenes Erbrechen. Mit den gleichfalls dort erwähnten Adrenalininjektionen sei man um so vorsichtiger, je stärker der gesamte Kräftezustand und namentlich der des Herzens gesunken ist. Auf die Kreislauforgane wirkt unter solchen Umständen Kampfer am günstigsten. Schließlich sei auf Calciumpräparate (subcutan oder intravenös) hingewiesen. Calcium kann die parasympathische Erregbarkeit herabsetzen. Wenn sich dies am Nerv-Muskel-Apparate des Magens auswirkt, sinkt die Neigung zum Erbrechen. Die Ausschläge sind unsicher, weil die Wirkkraft des Calciums von dem jeweiligen Mischungsverhältnis der Ionen am Angriffsorte abhängt. Wir machen bei den verschiedensten vagotonischen Folgezuständen von Calciuminjektionen seit langem gern Gebrauch. Rein empirisch dürfen wir sagen, daß eine Serie solcher Injektionen, verbunden mit einfachen, durch die ganze Lage gebotenen, durchaus nicht weitgehenden diätetischen Maßnahmen und mit Sorge für Ruhe und guten Schlaf überraschend gute und dauerhafte Erfolge bei nervöser Hyperemesis bringen kann; besonders geeignet scheinen jene Fälle zu sein, wo das Blut reich an eosinophilen Zellen ist. Auf Versager muß man gefaßt sein (s. oben). Bei den Fällen günstiger Calciumwirkung ist wohl immer nicht die Psyche allein in Unordnung, vielleicht nicht einmal als Hauptstück an dem Zustand beteiligt. Ebenso wie bei günstiger Atropinwirkung darf man wohl — mindestens als wichtiges Nebenstück — Unstimmigkeiten im vegetativen Nervensystem annehmen (parasympathische Übererregbarkeit allgemeiner oder territorialbeschränkter Art; S. 52, 54).

Wir benutzen in der Regel das Calcium gluconicum Sandoz. In der Woche

5—7 Injektionen 3/4—1/1 Ampulle „Calcium Sandoz"; Gehalt derselben = 10 ccm 10%iger Lösung. Gesamtkur = etwa 20 Injektionen. Nach der Injektion 1 bis 2 Stunden Bettruhe. Anfangs können die Injektionen das Erbrechen steigern, was aber nach 4—5 Injektionen nachzulassen pflegt. Wenn nach 10 Injektionen die etwa vorhanden gewesene Hypereosinophilie des Blutes stark zurückgegangen ist, darf man endgültigen Erfolges ziemlich sicher sein. Nach der Injektionskur läßt man noch 3—4 Wochen ein Calciumpräparat innerlich nehmen; damit sofort zu beginnen, nützt nichts, ist eher schädlich.

Über Erbrechen bei Migräne: S. 434.

Psychotherapie. In bezug auf unsere Wertschätzung der Psychotherapie bei nervösem Erbrechen dürfen wir auf früheres, für alle nervösen Dyspepsien gültiges verweisen (S. 354). Mehr als bei anderen Formen muß beim nervösen Erbrechen von vornherein, während der ganzen Behandlung und oftmals auch noch später, heilsame Beeinflussung des seelischen Zustandes herangezogen werden. Wir haben hier nur die Frage hypnotischer Behandlung wieder aufzuwerfen (S. 361). Erfolge liegen vor aus alter und aus neuer Zeit (R. Schindler u. a.; auch mündliche Mitteilungen des sehr vorsichtig urteilenden B. Hahn in Baden-Baden). Wenn oberflächliches Schürfen im hypnotischen Halbschlaf wichtiges ergibt und wenn einige hypnotische Suggestionen vollen Erfolg zeitigen, ist gerade bei psychogenem Erbrechen gegen dieses Verfahren sicher nichts einzuwenden. Die zum Wiederaufbau normalen Ernährungs- und Kräftezustandes hinüberleitende planmäßige diätetische Behandlung darf dabei aber nicht zu kurz kommen. Von der tief einschneidenden Tiefen-Psychoanalyse darf aber keine Rede sein (S. 358). Ob man mit hypnotischer Suggestion, mit Psychoanalyse und darauf aufgebauter Psychotherapie, mit hypnotischer Suggestion oder mit der oben geschilderten gemischten Behandlung am schnellsten, sichersten und dauerhaftesten zum Erfolge gelangt, läßt sich für keine Form des nervösen Erbrechens allgemeingültig beantworten. Immerhin sei hypnotische Suggestion und gar Psychoanalyse mit darauf gegründeter Psychotherapie nur Ultimum Refugium. In der Regel kommt man mit Isolierung, Ausruhen, Herstellung günstiger äußerer Verhältnisse, vernünftigem Zuspruch, kleinen suggestiven Diätmaßnahmen usw. aus.

Nervöses Erbrechen bei Kindern. Obwohl es nicht im Rahmen dieses Werkes liegt, müssen wir kurz auf die Kinderheilkunde abschweifen. Zunächst sei auf das nervöse Erbrechen bei Kindern im schulpflichtigen Alter hingewiesen (M. Rosenthal). Es beschränkt sich auf neuropathische, geistig überanstrengte Kinder. Wir beobachteten aber auch einmal bei 10—11 jährigen Kindern einer Privatschule eine kleine Epidemie davon (ähnlich der Chorea imitatoria). Die Kinder leiden sehr darunter, haben Angst vor dem Erbrechen, und die Angst wiederum begünstigt es. Manche Kinder essen unbekümmert wie sonst, andere aber fürchten sich vor dem Essen, schaffen Speisen heimlich beiseite, magern ab, werden elend. Man muß für Unterbrechung des Schulbesuches und gründliche Erholung sorgen.

Vielfach ist rezidivierendes Erbrechen bei Kindern unter dem Namen „Acetonämisches Erbrechen" beschrieben worden: Wir halten die Berechtigung dieses Krankheitstitels durchaus nicht für erwiesen. Dahinter steckt oft eine primäre akute oder rezidivierende Magen-Darmkrankheit oder ein irgendwie begründeter schwerer Appetitmangel oder neurogen bedingter Brechreizzustand (s. oben). Aus der verminderten Nahrungsaufnahme folgt dann secundär Acetonämie und Acetonurie, die bei der altbekannten Neigung des Kindesalters zur Acetonbildung stark und nachhaltig in die Augen springt. Auf diese Fragen ist schon unser leider so früh verstorbene Schüler und Freund L. Mohr vor 25 Jahren ausführlich eingegangen.

In diesem Zusammenhang ist eine Beobachtung H. SALOMON's bedeutsam. Bei einem Manne, der jetzt im Anfang des 3. Lebensjahrzehntes steht, bestand schon in der Kindheit das Krankheitsbild des sog. acetonämischen rezidivierenden Erbrechens, und zwar in solchem Grade, daß gelegentlich auch Blut sich dem Erbrochenen beimischte, wie es schon von anderer Seite beschrieben ist. Die Anfälle überdauerten die Kindheit und kehren auch jetzt noch periodisch wieder. Die Acetonurie aber rückte mit zunehmenden Jahren immer mehr in den Hintergrund und beschränkt sich jetzt auf das geringe Maß, wie es bei jedem gesunden Erwachsenen bei entsprechendem Grade des Fastens in die Erscheinung tritt.

Den Kinderärzten muß entgegengehalten werden, daß selbst bei kindlichem Diabetes mit äußerst hohen Graden von Acetonämie, wie man sie jetzt in der Insulinperiode gar nicht mehr zu sehen bekommt, Erbrechen kein bezeichnendes Merkmal der Säureintoxikation ist, wenn es auch bei einzelnen sehr erregbaren Kindern gelegentlich vorkommt. Während, wie gesagt, Acetonurie bei jedem Kinde vorkommen kann, das im Hungerzustande oder auch nur im Kohlenhydrathunger sich befindet, gehört es zum Begriffe des sogenannten acetonämischen Erbrechens, daß diese Anfälle öfters oder sogar annähernd periodisch sich wiederholen. Dies kann natürlich durch rückfällige Gastritiden bedingt sein, wie sie auch bei Erwachsenen vorkommen. Immerhin ist ein gewisser neurogener Einschlag bei den wiederholten Anfällen des acetonämischen Erbrechens nicht zu verkennen. Es sei darauf hingewiesen, daß ziemlich oft solche Kinder aus Familien stammen, in denen Migräne heimisch ist, und es liegt nahe, jene Anfälle für ein Migräne-Äquivalent zu halten.

Dringend ist davor zu warnen, solche Kinder zwischen den Anfällen fettfrei zu ernähren, wie es vielfach geschieht. Während der Anfallsperiode ist Darreichung leicht verdaulicher Kohlenhydratträger (unter Umständen Tropfklistier mit Dextroselösung) und Ausschluß von Fett durchaus vernünftig. In der Zwischenzeit aber scheue man Butter, Lebertran und andere für Kinder geeignete Fette nicht. Es muß alles getan werden, den allgemeinen Ernährungszustand zu heben; das ist das beste Heilmittel, und dabei kann man das Fett gar nicht entbehren. Daß bekömmliche Kohlenhydratträger die Hauptkost bilden sollen, gilt für alle Kinder. Die Zusammensetzung der Kost richte sich nach der Leistungsfähigkeit des Magens und Darmes, nicht aber nach dem Popanz „Acetonämische Diathese".

6. Regurgitatio, Ruminatio, Aërophagie, Singultus.

a) Regurgitatio. Unter Regurgitation versteht man das unwillkürliche Wiederhochkommen von Speisen, ohne vorausgegangene oder begleitende Übelkeit; der krampfartige Charakter des Erbrechens fehlt, wenigstens für das subjektive Empfinden. Und doch ist es in bezug auf den motorischen Vorgang nichts anderes als ein rudimentäres Erbrechen, was gleicherweise für Ruminatio gilt: Verdrängung des Mageninhaltes durch zeitweilige Kontraktion des Pylorusabschnittes und Erschlaffung der Cardia; ein kleiner Teil des Mageninhaltes wird in die Speiseröhre gedrängt oder geschleudert; auch intermittierender spasmogener Sanduhrmagen wurde dabei gesehen (E. Schütz und S. Kreuzfuchs). Die aufkommenden Speisen werden, je nach äußeren Verhältnissen und Gewöhnung, ausgespuckt oder wieder verschluckt. In abgeschwächter Form stellt sich die Regurgitation als Aufstoßen (Rülpsen) dar. Das Regurgitieren kann während der Mahlzeit selbst auftreten; dann meist als Folge schlechten Kauens, hastigen Essens, Mitverschlucken reichlicher Mengen von Luft, reichlichen Genusses kohlensaurer Tafelwässer, plötzlichen Kältereizes der Magenwände durch Trinken geeisten Wassers oder schnellen Verschluckens von Gefrorenem. Auf diesen und ähnlichen Ursachen fußend kann das Regurgitieren während des Essens bei sonst völlig gesundem Magen vorkommen; zahlenmäßig ist dies wohl das häufigere.

Immerhin darf nicht übersehen werden, daß sowohl Staumagen (S. 305) wie auch Magenhypotonie (S. 279) begünstigend wirken, während nach unseren Erfahrungen die Säureverhältnisse von untergeordnetem Belange sind. Oftmals tritt die Erscheinung intermittierend auf, gebunden an Perioden deutlicher allgemeiner nervöser Übererregbarkeit (Überarbeitung, Ärger, Sorgen usw.), und in solchen Fällen dürfte das disharmonische Geschehen am Nerv-Muskelapparate bzw. am regulierenden Nervensystem des Magens letzten Endes immer seelisch bedingt sein.

Das mehrere Stunden nach der Mahlzeit gelegentliche, beschwerdefreie Wiederhochkommen kleinerer Mengen Speisebreies (mit oder ohne Gas) trifft man am häufigsten bei superaciden Zuständen des Magens, worauf schon J. Alt hinwies, der aber den Fehler beging, es der echten Ruminatio unterzuordnen. Es hat mit dieser wohl sicher nichts zu tun, sondern ist nur ein auf spastischem Pylorusverschluß und dessen Folgen für die motorische Tätigkeit des Magenkörpers beruhendes rudimentäres Erbrechen, dessen Beschwerdelosigkeit sich aus gewisser Abstumpfung der Empfindsamkeit genügend erklärt, also aus einer persönlichen Eigenart der Reaktion.

Soweit das Hochkommen flüssigen und breiigen Mageninhaltes Folge- und Teilstück des Aufstoßens (Rülpsens) ist, sei auf nächsten Abschnitt verwiesen.

Die Behandlung des Regurgitierens setzt genaues Erforschen seiner Ursachen voraus. Sie aufzudecken ist nicht schwer. Die erstgeschilderte Form (während der Mahlzeit) ist ja so gut wie immer auf abstellbare Eßgewohnheiten zurückzuführen und schwindet von selbst beim Befolgen entsprechender Ratschläge. Man erleichtert und beschleunigt den Erfolg durch Anempfehlen zeitweiligen Innehaltens vereinfachter Kost, wobei man am besten stärkereiche Nahrungsmittel und gekochtes Obst in den Vordergrund schiebt. Eier, Kohl, gekochtes und gebratenes Fett, lasse man zunächst lieber beiseite, da sie von den Klagenden in der Regel als Ursache der Beschwerde verdächtigt werden. J. Boas empfiehlt Trockenkost; zeitliche Trennung von Festem und Flüssigem scheint uns zu genügen. Bei gesundem Magen, mit dem man es ja meist zu tun hat (s. oben), haben diese nur für kurze Zeit benötigten Maßnahmen im wesentlichen erzieherischen Rang, der ein Hauptstück der Psychotherapie bildet. Wenn wir empfehlen, den ärztlichen Rat nicht nur auf Abstellen verkehrter Eßgewohnheiten zu beschränken, sondern fürs erste eine bestimmte, leicht zu befolgende, aber von bisherigen Gewohnheiten abweichende Kostordnung zu befolgen, so tragen wir dem Bedürfnis der meisten Menschen Rechnung, die vom Arzte nicht nur Verbote, sondern auch positive Gebote hören wollen.

Beim Hineinspielen nervöser Übererregbarkeit, das gerade bei dem monosymptomatischen Krankheitsbilde der Regurgitatio durchaus nicht immer mit hysterischer oder neurasthenischer Abwegigkeit der Psyche verknüpft zu sein braucht, genügen oft einfaches Ausspannen und zeitweiliges Versetzen in andere Umgebung, um das Regurgitieren mit einem Schlage verschwinden zu lassen. In anderen Fällen wird man zu vereinfachter Kost greifen, wie sie oben beschrieben und begründet wurde, gleichzeitig aber für gewisse Dämpfung des Magens und der allgemeinen Erregbarkeit sorgend. Anästhesin (0,5 g) mit ein wenig Extr. Belladonnae vor den Mahlzeiten tat uns öfters treffliche Dienste; daneben 2—3 mal unter Tags 1 Luminalette (0,0125 g Luminal) oder dergleichen und Sorge für guten Schlaf, gegebenen Falles mittels einschläfernder Medikamente. Das Heranziehen hydrotherapeutischer Maßnahmen wird in den meisten Fällen angezeigt sein.

Anders wenn funktionelle oder anatomische Erkrankungen des Magens vorliegen. Ihnen ist bei Beherrschung des Krankheitsbildes durch Regurgitation aus gleichen Gründen Rechnung zu tragen, wie es für andere Formen nervöser Dyspepsien gilt (S. 352). Ganz besonders muß dies natürlich geschehen bei etwaigem Staumagen, bei Hypotonie, bei Spät-Regurgitation der Superaciden usw.; da wird stets das Folgeübel mit Heilung des Grundleidens verschwinden. Es sei auf die Behandlung der betreffenden Zustände zurückverwiesen.

Psychotherapie im neuzeitlich engsten Sinne brauchten wir bei primärer oder sekundärer Regurgitatio bisher noch nicht heranzuziehen.

b) Ruminatio (Merycismus, Wiederkäuen). Der Auftakt des Wiederkäuens, das Hochkommen von Mageninhalt in kleinen Schüben, entspricht in bezug auf motorisches Geschehen durchaus rudimentärem Erbrechen, ebenso wie es bei Regurgitatio der Fall ist. Dies ward bereits erwähnt (S. 421).

H. R. Schinz, W. Baensch und E. Friedl sagen in ihrem schönen Werke über Röntgendiagnostik, es handle sich bei Ruminatio des Menschen um polyphagische Magenerweiterung (Freßmagen). Indem sie damit die Polyphagie als Ursache des Wiederkäuens ansehen, begehen sie offenbar eine Begriffsverwechslung. Polyphagie ist kein notwendiges Teilstück dessen, was nach altem Sprachgebrauch der Arzt unter dem klinischen Bilde des Merycismus versteht. Für einzelne Fälle mag es zutreffen, z. B. für manche Freß- und Speikünstler, die in Schaubuden lebende Frösche usw. verschlingen und dann einzeln willkürlich wieder hochbringen und ausspeien (vgl. den von L. R. Müller[3] beschriebenen Fall).

Die ältere und älteste Literatur über Wiederkauen findet sich bei J. Alt[2], die spätere Literatur bei G. Kohlmann ausführlich besprochen. J. Alt weist auf verhältnismäß häufiges Vorkommen der seltenen Absonderlichkeit bei Psychopathen hin: unter 400 männlichen Geisteskranken des Neapeler Irrenhauses befanden sich 9, unter 100 Idioten des Bicêtre 5 Ruminanten. Sowohl Wollenberg wie G. Kohlmann kamen auf Grund späterer Beobachtungen zu dem Urteil, daß die Ruminanten gewöhnlich „nicht besonders nervöse Leute seien". Das starke Überwiegen der Männer wird überall betont. Auf Erblichkeit, auf gehäuftes Vorkommen in ein und derselben Familie weisen sorgsame Erhebungen hin (H. Curschmann, G. Kohlmann). Wiederkäuer gewinnen eine große Geschicklichkeit darin, das Hochkommen von Speisebrei und den Akt des Wiederkäuens so zu vertuschen, daß die Umgebung nichts davon merkt. Das Wiederkäuen beginnt in der Regel 15—30 Minuten nach der Mahlzeit und ist nach etwa 1 Stunde abgeschlossen; nach hastigem und reichlichem Essen, wozu die meisten Ruminanten neigen, dauert es länger als nach bedächtigem und kargem Essen, während letzteres auf das Eintreten des Wiederkäuens nicht von entscheidendem Einfluß ist. Daß mit dem Wiederkäuen eine Lustempfindung verbunden ist, wird stark betont (G. Kohlmann).

C. v. Noorden sah im Jahre 1913 einen blühend aussehenden Mann, höheren Beamten eines großen industriellen Unternehmens, 41 Jahre alt, mit postgonorrhoischem Rheumatoid der Kniegelenke, der nebenbei erwähnte, er sei Wiederkäuer; sein einziger jüngerer Bruder sei es auch, über seine Vorfahren wisse er in dieser Hinsicht nichts. Ohne daß er je etwas von Wiederkäuen bei Menschen gewußt habe, sei dasselbe entstanden, als er mit etwa 30 Jahren die Gewohnheit annahm, nach dem Mittagessen auf $^1/_2$—1 Stunde sich hinzulegen. Bei ihm trete richtiges Wiederkäuen nur auf, wenn er sich nach der Mahlzeit ruhig hinlege; andernfalls sei es überhaupt nicht nennenswert. Darauf hingewiesen, dann würde es ihm sicher leicht sein, sich den ganzen Komplex abzugewöhnen, erwiderte er, das fiele ihm gar nicht ein; erst das Wiederkäuen verschaffe ihm den wahren Genuß des Essens, eine Angabe, die Ruminanten öfters vorbringen (G. Kohlmann). Er könne sich das Vergnügen leisten, da er ledig sei; er werde auch nicht heiraten, weil er sich vor seiner Frau schämen würde, und weil er sich wegen seines Rückschlags zum Tier minderwertig fühle, und er stets in Sorge sein würde, eine Familie minderwertiger Kinder und Enkel entstehen zu lassen. In seinem sehr erfolgreichen Leben war der Mann durchaus nicht minderwertig.

Der Therapie gegenüber verhalten sich die Fälle von Rumination sehr verschieden. Mit Magenkrankheit hat Wiederkäuen an und für sich nichts zu tun; es ist stets psychogen bedingt. In der Dämmerung des unbewußten Seelenlebens knüpft Ruminatio des Erwachsenen vielleicht an das physiologische

Aufstoßen und Regurgitieren der Säuglinge an (H. Curschmann[2]); nach den anamnestisch-statistischen Erhebungen G. Kohlmann's ist dies aber nicht erwiesen. Freilich sind Fälle bekannt geworden, wo andere bedeutungsvolle Funktionsstörungen des Magens vorlagen und wo sich Ruminatio dem sonstigen gastrischen Krankheitsbild psychogen aufpfropfte. Dann kann erfolgreiche Behandlung des Grundleidens das Wiederkäuen mit zum Verschwinden bringen. So war es z. B. in dem gut beschriebenen Falle von J. Alt[2] (Superaciditätszustände). Mit J. Boas deuten wir solchen Erfolg als Ausfluß der Suggestion. Der Fall von J. Alt ist insofern grundsätzlichen Belanges, als er im Sinne unserer eigenen Ausführungen (S. 381) klar beweist, daß ein rein psychogenes Leiden durch organgerichtete diätetische Maßnahmen dauerhaft geheilt werden kann. Dessen wird man sich bei Überlagerung gastrischer Störungen durch Ruminatio zu erinnern haben.

Den verhältnismäßig zahlreichen Fällen von Ruminatio imitatoria (vorwiegend bei Kindern und Jugendlichen!) ist am leichtesten erzieherisch und durch das Erwecken selbstbewußten Widerstandes gegen den Drang zum Rückbefördern von Mageninhalt beizukommen; um so leichter, als die Patienten aus eigenem Willen oder unter Drängen der Angehörigen sich frühzeitig beim Arzte zu melden pflegen. Unterstützende, auf den Magen gerichtete diätetische Maßnahmen versäume man nicht (s. oben). Die von J. Boas befürwortete Trockenkost ist zweckmäßig; sie muß aber sehr salzarm sein, sonst leiden die Patienten schwer (Bd. I, S. 862, „Durstkuren"). Gut gekaut ist die salzfreie vegetabile Rohkost dafür gut geeignet. In einem Falle von Ruminatio imitatoria gelangten wir damit, nach etwa 3wöchigem Bestande des Leidens, in 1 Woche voll zum Ziele. Wieviel des Erfolges auf Suggestion beruhte, sei dahingestellt. Klinische Behandlung mit Überwachung des Essens (langsam, gut kauen!) und namentlich der nächstfolgenden Stunde ist meistens nötig, da man es doch recht oft mit willensschwachen Menschen zu tun hat, die aus eigener Kraft nicht mit sich fertig werden. Kleine Atropingaben vor den Mahlzeiten (beim Erwachsenen maximal 1—$1^1/_2$ mg auf den Tag verteilt) scheinen den Verzicht auf die üble Gewohnheit zu erleichtern, da sie die zum Hochbringen des Mageninhaltes unbedingt nötige stärkere tonische Kontraktion des Magens dämpfen.

Altgewöhnte Ruminanten sind recht schwer zu beeinflussen. Sie fühlen sich gesund und stellen sich nicht gern planmäßiger Behandlung (vgl. S. 422, Kleindruck). Wo ernster Wille zur Heilbehandlung besteht, versuche man es zunächst mit Trockenkost (s. oben). Daß größere Mahlzeiten wegen stärkerer Dehnung des Magens und weiteren Abstandes der großen Kurvatur von der Cardia besser vertragen werden als kleine (E. Schütz und S. Kreuzfuchs), und daß dies zur Heilung überführen könne, dürfte doch wohl nur Ausnahme sein. Obwohl wir selbst noch nicht über entsprechende Erfahrung bei Ruminanten verfügen, sei doch hingewiesen auf 1—2wöchiges ausschließliches Füttern durch Duodenalsonde, als Abgewöhnungskur gedacht (Bd. I, S. 1044; M. Einhorn). Bei Erwachsenen verdient sie jedenfalls den Vorzug vor dem bei Kindern neuerdings durch F. Siegert und E. Jenny empfohlenen Einführen einer nach den Mahlzeiten im unteren Abschnitte des Oesophagus aufzublasenden, dadurch den Auftrieb verhindernden Ballonsonde. Suggestive Maßnahmen verschiedener Art, der Persönlichkeit angepaßt, wie Mineralwasser-Trinkkuren, Hydrotherapie verschiedener Art, percutanes Elektrisieren oder endofaradische Behandlung des Magens, Diathermie u. a. können Trockenkost- bzw. Duodenalsondenkuren begleiten. Allgemein-psychische Beeinflussung ist aber die Hauptsache. Psychoanalytische Aufklärung unbewußter seelischer Ursachen und entsprechende Behandlung hat einige Male Erfolg gehabt.

c) **Aërophagie, Eructatio, Tympanie** (Luftschlucken, Aufstoßen, Gasmagen). Das Aufstoßen besteht in Entweichen von Magengasen durch Magenkontraktion mit oder ohne Teilnahme der Bauchpresse, bei gleichzeitigem Erschlaffen des kardialen Verschlusses. Es ist also eine Zwergform der Regurgitation (S. 420), ebenso wie diese eine solche des Erbrechens ist. Wenn Überfüllung des Magens, insbesondere auch mit Kohlensäure (kohlensaure Wässer, Bier und Weine, Brausepulver, Entwicklung von CO_2 aus eingenommenem Natron bicarbonicum, abnorme Gärung im Magen usw.) zum Aufstoßen Anlaß geben, wird man dies als einen physiologischen und meist nützlichen Reflex betrachten.

Nicht ganz physiologisch erscheint uns das Aufstoßen von Luft, da — abgesehen vom Säuglingsalter — seine Begründung (meist verstärktes Luftschlucken) fast stets irgendeine Disharmonie der reflektorischen oder motorischen Vorgänge am Verdauungsapparate voraussetzt. Luft gelangt zwar mit jedem Schluck in den Magen (beim Essen, beim Trinken, beim Speichelschlucken); ihr normaler Abzugsweg ist aber der Darm, nur in sehr geringem Maße die Speiseröhre. Zu starke oder zu jähe Luftfüllung des Magens erfolgt bei hastigem Essen und namentlich auch, wenn mit speisehaltigem Munde gesprochen wird, eine häßliche Gewohnheit Schwatzhafter, die schon H. Heine bissig und humorvoll persiflierte (Letzte Gedichte: „Fragment"). Reizzustände im Munde und Rachen veranlassen vermehrte Speichelsekretion, Speichelschlucken, Leerschlucken, was mehr Luft in den Magen fördert als das Schlucken von Speisen und Getränken. Bei starken Rauchern ist dies eine häufige und lästige Plage. Auch mediastinale Krankheitszustände bedingen mannigfach gesteigerte Aërophagie (z. B. Aneurysma der Aorta descendens, C. v. Noorden[3]). Soweit handelt es sich um Vorgänge an den oberen Wegen, teils pathologischer Art, teils an deren unterer Grenze stehend. Zu Magentympanie und weiterhin zu Luftaufstoßen kann es auch kommen, ohne daß mehr Luft geschluckt wird als normal, wenn nämlich eine Stenose oder Krampf am Pylorus den Austritt der Luft in den Darm verwehrt. Anderseits kann auch ein Reizzustand am Pylorus Luftschlucken wie eine Art Schutzreflex auslösen, um durch Luftfüllung Säure und andere zu Pyloruskrampf führende Reize vom Pylorus bzw. Duodenum wenigstens zeitweise fernzuhalten. Demgemäß schlucken viele beim Eintritt von Superaciditätsbeschwerden erhebliche Mengen Luft. Das Aufstoßen entspannt den Magen; dies wird sowohl bei Überfüllung des gesunden wie insbesondere auch des kranken Magens, ferner bei den verschiedensten Krankheiten anderer Bauchorgane oder der Bauchdecken wohltätig empfunden. Damit erklärte A. Matthieu das gewohnheitsmäßige Aufstoßen Nervösdyspeptischer. Das begehrte Aufstoßen wird ja oft durch unwillkürliches Schlucken neuer Luft ausgelöst, und diese Erfahrung macht das Luftschlucken zur Gewohnheit. Manchmal verbindet sich quälendes Luftschlucken und Aufstoßen mit dieser oder jener organischer Magenkrankheit, ist dann aber wohl mehr von krankhafter Reizung oder Reizbarkeit des viscero-visceralen Reflexbogens, d. h. neuropathischer Ursache, als von der Art des Magenleidens abhängig. Wir verweisen im übrigen auf Besprechung von Aërophagie bei Magenkranken bei A. Matthieu und bei H. Full und L. v. Friedrich, G. Leven, G. Katsch[1].

Auf einiges sei besonders hingewiesen. Nach R. T. Woodyatt und E. A. Graham können unter Umständen ansehnliche Mengen von CO_2 aus dem Blute in den Magen diffundieren. Nachgewiesen wurde es bei erweitertem Staumagen; das interessiert an dieser Stelle nicht. Im übrigen scheint der Eintritt aus dem Blute in den Magen wesentlich an asphyktische CO_2-Überladung des Blutes gebunden zu sein, was gleichfalls nicht im Bereiche der nervösen Dyspepsie liegt. Es ist wahrscheinlich für die menschliche Pathologie der Pneumatosis des Magens belanglos. Noch unklar ist das Zustandekommen von Pneumatose des Magens und Luftaufstoßen bei Verlegung der Nasenatmung (L. Hofbauer); sowohl beim Menschen wie tierexperimentell wurde solcher Befund erhoben. L. Hofbauer führt ihn auf Aërophagie zurück, und dann müßte das Geschehen wohl als Reflexneurose gedeutet werden. Wir überzeugten uns selbst, daß manche Menschen (nicht alle), teils ohne zu essen, teils beim Essen deutlich erheblich Luft verschlucken, wenn man ihnen beide Nasenlöcher mit Watte verstopft; die Versuchspersonen wußten natürlich nicht, auf welche Beobachtung es ankam. In Hofbauer's Tierversuchen hat wohl die von Woodyatt gefundene CO_2-Diffusion infolge erschwerter O_2-Versorgung stattgefunden, wofür spricht, daß sofort nach Wiederfreigeben der Nasenatmung die Pneumatosis verschwand (Rücktritt der CO_2 in das Blut). Beide Vorgänge können sich zum Entstehen von Pneumatosis vereinen. Jedenfalls ist es gerechtfertigt und teilweise schon üblich geworden, bei Gasmagen auf etwaige Unwegsamkeit der Nase zu fahnden und gegebenen Falles daraus die therapeutischen Folgerungen zu ziehen. L. Roemheld beschrieb einen „gastro-kardialen Symptomenkomplex", auf Luftschlucken und Pneumatose des Magens beruhend, wobei durch Gasdruck gegen die linke Zwerchfellhälfte und die Herzbasis Beschwerden ausgelöst werden, die oftmals mit nervösen und muskulären Erkrankungen des Herzens oder der Coronararterien verwechselt wurden. Wie H. Curschmann[3] schon angab, darf aber nicht übersehen werden, daß auch umgekehrt Unstimmigkeiten der Herzarbeit, insbesondere Stenokardie (reflektorisch?) zu Luftschlucken und Gasmagen führen können. Man kann, dies erweiternd, sogar sagen, daß fast in jedem stenokardischen Anfalle der Kranke nach Luftaufstoßen Erleichterung verspürt, oft sogar erheblichen Maßes. Er versucht, gleichsam zwangsläufig, das Aufstoßen herbeizuführen, was manchen leicht, manchen schwer gelingt. Oft wird dabei bewußt oder unbewußt zunächst Luft verschluckt, um das erleichternde Aufstoßen zu erzwingen. Eine eigenartige Form von Gasmagen, wo infolge von sanduhrartiger Stenose die Luft je nach Atmungsphase unter starkem Kollern (Borborygmen) von der einen zur anderen Sackhälfte geschleudert wurde, beschrieb G. Ganter. Ein sehr schönes Röntgenbild von Gasmagen findet sich bei A. R. Schinz, W. Baensch und E. Friedl.

Wird bei krankhaft gesteigerter Aerophagie die Luft nicht durch Aufstoßen entleert, so entsteht bei pylorischen Hindernissen Tympanie des Magens, bei freiem Pylorus strömt sie alsbald oder allmählich in den Darm ab, wo sie sich unbemerkt verteilt und von wo der nichtresorbierte, weitaus überwiegende Teil mit den Winden abgeht; oder es kommt dort zu zeitweiliger bzw. habitueller Tympanie. In akuter Form entsteht so die sog. hysterische Tympanie des Darmes.

Natürlich braucht bei abnormer Gärung im Staumagen (S. 305) und Aufstoßen der entstandenen CO_2- und anderer Gase nicht der geringste neuropathische Einschlag mitzuspielen. Auch bei Hypotonien kann zwar diese selbst neuropathisch, das Aufstoßen verschluckter Luft aber rein mechanisch bedingt sein. Abseits von Staumagen kommt Gasneubildung im Magen kaum vor. Das ist altbekannt. Trotzdem wird Tympanie des Magens noch viel zu oft von Patienten und Ärzten auf intrastomachale Gasbildung durch krankhafte Fermentation zurückgeführt, und es werden daraufhin die wunderlichsten, meist höchst einseitig gerichteten Diätkuren erdacht, die in bezug auf den allgemeinen Kräfte- und Ernährungszustand nicht immer ganz harmlos sind; dies letztere gilt auch von antiseptischen Medikamenten. Daß Darmgase in den Magen aufsteigen, beschränkt sich auf Ileus und subileusartige Zustände. Von ganz besonderen Umständen abgesehen, hat man es also bei Magentympanie im wesentlichen mit verschluckter atmosphärischer Luft zu tun. Auf Diffundieren von CO_2 aus dem Blute in den Magen ward oben Bezug genommen. Seine klinische Bedeutung steht noch zur Frage; von besonderen Umständen abgesehen (s. oben) ist sie wohl nur gering.

Man sieht, daß das oft ins Lächerliche gezogene oder als unartige Gewohnheit gewertete Aufstoßen kein einheitlich bedingtes Merkmal darstellt und oft zu schärfster Beachtung und Behandlung des Grundleidens auffordert.

Aus den verschiedenen Formen hebt sich das nervöse Aufstoßen (im engeren Sinne) hervor. Wir rechnen zu ihm schon jene Form, wo das Aufstoßen bei Magengesunden in unmittelbarem oder baldigem Anschluß an Speise- und Getränkeaufnahme gehäuften und verstärkten Grades als geräuschvolles Rülpsen in Erscheinung tritt. Ob bedingt durch Luftschlucken bei hastigem Essen und Trinken oder bedingt durch reichlichen Genuß kohlensaurer Getränke, stets ist es Folge einer gewissen Hemmungslosigkeit, egozentrischer Betonung, Mangel an schuldiger Rücksicht auf Mitmenschen und charakterisiert sich damit als psychopathisch. Belehrung, Erziehung und guter Wille gehören zum Überwinden; sie vermögen vieles, sogar alles. Am wichtigsten sind langsames Essen, Schweigen beim Eßakt, Vermeidung gashaltiger Getränke. In hartnäckigen Fällen sind einige Wochen lang kleine, häufige Mahlzeiten wenigen größeren vorzuziehen, Speisen langer Verweildauer im Magen (S. 37) zu meiden, feste und flüssige Kost zeitlich voneinander zu trennen. Dies deckt sich auch im wesentlichen mit den Diätvorschriften G. Leven's. Derselbe empfiehlt, mit zweiwöchiger Milchkur ($1^1/_2$ l am Tage, auf kleine Einzelgaben verteilt) zu beginnen und dann allmählich zu Zartkost überzugehen; Brot rät er längere Zeit zu vermeiden. Wir können uns solchem, von vornherein festgelegtem Diätplan nicht anschließen. Aërophagie ist nur ein Symptom. Man berücksichtige die Gesamterfordernisse des Organismus. Sie liegen von Fall zu Fall verschieden. Es kann Mastkur in Betracht kommen; in anderen Fällen, und zwar recht häufig, energisches Vorgehen gegen Fettsucht. Gerade für letztere Fälle ist Karrell-Milchkur durchaus empfehlenswert, andere Male Obstkur (Bd. I, S. 851) oder magere Rohkost (S. 368, 390) oder ein sonstiges entfettendes Verfahren (Bd. I, S. 992ff.). Auf Auswahl ganz bestimmter Nahrungsmittel scheint uns nicht viel anzukommen, wenn nur die oben erwähnten wesentlichen Gesichtspunkte gewahrt bleiben und die Gesamtkost den Bedürfnissen des Einzelfalles sich anschmiegt. Die Kost möglichst einheitlich zu gestalten, d. h. aus möglichst wenigen Nahrungsmitteln zusammenzustellen, was ja auch G. Leven anstrebt, scheint uns immerhin für den Anfang zweckmäßig zu sein, wenn auch nur aus suggestiven Gründen. Vor allem nehme aber die Kost auf etwa bestehende Stuhlträgheit möglichste Rücksicht. Wenn irgend tunlich, vermeide man Abführmittel; man versteife sich aber nicht darauf, da Sorge für regelrechten Kotlauf unerläßlich ist. Wir empfehlen im Notfalle für diese Sonderzwecke eine frühmorgendliche Gabe von Bitterwässern (mehrere Wochen hindurch). Natürlich sind auch andere stuhlfördernde Mittel zulässig; aber von Klistieren sehe man lieber ab, wie auch bei allen anderen Formen neuropathisch bedingter Stuhlträgheit. Glatter Kotlauf ist um so wichtiger, als doch recht häufig neuropathisches Leerschlucken mit folgender Magentympanie von Kotstauung reflektorisch ausgelöst wird, und zwar besonders bei spastischer Obstipation mit Stuhlverhärtung im distalen Kolon, wobei es im Darm durchaus nicht zu gesteigerter Bildung und Ansammlung von Gas zu kommen braucht (s. unten). L. Roemheld empfahl rühmend, namentlich in bezug auf den „gastro-kardialen Komplex“ (S. 425), Magenspülungen. Sie wirken unseres Erachtens im wesentlichen suggestiv, in diesen Fällen am bequemsten nüchtern (S. 23). Obwohl ihre suggestive Kraft im allgemeinen jetzt nicht mehr groß ist (S. 417), liegen die Dinge bei Aerophagie und Gasmagen doch günstiger. Man hat es in der Hand, beim Eingießen des Wassers in den Trichter erhebliche Mengen von Luft in den Magen zu befördern. Wenn man beim Senken den Trichter unter Wasser taucht, so kann man sicht- und hörbar immer wieder große Mengen Luft vor Augen und Ohren des Patienten aus dem Magen befördern. Wenn man dieses physikalische Phänomen von Tag zu Tag abschwächt, macht das doch einen sehr starken suggestiven Eindruck und ermuntert den Patienten zu gewissenhaftem Befolgen der sonstigen Weisungen. Wir brachten auf diese Weise eine ganze Reihe derartiger Fälle (auch solche psychogenen Leerschluckens, s. unten) nach 1 bis 2 Wochen in volle Ordnung.

Ein wertvolles Hilfsmittel sind planmäßige Atemübungen, wobei sowohl das costale wie das diaphragmatische Atmen geschult werden muß.

Natürlich sollen etwaige Magen- und Darmstörungen ebenso wie andere Leiden, die unmittelbar oder reflektorisch zu Aerophagie und Gasmagen führen können, therapeutisch in Angriff genommen werden, und mit ihnen verschwinden dann in der Regel jene Folgesymptome. Besonders erinnert sei an stenokardische Beschwerden und an Nasenenge (S. 425).

Recht schwer ist die Bekämpfung des eigentlichen, unabhängig von Mahlzeiten erfolgenden Luftschluckens (Leerschlucken). Klar ist der Weg vorgezeichnet, wenn es auf bekämpfbaren Störungen der oberen Wege beruht (Stomatitis, Ptyalismus, Pharyngitis, und zwar namentlich Pharyngitis fumatoria usw.). Weit hartnäckiger aber ist das rein psychogene Luftschlucken und Aufstoßen. Manchmal können die Patienten mit starkem Willen des Übels Herr werden; andere Male aber verstärkt darauf gerichtete Aufmerksamkeit den lästigen Zustand. In einigen Fällen unserer Beobachtung half hypnotische Suggestion. Die oben berichteten Diätmaßnahmen haben sicher keinen unmittelbaren Erfolg; als Suggestiva sind sie immerhin brauchbar, namentlich das Magenspülen (s. oben). Kaum anders ist wohl der manchmal recht günstige Einfluß feiner Kohle mit Magnesia usta oder in Verbindung mit Menthol, Pfefferminz u. dgl. zu deuten (vier- bis fünfmal täglich); die luftabsorbierende Kraft nasser Kohle ist viel zu gering, um rechnerisch ins Gewicht zu fallen. Beachtung des Gesamtzustandes, der ganzen Persönlichkeit, besonders der psychischen Einstellung, muß stets im Vordergrund stehen. Demgemäß überraschten uns einige Dauererfolge nicht, die wir durch 8—10tägige isolierende Bettruhe, knappe Diät, zweistündliche Gaben von Bromkali oder von Barbitursäurepräparaten erzielten.

Sehr übler Prognose ist das gewohnheitsmäßige, mit lautem Gepolter, oft Schreckenslauten oder Tierstimmen verbundene Rülpsen bei Hysterischen. Stunden- und tagelang bis zum Eintritt des Schlafes in kurzen Abständen sich wiederholend und so sich in kaum veränderter Form monate- und jahrelang hinziehend, kann es die Patienten ganz außerhalb menschlichen Verkehrs rücken. Das ist reine, meist sehr verwickelt aufgebaute hysterische Psychose, weit häufiger bei Frauen als bei Männern, nur geschickter Psychotherapie zugänglich.

Einen neuartigen Weg zu solcher psychotherapeutischen Behandlung schlug H. Salomon ein. Zwecks Behandlung einer hysterischen Aerophagin mit detonierendem Rülpsen, übte er sich selbst auf Luftschlucken und polterndes Aufstoßen ein. Daß dies keine seltsame Krankheit sei, sondern von jedem Gesunden willkürlich zuwege gebracht werden könne, überraschte und erschütterte die Patientin; und als dann ein längeres Zwiegespräch unter gegenseitigem detonierenden Anrülpsen entstand, war ihre Parade durchbrochen (Katharsis!); sie war geheilt. Gleiches wiederholte sich in anderen Fällen. Natürlich muß man sich die Patienten aussuchen, denen man mit solchen Kunststücken beikommen will; es gehört ein gut Teil Naivität des Kranken dazu. Bei anderen könnte der Arzt mit solchem Vorgehen sofort das ganze Vertrauen des Kranken sich verscherzen.

Wo Stuhlträgheit besteht, und das ist meistens der Fall, ist ein anderer Weg offen, der gleichfalls wesentlich psychotherapeutischen Belanges ist. Man schiebe die Schuld auf den Darm, was stets gern angenommen wird, die Aufmerksamkeit vom Magen ablenkend. Man reiche schlackenreiche Kost, die reichlichen pomadenartigen Kot erzeugt (vgl. Abschnitt: Stuhlträgheit). Das Glücksgefühl über diesen Erfolg half uns schon manchen hartnäckigen und anscheinend verzweifelt liegenden Fall von Aerophagie und Gasmagen rasch zu heilen (H. Salomon).

d) Singultus (Schluckzen) wird, von unwesentlicheren Nebenerscheinungen abgesehen, erzeugt durch klonischen Zwerchfellkrampf und fällt damit in Bereich der respiratorischen Krampfformen (H. Kremer). Die unmittelbare Auslösung des Krampfes ist an Erregung des zuständigen Zentrums im Gehirn bzw. im verlängertem Mark gebunden; zumindest trifft dies für alle Fälle zu, die Bezug haben zu „Nervösen Dyspepsien". Es kommen auch Formen vor, die von Erkrankung der Nn. phrenici bzw. ihrer Nachbarschaft abhängen; sicher gehören in diese Reihe die einseitig-klonischen Krämpfe, aber auch doppelseitige (S. 432). Wir berühren die auf Phrenicus-Erkrankung beruhenden Fälle nur nebenbei; zunehmenden Maßes werden sie erfolgreicher chirurgischer Behandlung zugänglich. Wir widmen dem Singultus hier größere Breite, da in zusammenfassenden Werken wenig darüber zu finden ist.

Ob ausschließlich das Atmungszentrum als zuständig für Auslösung des singultischen Mechanismus zu betrachten ist — wie manche, unter anderen H. Kremer, annehmen —, steht noch dahin. Die ausgelöste Bewegungsform ist einerseits nur ein Teilstück des normalen Inspirationsvorganges, da die Rippenmuskeln gar nicht oder nur ganz unbedeutend daran beteiligt werden; andererseits treten an Kehlkopf und Gaumen, bald mehr, bald weniger, motorische Vorgänge auf, die der normalen und auch der überanstrengten Atmung fremd sind (H. Eppinger). Dies ließ schon vor langer Zeit einzelne Autoren annehmen, es bestehe ein eigenes „Singultuszentrum". Wir lassen diese Fragen offen und sprechen im folgenden nur von dem „zuständigen Zentrum".

Für die Erregung des zuständigen Zentrums kommen mancherlei Möglichkeiten in Betracht:

a) Lokale anatomische Erkrankung des Zentrums selbst. Hierhin dürften Einzelfälle gehören, die man bei Tabes dorsalis und bei multipler Sklerose beobachtete.

b) Organische Erkrankungen des Gehirns mit Reizübertragung auf das Zentrum.

c) Psychische Einflüsse, auf bewußten oder unbewußten seelischen Erregungszuständen beruhend. Für den chronischen Singultus, der namentlich bei Hysterischen ganz groteske Formen annehmen und zu dauernder Qual für die Patienten und ihre Umwelt werden kann, ist dies unzweifelhaft die alleinige Ursache; Singultus imitatorius (Singultusendemie durch unbewußte Nachahmung) gehören hierhin (H. Eppinger, vgl. S. 432). Schwäche psychischer Widerstandskraft begünstigt sicher auch das Auftreten vorübergehender, kurzdauernder Singultusanfälle, die manchmal nur wenige Minuten, manchmal stundenlang sich hinziehen. Z. B. tritt Singultus recht oft, aber nur dann bei Kindern und Greisen auf, wenn sie durch starke Aufregungen aus dem Gleichgewicht gebracht worden sind. Bei Jugendlichen zwischen etwa dem 14.—30. Lebensjahre kommen Singultusattacken, oft vergesellschaftet mit dieser oder jener Form nervöser Dyspepsie, ziemlich oft auf dem Boden sexual-neurasthenischer Stimmungslage vor; daß sie nach erschöpfenden sexuellen Exzessen sich häuften, wurde uns von Studierenden öfters geklagt. Alle diese Formen gehören in das Gebiet der motorischen Psychoneurosen, wie mit besonderem Nachdruck vor allem K. Dehio die Singultuskrankheit bezeichnete.

d) Toxische Reizung des Zentrums. Die Giftquelle kann im Organismus selbst gelegen sein (autotoxisch). Erinnert sei an Singultus in asphyktischen Zuständen, bei Urämie, bei Cholämie, bei Ileus, hier und da bei acetonämischen Zuständen. Auch exogene Gifte kommen in Betracht. Alkoholische Getränke stehen praktisch genommen voran. Manchmal sind es ganz bestimmte Formen solchen Getränkes, z. B. kohlensäurereiches Bier und Schaumwein, die zunächst Luftaufstoßen bringen, woran sich dann bei vorliegender Disposition (vgl. Nr. c) lästiger Singultus anschließen kann. Auch Tabakrauchen über das Maß der Bekömmlichkeit hinaus ist zu erwähnen. Bei zwei Patientinnen, die gleichzeitig wegen anfangs scheinbar schwerer, dann aber doch noch günstig verlaufender Vergiftung mit Lorcheln (Helvella esculenta; Bd. I, S. 546) in die Charité eingeliefert wurden, sah C. v. Noorden Singultus mehrtägiger Dauer; im zweiten dieser Fälle könnte es sich freilich um Singultus imitatorius gehandelt haben. Auch der postoperative Singultus hängt sicher teilweise von Reizwirkung der Narkotika ab bzw. vom Ausfall von Hemmungen.

e) Reflektorische Reizung des Zentrums von anderen Organen aus, wobei ganz überwiegend die Verdauungsorgane in Betracht kommen, vor allem Magen und Darm, gelegentlich auch Pharynx; des weiteren Peritoneum, Nieren, Prostata, Blase u. a.

Von den verschiedenen Gruppen interessieren uns hier, als diätetisch beeinflußbar, vor allem die drei letzten (Nr. c—e). Wir gehen aber nur mit grundsätzlichen Bemerkungen darauf ein, da es — von einzelnen Ausnahmen abgesehen — keine allgemeingültigen diätetischen Sondervorschriften gegen Singultus gibt, weder nach positiver noch nach negativer Richtung.

Bei den psychogenen Formen ist man vollberechtigt, in gleicher Weise vorzugehen, wie bei anderen Formen psychogener Dyspepsie, also insbesondere wie bei der hysterischen und neurasthenischen. Es muß ein Kostplan entworfen werden, der einerseits durch sich selbst Eindruck macht, und anderseits — dies ist das Wichtigere — muß dieser Eindruck durch die Persönlichkeit des Arztes und durch das Vertrauen das der Arzt dem Leidenden einflößt, zu einem zwingenden werden. Recht gut eignet sich unter anderem dazu die „Stundendiät" (S. 367), da sie bei Singultus einen gewissen Sinn hat (S. 431). Unbedingt muß auf etwaige motorische, sekretorische oder sonstige Funktionsstörungen der Verdauungsorgane Rücksicht genommen werden, gleichgültig, ob sie organisch oder neurogen bedingt sind. Das ist ebenso wie bei anderen nervösen Dyspepsien (S. 352). Bezugnahme auf begleitende Beschwerden, die zumeist leicht und schnell überwindbar sind, und die Aussicht, mit ihnen auch den Singultus zu verlieren, ist psychotherapeutisch von größtem Belang. Vor allem wirkt diätetisch erfolgreiches Vorgehen bei etwaiger Stuhlträgheit äußerst schnell und dauerhaft heilkräftig auf den Singultus, was um so verständlicher ist, als die meisten gleichzeitig mit Singultus und Stuhlträgheit behafteten Kranken aus eignem Vorstellungskreis ersteren auf letztere zurückführen. Auch Überwindung von Superaciditätsbeschwerden, die man im Gegensatz zur wahren Superacidität des Chymus fast immer schnell verdrängen kann, zieht (S. 187ff.) oft sofort das Verschwinden des Singultus nach sich. Gleiches ist zu sagen von Errichtung zweckmäßiger Kost und von abendlichen Magenspülungen bei Hypotonie des Magens. Auf die betreffenden Abschnitte sei verwiesen. Was hier erwähnt wurde, sind nur herausgegriffene Beispiele.

In anderen Fällen ist hauptsächlich für Hebung der allgemeinen und insbesondere der nervösen Widerstandskraft zu sorgen (S. 428). Neben Ordnung der Kost kommen alle jene Nebenmaßnahmen in Betracht, die im Abschnitte über nervöse Dyspepsien einleitend und dann bei Hysterie und Neurasthenie besprochen wurden. Auf die Zweckmäßigkeit anfänglicher Isolierung sei besonders hingewiesen (S. 364).

Bei einem etwa 30jährigen Neurastheniker, der seit 2 Monaten täglich mehrere Male von $^1/_2$—1stündigem Singultus geplagt wurde, waren wiederholt sorgfältige fachärztliche Untersuchungen des Magens durchgeführt worden, ohne daß irgendeine Störung der motorischen und sekretorischen Funktionen sich nachweisen ließ. Auch der Stuhlgang erfolgte vollkommen regelmäßig und war regelrechter Beschaffenheit. Um einen brauchbaren therapeutischen Angriffspunkt zu schaffen, sagte C. v. Noorden dem Hilfesuchenden, trotz sonstiger guter Befunde enthielte der Urin als Zeichen krankhaft gesteigerter Zersetzungen viel zu viel Indikan (was in Wirklichkeit nicht zutraf); eine gründliche Darmspülung würde dies sofort heilen und damit den Singultus beseitigen. Eine solche Spülung wurde dann von O. v. Aufschnaiter in Form des sogenannten „subaqualen Innenbades" mit dem „Enterocleaner" vorgenommen, einer damals (1911) neuen, von A. Brosch und O. v. Aufschnaiter beschriebenen Methode. Der Erfolg dieses eindrucksvollen Verfahrens war verblüffend. Schon nach der einmaligen Innenwaschung war der Singultus restlos und dauerhaft geheilt.

Das war natürlich ein reiner suggestiver oder, wie man es heute nennt, psychotherapeutischer Erfolg.

Stets trete man dem psychogenen Singultus so früh und so nachdrücklich wie möglich entgegen. So leicht und, wie uns scheint, mit so sicherem Erfolge Frühformen der hier angedeuteten planmäßigen Behandlung zugänglich sind, so schwer ist dies bei alteingeschliffenen Formen des nur im Schlaf oder nur stundenweise auch tagsüber unterbrochenen Singultus, wie er auf psychogener Grundlage fast ausschließlich bei Hysterischen vorkommt. Da ist immer die rechte Zeit für energische Behandlung versäumt worden. Wie bei jeder Äußerung der Hysterie kann der Singultus ohne erkennbare Ursache oder bei einem tief aufrüttelnden Erlebnis jederzeit noch weichen. Darauf darf der Arzt nicht warten. Ob solche einfache, überraschende Verfahren, dem oben erwähnten subaqualen Innenbad vergleichbar, noch helfen werden, steht dahin. Mit besonderen Kostformen kommt man diesen üblen, den Patienten und die Umgebung gleicherweise quälenden Formen schwer bei. Versuchen kann man sowohl Überrumpelung wie die suggestiv betonten Kostformen immerhin. Meist sind schon allzuviele vergebliche Versuche vorausgegangen. Freilich kann ja der Arzt des Vertrauens noch schönen Erfolg erzielen, der sich anderen Ärzten versagte. Doch halte man sich mit neuen Versuchen nicht allzulange auf. Bei ihrem Mißlingen tritt die hypnotische Suggestion in ihr Recht; ob psychoanalytisches Vorspiel sie einleiten soll, müßte von Gesamtlage abhängig gemacht werden. Katartisches Verfahren scheint dabei den Vorzug zu verdienen.

Bei den autotoxischen Formen muß natürlich die Behandlung bei dem Grundübel angreifen (siehe oben bei Nr. d). Symptomatisch, manchmal auch darüber hinaus giftentfernend, können Magen- und Darmspülungen wirken. Bei einem Nephritiker mit chronisch suburämischem Zustand, der schwer unter Singultus litt, beseitige C. v. Noorden, unter gleichzeitiger wesentlicher Besserung des Allgemeinbefindens, den Singultus binnen 2 Tagen, als er zu der damals (1905) noch unbekannten ausschließlichen Ernährung mit Kohlenhydraten (Zuckerwasser und Fruchtsäften) überging. Dieses entlastende Verfahren fand damals in ärztlichen Kreisen keinen Anklang, obwohl C. v. Noorden[10] es an leichtzugänglicher und allgemein bekannter Stelle beschrieb, bis es dann weit später als sinngemäß Gleiches unter dem Namen „Hunger und Durst" in der Nephritistherapie wieder auftauchte.

Da der autotoxischen Ursachen, die zu Singultus führen können, viele sind, kann hier nicht darauf eingegangen werden. Wenn das Grundübel geheilt oder auch nur wesentlich gebessert wird, verschwindet seine Folge, der Singultus, von selbst.

Bei dem exogen-toxischen Singultus (siehe oben bei Nr. d) kommt es natürlich darauf an, den Schädling zu erkennen und auszuschalten. Von Tabak, alkoholischen Getränken oder auch nur bestimmten Formen oder größeren Mengen des einen oder anderen war schon die Rede. Von Giften im eigentlichen Sinne des Wortes abgesehen (S. 428 Pilze u. a.), dürften aber wohl auch noch andere, durchschnittlich unschädliche Nahrungsmittel Singultusanfälle erwecken können, persönliche Überempfindlichkeit vorausgesetzt (S. 103ff.). Wenn freilich, wie bei einem unserer Patienten regelmäßig nach Genuß von Käse, den er geschmacklich sehr hoch einschätzt, Singultus auftritt, dürfte man es wohl mit neurasthenischer Phobie zu tun haben. Anders liegen vielleicht die Dinge, wenn bestimmte Gemische von Nahrungsmitteln bzw. ihre Vereinigung auf ein und dieselbe Mahlzeit zu Singultus führen, während die Einzelstoffe ohne solche Folge bleiben, in welcher Menge auch immer sie verzehrt werden. Dies traf z. B. bei einem Patienten zu, wenn er Suppe aus Trockenerbsen mit Fleisch auf eine Mahlzeit vereinte. Selbst wenn es sich nicht um Idiosynkrasien, sondern um rein psychischen Einschlag handelt, wird man bei derartigen Absonderlichkeiten lieber von solchen Gemischen abraten, als die harmlose Eigenbrötlerei diätetisch-erzieherisch oder sonstwie psychotherapeutisch zu bekämpfen trachten. Jedenfalls ist es ratsam, besonderen Empfindlichkeiten nachzuspüren.

Für den reflektorischen Singultus kommen, wie bemerkt (siehe oben bei Nr. e), fast ausschließlich die Bauchorgane in Betracht, immerhin wohl auch der Rachen (S. 429). Darauf deutet hin, daß es manchmal gelingt, Singultusanfälle zu unterdrücken durch Gurgeln mit anästhesierenden Lösungen.

Wir benützten dazu das Anaesthesinum sulfophenylicum, dessen 2%ige Lösung unter dem Namen „Subkutin-Dr. Ritsert" käuflich ist. 1—2 Eßlöffel davon, mit etwa 180 bis 200 ccm Wasser gemischt, liefern ein anästhesierendes Mundspül- und Gurgelwasser, das bei quälenden Reizzuständen der Mund- und Rachenhöhle (namentlich bei Stomatitis, Aphthen, Pharyngitis fumatoria, Hustenreiz vom Kehlkopfeingang aus u. a.) treffliche Dienste leistet und, wie gesagt, bei manchen den Singultus sofort zum Schweigen bringt.

Weit häufiger sind Unstimmigkeiten am Magen Quelle des Singultus; praktisch genommen viel häufiger ganz unbedeutende Anlässe als ernstere Leiden. Dahin gehört unter anderem hastiges Essen, schnelles und übermäßiges Füllen des Magens durch Speise oder Trank oder durch beides. Bei manchen bringt dies einfaches Aufstoßen (Rülpsen, S. 424), bei anderen vereinzelte oder mehrfache Singultusstöße oder sogar eine sich über Minuten und Viertelstunden hinziehende Singultusperiode. Daß superacide Beschwerden, vielleicht mehr als wahre Superacidität des Chymus (S. 429) das Aufkommen von Singultus begünstigen, ward erwähnt. Wenn Singultus, unmittelbar abhängig von Magenfüllung, in der eben beschriebenen Form öfters eintritt, kann er zur häßlichen und quälenden Gewohnheit werden. Die Behandlung richte sich gegen üble Eßgewohnheiten (S. 9, 18, 424). Leute mit starker Bauchfüllung (Fettbauch, chronische Pneumatosis u. a.) neigen besonders stark zu dieser Form des Singultus.

Es ist doch wohl mehr als Zufall, daß diesen Zuständen Hochstand des Zwerchfelles gemeinsam ist. Wir sahen mehrfach Fettleibige die Neigung zu Singultus völlig verlieren unter wirksamer Entfettungskur, die einerseits dem Vielessen entgegentrat, anderseits den Bauch stark entlastete und für die regelrechten Bewegungen des Zwerchfelles mehr Spielraum schuf. Ebenso schwindet Singultus oft nach Beseitigung von Stuhlträgheit (S. 429), die sich mit übermäßiger Gasansammlung und Hochstand des Zwerchfelles verbindet. In anderen Fällen sind offenbare Reizzustände des Bauchfelles Quelle für Singultus, gleichgültig von welchem Organ aus das Peritoneum in Mitleidenschaft gezogen ist. Es ist bei starker Neigung zu Singultus immer nötig, allen Organen der Bauchhöhle und des Beckens Aufmerksamkeit zu widmen. Bemerkenswert ist, daß wir einige Male bei Lebercirrhose Singultus nach mechanischer Entleerung des Bauchwassers auftreten sahen, was sich nach jeder Punktion wiederholte, während bei wieder ansteigendem Ascites und auf Höhe desselben kein Singultus auftrat; also zwar gleichfalls eine Verschiebung der intraabdominalen Spannung und des Zwerchfellstandes, aber mit entgegengesetztem Ausschlag für den Singultus wie bei Fettsucht und Tympanie (siehe oben). Wir haben einzelne wenige Fälle zu verzeichnen, wo Dauer-Tropfklistiere alsbald und, bei wiederholten Versuchen, immer aufs neue Singultusanfälle erweckten, so daß von diesen Klistieren abgesehen werden mußte. Darunter war ein Diabetiker in subkomatösem Zustande. Da nicht ein einziger krankhafter Zustand des Bauches bekannt ist, der zwangsläufig zu Singultus führt, und da auch quantitative Beziehungen zwischen Stärke des Bauchleidens und der des Singultus zweifellos nicht bestehen, ist wohl sicher der nervöse Einschlag für das Auftreten bzw. Nichtauftreten von Singultus mitbestimmend.

Unmittelbare Phrenicusreizung kann sowohl durch primäre Erkrankung des Nerven und seiner Umgebung, wie auch postoperativ auftreten; letzteres auch nach Operationen, die den Nerv sicher nicht unmittelbar verletzten, aber doch wohl zu geweblichen Veränderungen in seiner Umgebung führten. Es kommt nicht selten vor, daß der Singultus beide Zwerchfellshälften betrifft, wenn auch die gewebliche Schädigung sicher nur einseitig ist. Vielleicht ist der Singultus dann doch ein reflektorischer, bedingt durch Erregung centripetaler vegetativer Fasern. Bei solchen Zuständen ist der Singultus oft überaus hartnäckig. Einzelerfahrungen machen es uns wahrscheinlich, daß doch recht häufig ein psychogener Einschlag der Hartnäckigkeit des Singultus mit zugrunde liegt. In einem Falle hartnäkigen postoperativen Schluckzens (nach einer Kehlkopfoperation), den C. v. Noorden gemeinsam mit V. Czerny sah, brachte Scopolamin, in refracta dosi über den Tag verteilt, also ein zentralberuhigendes Verfahren, vom 3. Tage an vollen Erfolg. Wir möchten in derartigen Fällen den Versuch suggestiv-hypnotischer Behandlung empfehlen. Öfters wurde Vereisung des Phrenicus nötig und brachte sofortigen Erfolg (H. Kremer).

Diätetische Ratschläge wurden im vorstehenden mehrfach erteilt. Als allgemeingültig darf man hinstellen, daß die Einzelmahlzeiten klein sein und langsam verzehrt werden sollen. Eisgekühltes wirkt meist ungünstig. Darüber hinaus lassen sich kaum bestimmte Regeln geben, da hierfür die besonderen Umstände, die im Einzelfalle den Singultusanfällen zugrunde liegen, doch zu mannigfaltig sind. Manchmal bewährt sich, selbst bei längerem Bestehen des Leidens, 1—2tägiges völliges Ruhigstellen des Magens und der oberen Darmabschnitte durch Fasten mit anschließender rectaler Ernährung mittels Dextrose- bzw. Dextrin-Tropfklistieren. Des Versuches wert ist dieses Verfahren bestimmt. Daß hin und wieder solche Klistiere Singultus auslösen, ward erwähnt (S. 431).

Von kleinen Maßnahmen, die gelegentlichen Singultusanfällen gegenüber erfahrungsgemäß nützlich sind, bei eingeschliffenen Fällen aber so gut wie immer versagen, ist das durch Willen erzwungene Feststellen des Zwerchfelles zu erwähnen, sei es durch tiefe Inspiration mit folgendem Pressen bei geschlossener Glottis oder nach möglichst stark ausgiebiger Expiration; beim einen hilft dieses beim anderen jenes der beiden Verfahren besser zur Überwindung des klonischen Krampfes. Oft ist es, nach einigen normalen Atemzügen, mehrfach zu wiederholen, bis Erfolg eintritt. Auch das Auflegen von Sandsäcken auf den Bauch wird empfohlen, um die Zwerchfellstätigkeit möglichst einzudämmen. Es hat mehr suggestive als mechanische Tragweite, hat aber doch schon manchem genützt.

Von Medikamenten kommen zentralberuhigende in Betracht (S. 418, 421). Wichtig können lokalanästhesierende Maßnahmen sein, wovon das Gurgeln von Anästhesin schon erwähnt wurde (S. 431). Für den Magen bewährte sich uns seit 30 Jahren die Verbindung kleiner Mengen von Chloroform mit Anästhesin (Chloroform 2,5, Anästhesin 5,0, Emulsio Amygdalarum 150,0; davon 3—4mal, mit halbstündigen Pausen, je 1 Eßlöffel = 15 ccm). Cocain wirkt ziemlich sicher, ist aber höchst bedenklich. Eine Levantinerin, die in einem französischen Erziehungsinstitut war, erzählte uns, daß nach Auftreten von hysterischem Singultus bei einer Mitschülerin sie selbst ebenso wie etwa ein Dutzend anderer junger Mädchen (16—18 Jahre alt) das gleiche Übel bekommen hätte. Sie selbst, ebenso wie alle anderen seien — natürlich ohne Wissen der Vorsteherin — Cocainistinnen geworden; sie selbst habe das Laster schließlich überwunden, ob die anderen auch, wisse sie nicht.

7. Kardiospasmus

hat zumeist hysterischen Hintergrund. Eine kleine Epidemie von Kardiospasmus imitatorius, die C. v. Noorden als Oberarzt der C. Gerhardtschen Klinik auf seiner Frauenabteilung erlebte, war ein Beispiel dafür; im Gegensatz zu dem auslösenden Falle klangen die nachgeahmten kardiospastischen Zustände innerhalb 8—10 Tagen von selbst restlos wieder ab. Es gibt auch neurasthenische Formen, der die nach R. Schindler[1] auf Grundlage von Ärger entstandenen wohl alle angehören dürften. Wie wir selbst mehrfach sahen, kann Kardiospasmus auch bei ängstlichen Männern und Frauen entstehen, in deren Umwelt Kardiakrebs mit Schluckschwierigkeiten vorgekommen sind; selbst Berichte über solche Vorkommnisse können bei Empfänglichen Kardiaspasmus nach sich ziehen (Phobie). Zur Beurteilung der Lage wird es, abgesehen von unzweifelhaft nachgeahmten Fällen, natürlich nötig sein, sich davon zu überzeugen, daß keine Geschwulst der Speiseröhre und ihrer Umgebung, kein Ulcus und kein Divertikel usw. kardiospastischartige Beschwerden begründen. Daß der kardiospastische Symptomenkomplex in der Regel Merkmal nur oberflächlicher psychischer Störung ist, betont R. Schindler mit Recht. Frühzeitig angegangen und nach gründlicher Untersuchung (Sonde, Röntgendurchleuchtung mit Schluckprobe unter Umständen Ösophoskopie) mit kluger, überredender und überzeugender Aussprache behandelt, klingt der Kardiospasmus in der Regel bald ab. Antispastische Medikamente wie Adrenalin, Papaverin, Atropin können herangezogen werden, scheinen uns aber mehr suggestive als pharmakodynamische Bedeutung zu haben. Eingeschliffenen Fällen gegenüber rät R. Schindler[2], selbst einer der stärksten Befürworter psychotherapeutischen Handelns, von dem langen, verschlungenen Pfade der Psychoanalyse ab und empfiehlt die unzweifelhaft sehr nützliche und weit schneller zum Ziele führende Behandlung mit H. Starckschem Dilatator, also eine Sonderform der physikalischen Therapie. Sie ist auch psychisch eindrucksvoll.

Diätetisch wird man zunächst solche Speisen und Getränke bevorzugen, die im Einzelfalle auf den geringsten reflektorischen Widerstand stoßen.

Durchschnittlich, aber keineswegs immer, trifft dies am meisten für flüssiges und glattbreiiges zu. Wenn irgend möglich, beschränke man die Kost aber nicht auf solche Gerichte, im Gegenteil bestehe man auf den Verzehr festen, kaubaren Materials. Man wird fast allemal dies oder jenes herausfinden, was ohne jeden Widerstand oder mit weit geringerem Widerstand als anderes in den Magen gleitet. Die Patienten selbst weisen oft darauf hin. Man mache sich auf Überraschungen gefaßt; es sind manchmal Gerichte, von denen man glatte Förderung am wenigsten erwartet.

Z. B. lernte ein 30jähriger Bankbeamter mit unzweifelhaft neurasthenisch-phobischem Kardiospasmus (siehe oben) zufällig den trefflichen, gewürzreichen, mit reichlichen kandierten Citronat- und Orangeatstücken durchsetzten holländischen Deventer-Koek kennen (eine Art Honigkuchen; Bd. I, S. 432). Das schmackhafte Gebäck mundete ihm trefflich; es passierte die Kardia ohne Widerstand; er verzehrte davon 1—2 Wochen lang aus eigenem Willen täglich 300—400 g und einverleibte sich damit ansehnliche Nährwertsummen (900—1200 Calorien). Dies wurde diäto- und psychotherapeutisch ausgenützt, indem wir anfangs in sehr kleinen, später allmählich steigenden Mengen anderes Material mit dem Kuchen gleichzeitig verzehren ließen, während sonstige feste Speisen, ohne Beigabe des Kuchens, ausgeschaltet wurden. Unter gleichzeitiger Verminderung der Kuchenmenge war das Einschleichen anderer Nahrungsmittel innerhalb 3 Wochen derartig gelungen, daß jede beliebige gemischte Kost ohne neues Auftreten von Kardiospasmus verzehrt werden konnte.

Daß die jeweilige Stimmung auf die kardiospastischen Beschwerden bedeutsamen Einfluß hat, ist bekannt. Ablenkung wirkt in der Regel günstig. Im Anfang der Behandlung kann Ruhekur und völlige Isolierung, namentlich während der Mahlzeiten, von starkem Belange sein.

Unter Umständen ist Magen- oder Duodenalernährung mittels Sonde eine Zeitlang notwendig oder mindestens ratsam. Duodenalsondenernährung brachte uns in einem, bis dahin sehr hartnäckigem Falle (hysterischer Kardiospasmus) durchschlagenden, raschen, unzweifelhaft suggestiv vermittelten Heilerfolg. Auch auf H. Salomon's Stundendiät (S. 367), gleichfalls als Suggestivum, sei verwiesen.

8. Migräne.

Migräne, eine auf neuropathischer Veranlagung beruhende, leichter durch die Mutter als durch den Vater vererbbare Krankheit muß hier erwähnt werden, da sich in ihrem langgestreckten Verlaufe fast immer einmal der Verdacht auf gastrische Dyspepsie als Ursache oder mindestens als auslösenden Reiz hinlenkt. Diese Meinung verankert sich bei Patient und Arzt oft zur Gewißheit, wenn wirklich Sub- oder Superacidität oder motorische Störungen des Magens angetroffen werden. Wenn man im Anfalle untersucht, ist dies recht häufig (namentlich transitorische Hypotonie, aber auch Pyloruskrampf mit Superacidität und superacidem Erbrechen; es sei an die freilich selten typisch ausgebildeten Anfälle von M. J. Roßbach's „Gastroxynsis" erinnert). In den Zwischenzeiten werden mindestens ebenso häufig vollkommen normale Befunde erhoben wie diese oder jene Abweichung. Man kann sicher nicht davon reden, daß diese oder jene Störung vermöge ihrer Eigenart das Entstehen von Migräneanfällen begünstige. Die wahren organischen Magenkrankheiten haben eher seltener als häufiger Migräne zum Begleiter.

Praktisch wirkte sich die Annahme ätiologischen Zusammenhanges zwischen Magenstörung und Migräne oft in ziemlich planlosen, anstrengenden und häufig wiederholten Diät- und Magenspülkuren aus. Häufig führte dies dann auch weiter zu einseitiger, qualitativ beschränkter Ernährung. U. a. spielte das strenge Fleischverbot oder noch weiter gehende hochgradige Einschränkung aller proteinreichen Nahrungsmittel in dem Verlegenheitsregister der praktischen Migränetherapie von jeher eine ziemlich große Rolle.

Verhältnismäßig oft scheinen vorzukommen Hypotonien mit verlangsamter Entleerung (E. Mangelsdorf) und Achylien mit beschleunigter Entleerung des Magens (A. Schmidt).

Wie es epileptogene Zonen gibt, gibt es auch migränogene. Zu ihnen kann der Magen gehören. Dies berechtigt, den Magen therapeutisch anzugehen, wenn er organisch oder funktionell tatsächlich erkrankt ist. Es soll dann sogar mit Nachdruck geschehen. Die Maßnahmen unterscheiden sich aber in keiner Weise von denen, die man bei gleichen Magenverhältnissen ohne Migräne ergreifen würde. Unbedeutende Abweichungen von dem künstlich konstruierten normalen Durchschnittsbilde der Sekretion und Motilität berechtigen dazu aber nicht. Umständliche Behandlung brächte sicher keinen Vorteil, eher Nachteil. Leider wird aber oft anders gehandelt.

Praktisch genommen läßt sich die Auslösung von Migräneattacken viel häufiger auf irgendwelche Störung des Darmes als des Magens zurückführen. Obstipation steht voran, und es gelingt manchem Migränekranken, in der Periode der Aura durch ein schnell wirkendes Abführmittel, z. B. Bittersalz, den Anfall noch zu unterdrücken oder wenigstens abzuschwächen. Meist kommt er aber damit zu spät. Richtiger ist, jeglicher Stuhlträgheit durch geeignete Kost, im Notfall auch durch regelmäßigen Gebrauch leichter Abführmittel vorzubeugen (s. Abschnitt: Stuhlträgheit). Jedenfalls darf Kotstauung nicht geduldet werden; sie erschwert die Lage und begünstigt die Häufung der Anfälle (s. unten).

Es gibt auch Migränekranke, bei welchen einleitend heftige, sogar cholerineartige Diarrhöen vorausgehen. Gründliche Untersuchung der Darmfunktionen und therapeutische Verwertung der Befunde lohnt sich viel häufiger als die des Magens. Die verschiedensten Darmstörungen kommen in Betracht. Verhältnismäßig oft fanden wir schwer bekämpfbare Hyperindikanurie als Merkmal quantitativ oder qualitativ abweichender Eiweißzersetzung im Darm. Ihre diätetische Beseitigung wirkt sich meist günstig aus. Wir wollen mit dieser Feststellung nicht zurückgreifen auf die alte Deutung der Migräne als Folge enterogener Autointoxikation; wir messen letzterer nur auslösenden oder verstärkenden Rang bei.

Wie auch immer man Magen und Darm therapeutisch in Angriff nimmt, überwiegend häufig erzielt man damit nur Seltenerwerden der Anfälle und milderen Verlauf derselben, ohne aber die Migräne bzw. Migränebereitschaft völlig zu verdrängen. Aber schon dies ist ein bedeutsamer Erfolg. A. Schmidt[2] bezeichnete schon vor langem wohl mit Recht etwaige Magen- und Darmstörungen, abgesehen von dem eng damit verbundenen Erbrechen (Fernwirkung vom Gehirn!), als unabhängig von der Migräne; einmal entstanden vermögen sie aber die Migränesymptome gleichsam auf den Magen abzulenken, wie ja auch sonstige allgemeine Neurosen gern an demjenigen Organ haften, das aus anderen Gründen defekt ist. Häufiger Erfahrung entspricht des weiteren, daß Magen- und Darmleiden, auch funktionelle Störungen am Magen und Darm, die Migräne verschlimmern, und daß Heilung solcher zufälliger Störungen die Migränen wieder auf früheren leichten Stand zurückführen kann. Dies begründet in entsprechenden Fällen Recht und Pflicht lokaler Behandlung, und zwar um so mehr, als ähnlich wie bei Krampfzuständen verschiedenster Art der Einzelanfall gleichsam bahnend für das Entstehen neuer Anfälle wirkt, während das Seltenerwerden der Anfälle das Abklingen des Gesamtleidens begünstigt, wozu es ja bei Migräne mit zunehmendem Alter oft ganz von selbst kommt.

Die von A. Schmidt etwas verschwommen zum Ausdruck gebrachte „Ablenkungs-theorie, die eine Brücke zwischen typischen Migräneanfällen (Kopfschmerz usw., Übelkeit, Erbrechen) zu ernsteren Magenstörungen schlagen sollte, gewinnt im Hinblick auf das Vorkommen atypischer „Migräne-Äquivalente“ an Klarheit. Migränekranke berichten öfters, daß in manchen Anfällen die Kopfschmerzen usw., in anderen Übelkeit und Erbrechen im Vordergrund stehen. Ein rechtzeitig eingenommenes Salicylsäure- oder Phenacetin- oder Antipyrin- oder Migränepulver kann den Anfall als Ganzes bändigen, bei manchen beseitigt es aber nur einseitig den Kopfschmerz oder die Übelkeit und das Erbrechen. Auch beim Einzelkranken kann von Anfall zu Anfall die Wirkung des Medikamentes verschieden sein, bald mehr die eine, bald mehr die andere Symptomengruppe betreffend.

Der eine von uns litt zwischen dem 15. und 25. Lebensjahre an etwa aller 6 Wochen auftretenden mittelschweren Migräneanfällen (von der Mutter ererbt). 1 g salicylsaures Natron, frühmorgens beim Gefühl aufkommender Migräne genommen, unterdrückte Übelkeit und Erbrechen vollkommen, so daß das Frühstück mit vollem Appetit verzehrt werden konnte. Der Kopfschmerz, durch das Medikament nur wenig gelindert, dauerte aber wie gewöhnlich 5—6 Stunden an. Er war niemals betäubender Art gewesen, wurde in der Schulzeit natürlich gerne als Anlaß zum Schwänzen der Schule benützt, hielt aber später vom Besuch der Universitätsvorlesungen und sonstiger Arbeit nicht ab. Bei den sehr viel schwereren Anfällen der Mutter bestand der gleiche Reaktionstypus in bezug auf das Medikament. Über Erbrechen ohne Kopfschmerz S. 410; über Magenparesen S. 302.

Wir werteten bereits das sogenannte „acetonämische Erbrechen der Kinder“ als Migräneäquivalent. Bei Erwachsenen sind uns im Laufe der Jahre doch manche Fälle periodisch wiederkehrenden, auf 4—12 Stunden beschränkten, durch äußere Umstände und durch Untersuchung des Magens und des ganzen Bauches nicht erklärbaren Erbrechens vorgekommen, die wir rückblickend als Migräne-Äquivalent deuten möchten (S. 420).

Von lokalen Maßnahmen wurde sofortiges Laxieren schon erwähnt. Ad. Schmidt[2] beschrieb günstiges von Magenwaschungen, die gleichfalls bei den ersten Anzeichen kommenden Anfalles vorzunehmen seien. Nach eigenen Erfahrungen kann dies einige Male dem Anfalle vorbeugen; bei öfterem Wiederholen der gleichen Maßnahme versagte sie aber stets. Beachtenswert sind frühzeitig dargereichte Brechmittel (B. Aschner), namentlich bei den überwiegend häufigen Formen der Migräne, die frühmorgens sich durch Vorboten anmelden. Ein Gemisch von Pulvis Ipecacuanha und Tartarus stibiatus ist am geeignetsten. Da am Mechanismus des Anfalles vasomotorische Unstimmigkeiten im Gehirn mitbeteiligt sind (s. unten), dürfte der dämpfende Einfluß aller dieser

Maßnahmen wohl auf einem die Gefäßspannung umstimmenden Reflex beruhen. Auch die zahlreichen, zur Bekämpfung des Migräneanfalles empfohlenen, vorzugsweise im ersten Beginne wirksamen, auf subcorticale Centren gerichteten Medikamente (Antipyretika und Antineuralgika) stimmen die Gefäßspannung um, ebenso das nur in wenigen Fällen brauchbare Amylnitrit. Auf cerebrale Gefäßfüllung und -spannung kann auch scharfes hydrotherapeutisches Vorgehen einwirken. Nach eigner Erfahrung gibt es Kranke, die damit den Anfall im Keime ersticken können. Was sich in den verschiedenen Einzelfällen als nützlich bewährte, ist aber durchaus nichts Einheitliches, so daß man nicht von allgemeingültigen zwangsläufigen Reflexen auf die Hirngefäße bzw. auf die Blutversorgung cerebraler Ganglien und Nerven reden darf. W. Winternitz, der Begründer wissenschaftlicher Hydrotherapie, wies uns persönlich auf den günstigen Einfluß möglichst kalter nasser Wickelungen beider Beine von den Hüften bis zu den Zehen hin; wir konnten dies mehrfach bestätigen. In anderen Fällen unserer Beobachtung verhüteten heiße (ca. 45° C) und durch heiße Sandsäcke heiß gehaltene feuchte Packungen der Beine den Ausbruch des Anfalles. Einige unserer Kranken bezeichneten ein ganz kaltes Bad (Temperatur des Leitungswassers) oder kalte Dusche mit nachfolgender Packung des Körpers in kalte nasse Tücher, wieder andere ein heißes Bad (42° C) mit kalten Umschlägen auf den Kopf als günstiger. Der anfallverhütende Einfluß solcher Maßnahmen beschränkt sich aber nur auf verhältnismäßig wenig zahlreiche Fälle.

Die Diätetik findet im Anfalle selbst keinen Angriffspunkt. Bevor nach verschieden langer Zeit (2—18 Stunden) die Gewalt des Anfalles gebrochen ist, wird in der Regel Nahrungsaufnahme verweigert, und es liegt auch kein Grund vor, die Patienten zur Nahrungsaufnahme zu nötigen. Kleine Einzelmengen von Wasser bzw. Eisstückchen werden oft begehrt, von manchen auch starker Kaffee oder Tee. Vor allem beim Abklingen des Anfalles bringen diese Genußmittel Erleichterung und Erfrischung. Andere ziehen kräftige Fleischbrühe vor. Nach Ende des Anfalles stellt sich der Appetit von selbst wieder ein. Es ist oft erstaunlich, mit welchem Behagen Patienten, die von frühem Morgen bis in späte Nachmittagstunden mit schwerer Migräne darniederlagen, am Abend sich Tafelgenüssen hingeben. Alkoholika freilich werden von vielen Migränekranken unmittelbar und auch noch in späteren Tagesstunden nach dem Anfalle schlecht vertragen, weil sie die Erfahrung gemacht haben, daß danach der nächste Morgen einen neuen Anfall bringen kann. Ein Glas leichtes Bier wird aber oft gern und ohne Nachteil genommen. Über Anfälle ohne Übelkeit und Erbrechen vgl. oben.

Daß bestimmte Kostformen Schutz gegen Migräne bieten, können wir nicht bestätigen. D. h. Migräne kommt vor sowohl bei starken Fleischessern, wie bei fleischloser ovo-lakto-vegetabiler Ernährung, bei rein vegetarischer Kost, bei vegetabiler Rohkost, bei starkem Überwiegen von Milch und von Zerealien. Von bemerkenswertem Einfluß ist aber recht oft Umstellung der bisher gewohnten Kost auf andere Kostformen; aber nicht nur in der Richtung von reichlichem Fleischverzehr auf Vegetarismus usw., sondern auch umgekehrt von eiweißarmer Kost dieser oder jener Art auf eiweißreiche Nahrung (mit oder ohne Fleisch). Da in der Jetztzeit sehr häufig unterschiedslos bei Neurosen jeglicher Art eiweißarme und eiweißärmste Kost verordnet wird, sei gerade in bezug auf Migräne dies letztere ausdrücklich betont.

Noch aus älterer Zeit, lange vor Beginn der Rohkostbewegung, sei ein solcher Fall hier erwähnt. Eine damals etwa 40jährige Russin, aus mütterlicher Familie mit Migräne hereditär schwer belastet, hatte etwa 2 Jahre lang nur mit frischer Milch (etwa $^1/_2$—$^3/_4$ Liter täglich) und Zerealien, ferner reichlich und vorwiegend mit rohen und gedämpften Gemüsen und Obstfrüchten verschiedenster Art sich beköstigt; sie bezog fast alles in bester Qualität aus eignem Landgut, Garten und Gewächshausbetriebe. Die Umstellung auf diese Kost hatte auf die Migräne stark dämpfenden Einfluß; aber nur etwa $^1/_4$ Jahr lang. Dann häuften und verstärkten sich die Anfälle allmählich weit über jedes frühere Maß hinaus. Sorgsame klinische Untersuchung aller Organe, insbesondere der Verdauungsorgane, ergab nichts Krankhaftes. Wir stellten sie um auf eiweißreiche Kost, wobei auch auf morgendlichen reichlichen Fleischgenuß (Schinken, Beefsteak, kalter Braten) gedrungen wurde. Dies geschah allmählich. Nach etwa 2 Wochen beginnende Besserung, die während der nächsten Monate zu Hause sich kräftig weiter entwickelte, und während der nächsten 2 Jahre schalteten sich statt der ursprünglichen 5—6 Tage migränefreie Intervalle von 6—8 Wochen zwischen die Anfälle; die Einzelanfälle dauerten 4—6 Stunden gegenüber 12—16 Stunden vorher. Der Beginn des Krieges unterbrach die Nachrichten über weiteren Verlauf.

Um gerecht zu sein, sei aber erwähnt, daß ähnlich wie es in dem berichteten Falle anfangs zutraf, wir selbst auch Fälle sahen, wo die Abkehr von gemischter eiweißreicher Kost oder auch nur Ausschluß von Fleisch und Eiern, ferner auch zeitweiliger Übergang zu vegetabilen Rohstoffen als Hauptstück der Kost deutlich und stark die Migräne milderten. Wir möchten bezweifeln, daß die Umstellung der Kost in dieser oder jener Richtung wesentlich suggestiv heilenden Einfluß hatte; der aus rein suggestiver Psychotherapie entspringende Gewinn ist bei wahrer Migräne auch keineswegs derart, daß man sich darauf stützen könnte. Wir suchen den Heilerfolg darin, daß bei grundsätzlichem Wechsel der ganzen Kost doch eine ganze Reihe von Ernährungsbedingungen für alle Gewebe, unter anderem auch für Nerven und Gefäßwände in bisher noch unbekannter Art und Weise abgeändert wird, und daß in manchen Fällen — keineswegs immer — ein Kostwechsel in günstigem Sinne umstimmend auf die am Migräneanfall beteiligten Organe einwirkt.

Auf derartige umstimmende Wirkung durch schlackenreiche Kost wies vor kurzem H. Salomon[1, 2] unter Bezugnahme auf Migräne hin, den stark vermehrten Säftestrom in den Darm betonend. Dieser starke Saftstrom führt dabei nicht zu krankhaften Reizzuständen (Diarrhöen), sondern ist eine durchaus physiologische Reaktion, die sich der Eigenart der Kost anschmiegt. Daß sie im Sinne einer Entlastung und Umstimmung wirkt, ist theoretisch wohl verständlich. Die damit bisher erzielten Erfolge rechtfertigen uns jedenfalls, wenn keine besonderen Gegengründe bestehen, schlackenreiche Kost allen anderen Kostformen zuvor bei Migräne zu empfehlen.

In bezug auf „Status migraenicus", d. h. längere Perioden (1—3 Wochen und mehr), in denen Schlag auf Schlag die Migränen sich zu fast ununterbrochener Reihe häufen, ist uns die völlige Umstellung der ganzen Ernährungsweise als wirksames Heilmittel seit langem bekannt und geläufig.

Der Zufall gab im Jahre 1904 Anlaß zur Errichtung einer Kost, die die wesentlichen Merkmale der neuzeitlichen Gerson-Kost trug. C. v. Noorden hatte den Verdacht, es könne sich in dem betreffenden Falle nicht nur um Status migraenicus handeln, sondern um „Petite Urémie". Dies bestätigte sich nicht, führte aber zur Vorschrift: Mindestens 1 Woche lang nur: rohes Obst, Kompott aus frischen und gedörrten Früchten; Datteln, Feigen, Rosinen, Korinthen; Nüsse, Mandeln; Gurken, Tomaten; Weizenschrotbrot; Honig. Also: eiweißarm, salzarm, fettarm, schlackenreich; nierenschonend, darmanregend. Mit diesem Kopfplan übernahm C. v. Noorden's Bruder, W. v. Noorden, damals in Bad Homburg, die Weiterbehandlung. Der Erfolg war trefflich und auch später durchbrach dieselbe Kost neue Anfälle von Status migraenicus. Gleiches traf bei einigen, aber keineswegs allen anderen Fällen ähnlicher Art zu. Bei Migränekranken mit selteneren Anfällen benützten wir diese Kost nicht.

Mit wenigen Worten sei noch auf eine bemerkenswerte Erfahrung verwiesen. Wir haben nach Laparotomien, aus verschiedenen Gründen vorgenommen, mehrfach völliges Verschwinden von Migräneanfällen gesehen.

Es darf nicht übersehen werden, daß manche Migränekranke ganz bestimmten Nahrungsmitteln gegenüber sich gleichsam anaphylaktisch verhalten, auch wenn sie nicht ahnen, daß sie von dem beargwöhnten Material etwas genossen haben. Auf solche Eigentümlichkeiten muß die Kost natürlich Rücksicht nehmen. Es sei hier auch an die recht häufige Überempfindlichkeit für Alkohol und Tabak erinnert. Über anaphylaktische Migräneformen ward in letzter Zeit mehrfach berichtet, unter anderem auch über eine zu Migräne führende Teeranaphylaxie (W. Berg).

Dies fordert auf, über eine eigenartige Beobachtung zu berichten, die der eine von uns, über dessen frühere Migräne auf S. 435 (Kleindruck) Bemerkungen eingeschoben wurden, an sich selbst machte. Obwohl seit dem 25. Lebensjahr völlig frei von Migräne, ist bis jetzt eine auffallende Empfindlichkeit gegen Asphaltdämpfe zurückgeblieben. Selbst das kurze Einatmen solcher Dämpfe beim Durchfahren von Straßen, deren Asphaltdecke repariert wird, bringt Kopfschmerz, der einige Minuten lang anhält. Desgleichen bestand und besteht, nach einem vor kurzem zur Probe unternommenen Versuche, noch jetzt eine gleiche Überempfindlichkeit gegen das Einatmen geringster Mengen von Amylnitrit. Während der Assistentenzeit, in der, wie damals üblich, ziemlich viele Amylnitrit-Inhalationen zu verabfolgen waren, kam es im Anschluß daran stets zu mehrstündigem heftigem Kopfschmerz. Bei keinen anderen Gelegenheiten, auch nicht bei hochfebrilen Zuständen, nach erschöpfenden Anstrengungen körperlicher oder geistiger Art, nach tapferen Zechereien, sind jemals zwischen dem 25. und 71. Lebensjahre auch nur leiseste Kopfschmerzen aufgetreten.

Von grundsätzlichem Interesse sind einige Versuche O. Muck's über den Einfluß zweitägiger Hungerkur auf Migränekranke. Der sogenannte „Adrenalin-Sondenversuch" fiel als Anzeichen für Hirngefäß-Sympathikohypertonie und Anfallsbereitschaft bei Migränesüchtigen positiv aus, nach der Hungerperiode negativ. Letzteres deutet auf Minderung des bei Migräne vorausgesetzten Gefäßhypertonus hin.

Versuchsanordnung: Die Nase wird mit Spray adrenalisiert. Nach Eintritt der Adrenalinblässe: Sondenstrich an der unteren Muschel. Bei Hypertonus entwickelt sich an der mechanisch gereizten Stelle nach 1—2 Minuten eine weiße Strichzeichnung, die nach einigen Minuten wieder abklingt.

Nach der Deutung von O. Muck werden durch das Hungern Gefäßkrampf- und Migränebereitschaft herabgemindert. Tieferer Stand der Bereitschaft hielt auch an bei nachfolgender einseitiger Ernährung mit Milch, Sahne und Eiern; sie stieg bei gemischter Kost wieder an. Des weiteren ermittelte O. Muck, daß wie bei Epileptikern durch Hyperventilation (Alkalosis) bei Migränekranken Anfälle ausgelöst werden können, nach Hungerkur aber nicht. Obwohl sich die Patienten nach Hungerkur im allgemeinen eine Zeitlang besser befanden, werden therapeutische Folgerungen von O. Muck einstweilen noch nicht abgeleitet.

Jedenfalls ergeben sich aus diesen Beobachtungen, ebenso wie aus früher berichteten, Anhaltspunkte für Beziehungen zwischen Gewebsernährung und Mechanismus des Migräneanfalles, die weiterhin fruchtbar sein können.

Aus der medikamentösen Therapie sei hervorgehoben, daß Calciumanreicherung des Körpers öfters, aber — wie ausdrücklich bemerkt sei — nicht immer die Migränebereitschaft stark mindert. Das beste Verfahren dafür ist intramuskuläre Injektion von Calcium glyconicum (Calcium Sandoz). Man gebe im Verlauf von 2 Wochen insgesamt 10 Injektionen von $7^1/_2$ ccm der 10%igen Lösung (die käuflichen Ampullen enthalten 10 ccm). Dies wird in Abständen von je 6 Wochen einige Male wiederholt. Die Calciumkuren scheinen uns des Versuches wert zu sein. Auch gelegentliche Heilwirkungen durch intravenöse Injektionen von Strontiumbromat seien erwähnt.

Die bei Anfällen gebräuchlichen Medikamente, von denen schon kurz die Rede war (S. 435), sollen hier nicht im einzelnen besprochen werden. Teils als Einzelstücke, teils als Gemische verschiedener Substanzen gehören sie alle in die Gruppe der sedativ wirkenden Antipyretika und Antineuralgika. Beim einen erweist sich dies, beim anderen jenes als wirksamer. Stets aber ist ihre Wirkkraft um so größer, je früher sie im Beginne des Anfalles genommen werden.

Die planmäßige Behandlung mit kleinen Luminalgaben, begleitet von Antipyrin und Chinin, scheint uns die Prophylaxis der Migräneanfälle wesentlich zu bessern.

Literatur.

Alt, K.: Über das Entstehen von Neurosen und Psychosen. Arch. f. Psychol. **24**. 403. 1892. — Bauer, J.: Die Mechanismen nervöser Organstörungen. Wien. klin. Wochenschr. **1925**. Nr. 1. — v. Bergmann[1], G.: Die nervösen Erkrankungen des Magens. Verhandl. d. dtsch. Kongr. f. inn. Med. **36**. 168. 1924. — Ders.[2]: Das spasmogene Ulcus pepticum. Münch. med. Wochenschr. **1913**. 169 (und spätere Arbeiten). — Boas, J.: Diagnostik und Therapie der Magenkrankheiten. 8/9. Aufl. Leipzig 1925. — Brugsch, Th.: Konstitution und nervöse Erkrankungen des Magens. In: Kraus-Brugsch: Spez. Pathol. u. Therapie 5. Teil 1. 1303. 1921. — Curschmann[1], H.: Behandlung der nervösen Dyspepsie. Münch. med. Wochenschr. **1921**. 745. — Ders.[2]: Die konstitutionelle Anlage bei Entstehung der Rumination. Zeitschr. f. angew. Anat. u. Konstitutionslehre **6**. 191. 1920. — Dreyfus, G. L.: Über nervöse Dyspepsie. Jena 1908 (hier ältere Literatur fast vollständig). — Eppinger, H. und Heß, L.: Die Vagotonie. In: v. Noorden's Samml. klin. Abh. H. 9/10. Berlin 1910. — Full, H. und v. Friedrich, L.: Ulcus und Aerophagie. Mitt. a. d. Grenzgeb. d. Med. u. Chirurg. **34**. 53. 1921. — Glaser[1], F.: Über den klinischen Nachweis psycho-physischer Reaktionen (Appetitsaft — Leukocytose). Med. Klinik **1924**. Nr. 16. — Ders.[2]: Psychische Beeinflussung des Blutserum-Kalkspiegels. Klin. Wochenschr. **1924**. Nr. 33. — Hansen, K.: Die Organdetermination in den psychogenen Neurosen. Verhandl. d. dtsch. Kongr. f. inn. Med. **36**. 189. 1924. — Harris, S.: Hyperinsulinism and Dysinsulinism. Journ. of the Americ. med. assoc. **83**. 729. 1924. — Herzog, L.: Zur Klinik der nervösen Dyspepsie. Zeitschr. f. diät. Therapie **2**. 116. 1899. — Heß, L. und Faltischek, J.: Studien über Motilität und Sekretion des Magens. Wien. klin. Wochenschr. **1924**. Nr. 44/45. — Heyer, G. H.: Psychische Einflüsse auf die Magensekretion. Therapie d. Gegenw. **1921**. 285 (vgl. S. 28). — Jenny, E.: Zur Behandlung der Rumination mit der Ballonsonde. Klin. Wochenschr. **1924**. 1915. — Kraus, Fr.: Vegetatives System und Individualität. Med. Klinik **1922**. 1515. — Ders. und Zondek, S. G.: Über die Durchtränkungsspannung. Klin. Wochenschr. **1922**. Nr. 36. — Kylin, E.: Über den Ca-Gehalt des Blutserum bei vegetativen Neurosen. Acta med. scandinav. **61**. 345. 1925. — Läwen, A.: Über segmentäre Schmerzaufhebung. Münch. med. Wochenschr. **1922**. Nr. 40. — Weitere Erfahrungen über paravertebrale Schmerzaufhebung. Zentralbl. f. Chirurg. **1923**. Nr. 12. — Lehmann, W.: Über das Erbrechen. Wien. klin. Wochenschr. **1924**. Nr. 43. — Leube, W.: Über nervöse Dyspepsie. Arch. f. klin. Med. **23**. 98. 1879 und Verhandl. d. dtsch. Kongr. f. inn. Med. **3**. 204. 1884. — v. Leyden, E.: Über periodisches Erbrechen. Zeitschr. f. klin. Med. **4**. 605. 1882. — Leyser, E.: Die Psychopathologie der nervösen Magenleiden. Klin. Wochenschr. **1924**. Nr. 25. — Magnus, R.: Nervöse Magenstörungen. Verhandl. d. dtsch. Kongr. f. inn. Med. **36**. 157. 1924. — Mathieu, A.: Unwillkürliche Aerophagie bei Dyspeptikern. Boas' Arch. **10**. 29. 1904. — Moynihan, B.: Ulcus duodeni (aus dem Engl.). Dresden 1912. — Müller, L. R.: Das vegetative Nervensystem. Berlin 1920. — v. Noorden[1], C.: Die Bleichsucht. 2. Aufl. S. 214. Wien 1912. — Ders.[2]: Magenverdauung bei Geisteskranken. Arch. f. Psychol. **18**. 547. 1888. Ders.[3]: Magen- und Darmkrankheiten. In: G. Schwalbe's Diagnost. u. therap. Irrtümer H. 6. Leipzig 1923. — Ders.[4]: Über hysterische Vagusneurosen. Charité-Ann. **18**. 249. 1893. — Reitter, K.: Über Ätiologie und Therapie vagotonischer Magenleiden. Wien. med. Wochenschr. **1917**. 866. — Rosenthal, M.: Magenneurosen und Magenkatarrh. Wien 1886. — Roßbach, M. J.: Nervöse Gastroxynsis. Arch. f. klin. Med. **35**. 383. 1884. — Schmidt, Ad.: Neurosen innerer Organe und Erkrankungen der Organnerven. Münch. med. Wochenschr. **1909**. Nr. 32. — Schütz, E. und Kreuzfuchs, S.: Ein Fall von Rumination. Wien. klin. Wochenschr. **1914**. Nr. 21. — Siegert, F.: Temporärer Verschluß der Kardia wegen erschöpfender Rumination des Säuglings. Münch. med. Wochenschr. **1923**. 902. — Singer, G.: Ulcus duodeni. In: Kraus-Brugsch: Spez. Pathol. u. Therapie **6**. Teil 1. 625. 1922. — v. Strümpell, A.: Über Wesen und Diagnose der nervösen Dyspepsie. Arch. f. klin. Med. **73**. 672. 1902. — Zondek, S. G.: Über das Wesen der Vagus- und Sympathicuswirkung. Dtsch. med. Wochenschr. **1921**. 1521. Ausführlicher: Biochem. Zeitschr. **132**. 362. 1922.

Ergänzungen.

Achelis, J. D.: Die Umstimmung der peripheren motorischen Nerven. Pflügers Arch. **219**, 411. 1928. — Adler, A.: Über den nervösen Charakter. 4. Aufl. München 1928. — Alt[2], J.: Zur Lehre vom Merycismus. Berl. klin. Wochenschr. **1888**. Nr. 26/27. — Aschner, B.: Die Krise der Medizin. Stuttgart 1928. — Bartlett, W. M.: An Analysis of

Anorexia. Amer. Journ. of dis. of children **35**, 26. 1928. — Berg, W.: Über Teeranaphylaxie und anaphylaktische Migräne. Klin. Wochenschr. **1928**. Nr. 18 und (ausführlicher) Zeitschr. f. klin. Med. **108**, 482. 1928. — Bergmann[3], G. v.: Funktionelle Pathologie des vegetativen Nervensystems. In: Handb. d. inn. Med. **5**, 1099. 1926. — Bernheim, H.: Die Suggestion und ihre Heilwirkung. (Deutsche Ausgabe.) Wien 1888. — Birnbaum, K.: Die Klassifikation der Psychosen. Dtsch. med. Wochenschr. **1928**. Nr. 48, 50, 51. — Brosch, A. und Aufschnaiter, O. v.: Das subaquale Innenbad. Leipzig und Wien 1910 (Deuticke). — Brücke[1], E. Th. v.: L. A. Orbeli's Untersuchungen über die sympathische Innervation nicht vegetativer Organe. Klin. Wochenschr. **1927**. 703. — Ders.[2]: Fortschritte in der Erkenntnis des vegetativen Nervensystems. Naturwissenschaften **16**. Nr. 45 bis 47. 1928. — Curschmann[3], H.: Referat. Therap. Monatsschr. **1919**. 33. — Ders.[4]: Über nervöse Dyspepsien. Klin. Wochenschr. **4**. Nr. 52. 1925 und Zur Frage der Organneurosen. Med. Klin. **1926**. Nr. 48. — Dapper-Saalfels, C. v.: Über Hungerkuren und einseitige Nährstoffentziehung. Zeitschr. f. klin. Med. **107**, 41. 1928. — Dehio, K.: Singultus als Reflexneurose. Berl. klin. Wochenschr. **1889**. Nr. 22. — Delhougne, F. und Hansen, K.: Die suggestive Beeinflußbarkeit der Magen- und Pankreassekretion in der Hypnose. Dtsch. Arch. f. klin. Med. **157**, 20. 1927. — Depisch, F.: Über Verwendung des Zuckerfrühstückes zur Erzeugung von Hunger und zur Mästung. Klin. Wochenschr. **1927**. Nr. 4. — Determann[1], H.: Praktische Anwendung des dosierten Hungers. Verhandl. d. Ges. f. Verdauungs- u. Stoffwechselkrankh. **8**, 38. 1929. — Ders.[2]: Hungerkur bei unstillbarem Schwangerschaftserbrechen. Zentralbl. f. Gynäk. **1925**. Nr. 38. — Dubois, P.: Die Psychoneurosen und ihre seelische Behandlung. II. Aufl. Bern 1910. — Elias, H. und Violin, E.: Insulin als Antiemeticum. Wien. klin. Wochenschr. **1927**. 678. — Eppinger, H.: Allgemeine und spezielle Pathologie des Zwerchfells. Wien 1911 (A. Hölder). — Faber, Kn.: Über sogenannte Ulcusschmerzen. Verhandl. d. dtsch. Ges. f. inn. Med. **40**, 209. 1928. — Friedberger, E., Scheunert, A. und Stepp, W.: Die Bedeutung der Rohkost. Verhandl. d. Ges. f. Verdauungs- u. Stoffwechselkrankh. **8**, 156. 1929. — Freud, S.: Gesammelte Werke. 12 Bände. Leipzig 1923—1928. — Ganter, G.: Über Entstehung und Behandlung stomachaler Borborygmen. Boas' Arch. **30**, 251. 1922. — Goldscheider[1], A.: Die Neurosenfrage. Dtsch. med. Wochenschr. **1927**. Nr. 29/30. — Ders.[2]: Die Neurosenfrage. Zeitschr. f. ärztl. Fortbildung **25**, 373. 1928. — Hansen[2], K.: Zur Theorie der Symptombildung in der Neurose. Nervenarzt **1**, 21. 1928. — Ders.[3]: Die psychische Beeinflussung des vegetativen Nervensystems im Lichte der Physiologie und Klinik. Naturwissenschaften **16**. Nr. 45—47. 1928. — Henning, H.: Psychologie der chemischen Sinne. Handb. d. norm. u. pathol. Physiol. **11**, I, 393. Berlin: Julius Springer. 1926. — Hess, W. R.: Wechselbeziehungen zwischen psychischen und vegetativen Funktionen. Neurol. Abhandl. H. 2. Zürich 1925 und Funktionsgesetze des vegetativen Nervensystems. Klin. Wochenschr. **5**, 1353. 1926. — Hofbauer, L.: Zur Lehre von den nervösen Magendarmkrankheiten. Klin. Wochenschr. **1924**. 984. — Hofmann, F. B.: Der Geruchssinn beim Menschen. Handb. d. norm. u. pathol. Physiol. **11**, I, 253. Berlin: Julius Springer 1926. — Isserlin, M.: Psychotherapie. Berlin 1926. — Katsch[1], G.: Magenneurosen im Handb. d. inn. Med. **3**, 606. Berlin: Julius Springer 1926. — Ders.[2]: Die Klinik der Magenneurosen. Verhandl. d. Ges. f. Verdauungs- u. Stoffwechselkrankh. **6**, 236. 1927. — Kirschner, M.: Die prophylaktische Jejunostomie bei Magenoperationen. Kongreß f. Chirurg. Berlin 1929 (3.—9. April). — Klages, L.: Grundlagen der Charakterkunde. 5./6. Aufl. Leipzig 1928. — Kohlmann, G.: Ätiologie, Klinik und Röntgenologie der Rumination. Boas' Arch. **35**, 34. 1925. — Kraus[1], F.: Allgemeine und spezielle Pathologie der Person. Klin. Syzygiologie. Leipzig 1919. — Ders.[2]: Allgemeine und spezielle Pathologie der Person. Spez. Teil. Bd. 1: Tiefenperson. Leipzig 1926. — Ders.[3]: Das Neuroseproblem in seiner Bedeutung für die inneren Organe. Verhandl. d. Ges. f. Verdauungs- u. Stoffwechselkrankh. **6**, 205. 1927. — Kremer, H.: Über den Singultus. Ergebn. d. Chirurg. **15**, 362. 1922. — Leven, G.: L'aërophagie. Paris 1926 (G. Dion et Cie.). — Levy-Bruhl, L.: Das Denken der Naturvölker. Wien 1926. 2. Aufl. — Lewy, F. H.: Die Bedeutung der Nervenzentren für die Magenneurose. Verhandl. d. Ges. f. Verdauungs- u. Stoffwechselkrankh. **6**, 217. 1927. — Liek, E.: Der Arzt und seine Sendung. 7. Aufl. München 1929. — Mangelsdorf, E.: Über ein Phänomen am Magen bei Migräne und Epilepsie. Berl. klin. Wochenschr. **1903**. Nr. 44. — Meyer, H. H. und Gottlieb, R.: Experimentelle Pharmakologie. 7. Aufl. 1925. 228. — Meyer, L. F. und Nassau, E.: Das appetitlose Kind. Therapie d. Gegenw. **1929**. 26, 74. — Mohr, L.: Diabetische und nichtdiabetische Autointoxikationen mit Säuren (Acidosis). H. 4 in C. v. Noorden's Sammlung klin. Abhandl. Berlin 1904 und New York 1903 (E. B. Treat and Co.). — Morawitz, P. und N. Henning: Über jejunale Ernährung. Klin. Wochenschr. **1929**. Nr. 15. — Muck, O.: Über den Einfluß des Magens auf die Krampfbereitschaft bei Migräne. Klin. Wochenschr. **1927**. 693. — Müller[2], L. R.: Die Lebensnerven. Berlin 1924. — Ders.[3]: Über eine Wiederkäuerfamilie. Münch. med. Wochenschr. **1902**. Nr. **31**, 36. — Nasse, Chr. Fr.; vergl. dessen Biographie: „Der Kliniker

Chr. Fr. Nasse" von W. v. Noorden, S. 44. Jena 1929 (Verlag G. Fischer). Nasse, vor etwa 100 Jahren gleichzeitig Professor der inneren Klinik und der Psychiatrie an der Universität Bonn, war wohl der erste deutsche Kliniker, der in voller Erkenntnis der Tragweite die Wechselwirkung von Leib und Seele beim kranken Menschen klar erkannte. — Nonne, M.: Über Suggestivbehandlung der Hysterieformen der Kriegsneurosen. Zeitschr. f. d. ges. Neurol. u. Psychol. **37**, 191. 1917. — Noorden[5], C. v.: Über diätetische Therapie der Magen- und Darmkrankheiten. Zeitschr. f. ärztl. Fortbildung **23**, 409. 1926. — Ders.[6]: Über nervöse Dyspepsien und deren Behandlung. Boas' Arch. **43**, 315. 1928. — Ders.[7]: Über Obstkuren und Rohkost. Therapie d. Gegenw. **1928**. 289. — Ders.[8]: Zur Geschichte der Ernährungslehre und über Rohkost. Volksernährung **4**. Nr. 12 u. ff. 1929. — Ders.[9]: Über Phosphorsäure in der Kost und als Medikament. Therap. Halbmonatshefte **1921**. 79, 110. — Ders.[10]: Handb. d. Pathol. d. Stoffwechsels **1**, 984. 1906. — Ders.[11]: Die Fettsucht. 2. Aufl. Wien 1910 (3. Aufl. in Vorbereitung). — Ders.[12]: Behandlung einiger wichtiger Stoffwechselstörungen. Klein. Abhandl. H. 7/8, 3. Berlin 1909 (A. Hirschwald). — Noorden, C. v. und S. Isaac: Zuckerkrankheit und ihre Behandlung. 8. Aufl. Berlin 1927. — Noorden, K. H. v.: Zur Kenntnis der vagotonischen und sympathikotonischen Fälle von Morbus Basedowii. Inaug.-Diss. Kiel 1911. — Orbeli, L. A.: vgl. bei Brücke, E. Th. Nr. 1. — Pal, J.: Über Papaverinreaktion der glatten Muskulatur. Med. Klin. **1913**. Nr. 44. — Pribram, B. O.: Über Seekrankheit. Wien. klin. Wochenschr. **1913**. Nr. 22. — Roemheld, L.: Pneumatose des Magens. Therapie d. Gegenw. **1918**. 344. — Salomon[1], H.: Schlackenkost als therapeutisches Prinzip, zugleich ein Beitrag zur Würdigung der Rohkost. Zeitschr. f. klin. Med. **109**, 1. 1928. Dasselbe, kürzer gefaßt, in: Dtsch. med. Wochenschr. **1928**. 1716. — Ders.[2]: Über Vermehrung der Urobilinogen- und Urobilinausscheidung im Stuhl bei schlackenreicher Kost. Boas' Arch. **42**, 575. 1928. — Skramlik, H. v.: Physiologie des Geschmackssinnes. Handb. d. norm. u. pathol. Physiol. **11**, I, 306. Berlin: Julius Springer 1926. — Seyderhelm, R. und Östreich, C.: Das Tagesprofil des Blutzuckers. Zeitschr. f. klin. Med. **109**, 35. 1928. — Sure, B.: Detailed study of the role of Vitamin-B in anorexia in the albino. Journ. of Nutrition **1**, 49. 1928. — Scheunert, A.: Der Vitamingehalt der deutschen Nahrungsmittel. I. Teil (Obst und Gemüse). Berlin 1929. — Schindler[1], R.: Behandlung der Psychoneurosen des Verdauungstrakts. Boas' Arch. **44**, 89. 1828. — Ders.[2]: Wesen und Behandlung des Kardiospasmus. Münch. med. Wochenschr. **1926**. Nr. 39. — Schinz, A. R., Baensch, W. und Friedl, E.: Röntgendiagnostik. Leipzig 1928. — Schmidt[2], A.: Magensymptome und Magenäquivalente bei Migräne. Med. Klin. **1911**. Nr. 50. — Schultz, J. H.: Die Schicksalsstunde der Psychotherapie. Berlin 1925. — Schur, M.: Nervöse Störungen der Ernährung und Verdauung. Wien 1927. — Starck, H.: Behandlung der spasmogenen Speiseröhrenerweiterung. Münch. med. Wochenschr. **1924**. Nr. 11. — Steinitz, H. und R. Schereschewsky: Wirkung rektaler Alkoholzufuhr auf die Magensekretion. Boas' Arch. **42**, 520. 1928. — Thumas, L. J.: Über das Brechzentrum. Virchow's Arch. f. pathol. Anat. u. Physiol. **123**, 1. 1891. — Ch. S. Mc Vicar: The treatment of Dyspepsia. Minnesota Medicine **1928**. 535. — Weizsäcker, V. v.: Der neurotische Aufbau bei den Magen- und Darmerkrankungen. Verhandl. d. Ges. f. Verdauungs- u. Stoffwechselkrankh. **6**, 222. 1927. — Whipple, G. H., Robscheit, F. S. und Hooper, C. W.: Infl. of meat, liver and various extractives, alone or combined with standard diets. Amer. Journ. of Phys. **53**, 236. 1920. — Wittels, Fr.: Wunderbare Heilungen. S. 9. Wien 1924 (Anzengruber-Verlag). — Wolff, S.: Appetitlosigkeit im Kindesalter. Dtsch. med. Wochenschr. **1925**. Nr. 38. — Wollenberg: Ruminatio als angebliche Unfallsfolge. Münch. med. Wochenschr. **1915**. Nr. 2/3. — Woodyatt, R. T. and Graham, E. A.: Alimentary Respiration. Transact. of the Chicago Path. Soc. 8, 354. 1912 (Ref. Kongreß-Zentralbl. **4**, 200. 1913). — Wuth, O.: Über Coramin, ein neues Analeptikum. Münch. med. Wochenschr. **1925**. 1915. — Wyss, H. A. v.: Vegetative Reaktionen bei psych. Vorgängen. Schweiz. Arch. f. Neurol. **19**. H. 1. 1926.

Namenverzeichnis.

Die kursiv gedruckten Zahlen beziehen sich auf die Literaturverzeichnisse.

Sachverzeichnis.

Druckfehlerberichtigungen.

Seite 10. Letztes Wort des dritten kleingedruckten Absatzes: verstärkt statt verstärke.
„ 26. Im dritten Absatze: „Magenmotilität“ statt Mobilität.
„ 27, 28, 89, 324. T. J. Bennett statt Bennet.
„ 33. Vorletzter Absatz, 7. Zeile von unten: linke Seite statt rechte Seite (sehr wichtig).
„ 40, 43, 95. A. C. Jvy statt J. C. Jvy.
„ 63, 96. R. Schindler statt H. Schindler.

Handbuch der Ernährungslehre. In 3 Bänden. (Aus „Enzyklopädie der klinischen Medizin", Allgemeiner Teil.)

Erster Band: **Allgemeine Diätetik** (Nährstoffe und Nahrungsmittel, allgemeine Ernährungskuren). Von Geheimem Medizinalrat Professor Dr. **Carl von Noorden**, Frankfurt a. M., und Professor Dr. **Hugo Salomon**, Buenos Aires. XXXIV, 1237 Seiten. 1920. RM 38.—

Aus den Besprechungen:

Ein Werk, das seinesgleichen nicht haben dürfte, und auf das die deutsche Wissenschaft mit berechtigtem Stolz blicken kann. Von hoher Warte aus verfaßt, trotz der überwältigenden Fülle des Stoffes fast auf jeder Seite die eigene Erfahrung des Meisters der Diätetik und der Stoffwechsellehre spiegelnd, nimmt es Stellung zu nahezu allen Problemen der Ernährung.... Überall anregend, von einer geradezu staunenswerten Literaturkenntnis getragen, ist es auch durch das liebevolle Eingehen auf die Einzelheiten bemerkenswert.... *„Zentralblatt für die gesamte Kinderheilkunde."*

In Vorbereitung sind:

Zweiter Band, zweiter Teil: **Darm, Leber, Pankreas und Speiseröhre.**

Dritter Band: **Spezielle Diätetik der Infektionskrankheiten, des Harnapparates, des Blutes, der Kreislauforgane, der Atmungsorgane, der endokrinen Systeme, der Haut, der Knochen und Gelenke, des Nervensystems.**

Vierter Band: **Die Ernährung des gesunden und kranken Kindes.** Von Professor Dr. **L. Langstein**, Präsident des Kaiserin-Auguste-Victoria-Hauses, Berlin-Charlottenburg.

Jeder Band des Handbuches ist einzeln käuflich, jedoch verpflichtet die Abnahme eines Teiles eines Bandes zum Kauf des ganzen Bandes.

Lehrbuch der Diätetik des Gesunden und Kranken für Ärzte, Medizinalpraktikanten und Studierende. Von Professor Dr. **Theodor Brugsch.** Zweite, vermehrte und verbesserte Auflage. X, 313 Seiten. 1919. Gebunden RM 8.40

Allgemeine diätetische Praxis. Von Professor Dr. **Chr. Jürgensen** in Kopenhagen. XIII, 470 Seiten. 1918. RM 18.—

Kochlehrbuch und praktisches Kochbuch für Ärzte, Hygieniker, Hausfrauen, Kochschulen. Von Professor Dr. **Chr. Jürgensen** in Kopenhagen. Mit 31 Figuren auf Tafeln. XXXVI, 465 Seiten. 1910. RM 8.—; gebunden RM 9.—

Diätetische Küche für Klinik, Sanatorium und Haus zusammengestellt mit besonderer Berücksichtigung der Magen-, Darm- und Stoffwechselkrankheiten. Von Dr. **A.** und Dr. **H. Fischer.** V, 258 Seiten. 1913. Gebunden RM 6.30

Lehrbuch der Ernährungstherapie für innere Krankheiten. Von Professor Dr. med. **F. Klewitz**, Königsberg i. Pr. VIII, 138 Seiten. 1925. RM 6.—; gebunden RM 7.50

Die Vitamine, ihre Bedeutung für die Physiologie und Pathologie. Von **Casimir Funk**, Associate in Biological Chemistry, College of Physicians and Surgeons, Columbia University, New York, Vorstand der Biochemischen Abteilung, Staatliche Hygieneschule in Warschau. Dritte, vollständig umgearbeitete Auflage. Mit 93 Abbildungen im Text. VIII, 522 Seiten. 1924. RM 27.—; gebunden RM 29.40

GPSR Compliance

The European Union's (EU) General Product Safety Regulation (GPSR) is a set of rules that requires consumer products to be safe and our obligations to ensure this.

If you have any concerns about our products, you can contact us on ProductSafety@springernature.com

In case Publisher is established outside the EU, the EU authorized representative is:

Springer Nature Customer Service Center GmbH
Europaplatz 3
69115 Heidelberg, Germany

Batch number: 10684222

Printed by Printforce, the Netherlands